Refresher Course

Aktuelles Wissen für Anästhesisten

45

Refresher Course
Aktuelles Wissen für Anästhesisten

Nr. 45
09.–11. Mai 2019, Leipzig

Herausgegeben von der
Deutschen Akademie für
Anästhesiologische Fortbildung

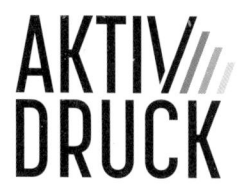

Refresher Course Nr. 45 — Aktuelles Wissen für Anästhesisten

Mai 2019 · Leipzig

Deutsche Akademie für
Anästhesiologische Fortbildung (DAAF)

Präsident:
Prof. Dr. med. Frank Wappler
Klinikum der Universität Witten/Herdecke – Köln
Klinik für Anästhesiologie und operative Intensivmedizin
Abteilung für Kinderanästhesie
Kliniken der Stadt Köln gGmbH
Ostmerheimer Str. 200
51109 Köln
Internet: www.daaf.de

ISSN 1451-1457

ISBN 978-3-932653-55-1
Aktiv Druck & Verlag GmbH, Ebelsbach

Aktuelles Wissen für Anästhesisten: Refresher Course /
hrsg. von der Deutschen Akademie für Anästhesiologische Fortbildung.

ISSN 1451-1457

Nr. 45, Mai 2019, Leipzig – (2019) ISBN 978-3-932653-55-1

Dieses Werk ist urheberrechtlich geschützt. Die dadurch begründeten Rechte, insbesondere die der Übersetzung, des Nachdrucks, des Vortrags, der Entnahme von Abbildungen und Tabellen, der Funksendung, der Mikroverfilmung oder der Vervielfältigung auf anderen Wegen und der Speicherung in Datenverarbeitungsanlagen, bleiben, auch bei nur auszugsweiser Verwertung, vorbehalten. Eine Vervielfältigung dieses Werkes oder von Teilen dieses Werkes ist auch im Einzelfall nur in den Grenzen der gesetzlichen Bestimmungen des Urheberrechtsgesetzes der Bundesrepublik Deutschland vom 9. September 1965 in der jeweils geltenden Fassung zulässig. Sie ist grundsätzlich vergütungspflichtig. Zuwiderhandlungen unterliegen den Strafbestimmungen des Urheberrechtsgesetzes.

© Aktiv Druck & Verlag GmbH, Ebelsbach 2019
http://www.aktiv-druck.de
Printed in Germany

Die Wiedergabe von Gebrauchsnamen, Handelsnamen, Warenbezeichnungen usw. in diesem Werk berechtigt auch ohne besondere Kennzeichnung nicht zu der Annahme, dass solche Namen im Sinn der Warenzeichen- und Markenschutzgesetzgebung als frei zu betrachten wären und daher von jedermann benutzt werden dürften.
Produkthaftung: Für Angaben über Dosierungsanweisungen und Applikationsformen kann vom Verlag keine Gewähr übernommen werden. Derartige Angaben müssen vom jeweiligen Anwender im Einzelfall anhand anderer Literaturstellen auf ihre Richtigkeit überprüft werden.

Geleitwort

Der Mensch hat dreierlei Wege klug zu handeln: durch Nachdenken ist der edelste, durch Nachahmen ist der einfachste, durch Erfahrung ist der bitterste.
Konfuzius (chinesischer Philosoph; 551–479 v. Ch.)

Liebe Kolleginnen und Kollegen,

das diesjährige Kongressmotto des Deutschen Anästhesie Congresses (DAC) der Deutschen Gesellschaft für Anästhesiologie und Intensivmedizin (DGAI) in Leipzig lautet:

Klug entscheiden in AINS

Kluge Entscheidungen zu treffen bestimmt unser tägliches Handeln in allen Bereichen von Anästhesiologie, Intensivmedizin, Notfall- und Schmerzmedizin sowie auch der Palliativmedizin. Grundlage unserer Entscheidungsfindung sind dabei Sachverstand, Fähigkeiten, Qualifikationen und vieles mehr, die in einem fortwährenden Prozess entwickelt und erweitert werden müssen. Ziel dabei ist letztlich die Verbesserung der Qualität der medizinischen Versorgung und damit die Optimierung der Patientensicherheit.

Auf den ersten Blick erscheint es einfach kluge Entscheidungen zu treffen, so hat der österreichische Dramaturg Karl Kraus festgestellt *„In zweifelhaften Fällen entscheide man sich für das Richtige"*. Die klinische Realität zeigt jedoch, dies ist offenbar leichter gesagt als getan. Als Beispiel sei hier nur ein Ergebnis der häufig angeführten *„choosing wisely campaign"* genannt. Obwohl seit langem bekannt ist, dass die Anfertigung eines Röntgen-Thoraxbildes als präoperative Routinemaßnahme keine positive Auswirkung auf die medizinische Behandlungsqualität hat, wurden im Rahmen der Kampagne nicht weniger, sondern sogar mehr Röntgenuntersuchungen angeordnet. Dieses einzelne Resultat belegt eindrucksvoll, dass wissenschaftliche Erkenntnisse nicht automatisch zu klügeren Entscheidungen in der klinischen Tätigkeit führen. Daraus lässt sich schlussfolgern: es bedarf intensiver wissenschaftlicher Anstrengungen, um Voraussetzungen für kluge Entscheidungen zu schaffen. Darüber hinaus müssen diese Erkenntnisse in adäquater Form verfügbar gemacht und letztlich implementiert werden.

Die Refresher Courses der Deutschen Akademie für Anästhesiologische Fortbildung (DAAF) sollen hierzu einen Beitrag liefern. Die Themen der Refresher Course Veranstaltungen werden von namhaften Expert(inn)en auf dem Kongress vorgetragen und mit Ihnen diskutiert. Die Refresher Courses stellen dabei das gesamte Spektrum unseres Fachgebietes dar und bieten ein praxisorientiertes Update in der klinischen Anästhesie, der Intensiv- und Notfallmedizin sowie der Schmerztherapie und Palliativmedizin. Hierbei sollen jedoch nicht nur bekannte Fakten aufgefrischt und vertieft, sondern auch neue Erkenntnisse und Konzepte vermittelt werden.

Zusätzlich zu der Möglichkeit die Vorträge auf dem diesjährigen DAC zu hören, haben wir die Beiträge für Sie in dem vorliegenden Buchband zusammengefasst. Neben den Beiträgen, die dieses Jahr auf dem DAC präsentiert wurden, finden Sie in diesem Band auch die Refresher Course Beiträge des letztjährigen Hauptstadtkongresses für Anästhesiologie und Intensivtherapie (HAI). Hiermit möchten wir allen interessierten Kolleginnen und Kollegen die Möglichkeit geben die einzelnen Themen beider Kongresse nochmals in Ruhe nachzulesen und deren Inhalte zu vertiefen.

Danken möchte ich an dieser Stelle noch den Referent(inn)en und Autor(inn)en sowie den Gutachtern, die sich neben ihren vielfältigen klinischen Verpflichtungen die Zeit genommen haben, einen aktuellen Überblick über die Entwicklungen in unserem Fachgebiet zusammenzustellen und somit maßgeblich zur Wissensvermittlung beitragen.

Ich wünsche Ihnen eine interessante Lektüre und hoffe, dass die ausgewählten Themen ihr Wissen mit hilfreichen Informationen bereichern.

Prof. Dr. med. Frank Wappler
– Präsident der DAAF –

Inhaltsverzeichnis

Sepsis 2018 – die aktuelle Leitlinie
M. Adamzik · T. Rahmel 1

Anästhesie bei Kindern zu HNO-Eingriffen
G. Badelt · J. Zweckerl 7

Hämodynamische Überwachung
B. Bein 19

Morbide Adipositas in der Anästhesie und Intensivmedizin
H.-G. Bone · C. Sandfeld · Y. Haselhoff 33

Die Myopathie beim Intensivpatienten
K. Fuest · M. Blobner 41

Welches ist das ideale Induktionshypnotikum?
C. Dumps · D. Bolkenius 49

Neuromonitoring in der Anästhesie
K. Engelhard 59

Zerebrale Notfälle im anästhesiologischen Arbeitsbereich
K. Engelhard 65

Intraoperative Cardiac Arrest: kardiopulmonale Reanimation während der OP
J. Hinkelbein 73

Risiken und Komplikationen der Transfusion
K. Hölig 79

Perioperative Flüssigkeits- und Volumentherapie
M. Jacob · D. Chappell 91

Die häufigsten Fehler in der Kinderanästhesie
M. Jöhr 105

Knochenzement-Reaktion
K. Kaufmann · U. Göbel 117

Schädel-Hirn-Trauma: Pathophysiologie und Notfallmanagement
W. Klingler · K. Hoppe 127

Muskelrelaxanzien – Wirkmechanismen und deren Reversierung
A. Hohn · H. Mellinghoff · H. Lewald 135

Refresher Course Nr. 45 — Aktuelles Wissen für Anästhesisten

Mai 2019 · Leipzig

Einlungenventilation
T. Loop 145

Rationaler Einsatz von Analgetika und Sedativa
K. Hoppe · P. Meybohm 151

Atemwegsmanagement in der außerklinischen Notfallmedizin
T. Piepho 159

Perioperative Konzepte bei Obstruktiver Schlafapnoe
M. Rösslein 167

Interdisziplinäre multimodale Schmerztherapie – Grundlagen und Fallstricke
R. Sabatowski · U. Kaiser · R. Scharnagel 177

Wie funktioniert Narkose im Gehirn? Aktueller Stand des Wissens
M. Söhle 187

Intoxikationen im Erwachsenen- und Kindesalter
A. Schaper 193

Ambulantes Operieren
V. Gebhardt · J. Karst · M. D. Schmittner 199

Sepsis – ein Notfall
C. S. Scheer 211

Risiken und Gefahren bei peripheren und neuraxialen Blockaden
T. Steinfeldt 221

Anästhesie bei (neuro-)radiologischen Interventionen
T. Kiss · H. J. Theilen 231

Pharmakologie für Anästhesisten
P. H. Tonner 237

Physiologie für die Ärztin/den Arzt in der Anästhesiologie
C. Wunder 247

Primärversorgung des polytraumatisierten Patienten
T. Wurmb · M. Bernhard 257

Verzeichnis der Erstautoren

Adamzik M., Prof. Dr.
Universitätsklinikum Knappschaftskrankenhaus Bochum GmbH
In der Schornau 23–25, 44892 Bochum

Badelt G., Dr.
Krankenhaus Barmherzige Brüder Regensburg –
Klinik St. Hedwig
Steinmetzstr. 1–3, 93049 Regensburg

Bein B., Prof. Dr. med. M.A., DEAA
Klinik für Anästhesiologie, Intensivmedizin,
Notfallmedizin und Schmerztherapie
Asklepios Klinik St. Georg
Lohmühlenstr. 5, 20099 Hamburg

Bone H.-G., Prof. Dr.
Zentrum für Anästhesiologie, Intensivmedizin und
Schmerztherapie
KLINIKUM VEST GmbH
Dorstener Str. 151, 45657 Recklinghausen

Blobner M., Prof. Dr.
Institut für Anästhesie
Klinikum Rechts der Isar der Technischen
Universität München
Ismaninger Str. 22, 81675 München

Dumps C., Dr. med. DESA
Klinik für Anästhesiologie und Operative Intensivmedizin
Klinikum Augsburg
Stenglinstr. 2, 86156 Augsburg

Engelhard K., Univ.-Prof. Dr. med.
Klinik für Anästhesiologie
Johannes Gutenberg-Universität Mainz
Langenbeckstr. 1, 65191 Mainz

Hinkelbein J., Prof. Dr. med. DESA, EDIC, FAsMA
Klinik für Anästhesiologie und Operative Intensivmedizin
Universitätsklinikum Köln (AöR)
Kerpener Str. 62, 50937 Köln

Hölig K., Priv.-Doz. Dr. med.
Bereich Transfusionsmedizin
Medizinische Klinik und Poliklinik I
Universitätsklinikum Carl Gustav Carus
Fetscherstr. 74, 01307 Dresden

Refresher Course Nr. 45 — Aktuelles Wissen für Anästhesisten

Mai 2019 · Leipzig

Jacob M., Prof. Dr. med.
Klinik für Anästhesiologie,
Operative Intensivmedizin und Schmerzmedizin
Klinikum St. Elisabeth Straubing GmbH
St.-Elisabeth-Str. 23, 94315 Straubing

Jöhr M., Dr.
Schädrüti 25, 6043 Adligenswil (Schweiz)

Kaufmann K., Dr.
Klinik für Anästhesiologie und Intensivmedizin
Universitätsklinikum Freiburg
Hugstetter Str. 55, 79106 Freiburg im Breisgau

Klingler W., Prof. Dr. med.
Abteilung für Anästhesiologie
SRH Kliniken Sigmaringen
Hohenzollernstr. 40, 72488 Sigmaringen

Lewald H., Prof.
Klinik für Anästhesiologie
Klinikum rechts der Isar
Technische Universität München
Ismaninger Str. 22, 81675 München

Loop T., Prof. Dr. med.
Klinik für Anästhesiologie und Intensivmedizin
Universitätsklinikum Freiburg
Hugstetter Str. 55, 79106 Freiburg

Meybohm P., Prof. Dr.
Universitätsklinikum Frankfurt
Klinik für Anästhesiologie, Intensivmedizin und Schmerztherapie
Theodor-Stern-Kai 7, 60590 Frankfurt am Main

Piepho T., Prof. Dr. med.
Krankenhaus der Barmherzigen Brüder Trier
Nordallee 1, 54292 Trier

Röslein M., Dr.
Klinik für Anästhesiologie und Intensivmedizin
Universitätsklinikum Freiburg
Hugstetter Str. 55, 79106 Freiburg

Sabatowski R., Prof. Dr.
Universitäts SchmerzCentrum
Klinik und Poliklinik für Anästhesie und Intensivtherapie
Universitätsklinikum Carl Gustav Carus Dresden
Fetscherstr. 74, 01307 Dresden

Söhle M., Prof. Dr. MHBA, DESA
Klinik für Anästhesiologie und Operative Intensivmedizin
Universitätsklinikum Bonn
Sigmund-Freud-Str. 25, 53105 Bonn

Andreas Schaper A., Priv.-Doz. Dr.
GIZ-Nord (Giftinformationszentrum-Nord der Länder Bremen,
Hamburg, Niedersachsen und Schleswig-Holstein)
Universitätsmedizin Göttingen
Georg August Universität
Robert-Koch-Str. 40, 37075 Göttingen

Schmittner M., Prof. Dr. med. DESA, MHBA
Klinik für Anästhesiologie, Intensiv- und Schmerzmedizin
Unfallkrankenhaus Berlin
Warener Str. 7, 12683 Berlin

Scheer C., Dr. med.
Klinik für Anästhesiologie
Anästhesie-, Intensiv-, Notfall- und Schmerzmedizin
Universitätsmedizin Greifswald
Körperschaft des öffentlichen Rechts
Ferdinand-Sauerbruch-Str., 17475 Greifswald

Steinfeld T., Prof. Dr. med.
Chefarzt der Klinik für Anästhesiologie und operative Intensivmedizin
Diakonie-Klinikum Schwäbisch Hall
Diakoniestr. 10, 74523 Schwäbisch Hall

Theilen H., Priv.-Doz. Dr.
Klinik und Poliklinik für Anästhesiologie und Intensivtherapie,
Universitätsklinikum Carl-Gustav-Carus
Technische Universität Dresden
Fetscherstr. 74, 01307 Dresden

Tonner P. H., Prof. Dr.
Klinik für Anästhesiologie und Intensivmedizin
Klinikum Leer
Augustenstr. 35–37, 26789 Leer

Wunder C., Prof. Dr. med. DEAA
Robert-Bosch-Krankenhaus
Abteilung für Anästhesie und operative Intensivmedizin
Auerbachstr. 110, 70376 Stuttgart

Thomas Wurmb T., Univ.-Prof. Dr.
Sektion Notfall- und Katastrophenmedizin
Klinik und Poliklinik für Anästhesiologie
Oberdürrbacherstr. 6, 97080 Würzburg

Sepsis 2018 – die aktuelle Leitlinie
Sepsis 2018 – the current guideline

M. Adamzik · T. Rahmel

Zusammenfassung
Die neue Leitlinie der Surviving Sepsis Campaign wurde im Jahr 2016 überarbeitet und im Jahr 2017 veröffentlicht. Darüber hinaus änderte sich durch „Sepsis-3" die Definition der Sepsis im Jahr 2016 grundlegend, von einer Inflammation mit Infektion hin zu einer „lebensbedrohlichen Organ-Dysfunktion, die durch eine fehlregulierte Wirtsreaktion" verursacht wird. Um die große Herausforderung zu bewältigen, die neuen Erkenntnisse zur Sepsisbehandlung mit der neuen Definition zu vereinen, wurden die Leitlinien vollständig neu strukturiert und umfassend überarbeitet. Die Leitlinie diskutiert die Sepsis-spezifische Behandlung und gibt Empfehlungen für allgemeine intensivmedizinische Maßnahmen. Der Artikel fasst die wichtigsten Empfehlungen zusammen und diskutiert zusätzlich einige entscheidende Änderungen. Dieses soll den Leser ermutigen die neue Leitlinie in den klinischen Alltag zu übernehmen und somit die Prognose der Patienten, die an einer Sepsis oder einem septischem Schock leiden, zu verbessern.

Schlüsselwörter: Sepsis-Leitlinie – Sepsis-3 – Sepsis – Septischer Schock – Bundle-Compliance – Therapieempfehlung

Summary
The new guideline of the Surviving Sepsis Campaign was revised in 2016 and presented in 2017. Furthermore, „Sepsis-3" in 2016 completely changed the definition of Sepsis from inflammation plus infection to a "life-threatening organ dysfunction caused by a dysregulated host response". To cope with the great challenge to unite the new evidence of sepsis treatment with the new definition of sepsis, the guidelines have been completely reconstructed and comprehensively deal with new evidence. The guidelines discuss sepsis-specific treatment and provide recommendations on general measures of intensive care for sepsis. The article summarizes the most important recommendations and additionally discusses some crucial amendments. This is intended to encourage the reader to incorporate the new guideline into clinical practice, thus improving the prognosis of patients suffering from sepsis or septic shock.

Keywords: Surviving Sepsis Campaign – Guideline – Sepsis – Septic Shock – Bundles – Recommendations – Bundle-Compliance

Hintergrund

In Deutschland erkranken jedes Jahr etwa 280.000 (weltweit bis zu 30 Mio.) Menschen an einer Sepsis. Täglich sterben in Deutschland 162 Bürger an einer Sepsis. Damit steht die Sepsis nach dem Herzinfarkt und den Tumorerkrankungen an dritter Stelle der Todesursachen in Deutschland und verbraucht einen Großteil der Ressourcen im Gesundheitswesen. Ungeachtet dessen gab es in den vergangenen Jahren jedoch kaum entscheidende Fortschritte bei Diagnostik und Therapie der Sepsis. Die letzten beiden Innovationssprünge nach Einführung der Blutkultur (ca. 1880) waren der Beginn der therapeutischen Nutzung von Antibiotika vor über 60 Jahren sowie die Implementierung der Intensivmedizin vor etwa 50 Jahren. Wie in den vorherigen Jahren 2004, 2008 und 2012 wurde nach einem 4-jährigen Intervall am Ende des Jahres 2016 die Internationale Leitlinie der Surviving Sepsis Campaign (SSC) umfangreich überarbeitet [1,2]. Trotz intensiver Forschungsbemühungen in den letzten 40 Jahren scheint die Sepsis ein nicht ausreichend verstandenes immunologisches Syndrom. Dringend benötigte kausale und mortalitätssenkende Therapieansätze sind auch in den umfangreich überarbeiteten Leitlinien nicht zu erkennen. Da kausale Therapieansätze bisher fehlen, basiert die aktuelle Therapie der Sepsis lediglich auf einer symptomatischen und auf den Ausgleich von Organdysfunktion fokussierten Therapie. Die wesentlichen Eckpunkte sind dabei:

1. Frühzeitiges Erkennen der Sepsis
2. Behandlung der Infektion
3. Hämodynamische Stabilisierung
4. Behandlung und (Re-)Kompensation des Organversagens
5. Suffiziente Regeneration und Rehabilitation

Eine wesentliche Neuerung in der aktuellen Leitlinie im Vergleich zu den vorherigen Versionen betrifft allerdings die neue Definition – Sepsis-3 [3–5]. In den vorangegangenen Definitionen „Sepsis-1" und „Sepsis-2" wurde die Sepsis noch durch das Vorliegen einer Infektion + mindestens 2 der 4 SIRS-Kriterien definiert.

- Fieber (≥38,0 °C) oder Hypothermie (≤36,0 °C)
- Tachykardie (Herzfrequenz ≥90/min)
- Tachypnoe (Frequenz ≥20/min) oder Hyperventilation (bestätigt durch Abnahme einer arteriellen Blutgasanalyse mit $PaCO_2$ ≤4,3 kPa bzw. 33 mmHg)
- Leukozytose (≥12.000/mm³) oder Leukopenie (≤4.000/mm³) oder mehr als 10% unreife Neutrophile im Differenzialblutbild

Diese Klassifikation wurde jedoch zunehmend kritisch hinterfragt, da sich die SIRS-Kriterien als einerseits zu sensitiv und andererseits zu wenig spezifisch für die Diagnosestellung erwiesen [6]. Im Jahr 2015 wurde dieser Kritikpunkt nochmals in einer großen retrospektiven Studie untersucht [7]. Diese konnte eindrücklich zeigen, dass die SIRS-Kriterien in dieser Form für eine zielgerichtete Diagnose der Sepsis und zur Risikostratifizierung der Patienten entscheidende Defizite aufwiesen. Kaukonen et al. belegte, dass die Mortalität 24 Stunden nach Aufnahme auf einer Intensivstation (ITS) unabhängig davon war, ob bei den kritisch kranken Patienten keines, 1 oder 2 der SIRS-Kriterien vorlagen [7]. Im untersuchten Kollektiv wies außerdem einer von 8 Patienten, bei denen eine lebensbedrohliche Infektion vorlag, weniger als 2 der verlangten SIRS-Kriterien auf und wäre anhand der bestehenden Sepsis-1-Kriterien nicht als septischer Patient diagnostiziert worden [7]. Auch prospektiv-therapeutisch erwies sich die SIRS-Definition als wenig hilfreich. So konnten klinische Studien, in denen Entzündungsmediatoren gehemmt wurden, keinen Überlebensvorteil bei Patienten mit einer Sepsis zeigen [8,9].

Aufgrund einer Vielzahl neuer wissenschaftlicher Erkenntnisse zur Bedeutung des zellulären Metabolismus [10–13] und der Schadenskontrolle [14,15] bei schwerer Infektion, wurde 2014 eine Konsensuskonferenz einberufen. Ziel war es, mittels systematischer Literaturanalyse und Delphi-Prozess eine neue Definition der Sepsis zu erstellen [3–5]. Nach dieser neuen Definition wird eine Sepsis durch eine fehlregulierte Immunantwort verursacht, die zu einer lebensbedrohlichen Organdysfunktion führt [3–5]. Der Terminus „dysregulated host response" verdeutlicht, dass die schädliche Immunantwort nicht länger nur durch die überschießende Inflammation gekennzeichnet ist, sondern tausende verschiedene Zellen und Proteine des menschlichen Abwehrsystems auf unterschiedlichen Ebenen der Proteinbiosynthese in großen Netzwerken miteinander interagieren und der Organismus scheinbar die Kontrolle über das eigene Abwehrsystem verliert [16]. In der neuen Definition wird auch berücksichtigt, dass ein septischer Schock mehr als eine therapierefraktäre Hypotension (arterieller Mitteldruck <65 mmHg) darstellt und zirkulatorische sowie zellulär/metabolische Veränderungen für eine höhere Letalität ausschlaggebend sind. Deshalb wird für die Diagnose eines septischen Schocks auch eine Laktatserumkonzentration von mehr als 2 mmol/L nach Volumensubstitution gefordert. Da nach neuer Definition jede Form der Sepsis mit einer Organdysfunktion einhergeht, soll der Begriff der „schweren Sepsis" nicht mehr verwendet werden.

In drei simultan veröffentlichten Arbeiten wurde im Februar 2016 die neue Definition der Sepsis (Sepsis-3) veröffentlicht [3–5]. Um dieses theoretische Konstrukt praxistauglich zu gestalten, basiert die Diagnosestellung nach der neuen Sepsis-3 Definition auf einem akuten Anstieg des SOFA-Score von ≥2 Punkten. Damit wird die Organdysfunktion des Patienten für den behandelnden Arzt sichtbar und die Bedeutung der induzierten Organdysfunktion in den Mittelpunkt gerückt [3–5].

Dieses Vorgehen führt bei intensivmedizinisch behandelten Patienten zu einer deutlich besseren Vorhersagekraft der infektions-assoziierten Sterblichkeit. Abschließend ist zur Sepsis-3 Definition hervorzuheben, dass die nun vorliegende Definition die erste empirische, datenbasierte und somit evidenzgetriebene Beschreibung der Sepsis darstellt, welche anhand der Daten von über 700.000 Patienten validiert wurde [5].

Aufgrund der Komplexität des SOFA-Scores wurde ein weiterer Score (quick-SOFA, qSOFA) zur Risikoeinschätzung im klinischen Alltag evaluiert, um ambulante und stationäre Patienten, die ein erhöhtes Risiko für Organversagen haben, früh und schnell zu identifizieren. Dieser Score ist dabei nicht Teil der Sepsisdefinition, diente im Konsensusprozess jedoch als Mittel, um die prädiktive Validität des Sepsis-3-Konzepts zu überprüfen [17,18]. Aufgrund seiner lediglich drei einfachen und mit minimalem Aufwand zu erhebenden Variablen

- Atemfrequenz (>22/min)
- Veränderter mentaler Status (GCS <15)
- Systolischer Blutdruck (<100 mmHg)

ist der qSOFA-Score sowohl für Patienten in der Notfallaufnahme als auch im stationären Bereich ein sehr gutes Screeninginstrument, um kritisch kranke Patienten zu identifizieren und eine valide Risikostratifizierung durchzuführen.

Diskussion ausgewählter Punkte aus der aktuellen Leitlinie

Fokuskontrolle & Antibiotika

Die aktuelle Leitlinie empfiehlt eine schnellstmögliche Fokussuche und Fokussanierung. Die Verkürzung des Zeitfensters auf 6–12 Stunden (zuvor <12 h) war notwendig, da gezeigt werden konnte, dass eine Verzögerung dieser Maßnahmen mit einer Verschlechterung des Outcomes assoziiert war [19].

Ein weiterer wichtiger Therapiebaustein bleibt die frühzeitige kalkulierte Antibiotikagabe (<1 h). In diesem Zusammenhang wird bei Patienten ohne septischen Schock eine antibiotische Monotherapie empfohlen. Dieses gilt auch für Patienten mit nachgewiesener Bakteriämie oder bei neutropener Sepsis. Im Gegensatz hierzu sollte bei Patienten im septischen Schock eine doppelte antibiotische Keimabdeckung (Kombinationstherapie) erfolgen, um eine schnellere bakterielle Eradikation und eine sichere Abdeckung auch von multiresistenten Erregern zu erreichen. Dieses Vorgehen wird v.a. durch die Ergebnisse aus einer Propensity-gewichteten Untersuchung [20] und einer großen Meta-Analyse [21] gerechtfertigt. Diese konnten für die Kombinationstherapie bei Hochrisikopatienten einen Überlebensvorteil zeigen. Allerdings zeigte sich bei den Patienten mit einem niedrigen Mortalitätsrisiko (<15%) sogar ein Trend zu einer erhöhten Sterblichkeit. Daher empfehlen die Leitlinien die Anwendung einer Kombinationstherapie, wie oben erwähnt, nur in der „Hochrisikogruppe" bei Patienten im septischen Schock.

Eine interessante Neuerung ist die „Best-Practice" Empfehlung zur angepassten Dosierung der antimikrobiellen Therapie auf Basis neuer Erkenntnisse aus dem Bereich der Pharmakokinetik und -dynamik. Zwei wichtige Aspekte sind:
1. Die Zunahme des Verteilungsvolumens in der Sepsis kann eine höhere Dosierung der Antibiotika erfordern. Eine Unterdosierung muss vermieden werden.
2. Das Verabreichungsschema von Antibiotika sollte bei Bedarf angepasst werden, z.B. könnten einige β-Laktam-Antibiotika von einem kürzeren Dosierungsintervall profitieren.

Darüber hinaus ermutigen die Leitlinien dazu, Entscheidungen zur Therapiedeeskalation und -dauer von Procalcitonin-basierten Algorithmen abzuleiten.

Early-Goal-directed-Therapy (EGT)

Bis einschließlich der SSC-Leitlinien aus dem Jahr 2012 bildete die im Jahr 2001 von Rivers etablierte „Early-Goal-Directed-Therapy" (EGT) die Grundlage zur hämodynamischen Stabilisierung im septischem Schock. An dieser Stelle sei nochmals auf die beeindruckende Historie der EGT verwiesen, die nur auf einer monozentrischen Studie an 263 Patienten basiert und trotzdem mehr als ein Jahrzehnt die Sepsistherapie und die Leitlinien maßgeblich beeinflusst hat.

Seit dem Leitlinienupdate 2012 hat sich die Evidenzlage zur EGT grundlegend geändert. Drei große multizentrisch angelegte Studien mit zusammen mehr als 4.000 eingeschlossenen Patienten haben den Stellenwert der EGT und der Zielwerte für Hämodynamik und Oxygenierung relativiert [22–24]; dabei gerieten auch die einzelnen Zielkriterien an sich zunehmend in die Kritik [25].

Nach dem initialen Flüssigkeitsersatz soll im weiteren Verlauf eine regelmäßige klinische Reevaluation des Volumenstatus erfolgen, bevorzugt mittels dynamischer Vorlastparameter wie der Schlagvolumen-Variation (SVV) und der Pulsdruck-Variation (PPV) oder auch des Leg-Raising-Test. Dieses Vorgehen deckt sich in weiten Teilen mit den Empfehlungen der S3-Leitlinie zur „Intravasalen Volumentherapie beim Erwachsenen" [26]. Darüber hinaus werden in beiden Leitlinien die transthorakale Echokardiographie sowie die sonographische Beurteilung der Vena-cava-inferior (VCI) als sinnvoll erachtet. Sonographische Verfahren können die klinische Entscheidungsfindung bezüglich einer Volumentherapie sinnvoll ergänzen.

Zur EGT merkt die neue Sepsis-Leitlinie ausdrücklich an, dass der Patient von dieser keinen Schaden nimmt. Es ist somit kein „Fehler" die EGT auch weiterhin anzuwenden. In den aktuellen Bundles der SSC werden in diesem Zusammenhang nach wie vor auch die Zielkriterien der EGT (mit ZVD und $ScVO_2$) als Möglichkeit zur Evaluation des Volumenstatus aufgeführt. Für die nahe Zukunft ist es unter diesem Aspekt sinnvoll, die etablierten Zielparameter in komplexen Situationen nicht vollständig auszublenden. In Anlehnung an die aktuelle S3-Leitlinie zur „Intravasalen Volumentherapie beim Erwachsenen" sollte der ZVD zur Beurteilung des Volumenbedarfs nicht mehr routinemäßig verwendet werden. Von den verfügbaren Parametern und Methoden zur Abschätzung des Volumenstatus besitzt der ZVD die größte Störanfälligkeit bzw. das größte Risiko für Fehlinterpretationen, was seine allgemeine Anwendbarkeit limitiert.

Als weitere Orientierungshilfe zur Beurteilung der Gewebeoxygenierung im septischen Schock empfehlen die neuen Leitlinien, die Normalisierung des Serum-Laktatwertes anzustreben; ein Abfall des Serum-Laktatwerts gilt als valider Surrogatparameter für eine verbesserte Perfusion und Oxygenierung des Gewebes.

Der initiale Flüssigkeitsbolus von 30 ml/kg, der über die ersten 3 Stunden appliziert werden soll, ist als Empfehlung geblieben. Die drei großen Metaanalysen [22–24] zur EGT haben dieses Vorgehen indirekt bestätigt. Aus den Daten, die den Metaanalysen zu Grunde liegen, geht hervor, dass die Patienten zur initialen Stabilisierung bereits vor Randomisierung ca. 2 l Flüssigkeit erhalten hatten, dass also ein elementares Element der EGT-Konzepts bereits vor Studienbeginn durchgeführt wurde.

Albumin

Als Flüssigkeitsersatz der 1. Wahl zur initialen Stabilisierung wird in den Leitlinien die Verwendung von kristalloiden Lösungen empfohlen. In Bezug auf Albumin als alternativen Flüssigkeitsersatz wird neben mehreren Metaanalysen etwas detaillierter auf die Ergebnisse des ALBIOS-Trial eingegangen [18]. In dieser Untersuchung konnten keine Vorteile für Albumin gefunden werden. Lediglich in einer Subgruppenanalyse an Patienten mit septischem Schock – also den formal schwerer kranken Patienten – wurde ein Trend zu einer niedrigeren 90-Tages-Mortalität gesehen. Zusammenfassend empfehlen die aktuellen Leitlinien die Anwendung von Albumin zusätzlich zu Kristalloiden nur wenn „erhebliche" Flüssigkeitsmengen zur Stabilisierung benötigt werden. Die kolloidalen Infusionslösungen HAES und Gelatine sollen in der Behandlung der Sepsis keine Anwendung mehr finden.

Blutdruck und Katecholamine

Die Leitlinie gibt eine klare Empfehlung bezüglich eines arteriellen Mitteldruckes (MAP) von 65mmHg als Zielgröße. Besondere Aufmerksamkeit schenkt man den Ergebnissen der SEPSISPAM-Studie [27], in der die Unterschiede zwischen einem Ziel-MAP von 65 mmHg und 85 mmHg untersucht wurden. In einer Subgruppen-Analyse konnte gezeigt werden, dass Patienten mit einer langjährigen Hypertonie ein geringeres Risiko für ein akutes Nierenversagen hatten, wenn ein MAP von 85 mmHg angestrebt wurde. Für die Leitlinienempfehlung wurde jedoch das Risiko für Herzrhythmusstörungen (insbesondere Vorhofflimmern) durch die konsekutiv höhere Katecholamindosierung als schwerwiegender angesehen und daher keine Empfehlung zu höheren Zielblutdruckwerten ausgesprochen.

Als Vasopressor der ersten Wahl empfiehlt die Leitlinie eindeutig Noradrenalin. Alternativen wie Adrenalin oder Vasopressin können bei hohen Noradrenalindosierungen zusätzlich eingesetzt werden.

Empfehlungen zu Inotropika wie Dobutamin werden in den Leitlinien nur sehr restriktiv geäußert. Diese sollen nur gezielt bei anderweitig nicht zu beseitigender Hypoperfusion eingesetzt werden. Mit dieser Empfehlung übereinstimmende Daten liegen auch zur Anwendung von Levosimendan in der Sepsis vor [28]. Über die Inotropiesteigerung und einer hierdurch verbesserten Gewebeperfusion wurde eine Verminderung der Sepsis-assoziierten Organdysfunktionen postuliert. Vor allem das vorteilhafte Wirkprofil von Levosimendan mit einer positiven myokardialen Sauerstoffbilanz trotz Inotropiesteigerung hatte große Hoffnung geweckt. Die Ergebnisse waren jedoch sehr ernüchternd – der primäre Endpunkt „Organdysfunktion" wurde durch die zusätzliche Gabe von Levosimendan nicht verändert. Es zeigte sich sogar ein Trend, wenn auch nicht signifikant, zu einer schlechteren Organfunktion. Eine sinnvolle Anwendung von Levosimendan im Rahmen der Sepsis ist aus diesen Daten nicht ableitbar.

Kortikosteroide

In der Literatur besteht ein großer Dissens bezüglich der Anwendung von Kortikosteroiden im Rahmen der Sepsis. Die aktuellen Leitlinien empfehlen, wenn auch nur schwach, die Anwendung von täglich 200 mg Hydrokortison bei Patienten mit septischen Schock, die nicht ausreichend auf Flüssigkeit und Vasopressoren reagieren. Eine kürzlich veröffentlichte Metaanalyse bekräftigt dieses Vorgehen. Durch die Anwendung von Kortikosteroiden konnte eine geringe Reduktion der Mortalität gezeigt werden, wobei aber gleichzeitig das Risiko für eine ICU-aquired Weakness zunahm [29].

Resümee und Ausblick für die Klink

Die aktuelle Definition „SEPSIS-3" [3] hat die neue Leitlinie vor eine Herausforderung gestellt. Viele essentielle Maßnahmen für die Behandlung eines septischen Patienten, wie die Antibiotika-Therapie, das initiale Volumen-Management, der Zielwerte für den Blutdruck und die Wahl des Vasopressors, werden in der neuen Leitlinie mit einem hohen Empfehlungsgrad bedacht. Darüberhinaus werden die klassischen Empfehlungen der neuen Leitlinien durch „Best-Practice" Empfehlungen sinnvoll ergänzt (Tab. 1 und 2). Dieses soll helfen, den modernen Versorgungsstandard zeitnah in der Klinik zu etablieren und die

Tabelle 1
Highlights der Empfehlung aus den SSC-Leitlinien im Vergleich.

	2012	2016
Sepsis-Definition	Systemic Inflammatory Response Syndrome (SIRS) + Infektion Schwere Sepsis = Sepsis + Organ-dysfunktion	Lebensbedrohliche Organdysfunktion, die durch eine fehlregulierte Immunantwort auf eine Infektion verursacht wird Kategorie „schwere Sepsis" entfällt
Initiale Stabilisierung	30 ml/kg als initialer Flüssigkeitsbolus Kristalloide Flüssigkeiten bevorzugen (keine Empfehlung bezüglich NaCl 0,9% vs. balancierten Vollelektrolytlösungen) Albumin erwägen wenn „erhebliche" Mengen an Kristalloiden benötigt werden	
	EGT – protokollbasiertes Vorgehen ZVD $ScVO_2$ Normalisierung Serum-Laktat	Regelmäßige Reevaluation des Flüssigkeitsstatus mit vorzugsweise dynamischen Parametern Ziel: arterieller Mitteldruck von 65 mmHg Normalisierung Serum-Laktat
Katecholamine	Ziel: arterieller Mitteldruck von 65 mmHg 1. Wahl: Noradrenalin Additiv Adrenalin oder Vasopressin wenn Zielblutdruck nicht erreicht oder Noradrenalinzufuhr reduziert werden soll Dopamin sollte in der Regel vermieden werden	
Glukokortikoide	Nur bei Patienten mit septischem Schock der nicht auf Flüssigkeitsgabe und Vasopressoren ausreichend reagiert	
Antibiotika	Ein oder mehrere Antibiotika mit Aktivität gegen den erwarteten Erreger Bei Neutropenie oder Pseudomonasinfektion wird eine Kombinationstherapie empfohlen	Keine routinemäßige antibiotische Kombinationstherapie bei Patienten mit Sepsis, auch nicht bei Neutropenie oder nachgewiesener Neutropenie Procalcitonin kann als Entscheidungshilfe zur Deeskalation herangezogen werden
	Antibiotika sollten erst nach Asservierung mikrobiologischer Proben verabreicht werden, falls resultierende zeitliche Verzögerung vertretbar	
	Antibiotika innerhalb der ersten Stunde	Antibiotika schnellstmöglich (<1 h)
Kontrolle Infektfoku	Innerhalb der ersten 12 Stunden anzustreben	Schnellstmöglich anzustreben
	Intravasale Katheter sollten unverzüglich entfernt und gewechselt werden, wenn diese als eine potentielle Infektionsquelle identifiziert wurden	
Beatmung	Tidalvolumen 6 ml/kg Spitzendruck von 30 cmH_2O nicht überschreiten	
	Bauchlagerung bei schwerem ARDS	Bauchlagerung ab einem Horowitz-Index (p_aO_2/F_iO_2) <150 mmHg
	Keine Aussage	Keine Hochfrequenzbeatmung (HFOV)
	Schwache Empfehlung für NIV bei sepsisinduziertem ARDS	Keine Empfehlung möglich

Versorgungsqualität der Sepsis zu verbessern. Als gesicherte Erkenntnis für das initiale Therapiemanagement der Sepsis gilt, dass dieses nach den sog. „1-Stunden-Bundle" der SSC (Abb.1) erfolgen sollte. Die Leitlinien sprechen sich eindeutig für eine möglichst vollständige und zeitgerechte Umsetzung der Bundles aus. Insbesondere da noch keine kausale immunologische Therapie zur Verfügung steht, sollte durch eine hohe Bundle-Compliance das Optimum der zur Zeit erreichbaren Versorgungsqualität angestrebt werden, um die immer noch hohe Mortalität bei Sepsis nicht unnötig zu steigern.

Tabelle 2
Weitere „Strong" Recommendations.

Hämodynamik	Restriktive Flüssigkeitssubstitution in septischen ARDS-Patienten bei fehlender Hypoperfusion
Infektiologie	Empirisch sollen Antibiotika mit einem breiten, auf das zu erwartende Erregerspektrum abgestimmten Wirksamkeitsbereich gewählt werden
Beatmung	Bei beatmeten Patienten wird eine 30°–45° erhöhte Oberkörperlagerung, tägliche Spontanatmungsversuch und die Anwendung eines Weaning-Protokolls empfohlen
Begleittherapie	Transfusion von Erythrozytenkonzentraten ist bei fehlenden Risikofaktoren und fehlenden Zeichen einer anämie-bedingten Minderversorgung erst bei einem Hb <7 g/dl empfohlen
	Thromboemolieprophylaxe wann immer möglich und bevorzugt mit niedermolekularem Heparin (Kontraindikationen beachten!)
	Realistische Behandlungsziele einschließlich eines palliativen Settings sind in der Therapieplanung zu berücksichtigen
Stoffwechsel	Blutzuckerwerte sollten <180 mg/dl eingestellt werden
	Stressulcusprophylaxe bei Patienten mit entsprechenden Risikofaktoren für eine GI-Blutung
„NICHT" empfohlen	Hydroxyethylstärke zum Volumenersatz
	Erythopoetin für sepsisassoziierte Anämie
	Gabe von Antithrombin-III
	Standardmäßiger Gebrauch eines pulmonalarteriellen Katheters (PAK) bei sepsisinduziertem ARDS
	Beta-2-Mimetika ohne Hinweise auf Bronchospasmus
	Vollständig parenterale Ernährung in den ersten 7 Tagen
	Omega-3-Fettsäuren als Immunonutrition
	Substitution von Selen oder Glutamin

Abbildung 1

1-Stunden-Bundle der Surviving Sepsis Campaign

Initiale Behandlung der Sepsis und desseptischen Schocks (innerhalb der ersten Stunde!):
1. Laktat-Wert im Serum bestimmen (regelmäßige Messwiederholung bei Werten ≥2 mmol/L)
2. Blutkulturen gewinnen, bevor Antibiotika verabreicht werden
3. Erste Gabe eines Breitband-Antibiotikums
4. Beginn der schnellen Gabe von kristalloider Flüssigkeit (30 ml/kg Körpergewicht) bei Hypotonie oder Serum-Lactat ≥4 mmol/L
5. Einsatz von Vasopressoren um den arteriellen Mitteldruck mit ≥65 mmHg zu stabilisieren

Literatur

1. Rhodes A, Evans LE, Alhazzani W, Levy MM, Antonelli M, Ferrer R, et al: Surviving Sepsis Campaign: International Guidelines for Management of Sepsis and Septic Shock: 2016. Crit Care Med 2017;45:486–552
2. Rhodes A, Evans LE, Alhazzani W, Levy MM, Antonelli M, Ferrer R, et al: Surviving Sepsis Campaign: International Guidelines for Management of Sepsis and Septic Shock: 2016. Intensive Care Med 2017;43:304–377
3. Singer M, Deutschman CS, Seymour CW, Shankar-Hari M, Annane D, Bauer M, et al: The Third International Consensus Definitions for Sepsis and Septic Shock (Sepsis-3). JAMA 2016;315:801–810
4. Shankar-Hari M, Phillips GS, Levy ML, Seymour CW, Liu VX, Deutschman CS, et al: Developing a New Definition and Assessing New Clinical Criteria for Septic Shock: For the Third International Consensus Definitions for Sepsis and Septic Shock (Sepsis-3). JAMA 2016;315:775–787
5. Seymour CW, Liu VX, Iwashyna TJ, Brunkhorst FM, Rea TD, Scherag A, et al: Assessment of Clinical Criteria for Sepsis: For the Third International Consensus Definitions for Sepsis and Septic Shock (Sepsis-3). JAMA 2016;315:762–774
6. Vincent JL, Opal SM, Marshall JC, Tracey KJ: Sepsis definitions: time for change. Lancet 2013;381:774–775
7. Kaukonen KM, Bailey M, Pilcher D, Cooper DJ, Bellomo R: Systemic inflammatory response syndrome criteria in defining severe sepsis. N Engl J Med 2015;372:1629–1638
8. Cohen J, Carlet J: INTERSEPT: an international, multicenter, placebo-controlled trial of monoclonal antibody to human tumor necrosis factor-alpha in patients with sepsis. International Sepsis Trial Study Group. Crit Care Med 1996;24:1431–1440
9. Presneill JJ, Harris T, Stewart AG, Cade JF, Wilson JW: A randomized phase II trial of granulocyte-macrophage colony-stimulating factor therapy in severe sepsis with respiratory dysfunction. Am J Respir Crit Care Med 2002;166:138–143
10. Singer M: Cellular dysfunction in sepsis. Clin Chest Med 2008;29:655-660, viii-ix
11. Singer M, Brealey D: Mitochondrial dysfunction in sepsis. Biochem Soc Symp 1999;66:149–166
12. Carre JE, Singer M: Cellular energetic metabolism in sepsis: the need for a systems approach. Biochim Biophys Acta 2008;1777:763–771
13. Langley RJ, Tsalik EL, van Velkinburgh JC, Glickman SW, Rice BJ, Wang C, et al: An integrated clinico-metabolomic model improves prediction of death in sepsis. Sci Transl Med 2013;5:195ra195
14. Figueiredo N, Chora A, Raquel H, Pejanovic N, Pereira P, Hartleben B, et al: Anthracyclines induce DNA damage response-mediated protection against severe sepsis. Immunity 2013;39:874–884
15. Larsen R, Gozzelino R, Jeney V, Tokaji L, Bozza FA, Japiassu AM, et al: A central role for free heme in the pathogenesis of severe sepsis. Sci Transl Med 2010;2:51ra71
16. Hotchkiss RS, Monneret G, Payen D: Immunosuppression in sepsis: a novel understanding of the disorder and a new therapeutic approach. Lancet Infect Dis 2013;13:260–268

17. Churpek MM, Edelson DP: Moving Beyond Single-Parameter Early Warning Scores for Rapid Response System Activation. Crit Care Med 2016;44:2283–2285
18. Freund Y, Lemachatti N, Krastinova E, Van Laer M, Claessens YE, Avondo A, et al: Prognostic Accuracy of Sepsis-3 Criteria for In-Hospital Mortality Among Patients With Suspected Infection Presenting to the Emergency Department. JAMA 2017;317:301–308
19. Azuhata T, Kinoshita K, Kawano D, Komatsu T, Sakurai A, Chiba Y, et al: Time from admission to initiation of surgery for source control is a critical determinant of survival in patients with gastrointestinal perforation with associated septic shock. Crit Care 2014;18:R87
20. Kumar A, Zarychanski R, Light B, Parrillo J, Maki D, Simon D, et al: Early combination antibiotic therapy yields improved survival compared with monotherapy in septic shock: a propensity-matched analysis. Crit Care Med 2010;38:1773–1785
21. Kumar A, Safdar N, Kethireddy S, Chateau D: A survival benefit of combination antibiotic therapy for serious infections associated with sepsis and septic shock is contingent only on the risk of death: a meta-analytic/meta-regression study. Crit Care Med 2010;38:1651–1664
22. Pro CI, Yealy DM, Kellum JA, Huang DT, Barnato AE, Weissfeld LA, et al: A randomized trial of protocol-based care for early septic shock. N Engl J Med 2014;370:1683–1693
23. Mouncey PR, Osborn TM, Power GS, Harrison DA, Sadique MZ, Grieve RD, et al: Trial of early, goal-directed resuscitation for septic shock. N Engl J Med 2015;372:1301–1311
24. Investigators A, Group ACT, Peake SL, Delaney A, Bailey M, Bellomo R, et al: Goal-directed resuscitation for patients with early septic shock. N Engl J Med 2014;371:1496-1506
25. Cecconi M, Hofer C, Teboul JL, Pettila V, Wilkman E, Molnar Z, et al: Fluid challenges in intensive care: the FENICE study: A global inception cohort study. Intensive Care Med 2015;41:1529–1537
26. Marx G, Schindler AW, Mosch C, Albers J, Bauer M, Gnass I, et al: Intravascular volume therapy in adults: Guidelines from the Association of the Scientific Medical Societies in Germany. Eur J Anaesthesiol 2016;33:488–521
27. Asfar P, Meziani F, Hamel JF, Grelon F, Megarbane B, Anguel N, et al: High versus low blood-pressure target in patients with septic shock. N Engl J Med 2014;370:1583–1593
28. Gordon AC, Perkins GD, Singer M, McAuley DF, Orme RM, Santhakumaran S, et al: Levosimendan for the Prevention of Acute Organ Dysfunction in Sepsis. N Engl J Med 2016;375:1638–1648
29. Rochwerg B, Oczkowski SJ, Siemieniuk RAC, Agoritsas T, Belley-Cote E, D'Aragon F, et al: Corticosteroids in Sepsis: An Updated Systematic Review and Meta-Analysis. Crit Care Med 2018.

Anästhesie bei Kindern zu HNO-Eingriffen
Anesthesia in children for ENT surgery

G. Badelt · J. Zweckerl

Zusammenfassung

Operationen aus dem Fachgebiet der Hals-Nasen-Ohrenheilkunde wie die Adenotomie, die Tonsillotomie oder die Tonsillektomie gehören bei Kindern zu den häufigsten Eingriffen. Die Indikation für die Operation ist meist eine adeno-tonsilläre Hyperplasie. Das perioperative Risiko für respiratorische Komplikationen, Emergence Delir und postoperativer Übelkeit und Erbrechen ist deutlich erhöht. Darüber hinaus liegt die besondere Herausforderung für das Behandlungsteam zum einen bei der speziellen Patientengruppe (Vorschulalter, Atemwegsinfektion, obstruktive Schlafapnoe) als auch in der Teilung des gemeinsamen Arbeitsplatzes Atemweg mit dem Operateur. Eine gründliche präoperative Evaluation mit Fragen nach Infekten der oberen Luftwege, Schnarchen oder Atemaussetzern sowie vermehrter Blutungsneigung sind Voraussetzung für die weitere Planung des Anästhesieverfahrens. Diese haben auch Konsequenzen für die Entscheidung bezüglich ambulanter oder stationärer Versorgung. Als günstig hat sich für die Narkoseführung die Einleitung und Aufrechterhaltung unter Verwendung einer total intravenösen Anästhesie sowie die Atemwegssicherung mit einer Larynxmaske erwiesen. Für die Laserchirurgie müssen die Vorschriften und Schutzmaßnahmen für den Umgang mit Lasern und den Aufenthalt in einer Laserumgebung beachtet werden. Zur postoperativen Schmerztherapie sollte eine Kombination aus Opioiden, Nicht-Opioiden und Ko-Analgetika zur Anwendung kommen. Die Nachblutung nach HNO-Eingriffen stellt einen lebensbedrohlichen Notfall dar, bei dem der Patient sowohl durch Schwierigkeiten bei der Atemwegssicherung als auch durch Kreislaufinsuffizienz akut gefährdet ist.

Schlüsselwörter: Atemwegsinfektion – Obstruktive Schlafapnoe – Anästhesieverfahren – Atemwegssicherung – Laserchirurgie – Nachblutung

Summary

The most frequently performed surgical procedures in children are operations in the field of otorhinolaryngology such as adenotomy, tonsillotomy or tonsillectomy. The indication for surgery is usually an adeno-tonsillar hyperplasia. The perioperative risk of respiratory complications, emergence delirium, and postoperative nausea and vomiting is significantly increased. In addition, the challenge for the team lies in the special patient group (preschool age, airway infection, obstructive sleep apnea) and as well as in the necessity of sharing the airway as a workspace with the surgeon. A thorough preoperative evaluation which includes history of upper respiratory infections, snoring, apnoea or coagulopathies is important for the further planning of the anesthetic approach and the decision of outpatient or inpatient monitoring. It is proven that induction and maintenance of anesthesia by total intravenous anesthetics and airway management with a laryngeal mask are beneficial for the anesthesia management. In cases of using laser surgery, regulations and protective measures for handling lasers and staying in a laser environment must be observed. A combination of opioids, non-opioids and co-analgesics should be used for postoperative pain therapy. Postoperative secondary hemorrhage after ENT surgery is a life-threatening emergency in which the patient is acutely at risk due to difficulties in airway management as well as circulatory insufficiency.

Keywords: Airway infection – Obstructive sleep apnea – Anesthetic approach – Airway management – Laser surgery – Secondary hemorrhage

Einführung

Von den im Jahr 2017 in Deutschland im vollstationären Sektor in der Altersgruppe bis 14 Jahre insgesamt durchgeführten Operationen (522 434) ist mit der Parazentese (PZ), der Adenotomie (AT) sowie der (partiellen)Tonsillektomie (TE) ohne und mit AT jeder fünfte operative Eingriff aus der HNO-Chirurgie [1]. Detaillierte Angaben zur ambulanten Versorgungsstruktur und Tonsillotomie (TT) fehlen. Das weitere Spektrum der pädiatrischen HNO-Chirurgie umfasst Eingriffe wie die Eröffnung von Peritonsillarabszessen, Ohranlegeplastiken, Tympanoplastiken, Septum-Chirurgie, Höruntersuchungen oder die Implantation von Cochlea-Implantaten. Da die Eingriffe AT, TE und TT mit besonderen Herausforderungen für den Anästhesisten verbunden sind und aufgrund ihrer Häufigkeit eine hohe Präsenz im OP Alltag haben, sollen diese im Mittelpunkt der vorliegenden Übersichtsarbeit stehen.

Aufgrund der im Vorschulalter ausgeprägten adeno-tonsillären Hyperplasie (häufigste OP Indikation) finden zu diesem Zeitpunkt die meisten operativen Eingriffe in der HNO statt. Dabei stellen die Altersgruppe der unter 3jährigen, Eingriffe an den Atemwegen sowie in der HNO an sich bereits zwei unabhängige Risikofaktoren für perioperative respiratorische kritische Ereignisse (z.B. Laryngospasmus, Bronchospasmus oder Stridor) dar [2,3,4]. Dies macht die Versorgung von pädiatrischen Patienten zu einer HNO-OP sehr anspruchsvoll und eine sorgfältige Evaluation und OP-Planung sind daher unabdingbar.

Präoperative Evaluation

Anamnese und körperliche Untersuchung

Grundlage der präoperativen Evaluation ist die Anamnese, in der Regel eine Fremdanamnese über die Eltern, sowie die körperliche Untersuchung des Kindes. Neben den allgemeinen Aspekten wie Vorerkrankungen, Voroperationen und Medikamenteneinnahmen sind besonders bei Kindern zu HNO-Eingriffen nach Hinweisen für akute Infekte der Atemwege, Allergien, Asthma, obstruktiver Schlafapnoe oder Gerinnungsstörungen zu fragen.

Zur spezifischen körperlichen Untersuchung gehört die Inspektion des Mund- und Rachenraumes mit besonderem Augenmerk auf vergrößerte atemwegsbeeinträchtigende Tonsillen oder Adenoide. Hierbei können folgende Befunde detektiert werden: Facies adenoidea (Mundatmung, nasale Sprache, Schnarchen, spröde Lippen, Entzündungen des Zahnfleisch, lang gezogenes Gesicht und schmaler Unterkiefer, Zahnfehlbildungen), eingeschränkte Mundöffnung und/oder sogenannte „Kissing tonsills".

Atemwegsinfektion

Kinder, die im Rahmen einer geplanten AT, TE, TT und/oder PZ vorgestellt werden, leiden oft unter rezidivierenden Atemwegsinfektionen. Da diese in der Regel im Zusammenhang mit einer adeno-tonsillären Hyperplasie stehen, stellt die operative Fokussanierung die einzig kausale Therapie dar. Die Infekte der oberen Luftwege sind meist viral bedingt und selbstlimitierend, können jedoch noch nach Wochen zu bronchialer Hyperreagibilität mit der Neigung zu perioperativen Laryngo- und Bronchospasmen führen. Der Zusammenhang zwischen kürzlich (<2 Wochen) aufgetretenen Atemwegsinfektionen und postoperativen respiratorischen kritischen Ereignissen wurde wissenschaftlich bestätigt [2,4,5]. Beispielhaft seien die in den Jahren 2017 und 2019 publizierten Ergebnisse der europaweiten APRICOT-Studie mit über 30.000 Kinderanästhesien erwähnt. Dort wurde eine relative Risikoerhöhung für respiratorische Komplikationen beim Vorliegen eines akuten Atemwegsinfektes innerhalb 2 Wochen vor der Narkose um das 2,5-3 fache gezeigt [2,4].

So ist die Wahrscheinlichkeit, in der HNO-Chirurgie auf Kinder zu treffen, die kürzlich unter einer Infektion der Atemwege litten oder derzeit leichte bis mäßige Erkältungserscheinungen aufzeigen, relativ hoch. Hier gilt es, die Narkosefähigkeit unter sorgfältiger Risiko-Nutzen-Abwägung zu treffen, da ein Verschieben der Operation aus Sicht der OP-Indikation eben (meist) keine (sinnvolle) Option darstellt. Symptome wie produktiver Husten, eitriges Sekret/Auswurf, Fieber (>38,5°) sowie eine relevante Beeinträchtigung des Allgemeinbefindens weisen dagegen auf einen schweren Infekt hin, bei dem ein Verschieben des Eingriffes für mindestens 2 Wochen gerechtfertigt ist. Eine Entscheidungshilfe mit Empfehlungen zur Vorbereitung/Durchführung des Anästhesieverfahrens ist in der Abbildung 1 dargestellt [6].

Allergie und Asthma

Ein weiterer wichtiger Bestandteil der präoperativen Anamneseerhebung ist die Frage nach allergischer oder atopischer Belastung des Patienten und seiner Verwandtschaft. So sind Symptome/Diagnosen wie trockener Husten, Anstrengungsgiemen („wheezing"), Ekzeme/Neurodermitis, hyperreagibles Bronchialsystem, Heuschnupfen und Passivrauchen sowie Allergien/Atopien bei Verwandten valide Prädiktoren für ein deutlich erhöhtes Risiko für perioperative respiratorische Komplikationen [2,4,5].

Obstruktive Schlafapnoe

Die Hauptindikation zu den Operationen PZ, AT, TE oder TT ist das Vorhandensein einer adeno-tonsillären Hyperplasie mit Obstruktion der oberen Atemwege und einer Belüftungsstörung des Mittelohrs. Ebenso ist die adeno-tonsilläre Hyperplasie die Hauptursache für das Vorhandensein einer obstruktiven Schlafapnoe (OSA). Weitere Ursachen für eine OSA sind neuromuskuläre (Zerebralparese, Down Syndrom), skelettale (Achondoplasie), inflammatorische (Asthma bronchiale) und metabolische Störungen (Adipositas) [7].

Die Inzidenz beträgt 1–6% und betroffen sind vor allem Jungen im Vorschulalter mit afro-amerikanischer Abstammung [8]. In Abbildung 2 ist die Definition einer OSA bei Kindern entsprechend der internationalen Klassifikation der Schlafstörungen (ICSD) dargestellt [9].

Folglich wird die OSA klinisch und apparativ mittels Polysomnographie (PSG) diagnostiziert. Beim Prämedikationsgespräch wird aufgrund eingeschränkter Ressourcen nur selten eine PSG vorliegen. Daher soll bei anamnestisch/klinischem Verdacht auf eine OSA im Zweifel das Vorhandensein einer OSA angenommen werden. Bei der Erhebung der Anamnese und körperlichen Untersuchung ergeben u.a. die folgenden Symptome/Komorbiditäten Hinweise auf das mögliche Vorliegen einer OSA: Schnarchen, Atempausen, angestrengte Atmung, Über-/Untergewicht oder Sichelzellkrankheit. Zusätzlich können auch weniger offensichtliche Faktoren wie erneutes Einnässen, hyperaktives Verhalten/Lernschwierigkeiten oder eine pulmonale Hypertonie Hinweise geben [7]. Hilfreich hierfür ist die Verwendung strukturierter Fragebögen wie z.B. der validierte „Pediatric Sleep Questionnaire: Sleep-Disordered Breathing Subscale" [10], der auch in deutscher Übersetzung von Wiater/Sageri 2009 vorliegt. Aufgrund seines Umfanges (22 Fragen) sollte dieser aber bereits bei Indikationsstellung zur geplanten Operation zum Einsatz kommen.

Bei der körperlichen Untersuchung darf das Vorliegen folgender Auffälligkeiten nicht übersehen werden: Facies adenoidea, Unter- bzw. Übergewicht, muskuläre Hypotonie,

Abbildung 1

① Anamnese, Komorbidität, körperl. Untersuchung, Vitalparameter, Aussage der Eltern

Kind mit „Atemwegsinfekt" → präoperative Evaluation

- Schnupfen, trockener Husten, wässriges Sekret → **milder Infekt**
- **④** Schnupfen, produktiver Husten, eitriges Sekret → **moderater Infekt**
- **②** Schnupfen, produktiver Husten, eitriges Sekret, Obstruktion, Fieber, Unwohlsein → **schwerer Infekt**

⑤ Risiko-Nutzen-Abwägung

Risiko:
- Kind <1 Jahr
- Passivraucher
- pulmonale Komorbidität
- atemwegsnahe OP
- endotracheale Intubation

Nutzen:
- HNO-OP = Fokussanierung z.B. ATE bei rez. Infekten/OSAS
- Expertise des Teams
- erweiterte Überwachung möglich
- elterliche Compliance

⑥ Vorbehandlung mit Salbutamol inhalativ

Durchführung der OP/Anästhesie

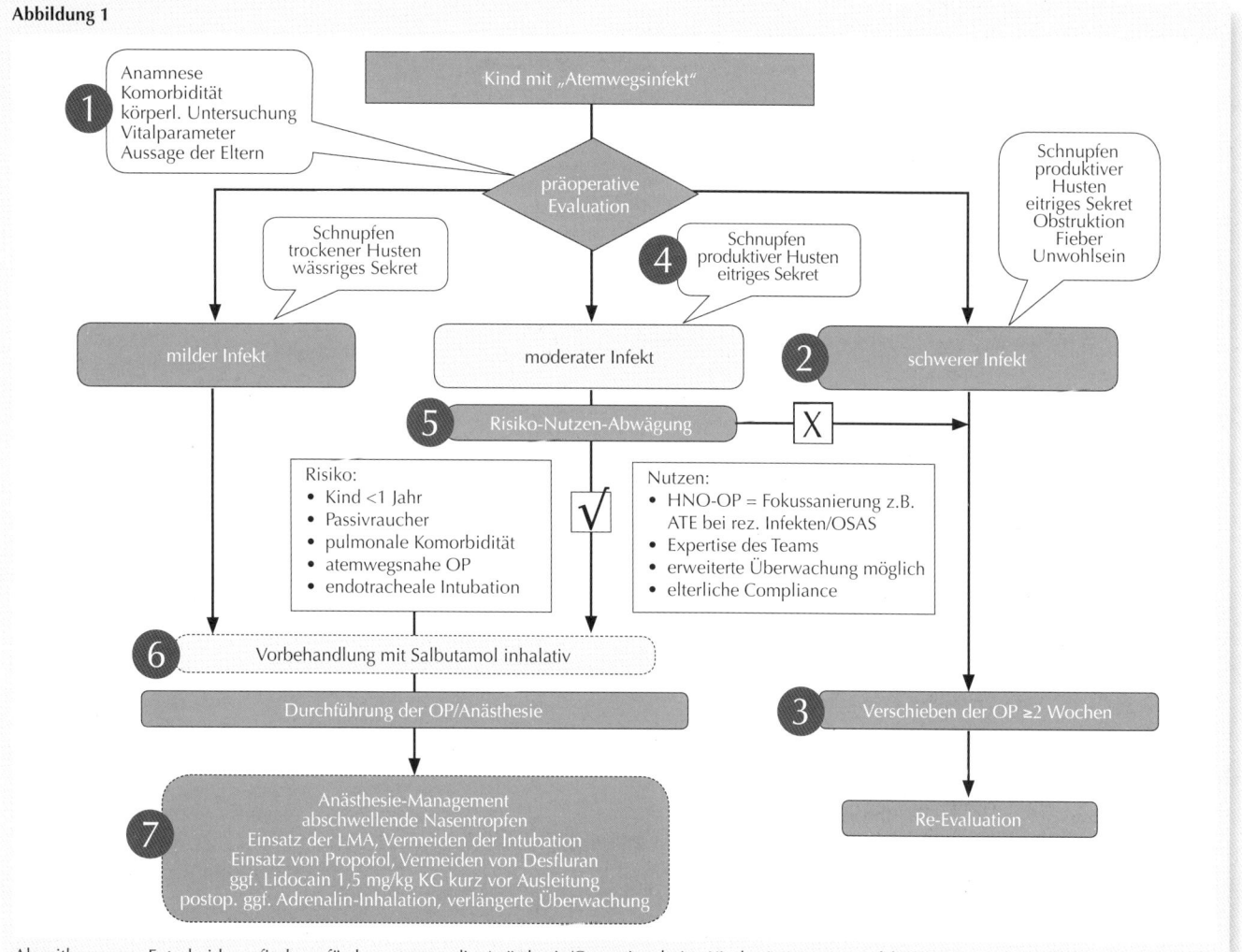

③ Verschieben der OP ≥2 Wochen → Re-Evaluation

⑦ Anästhesie-Management
abschwellende Nasentropfen
Einsatz der LMA, Vermeiden der Intubation
Einsatz von Propofol, Vermeiden von Desfluran
ggf. Lidocain 1,5 mg/kg KG kurz vor Ausleitung
postop. ggf. Adrenalin-Inhalation, verlängerte Überwachung

Algorithmus zur Entscheidungsfindung für bzw. gegen die Anästhesie/Operation beim Kind mit Atemwegsinfektion [6]; mit freundlicher Genehmigung Georg Thieme Verlag.

Abbildung 2

Die internationale Klassifikation der Schlafstörungen (International Classification of Sleep Disorders, ICSD) definiert in ihrer 3. Auflage eine OSA bei Kindern wie folgt [9]:

Vorhandensein mindestens eines der folgenden Symptome:
- Schnarchen
- Angestrengte, paradoxe oder obstruktive Atmung während des Schlafs
- Schläfrigkeit, Hyperaktivität, Verhaltensauffälligkeiten oder Lernschwierigkeiten

Die polysomnographische Aufzeichnung zeigt eine oder beide der folgenden Auffälligkeiten:
- Eine oder mehrere obstruktive Apnoen, gemischte Apnoen oder Hypopnoen pro Stunde Schlaf
- Zeichen der obstruktiven Hypoventilation, definiert als eine Hyperkapnie ($PaCO_2$ >50 mmHg) während mindestens 25% der Gesamtschlafzeit in Verbindung mit mindestens einem der folgenden Phänomene: Schnarchen *oder* Abflachen der inspiratorischen nasalen Druckkurve *oder* paradoxe thorako-abdominelle Bewegungen

Definition OSA nach ICSD [9].

Hörstörungen sowie auffällige Auskultationsbefunde von Herz und Lunge.

Im Rahmen operativer Eingriffe haben Kinder mit OSA – besonders Kleinkinder (Alter <3 Jahre) – ein signifikant höheres Risiko, respiratorische Komplikationen zu erleiden [2,8]. In einer Metaanalyse aus dem Jahr 2015 ist bei Kindern nach Adenotonsillektomie das Risiko perioperativ fünffach erhöht [3]. Es wurden bei Kindern mit OSA vermehrt Todesfälle und bleibende neurologische Schäden nach TE mit oder ohne AT beobachtet, deren Ursache vor allem im Auftreten perioperativer Apnoen und einer erhöhten Opioid Empfindlichkeit (siehe Abschnitt Analgetika) liegt [11]. Der Zusammenhang zwischen positiver Beantwortung der wichtigsten präoperativen Fragen nach OSA Symptomen und einer Risikoerhöhung ist in Abbildung 3 aufgeführt [12]. Das entsprechende risikoadaptierte Vorgehen bei der Narkoseplanung, Überwachung sowie der postoperativen Schmerztherapie wird in den folgenden Abschnitten ausgeführt.

Abbildung 3

Präoperative Fragen nach OSA Symptomen:
- Schnarchen?
- Lautes unregelmäßiges Schnarchen?
- Atemaussetzer?
- Angestrengte Atmung?
- Nicht erholsamer Schlaf?

3 positive Antworten → perioperatives respiratorisches Risiko **2fach** erhöht

5 positive Antworten → perioperatives respiratorisches Risiko **10fach** erhöht

Risikobewertung für das Auftreten perioperativer respiratorischer Risiken [12].

Gerinnungsstörung

Die Blutung/Nachblutung im Rahmen einer Adenotomie oder Tonsillenchirurgie (TE>TT) ist eine gefürchtete Komplikation bei HNO-Eingriffen. Die Art und der Umfang einer präoperativen Gerinnungsdiagnostik sind immer wieder im Mittelpunkt verschiedener Ausführungen zu diesem Thema [13–15]. Da der positive Vorhersagewert eines präoperativen Routine-Gerinnungslaborscreenings nur gering ist, liegt der Schwerpunkt in einer ausführlichen Gerinnungsanamnese mit evtl. sich anschließender gezielter Laborbestimmung [16]. Diese spezielle Anamnese beinhaltet Fragen - an Kind, Eltern und Verwandtschaft gerichtet – u.a. nach einem abnormalen Auftreten von Nasen- oder Schleimhautblutungen, untypisch auftretenden Hämatomen (z.B. nach Impfungen) und eingetretenen Blutungen als Folge von Schnittverletzungen sowie Operationen, Geburten oder Zahnwechsel/-extraktionen. Bei Auffälligkeiten oder unzureichender Anamneseerhebung sollten sich Laborbestimmungen (Blutbild, Quick-Wert, aPTT, Plättchenfunktionstestung wie z.B. PFA-100® sowie eine Einzelfaktoranalyse) anschließen. Letztere können Hinweise auf das von Willebrand-Syndrom geben, der häufigsten angeborenen Blutgerinnungsstörung im Kindesalter (Häufigkeit von 1%). Die Vorstellung in einer pädiatrischen Gerinnungsambulanz komplettiert die diagnostischen Testverfahren, garantiert die kompetente Interpretation der Testergebnisse und gibt perioperative Therapie- und Überwachungsempfehlungen (Gabe von Desmopressin, Tranexamsäure oder Substitution von Gerinnungsfaktoren sowie Kontrolllaborbestimmungen) [13–15].

Medikamentöse Prämedikation

Grundsätzlich gelten für die medikamentöse Prämedikation bei Kindern zu geplanten HNO-Operationen die gleichen Überlegungen wie für alle anderen interventionellen oder operativen Eingriffe. Der Nutzen von Anxiolyse, Sedierung und Amnesie ist individuell abzuwägen mit potentiellen Gefahren wie Atmungsdepression, Atemwegsobstruktion, Muskelrelaxation und langer Nachschlafphase nach (ultra-)kurzen Eingriffen wie z.B. der Parazentese. Für das Kollektiv von Kindern mit positiver Eigen- oder Familienanamnese auf allergische, atopische oder hyperreagible Diagnosen war der Verzicht auf eine Prämedikation mit Midazolam in Bezug auf perioperative respiratorische Komplikationen von Vorteil [5]. Für Patienten mit kindlicher OSA scheint die atmungsdepressive und muskelrelaxierende Wirkung von Benzodiazepinen die Situation der engen Atemwegsverhältnisse nochmals zu aggravieren. Daher sollte diese Substanzgruppe nur nach individueller Risiko-/Nutzenabwägung unter kontinuierlichem Monitoring (Pulsoximetrie) verabreicht werden [17]. Sichere alternative Medikamente stehen mit NMDA-Rezeptor-Antagonisten wie Ketamin/Esketamin (keine Atemwegsverlegung und Atemantriebshemmung) sowie eingeschränkt den Alpha2-Adrenozeptor-Agonisten Clonidin (lange Wirkdauer) und Dexmedetomidin (hohe Kosten) zur Verfügung [17,18].

OP an den Atemwegen

Operationen an den Atemwegen sind per se ein signifikanter Risikofaktor für perioperative respiratorische Komplikationen (z.B. Laryngospasmus, Bronchospasmus oder Stridor) und führen gehäuft zur ungeplanten stationären (<1%) bzw. intensivmedizinischen (<0,1%–8%) Aufnahme [5,19,20]. Dabei werden an die Zusammenarbeit und Kommunikation zwischen Operateur und Anästhesist besondere Anforderungen gestellt. So teilen sich beide den Zugangsweg zum OP-Gebiet bzw. der Atemwegssicherung - Manipulationen wie die Etablierung der Larynxmaske, das Einführen des Mundsperrers bzw. Blutstillung oder Absaugung sollten nur in direkter Absprache untereinander erfolgen.

Davis-Boyle Mundsperrer

Voraussetzungen für eine optimale Sicht auf das enge OP-Gebiet sind sowohl die korrekte Lagerung des Kopfes mit Reklination (Cave: Kinder mit Morbus Down!) als auch eine maximale Mundöffnung durch den Einsatz eines Mundsperrers. Hierfür wird ein sogenannter Davis-Boyle Mundsperrer mit Gleitschiene für Endotrachealtubus oder Larynxmaske verwendet (Abb. 4). Dabei kann das Öffnen des Sperrers zu Dislokation, Obstruktion, Einseitigkeit oder Extubation der Atemwegshilfsmittel führen. In der Literatur sind diesbezüglich Konversionsraten (Larynxmaske → Endotrachealtubus) von 0,5% beschrieben [21].

Laserchirurgie

Neben dem Einsatz HNO-chirurgischer Instrumente und Verfahren (z.B. Spiegel, Raspatorium oder bipolarer Koagulation) findet bei Tonsillotomien die Laserchirurgie eine breite Anwendung. Abhängig vom gewählten Typ des Lasers (Neodym-YAG-, CO_2- oder Diodenlaser) gehen bei dessen Verwendung spezielle Gefahren für Patient und Personal aus. Die Kombination aus hoher Energie mit bis zu 20 Watt und >100 C° beim CO_2-Laser (auch beim Elektrokautern!), Lasersmog, explosiven Gasen (Sauerstoff und volatile Anästhetika) und entflammbarem Material (Tupfer, PVC) kann zu einer Explosion im Mund-Rachenraum mit Tubusbrand führen. Da Diodenlaser ihre Wirkung mit weniger Energie (~8 Watt und 70–80 C°) und

Abbildung 4

Spatelblatt mit Gleitschiene

Davis-Boyle Mundsperrer

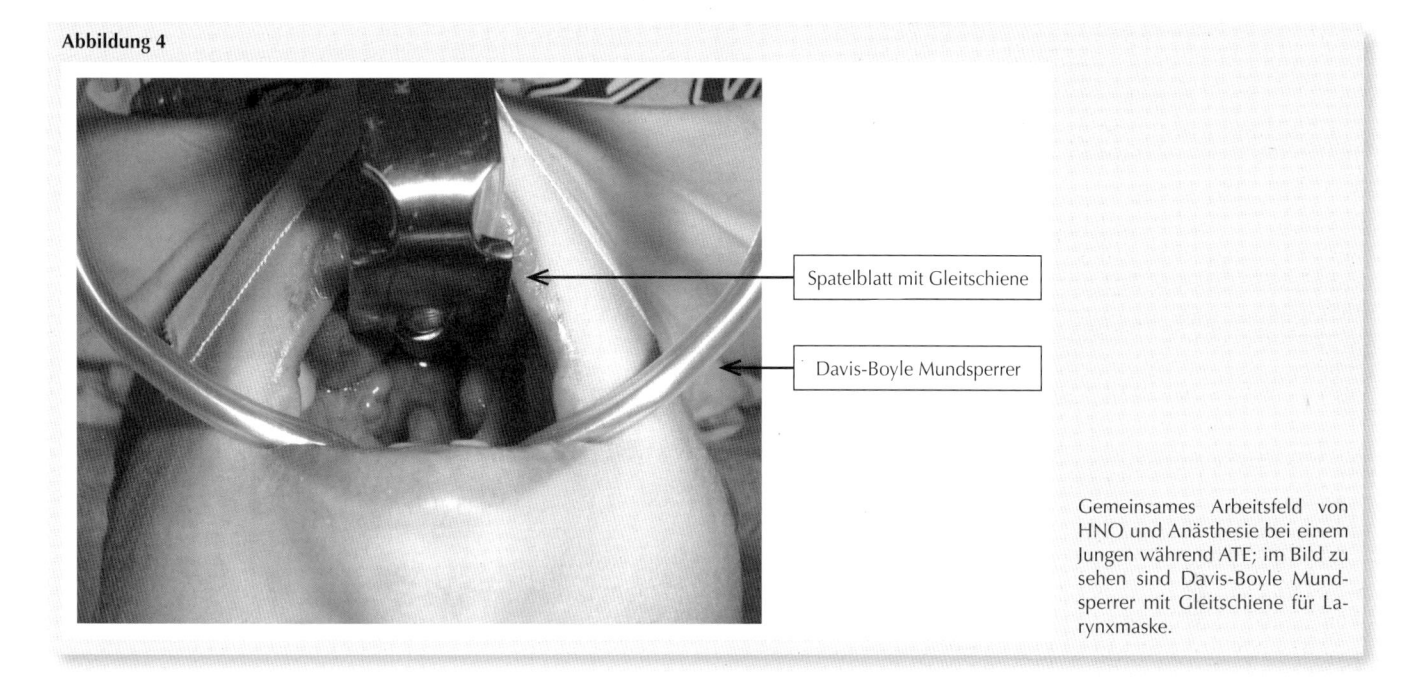

Gemeinsames Arbeitsfeld von HNO und Anästhesie bei einem Jungen während ATE; im Bild zu sehen sind Davis-Boyle Mundsperrer mit Gleitschiene für Larynxmaske.

durch einen nur punktuellen thermischen Effekt am Eintreffort entfalten, scheint diese Technik risikoärmer zu sein [22].

Die von der Industrie angebotenen Lasertuben sind keine Universaltuben und bieten daher nicht für jeden verwendeten Lasertyp (abhängig von Laserart und Energie) ausreichend Schutz und Sicherheit [23]. Ein spezieller CO_2-Lasertubus sollte daher auch nur bei der Benutzung von CO_2-Laser zum Einsatz kommen. Für Diodenlaser gibt es kein speziell gefertigtes Material. Hier kann daher nur die Anwendung der üblichen blockbaren Endotrachealtuben bzw. Larynxmasken empfohlen werden, obwohl die Hersteller das Aufblocken mit NaCl und die Anwendung in Laserumgebung nicht vorgesehen haben. Entsprechende Sicherheitsmaßnahmen (Abb. 5) sind bei der Tätigkeit in einer Laserumgebung bei allen in der HNO-Chirurgie verwendeten Lasertypen (Typ Klasse 4) zu berücksichtigen [23].

Abbildung 5

Vorgehen beim Umgang mit Laser und OP an den Atemwegen:
- Schulung des Personals
- Cuff mit NaCl blocken
- $FiO_2 < 0{,}3$ und PEEP
- Kein Einsatz volatiler Anästhetika und N2O
- Augenschutz für Patienten (Laserschutzbrille oder feuchte Kompressen)
- Feuchte Kompressen im Mundraum
- Löschwasser am OP Tisch
- Laserschutzbrillen für Personal (Typ entsprechend des verwendeten Lasers!)
- Kennzeichnung der Laser-OP (Warnhinweisschilder, Abdunkelung, Schutztüren)
- Laserschutzbeauftragung in der Einrichtung

Sicherheitsmaßnahmen und Vorschriften beim Umgang mit Laser bzw. Aufenthalt in Laserumgebung.

Narkoseeinleitung

Alle verwendeten intravenösen oder inhalativen Anästhetika besitzen negative Einflüsse auf die Atemwege bei Kindern – speziell bei Kindern mit OSA. So verringern diese Medikamente dosisabhängig den Tonus der Pharynxmuskulatur (Atemwegskollaps) und reduzieren die ventilatorische Antwort auf einen Anstieg von CO_2 [17,18,24]. Daher müssen die Medikamente titriert gegeben werden und neben der ausgewiesenen Fertigkeit im Umgang mit dem kindlichen Atemweg alle gängigen Atemwegshilfsmittel (wie z.B. Guedel-Tuben, Gesichtsmasken, Larynxmasken und endotracheale Tuben) in den entsprechenden Größen vorrätig sein.

In einer prospektiven Kohortenstudie aus dem Jahr 2010 ist der Zusammenhang zwischen dem verwendeten Medikament bei der Narkoseeinleitung und dem Auftreten von perioperativen respiratorischen Komplikationen bei Kindern beschrieben. So war in dieser Untersuchung die inhalative Einleitung im Vergleich zur intravenösen Narkoseeinleitung signifikant risikobehafteter [5]. Bestätigt werden konnten diese Erkenntnisse in einer kürzlich publizierten randomisierten Kontrollstudie von Ramgolam et al, bei der Risikokinder (2 Risiken wie Erkältung ≤2 Wochen, Anstrengungsgiemen, nächtlicher trockener Husten, Passivrauchen oder einer positiven Familienanamnese auf Heuschnupfen/Asthma oder Ekzemen) ebenfalls signifikant von einer intravenösen Einleitung profitierten [25].

Atemwegssicherung

Schwieriger Atemweg
Bei pädiatrischen Patienten mit OSA sind häufig Komorbiditäten wie Adipositas, neuromuskuläre Erkrankungen oder

kraniofaziale Fehlbildungen als Ursache für die obstruktive Schlafapnoe anzutreffen. Aufgrund der Entität (z.B. Mukopolysaccharidosen, Morbus Down, Mittelgesichtshypoplasien und Retro-/mikrognathie) ist gerade bei diesen Patienten jederzeit mit dem Auftreten eines schwierigen Atemweges zu rechnen. So zeigen Untersuchungen, dass bei übergewichtigen Kindern zur ATE im Gegensatz zu normalgewichtigen Kindern die Beatmung mit der Gesichtsmaske deutlich erschwert ist und signifikant mehr Laryngoskopieversuche bis zur endotrachealen Intubation benötigt werden [26]. Gleiches scheint auch für das Kollektiv der Kinder mit Tonsillenhyperplasie zu gelten. Hierfür gilt es im Rahmen der Ausbildung des Personals und der Ausrüstung adäquat vorbereitet zu sein.

Larynxmaske versus endotrachealer Tubus

Da sich bei Eingriffen an den Atemwegen der Operator und der Anästhesist den Atemweg teilen müssen, kommt der Wahl der Atemwegshilfsmittel – Larynxmaske (LMA) oder endotrachealer Tubus (ETT)? – eine besondere Bedeutung zu. In zahlreichen Studien wurden in der Vergangenheit die Vor-/Nachteile für jedes Verfahren – speziell auch bei HNO Eingriffen – untersucht. Zusammenfassend kann aufgrund der Datenlage keine generelle Empfehlung für oder gegen den Einsatz einer (flexiblen) LMA oder eines ETT in der pädiatrischen HNO-Chirurgie gegeben werden [27,28]. Klinische Untersuchungen zum Thema Intubationsreiz beim hyperreagiblen Bronchialsystem legen jedoch eindeutig die Vorteile einer LMA dar, eine Übertragung auf das „typische" HNO-Kind kann abgeleitet werden [2,29,30]. Besonders berücksichtigt werden muss bei der Auswahl allerdings immer das Umfeld, in dem die Operation stattfindet, sowie der Erfahrungsstand des Behandlungsteams (Anästhesist und Operateur). Unabhängig von der Entscheidung LMA oder ETT hat die Fixierung sicher und exakt zu erfolgen, da sonst durch Manipulationen oder Kopfdrehungen Lageänderungen, Dislokationen oder die Extubation droht. Bei chirurgischer Versorgung einer Nachblutung (nach Adenotomie oder Tonsillenchirurgie) im OP-Gebiet ist der Einsatz eines ETT obligat (siehe auch Abschnitt Nachblutung).

Lasereingriffe an den Atemwegen

Siehe OP an den Atemwegen – Laserchirurgie

Narkoseaufrechterhaltung

Hypnotika

Zur Aufrechterhaltung der (meist kurzen) Narkose können aufgrund ihrer günstigen pharmakokinetischen und –dynamischen Eigenschaften sowohl i.v. Medikamente (Propofol) als auch volatile Anästhetika (außer Desfluran) verwendet werden [4]. Im direkten Vergleich überwiegen aber die Vorteile zugunsten der intravenösen Anästhesie. So fehlt zwar die bronchodilatatorische Eigenschaft der volatilen Anästhetika, jedoch ist die Rate an Laryngospasmen, Emergence Delir (ED) und postoperativer Übelkeit und Erbrechen (PONV) bei Verwendung intravenöser Anästhetika signifikant geringer [5,31,32].

Analgetika

Die operativen Eingriffe AT, TE und TT sind für Kinder schmerzhaft und erfordern daher eine adäquate Analgesie. Intraoperativ applizierte systemische Opioide, Nicht-Opioid Analgetika und Ko-Analgetika stehen hierzu zur Verfügung.

Opioide: Neben der hohen analgetischen Potenz besitzen alle an den µ- und δ-Rezeptoren wirkenden Opioide ein relevantes Nebenwirkungsprofil mit der Gefahr von Atmungsdepression und Atemwegsobstruktion [17]. Besonders gefährdet sind hierbei Kinder mit kompromittierten Atmungsorganen, schwierigem Atemweg, Übergewicht oder einer obstruktiven Schlafapnoe. Bei letzterer ist durch wiederholte nächtliche Hypoxämie-Phasen die Sensitivität an den µ-Rezeptoren erhöht. Somit führen bereits geringe Mengen Substrat zum erwünschten Analgesieeffekt. Im Umkehrschluss sind bei nicht reduzierter Dosis verstärkt Nebenwirkungen und respiratorische Komplikationen zu erwarten [12]. Daher empfiehlt es sich, die gewichtsadaptierte intraoperative Dosis um 50% zu reduzieren [33]. Aufgrund seiner äußerst günstigen pharmakokinetischen Eigenschaft sollte dem kurzwirksamen Opioid Remifentanil vor anderen Opioiden der Vorzug gegeben werden (Allerdings: Gefahr der Thoraxrigidität!). Bei der Patientengruppe der übergewichtigen Kinder sind im Rahmen von operativen Eingriffen signifikant häufiger Medikamentenüberdosierungen bei Opioiden zu beobachten, was durch die strikte Orientierung am Normalgewicht des Patienten verhindert werden kann [34].

Nicht-Opioid Analgetika: Der Einsatz von Medikamenten aus dieser Substanzgruppe wie z.B. Metamizol und nichtsteroidale Antirheumatika (NSAR) ist empfehlenswert. Neben einer suffizienten Analgesie (opioid-sparender Effekt) haben diese Medikamente ein günstiges Nebenwirkungsprofil [35,36]. Für die Gruppe der NSAR gibt die aktuelle Studienlage zwar keinen Hinweis auf ein signifikant erhöhtes Nachblutungsrisiko, jedoch machen unterschiedliche Studiendesigns die Interpretation schwierig. Der Einsatz von NSAR ist somit grundsätzlich empfohlen und in den meisten Zentren erfolgreich etabliert, sollte aber immer mit individuellen Begleitumständen abgewogen werden (z.B. anamnestische Hinweise auf Gerinnungsstörungen oder intraoperative Blutungsneigung) [36–38]. Ebenfalls ist auch der potentiell nephrotoxische Effekt der NSAR zu beachten. So ist der Einsatz im postoperativen Verlauf bei Hypovolämie wie z.B. bei schmerzbedingter Trinkverweigerung oder bei/nach einer Nachblutung zu vermeiden.

Ko-Analgetika: Das Steroid Dexamethason ist nicht nur Ko-Analgetikum, sondern gerade in der pädiatrischen HNO-Chirurgie ein Ko-Therapeutikum [39,40]. Von der WHO inzwischen in das Schmerzstufenkonzept aufgenommen ist die Substanz ebenso wirkungsvoll prophylaktisch zur Risikominimierung von postoperativer Übelkeit und Erbrechen einsetzbar [32]. Der antiinflammatorische Effekt ist besonders ausgeprägt beim Uvulaödem [41].

Narkoseausleitung/Extubation

Bei Kindern nach Eingriffen wie AT, TE oder TT – insbesondere bei OSA oder erwartet schwierigem Atemweg – stellt die Ausleitung der Narkose von LMA oder ETT eine große Herausforderung dar. Sekret, Blut oder ein Uvulaödem können die postoperative Phase komplizieren. Hilfreich sind das frühzeitige Absaugen, die Seitenlagerung mit tiefem Kopfteil sowie Platzhalter für die Atemwege (Guedel-Tuben). Die Verwendung von nasopharyngealen Tuben (Wendl-Tuben) wird nach Adenotomien (Blutungsgefahr!) nicht empfohlen. Ob das Entfernen der LMA bzw. die Extubation beim wachen oder schlafenden Patienten bzw. im OP oder im Aufwachraum stattfinden soll, ist aufgrund der derzeitigen Datenlage nicht abschließend zu klären [5,42–44]. Kinder mit Risikofaktoren für Atemwegsprobleme (z.B. Infekt ≤2 Wochen, Asthma, Ekzeme, OSA sowie positiver Familienanamnese für Erkrankungen aus dem allergischen/atopischen Formenkreis) scheinen von einer frühzeitigen Entfernung der Larynxmaske nach (A)TE (in tiefer Anästhesie) zu profitieren [42]. Die potentiellen Gefahren wie Atemwegsobstruktion bei fehlenden Schutzreflexen vs. starkes Husten/Würgen mit dem Risiko einer Nachblutung sind vom Behandlungsteam individuell abzuwägen. Für die erwähnten Komplikationen sollte das entsprechende Prozedere bekannt sein und das benötigte Material unmittelbar zur Verfügung stehen. Ergeben sich bereits bei Extubation oder im Aufwachraum Hinweise auf eine Schwellung der Atemwege (Stridor, Giemen, angestrengte Atemmechanik), empfiehlt sich die frühzeitige Inhalation von unverdünntem Adrenalin über eine Verneblermaske.

Organisation der postoperativen Phase

Aufwachraum

Postoperativ sollen alle Kinder nach HNO-Eingriffen ohne Ausnahme im Aufwachraum (AWR) betreut werden, um drohende respiratorische Komplikation rechtzeitig zu erkennen und adäquat zu behandeln. So führen Schmerzen, Wundsekret und Schwellungen im OP-Gebiet nicht nur zu einer deutlichen Einschränkung des Wohlbefindens, vielmehr kann sich daraus rasch eine akute Gefährdung der Atmung führen. Daneben ist in dieser Patientengruppe das Risiko für PONV und postoperatives Delir besonders ausgeprägt. Vielen dieser Beschwerden lässt sich bereits intraoperativ durch entsprechende Vorbereitung des Kindes, Narkoseführung und prophylaktische Medikamentengaben entgegensteuern. Nach einem unauffälligen Aufenthalt und Erfüllung der gängigen Entlasskriterien kann die Verlegung aus dem Aufwachraum in die weitere Versorgungseinheit erfolgen [45,46].

Monitoring

Nicht nur bei Kindern mit OSA hat das Behandlungsteam die vorrangige Aufgabe, postoperative Apnoen rechtzeitig zu erkennen, damit die Patienten den Eingriff unbeschadet überstehen [11]. Neben der klinischen Überwachung ist hierfür die kontinuierliche Messung der Sauerstoffsättigung zu fordern [47]. Zur Frage nach der Dauer dieses Monitorings und der Notwendigkeit einer zentralen Überwachung fehlen in der Literatur evidente Aussagen. Expertenempfehlungen geben entweder keine Zeitdauer oder einen Zeitraum von einer Nacht bis zu 4 Tagen an [48–50].

Ambulante/stationäre Versorgung

Adenotomien und Tonsillotomien können sowohl ambulant als auch stationär durchgeführt werden. Dabei sind die grundsätzlichen Vorgaben zum ambulanten Operieren sowie die medizinischen Notwendigkeiten zu berücksichtigen.

Ambulante Versorgung:
Speziell für die Entität der OSA leitet sich aus den Empfehlungen der Literatur folgendes Vorgehen ab: Bei Kindern (Alter > 3 Jahre) mit milder/moderater OSA (klinisch vermutet oder per PSG detektiert) und fehlenden Komorbiditäten kann der Eingriff ex ante ambulant erfolgen [48,51,52]. Die Zeitdauer bis zur Entlassung sollte im Vergleich zu nicht an OSA erkrankten Kindern verlängert (bis zu 6 Stunden) sein [47,48,52].

In bestimmten Situationen muss vom primär geplanten Behandlungssektor ambulant abgewichen werden (Konversionsrate liegt bei <1%) und die Kinder zur weiteren Überwachung/Therapie stationär aufgenommen werden. Signifikante Prädiktoren für diese Aufnahmen sind u.a. das Alter (<2 LJ.), Eingriffe an den Atemwegen (HNO), obstruktive Schlafapnoe und intraoperative Probleme (besonders an den Atemwegen) [19,20]. Weitere Risikofaktoren für die stationäre Aufnahme im Krankenhaus sind intra-/postoperative Situationen wie respiratorische Komplikationen, verlängerte Aufwachraumzeit, die intensivierte Schmerztherapie mit Opioiden oder postoperative Schwellungen z.B. im Bereich der Uvula [41,45].

Stationäre Versorgung:
Einerseits werden in Deutschland Patienten nach Tonsillektomie für 5–7 Tage stationär behandelt, andererseits sollten bestimmte Risikokonstellationen – auch nach Adeno- oder Tonsillotomie – zu einer stationären Aufnahme im Krankenhaus führen.

Besonders gefährdet sind Kinder mit mild/moderater OSA und zusätzlichen Komorbiditäten wie neuromuskulären Erkrankungen und Gesichtsfehlbildungen und/oder einem Alter jünger als 3 Lebensjahre [53,54]. Kinder mit schwerer OSA sollten ebenfalls per se postoperativ – entsprechend auch den Vorgaben in Frankreich, UK und USA – stationär aufgenommen werden [9,47–49,52,53]. Eine weitere Überwachung oder Therapie auf einer Intensivstation bleibt speziellen Situationen und Konstellationen vorbehalten.

Schmerztherapie

Während bei der AT (oft in Kombination mit PZ) eher mit geringen Beschwerden zu rechnen ist, können Eingriffe an den Gaumenmandeln (TE>TT) über eine Woche hinaus starke

Schmerzen verursachen [55]. Zusätzliche Berücksichtigung erfordert der Umstand, dass die Operationen – mit Ausnahme der TE – oft auch ambulant durchgeführt werden, so dass die Schmerztherapie in den ersten Tagen in die Hände der Eltern gelegt wird. Nicht selten entsteht hierbei eine unzureichende Versorgung durch die Anwendung von ungeeigneten oder insuffizienten Medikamenten oder fehlerhaften Dosierungen und Applikationen. Dies ist nicht selten dem mangelnden Wissen der Eltern sowie unzureichender Anordnung und Information durch die Verordner geschuldet [55,56]. Grundsätzlich obliegt die Sicherstellung der ärztlichen und pflegerischen Versorgung im häuslichen Bereich dem verantwortlichen Arzt (Operateur), die bei Entlassung geregelt und dokumentiert sein muss.

Die postoperative Schmerztherapie basiert auf dem systemischen Einsatz von Opioid-, Nicht-Opioid Analgetika sowie Ko-Analgetika entsprechend dem WHO-Stufenschema. Der ko-analgetische und opioid-sparende Effekt der Medikamente wie NSAR, Metamizol, Paracetamol, Dexamethason und Clonidin sollte bereits intraoperativ genutzt werden [35–40]. Ergänzende lokalanästhesiologische Infiltrationsverfahren sind zwar möglich, insgesamt aber ohne erwiesenen Nutzen [57].

Im Aufwachraum hat sich unter stabilen Vitalparametern und kontinuierlicher Überwachung die Gabe von reinen μ-Agonisten wie Piritramid i.v. als Bolus-Gabe bewährt. Aufgrund der atmungsdepressiven Wirkung sollte – gerade bei Kindern mit OSA – eine sorgfältige Titration mit initial reduzierter Dosis (50%) erfolgen [11,12]. Eine sichere und gut wirksame Alternative bietet der Einsatz des k-Rezeptor-Agonisten sowie μ-Rezeptor-Antagonisten Nalbuphin. Wenn auch die aktuelle Studienlage keine eindeutige Evidenz für eine überlegene Wirksamkeit zeigt, erscheint es bei vergleichbarem Wirkprofil und aufgrund des fehlenden Risikos für eine Atmungsdepression im Besonderen für Kinder mit einer OSA als eine sinnvolle Alternative für die Anwendung auf Normalstation [58]. Zusätzlicher Vorteil ist die Tatsache, dass die Substanz nicht unter das Betäubungsmittelgesetz fällt. Ein Nachteil ist jedoch die nicht verfügbare orale Applikationsform, weshalb seine Einsetzbarkeit nur unter stationären Bedingungen möglich ist. Für die häusliche Schmerztherapie steht unter Beachtung der Höchstmengen die Substanzgruppe der Nicht-Opioide mit Ibuprofen, Metamizol und Paracetamol zur Verfügung [35–37,59]. Eine Kombinationstherapie mit Fest- und Bedarfsanordnung ermöglicht auch zu Hause eine suffiziente Schmerzkontrolle [59].

Emergence Delir sowie postoperative Übelkeit und Erbrechen

Emergence Delir

Eingriffe im HNO-Bereich – besonders bei Jungen im Vorschulalter – sind per se ein Risikofaktor (bis zu 80%) für das Auftreten eines Emergence Delir (ED) im Aufwachraum. Diese schwere postoperative Agitation ist für alle Beteiligten eine große Belastung und birgt auch Gefahren mit sich. Unzufriedenheit und negative Erfahrungen für Kind und Eltern, Selbstverletzung, Nachblutung durch starkes Husten oder die Dislokation von i.v. Zugängen sind nur einige Beispiel hierfür [60]. In einer aktuellen AWMF-S2e-Leitlinie des Wissenschaftlichen Arbeitskreises Kinderanästhesie sind die entsprechenden Maßnahmen zu Prophylaxe, Diagnostik und Therapie ausführlich dargestellt [61].

Sowohl die Narkoseführung mit Propofol (TIVA) als auch die prophylaktische intraoperative Gabe eines α2-Agonisten (Clonidin, Dexmedetomidin) hat Vorteile für die Reduktion des Auftretens eines ED [31,62]. Für den Einsatz dieser Substanzen zur Therapie bei ED sind keine randomisierten Studien vorhanden. Orientierung geben auch hier aktuelle Empfehlungen aus dem Jahr 2018 [61].

Postoperative Übelkeit und Erbrechen

Postoperative Übelkeit und Erbrechen (PONV) sind nach AT und TE eine häufige Komplikation. Ohne Prophylaxe wird die Inzidenz mit bis zu 70% angegeben [32]. Mögliche Folgen von PONV sind eine erhebliche Einschränkung des postoperativen Wohlbefindens, Aspiration, Dehydratation oder eine Nachblutung sowie die ungeplante stationäre Aufnahme nach AT oder TT. Auch wenn primär bei einem einzigen Risikofaktor keine prophylaktische Medikamentengabe indiziert ist, stellt die AT/TT und TE eine Ausnahme dar. In einer Stellungnahme des wissenschaftlichen Arbeitskreis Kinderanästhesie zur intraoperativen Verabreichung von Dexamethason findet sich folgende Formulierung: „Die prophylaktische Gabe von 0,15 mg/kg KG Dexamethason i.v. bei AT/TE im Kindesalter führt zu einer zuverlässigen PONV-Prophylaxe sowie zu einer klinisch relevanten Verringerung von postoperativen Schmerzen und sollte daher weiter angewendet werden. Eine Erhöhung des Nachblutungsrisikos besteht bei dieser Dosierung laut aktueller Studienlage nicht." [zitiert aus 63]. Diese Aussage findet in einer aktuellen Metaanalyse aus dem Jahr 2018 Bestätigung [40]. Für die Narkoseaufrechterhaltung mittels TIVA und Verabreichung von 5-HT$_3$-Rezeptorantagonisten sowohl zur Prophylaxe als auch zur Therapie konnte eine signifikante Reduktion von PONV bei ATE nachgewiesen werden [32,64]. Weitere gültige Empfehlungen sind in einer Handlungsempfehlung zusammengefasst [65].

Nachblutung

Die Nachblutung, insbesondere nach TE, stellt einen potentiell lebensbedrohlichen Notfall dar, der eine sofortige Intervention erfordert. Während Nachblutungen nach AT in über 80% der Fälle innerhalb von 24 Stunden auftreten, gibt es für die TE-Nachblutung in der Regel zwei zeitliche Gipfel. Primäre Blutungen treten innerhalb der ersten 24 Stunden und sekundäre Blutungen zwischen dem 5. und 12. postoperativen Tag durch die Ablösung des Fibrinbelages auf. Die Inzidenz einer Nachblutung, die gehäuft nachts oder am Wochenende auf beträgt, wird mit ca. 4% angegeben [66,67]. Während in der überwiegenden Zahl der Nachblutungen (>99%) eine chirurgische Blutung ursächlich ist, sind Koagulopathien nur in den seltensten Fällen (<1%) für diese schwere Komplikation verantwortlich [67]. Die akute Gefährdung des Patienten ergibt sich aus der Beteiligung der beiden kritischen Bereiche Atemweg (Verlegung durch Blutansammlung, Aspirationsrisiko, schwierige Intubationsbedingungen) und Kreislauf (hohe Blutverluste mit Gefahr eines hämorrhagischen Schocks). Die zügige und kompetente interdisziplinäre Behandlung folgt den Grundsätzen in Abbildung 6.

Literatur

1. Destatis – Statistisches Bundesamt
2. Habre W, Disma N, Virag K, Becke K, Hansen TG, Jöhr M, et al: Incidence of severe critical events in paediatric anaesthesia (APRICOT): a prospective multicentre observational study in 261 hospitals in Europe. Lancet Respir Med 2017;5:412–425
3. De Luca Canto G, Pacheco-Pereira C, Aydinoz S, Bhattacharjee R, Tan HL, Kheirandish-Gozal L, et al: Adenotonsillectomy Complications: A Meta-analysis. Pediatrics 2015;136:702–718
4. Virag K, Sabourdin N, Thomas M, Veyckermans F, Habre W: Epidemiology and incidence of severe respiratory critical events in ear, nose and throat surgery in children in Europe. A prospective multicentre observational study. Eur J Anaesthesiol 2019;36:185–193
5. von Ungern-Sternberg BS, Boda K, Chambers NA, Rebmann C, Johnson C, Sly PD, et al: Risk assessment for respiratory complications in paediatric anaesthesia: a prospective cohort study. Lancet 2010;376:773–783
6. Becke K: Das Kind mit einem Atemwegsinfekt - Wann und wie führe ich die Narkose? Anästhesiol Intensivmed Notfallmed Schmerzther 2014;49:62–167
7. Schwengel DA, Dalesio NM, Stierer TL: Pediatric obstructive sleep apnea. Anesthesiol Clin 2014;32:237–261
8. Marcus CL, Brooks LJ, Draper KA, Gozal D, Halbower AC, Jones J, et al: Diagnosis and management of childhood obstructive sleep apnea syndrome. Pediatrics 2012;130:e714–755
9. Sateia MJ: International classification of sleep disorders-third edition: highlights and modifications. Chest 2014;146:1387–1394
10. Chervin RD, Hedger KM, Dillon JE, Pituch KJ: Pediatric Sleep Questionnaire (PSQ): validity and reliability of scales for sleep-disordered breathing, snoring, sleepiness, and behavioral problems. Sleep Medicine 2000;1:21–32
11. Cote CJ, Posner KL, Domino KB: Death or neurologic injury after tonsillectomy in children with a focus on obstructive sleep apnea: houston, we have a problem! Anesth Analg 2014;118:1276–1283
12. Tait AR, Bickham R, O'Brien LM, Quinlan M, Voepel-Lewis T: The STBUR questionnaire for identifying children at risk for sleep-disordered breathing and postoperative opioid-related adverse events. Paediatr Anaesth 2016;26:759–766
13. Eberl W, Wendt I, Schroeder HG: Präoperatives Screening auf Gerinnungsstörungen vor Adenotomie und Tonsillektomie. Klin Pädiatr 2005;217:20–24
14. Strauß JM, Becke K, Schmidt J: Blutgerinnung vor Adenotomie und Tonsillektomie im Kindesalter – wozu? Gemeinsame Erklärung der Deutschen Gesellschaft für Kinderheilkunde und Jugendmedizin (DGKJM), der Deutschen Gesellschaft für Hals-Nasen-Ohren-Heilkunde, Kopf und Hals-Chirurgie (DGHNOKC), Deutschen Gesellschaft für Anästhesiologie und

Abbildung 6

Vorgehen bei HNO-Nachblutung

- Orientierung:
  - → kurzer Überblick über Zustand des Patienten und anästhesierelevante Merkmale
  - → Aufklärung der Eltern in Abhängigkeit von Dringlichkeit zur OP
- Funktionstüchtiges Equipment inkl. verschiedener Größen:
  - → Beatmungsmaske
  - → Endotrachealtubus (mit Cuff, Blockerspritze und Führungsstab)
  - → Laryngoskop + Spatel (Lichtquelle kontrollieren)
  - → Larynxmaske (Rescue)
  - → Verfügbare Intubationshilfen (Einführstäbe, Videolaryngoskopie)
  - → Beatmungsgerät betriebsbereit und in Arbeitsnähe zum OP-Tisch
  - → Stethoskop
  - → großlumige Absaugsysteme (OP-Sauger)
  - → Magensonde
- Medikamente in gewichtsadaptierter Dosierung:
  - → Infusionslösung: (gewärmte) Vollelektrolytlösungen, Kolloide griffbereit
  - → Narkoseeinleitung: Propofol, Opioid, Relaxans
  - → Notfallmedikamente: Atropin, Katecholamine
- Standard Monitoring:
  - → Sauerstoffsättigung, Blutdruck, EKG
- Venöser Zugang:
  - → Anlage i.v.-Zugang, ggf. intraossärer Zugang
  - → Volumenbolus balancierte Vollelektrolytlösung 10–20ml/kg KG i.v.
- Narkoseeinleitung als rapid sequence induction (RSI):
  - → Präoxygenierung (soweit möglich)
  - → Zügige Medikamentengabe
  - → ggf. vorsichtige Zwischenbeatmung
  - → ggf. Absaugen von Blut/Sekret aus Rachenraum
  - → Intubation mit sofortiger Blockung Cuff
  - → Lagekontrolle Tubus
  - → Anlage Magensonde
- Narkoseführung/Überwachung:
  - → bei stabilem Patienten Standard-Monitoring, bedarfsweise erweitertes Monitoring
  - → Abnahme Notfalllabor (BGA, kleines BB, Quick, PTT, ggf. PFA-100®, ROTEM), incl. Kreuzprobe
  - → ggf. Kreuzen von Blutkonserven
  - → nach Situation Tranexamsäure, Fibrinogen, Gerinnungsprodukte, Desmopressin erwägen
  - → ggf. Notfalltransfusion mit Blutkonserven BG 0 negativ (gemäß Transfusionsrichtlinien)
  - → Volumentherapie (Kristalloide, Kolloide) und ggf. Katecholaminzufuhr
  - → Normwerte erhalten: Temperatur, Blutdruck, Herzfrequenz, BZ, Elektrolyte, Beatmung
- Extubation:
  - → unter vorhandenen Schutzreflexen/möglichst wach
  - → möglichst Husten vermeiden
- Nachbetreuung:
  - → kontinuierliches Monitoring, ggf. Intensivstation
  - → ggf. Abklärung Gerinnungsstörung (erst 6 Wochen nach Blutungsereignis sinnvoll)

Intensivmedizin (DGAI) und der Gesellschaft für Thrombose und Hämostaseforschung (GTH). Anästh Intensivmed 2006;47:561–562

15. Bidlingmaier C, Eberl W, R. Knöfler R, Kurnik K: Präoperative Gerinnungsdiagnostik bei Kindern. Monatsschr Kinderheilkd 2016;164:407–420

16. Koscielny J, Ziemer S, Radtke H, Schmutzler M, Pruss A, Sinha P, et al: A practical concept for preoperative identification of patients with impaired primary hemostasis. Clin Appl Thromb Hemost 2004;10:195–204

17. Ehsan Z, Mahmoud M, Shott SR, Amin RS, Ishman SL: The effects of anesthesia and opioids on the upper airway: A systematic review. Laryngoscope 2016;126:270–284

18. Kandil A, Subramanyam R, Hossain MM, Ishman S, Shott S, Tewari A, et al: Comparison of the combination of dexmedetomidine and ketamine to propofol or propofol/sevoflurane for drug-induced sleep endoscopy in children. Paediatr Anaesth 2016;26:742–751

19. Whippey A, Kostandoff G, Ma HK, Cheng J, Thabane L, Paul J: Predictors of unanticipated admission following ambulatory surgery in the pediatric population: a retrospective case-control study. Paediatr Anaesth 2016;26:831–837

20. Landry EK, Gabriel RA, Beutler S, Dutton RP, Urman RD: Analysis of unplanned intensive care unit admissions in postoperative pediatric patients. J Intensive Care Med 2017;32:204–211

21. Gravningsbråten R, Nicklasson B, Raeder J: Safety of laryngeal mask airway and short-stay practice in office-based adenotonsillectomy. Acta Anaesthesiol Scand 2009;53:218–222

22. Sedlmaier B, Bohlmann P, Jakob O, Reinhardt: Outpatient diode laser tonsillotomy in children with tonsillar hyperplasia. Clinical results. HNO 2010;58:244–254

23. Sesterhenn AM, Dünne AA, Braulke D, Lippert BM, Folz BJ, Werner JA: Value of endotracheal tube safety in laryngeal laser surgery. Lasers Surg Med 2003;32:384–390

24. Strauss SG, Lynn AM, Bratton SL, Nespeca MK: Ventilatory response to CO2 in children with obstructive sleep apnea from adenotonsillar hypertrophy. Anesth Analg 1999;89:328–332

25. Ramgolam A, Hall GL, Zhang G, Hegarty M, von Ungern-Sternberg BS. Inhalational versus IV induction of anesthesia in children with a high risk of perioperative respiratory adverse events. Anesthesiology 2018;128:1065–1074

26. Nafiu OO, Green GE, Walton S, Morris M, Reddy S, Tremper KK: Obesity and risk of peri-operative complications in children presenting for adenotonsillectomy. Int J Pediatr Otorhinolaryngol 2009;73:89–95

27. Sierpina DI, Chaudhary H, Walner DL, Villines D, Schneider K, Lowenthal M, et al: Laryngeal mask airway versus endotracheal tube in pediatric adenotonsillectomy. Laryngoscope 2012;122:429–435

28. Lalwani K, Richins S, Aliason I, Milczuk H, Fu R: The laryngeal mask airway for pediatric adenotonsillectomy: predictors of failure and complications. Int J Pediatr Otorhinolaryngol 2013;77:25–28

29. Tait AR, Pandit UA, Voepel-Lewis T, Munro HM, Malviya S: Use of the laryngeal mask airway in children with upper respiratory tract infections: a comparison with endotracheal intubation. Anesth Analg 1998;86:706–711

30. Drake-Brockman TF, Ramgolam A, Zhang G, Hall GL, von Ungern-Sternberg BS: The effect of endotracheal tubes versus laryngeal mask airways on perioperative respiratory adverse events in infants: a randomised controlled trial. Lancet 2017;18;389(10070):701–708

31. Costi D, Cyna AM, Ahmed S, Stephens K, Strickland P, Ellwood J, et al: Effects of sevoflurane versus other general anaesthesia on emergence agitation in children. Cochrane Database Syst Rev. 2014 Sep 12;(9):CD007084. DOI:10.1002/14651858.CD007084.pub2

32. Bolton CM, Myles PS, Nolan T, Sterne JA: Prophylaxis of postoperative vomiting in children undergoing tonsillectomy: a systematic review and meta-analysis. Br J Anaesth 2006;97:593–604

33. Raghavendran S, Bagry H, Detheux G, Zhang X, Brouillette RT, Brown KA: An anesthetic management protocol to decrease respiratory complications after adenotonsillectomy in children with severe sleep apnea. Anesth Analg 2010;110:1093–1101

34. Burke CN, Voepel-Lewis T, Wagner D, Lau I, Baldock A, Malviya S, et al: A retrospective description of anesthetic medication dosing in overweight and obese children. Paediatr Anaesth 2014;24:857–862

35. Fieler M, Eich C, Becke K, Badelt G, Leimkuhler K, Messroghli L, et al: Metamizole for postoperative pain therapy in 1177 children: A prospective, multicentre, observational, postauthorisation safety study. Eur J Anaesthesiol 2015;32:839–843

36. Riggin L, Ramakrishna J, Sommer DD, Koren G: A 2013 updated systematic review & meta-analysis of 36 randomized controlled trials; no apparent effects of non steroidal anti-inflammatory agents on the risk of bleeding after tonsillectomy. Clin Otolaryngol 2013;38:115–129

37. Yaman H, Belada A, Yilmaz S: The effect of ibuprofen on postoperative haemorrhage following tonsillectomy in children. Eur Arch Otorhinolaryngol 2011;268:615–617

38. Lewis SR, Nicholson A, Cardwell ME, Smith AF: Nonsteroidal anti-inflammatory drugs an perioperative bleeding in paediatric tonsillectomy. Cochrane Database Syst Rev. 2013 Jul 18;(7):CD003591. DOI:10.1002/14651858.CD003591.pub3

39. Baugh RF, Archer SM, Mitchell RB, Rosenfeld RM, Amin R, Burns JJ, et al: Clinical practice guideline: tonsillectomy in children. Otolaryngol Head Neck Surg 2011;144:S1–30

40. Titirungruang C, Seresirikachorn K, Kasemsuwan P, Hirunwiwatkul P: The use of steroids to reduce complications after tonsillectomy: a systemic review and meta-analysis of randomized controlled studies. Eur Arch Otorhinolaryngol 2019;276:585–604

41. Fischer M, Horn IS, Quante M, Merkenschlager A, Schnoor J, Kaisers UX, et al: Respiratory complications after diode-laser-assisted tonsillotomy. Eur Arch Otorhinolaryngol 2014;271:2317–2324

42. Ramgolam A, Hall GL, Zhang G, Hegarty M, von Ungern-Sternberg BS: Deep or awake removal of laryngeal mask airway in children at risk of respiratory adverse events undergoing tonsillectomy-a randomised controlled trial. Br J Anaesth 2018;120:571–580

43. Dolling S, Anders NR, Rolfe SE: A comparison of deep vs. awake removal of the laryngeal mask airway in paediatric daycase surgery. A randomized controlled trial. Anaesthesia. 2003 Dec;58(12):1224–1228

44. Koo CH, Lee SY, Chung SH, Ryu JH: Deep vs. Awake Extubation and LMA Removal in Terms of Airway Complications in Pediatric Patients Undergoing Anesthesia: A Systemic Review and Meta-Analysis. J Clin Med. 2018 Oct 14;7(10). pii: E353

45. Hill CA, Litvak A, Canapari C, Cummings B, Collins C, Keamy DG, et al: A pilot study to identify pre- and peri-operative

risk factors for airway complications following adenotonsillectomy for treatment of severe pediatric OSA. Int J Pediatr Otorhinolaryngol 2011;75:1385–1390

46. Theilhaber M, Arachchi S, Armstrong DS, Davey MJ, Nixon GM: Routine post-operative intensive care is not necessary for children with obstructive sleep apnea at high risk after adenotonsillectomy. Int J Pediatr Otorhinolaryngol 2014;78:744–747

47. Patino M, Sadhasivam S, Mahmoud M: Obstructive sleep apnoea in children: perioperative considerations. Br J Anaesth 2013;111 Suppl 1:i83–95

48. Gross JB, Bachenberg KL, Benumof JL, Caplan RA, Connis RT, Cote CJ, et al: Practice guidelines for the perioperative management of patients with obstructive sleep apnea: a report by the American Society of Anesthesiologists Task Force on Perioperative Management of patients with obstructive sleep apnea. Anesthesiology 2006;104:1081-1093; quiz 1117–1118

49. Nixon GM, Kermack AS, McGregor CD, Davis GM, Manoukian JJ, Brown KA, et al: Sleep and breathing on the first night after adenotonsillectomy for obstructive sleep apnea. Pediatr Pulmonol 2005;39:332–338

50. Scalzitti NJ, Sarber KM: Diagnosis and perioperative management in pediatric sleep-disordered breathing. Paediatr Anaesth 2018;28:940–946

51. Baguley KE, Cheng AT, Castro C, Wainbergas N, Waters K: Is day stay adenotonsillectomy safe in children with mild to moderate obstructive sleep apnoea? A retrospective review of 100 patients. Int J Pediatr Otorhinolaryngol 2014;78:71–74

52. Gan RW, Kamani T, Wilkinson S, Thomas D, Marshall AH, Sudarshan P, et al: Day-case adenotonsillectomy for sleep apnoea in children? Int J Pediatr Otorhinolaryngol 2015;79:2155–2158

53. Lescanne E, Chiron B, Constant I, Couloigner V, Fauroux B, Hassani Y, et al: Pediatric tonsillectomy: clinical practice guidelines. Eur Ann Otorhinolaryngol Head Neck Dis 2012;129:264–271

54. Youshani AS, Thomas L, Sharma RK: Day case tonsillectomy for the treatment of obstructive sleep apnoea syndrome in children: Alder Hey experience. Int J Pediatr Otorhinolaryngol 2011;75:207–210

55. Wilson CA, Sommerfield D, Drake-Brockman TFE et al: Pain after discharge following head and neck surgery in children. Paediatr Anaesth 2016;26:992–1001

56. Dorkham MC, Chalkiadis GA, von Ungern Sternberg BS, Davidson AJ: Effektive postoperative pain management in children after ambulatory surgery, with a focus on tonsillectomy: barriers an possible solutions. Paediatr Anaesth 2014;24:239–248

57. Hollis LJ, Burton MJ, Millar JM: Perioperative local anaesthesia for reducing pain following tonsillectomy. Cochrane Database Syst Rev.2000;(2):CD001874

58. Schultz-Machata AM, Becke K, Weiss M: Nalbuphin in der Kinderanästhesie. Der Anästhesist 2014;63:135–143

59. Walrave Y, Maschi C, Bailleux S, Falk AT, Hayem C, Carles M, et al: Pain after tonsillectomy: effectiveness of current guidelines? Eur Arch Otorhinolaryngol. 2018 Jan;275(1):281–286

60. Moore AD, Anghelescu DL: Emergence Delirium in Pediatric Anesthesia. Paediatr Drugs 2017 Feb;19:11–20

61. Kramer S, Krebs M, Spies C, Ghamari S, Höhne C, Becke K, et al: Drama im Aufwachraum: pädiatrisches Emergence-Delir. Anasthesiol Intensivmed Notfallmed Schmerzther 2018;53:766–776

62. Pickard A, Davies P, Birnie K et al: Systematic review and meta-analysis of the effect of intraoperative alpha(2)-adrenergic agonists on postoperative behaviour in children. Br J Anaesth 2014;112:982–990

63. Becke K, Kranke P, Weiss M, Kretz FJ, Strauß J: Prophylaxe von postoperativer Übelkeit und Erbrechen im Kindesalter bei Adeno-/Tonsillektomien mit Dexamethason. Stellungnahme des Wissenschaftlichen Arbeitskreises Kinderanästhesie der Deutschen Gesellschaft für Anästhesiologie und Intensivmedizin (DGAI). Anästh Intensivmed 2009;50:496–497

64. Pieters BJ, Penn E, Nicklaus P, Bruegger D, Mehta B, Weatherly R: Emergence delirium and postoperative pain in children undergoing adenotonsillectomy: a comparison of propofol vs. sevoflurane anesthesia. Paediatr Anaesth 2010;20:944–950

65. Becke K, Kranke P, Weiss M, Kretz FJ: Handlungsempfehlung zur Risikoeinschätzung, Prophylaxe und Therapie von postoperativem Erbrechen im Kindesalter. Vom Wissenschaftlichen Arbeitskreis Kinderanästhesie der Deutschen Gesellschaft für Anästhesiologie und Intensivmedizin (DGAI). Anästh Intensivmed 2007;48: S94–S98

66. Francis DO, Fonnesbeck C, Sathe N, McPheeters M, Krishnaswami S, Chinnadurai S: Postoperative Bleeding and Associated Utilization following Tonsillectomy in Children. Otolaryngol Head Neck Surg 2017;156:442–455

67. Bidlingmaier CH, Berner R, Giani G, Herrmann B, Horneff G, Jansson A, et al: Erhebungseinheit für seltene pädiatrische Erkrankungen in Deutschland (ESPED); Jahresbericht 2008; Arbeitsgruppe am Koordinierungszentrum für Klinische Studien der Heinrich-Heine-Universität Düsseldorf.

Hämodynamische Überwachung
Hemodynamic monitoring

B. Bein

Zusammenfassung
Das Monitoring hämodynamischer Parameter perioperativ oder auf der Intensivstation zählt heutzutage zu den selbstverständlichen Fertigkeiten eines Anästhesisten und Intensivmediziners. Abhängig von den Begleiterkrankungen des Patienten und dem Risiko des geplanten Eingriffs sollte das obligatorische Basismonitoring (5-Kanal EKG, nicht-invasive Blutdruckmessung, Pulsoxymetrie und Kapnographie) mit einem erweiterten hämodynamischen Monitoring ergänzt werden. Als erste Eskalationsstufe stehen hier minimal-invasive bzw. nicht-invasive Verfahren der Pulskonturanalyse zur Verfügung. Da Genauigkeit und Präzision der eingesetzten Verfahren mit dem Grad der Invasivität ansteigen, werden zum erweiterten Monitoring kritisch kranker Patienten im OP und auf der Intensivstation die transpulmonale oder pulmonalarterielle Thermodilution empfohlen. Während die transpulmonale Thermodilution bei der Überwachung septischer Patienten Vorteile bietet, bleibt das Monitorung von Patienten mit Rechtsherzinsuffizienz und pulmonalem Hypertonus eine Domäne des Pulmonalarterienkatheters. Die Anwendung zielgerichteter Algorithmen bei Verwendung eines erweiterten, hämodynamischen Monitorings kann Morbidität und Letalität von Risikopatienten vermindern.

Schlüsselwörter: Hämodynamisches Monitoring – EKG – Troponin – Kapnographie – Pulsoximetrie – nicht-inasive und invasive Blutdruckmessung – Pulskonturanalyse – transpulmonale Thermodilution – pulmonalarterielle Thermodilution

Summary
Hemodynamic monitoring perioperatively and on the ICU is of paramount importance in daily clinical routine. Dependent on patients' comorbidities and the risk of the planned surgical procedure, basic momitoring (5 lead ECG, non-invasive blood pressure, pulse oximetry and capnography) shoud be supplemented with advanced hemodynamic monitoring. Minimally invasive and non-invasive techniques are readily available and easy to use options. Since accuracy and precision at present increase with the degree of invasiveness of the technique, advanced hemodynamic monitoring of critically ill patient both in the OR or on the ICU should be performed with either transpulmonary or pulmonary arterial thermodilution. While transpulmonary thermodilution is advantageous for the monitoring of septic patients, the pulmonary artery catheter plays still an important role for patients with right heart failure or pulmonary hypertension. Goal directed therapy based on physiologically sound algorithms has been shown to decrease both morbidity and mortality of patients at risk.

Keywords: Hemodynamic monitoring – ECG – Troponin – Capnography – Pulse oximetry – Non-invasive and invasive blood pressure monitoring – Pulse contour analysis – Transpulmonary thermodilution – Pulmonary artery thermodilution

---

Nicht alles, was zählt, kann gezählt werden, und nicht alles, was gezählt werden kann, zählt.
(Albert Einstein)

Einleitung

Das Monitoring hämodynamischer Parameter perioperativ oder auf der Intensivstation zählt heutzutage zu den selbstverständlichen Fertigkeiten eines Anästhesisten und Intensivmediziners. Dieser Artikel konzentriert sich auf die allgemein üblichen Monitoringverfahren und zielt darauf ab, den Nutzen für die klinische Praxis durch die Darstellung von Indikationen und Limitationen der verschiedenen Verfahren zu optimieren. Dabei wurde der Beitrag in die Kapitel Basismonitoring (Elektrokardiograhie, (EKG), nicht invasive bzw. invasive Blutdruckmessung (NIBP, IBP), Kapnographie und Pulsoxymetrie), minimal invasives Monitoring (kalibrierte und nicht-kalibrierte Pulskonturanalyse) und invasive Verfahren (pulmonale und transpulmonale Thermodilution) gegliedert. Da der Fokus auf der hämodynamischen Überwachung liegen sollte, wurden diskontinuierliche Verfahren wie die Echokardiographie und Variable, die nur indirekt Schlussfolgerungen auf die Hämodynamik zulassen, wie z.B. venöse Sättigungen, nicht berücksichtigt. Auch der Ösophagusdoppler ist nicht Gegenstand dieser Übersicht, da er in Deutschland kaum verbreitet ist.

Basismonitoring

EKG/hoch sensitives Troponin

Die kontinuierliche Überwachung des Herzrhythmus bzw. des Elektrokardiogramms wurde erst Anfang der 60er Jahre des vergangenen Jahrhunderts allmählich in die klinische Routineüberwachung eingeführt. Anfangs handelte es sich um voluminöse Geräte, die die elektrischen Herzaktionen oszilloskopisch erfassten und prinzipbedingt nur eine 1-Kanal-Ableitung ermöglichten. Aktuell sind auf Intensivstationen 5-Kanal Ableitungen Standard; führende Monitor-Hersteller haben mittlerweile Software-Algorithmen entwickelt, die basierend auf der 5-Kanal Ableitung eine mathematische Extrapolation einer 12-Kanal Ableitung mit guter Genauigkeit ermöglichen [1].

Das EKG ermöglicht eine Überwachung der elektrischen Reizbildung und Reizleitung. Es liefert neben der Herzfrequenz zusätzlich Informationen über den Herzrhythmus, den Lagetyp, die Form des QRS-Komplexes und die Erregungsrückbildung [2].

Auf perioperativ gebräuchlichen EKG-Monitoren kommt es oft zu einem Informationsverlust infolge einer reduzierten Zahl an Ableitungen. Auch die Beurteilbarkeit der verschiedenen Zeitintervalle und von ST-Strecken-Veränderungen ist bei der Darstellung auf einem üblichen Hämodynamik-Monitor oft eingeschränkt. So werden die Elektroden für perioperative Registrierungen am Oberkörper des Patienten nach Mason-Likar angebracht. Nach Mason-Likar werden die Extremitätenelektroden auf den Oberkörper verlegt. Die rechte Armelektrode wird an der rechten Fossa deltoidea (medioklavikulär), die linke Armelektrode an der linken Fossa deltoidea (medioklavikulär), die rechte Beinelektrode an der rechten vorderen Axillarlinie und die linke Beinelektrode an der linken vorderen Axillarlinie platziert [3]. Die Unterschiede zwischen Diagnose-EKG und Monitoring-EKG lassen sich aus dem jeweiligen Zweck schnell und einfach erklären: in einem EKG-Labor liegen Patienten ruhig und die Registrierung dauert i. d. R. nur 10 Sekunden. Dabei beobachtet das jeweilige Personal die EKG-Registrierungen bis zu einer artefarktfreien Phase; dann erfolgt die Aufzeichnung. Der Zweck ist, Herzkrankheiten genau zu diagnostizieren oder auszuschließen. Im OP, im Aufwachraum oder auch auf der Intensivstation hingegen wird das EKG kontinuierlich überwacht. Dieses geschieht auch während Patientenbewegungen aufgrund von Umlagerung, Mobilisierung, künstlicher Beatmung oder Atemtherapie. Alle diese Bewegungen haben EKG-Störungen zur Folge, die elektronisch beseitigt werden müssen [3]. Außerdem muss bei bestimmten Eingriffen die Elektrodenposition modifiziert werden (Bauchlage), was bei der Beurteilung des EKG zu berücksichtigen ist.

Für kardiale Risikopatienten, bei denen es zu einem Ungleichgewicht zwischen Sauerstoffangebot und -verbrauch kommen kann, ermöglichen ST-Streckenveränderungen in den präkordialen Ableitungen die Diagnose ischämischer Ereignisse in den lateralen und ventralen Regionen des Herzens [4].

Es wurde gezeigt, dass eine ischämische Episode bei Verwendung des üblichen EKG-Monitorings mit 5 Elektroden (Extremitätenableitungen + V5) mit 75% Sensitivität entdeckt werden kann [5]. In einer anderen Arbeit detektierte die Ableitung V4 früher, häufiger und größere relative EKG-Veränderungen als die Ableitung in Position V5 und war für die Diagnose von postoperativen Myokardinfarkten (V4 83,3% versus V5 75%) sensitiver [6]. Die höchste Sensitivität zur Detektion von Ischämien zeigte eine Kombination der Ableitungen V4 und V5 (97,4%) oder V3 und V5 (92,1%), die aber z.B. im OP unüblich bzw. nicht realisierbar ist [7].

In mehreren Studien konnte gezeigt werden, dass in der postoperativen Phase über 70–85% der Myokardischämien nach nicht herzchirurgischen Eingriffen nicht von den typischen ischämischen Symptomen begleitet sind, sondern stumm verlaufen. In den letzten Jahren hat sich unter dem Begriff perioperativer Myokardschaden nach nicht-herzchirurgischen Eingriffen (MINS, Myocardial Injury after Non-cardiac Surgery) eine weitere klinische Entität, bzw. Komplikation etabliert [8–11]. Im Gegensatz zum spontanen postoperativen Myokardinfarkt ist der MINS in der Regel nicht mit den klassischen, klinischen Symptomen wie Angina pectoris oder Dyspnoe verknüpft und entzieht sich bei über 80% der Patienten der klinischen Beurteilbarkeit. Devereaux und Mitarbeiter haben in der VISION-I-Studie (VISION, Vascular events In noncardiac Surgery patIents cOhort evaluatioN) zeigen können, dass es eine signifikante Korrelation zwischen Troponin-Grenzwerten und Letalität gibt und dass bereits minimal erhöhte Troponin T-Werte mit einer erhöhten 30-Tage Letalität verknüpft sind [11]. Bei 15.133 Patienten ≥45 Jahren zu nicht-herzchirurgischen Eingriffen wurden postoperativ (6 und 12 h sowie am 1., 2. und 3. Tag) Troponin-T Werte (Assay der 4. Generation) bestimmt. In dieser Studie verstarb postoperativ einer von 25 Patienten mit einem Troponin-Spitzenwert von 0,02 ng/ml innerhalb von 30 Tagen sowie einer von 11 Patienten mit einem Wert zwischen 0,03 und 0,29 ng/ml und sogar einer von 6 Patienten mit einem Wert von ≥0,30 ng/ml. In der anschließenden VISION-II-Studie aus der gleichen Arbeitsgruppe, wurde postoperativ hochsensitives Troponin-T (hs-TnT) in 23 Zentren und 13 Ländern bei 21.842 Patienten zu nicht-herzchirurgischen Eingriffen älter als 45 Jahre bestimmt [12]. In dieser Arbeit betrug die 30-Tage Letalität aller Patienten 1.2%. Bei insgesamt 3904 Patienten (18%) waren erhöhte hs-TnT-Werte im Sinne der Definition eines MINS nachweisbar. 93% dieser Patienten waren ohne begleitende ischämie-typische Symptome, im Sinne eines subklinischen Myokardschadens, der ohne hs-TnT-Messung unentdeckt geblieben wäre.

Nicht-invasive Blutdruckmessung (NIBP)

Die nicht invasive Überwachung des Blutdrucks stellt einen unverzichtbaren Bestandteil des Basismonitorings dar [13]. Obwohl die invasive Blutdruckmessung als Standard insbesondere bei hämodynamisch instabilen Patienten anzusehen ist, gilt die intermittierende, oszillometrische Blutdruckmessung bei hämodynamisch stabilen Patienten als akzeptierte Alternative im OP und auch auf Intensivstationen. Die Technik geht auf den deutschen Arzt und Blutdruckforscher Heinrich von Recklinghausen zurück, der 1931 eine umfassende Abhandlung über die Theorie der oszillometrischen Blutdruckmessung veröffentlichte, die kurze Zeit später zur Produktion eines entsprechenden Gerätes führte [14]. Bei der oszillometrischen Messmethode wird zu Beginn der Messung die Manschette bis zum Arterienverschluss aufgepumpt. Die bei nachlassendem Manschettendruck einsetzenden Oszillationen im Gefäß werden von einem Druckwandler in der Manschette detektiert und in Blutdruckwerte umgerechnet. Die stärkste Oszillation wird mit dem mittleren arteriellen Druck gleichgesetzt; der Beginn der Oszillation entspricht dem systolischen Blutdruck, während der diastolische Druck nach Hersteller eigenen Algorithmen berechnet wird. Die Manschettenbreite spielt bei der nicht-invasiven Blutdruckmessung eine wichtige Rolle. Ist die Manschette zu schmal, werden falsch hohe Blutdruckwerte, bei zu breiten Manschetten hingegen falsch niedrige Werte gemessen. Der Messfehler ist bei zu schmalen Manschetten größer als bei zu breiten [13].

Beim Menschen sollte die Manschettenbreite das 1,5-fache des Umfanges oder das 1,2-fache des Durchmessers der Extremität betragen. Die American Heart Association empfiehlt eine optimale Breite von 40% des Armumfanges [15]. Bei den meisten vergleichenden Studien zwischen invasiver arterieller Messung und Oszillometrie konnte eine Unterschätzung der Systole sowie eine Überschätzung der Diastole gefunden werden. Die Messgenauigkeit der NIPB ist im mittleren Blutdruckbereich am höchsten. In einer Studie konnte an einem sehr großen Patientenkollektiv (24.000 Patienten) gezeigt werden, dass im Vergleich zur invasiven arteriellen Blutdruckmessung bei einer Hypotension der Blutdruck mit der NIPB-Messung leicht überschätzt und bei einer Hypertension leicht unterschätzt wird [16]. Kardiale Arrhythmien, Shivering bzw. unwillkürliche Bewegungen des Patienten können bei beiden Verfahren zu Fehlmessungen führen. Zudem können schnelle Änderungen des Blutdrucks nichtinvasiv häufig nicht erfasst werden [17]. Kürzlich publizierte Observationsstudien konnten zeigen, dass Ausmaß und Dauer einer intraoperativen Hypotension mit einer erhöhten Inzidenz von Organschäden und einer erhöhten postoperativen Letalität assoziiert sind [18,19]. Eine aktuell publizierte prospektiv-randomisierte Interventionsstudie, die ein definiertes Blutdruckziel in einer Interventionsgruppe mit einer Standardtherapie während Allgemeinanästhesie verglich, konnte ein besseres Outcome in der Interventionsgruppe zeigen [20].

Invasive Blutdruckmessung (IBP)

Die direkte, invasive Blutdruckmessung mit einem arteriellen Katheter wird empfohlen, wenn hämodynamisch instabile Patienten versorgt werden müssen bzw. immer dann, wenn schnelle Änderungen des Blutdrucks erwartet werden oder wiederholte Blutgasbestimmungen erforderlich sind. Wie bei den nichtinvasiven, indirekten Verfahren wird auch die Genauigkeit der direkten, arteriellen Messung durch technische Faktoren beeinflusst. Ein wichtiger Faktor, der dabei berücksichtigt werden muss, ist die Änderung der arteriellen Druckkurve auf ihrem Weg von der Aortenwurzel zu den peripheren Arterien [13]. Die arterielle Druckkurve erfährt eine distale Impulsverstärkung infolge des Widerstands und der harmonischen Resonanz des Gefäßbaums. Verglichen mit einer zentralen Aortendruckkurve zeigt eine in der A. radialis gemessene Druckkurve einen verzögerten, aber steileren Aufstrich, eine höhere systolische Spitze, eine verzögerte Dikrotie, eine höhere diastolische Welle und einen niedrigeren enddiastolischen Druck. Die arterielle Druckkurve hat in der Peripherie eine größere Amplitude, und die Werte des systolischen und diastolischen Drucks sind höher bzw. niedriger als die Werte, die simultan in der Aorta gemessen werden. Dabei ändert sich der arterielle Mitteldruck per saldo nur wenig.

Eine exakte Wiedergabe der arteriellen Kurvenform hängt von den an der Druckmessung beteiligten Komponenten (z.B. Katheter, Schläuche, Dreiwegehähne) ab, die wiederum die zwei Schlüsselparameter des gesamten Systems, die natürliche Frequenz und den Dämpfungskoeffizienten, bestimmen [21]. Die natürliche Frequenz gibt an, wie schnell das Messsystem oszilliert, und der Dämpfungskoeffizient beschreibt, wie schnell es wieder zur Ruhe kommt. Jede komplexe Kurvenform (also auch eine Blutdruckkurve) enthält unterschiedliche Frequenzanteile. Während z.B. eine Sinuskurve nur eine definierte Frequenz enthält, setzt sich ein Elektroenzephalogramm aus vielen verschiedenen Schwingungen unterschiedlicher Frequenz zusammen. Mittels Fast Fourier Transformation lässt sich das Frequenzspektrum einer komplexen Kurve in einem sog. Powerspektrum abbilden, das die Häufigkeit der unterschiedlichen Frequenzen wiedergibt [22]. Wenn nun das Drucksystem eine zu niedrige natürliche Frequenz hat und unzureichend gedämpft ist (was in der klinischen Praxis häufig vorkommt), schwingt das System bei einer bestimmten Blutdruckamplitude mit. Dies führt zu falsch hohen systolischen Blutdruckwerten und wird häufig bei Patienten mit Tachykardie und steilem systolischen Druckanstieg beobachtet. In diesen Fällen stimmen Frequenzen, die in der Blutdruckkurve enthalten sind, mit der natürlichen Frequenz des Systems überein, das System bildet quasi einen Resonanzkörper für die Blutdruckkurve. Da der indirekten, nichtinvasiven und der direkten, arteriellen Druckmessung unterschiedliche Verfahren zugrunde liegen, kommt es in der Praxis häufig vor, dass beide Methoden unterschiedliche Werte liefern. In der perioperativen Überwachung kritisch kranker Patienten tragen weitere Faktoren zu diesen Unterschieden bei [23]. Bei Patienten mit generalisierter Gefäßsklerose liegt meistens auch eine regionale Arteriosklerose vor, die sich in Blutdruck-Unterschieden von über 20 mm Hg zwischen dem rechten und linken Arm manifestiert [24]. Jeder offensichtliche Unterschied der Radialispulse des rechten und linken Armes sollte mittels nichtinvasiver Blutdruckmessung verifiziert werden, um die Differenz zu quantifizieren und dann den geeigneten Punktionsort für die arterielle Kanülierung festzulegen. Erhebliche Druckdifferenzen treten häufig auch unmittelbar nach kardiopulmonalem Bypass und im vasoplegischen Schock auf [25]. In diesen Situationen wird die normale distale Pulswellenverstärkung nicht beobachtet. Daher unterschätzen peripher gemessene Blutdruckwerte deutlich den zentralen Aortendruck. Ursache ist u.a. eine relative, proximale arterielle Vasokonstriktion in Verbindung mit peripherer Vasodilatation. Nicht zuletzt muss darauf hingewiesen werden, dass der gemessene Blutdruck keine Aussage über das gleichzeitig gepumpte Herzzeitvolumen zulässt. Hohe Blutdruckwerte können dabei mit einer erhöhten, normalen und auch verminderten Perfusion des Organismus einhergehen (und umgekehrt) [26].

Kapnographie

Die Kapnographie wird in der Empfehlung der DGAI zu den Mindestanforderungen an die apparative Ausstattung eines anästhesiologischen Arbeitsplatzes als essenziell eingestuft [27]. Die Bestimmung des Kohlendioxid-Partialdrucks im Atemgas mittels Infrarotspektrometrie wird als Kapnometrie bezeichnet, die zusätzliche graphische Darstellung als Kapnographie. Die Genauigkeit der Messung liegt bei ±5%. Sie ermöglicht bei kontrollierter Beatmung die Überwachung der Ventilation sowie der allgemeinen Kohlendioxid-Produktion und -Elimination [28]. Bei ungestörtem pulmonalen Gasaustausch entspricht der endtidale Kohlendioxid-Partialdruck ($petCO_2$) dem alveolären Kohlendioxid-Partialdruck ($paCO_2$) und dieser annähernd dem arteriellen Kohlendioxid-Partialdruck ($paCO_2$). Allerdings kann bei pulmonalen Erkrankungen (z.B. COPD) die alveolo-arterielle Differenz signifikant ansteigen, sodass der $petCO_2$ hier nur noch eingeschränkt Rückschlüsse auf den $paCO_2$ zulässt [29]. Bei unverändertem Atemminutenvolumen erlaubt der $petCO_2$ einen Rückschluss auf das Herzzeitvolumen (HZV); bei Abfall des HZV mit verminderter Gewebeperfusion sinkt der $petCO_2$ ab und steigt bei suffizientem Kreislauf wieder an (28). Bei Eingriffen, bei denen eine gezielte Gewinnung von expiratorischen Atemgasen nicht möglich ist, bietet das transkutane PCO_2-Monitoring eine mögliche Alternative [30,31].

Pulsoximetrie

Seit ihrer Einführung in die klinische Praxis Anfang der 80er Jahre des vorigen Jahrhunderts hat sich die Pulsoximetrie als unverzichtbarer Bestandteil des Basismonitorings in Anästhesiologie und Intensivmedizin etabliert und ist u.a. auch in den Richtlinien der Deutschen Gesellschaft für Anästhesiologie und Intensivmedizin und des Berufsverbandes Deutscher Anästhesisten zur Ausstattung des anästhesiologischen Arbeitsplatzes und den Empfehlungen zur Struktur und Ausstattung von Intensivstationen der Deutschen Interdisziplinären Vereinigung für Intensiv- und Notfallmedizin als Mindestanforderung an den Arbeits- bzw. Bettplatz zu finden [27,32].

Handelsübliche Pulsoximeter verwenden normalerweise zwei Wellenlängen:
- 660 nm (sichtbar rot, R) für Oxihämoglobin (HbO_2)
- 940 nm (infrarot, IR) für Desoxihämoglobin (HHb)

Insofern können HHb und HbO_2 gemessen und ins Verhältnis zueinander gesetzt werden. Weitere Hämoglobine (z.B. HbCO) können nur dann erfasst werden, wenn das Pulsoximeter über weitere Wellenlängen verfügt. Dies bedingt eine wichtige Limitation der derzeit überwiegend klinisch eingesetzten Pulsoximeter. Methämoglobin z.B. absorbiert Licht sowohl bei 660nm und bei 940nm. Bei einer höheren Konzentration von MetHb resultieren falsch niedrige SpO_2-Werte, falls die arterielle Sättigung >85% beträgt; bei einer arteriellen Sauerstoffsättigung <85% wird die SpO_2 demgegenüber falsch hohe Werte anzeigen. Bei sehr hohem Methämoglobingehalt wird sich die SpO_2-unabhängig von der wahren arteriellen Sauerstoffsättigung- um 85% einpendeln [33].

Der Extinktionskoeffizient von COHb ist ähnlich wie der von HbO_2. Daher wird COHb von handelsüblichen Pulsoximetern so erfasst, als ob es zu 90% aus HbO_2 bestehen würde. Bei einer Kohlenmonoxid-Vergiftung bzw. immer dann, wenn ein relevanter Anteil des Hämoglobins als CO-Hämoglobin (COHb) vorliegt, resultiert insofern eine SpO_2 von ca. 90%, auch wenn z.B. die wahre gemessene fraktionelle Sauerstoffsättigung nur 40% beträgt. Grundsätzlich kann jede Substanz, die Licht im vom Pulsoximeter ausgesendeten Spektralbereich absorbiert (z.B. Methylenblau) zu einer Störung bzw. Verfälschung der gemessenen SpO_2 führen. Dies gilt auch für Hb-Werte <14,5 g/dl im Falle einer Hypoxämie. Die SpO_2 unterschätzt mit abnehmendem Hb linear die wahre arterielle Sauerstoffsättigung. Weitere wichtige Störfaktoren stellen Bewegungsartefakte dar, z.B. in Folge postoperativen Muskelzitterns. Dadurch werden sowohl im infraroten wie im nicht-infraroten Wellenlängenbereich sehr große Signalintensitäten erfasst und der Quotient aus den in beiden Absorptionsbereichen gemessenen Intensitäten nähert sich dem Wert 1; diesem Wert entspricht gemäß der in den Pulsoximetern hinterlegten empirischen Zuordnung von R/IR Quotienten einer SpO_2 von 85 [33]. Ebenso kann eine ausgeprägte Vasokonstriktion die Signalqualität beeinflussen. Pulsoximeter benötigen eine minimale Perfusion des durchstrahlten Gewebes (ca. 10% der normalen Perfusion unter Ruhebedingungen). Bei hypothermen bzw. stark zentralisierten Patienten reicht die effektive Perfusion für eine Messung häufig nicht aus.

Ausgeprägte venöse Pulsationen (z.B. durch starkes Husten oder eine schwere Trikuspidalklappeninsuffizienz) können zu Volumenschwankungen führen, die größer als die arteriellen Pulsationen sind. Sie können dann vom Pulsoximeter erfasst werden und führen zu falsch niedrigen SpO_2-Werten. Eine generelle Einschränkung hinsichtlich der Messgenauigkeit von SpO_2-Werten besteht bei Werten <70%, da die in den Pulsoximetern hinterlegten Referenzdaten von Probanden in einem Messbereich zwischen 70% und 100% gewonnen wurden und darunter liegende Werte auf einer rechnerischen Extrapolation beruhen. Obwohl es sich bei der Pulsoxymetrie ohne Zweifel um eine bahnbrechende Monitoringtechnologie handelt, ist ihre Effektivität hinsichtlich einer Reduktion der perioperativen Morbidität und Letalität nach Kriterien der Evidenz basierten Medizin keineswegs eindeutig belegt. In einer Meta-Analyse der Cochrane Gesellschaft, die 21773 Patienten aus 4 randomisierten Studien zusammenfasste, konnten die Autoren lediglich feststellen, dass die Pulsoximetrie in der Lage war, eine Hypoxämie und die damit in Zusammenhang stehenden Ereignisse zu detektieren, dass aber der Nachweis eines signifikanten Einflusses dieses Monitoringverfahrens auf Morbidität und Letalität nicht geführt werden konnte [34,35]. Wahrscheinlich ist die dafür benötigte Zahl von Patienten bei einer generell niedrigen, direkt mit der Anästhesie assoziierten Morbidität und Letalität einfach zu hoch. Ein indirekter Nachweis der Effektivität der Pulsoximetrie in diesem Zusammenhang könnte aus der Analyse abgeschlossener Versicherungsfälle (closed claims analysis) der amerikanischen Anästhesiegesellschaft (ASA) abgeleitet werden. In den untersuchten 1175 abgeschlossenen

Versicherungsfällen wäre der Schadenseintritt in 31,5% der Fälle durch zusätzliches Monitoring vermeidbar gewesen; dabei waren Pulsoxymetrie und Kapnographie am geeignetsten zur Vermeidung der Zwischenfälle (in insgesamt 93% der Fälle, die durch Monitoring vermeidbar gewesen wären) [36].

Zusammenfassend lässt sich feststellen, dass die Pulsoxymetrie ein nicht-invasives, einfach durchzuführendes und relativ verlässliches Verfahren zur Überwachung von Ventilation und Oxygenierung im OP und auf der Intensivstation darstellt, das aus dem klinischen Alltag nicht mehr wegzudenken ist. Da die Pulsoxymetrie zum etablierten perioperativen Standardmonitoring gehört, sind randomisierte Studien mit Gruppen ohne Pulsoximeter nicht mehr durchführbar.

Minimal invasives Monitoring (kalibrierte und nicht-kalibrierte Pulskonturanalyse)

In den letzten Jahren hat sich im perioperativen, hämodynamischen Monitoring ein Trend hin zu weniger invasiven Technologien etabliert. Diese Verfahren dienen dazu, Variablen wie Schlagvolumen (SV) und/oder Herzzeitvolumen (HZV) kontinuierlich zu überwachen und den gegebenen, individuellen Erfordernissen des Patienten zeitnah anzupassen. Unabhängig davon, welches hämodynamische Monitoring zum Einsatz kommt, sollte neben dem Erhalt der myokardialen Kontraktilität und der Nachlast, auch der Erhalt der Normovolämie im Zentrum der therapeutischen Maßnahmen stehen, um okkulte Hypoperfusionen zu vermeiden. In diesem Kontext ist das HZV als die wesentliche Determinante zu nennen, die das Sauerstoffangebot neben dem Hämoglobingehalt und dem arteriellen Sauerstoffgehalt determiniert (Abb. 1).

Die Implementierung fluss-basierter Parameter in hämodynamische Optimierungsprotokolle im Sinne einer „ziel-orientierten Therapie" führt zu einer Reduktion postoperativer Komplikationen, sowohl mit minimal-invasiven Technologien [37,38] wie auch mit komplett nicht-invasiven Verfahren [39], auch wenn für die nicht-invasiven Verfahren die Datenlage noch unzureichend ist [40]. Da sich der Einsatz der invasiven hämodynamischen Monitoring-Verfahren wie Pulmonaliskatheter und/oder PiCCO-System intraoperativ aus Prozessgründen auf wenige Ausnahmen beschränkt, sind die Weiterentwicklungen hin zu den minimal-invasiven Technologien von großer Bedeutung. Auch wenn die Möglichkeit eines erweiterten, intraoperativen hämodynamischen Monitoring per se die Morbidität und Letalität der Patienten nicht reduziert, so hat sich in den letzten Jahren zunehmend gezeigt, dass die Implementierung „ziel-orientierter Therapie-Konzepte" auf dem Boden minimalinvasiver Technologien das Outcome der Patienten verbessern kann [41].

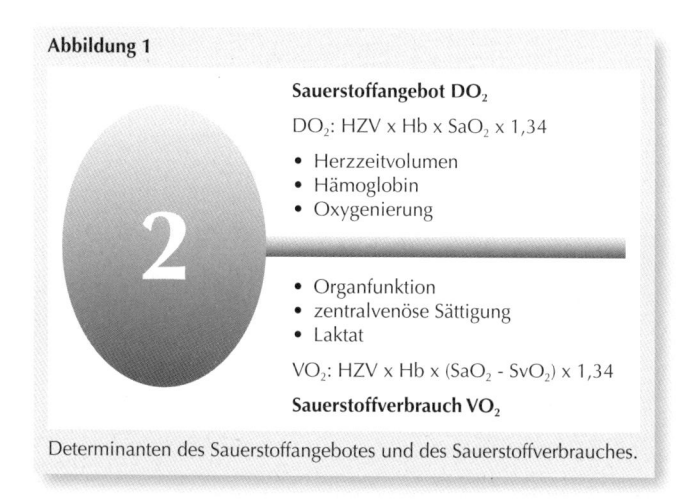

Grundsätzlich gilt, dass keines der verfügbaren minimal-invasiven Verfahren „fluss-basierte" Parameter wie SV und HZV direkt messen kann, sie können lediglich eine indirekte „Abschätzung" der Werte leisten.

Im Folgenden werden in Kürze die minimal-invasiven Monitoring-Verfahren vorgestellt, die im klinischen Einsatz bislang am ehesten eine Rolle spielen. Die verschiedenen Technologien können dabei basierend auf dem Grad ihrer Invasivität in 4 Gruppen unterteilt werden (Abb. 2).

Nicht-kalibrierte Pulskonturanalyse

Das grundsätzliche Messprinzip der Pulskonturanalyse soll im Folgenden am Beispiel des Flotrac-Vigileo™-Systems, das seit 2005 von der Firma Edwards Lifesciences (Irvine, Kalifornien, USA) vertrieben wird, erläutert werden.

Das HZV errechnet sich aus der Multiplikation von Herzfrequenz (HF) und SV gemäß der Formel HZV= HF·SV. Der Flotrac-Algorithmus nutzt die gleiche Formel in entsprechend modifizierter Form; HZV= PF·(σAP·χ). Wobei PF für Pulsfrequenz steht, σAP für die Standardabweichung des Pulsdrucks (PP) und χ für den Umrechnungsfaktor Khi. Die HF wird hier durch die Pulsfrequenz ersetzt, damit lediglich die perfusionsrelevanten Herzschläge in die Kalkulation einfließen. Dies geschieht durch das Zählen der Systolen der Pulskurve über die Zeit und geschieht in 20-Sekunden-Intervallen (mit einer Frequenz von 100 Hz; entspricht 2.000 Datenpunkten). Die Verwendung der Standardabweichung σAP statt des Pulsdruckes selbst, macht die Variable robuster gegen kurzfristige Änderungen des vaskulären Tonus und wird deshalb für die Kalkulation bevorzugt.

Das SV wird nicht direkt gemessen, sondern errechnet sich aus dem Produkt der Standardabweichung des Pulsdrucks σAP mit dem Umrechnungsfaktor χ, wird also vielmehr aus den abgeleiteten Daten geschätzt und hat zwei Funktionen: zum einen besitzt χ die Dimension ml/mmHg, eine Multiplikation mit σAP, welches in mmHg angegeben wird, ermöglicht also dessen „Umrechnung" in die Einheit ml. Zum anderen enthält χ weitere Informationen über Gefäßwiderstand bzw. -compliance und modelliert deren Einfluss auf den PP, durch den wiederum das SV geschätzt wird. Hinter dem Umrechnungsfaktor verbirgt sich eine Polynomgleichung mit mehreren Variablen, in die laut Hersteller unter anderem folgende Parameter einfließen: Pulsfrequenz (PF), arterieller Mitteldruck (MAP), Standardabweichung des PP (σAP), Körperoberfläche (BSA), Compliance der großen Gefäße C(P), sowie Schiefe (μ3ap) und

Abbildung 1

Sauerstoffangebot DO_2

DO_2: HZV x Hb x SaO_2 x 1,34
- Herzzeitvolumen
- Hämoglobin
- Oxygenierung

- Organfunktion
- zentralvenöse Sättigung
- Laktat

VO_2: HZV x Hb x (SaO_2 - SvO_2) x 1,34

Sauerstoffverbrauch VO_2

Determinanten des Sauerstoffangebotes und des Sauerstoffverbrauches.

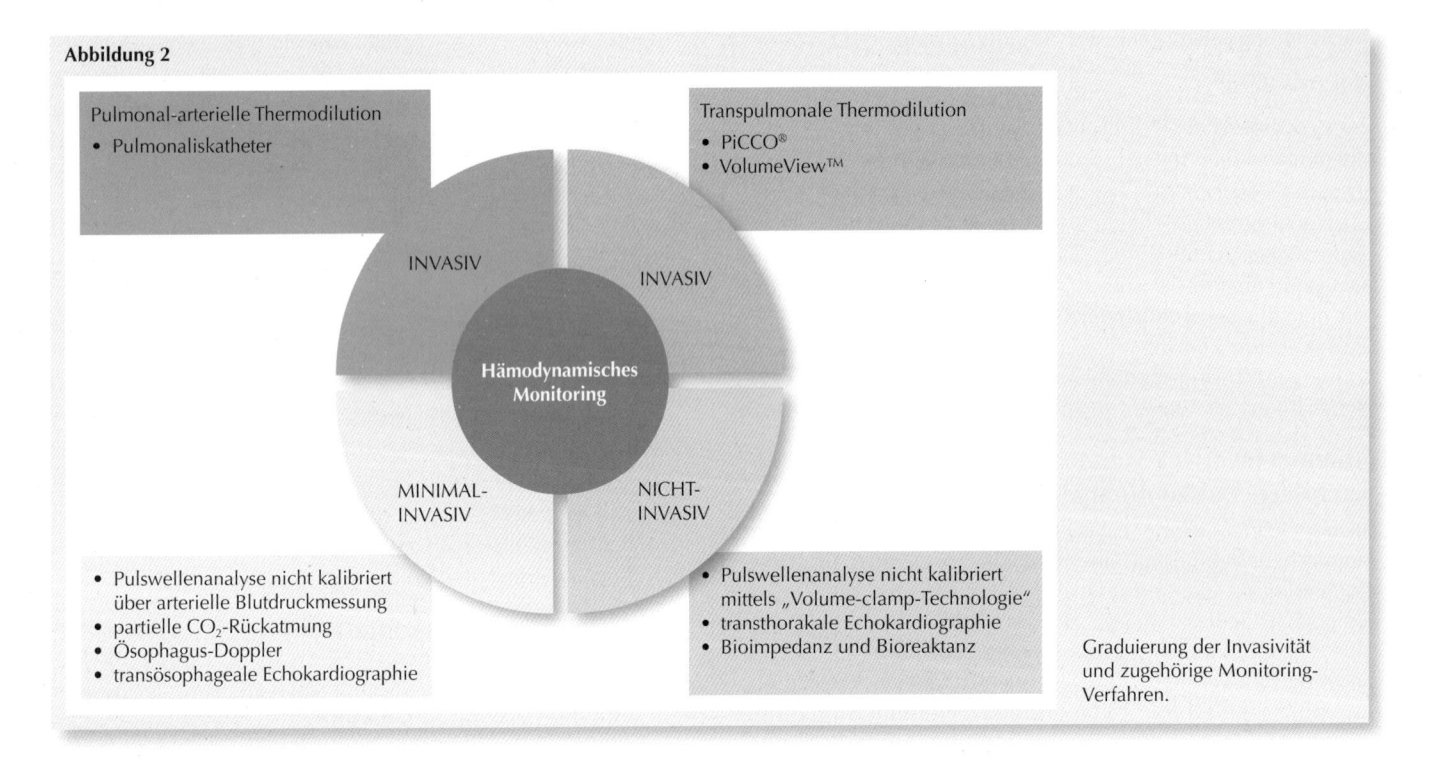

Abbildung 2

- Pulmonal-arterielle Thermodilution
  - Pulmonaliskatheter

- Transpulmonale Thermodilution
  - PiCCO®
  - VolumeView™

INVASIV | INVASIV
MINIMAL-INVASIV | NICHT-INVASIV

Hämodynamisches Monitoring

- Pulswellenanalyse nicht kalibriert über arterielle Blutdruckmessung
- partielle CO_2-Rückatmung
- Ösophagus-Doppler
- transösophageale Echokardiographie

- Pulswellenanalyse nicht kalibriert mittels „Volume-clamp-Technologie"
- transthorakale Echokardiographie
- Bioimpedanz und Bioreaktanz

Graduierung der Invasivität und zugehörige Monitoring-Verfahren.

Wölbung (µ4ap) der Druckkurve. χ ist als ein 60-Sekunden-Durchschnittswert zu verstehen und wird entsprechend minütlich aktualisiert.

Neben der vorgestellten Formel fließen weitere Faktoren in die HZV-Messung mit ein. So erkennt das Flotrac-Vigileo™-System den Aussagen des Herstellers zufolge viele Kreislaufsituationen anhand einer integrierten Datenbank und kann die Berechnung dementsprechend anpassen. Es werden diesbezüglich verschiedene Generationen des Flotrac-Algorithmus unterschieden; aktuell wird die Version 4.0 vermarktet.

Eine wesentliche Voraussetzung für eine akkurate, minimal-invasive HZV-Messung auf dem Boden einer Pulswellen-Analyse ist eine hochauflösende arterielle Druckkurve, da deren Qualität maßgeblich für eine korrekte Analyse ist.

Indikationen und Limitationen

Als minimal-invasives Monitoring-Verfahren, das auf der Pulskontur-Analyse basiert, ist neben dem Flotrac-Vigileo™ das ProAQT-System (Maquet/Pulsion) zu nennen. Für das Flotrac-Vigileo™-System sind zahlreiche Publikationen verfügbar, die zeigen konnten, dass die Weiterentwicklung der Technologie von der 1. Generation bis zur heute verfügbaren 4. Generation zumindest teilweise eine Verbesserung hinsichtlich der Vergleichbarkeit mit Thermodilutionsverfahren erbracht hat [42]. Patienten mit hohen und niedrigen, sowie rasch wechselnden systemvaskulären Widerständen stellen allerdings auch für die jüngste Software-Generation ein Problemkollektiv dar, für die ein minimal-invasives hämodynamisches HZV-Monitoring nicht empfohlen werden kann. Diese Limitationen treffen auf beide oben genannten Systeme gleichermaßen zu [43–45].

Abbildung 3 zeigt eine Matrix, in der das empfohlene hämodynamische Monitoring abhängig von spezifischen operativen Risiken und Patienten-spezifische Risiken dargestellt wird.

Abbildung 3

Spezifisches Risiko des Patienten		Spezifisches Risiko des operativen Eingriffs		
		niedrig	intermediär	hoch
hoch		Basis-Monitoring, BD invasiv, ggfs. ZVK, ggfs. Echokardiographie	Basis-Monitoring, BD invasiv, ZVK, HZV minimal-invasiv, ggfs. Echokardiographie	Basis-Monitoring, BD invasiv, ZVK, HZV minimal-invasiv, ggf. invasiv GDT-Protokoll, ggfs. Echokardiographie
intermediär		Basis-Monitoring, ggfs. BD kont. nicht-invasiv	Basis-Monitoring, ggfs. BD invasiv, ggfs. HZV minimal-invasiv	Basis-Monitoring, BD invasiv, ZVK, HZV minimal-invasiv, GDT-Protokoll, ggfs. Echokardiographie
niedrig		Basis-Monitoring	Basis-Monitoring, ggfs. BD kont. nicht-invasiv	Basis-Monitoring, BD invasiv, ZVK, HZV minimal-invasiv, GDT-Protokoll

Matrix zum möglichen hämodynamischen Monitoring unter Berücksichtigung der spezifischen operativen Risiken und der Patienten-spezifischen Risiken. BD, Blutdruck; ZVK, zentraler Venenkatheter; HZV, Herzzeitvolumen; GDT, goal-directed therapy.

Invasive Verfahren (pulmonale und transpulmonale Thermodilution)

Transpulmonale Thermodilution

Das Verfahren wurde Ende des letzten Jahrhunderts zur klinischen Marktreife entwickelt und ist insbesondere in den deutschsprachigen Ländern populär und weit verbreitet. Derzeit wird es von der Firma Maquet (Pulsion Medical Systems, München, Deutschland) unter dem Markennamen PiCCO$_2$ und von der Firma Edwards (Edwards LifeSciences, Irvine, USA) unter der Bezeichnung VolumeView vermarktet [46].

Funktionsprinzip

Bei den transpulmonalen Indikatordilutionsverfahren wird, ähnlich wie bei der Messung des Herzzeitvolumens (HZV) mithilfe eines Pulmonalarterienkatheters, ein löslicher Indikator (Kälte) als Bolus zentralvenös injiziert, der Indikatorkonzentrationsverlauf jedoch nicht pulmonalarteriell, sondern nach Passage der Lunge im arteriellen Gefäßsystem („transpulmonal") aufgezeichnet [47]. Die kommerziell verfügbaren Systeme kombinieren die transpulmonale Indikatorverdünnung (in der Regel kalte NaCl 0,9% Lösung) mit der Pulskonturanalyse zur kontinuierlichen Messung des Herzzeitvolumens und zur diskontinuierlichen Bestimmung kardialer und intrathorakaler Volumina. Im folgenden Beitrag sollen aber nur die mittels TPTD diskontinuierlich erhobenen Variablen diskutiert werden.

Das Indikatorverdünnungsverfahren liefert über eine mathematische Analyse der Stewart-Hamilton Verdünnungskurve (lineare und logarithmische Darstellung) zwei Volumenparameter, das intrathorakale Thermovolumen und das pulmonale Thermovolumen [48]. Alle anderen Parameter, die vom System zur Verfügung gestellt werden, sind aus diesen beiden Volumina abgeleitet. Die Bestimmung des jeweiligen Verteilungsvolumens beruht auf dem Prinzip der mittleren Durchgangszeit (engl. „mean transit time", MTT) am Messort. Prinzipiell gilt, dass die Passage des Indikators am Messort vom Verteilungsvolumen und dem Fluss (HZV) bestimmt wird. Die Analyse der Indikatordilutionskurve mit Bestimmung der MTT und der Down slope Time (DST) ermöglicht bei Kenntnis des HZV die Berechnung verschiedener Verteilungsvolumens des Indikators. Der intrathorakale Verteilungsraum wird beispielsweise mithilfe der folgenden Gleichung berechnet:

$$ITTV = HZV \cdot MTT \text{ (ml) [1]}$$

Da bei hintereinandergeschalteten Kammern, die der Indikator durchwandert, die größte Kammer die Abfallgeschwindigkeit der Indikatorkurve determiniert, kann das pulmonale Thermovolumen als größte „Mischkammer" mit der Gleichung

$$PTV = HZV \cdot DST \text{ (ml) [2]}$$

bestimmt werden. Subtraktion des PTV vom ITTV ergibt dann das global enddiastolische Volumen (GEDV), welches das Volumen aller vier Herzkammern plus Anteilen von in der V. cava superior und der Aorta befindlichem Volumen darstellt. Sakka et al. konnten zeigen, dass sich das intrathorakale Blutvolumen (ITBV) durch Multiplikation des GEDV mit dem Faktor 1,25 ermitteln lässt. Dieser Faktor wurde in einer Arbeit publiziert [47], aber bislang noch nicht durch weitere Studien verifiziert. Wenn man nun vom ITTV das ITBV abzieht, ergibt sich das extravaskuläre Lungenwasser (EVLW), welches das außerhalb des pulmonalen Gefäßbettes befindliche Flüssigkeitsvolumen repräsentiert.

TPTD: Variablen (Abb. 4)

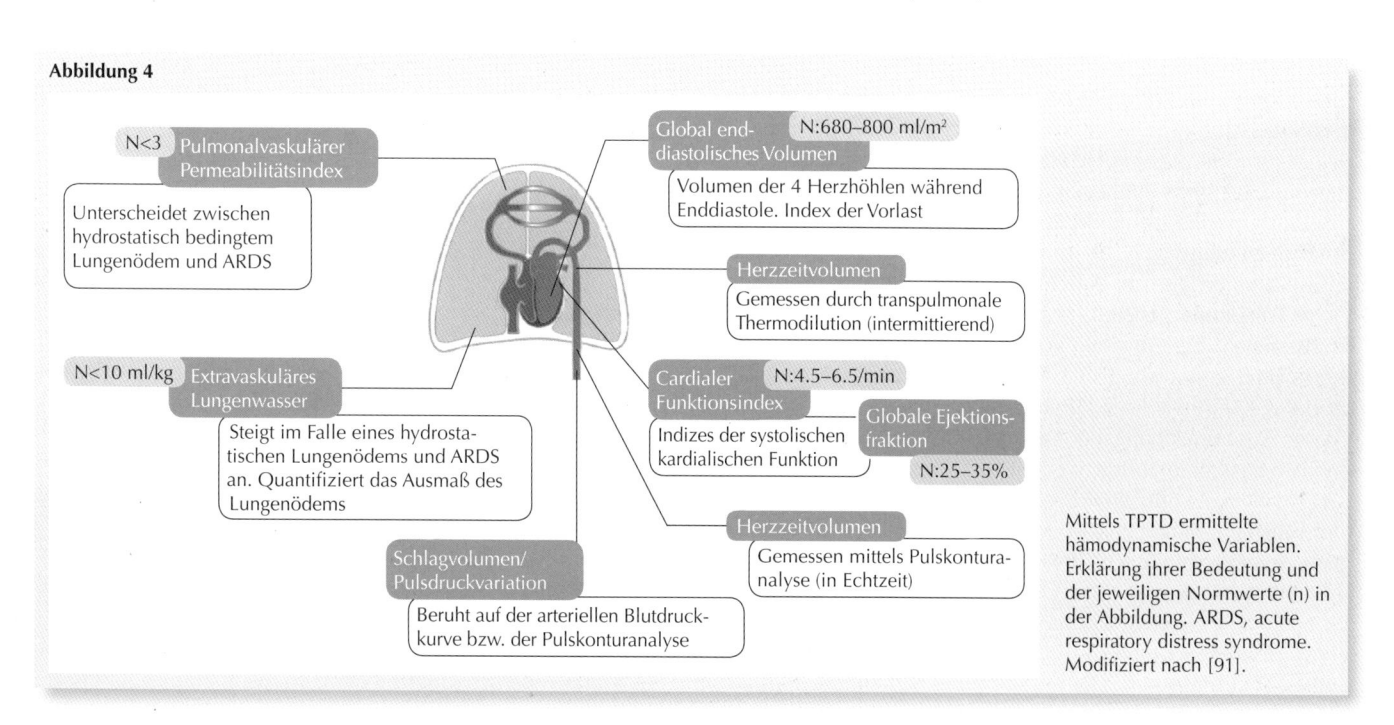

Abbildung 4

- **Pulmonalvaskulärer Permeabilitätsindex** (N<3): Unterscheidet zwischen hydrostatisch bedingtem Lungenödem und ARDS
- **Extravaskuläres Lungenwasser** (N<10 ml/kg): Steigt im Falle eines hydrostatischen Lungenödems und ARDS an. Quantifiziert das Ausmaß des Lungenödems
- **Global enddiastolisches Volumen** (N: 680–800 ml/m²): Volumen der 4 Herzhöhlen während Enddiastole. Index der Vorlast
- **Herzzeitvolumen**: Gemessen durch transpulmonale Thermodilution (intermittierend)
- **Cardialer Funktionsindex** (N: 4.5–6.5/min): Indizes der systolischen kardialischen Funktion
- **Globale Ejektionsfraktion** (N: 25–35%)
- **Herzzeitvolumen**: Gemessen mittels Pulskonturanalyse (in Echtzeit)
- **Schlagvolumen/Pulsdruckvariation**: Beruht auf der arteriellen Blutdruckkurve bzw. der Pulskonturanalyse

Mittels TPTD ermittelte hämodynamische Variablen. Erklärung ihrer Bedeutung und der jeweiligen Normwerte (n) in der Abbildung. ARDS, acute respiratory distress syndrome. Modifiziert nach [91].

Herzzeitvolumen (HZV)

Nach wie vor wird, vor allem in der angloamerikanischen Literatur, die Bestimmung des HZV mittels des Pulmonalarterienkatheters (PAK) als *klinischer* Goldstandard angesehen. Das Funktionsprinzip beruht auf einer pulmonalarteriellen Thermodilution. Nach Injektion einer Indikatorsubstanz wird die zeitliche Dynamik der Indikatorbewegung durch die pulmonale Strombahn erfasst und das Integral unter der entstehenden Kurve mit Hilfe der Stewart-Hamilton Gleichung berechnet. Als Faustformel kann schon bei visueller Inspektion der Kurve gelten, dass eine kleine Fläche unter der Kurve mit einem hohen, und eine große Fläche mit einem niedrigen HZV assoziiert ist. Die Bestimmung des HZV mittels TPTD folgt demselben Funktionsprinzip, wobei allerdings der Indikator alle Herzhöhlen und die Aorta descendens durchströmt, ehe er von einem Thermistor in der A. femoralis detektiert wird. Insofern ist das ermittelte HZV ein globales HZV, während das pulmonalarteriell bestimmte HZV streng genommen nur die Leistung des rechten Ventrikels abbildet. Andererseits verwundert es nicht, dass die pulmonalarterielle und die transpulmonale Thermodilution vergleichbare Werte liefern. Zahlreiche Studien der letzten Jahre konnten eine sehr gute Übereinstimmung der beiden Verfahren zeigen, sodass sie als klinisch austauschbar gelten [49]. Die Genauigkeit der TPTD wird durch Klappenvitien wenig beeinflusst [50,51]. In Situationen mit sehr niedrigem HZV werden allerdings häufig keine validen Werte mehr angezeigt.

Statische Vorlastparameter: GEDV

Die mathematische Analyse der Thermodilutionskurve liefert, wie oben dargestellt, weitere Variablen. Das global enddiastolische Volumen (GEDV) repräsentiert dabei das Volumen aller vier Herzhöhlen puls Anteile der Vorhöfe und der Aorta descendens. Da diese Variable ein Volumen abbilden soll, wird ihm eine Beziehung zur Vorlast des Herzens zugeschrieben und eine bessere Korrelation zum HZV als druckbasierten Variablen wie dem zentralen Venendruck (ZVD). Allerdings hängt die Reaktion des Herzens auf eine Volumengabe (Flüssigkeitsreagibilität) nicht nur von der Vorlast, sondern auch von der Compliance des Ventrikels ab. Insofern haben Untersuchungen zum GEDV als Variable zur Prädiktion des Effektes einer Volumengabe auf eine Änderung des HZV widersprüchliche Ergebnisse geliefert. Während einige Untersuchungen, insbesondere bei Patienten vor Narkoseeinleitung, eine gute Korrelation zwischen dem GEDV vor Volumengabe und der Änderung des HZV nach Volumengabe zeigten [52,53] konnte dieser Zusammenhang bei Patienten auf der Intensivstation nicht belastbar etabliert werden [54]. Insofern erlaubt das GEDV allenfalls orientierend eine Aussage zum Volumenstatus des Patienten. Kürzlich ist in einem Algorithmus zur zielgerichteten, hämodynamischen Therapie (goal direced therapy, GDT) vorgeschlagen worden, das GEDV nach Volumenoptimierung an Hand von dynamischen Variablen der Flüssigkeitsreagibilität (PPV, SVV) als optimalen Ausgangswert für einen individuellen Patienten zu definieren, der im weiteren klinischen Verlauf als Richtschnur dienen sollte [55]. Inwiefern solche Konzepte sich klinisch durchsetzen werden, kann derzeit noch nicht beurteilt werden.

Extravaskuläres Lungenwasser (EVLW)

Eine weitere wichtige Variable, die nach Auswertung der TPTD Kurve gewonnen werden kann, ist das extravaskuläre Lungenwasser (EVLW). Es ist wiederholt gezeigt worden, dass das mittels TPTD bestimmte EVLW eine sehr gute Übereinstimmung zu als Goldstandard angesehenen Verfahren (z.B. einer postmortal durchgeführten gravimetrischen Lungenwasserbestimmung) zeigt [56–58]. Auch klinisch besteht eine gute Korrelation zwischen EVLW-Werten und harten Endpunkten wie der Letalität. Insofern konnte in mehreren Untersuchungen eine gute Sensitivität und Spezifität für die Voraussage der Patienten individuellen Sterblichkeit gezeigt werden [59–65]. Besonders wertvoll ist das EVLW als STOPP-Signal zur Steuerung der Flüssigkeitstherapie. Bei erhöhtem EVLW sollte keine weitere Flüssigkeit mehr verabreicht werden, da der mögliche Gewinn an Vorlast getriggertem HZV in einem ungünstigen Nutzen-Risiko Verhältnis zum Anstieg des EVLW steht.

Pulmonalvaskulärer Permeabilitätsindex (PVPI)

Der PVPI soll eine Differenzierung zwischen einem hydrostatisch verursachten Lungenödem und einem Lungenödem auf Grund einer Beeinträchtigung der vaskulären Barrierefunktion ermöglichen. Beim hydrostatisch verursachten Ödem sollten sich GEDVI und EVLW gleichsinnig ändern, der Quotient aus beiden demnach einen Wert von 3 nicht überschreiten. Bei einem Ödem auf Grund einer Störung der vaskulären Barrierefunktion hingegen sollte das EVLW deutlich mehr erhöht sein als das GEDV, der Quotient aus beiden insofern >3 sein [59–67]. Obwohl das Konzept theoretisch durchaus attraktiv und plausibel erscheint, spielt es derzeit in der klinischen Praxis keine große Rolle. Systematische Untersuchungen zum Thema gibt es kaum.

Global ejection fraction (GEF), cardialer Funktionsindex (CFI), dp/dt

Dies gilt gleichermaßen für weitere, abgeleitete Variablen der kardialen Performance, die globale Ejektionsfraktion (global ejection fraction, GEF), den kardialen Funktionsindex (CFI) und die Druckanstiegsgeschwindigkeit dp/dt. Auch zu diesen Variablen gibt es nur wenige Untersuchungen, der Nutzwert in der klinischen Praxis ist derzeit noch unbestimmt [68–70]. Dies beruht unter anderem darauf, dass zur Berechnung von GEF und CFI nur das global bestimmte HZV zur Verfügung steht, während klinisch eine führende links- oder rechtsventrikuläre Funktionsstörung häufig ist. Für die Validität der Druckanstiegsgeschwindigkeit ist die Form der arteriellen Druckkurve entscheidend, deren Qualität in der klinischen Praxis häufig nicht (zumindest nicht durchgehend) adäquat ist.

TPTD basierte Behandlungsalgorithmen

Obwohl das Verfahren der TPTD weit verbreitet ist, existieren nur relativ wenige Untersuchungen, die Therapiealgorithmen auf Basis der TPTD im Vergleich zu „Standardtherapie" untersucht haben. Die Ergebnisse sind widersprüchlich. Zwei Untersuchungen aus dem Bereich der Kardiochirurgie (eine mit einer historischen Kontrollgruppe, eine randomisiert und kontrolliert) konnten einen reduzierten Vasopressorverbrauch sowie eine kürzere Verweildauer auf der Intensivstation in der Gruppe mit dem TPTD basierten Algorithmus zeigen [55,71], während dies beispielsweise eine niederländische Arbeitsgruppe – allerdings bei Verwendung eines anderen Algorithmus – nicht nachvollziehen konnte [72]. Natürlich spielt der verwendete Algorithmus eine entscheidende Rolle bezüglich der Effektivität TPTD basierter Variablen. Nicht zuletzt führt die Verwendung mehrerer Variablen, die von den kommerziell verfügbaren Geräten zur Verfügung gestellt werden (inklusive der dynamischen Vorlastvariablen PPV und SVV) zu relativ komplexen Algorithmen, die außerhalb kontrollierter Studien wenig Verbreitung gefunden haben.

Limitationen

Wie oben dargestellt, werden alle von der TPTD zur Verfügung gestellten Variablen durch mathematische Analyse der logarithmisch transformierten TPTD-Kurve berechnet. Insofern wurde eine mathematische Kopplung der berechneten Variablen postuliert und kritisiert [73]. Allerdings konnte eine Arbeit zeigen, dass diese Annahme unter klinischen Bedingungen wahrscheinlich kein Problem darstellt. So blieb in einer klinischen Studie nach Manipulation des HZV mittels Inotropika bzw. β-Rezeptorenblockern das GEDV trotz signifikant unterschiedlichem HZV unverändert [74].

Studien konnten zeigen, dass die TPTD auch unter laufender veno-venöser Hämofiltration valide Werte liefert [75]. Eine sinnvolle Verwendung während einer Therapie mittels extrakorporaler Membranoxygenierung (ECMO) ist allerdings nicht möglich.

Für die TPTD basierten Variablen existieren Normwerte. Diese unterscheiden sich allerdings erheblich abhängig von der untersuchten Patientenpopulation [76]. Auch das Körpergewicht der Patienten spielt eine Rolle, da die Variablen normaler Weise indiziert werden. Insofern ist eine Korrektur der Werte auf das sogenannte „predicted body weight" erforderlich, um eine Über- oder Unterschätzung z.B. des EVLW zu vermeiden [77].

Schlussfolgerung

Die TPTD ist ein weit verbreitetes und etabliertes Monitoringverfahren. Die Genauigkeit der HZV-Bestimmung entspricht der des klinischen Goldstandards. Das global enddiastolische Volumen GEDV ist druckbasierten Vorlastvariablen wie dem ZVD prinzipiell überlegen, ermöglicht aber keine ausreichend genaue Prädiktion der Volumenreagibilität. Das EVLW ist ein validierter Parameter, welcher eine gute Assoziation zu klinisch harten Endpunkten zeigt und insofern für die Steuerung der Volumentherapie sehr nützlich ist. Weitere Variablen sind derzeit noch unzureichend untersucht und spielen klinisch nur eine untergeordnete Rolle. TPTD getriggerte Algorithmen können das Outcome der Patienten verbessern, haben aber in der klinischen Praxis noch keine weitere Verbreitung gefunden.

Pulmonalarterielle Thermodilution

Ein PAK wird verwendet, um die Herzfunktion kritisch kranker Patienten oder während Eingriffen mit sehr hohem Risiko zu überwachen, wobei abhängig vom verwendeten Kathetertyp einige Parameter (HZV, SvO_2) semikontinuierlich oder kontinuierlich bestimmt werden können [78].

Wenn ein PAK in Wedge-Position eingeschwemmt wird, isoliert der aufgeblasene Ballon die distale Öffnung vom Druck in der Pulmonalarterie. Eine ununterbrochene statische Blutsäule verbindet jetzt die Katheterspitze in der Pulmonalarterie mit einer Pulmonalvene nahe dem Eingang zum linken Vorhof [79]. Unter diesen Bedingungen fließt kein Blut zwischen der Katheterspitze und dieser Lungenvene. Der PAK wird somit funktionell bis in den linken Vorhof verlängert und ermöglicht in Wedge-Position eine Abschätzung des linken Vorhofdrucks und des linksventrikulären enddiastolischen Drucks. Die Messung des PCWP erfordert diese ununterbrochene Blutsäule über dem Lungengefäßbett. Daher ist die Position des PAK in der Lungenstrombahn von entscheidender Bedeutung. Das Ventilations-/Perfusionsverhältnis des Lungengewebes kann vereinfachend in drei Bereiche (sog. West-Zonen) eingeteilt werden. Nur bei Lage des PAK in der West-Zone 3 ist eine ununterbrochene Blutsäule in In- und Exspiration gewährleistet. Wenn der alveoläre Druck sehr hoch ist oder der Druck im linken Vorhof niedrig, sind diese physiologischen Bedingungen möglicherweise nicht gegeben, und der PAK misst fälschlich den alveolären Druck statt den Druck im linken Vorhof [80]. Wie der ZVD wird auch der PCWP als Surrogatparameter der linksventrikulären Vorlast gemessen. Wenn das linksventrikuläre enddiastolische Volumen zunimmt, steigt auch der enddiastolische Druck, was als Zunahme des PCWP reflektiert wird. Hierbei sind zwei Störfaktoren zu beachten. Das Volumen jeder Herzhöhle ist eine Funktion des transmural wirkenden Drucks, des Unterschieds zwischen dem Druck innerhalb und außerhalb der Herzhöhle. Alle intravasalen Füllungsdrücke werden jedoch auf den umgebenden atmosphärischen Druck bezogen, dem ein Wert von 0 mmHg durch die Kalibrierung zugewiesen wurde. Wenn sich intrathorakaler und intraperikardialer Druck erhöhen (z.B. hoher Beatmungsdruck, hoher PEEP, Tamponade), kann der transmurale Druck fallen, obwohl der vom Transducer gemessene Druck innerhalb der Herzhöhle relativ zum atmosphärischen Druck zugenommen hat. Das Füllungsvolumen der Herzhöhle hat abgenommen, obwohl der gemessene intravasale Druck sich erhöht hat. Der erhöhte PCWP besteht unter diesen Umständen trotz der Tatsache, dass das kardiale Füllungsvolumen normal oder sogar vermindert ist [81]. Das Ventrikelvolumen wird durch den transmuralen Druck, nicht den intravasalen Druck relativ zur Atmosphäre determiniert. Eine veränderte diastolische Ventrikelcompliance beeinflusst ebenfalls die Wertigkeit des PCWP als Surrogat der linksventrikulären Vorlast. Die diastolische Druck-Volumen-Beziehung des linken Ventrikels ist kurvilinear, d.h. zusätzliches Volumen ruft minimale Druckänderungen bei niedrigem Füllungsvolumen und große Druckänderungen bei hohem Füllungsvolumen hervor. Bei diastolischer Dysfunktion und verminderter Compliance (z.B. linksventrikuläre Hypertrophie und Ischämie) ist der PCWP auf jedem möglichen gegebenen Niveau der Ventrikelfüllung erhöht. Insofern sind die vom PAK gelieferten Füllungsdrücke (ZVD, PCWP) für die Beurteilung der Flüssigkeitsreagibilität, also ob ein Patient nach Volumengabe sein HZV steigern wird (Responder) oder nicht (Non-Responder), von begrenztem Nutzen [82]. Lediglich bei Patienten mit deutlich eingeschränkter Ventrikelfunktion erlauben die oben genannten Parameter eine Abschätzung der Flüssigkeitsreagibilität [83].

Das Herzzeitvolumen kann mittels PAK entweder via Bolus Thermodilution (siehe Kapitel transpulmonale Thermodilution) oder semikontinuierlich über eine im Katheter verbaute Wärmespule ermittelt werden [78]. Während die Bolus Thermodilution nach wie vor als klinischer Goldstandard zur Bestimmung des HZV gilt, weist die semikontinuierliche Bestimmung über randomisiert von der Wärmespule abgegebene Wärmeboli einen größeren Fehler im Vergleich zum Referenzverfahren auf [84]. Da sich das System aber quasi selbstständig immer wieder „kalibriert", zeigt der Monitor in der Regel relativ aktuelle und vergleichsweise valide Werte an. Neuere „Fast response" Katheter sind in der Lage, die rechtsventrikuläre Ejektionskraktion (RVEF) und das rechtsventrikuläre, enddiastolische Volumen (RVEDV) anzuzeigen, wobei die RVEF im Vergleich zu echokardiographisch bestimmten Werten eher unterschätzt und das RVEDV eher überschätzt wird [85]. Ganz aktuell wird die kontinuierliche Darstellung der rechtsventrikulären Druckkurve über sog. Paceport- Katheter propagiert, da aus der spezifischen Kurvenform (z.B. Quadratwurzelzeichen) wichtige Rückschlüsse auf Störungen der Rechtsherzfunktion gezogen werden können [86].

Eine weitere wichtige Variable stellt die gemischtvenöse Sauerstoffsättigung (SvO_2) dar, die mittels einer aus dem distalen Schenkel des PAK gewonnenen Blutgasanalyse berechnet oder aber bei Verwendung eines fiberoptischen Pulmonalarterienkatheters kontinuierlich angezeigt werden kann [79]. Die SvO_2 ist als Surrogatvariable des globalen Gleichgewichts zwischen Sauerstoffangebot und -verbrauch von besonderem Wert; die Diskussion venöser Sättigungen ist jedoch nicht Bestandteil des vorliegenden Beitrags.

Nach einer 1996 veröffentlichten Observationsstudie, die eine Übersterblichkeit von Patienten berichtet hatte, die mittels PAK überwacht worden waren, wurde die Verwendung dieses Instruments zunehmend kritisch gesehen und kontrovers diskutiert [87]. Relativ aktuelle Metaanalysen legen allerdings den Schluss nahe, dass der PAK, wenn er in ein zielgerichtetes Therapiekonzept zur Erzielung eines optimierten Sauerstoffangebots eingebunden wird, als eines der wenigen beschriebenen Konzepte überhaupt eine Verminderung von Morbidität und sogar Letalität kritisch kranker Patienten realisieren kann [88,89]. Weiterhin ermöglicht der PAK eine kontinuierliche Überwachung der Rechtsherzfunktion und des kleinen Kreislaufs. Bei der Therapie des akuten pulmonalen Hypertonus ist er durch kein anderes Instrument zu ersetzen. Insofern wird er auch in der aktuellsten S3-Leitlinie zur intensivmedizinischen Versorgung herzchirurgischer Patienten unverändert zum Monitoring dieses Patientenkollektivs empfohlen [90]. Daher erscheint es derzeit verfrüht, auf den PAK im Portfolio des hämodynamischen Monitorings verzichten zu wollen.

Zusammenfassend ist festzustellen, dass Monitoringverfahren per se keine therapeutischen, sondern diagnostische Maßnahmen sind. Alle therapeutischen Entscheidungen, die auf den Ergebnissen hämodynamischer Messungen beruhen, setzen zuallererst die Entscheidung des Expertensystems „Arzt" voraus. Genaue Kenntnis von Möglichkeiten und Grenzen der verwendeten Monitoringverfahren sollte bei jedem verantwortlichen Anwender vorausgesetzt werden.

Literatur

1. Wehr G, Peters RJ, Khalifé K, Banning AP, Kuehlkamp V, Rickards AF, Sechtem U: A vector-based, 5-electrode, 12-lead monitoring ECG (EASI) is equivalent to conventional 12-lead ECG for diagnosis of acute coronary syndromes. J Electrocardiol 2006;39:22–28
2. Sandau KE, Funk M, Auerbach A, Barsness GW, Blum K, Cvach M, Lampert R, May JL, McDaniel GM, Perez M V, Sendelbach S, Sommargren CE, Wang PJ: American Heart Association Council on Cardiovascular and Stroke Nursing; Council on Clinical Cardiology; and Council on Cardiovascular Disease in the Young. Update to Practice Standards for Electrocardiographic Monitoring in Hospital Settings: A Scientific Statement From the American Heart Association. Circulation 2017;136:e273–e344
3. Kligfield P, Gettes LS, Bailey JJ, Childers R, Deal BJ, Hancock EW, van Herpen G, Kors JA, Macfarlane P, Mirvis DM, Pahlm O, Rautaharju P, Wagner GS: American Heart Association Electrocardiography and Arrhythmias Committee, Council on Clinical Cardiology, American College of Cardiology Foundation, Heart Rhythm Society, Josephson M, Mason JW, Okin P, Surawicz B, Wellens H. Recommendations for the Standardization and Interpretation of the Electrocardiogram. Circulation 2007;115:1306–1324
4. Rautaharju PM, Surawicz B, Gettes LS, Bailey JJ, Childers R, Deal BJ, Gorgels A, Hancock EW, Josephson M, Kligfield P, Kors JA, Macfarlane P, Mason JW, Mirvis DM, Okin P, Pahlm O, van Herpen G, Wagner GS, Wellens H: American Heart Association Electrocardiography and Arrhythmias Committee, Council on Clinical Cardiology, American College of Cardiology Foundation, Heart Rhythm Society. AHA/ACCF/HRS Recommendations for the Standardization and Interpretation of the Electrocardiogram. J Am Coll Cardiol 2009;53:982–991
5. Leung JM, Voskanian A, Bellows WH, Pastor D: Automated electrocardiograph ST segment trending monitors: accuracy in detecting myocardial ischemia. Anesth Analg 1998;87:4–10
6. Ellis JE, Shah MN, Briller JE, Roizen MF, Aronson S, Feinstein SB: A comparison of methods for the detection of myocardial ischemia during noncardiac surgery: automated ST-segment analysis systems, electrocardiography, and transesophageal echocardiography. Anesth Analg 1992;75:764–72

7. Landesberg G, Mosseri M, Wolf Y, Vesselov Y, Weissman C: Perioperative myocardial ischemia and infarction: identification by continuous 12-lead electrocardiogram with online ST-segment monitoring. Anesthesiology 2002;96:264–70
8. Devereaux PJ, Xavier D, Pogue J, Guyatt G, Sigamani A, Garutti I, Leslie K, Rao-Melacini P, Chrolavicius S, Yang H, MacDonald C, Avezum A, Lanthier L, Hu W, Yusuf S: Characteristics and short-term prognosis of perioperative myocardial infarction in patients undergoing noncardiac surgerya cohort study. Ann Intern Med 2011;doi:10.7326/0003-4819-154-8-201104190-00003
9. Ekeloef S, Alamili M, Devereaux PJ, Gögenur I: Troponin elevations after non-cardiac, non-vascular surgery are predictive of major adverse cardiac events and mortality: A systematic review and meta-analysis. Br J Anaesth 2016;doi:10.1093/bja/aew321
10. Van Waes J, Nathoe HM, De Graaff JC, Kemperman H, De Borst GJ, Peelen LM: Myocardial injury after noncardiac surgery and its association with short-term mortality. Circulation 2013 Jun 11;127(23):2264-71. DOI: 10.1161/CIRCULATIONAHA.113.002128. Epub 2013 May 10.
11. Devereaux PJ, Chan MTV, Alonso-Coello P, Walsh M, Berwanger O, Villar JC, et al: Association between postoperative troponin levels and 30-day mortality among patients undergoing noncardiac surgery. JAMA – J Am Med Assoc 2012;doi:10.1001/jama.2012.5502
12. Writing committee for the VISION study investigators, Devereaux PJ, Biccard BM, Sigamani A, Xavier D, Chan MTV, Srinathan SK, Walsh M, Abraham V, Pearse R, Wang CY, Sessler DI, Kurz A, Szczeklik W, Berwanger O, Villar JC, Malaga G, Garg AX, Chow CK, Ackland G, Patel A, Borges FK, Belley-Cote EP, Duceppe E, Spence J, Tandon V, Williams C, Sapsford RJ, Polanczyk CA, et al: Association of postoperative high-sensitivity troponin levels with myocardial injury and 30-day mortality among patients undergoing noncardiac surgery. JAMA - J Am Med Assoc 2017;doi:10.1001/jama.2017.4360
13. Ogedegbe G, Pickering T: Principles and Techniques of Blood Pressure Measurement. Cardiol Clin 2010;28:571–586
14. von Recklinghausen HJ: Blutdruck Meßmanschette mit Hifen zur Aufbringung am Oberarm. Münchn Med Wochenschr 1932;79:1238
15. Pickering TG, Hall JE, Appel LJ, Falkner BE, Graves J, Hill MN, Jones DW, Kurtz T, Sheps SG, Roccella EJ: Recommendations for Blood Pressure Measurement in Humans and Experimental Animals. Circulation 2005;111:697–716
16. Wax DB, Lin HM, Leibowitz AB: Invasive and concomitant noninvasive intraoperative blood pressure monitoring: Observed differences in measurements and associated therapeutic interventions. Anesthesiology 2011;doi:10.1097/ALN.0b013e3182330286
17. Ilies C, Kiskalt H, Siedenhans D, Meybohm P, Steinfath M, Bein B, Hanss R: Detection of hypotension during Caesarean section with continuous non-invasive arterial pressure device or intermittent oscillometric arterial pressure measurement. Br J Anaesth 2012;doi:10.1093/bja/aes224
18. Bijker JB, van Klei WA, Vergouwe Y, Eleveld DJ, van Wolfswinkel L, Moons KGM, Kalkman CJ: Intraoperative hypotension and 1-year mortality after noncardiac surgery. Anesthesiology 2009;111:1217–1226
19. Sabate S, Mases A, Guilera N, Canet J, Castillo J, Orrego C, et al: Incidence and predictors of major perioperative adverse cardiac and cerebrovascular events in non-cardiac surgery. Br J Anaesth 2011;107:879–890
20. Futier E, Lefrant JY, Guinot PG, Godet T, Lorne E, Cuvillon P, Bertran S, Leone M, Pastene B, Piriou V, Molliex S, Albanese J, Julia JM, Tavernier B, Imhoff E, Bazin JE, Constantin JM, Pereira B, Jaber S: Effect of individualized vs standard blood pressure management strategies on postoperative organ dysfunction 6among high-risk patients undergoing major surgery: A randomized clinical trial. JAMA – J Am Med Assoc 2017;doi:10.1001/jama.2017.14172
21. Gardner RM: Direct blood pressure measurement – Dynamic response requirements. Anesthesiology 1981;doi:10.1097/00000542-198103000-00010
22. Keyl C, Schneider A, Dambacher M, Wegenhorst U, Ingenlath M, Gruber M, Bernardi L: Dynamic cardiocirculatory, control during propofol anesthesia in mechanically ventilated patients. Anesth Analg 2000;doi:10.1213/00000539-200011000-00027
23. Dorman T: Radial artery pressure monitoring underestimates central arterial pressure during vasopressor therapy in critically ill surgical patients. Crit Care Med 1998;doi:10.1097/00003246-199810000-00014
24. Frank SM, Norris EJ, Christopherson R, Beattie C: Right- and left-arm blood pressure discrepancies in vascular surgery patients. Anesthesiology 1991;doi:10.1097/00000542-199109000-00013
25. Gravlee GP, Wong AB, Adkins TG, Douglas Case L, Pauca AL: A comparison of radial, brachial, and aortic pressures after cardiopulmonary bypass. J Cardiothorac Anesth 1989;doi:10.1016/0888-6296(89)90006-9
26. Linton NWF, Linton RAF: Estimation of changes in cardiac output from the arterial blood pressure waveform in the upper limb. Br J Anaesth 2001;doi:10.1093/bja/86.4.486
27. Beck G, Becke K, Biermann E, Deja M: Mindestanforderungen an den anästhesiologischen Arbeitsplatz. Anästh Intensivmed 2013;54:39–42
28. Richardson M, Moulton K, Rabb D, Kindopp S, Pishe T, Yan C, Akpinar I, Tsoi B, Chuck A: Capnography for Monitoring End-Tidal CO2 in Hospital and Pre-hospital Settings: A Health Technology Assessment. CADTH Heal Technol Assess 2016;doi:10.1007/978-3-642-20152-3_8
29. Siobal MS: Monitoring Exhaled Carbon Dioxide. Respir Care 2016;doi:10.4187/respcare.04919
30. Xue Q, Wu X, Jin J, Yu B, Zheng M: Transcutaneous carbon dioxide monitoring accurately predicts arterial carbon dioxide partial pressure in patients undergoing prolonged laparoscopic surgery. Anesth Analg 2010;doi:10.1213/ANE.0b013e3181e30b54
31. Eberhard P: The design, use, and results of transcutaneous carbon dioxide analysis: Current and future directions. Anesth Analg 2007;doi:10.1213/01.ane.0000278642.16117.f8
32. Wukitsch MW, Petterson MT, Tobler DR, Pologe JA: Pulse oximetry: Analysis of theory, technology, and practice. J Clin Monit 1988;doi:10.1007/BF01617328
33. Chan ED, Chan MM, Chan MM: Pulse oximetry: Understanding its basic principles facilitates appreciation of its limitations. Respir Med 2013;doi:10.1016/j.rmed.2013.02.004
34. Moller JT, Johannessen NW, Espersen K, Ravlo O, Pedersen BD, Jensen PF, Rasmussen NH, Rasmussen LS, Pedersen T, Cooper JB, Gravenstein JS, Chraemmer-Jorgensen B, Djernes M, Wiberg-Jorgensen F, Heslet L, Johansen SH: Randomized evaluation of pulse oximetry in 20,802 patients: II. Perioperative events and postoperative complications. Anesthesiology 1993;doi:10.1097/00000542-199303000-00007
35. Pedersen T: Pulse oximetry for perioperative monitoring (Review). … Database Syst Rev 2009;doi:10.1002/14651858.CD002013.pub3

36. Tinker JH, Dull DL, Caplan RA, Ward RJ, Cheney FW: Role of monitoring devices in prevention of anesthetic mishaps: A closed claims analysis. Anesthesiology 1989;doi:10.1097/00000542-198910000-00010
37. Corcoran T, Emma Joy Rhodes J, Clarke S, Myles PS, Ho KM: Perioperative fluid management strategies in major surgery: A stratified meta-analysis. Anesth Analg 2012;doi:10.1213/ANE.0b013e318240d6eb
38. Giglio M, Manca F, Dalfino L, Brienza N: Perioperative hemodynamic goal-directed therapy and mortality: A systematic review and meta-analysis with meta-regression. Minerva Anestesiol 2016 Nov;82(11):1199-1213. Epub 2016 Apr 13
39. Broch O, Carstens A, Gruenewald M, Nischelsky E, Vellmer L, Bein A, Aselmann H, Steinfath M, Renner J: Non-invasive hemodynamic optimization in major abdominal surgery: A feasibility study. Minerva Anestesiol 2016 Nov;82(11):1158-1169. Epub 2016 Jun 28
40. Pestaña D, et al: Perioperative goal-directed hemodynamic optimization using noninvasive cardiac output monitoring in major abdominal surgery: A prospective, randomized, multicenter, pragmatic trial: POEMAS study (PeriOperative goal-directed thErapy in Major Abdominal Surg. Anesth. Analg. (2014). doi:10.1213/ANE.0000000000000295
41. Benes J, Giglio M, Brienza N, Michard F: The effects of goal-directed fluid therapy based on dynamic parameters on post-surgical outcome: a meta-analysis of randomized controlled trials. Crit Care 2014 Oct 28;18(5):584. DOI: 10.1186/s13054-014-0584-z
42. Slagt C, Malagon I, Groeneveld ABJ: Systematic review of uncalibrated arterial pressure waveform analysis to determine cardiac output and stroke volume variation. Br J Anaesth 2014;doi:10.1093/bja/aet429
43. van Drumpt A, van Bommel J, Hoeks S, Grüne F, Wolvetang T, Bekkers J, ter Horst M: The value of arterial pressure waveform cardiac output measurements in the radial and femoral artery in major cardiac surgery patients. BMC Anesthesiol 2017;doi:10.1186/s12871-017-0334-2
44. Weil G, Motamed C, Eghiaian A, Monnet X, Suria S: Comparison of Proaqt/Pulsioflex® and oesophageal Doppler for intraoperative haemodynamic monitoring during intermediate-risk abdominal surgery. Anaesth Crit Care Pain Med 2018;doi:10.1016/j.accpm.2018.03.011
45. Broch O, Carbonell J, Ferrando C, Metzner M, Carstens A, Albrecht M, Gruenewald M, Höcker J, Soro M, Steinfath M, Renner J, Bein B: Accuracy of an autocalibrated pulse contour analysis in cardiac surgery patients: A bi-center clinical trial. BMC Anesthesiol 2015;doi:10.1186/s12871-015-0153-2
46. Kiefer N, Hofer CK, Marx G, Geisen M, Giraud R, Siegenthaler N, Hoeft A, Bendjelid K, Rex S: Clinical validation of a new thermodilution system for the assessment of cardiac output and volumetric parameters. Crit Care 2012;16:R98
47. Sakka SG, Rühl CC, Pfeiffer UJ, Beale R, McLuckie A, Reinhart K, Meier-Hellmann A: Assessment of cardiac preload and extravascular lung water by single transpulmonary thermodilution. Intensive Care Med 2000;26:180–187
48. Sakka SG, Reuter DA, Perel A: The transpulmonary thermodilution technique. J Clin Monit Comput 2012;26:347–353
49. Sakka SG, Reinhart K, Meier-Hellmann A: Comparison of pulmonary artery and arterial thermodilution cardiac output in critically ill patients. Intensive Care Med 1999;25:843–846
50. Staier K, Wilhelm M, Wiesenack C, Thoma M, Keyl C: Pulmonary artery vs. transpulmonary thermodilution for the assessment of cardiac output in mitral regurgitation. Eur J Anaesthesiol 2012;29:431–437
51. Hilty MP, Franzen DP, Wyss C, Biaggi P, Maggiorini M: Validation of transpulmonary thermodilution variables in hemodynamically stable patients with heart diseases. Ann Intensive Care 2017;7:86
52. Renner J, Gruenewald M, Brand P, Steinfath M, Scholz J, Lutter G, Bein B: Global End-Diastolic Volume as a Variable of Fluid Responsiveness During Acute Changing Loading Conditions. J Cardiothorac Vasc Anesth 2007;21:650–654
53. Broch O, Gruenewald M, Renner J, Meybohm P, Schöttler J, Heß K, Steinfath M, Bein B: Dynamic and Volumetric Variables Reliably Predict Fluid Responsiveness in a Porcine Model with Pleural Effusion. In: Stover CM, editor. PLoS One 2013;8:e56267
54. Saugel B, Kirsche SV, Hapfelmeier A, Phillip V, Schultheiss C, Schmid RM, Huber W: Prediction of fluid responsiveness in patients admitted to the medical intensive care unit. J Crit Care 2013;28:537.e1-537.e9
55. Goepfert MS, Richter HP, zu Eulenburg C, Gruetzmacher J, Rafflenbeul E, Roeher K, von Sandersleben A, Diedrichs S, Reichenspurner H, Goetz AE, Reuter DA: Individually Optimized Hemodynamic Therapy Reduces Complications and Length of Stay in the Intensive Care Unit. Anesthesiology 2013;119:824–836
56. Brown LM, Calfee CS, Howard JP, Craig TR, Matthay MA, McAuley DF: Comparison of thermodilution measured extravascular lung water with chest radiographic assessment of pulmonary oedema in patients with acute lung injury. Ann Intensive Care 2013;3:25
57. Fernandez-Mondejar E, Rivera-Fernandez R, Garcia-Delgado M, Touma A, Machado J, Chavero J: Small increases in extravascular lung water are accurately detected by transpulmonary thermodilution. J Trauma 2005 Dec;59(6):1420–1423; discussion 1424
58. Kirov MY, Kuzkov V V, Kuklin VN, Waerhaug K, Bjertnaes LJ: Extravascular lung water assessed by transpulmonary single thermodilution and postmortem gravimetry in sheep. Crit Care 2004 Dec;8(6):R451-8. Epub 2004 Oct 19
59. Berkowitz DM, Danai PA, Eaton S, Moss M, Martin GS: Accurate characterization of extravascular lung water in acute respiratory distress syndrome. Crit Care Med 2008 Jun;36(6):1803–1809. DOI: 10.1097/CCM.0b013e3181743eeb
60. Chew MS, Ihrman L, During J, Bergenzaun L, Ersson A, Unden J, Ryden J, Akerman E, Larsson M: Extravascular lung water index improves the diagnostic accuracy of lung injury in patients with shock. Crit Care 2012 Jan 3;16(1):R1. DOI: 10.1186/cc10599
61. Cordemans C, Laet I, Regenmortel N, Schoonheydt K, Dits H, Huber W, Malbrain ML: Fluid management in critically ill patients: the role of extravascular lung water, abdominal hypertension, capillary leak, and fluid balance. Ann Intensive Care 2012 Jul 5;2(Suppl 1 Diagnosis and management of intra-abdominal hyperten):S1. DOI: 10.1186/2110-5820-2-S1-S1. eCollection 2012
62. Craig TR, Duffy MJ, Shyamsundar M, McDowell C, McLaughlin B, Elborn JS, McAuley DF: Extravascular lung water indexed to predicted body weight is a novel predictor of intensive care unit mortality in patients with acute lung injury*. Crit Care Med 2010;38:114–120
63. Dres M, Teboul JL, Anguel N, Guerin L, Richard C, Monnet X: Extravascular lung water, B-type natriuretic peptide, and blood volume contraction enable diagnosis of weaning-induced pulmonary edema. Crit Care Med 2014;42

64. Dres M, Teboul JL, Guerin L, Anguel N, Amilien V, Clair MP, Gruner A, Richard C, Monnet X: Transpulmonary thermodilution enables to detect small short-term changes in extravascular lung water induced by a bronchoalveolar lavage. Crit Care Med 2014 Aug;42(8):1869–1873. DOI: 10.1097/CCM.0000000000000341
65. Jozwiak M, Silva S, Persichini R, Anguel N, Osman D, Richard C, Teboul JL, Monnet X: Extravascular lung water is an independent prognostic factor in patients with acute respiratory distress syndrome. Crit Care Med 2013 Feb;41(2):472-80. doi: 10.1097/CCM.0b013e31826ab377
66. Kuzkov V V, Suborov E V, Kirov MY, Kuklin VN, Sobhkhez M, Johnsen S, Waerhaug K, Bjertnaes LJ: Extravascular lung water after pneumonectomy and one-lung ventilation in sheep. Crit Care Med 2007 Jun;35(6):1550–1559
67. Monnet X, Anguel N, Osman D, Hamzaoui O, Richard C, Teboul J-L: Assessing pulmonary permeability by transpulmonary thermodilution allows differentiation of hydrostatic pulmonary edema from ALI/ARDS. Intensive Care Med 2007;33:448–453
68. Nakwan N, Chichareon P, Khwannimit B: A comparison of ventricular systolic function indices provided by VolumeView/EV1000TM and left ventricular ejection fraction by echocardiography among septic shock patients. J Clin Monit Comput 2018;doi:10.1007/s10877-018-0152-1
69. Meybohm P, Gruenewald M, Renner J, Maracke M, Rossee S, Höcker J, Hagelstein S, Zacharowski K, Bein B: Assessment of left ventricular systolic function during acute myocardial ischemia: a comparison of transpulmonary thermodilution and transesophageal echocardiography. Minerva Anestesiol 2011;77:132–41
70. Perny J, Kimmoun A, Perez P, Levy B: Evaluation of Cardiac Function Index as Measured by Transpulmonary Thermodilution as an Indicator of Left Ventricular Ejection Fraction in Cardiogenic Shock. Biomed Res Int 2014;2014:1–7
71. Goepfert MSG, Reuter DA, Akyol D, Lamm P, Kilger E, Goetz AE: Goal-directed fluid management reduces vasopressor and catecholamine use in cardiac surgery patients. Intensive Care Med 2007;33:96–103
72. Trof RJ, Beishuizen A, Cornet AD, Wit RJ, Girbes AR, Groeneveld AB: Volume-limited versus pressure-limited hemodynamic management in septic and nonseptic shock. Crit Care Med 2012 Apr;40(4):1177–1185. DOI: 10.1097/CCM.0b013e31823bc5f9
73. Mallat J, Lemyze M, Salleron J, Benzidi Y, Barrailler S, Pepy F, Gasan G, Tronchon L, Thevenin D: Mathematical coupling of data between global-end diastolic volume index and cardiac index calculated by the PiCCO device: myth or reality? Minerva Anestesiol 2014;80:996–1004
74. Buhre W, Kazmaier S, Sonntag H, Weyland A: Changes in cardiac output and intrathoracic blood volume: a mathematical coupling of data? Acta Anaesthesiol Scand 2001;45:863–867
75. Dufour N, Delville M, Teboul J-L, Camous L, Favier du Noyer A, Richard C, Monnet X: Transpulmonary thermodilution measurements are not affected by continuous veno-venous hemofiltration at high blood pump flow. Intensive Care Med 2012;38:1162–1168
76. Eichhorn V, Goepfert MS, Eulenburg C, Malbrain MLNG, Reuter DA: Comparison of values in critically ill patients for global end-diastolic volume and extravascular lung water measured by transcardiopulmonary thermodilution: A metaanalysis of the literature. Med Intensiva 2012;36:467–474
77. Phillips CR, Chesnutt MS, Smith SM: Extravascular lung water in sepsis-associated acute respiratory distress syndrome: indexing with predicted body weight improves correlation with severity of illness and survival. Crit Care Med 2008 Jan;36(1):69–73
78. Vincent JL: The pulmonary artery catheter. J Clin Monit Comput 2012;doi:10.1007/s10877-012-9389-2
79. Gidwani UK, Mohanty B, Chatterjee K: The Pulmonary Artery Catheter. A Critical Reappraisal. Cardiol Clin 2013;doi:10.1016/j.ccl.2013.07.008
80. Pinsky MR: Clinical significance of pulmonary artery occlusion pressure. Intensive Care Med 2003;29:175–8
81. Pinsky MR. Pulmonary artery occlusion pressure. Intensive Care Med 2003;29:19–22
82. Kumar A, Anel R, Bunnell E, Habet K, Zanotti S, Marshall S, Neumann A, Ali A, Cheang M, Kavinsky C, Parrillo JE: Pulmonary artery occlusion pressure and central venous pressure fail to predict ventricular filling volume, cardiac performance, or the response to volume infusion in normal subjects. Crit Care Med 2004;32:691–9
83. Trof RJ, Danad I, Reilingh MW, Breukers R-MB, Groeneveld AJ: Cardiac filling volumes versus pressures for predicting fluid responsiveness after cardiovascular surgery: the role of systolic cardiac function. Crit Care 2011;15:R73
84. Cho YJ, Koo C-H, Kim TK, Hong DM, Jeon Y: Comparison of cardiac output measures by transpulmonary thermodilution, pulse contour analysis, and pulmonary artery thermodilution during off-pump coronary artery bypass surgery: a subgroup analysis of the cardiovascular anaesthesia registry at a single tertiary centre. J Clin Monit Comput 2016;30:771–782
85. Hein M, Roehl AB, Baumert JH, Rossaint R, Steendijk P: Continuous right ventricular volumetry by fast-response thermodilution during right ventricular ischemia: Head-to-head comparison with conductance catheter measurements. Crit Care Med 2009;doi:10.1097/CCM.0b013e3181b027a5
86. Denault AY, Haddad F, Jacobsohn E, Deschamps A: Perioperative right ventricular dysfunction. Curr Opin Anaesthesiol 2013;26:71–81
87. Connors AF, Speroff T, Dawson NV, Thomas C, Harrell FE, Wagner D, Desbiens N, Goldman L, Wu AW, Califf RM, Fulkerson WJ, Vidaillet H, Broste S, Bellamy P, Lynn J, Knaus WA: The effectiveness of right heart catheterization in the initial care of critically ill patients. J Am Med Assoc 1996;doi:10.1001/jama.276.11.889
88. Gurgel ST, Do Nascimento P: Maintaining tissue perfusion in high-risk surgical patients: A systematic review of randomized clinical trials. Anesth Analg 2011;doi:10.1213/ANE.0b013e3182055384
89. Hamilton MA, Cecconi M, Rhodes A: A systematic review and meta-analysis on the use of preemptive hemodynamic intervention to improve postoperative outcomes in moderate and high-risk surgical patients. Anesth Analg 2011;doi:10.1213/ANE.0b013e3181eeaae5
90. Habicher M, Zajonz T, Heringlake M, Böning A, Treskatsch S, Schirmer U, Markewitz A, Sander M: S3-Leitlinie zur intensivmedizinischen Versorgung herzchirurgischer Patienten [S3 guidelines on intensive medical care of cardiac surgery patients : Hemodynamic monitoring and cardiovascular system-an update]. Anaesthesist 2018;doi:10.1007/s00101-018-0433-6
91. Monnet X, Teboul J-L: Transpulmonary thermodilution: advantages and limits. Crit Care 2017;21:147.

Morbide Adipositas in der Anästhesie und Intensivmedizin
The morbily obese patient in anesthesia und intensive care

H.-G. Bone · C. Sandfeld · Y. Haselhoff

Zusammenfassung
Die Häufigkeit mit der Patienten mit morbider Adipositas (BMI ≥40 kg/m²) anästhesiologisch oder intensivmedizinisch behandelt werden nimmt kontinuierlich zu. Obwohl die morbide Adipositas mit einer Reihe an Begleiterkrankungen verbunden sein kann, ist die perioperative und intensivmedizinische Sterblichkeit dieser Patienten nicht höher als die von normalgewichtigen Patienten. Bei der präoperativen Evaluation und Vorbereitung sollten die gleichen Standards befolgt werden wie auch bei Normalgewichtigen. Adipositas alleine ist nicht mit einer erhöhten Aspirationsgefahr verbunden, so dass für diese Patientengruppe die gleichen Regeln für eine RSI gelten wie für normalgewichtige Patienten. Die Inzidenz einer erschwerten Intubation ist allerdings höher. Deswegen sollte das erforderliche Equipment für die Bewältigung eines schwierigen Atemwegs (z.B. Videolaryngoskop) schnell verfügbar sein. Eine wach-bronchoskopische Intubation ist allerdings nur in seltenen Ausnahmefällen erforderlich. Das Risiko einer lebensbedrohlichen Komplikation im Rahmen einer Intubation ist auf der Intensivstation ca. 20 Mal höher als während einer regulären Narkoseeinleitung bei dieser Patientengruppe. Sowohl in der Anästhesie als auch in der Intensivmedizin sollten die spezifischen Dosierungsempfehlungen von unterschiedlichen Medikamenten bei der Behandlung von Patienten mit morbider Adipositas bekannt sein.

Schlüsselwörter: Adipositas – Schwieriger Atemweg – Medikamentendosierungen bei Adipositas – Obesity Paradoxon

Summary
The frequency with which patients with morbid obesity (BMI ≥40 kg/m²) are treated during anesthesia or in the intensive care unit is steadily increasing. Although morbid obesity may be associated with a number of comorbidities, the perioperative and intensive care mortality of these patients is not higher than that of normal weight patients. Preoperative evaluation and preparation should follow the same standards as in patients with normal weight. Obesity alone is not associated with an increased risk of aspiration, so the same rules for performing a rapid sequence induction should be applied for this patient group as for normal weight patients. However, the incidence of a difficult intubation is higher in patients with morbid obesity. Therefore, the equipment needed to manage a difficult airway (e.g., video laryngoscope) should be readily available. Awake bronchoscopic intubation is only required in rare exceptional cases. The risk of life-threatening complications in the context of intubation in this patient group is about 20 times greater in the intensive care unit than during regular induction of anesthesia. In both anesthesia and intensive care, the specific dosage recommendations of different drugs should be known for the treatment of patients with morbid obesity.

Keywords: Obesity – Difficult airway – Drug dosing in obese patients – Obesity paradoxon

Allgemeines

Adipositas ist definiert als eine über das Normalmaß hinausgehende Zunahme des Körperfetts. Da das Körperfett nicht unmittelbar zu berechnen oder zu messen ist, wird häufig dermBody Mass Index (BMI) als Ersatzparameter benutzt. Der BMI wird berechnet aus dem Quotienten aus Körpergewicht und Körpergröße zum Quadrat (kg/m²). Anhand der Einteilung der Weltgesundheitsorganisation (WHO) ist ein BMI von 25–29,9 kg/m² als Übergewicht und ein BMI ≥30 kg/m² als Adipositas definiert. Die Adipositas wird dann nochmal in drei Stufen unterteilt (Grad I 30–34,9 kg/m²; Grad II 35–39,9 kg/m² und Grad III (morbide Adipositas) BMI ≥40 kg/m²). In fast allen westlichen Ländern der Erde, aber auch in den meisten Schwellenländern kam es in den letzten Jahrzehnten zu einer deutlichen Zunahme der Menschen mit Übergewicht und Adipositas. Insbesondere der Anteil von Menschen mit morbider Adipositas nimmt weltweit überproportional zu. Die Häufigkeit der verschiedenen Grade der Adipositas in Deutschland sind in Abbildung 1 dargestellt. Nach den Ergebnissen der ‚Studie zur

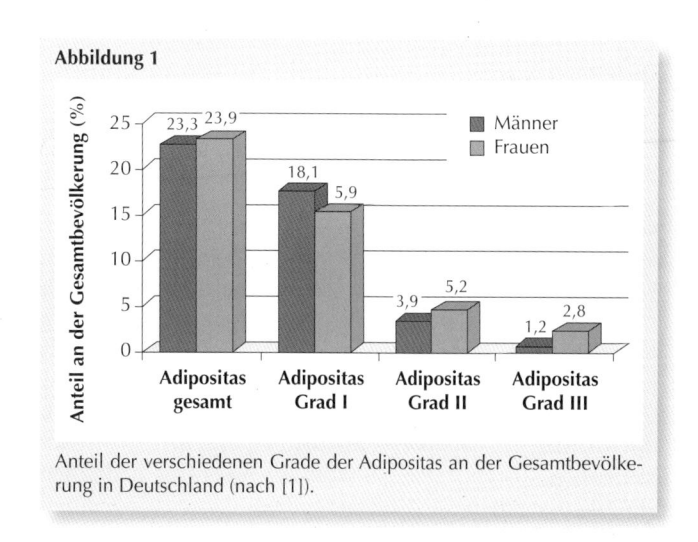

Abbildung 1

Anteil der verschiedenen Grade der Adipositas an der Gesamtbevölkerung in Deutschland (nach [1]).

Gesundheit von Erwachsenen in Deutschland' weisen 2,8% der Frauen und 1,2% der Männer in Deutschland eine morbide Adipositas auf [1]. Das bedeutet, dass unter 1000 behandelten Patienten in der Anästhesie oder in der Intensivmedizin mindestens 20 Patienten mit einer morbiden Adipositas sind. Die durch die Adipositas verursachten Folgeerkrankungen sind vielfältig, u.a. gehören hierzu: Diabetes mellitus, arterielle Hypertonie, koronare Herzerkrankung, Dyslipoproteinämie, Hyperurikämie/Gicht, Störung der Hämostase, chronische Inflammation, Demenz, Erkrankungen des Urogenitaltrakts, Hormonelle Störungen, Schlafapnoe-Syndrom u. degenerative Erkrankungen des Bewegungsapparates und der Wirbelsäule. Nicht nur auf Grund der epidemiologischen Steigerung der Anzahl von Patienten, sondern auch auf Grund der zunehmenden Anzahl von Operationen zur Therapie der Adipositas (Bariatrische Operationen) sind Anästhesisten immer häufiger mit der Behandlung dieser Patienten gefordert. In einer Vielzahl unterschiedlicher klinischer Studien der letzten Jahre konnten die positiven Effekte von verschiedenen bariatrischen Operationsverfahren auf die Gesamtmorbidität von stark übergewichtigen Patienten gezeigt werden [2–5]. Je nach vorliegenden Begleiterkrankungen wird die Durchführung einer bariatrischen Operation schon ab einem BMI von ≥35 kg/m² empfohlen [6].

Tabelle 1
Veränderungen pulmonaler physiologischer Messgrößen bei adipösen Patienten (nach [17–19]).

Reduktion im Vergleich zum Normalgewichtigen	Anstieg im Vergleich zum Normalgewichtigen
Funktionelle Residiualkapazität	WOB (Atemarbeit)
Exspiratorische Reservekapazität	VO_2 (Sauerstoffverbrauch)
FEV1 (Forciertes exsp. Volumen)	DLCO (Diffusionskapazität)
Vitalkapazität	$AaDO_2$
Totale Lungenkapazität	Atemwegswiderstände
Residualvolumen	
Lungencompliance	
Brustwandcompliance	

Das Obesity-Paradoxon

Während die Adipositas normalerweise mit einer erhöhten Mortalität auf Grund einer Vielzahl unterschiedlicher Erkrankungen wie z.B. Diabetes und Hypertonus, koronarer Herzerkrankung einhergeht [7,8], scheint bei Patienten in der perioperativen Phase die Adipositas entweder keinen oder sogar einen senkenden Effekt auf die Mortalität zu haben, auch wenn z.B. postoperative Komplikationen wie z.B. Wundinfektionen häufiger auftreten [9–11]. Diese Besonderheit, die auch als Obesity-Paradoxon bezeichnet wird, ist auch in einer Vielzahl unterschiedlicher Studien in einzelnen unterschiedlichen operativen Fachdisziplinen nachgewiesen worden [12–14]. Auch bei kritisch kranken Patienten auf der Intensivstation scheint eine Adipositas einen protektiven Faktor darzustellen [15,16].

Pathophysiologische Veränderungen bei morbider Adipositas

Bei adipösen Patienten und speziell bei Patienten mit morbider Adipositas kommt es zu einer Vielzahl von anästhesiologisch und intensivmedizinisch bedeutsamen Veränderungen. Ein Großteil der Patienten mit morbider Adipositas leidet u.a. unter arteriellem Hypertonus, ventrikulärer Hypertrophie, Diabetes mellitus Typ II und einer Hypercholesterinämie. Unabhängig von diesen Begleiterkrankungen der morbiden Adipositas gilt Übergewicht alleine schon als Risikofaktor für die Entwicklung einer koronaren Herzerkrankung. Bei stark adipösen Patienten kommt auch ein Vorhofflimmern signifikant häufiger vor. Ca. 2/3 aller Patienten mit morbider Adipositas weisen ein obstruktives Schlafapnoesyndrom (OSAS) auf. Bei einem sehr kleinen Teil der Patienten mit morbider Adipositas findet sich ein Adipositas-Hypoventilations-Syndrom (Pickwick-Syndrom) mit einer Störung der zentralen Atemkontrolle. Zusätzlich zu den oben genannten Begleiterkrankungen ist eine morbide Adipositas mit einer Vielzahl an Veränderungen der Lungenphysiologie verbunden. Typische Veränderungen hierbei sind in der Tabelle 1 aufgeführt.

Neben den Veränderungen des Brustkorbes, der Lungen und der unteren Atemwege gibt es mit zunehmender Adipositas auch Veränderungen der oberen Atemwege und des Halses, die klinisch relevant sind. So finden sich Fetteinlagerungen in den pharyngelaen Strukturen, dem Gesicht, dem Hals und der Zunge. Gleichzeitig kommt es zu einer geringeren Aktivität der pharyngealen Muskulatur, insbesondere bei somnolenten adipösen Patienten. Auf Grund dieser anatomischen Veränderungen kann eine Maskenventilation, eine Intubation oder eine operative Atemwegssicherung bei Patienten mit Adipositas schwieriger sein als bei normalgewichtigen Intensivpatienten bei gleichzeitig reduzierter FRC und erhöhtem Sauerstoffverbrauch.

Anästhesie bei Patienten mit morbider Adipositas

Guidelines

Zwei aktuelle Leitlinien geben Empfehlungen für das perioperative anästhesiologische Management bei Patienten mit adipösen bzw. morbid adipösen Patienten [20,21]. In Tabelle 2 und 3 sind jeweils die wichtigsten Empfehlungen der Guidelines zusammengefasst.

Präoperative Evaluation

Wie bereits oben aufgeführt ist das perioperative Mortalitäts-Risiko bei adipösen Patienten sehr wahrscheinlich nicht höher als bei Normalgewichtigen. Die wirklich auf Grund ihres Körpergewichts perioperativ gefährdete Gruppe ist die der untergewichtigen Patienten (BMI <18,5 kg/m²) [11]. U.a. deswegen ist das Übergewicht alleine kein Grund bei diesen Patienten andere präoperative Vorbereitungen durchzuführen als bei normalgewichtigen Patienten mit gleichen Beglei-

Tabelle 2
Wichtige Empfehlungen der Guideline ‚Peri-operative management of the obese surgical patient 2015' der Association of Anaesthetists of Great Britain and Ireland Society for Obesity and Bariatric Anaesthesia [20].

1.	Hauseigene Standards, SOPs für Anästhesie bei adipösen Patienten erstellen
2.	Körpergewicht und BMI gehören auf den OP-Plan
3.	Erfahrene Anästhesisten und Operateure für diese Patienten
4.	Spezielles Equipment muss vorhanden sein
5.	Zentrale Obesitas und metabolisches Syndrom als Risikofaktor identifizieren
6.	Schlafapnoesyndrom vermuten und entsprechend anästhesiologisch handeln
7.	Patienten ggf. im OP-Saal einleiten
8.	Regionalanästhesieverfahren sollten bevorzugt werden, sind aber oft schwierig
9.	Atemwegsmanagement muss geplant und diskutiert werden
10.	Oberkörperhochlagerung sowohl bei der Ein- als auch bei der Ausleitung
11.	Langwirkende Opiate und Sedativa sollten nur zurückhaltend gegeben werden
12.	Neuromuskuläres Monitoring sollte genutzt werden
13.	Anästhesietiefenmonitoring sollte erwogen werden
14.	Postoperative Intensivtherapie in Abhängigkeit von Co-Morbiditäten

Tabelle 3
Wichtige Empfehlungen der Guideline ‚Perioperative Care in Bariatric Surgery' der Enhanced Recovery After Surgery (ERAS) Society [21].

Empfehlung	Evidenz	Empfehlungsgrad
Präoperative Nüchternheit: 6 h feste Nahrung, 2 h klare Flüssigkeit	Schwach	niedrig
Keine vermehrte intraoperative Flüssigkeitsgaben zur Vermeidung von Rhadomyolyse und Nierenversagen	Schwach	niedrig
Keine Empfehlung für bestimmte Anästhetika oder Anästhesietechniken	Schwach	niedrig
Vorbereitet sein auf einen schwierigen Atemweg	Moderat	Stark
Intubationsnarkose als Standard	Moderat	Stark
Protektive Ventilationsstrategien	Moderat	Stark
Tiefe neuromuskuläre Blockade zur Verbesserung der Operationsbedingungen	Schwach	Niedrig
Sicherstellung des vollen Rückgangs der neuromuskulären Blockade	Moderat	Stark
Anästhesietiefenmonitoring, wenn kein ETAG-Monitoring	Hoch	Stark

terkrankungen. Für diese präoperative Evaluation gelten die entsprechenden allgemeinen nationalen bzw. internationalen Leitlinien [22–24]. Für die präoperativen Nüchternheitsregeln und die präoperativen apparativen und laborchemischen Untersuchungen gelten die gleichen Anforderungen wie bei normalgewichtigen Patienten. Bei Patienten mit morbider Adipositas ist eine EKG-Voruntersuchung nur bei Vorliegen von Herzinsuffizienz, KHK, pAVK, Zerebrovaskulärer Insuffizienz, Diabetes mellitus, Niereninsuffizienz, Herzrhythmusstörungen und vor Operationen mit großem kardialen Risiko (z.B. Aorteneingriffe) erforderlich. Lungenfunktionsteste und Röntgenaufnahmen der Lunge sollten ebenso wie präoperative Echokardiographieuntersuchungen nur bei speziellen Fragestellungen indiziert werden. In Rahmen des präoperativen Anästhesiegesprächs sollten Patienten mit morbider Adipositas nach dem Vorliegen eines OSAs befragt werden. Bei vielen dieser Patienten ist ein OSAs schon vordiagnostiziert, bei nicht-vordiagnostizierten Patienten kann mit Hilfe eines speziellen Fragebogens (Stop-Bang-Fragebogen nach Chung [25]) das Risiko für das Vorliegen eines OSAS bestimmt werden. Adipöse Patienten mit einem erhöhten Risiko eines OSAS sollten vor verschiebbaren Operationen polysomnographisch untersucht werden und, wenn indiziert, für mindestens 4 Wochen präoperativ mittels CPAP-Therapie behandelt werden [26]. Patienten mit dem Verdacht eines OSAs, deren Operation nicht aufschiebbar ist, sollten bis zum ersten postoperativen Tage intensiv überwacht werden. Sedierende Prämedikationen sollten bei stark adipösen Patienten vermieden werden.

Narkoseeinleitung, Narkoseführung und Narkoseausleitung

Gefäßzugänge

Bei vielen stark adipösen Patienten ist die Anlage eines peripher-venösen Zugangs erschwert. Auf Grund der Einlagerung von Fett z.B. in typische Punktionsstellen wie z.B. die Handrücken, den Unterarm und die Ellenbeuge muss man häufig auf alternative peripher-venöse Punktionsorte wechseln. Bei den adipösen Patienten bieten sich u.a. die Handgelenksinnenseite oder aber auch die Schulterregion oder die Brustregion als Punktionsstellen an. Insbesondere im Bereich der Schulter und der Brust sind bei stark übergewichtigen Patienten oft gut zu punktierende Venen zu finden, die bei Normalgewichtigen dort nicht so zu finden sind. Bei der schwierigen peripher-venösen Punktion kann auch die Benutzung eines Ultraschallgerätes mit einem hochauflösenden Schallkopf hilfreich sein. Wenn die Anlage eines peripher-venösen Gefäßzugangs scheitert, oder auf Grund patienten- oder operationsspezifischer Gründe sowieso die Anlage eines zentral-venösen Katheters geplant ist, sollte die ZVK-Anlage mit Ultraschallunterstützung erfolgen. Auch bei der arteriellen Punktion zur invasiven Blutdruckmessung wird bei adipösen Patienten die Erfolgsrate duch Nutzung von Ultraschall erhöht. Wenn zur nicht-invasiven Blutdruckmessung auch verschiedenen Blutdruckmanschetten in Übergrößen vorgehalten werden ist eine korrekte Blutdruckmessung bei den meisten stark adipösen Patienten möglich und eine invasive Blutdruckmessung ist nur bei speziellen Indikationen erforderlich.

Aspirationsrisiko

Folgende Adipositas-bedingte Veränderungen werden als Gründe für ein erhöhtes Aspirationsrisiko bei schwer übergewichtigen Patienten angeführt:
- höhere Inzidenz von gastro-ösophagealem Reflux
- höhere Inzidenz von Hiatushernien,
- häufigere Störungen der Ösophagusmotorik,
- reduzierter Tonus des unteren Ösophagussphinkters
- höhere gastrale Restvolumina
- niedrigerer Magen-pH-Wert

Ob morbid adipöse Patienten höhere gastrale Restvolumina und niedrigere Magen-pH-Werte haben ist allerdings umstritten [27,28]. Obwohl bei vielen adipösen Patienten auf Grund des vermehrten intraabdominellen Fetts ein erhöhter intragastraler Druck vorherrscht, ist Adipositas alleine nicht mit einer erhöhten Aspirationsgefahr verbunden, so dass für diese Patientengruppe die gleichen Regeln für eine RSI gelten wie für normalgewichtige Patienten [29]. Da morbid adipöse Patienten eine signifikant geringere funktionelle Residualkapazität aufweisen und trotz ausreichender Präoxygenierung bei Nichtbeatmung viel schneller desoxygenieren sollte eine Rapid-Sequenz-Induction ohne Zwischenbeatmung nur bei Patienten mit regelmäßigem Reflux oder fehlender Nüchternheit durchgeführt werden. Ein Krikoiddruck ist hierbei nicht sinnvoll. Unbedingt sollte eine Narkoseeinleitung bei morbid adipösen Patienten zusätzlich zu einer Ramped-Position des Kopfes aber immer in einer 25–30° Anti-Trendelenburg-Lagerung durchgeführt werden. In dieser Position sinken die abdominellen Fettmassen fußwärts, der intraabdominelle Druck nimmt ab, das Risiko von Reflux reduziert sich, durch den geringeren Druck auf die Zwerchfelle nimmt die funktionelle Residualkapazität zu und durch die Fußwärtsverlagerung der thorakalen Fettmassen wird die Intubation mit einem konventionellen Laryngoskopgriff einfacher.

Intubation

Daten legen nahe, dass schwierige Maskenbeatmungen und schwierige Intubationen bei stark adipösen Patienten häufiger vorkommen als bei Normalgewichtigen [30]. Insgesamt ist Übergewicht jedoch nur ein schwacher Indikator für das Vorliegen einer schwierigen Intubation. Nach Erlöschen des Lidreflexes sollte der Patient sofort (!!) relaxiert werden, ohne dass zuvor die Möglichkeit einer Maskenbeatmung überprüft wurde. Das Dogma, dass eine Relaxierung erst nach Sicherstellung der Beatmung erfolgen soll, ist ein überholtes Relikt aus alter Zeit [31,32]. Die sofortige Relaxierung führt bei vielen morbid Adipösen erst dazu, dass eine Maskenbeatmung suffizient durchführbar ist und der Patient keine Hypoxie erleidet. Gelingt die Intubation mittels direkter Laryngoskopie nicht auf Anhieb, sollte die Maskenbeatmung fortgeführt und ein zweiter Intubationsversuch sofort mit einem Videolaryngoskop durchgeführt werden. Eine Videolaryngoskopie führt bei den meisten morbid adipösen Patienten zu guten Sichtverhältnissen für eine Intubation [33]. Eine wach, bronchoskopische Intubation morbid adipöser Patienten ist nur in seltenen Ausnahmefällen erforderlich. Bei Unmöglichkeit der konventionellen oder videolaryngoskopischen Intubation und Maskenbeatmung sollte nach dem selben Algorythmus wie beim Normalgewichtigen verfahren werden.

Medikamentendosierungen in der Anästhesie bei Patienten mit morbider Adipositas

Bei Patienten mit morbider Adipositas ist auf Grund einer veränderten Clearance und einem veränderten Verteilungsvolumen die Dosierung vieler, in der Anästhesie verwendeten, Medikamente verändert. Überraschender Weise ist trotz der immer weiter steigenden Anzahl an Patienten mit morbider Adipositas die Datenlage für eine korrekte Medikamentendosierung bei dieser Patientengruppe erschreckend gering [34]. So gibt es z.B. für Succinylcholin eine, für nicht-depolasisierende Muskelrelaxantien neun, für Antibiotika fünf und für Opiate zwei Studien mit klinischen Endpunkten bei morbid adipösen Patienten [34]. Dosierungsempfehlungen für die am häufigsten in der Anästhesie verwendeten Medikamente finden sich in Tabelle 4.

Daten, die den Einfluss einer morbiden Adipositas auf MAC-Werte von volatilen Anästhetika untersuchen, existieren quasi nicht. Nur in einer Studie wurde der Einfluss einer morbiden Adipositas auf den MAC mit einem BIS-Wert <50 untersucht [38]. Hier fand sich ein signifikant höherer MAC-Wert bei morbid adipösen Patienten. Bei der klinischen Wirkdauer von volatilen Anästhetika gibt es bei morbid adipösen Patienten signifikante Unterschiede zwischen den einzelnen Narkosegasen [39]. Im Vergleich zu einer Sevofluranänästhesie vergeht eine signifikant geringere Zeit bis morbid adipöse Patienten nach

Tabelle 4

Dosierungsempfehlungen für in der Anästhesie verwendete Medikamente für Patienten mit morbider Adipositas [34–37].

Definitionen:
TBW: absolutes aktuelles Körpergewicht
IBW: ideales Körpergewicht (22 x (Körpergröße in Metern)^2
LBW: Lean body weight (mit speziellen Geräten messen oder berechnen nach den untenstehenden Formeln oder mit einer Calculator (http://www.medcalc.com/body.html oder ‚Lean body mass Calculator' als App)
(bei Frauen = 1,07 x TBW – 0,0148 x BMI x TBW);
(bei Männern = 1,10 x TBW – 0,0128 x BMI x TBW)

Medikament	Dosierung nach …
Propofol	TBW
Remifentanil	IBW oder LBW
Fentanyl	IBW oder LBW
Sufentanil	TBW
Rocuronium	IBW
Vecuronium	IBW
Atracurium	IBW
Mivacurium	TBW
Succinylcholin	TBW
Neostigmin	TBW (es liegen keine Untersuchungen vor)
Sugammadex	IBW oder IBW+40 ?

einer Desflurananästhesie 1. auf Aufforderungen die Augen öffnen, 2. auf Aufforderung die Hand drücken und 3. extubationsfähig sind [39].

Narkoseführung und -ausleitung

Prinzipiell können Substanzen, die zur Allgemeinanästhesie eines Normalgewichtigen genutzt werden, auch bei Patienten mit morbider Adipositas verwendet werden. Es sollten jedoch überwiegend Substanzen mit kurzer Halbwertszeit und geringer Fettlöslichkeit zur Anwendung kommen. Zur Aufrechterhaltung der Anästhesie ist bei morbid adipösen Patienten auf Grund der besseren Steuerbarkeit eine inhalative Anästhesie mit Desfluran zu bevorzugen [39]. Sollte eine intravenöse Anästhesie erforderlich sein muss bedacht werden, dass für die Aufrechterhaltung der Anästhesie eine Dosierung des Propofols anhand des absoluten Körpergewichts erforderlich ist um eine intraoperative Awareness zu vermeiden [34,36]. Eine Adipositas ist ein unabhängiger Risikofaktor für das Erleiden einer Awareness [40]. Um Awareness bzw. Überdosierungen während einer solchen Popofol-TIVA zu vermeiden, kann ein intraoperatives EEG-Monitoring genutzt werden. Vor Extubation sollte die TOF-Ratio >0,9 sein, um postoperative Komplikationen aufgrund von Restrelaxierung zu vermeiden. Bei einer vorhandenen Restlaxierung sollte entweder mit Neostigmin antagonisiert oder nach Rocuroniumgabe mittels Gabe von Sugammadex reversiert werden. Zur Verbesserung der pulmonalen Funktion sollten die Patienten mit morbider Adipositas in sitzender Position extubiert werden und zuvor ein Recruitmentmanöver durchgeführt werden.

Regionalanästhesie bei Patienten mit morbider Adipositas

Bei Patienten mit morbider Adipositas ist die Durchführung von zentralen und peripheren Regionalanästhesien durch die spezielle Anatomie erschwert. Zur Erleichterung der Durchführung einer peripheren Regionalanästhesie sollte diese schon initial unter sonographischer Kontrolle erfolgen. Die Sonographie kann auch bei Epidural- oder Spinalanästhesien in dieser Patientengruppe hilfreich sein, da bei einigen, aber nicht bei allen morbid adipösen Patienten mittels Ultraschall die Tiefe des Epiduralraums und der Dura mater bestimmt werden kann. Bei rückenmarksnahen Regionalanästhesien ist zu berücksichtigen, dass Patienten mit morbider Adipositas ein kleineres epidurales Volumen im Vergleich zu normalgewichtigen Patienten und ein kleineres lumbales Liquorvolumen aufweisen. Speziell bei der Spinalanästhesie zur Sectio caesarea wird z.Zt. jedoch keine Reduktion der Lokalanästhetikadosis bei morbider Adipositas empfohlen [41]. Die Vorteile einer Regionalanästhesie bei Patienten mit morbider Adipositas sind u.a. eine bessere postoperative Schmerztherapie, eine frühere Mobilisation, die Reduktion opiat-bedingter Nebenwirkungen, die Verbesserung der respiratorischen Situation insbesondere bei Patienten mit OSAS und ggf. die Vermeidung von Situationen mit schwierigem Atemweg. Nachteile einer Regionalanästhesie bei morbid adipösen Patienten sind die schwierigere technische Durchführung der Regionalanästhesie und ggf. ein erhöhtes Infektionsrisiko z.B. durch einen Diabetes mellitus oder große Hautfalten.

Intensivmedizin bei Patienten mit morbider Adipositas

Beatmung

Auf die Besonderheiten der Lungenphysiologie und des Atemwegsmanagements bei Patienten mit morbider Adipositas wurde schon zuvor eingegangen. Es sollte berücksichtigt werden, dass die Inzidenz einer schwierigen Intubation von morbid adipösen Patienten mit lebensgefährlichen Komplikationen auf der Intensivstation ca. 20 Mal häufiger ist als während einer Narkoseeinleitung [42]. Aus diesem Grund müssen ins Besonderes auf der Intensivstation Vorkehrungen getroffen werden, um solche Intubationsschwierigkeiten zu vermeiden oder zu beherrschen (Tab. 5)

Während in der aktuellen internationalen Leitlinie zur Behandlung des ARDS nicht speziell auf die Behandlung von Patienten mit morbider Adipositas eingegangen wird [46], gehen die neuen deutschen Leitlinien zur invasiven Beatmung auch auf die Beatmung von adipösen Patienten ein [47]. Bei der Empfehlung bei der invasiven Beatmung von Patienten mit ARDS den end-inspiratorischen Atemwegsdruck (Pinsp) ≤30 cm H_2O zu halten wird ergänzt, dass unter bestimmten Umständen ein höherer Pplat (bei vergleichbarem transpulmonalem Druck) generell angestrebt werden darf [47]. Bei adipösen Patienten kann deswegen gegebenenfalls ein höherer endinspiratorischer Druck bis zu 35 cm H_2O notwendig werden. Während pathophysiologische Überlegungen dies zu rechtfertigen scheinen, da der transpulmonale Druck unter diesen Umständen reduziert sein kann, existieren keine prospektiv randomisierten Studien, welche die Unbedenklichkeit eines solchen Vorgehens belegen [48]. Bei adipösen Patienten mit ARDS ist gelegentlich auch eine Bauchlagerung erforderlich und kann zu einer deutlichen Verbesserung des Gasaustausches führen [49]. In einer einzelnen Untersuchung wurde jedoch auch von einem häufigeren Auftreten einer sklerosierenden Cholangitis nach Bauchlagerung von adipösen Patienten berichtet [50]. Auch Nierenversagen und eine hypoxische Hepatitis wurde nach

Tabelle 5
Atemwegsmanagement für morbid adipöse Intensivpatienten [42–45].

Maßnahmen zum schwierigen Atemwegsmanagement bei adipösen Intensivpatienten
Regelmäßige Schulungen des Personals im Atemwegsmanagement
Notfallwagen für das schwierige Atemwegsmanagement vorhalten
Kapnographie für Notfallsituationen vorhalten
Intubation mit einem Videolaryngoskop als Standard
Bronchoskop vorhalten
Notfalltechniken für den operativen Atemweg sollten trainiert werden und entsprechende Materialien vorrätig sein
Umintubationen und Trachealkanülenwechsel sollten nur mit entsprechenden Wechselführungsstäben durchgeführt werden.

Bauchlagerung von Patienten mit überwiegender abdominaler Adipositas vermehrt beobachtet [51]. Die deutschen Leitlinien zur invasiven Beatmung berücksichtigen das im Rahmen der Empfehlung, dass bei Patienten mit abdomineller Adipositas bei längerdauernder Bauchlagerung die Nieren- und Leberfunktion engmaschig überwacht werden sollte [47]. Das wesentliche Problem der Bauchlagerung von stark adipösen Patienten ist aber häufig ein logistisches und pflegerisches, da entweder technische Hilfsmittel oder viel Personal für eine solche Lagerung erforderlich ist.

Sepsis

Bei übergewichtigen Patienten ist die Sepsismortalität im Vergleich zu Normalgewichtigen reduziert [52]. Bei den adipösen Patienten mit einem BMI >40 kg/m² fand sich in einer Studie kein Mortalitätsunterschied im Vergleich zu Normalgewichtigen [52], wobei davon auszugehen ist, dass diese Patienten mehr Begleiterkrankungen aufwiesen. Eine aktuelle Metaanalyse zeigte bei septischen Patienten mit morbider Adipositas keine Mortalitätsunterschiede im Vergleich zu Normalgewichtigen [53]. Als mögliche Erklärungen für protektive Effekte eines erhöhten Körpergewichts in der Sepsis werden u.a. genannt [54]:

1. Ein erhöhter Anteil an Fettgewebe ist mit einer erhöhten Aktivität des Renin-Angiotensin-Systems verbunden. Dies kann im Rahmen eines septischen Schocks zu einer hämodynamischen Stabilisierung und zu einer Reduktion des Volumenbedarfs führen.
2. Erhöhte Lipoproteinlevel und die erhöhte Menge an Fettgewebe können Lipopolysaccharide und Sepsismediatoren binden und inaktivieren.
3. Die erhöhte Menge an Fettgewebe kann eine metabolische Reserve in Rahmen der katabolen Phase darstellen.

In den aktuellen internationalen Sepsisleitlinien wird auf die Besonderheiten bei Patienten mit morbider Adipositas nicht eingegangen [55]. So fehlt z.B. bei der starken Empfehlung bei Sepsis-induzierter Hypoperfusion innerhalb der ersten 3 Stunden mindestens 30 ml/kg Kristalloide zu infundieren die Angabe ob sich die Dosierung 30 ml/kg auf das Idealgewicht, das Lean-Body-Weight oder das Absolutgewicht des Patienten bezieht. Je nach BMI des septischen Patienten kann dies ggf. eine Verdoppelung oder Verdreifachung der erforderlichen Flüssigkeitsmenge bedeuten.

Medikamentendosierungen in der Intensivmedizin bei morbider Adipositas

Faktoren wie z.B. die Körperzusammensetzung, der regionale Blutfluss und die Bindung an Plasmaproteine sind bei stark adipösen Intensivpatienten verändert, so dass auf Grund der Adipositas auch die Arzneimittelverteilung und ggf. auch der Arzneimittelabbau und die Ausscheidung beeinflusst wird. Diese Veränderungen in Kombination mit substanzspezifischen Eigenschaften der einzelnen Arzneimittel machen die Dosierung von Medikamenten bei stark adipösen Intensivpatienten schwierig. Z.T. gibt es für einzelne Medikamente nur unzureichende oder widersprüchliche Daten bzgl. der Dosierung bei morbid adipösen Intensivpatienten. Trotz der oft schwierigen Evidenzlage werden Dosierungsempfehlungen für die wichtigsten auf der Intensivstation benutzten Medikamente (mit Ausnahme der schon in Tabelle 4 aufgeführten Substanzen) in Tabelle 6 zusammengefasst.

Tabelle 6
Dosierungsempfehlungen intensivmedizinisch verwendete Medikamente für Patienten mit morbider Adipositas [34,35,56–59].

Definitionen:
TBW: absolutes aktuelles Körpergewicht
IBW: ideales Körpergewicht (22 x (Körpergröße in Metern)²
LBW: Lean body weight.

Medikament	Dosierung nach:	Drugmonitoring
Antibiotika und Antimykotika		
β-Lactam-Antibiotika	IBW + 0.3 (TBW – IBW)	Drugmonitoring
Carbapeneme	Oberer empfohlener Dosierung	Drugmonitoring
Vancomycin	TBW	Drugmonitoring
Ciprofloxacin	IBW + 0,45 x (TBW – IBW)	
Amphotericin B	TBW	
Fluconazol	TBW	
Antiarrhythmika		
β-Blocker	Initial nach IBW, dann nach klinischer Wirkung	
Amiodaron	Unklar, keine sichere Datenlage	Drugmonitoring
Verapamil	Initial nach IBW, dann nach klinischer Wirkung	
Diltiazem	Initial nach IBW, dann nach klinischer Wirkung	
Digoxin	IBW	Drugmonitoring
Katecholamine	Nach klinischer Wirkung	
Antikoagulantien		
Argatroban	Initial nach TBW danach aPTT-gesteuert	
Heparin	Dosierung nach aPTT	
Dalteparin	IBW + 0.4 (TBW – IBW)	
Enoxaparin	LBW	Steuerung nach Anti-Xa-Spiegeln
Nadroparin	LBW	Steuerung nach Anti-Xa-Spiegeln
Certoparin	keine publizierten Untersuchungen vorhanden	Steuerung nach Anti-Xa-Spiegeln
Verschiedene andere Medikamente		
Kortikosteroide	IBW	
Phenytoin	IBW und Drugmonitoring	Drugmonitoring
Thrombolytica	TBW mit oberer Schwellendosis	

Literatur

1. Mensink GB, Schienkiewitz A, Haftenberger M et al: Übergewicht und Adipositas in Deutschland: Ergebnisse der Studie zur Gesundheit Erwachsener in Deutschland (DEGS1). Bundesgesundheitsblatt Gesundheitsforschung Gesundheitsschutz 2013;56:786–794
2. Rosenberg K: Gastric Bypass Surgery has Long-Term Health Benefits. Am J Nurs 2018;118:56
3. Adams TD, Davidson LE, Litwin SE, et al: Health benefits of gastric bypass surgery after 6 years. JAMA 2012;308:1122–1131
4. Dixon JB, Schachter LM, O'Brien PE, et al: Surgical vs conventional therapy for weight loss treatment of obstructive sleep apnea: a randomized controlled trial. JAMA 2012;308:1142–1149
5. Neovius M, Narbro K, Keating C, et al: Health care use during 20 years following bariatric surgery. JAMA 2012;308:1132–1141
6. Dietrich A, Aberle J, Wirth A, et al: Adipositas und Therapie metabolischer Erkrankungen. Dtsch Arztebl 2018;115:705–711
7. Flegal KM, Kit BK, Orpana H, et al: Association of all-cause mortality with overweight and obesity using standard body mass index categories: a systematic review and meta-analysis. JAMA 2013;309:71–82
8. Khan SS, Ning H, Wilkins JT, et al: Association of Body Mass Index With Lifetime Risk of Cardiovascular Disease and Compression of Morbidity. JAMA Cardiol 2018;3:280–287
9. Kiraly L, Hurt RT, Van Way CW, 3rd: The outcomes of obese patients in critical care. JPEN J Parenter Enteral Nutr 2011;35:29S–35S
10. Sood A, Abdollah F, Sammon JD, et al: The Effect of Body Mass Index on Perioperative Outcomes After Major Surgery: Results from the National Surgical Quality Improvement Program (ACS-NSQIP) 2005-2011. World J Surg 2015;39:2376–2385
11. Tjeertes EK, Hoeks SE, Beks SB, et al: Obesity – a risk factor for postoperative complications in general surgery? BMC Anesthesiol 2015;15:112
12. Galyfos G, Geropapas GI, Kerasidis S, et al: The effect of body mass index on major outcomes after vascular surgery. J Vasc Surg 2017;65:1193–1207
13. Abawi M, Rozemeijer R, Agostoni P, et al: Effect of body mass index on clinical outcome and all-cause mortality in patients undergoing transcatheter aortic valve implantation. Neth Heart J 2017;25:498–509
14. Mariscalco G, Wozniak MJ, Dawson AG, et al: Body Mass Index and Mortality Among Adults Undergoing Cardiac Surgery: A Nationwide Study With a Systematic Review and Meta-Analysis. Circulation 2017;135:850–863
15. Janice P, Shaffer R, Sinno Z, et al: The obesity paradox in ICU patients. Conf Proc IEEE Eng Med Biol Soc 2017;2017:3360–3364
16. Sakr Y, Alhussami I, Nanchal R, et al: Being Overweight Is Associated With Greater Survival in ICU Patients: Results From the Intensive Care Over Nations Audit. Crit Care Med 2015;43:2623–2632
17. Salome CM, King GG, Berend N: Physiology of obesity and effects on lung function. J Appl Physiol (1985) 2010;108:206–211
18. Powers MA: The obesity hypoventilation syndrome. Respir Care 2008;53:1723–1730
19. Pedoto A: Lung physiology and obesity: anesthetic implications for thoracic procedures. Anesthesiol Res Pract 2012;154208
20. Members of the Working P, Nightingale CE, Margarson MP, et al: Perioperative management of the obese surgical patient 2015: Association of Anaesthetists of Great Britain and Ireland Society for Obesity and Bariatric Anaesthesia. Anaesthesia 2015;70:859–876
21. Thorell A, MacCormick AD, Awad S, et al: Guidelines for Perioperative Care in Bariatric Surgery: Enhanced Recovery After Surgery (ERAS) Society Recommendations. World J Surg 2016;40:2065–2083
22. Deutsche Gesellschaft für Anästhesiologie und Intensivmedizin, Deutsche Gesellschaft für Chirurgie, Medizin DGfrI. Präoperative Evaluation erwachsener Patienten vor elektiven, nicht herz-thoraxchirurgischen Eingriffen. Anasthesiologie, Intensivmedizin, Notfallmedizin, Schmerztherapie : AINS 2017;52:446–462
23. Fleisher LA, Fleischmann KE, Auerbach AD, et al: 2014 ACC/AHA guideline on perioperative cardiovascular evaluation and management of patients undergoing noncardiac surgery: executive summary: a report of the American College of Cardiology/American Heart Association Task Force on Practice Guidelines. Circulation 2014;130:2215–2245
24. Kristensen SD, Knuuti J, Saraste A, et al: 2014 ESC/ESA Guidelines on non-cardiac surgery: cardiovascular assessment and management: The Joint Task Force on non-cardiac surgery: cardiovascular assessment and management of the European Society of Cardiology (ESC) and the European Society of Anaesthesiology (ESA). Eur J Anaesthesiol 2014;31:517–573
25. Chung F, Yegneswaran B, Liao P, et al: STOP questionnaire: a tool to screen patients for obstructive sleep apnea. Anesthesiology 2008;108:812–821
26. de Raaff CAL, de Vries N, van Wagensveld BA: Obstructive sleep apnea and bariatric surgical guidelines: summary and update. Curr Opin Anaesthesiol 2018;31:104–109
27. Simon P, Pietsch UC, Oesemann R, et al: Preoperative fasting period of fluids in bariatric surgery. Anaesthesist 2017;66:500–505
28. Mahajan V, Hashmi J, Singh R, et al: Comparative evaluation of gastric pH and volume in morbidly obese and lean patients undergoing elective surgery and effect of aspiration prophylaxis. J Clin Anesth 2015;27:396–400
29. Wadhwa A, Singh PM, Sinha A: Airway management in patients with morbid obesity. Int Anesthesiol Clin 2013;51:26–40
30. Cullen A, Ferguson A: Perioperative management of the severely obese patient: a selective pathophysiological review. Can J Anaesth 2012;59:974–996
31. Pennant JH, Joshi GP: Traditions, dogmas and myths in anesthesia practice. 2009;73(4):10. ASA Newsletter 2009;73:10
32. Byhahn C, Dorges V, Graf BM: Mask ventilation before relaxation. From dogma to individuality. Anaesthesist 2012;61:397–398
33. Gaszynski T: Clinical experience with the C-Mac videolaryngoscope in morbidly obese patients. Anaesthesiol Intensive Ther 2014;46:14–16
34. Hussain Z, Curtain C, Mirkazemi C, et al: Peri-operative medication dosing in adult obese elective surgical patients: a systematic review of clinical studies. Clin Drug Investig 2018;38:673–693
35. Vaughns JD, Ziesenitz V, van den Anker J: Clinical pharmacology of frequently used intravenous drugs during bariatric surgery in adolescents. Current Pharmaceutical Design 2015;21:5650–5659
36. Ingrande J, Lemmens H: Anesthetic pharmacology and the morbidly obese patient. Curr Anesthesiol Rep 2013;3:10–17
37. Ingrande J, Lemmens HJ: Dose adjustment of anaesthetics in the morbidly obese. Br J Anaesth 2010; 105 Suppl 1: i16–23
38. Zeidan A, Mazoit JX: Minimal alveolar concentration of sevoflurane for maintaining bispectral index below 50 in morbidly obese patients. Acta Anaesthesiol Scand 2013;57:474–479

39. Liu FD, Cherng Y, Chen S: Postoperative recovery after anesthesia in morbidly obese patients: a systematic review and meta-analysis of randomized controlled trials. Can J Anesth/J Can Anesth 2015;62:907–917
40. Pandit JJ, Andrade J, Bogod DG, et al: 5th National Audit Project (NAP5) on accidental awareness during general anaesthesia: summary of main findings and risk factors. Br J Anaesth 2014;113:549–559
41. Adam C, Standl T: Regionalanästhesie bei Patienten mit Adipositas. Was ist anders? Anasthesiologie, Intensivmedizin, Notfallmedizin, Schmerztherapie : AINS 2012;47:676–681
42. Kiss T, Bluth T, de Abreu MG: Perioperative complications of obese patients. Curr Opin Crit Care 2016;22:401–405
43. Aceto P, Perilli V, Modesti C, et al: Airway management in obese patients. Surg Obes Relat Dis 2013;9:809–815
44. Cook TM, Woodall N, Frerk C: Major complications of airway management in the UK: results of the Fourth National Audit Project of the Royal College of Anaesthetists and the Difficult Airway Society. Part 1: anaesthesia. Br J Anaesth 2011;106:617–631
45. Murphy C, Wong DT. Airway management and oxygenation in obese patients. Can J Anaesth 2013; 60: 929-945
46. Fan E, Del Sorbo L, Goligher EC et al: An Official American Thoracic Society/European Society of Intensive Care Medicine/Society of Critical Care Medicine Clinical Practice Guideline: Mechanical Ventilation in Adult Patients with Acute Respiratory Distress Syndrome. Am J Respir Crit Care Med 2017; 195: 1253-1263
47. AWMF. S3-Leitlinie Invasive Beatmung und Einsatz extrakorporaler Verfahren bei akuter respiratorischer Insuffizienz. 2017, https://www.awmf.org/
48. Sahetya SK, Brower RG: The promises and problems of transpulmonary pressure measurements in acute respiratory distress syndrome. Curr Opin Crit Care 2016;22:7–13
49. De Jong A, Molinari N, Sebbane M, et al: Feasibility and effectiveness of prone position in morbidly obese patients with ARDS: a case-control clinical study. Chest 2013;143:1554–1561
50. Weig T, Schubert MI, Gruener N, et al: Abdominal obesity and prolonged prone positioning increase risk of developing sclerosing cholangitis in critically ill patients with influenza A-associated ARDS. Eur J Med Res 2012;17:30
51. Weig T, Janitza S, Zoller M, et al: Influence of abdominal obesity on multiorgan dysfunction and mortality in acute respiratory distress syndrome patients treated with prone positioning. J Crit Care 2014;29:557–561
52. Pepper DJ, Sun J, Welsh J, et al: Increased body mass index and adjusted mortality in ICU patients with sepsis or septic shock: a systematic review and meta-analysis. Crit Care 2016;20:181
53. Wang S, Liu X, Chen Q, et al: The role of increased body mass index in outcomes of sepsis: a systematic review and meta-analysis. BMC Anesthesiol 2017;17:118
54. Wacharasint P, Boyd JH, Russell JA, et al: One size does not fit all in severe infection: obesity alters outcome, susceptibility, treatment, and inflammatory response. Crit Care 2013;17:R122
55. Rhodes A, Evans LE, Alhazzani W, et al: Surviving Sepsis Campaign: International Guidelines for Management of Sepsis and Septic Shock: 2016. Intensive Care Med 2017;43:304–377
56. Erstad BL: Dosing of medications in morbidly obese patients in the intensive care unit setting. Intensive Care Med 2004;30:18–32
57. Barras M, Legg A: Drug dosing in obese adults. Aust Prescr 2017;40:189–193
58. Bone HG, Freyhoff J, Utech M: The obese patient in the intensive care unit – what is different?. Anasthesiologie, Intensivmedizin, Notfallmedizin, Schmerztherapie: AINS 2014;49:288–296
59. Alobaid AS, Hites M, Lipman J, et al: Effect of obesity on the pharmacokinetics of antimicrobials in critically ill patients: A structured review. Int J Antimicrob Agents 2016;47:259–268.

Die Myopathie beim Intensivpatienten
ICU-Acquired Weakness

K. Fuest · M. Blobner

Zusammenfassung

Bei kritisch kranken Patienten auf der Intensivstation führt eine erworbene Muskelschwäche sowie das post-intensive-care-syndrom (PCIS) zu einer langfristigen Beeinträchtigung von Lebensqualität und funktionellem Status nach Krankenhausentlassung. Per definitionem ist die erworbene Muskelschwäche auf der Intensivstation jede neu aufgetretene Myopathie (CIM) oder Polyneuropathie (CIP), für die es keine weitere medizinische Erklärung gibt. Beide Formen werden unter dem Terminus der ICU-acquired muscle weakness zusammengefasst (ICUAW).

Die Diagnose wird häufig primär klinisch wegen schwieriger Entwöhnung vom Beatmungsgerät (Weaningversagen) gestellt. Das charakteristische Symptom ist eine symmetrische Muskelschwäche der Extremitäten. Elektromyographie und Neurographie unterstützen den Ausschluss weiterer Pathologien.

Bekannte beeinflussende Faktoren sind eine systemische Inflammation/Sepsis mit Störung der Mikrozirkulation, Verweildauer auf der Intensivstation und Krankheitsschwere, Hyperglykämien und parenterale Ernährung sowie Immobilität.

Eine kausale Therapie besteht nicht, wobei die Rolle der Satellitenzellen als Reparaturmechanismus derzeit einen interessanten wissenschaftlichen Ansatz darstellt. Aktive Mobilisierung sowie multidisziplinäre Rehabilitationskonzepte scheinen die Langzeitprognose verbessern zu können und sollten frühestmöglich eingesetzt werden.

Schlüsselwörter: ICU-acquired-weakness – Critical-illness Polyneuropathie – Frühmobilisierung – Multiorganversagen

Summary

Muscle wasting and weakness in critical – ill patients severely affect long-term quality of life and functional independency, which is known as ICU acquired – weakness and post-intensive care syndrome. ICUAW is defined as a newly occurred myopathy or polyneuropathy without explainable reason.

Difficult weaning from the respirator or obvious weakness of upper or lower extremities often lead to initial assessment and diagnosis at first. Electromyography and neurography support in differentiating further diagnoses.

Many influencing factors must be taken into account when assessing ICUAW such as sepsis and septic shock with deterioration of microcirculation, severe illness with extended length of stay in ICU, hyperglycemia and metabolic alterations, artificial nutrition as well as immobilization.

There is no specific therapy available at the time, although there is an interesting scientific approach towards satellite cells as muscle regeneration and repair mechanism. Active mobilization embedded in a multidisciplinary framework for rehabilitation seems to have positive effects on long-term outcome and should be implemented early and intensively during in critical-ill patients.

Keywords: Icu-Acquired Weakness – Post-Intensive-Care Syndrome – Critical-Illness – Early Mobilization

Kernaussagen

Jede auf der Intensivstation neu aufgetretene Myopathie (CIM) oder Polyneuropathie (CIP), die nicht anderweitig erklärt werden kann, wird als erworbene Muskelschwäche benannt und wird unter dem Begriff der ICU-acquired muscle weakness zusammengefasst (ICUAW).

Faktoren die eine ICUAW begünstigen sind Störungen der Mikrozirkulation, metabolische Veränderungen, Störungen der zellulären Elektrophysiologie und der zellulären Energiebereitstellung.

Eine kausale Therapie ist derzeit nicht möglich, jedoch verbessern frühzeitige aktive Mobilisierung und Frührehabilitation schon auf der Intensivstation signifikant die Prognose aller kritisch kranker Patienten.

Einleitung

Durch technischen und medizinische Fortschritt ist die Zahl der Patienten, die einen intensivstationären Aufenthalt überleben, weltweit deutlich gestiegen [1]. Seit den 1980er Jahren werden in Deutschland kontinuierlich mehr Patienten auf mehr als 1.200 Intensivstationen, in zunehmend höheren Altersstufen, mit steigendem Einsatz von Organersatzverfahren sowie künstlicher Beatmung, behandelt [2]. Rehabilitationsmaßnahmen, sowie Lebensqualität nach einer schweren Erkrankung sind dadurch in den Fokus gerückt. Verschiedene Arbeitsgruppen konnten zeigen, dass sowohl kognitive Funktionen als auch funktionelle Unabhängigkeit und physischer Status nach einem Jahr nach Intensivaufenthalt gravierend eingeschränkt sind [3]. Dies betrifft Patienten, aber auch deren Angehörige im gleichen Maße. In einer Arbeit von Hodgson et. al waren 6 Monate nach einer schweren Erkrankung mit intensivstationärem Aufenthalt 50% der Patienten in ihrer kognitiven oder physischen Funktion beeinträchtigt, 20% zeigten Symptome von

Angst, Depression oder posttraumatischer Belastung [1]. Herridge und Kollegen zeigten, dass Patienten während des Krankenhausaufenthaltes fast 20% ihres Gewichts verloren hatten und auch ein Jahr nach dem Intensivaufenthalt die Sechs-Minuten-Gehstrecke zwar steigern, aber ihre Ausgangsfunktion nicht erreichen konnten [4]. Die Beeinträchtigungen hielten bei Patienten nach schwerem Lungenversagen (ARDS) auch 5 Jahre nach der Erkrankung noch an [5].

Ebenfalls zeigte sich in einer allgemeinen Gesundheitsüberprüfung mit 36 Items (u.a. Lungenfunktion, soziale Faktoren, Muskelfunktion) bei 109 Patienten eine erhebliche Abweichung vom Durchschnitt (General Health Survey 25 vs. 84) nach einem Jahr nach Intensivstationsbehandlung [4]. Nur 50% der Patienten konnten ein Jahr nach Intensivtherapie zur Arbeit zurückkehren, was zusätzlich sozio-ökonomisch ein großes Problem darstellt [6].

Persistierende Muskelschwäche wurde von allen Patienten als das führende Problem berichtet, das unter dem Begriff der ICU-acquired weakness (ICUAW) zusammengefasst wird. Diese kann in den oberen oder unteren Extremitäten auftreten und ebenfalls das Zwerchfell und die Atemmuskulatur betreffen. Die Inzidenz variiert je nach Studie und Intensivstation zwischen 20–50% und scheint in ihrem Einfluss bisher unterschätzt worden zu sein [7–9]. Die höchsten Raten finden sich bei Patienten mit Sepsis, insbesondere bei Multiorganversagen und septischem Schock [10].

Risikofaktoren und Pathophysiologie

Der Zusammenhang zwischen schwerer Sepsis mit Multiorganversagen und der Entwicklung einer ICUAW konnte in mehreren Arbeiten gesichert werden [7,10,11]. Es besteht dazu ferner eine Korrelation zwischen APACHE II Score (Acute Physiology and Chronic Health Evaluation II score) als Zeichen der Krankheitsschwere in der Sepsis. Dies wurde in einer aktuell publizierten Metaanalyse nochmals bestätigt. Ebenso scheinen Hyperglykämien mit erschwerter Blutzuckereinstellung ein erhöhtes Risiko für die Entwicklung einer ICUAW darzustellen und eine strengere Blutzuckerkontrolle in Bezug auf diese vorteilhaft zu sein [12,13]. Dies steht zudem im Zusammenhang mit parenteraler Ernährung, die ebenfalls als Risikofaktor erkannt wurde [14]. Signifikante Zusammenhänge bestehen auch mit einigen Medikamenten während der Intensivtherapie, so unter anderem mit Noradrenalin und Aminoglykosiden [13,15]. Die Rolle von Muskelrelaxanzien und Kortikosteroiden wurde in der Vergangenheit dagegen neu bewertet. Wilcox verurteilt die Ablehnung von Muskelrelaxanzien in der Intensivtherapie als historisch und von niedriger Qualität und argumentiert, dass ihr deutlich reduzierter Einsatz in der modernen Intensivmedizin nicht zu einem Rückgang der ICUAW geführt habe und der Effekt eher auf lange Beatmungszeiten zurückzuführen sei [16]. In der bereits erwähnten Metaanalyse aus dem Jahr 2018 werden Muskelrelaxanzien weiterhin als signifikanter Einflussfaktor aufgeführt (OR, 2.03; 95%CI, 1.22–3.40), ohne dass die detaillierten Daten zum jetzigen Zeitpunkt eingesehen werden können [13].

Es besteht ein erhöhtes Risiko für Frauen eine ICUAW zu bekommen, wobei bisher unklar ist, ob dies an der durchschnittlich niedrigeren Muskelmasse liegt [7]. Ebenfalls sind das Alter der Patienten sowie der funktionelle Status vor der Erkrankung von großer Relevanz. Alte Menschen haben ein höheres Risiko für ICUAW und sind durch Muskelverlust in größerem Ausmaß gefährdet. Der Begriff der „Frailty" als Terminus für altersbedingte Abnahme der Belastbarkeit und Muskelkraft ist in diesem Zusammenhang in den Fokus gerückt. Eine große Studie der Europäischen Gesellschaft für Intensivmedizin (ESICM) konnte zeigen, dass Frailty als Maßstab für den funktionellen Status des alten Patienten vor dem Intensivaufenthalt mit dem Outcome korreliert [17,18].

In Abbildung 1 sind die aufgeführten Risikofaktoren nochmals dargestellt. Alle statistisch identifizierbaren Einflussfaktoren lassen Rückschlüsse auf mögliche pathophysiologische Me-

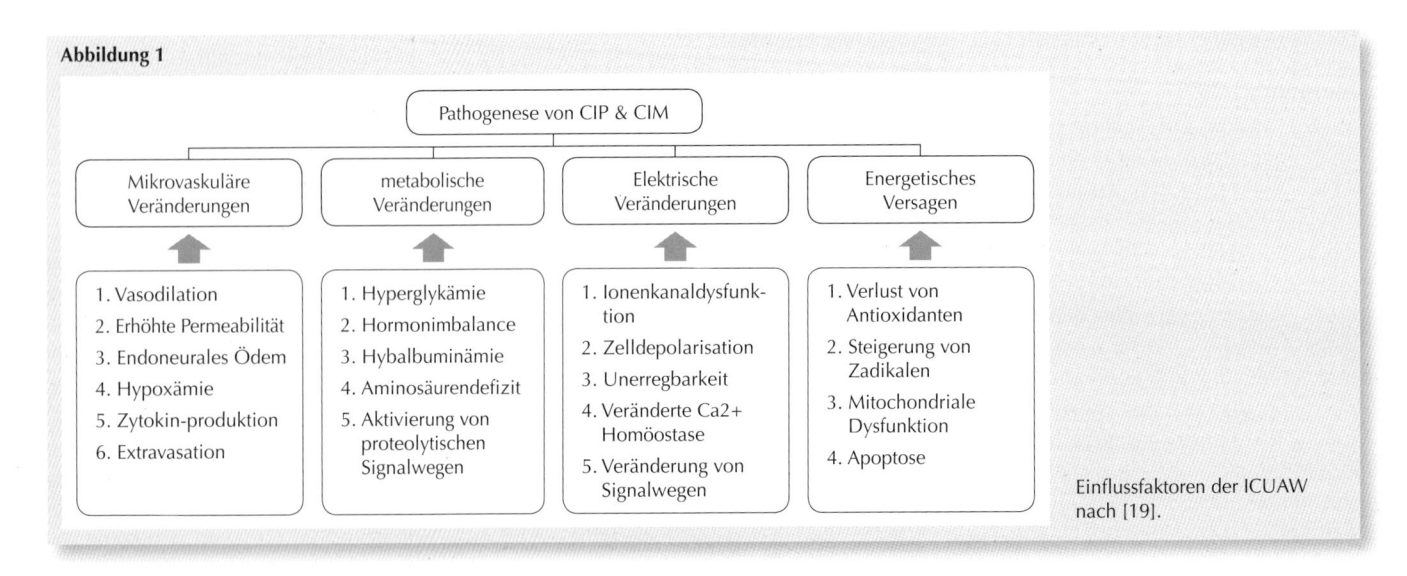

Abbildung 1

Pathogenese von CIP & CIM

Mikrovaskuläre Veränderungen	metabolische Veränderungen	Elektrische Veränderungen	Energetisches Versagen
1. Vasodilation 2. Erhöhte Permeabilität 3. Endoneurales Ödem 4. Hypoxämie 5. Zytokin-produktion 6. Extravasation	1. Hyperglykämie 2. Hormonimbalance 3. Hybalbuminämie 4. Aminosäurendefizit 5. Aktivierung von proteolytischen Signalwegen	1. Ionenkanaldysfunktion 2. Zelldepolarisation 3. Unerregbarkeit 4. Veränderte Ca2+ Homöostase 5. Veränderung von Signalwegen	1. Verlust von Antioxidanten 2. Steigerung von Zadikalen 3. Mitochondriale Dysfunktion 4. Apoptose

Einflussfaktoren der ICUAW nach [19].

chanismen zu, die in ihrer Gesamtheit noch ungeklärt sind und in jedem Fall als multifaktoriell zu betrachten sind.

Bei Intensivpatienten bestehen häufig komplexe Erkrankungsbilder mit vielfältigen therapie-assoziierten Einflussfaktoren. Proinflammatorische Moleküle korrelieren mit der Muskelschädigung und scheinen der wichtigste Einflussfaktor für eine ICU-AW bei kritisch kranken Patienten mit Sepsis zu sein. So konnte Witteveen in einer Arbeit aus dem Jahr 2017 zeigen, dass bei Patienten mit ICUAW deutlich erhöhte Plasmaspiegel von Interleukin -6,-8,-10 sowie Fraktalkin (Chemokin) vorlagen [11]. In einem sehr empfehlenswerten Review aus Physiological Reviews aus dem Jahre 2015 beschreiben Friedrich et al. ausführlich alle pathophysiologischen Einflussfaktoren sowie Signalkaskaden von Interleukinen, Tumornekrosefaktor und Sauerstoffradikalen, die durch Hemmung der Proteinsynthese und gesteigertem Abbau zu einer raschen Muskelatrophie führen [20].

Auch durch Immobilisation kommt es zu einem Abbau an Mechanosensoren, die konsekutiv zu einem Verlust von kontraktilen Proteinen wie Myosin und Myosin-assoziierten Proteinen führen. Die Synthese von dünnen Muskelfilamenten bleibt aber gleichzeitig erhalten, weshalb es zu einem komplexen Umbau des Muskels kommt. Dieser Mechanismus wurde lange als ursächlich für den Einfluss von Muskelrelaxanzien sowie Sepsis betrachtet, tritt aber in gleichem Maße auch bei Patienten ohne diese Faktoren auf [21].

Die bereits diskutierten Hyperglykämien scheinen einen unmittelbar toxischen Effekt auf periphere Nerven zu haben, wie dies bereits bei Patienten mit Diabetes mellitus und chronischer Polyneuropathie bekannt ist. Denselben Effekt hat eine längere parenterale Ernährung. So werden durch exzessive Zufuhr, insbesondere von Aminosäuren und Eiweißen, die körpereigenen Autophagie-Systeme gehemmt, die zerstörte Zellen sowie große Eiweißkomplexe beim Gesunden eliminieren und so die Qualität der Muskelzellen aufrechterhalten [14].

Einen weiteren eigenständigen Einfluss haben Natrium-Kanäle, die im Sinne einer Kanalopathie bei der ICUAW bzw. Critical-Illness Myopathie verändert sein können. Erste Hinweise darauf ergaben sich 1997 in klinischen Studien, als sich Muskeln bei kritisch- kranken Patienten in der akuten schweren Krankheitsphase elektrisch nicht erregen ließen [22]. Tierexperimentell konnte nachgewiesen werden, dass Natriumkanäle durch verlängerte Depolarisation bzw. Hyperpolarisation in einen Inaktivitätszustand übergehen. In der Folge werden juvenile Natriumkanäle re-exprimiert [23]. Dieser Effekt erklärt die Hypoexzitabilität in-vitro plausibel und scheint durch Tumornekrosefaktoren noch verstärkt werden zu können. In-vivo ist dieser Mechanismus allerdings nie bestätigt worden [20]. Dies gilt in gleichem Maße für einen postulierten „Circulating Depolarization Factor", der für die verlängerte Depolarisation von Transmembranproteinen und konsekutive Unerregbarkeit und Atrophie verantwortlich gemacht wurde. Dies konnte ebenfalls bei kritisch-kranken Patienten nicht nachgewiesen werden [24]. Weitere Forschungsfelder sind die mitochondriale Dysfunktion, die durch O_2-Radikale verursacht wird, veränderte Ca_2^+-Homöostase, gestörte neuromuskuläre Transmission durch veränderte Regulation der Acetylcholin-Rezeptoren sowie Störungen im ATP- Stoffwechsel [20]. Weiterhin treffen Signalwege, die für den septischen Patienten nachgewiesen werden konnten, nicht immer auf kritisch-kranke Patienten ohne septisches Krankheitsbild zu. Ebenso scheint es weitere Einflussfaktoren zu geben, die unabhängig von den bereits oben genannten bei allen Intensivpatienten unabhängig vom Krankheitsbild auftreten. Zusammenfassend ist die Pathogenese weiterhin nicht vollständig geklärt und in jedem Fall multifaktoriell.

Diagnose

Aus dem klinisch neurologischen Bild ergibt sich häufig der Verdacht auf eine ICUAW (Abb. 2). So präsentiert sich der Patient mit ICUAW in den meisten Fällen mit symmetrischen und schlafen Paresen der oberen und unteren Extremität, die häufig bereits nach einigen Tagen auftreten [26]. Auch ist ein Weaningversagen durch Beteiligung der Zwerchfellmuskulatur eine häufige klinische Manifestation der ICUAW [27,28]. Eine Arbeit aus dem Jahr 2015 konnte zeigen, dass bis zu 90% der Patienten mit ICUAW in einer Rehabilitationsklinik eine relevante Schluckstörung aufweisen [29]. Die Diagnose wird häufig verzögert gestellt, da oft die Therapie der Grunderkrankung im Vordergrund steht und auf Grund von Sedierung oder Beatmung erst spät ausführlich neurologisch untersucht wird. Nichtsdestotrotz ist eine neuaufgetretene Parese ein klinisch neurologischer Notfall, der unmittelbar eine differenzialdiagnostisch abgeklärt werden muss [26]. Zur Bewertung des Schwergrades ist der MRC-Score etabliert, der in vielfachen Untersuchungen als valide reliabel bewertet wurde [30–32]. Der MRC (Medical Research Council)-Score für Muskelkraft liegt zwischen einer Gesamtpunktzahl von 60 (normale Kraft) und 0 (totale Paralyse). Er setzt sich aus der Summe der Scores von den Muskeln der sechs großen Gelenke auf jeweils beiden Körperhälften zusammen; drei an der oberen (Hand-, Ellenbogen- und Schultergelenk) und drei an der unteren Extremität (Sprung- Knie- und Hüftgelenk). Die Muskelkraft wird von 0 bis 5 bewertet (Tab. 1).

Die MRC Scale <48 gilt als „signifikante" Schwäche, eine MRC Scale <30 als "schwere Muskelschwäche". Kritisiert wird jedoch, dass eine Aufteilung in 6 Kraftgrade schwierig zu differenzieren ist und insbesondere zwischen Grad 2 und 4 eine gewisse Unschärfe besteht. Beim sedierten und nicht kooperativen Patienten bestehen Schwierigkeiten in der Erhebung des Scores und die unterschiedlichen Ätiologien der ICUAW können durch einen klinischen Score nicht differenziert werden.

Grundsätzlich sollte zwischen Neuropathie (critical illness polyneuropathy, CIP) und Myopathie (critical illness myopathy, CIM) unterschieden werden. Beide können zum gleichen Zeitpunkt auftreten und sind klinisch und elektrophysiologisch nicht immer eindeutig gegeneinander abzugrenzen. So sind bei der CIP Zeichen einer Polyneuropathie nicht immer offensichtlich (ca. in 50%). Weiterhin ist die Schwäche der Muskulatur distal stärker ausgeprägt als proximal. Sensorische Ausfälle sind wesentlich seltener und treten erst später im Krankheitsverlauf auf, bei der CIM sind sie nicht vorhanden.

Abbildung 2

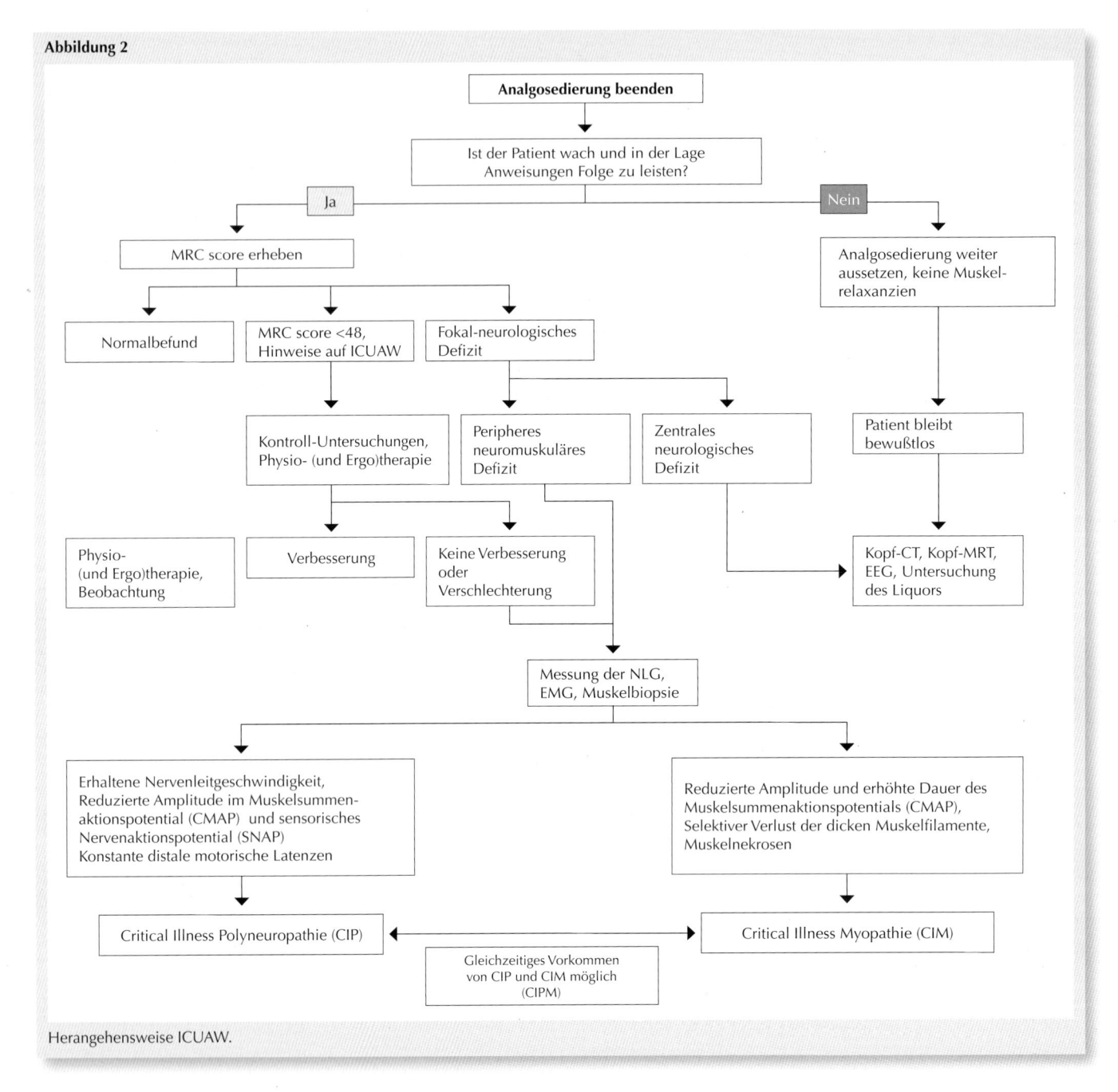

Herangehensweise ICUAW.

Bei einer CIM sind Muskeleigenreflexe häufig normal auslösbar, während dies für die CIP nur in der Initialphase der Erkrankung gilt und in der Folge häufig abgeschwächt ist. Die Schwäche zeigt sich hier eher in der oberen Extremität. Hirnnerven sind regelhaft nicht betroffen und sollten differenzialdiagnostisch abgeklärt werden [12].

Wichtige Differenzialdiagnosen sind die Exazerbation einer vorbestehenden neurologischen Erkrankung (zum Beispiel Myasthenia gravis/Multiple Sklerose) oder aber auch eine neu erworbene neuromuskuläre Erkrankung, in erster Linie ein Guillain-Barré Syndrom. Auch eine Viruserkrankung oder eine Autoimmunerkrankung (Vaskulitiden) müssen ausgeschlossen werden. Die Liquordiagnostik hilft fast immer die Differentialdiagnosen abzugrenzen [26]. Das Akronym MUSCLES fasst die möglichen Differenzialdiagnosen nochmal zusammen (Tab. 2).

Die ICUAW ist immer eine Ausschlussdiagnose. Die Unterscheidung in CIP und CIM ist vor allem von akademischem Interesse. Sie gelingt am ehesten durch weitere apparative Diagnostik, wie Elektromyographie, Elektroneurographie und direkte Muskelstimulation, für die nicht selten bei Intensivpatienten Kontraindikationen [12] oder andere Störfaktoren

Tabelle 1
MRC Skala.

Kraftgrade	MRC-Muscle Grading Scale
5	normal
4	Widerstand gegen moderaten Gegendruck möglich
3	Voller Bewegungsablauf gegen die Schwerkraft möglich. Falls eine Kontraktur im Gelenk vorliegt, erfolgt die Bewegung bis zu diesem Punkt
2	Gesamter Bewegungsablauf möglich
1	Hauch von Bewegung wird im Muskel gesehen oder getastet
0	keine Bewegung

Tabelle 2
Differenzialdiagnosen der CIP und CIM nach [33].

Differenzialdiagnosen mit dem Akronym „MUSCLES"
• **M–Medications:** Steroide, neuromuskuläre Blocker (z. B. Pancuronium o. Vecuronium), Zidovudin, Amiodaron
• **U–Undiagnosed neuromuscular disorder:** Myasthenie, Syndrom, inflammatorische Myopathie, mitochondriale Myopathie, saure Maltase-Defizit
• **S–Spinal cord disease:** Ischämie, Kompression, Trauma, Vaskulitis, Demyelinisierung
• **C–Critical illness myopathy, critical illness polyneuropathy**
• **L–Loss of muscle mass:** kachektische Myopathie, Rhabdomyolyse
• **E–Electrolyte disorders:** Hypokaliämie, Hypophosphatämie, Hypermagnesiämie
• **S–Systemic illness:** Porphyrie, AIDS, Vaskulitis, paraneoplastische Syndrome, toxische Erkrankungen

auf die Messung wie Elektrolytverschiebungen oder Medikamentenwirkungen bestehen. Die Elektroneurographie wird an peripheren Nerven oberflächennah durchgeführt und misst die Nervenleitgeschwindigkeit (NLG), das Summenaktionspotenzial des Muskels (CMAP: compound muscle action potential) sowie die Aktionspotenziale sensibler Nerven (SNAP: sensory nerve action potential) [34].

Bei der Elektromyographie wird eine Nadel unmittelbar in den Muskel eingestochen und der Patient aufgefordert den Muskel aktiv anzuspannen und wieder zu lösen. Gemessen werden Potenzialschwankungen, bei sich ausbreitender Depolarisation. Dies erfordert Kooperation und Verständnis, was bei kritisch kranken Patienten nicht immer gegeben ist. Aus diesem Grund ist die Elektromyographie auf der Intensivstation in den Hintergrund gerückt und die direkte Muskelstimulation und der Muskelultraschall werden vermehrt eingesetzt.

Hierbei wird der Muskel direkt oder indirekt stimuliert und die CMAP über eine Elektrode abgeleitet. Dies ermöglicht eine gute Unterscheidung von CIP und CIM und zeigt eine höhere Sensitivität im Vergleich zur Myographie (Tab. 3) [35].

Der Muskelultraschall war in den letzten Jahren von großem wissenschaftlichen Interesse, weil er ein einfaches und auf allen Intensivstationen vorhandenes Messverfahren ist. Faserveränderung und Schädigung können auch für den Ungeübten rasch gut abgebildet werden [37]. Eine kürzlich veröffentliche prospektive Observationsstudie von Witteveen zeigte jedoch, dass die 71 Patienten mit und ohne ICUAW mit Ultraschalltechniken kaum voneinander unterschieden werden konnten [38].

Muskelbiopsien als invasive Maßnahme ermöglichen eine histologische Diagnosesicherung, werden im klinischen Alltag jedoch kaum durchgeführt. Bei der CIP sieht man typischerweise eine axonale Degeneration ohne Zeichen der Demyelinisierung. Faseratrophie und eine myofibrilläre Desorganisation sowie Myosinverlust der dicken Filamente dominieren das Bild bei der CIM [39]. Zusätzlich zu den oben genannten Ätiologien ist die sogenannte „small fiber Neuropathie" in den Fokus gerückt, nachdem häufig Taubheitsgefühl, Parästhesien und neuropathische Schmerzen bei Patienten nach langem Intensivaufenthalt beobachtet wurden, die durch eine CIP nicht hinlänglich erklärt werden konnten. In Hautbiopsien dieser Patienten fanden sich geschädigte, nicht myelinisierte Nervenfasern. Ob der Pathomechanismus möglicherweise ein ähnlicher ist und dies als eine Unterform der ICUAW betrachtet werden könnte, muss jedoch erst in weiteren Untersuchungen bewiesen werden [40].

Langzeitprognose

Die Intensität und Länge der Muskelschwäche bei kritisch kranken Patienten differiert erheblich nach Entlassung aus dem Krankenhaus. Es ist bisher auch unklar, ob die Differenzierung in CIM und CIP in Bezug auf die Prognose unterschiedliche Vorhersagewerte hat, wobei die Tendenz zu einer besseren Prognose für Patienten mit CIM besteht. Eine Studie von Weber-Carstens und Kollegen fand bei insgesamt 53 Patienten mit ICUAW eine bessere Erholung bei Patienten mit CIM [41]. Dieselbe Arbeitsgruppe konnte in einer weiteren Arbeit eine signifikant bessere Erholung für Patienten mit CIM zeigen (insgesamt 27 Patienten, 55% Erholung bei CIM vs. 0% bei CIP) [42].

In einer weiteren Studie wurde bei 52 Patienten mit schwerer CIP ein höherer APACHE Score, längere Verweildauer auf der ICU sowie längere Beatmungszeiten beobachtet [43]. Bei Nachuntersuchungen lag die Rate an Patienten mit CIP bei insgesamt 41%. Fast 60% hatten dadurch jedoch keine oder nur minimale Einschränkung in ihrer muskulären Funktion. Allerdings wur-

Tabelle 3
Elektrophysiologische Diagnosekriterien einer CIM und CIP nach [33,36].

	CIM	CIP
neCMAP-Amplitude	Reduziert	
neCMAP-Dauer	Verlängert	Normal
dmCMAP-Amplitude	Reduziert	Normal
SNAP-Amplitude	Normal	Reduziert
Nervenleitgeschwindigkeit	Normal	Normal oder leicht reduziert
EMG	Pathologische Spontanaktivität mit Fibrillationen und positiven scharfen Wellen möglich	

den ausschließlich junge Patienten ohne weitere Begleiterkrankungen eingeschlossen und die Response-Rate war mit 15% inakzeptabel niedrig.

In der italienischen Multicenter Studie CRIMYNE entwickelten 28 von 92 Patienten während des Intensivaufenthaltes eine CIP oder CIM (30,4%). Bei der Nachuntersuchung konnte beobachtet werden, dass Patienten mit CIP/CIM sich signifikant schlechter oder auch gar nicht erholten [44].

Therapie

Die Therapieoptionen sind derzeit stark limitiert. Im Mittelpunkt stehen die Behandlung des Grundleidens, die Vermeidung von Risikofaktoren und präventive Maßnahmen:

Therapie der Grunderkrankung

Insbesondere bei Patienten mit Sepsis, die das höchste ICUAW-Risiko haben, sollte auf eine konsequente und frühe Behandlung nach den aktuellen Empfehlungen geachtet werden: Fokussuche mit eventueller chirurgischer Sanierung, mikrobiologische Diagnostik, gezielte antiinfektive Therapie und Behandlung der Kreislaufsituation sowie des potenziell vorliegenden Organversagens [45].

Kontrolle und Therapie der Hyperglykämie

Der Zielblutzucker bei kritisch kranken Patienten wurde lange Zeit kritisch diskutiert, nachdem die NICE-SUGAR Studie 2009 eine erhöhte Mortalität bei Patienten mit intensivierter Blutzuckereinstellung zeigen konnte [46]. Es wurden mehrere randomisierte kontrollierte Studien zu dieser Fragestellung durchgeführt, davon zwei mit Fokus auf die neuromuskuläre Funktion. Das Risiko einer CIP konnte durch Vermeidung von Hyperglykämien um 49% gesenkt werden (OR 3.75 [1.49–9.39], p= 0.005). Dieselbe Arbeitsgruppe veröffentlichte eine weitere Subanalyse in der ebenfalls die Inzidenz einer ICUAW durch intensivierte Insulintherapie gesenkt werden konnte [47]. Nachdem beide Arbeiten vor der NICE-SUGAR Studie durchgeführt wurden, kann im Wesentlichen nur die Vermeidung von Hyperglykämien bzw. zu starken Blutzucker Schwankungen zur Prävention der ICUAW empfohlen werden.

Dies betrifft insbesondere die Indikation für parenterale Ernährung und den Beginn der Therapie. Gemäß Empfehlungen der Europäischen Gesellschaft für Intensivmedizin sollte die enterale Ernährung wann immer möglich bevorzugt werden. Bei vorliegendem Schock mit schwerer Hypoxämie und Azidose oder gastrointestinaler Blutung oder Ischämie mit abdominellen Kompartment-Syndrom sollte auf eine frühzeitige enterale Ernährung verzichtet werden.

Muskelrelaxanzien

Die Rolle der Muskelrelaxanzien bleibt weiterhin unklar. Nachdem die Relaxierung in der Intensivmedizin jedoch deutlich zurückgegangen ist und nur noch in der Behandlung des schweren ARDS in den ersten 48 Stunden empfohlen wird, dürfte dies nur noch einen kleinen Beitrag zur Entwicklung der ICUAW leisten können [48]. In den Leitlinien zur ARDS Behandlung wird insbesondere Cis-Atracurium empfohlen, welches auf Grund seiner Pharmakokinetik und Abbauweise als weniger kritisch in Bezug auf Entwicklung einer CIPM betrachtet wurde [49].

Frühmobilisation

Die Frühmobilisation ist die einzige Intervention, die das Outcome von Patienten mit ICUAW nachweislich bessern kann. Nach zwei Observationsstudien aus den Jahren 2007 und 2008, die eine Tendenz zum verkürzten Intensivaufenthalt durch frühen Beginn von Aktivitäten und Mobilisation aufzeigen kann, konnte erstmals Schweickert und Kollegen 2009 in einer randomisierten klinischen Studie an 104 internistischen Intensiv-Patienten deutliche Vorteile für die frühe Mobilisation belegen. Signifikant mehr Patienten aus der Interventionsgruppe erreichten zum Zeitpunkt der Krankenhausentlassung einen „unabhängigen funktionellen Status" (59% Patienten vs. 35% p=0.02). Zusätzlich war die Länge des Intensivaufenthaltes in der Interventionsgruppe deutlich kürzer [50]. Weitere Arbeiten in diesem Bereich konnten die positiven Effekte der Frühmobilisierung ebenfalls stützen; es zeigte sich jedoch, dass dies abhängig vom untersuchten Patientengut ist und nach einem Algorithmus im interdisziplinären Konsens erfolgen sollten: Im AVERT Trial [51] untersuchten Bernard et al. bei über 2000 Schlaganfall Patienten den Effekt einer frühen Intervention und kamen zu dem Ergebnis, dass insbesondere bei neurologischen Patienten lange Physiotherapie-Einheiten negative Effekte haben und das Behandlungsergebnis verschlechtern. Bei diesen Patienten waren jedoch kurze mehrfache Behandlungseinheiten mit einem besseren Ergebnis nach 3 Monaten assoziiert. Schaller und Kollegen wiesen bei 200 chirurgischen Intensiv-Patienten auf, dass frühe Algorithmus-basierte Mobilisierung den Intensivaufenthalt signifikant verkürzt und Patienten in der Interventionsgruppe höhere Mobilisierungslevel (bis zum Gehen auf der Station) erreichen konnten [52]. Diese Ergebnisse widerlegten auch Sicherheitsbedenken, bei kritisch- kranken Patienten könne zu frühe Intervention auch schaden. Mittlerweile konnten für fast alle Patientengruppen Sicherheit, Machbarkeit und bessere Behandlungsergebnisse gezeigt werden: ECMO, Dialyse, Transplantationspatienten, Polytraumata, herzchirurgische, geriatrische, bariatrische Patienten [53–58]. Unklarheit besteht lediglich bei neurochirurgischen Patienten, insbesondere mit Subarachnoidalblutung [59,60].

Trotz der insgesamt ermutigenden Ergebnisse werden frühe Mobilisation, Aufwachversuche und Spontanatmungsphasen im klinischen Alltag aus vielen Gründen nur unzureichend umgesetzt [61]. Um dies auf der Intensivstation zu implementieren, braucht es einen multidisziplinären Ansatz, der als ABCDE Bundle (Abb. 3) in den Fokus gerückt ist (Awakening and Breathing Coordination, Delirium Management and Early Mobility Bundle) [62]. Vorteile des multifaktoriellen ABCDE Bündels liegen darin, dass ohne Sedierungspausen keine Kooperation zur Mobilisation besteht und ohne fokussierte Therapie eines bestehenden Delirs die Effektivität einer physiotherapeutischen Intervention deutlich reduziert ist. Nach Beendigung der Sedierung soll durch das Behandlungsteam auf der Intensivstation ein

Abbildung 3

Komponenten des ABCDE-Bündels.

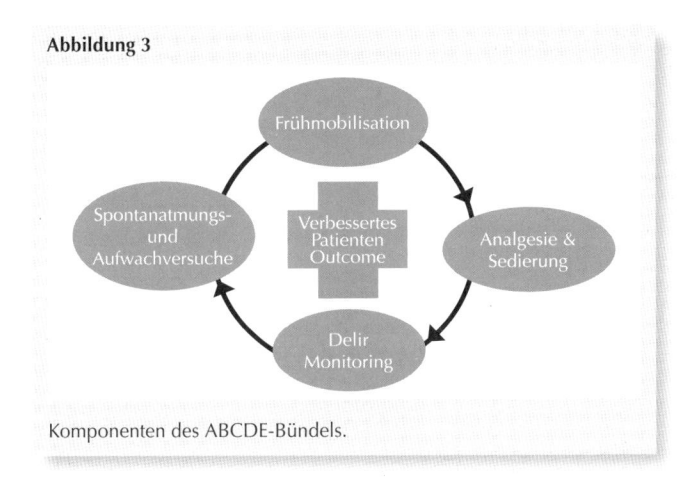

Mobilisationsziel (nach Score) vorgegeben und nach Intervention erneut evaluiert werden. Weiterhin sollen Barrieren und Kontraindikationen für Mobilisierung festgelegt werden, die die Sicherheit von kritisch kranken und insbesondere instabilen Patienten gewährleisten [52]. Die Interventionsraten und tatsächliche Durchführung des ABCDE Bündels bzw. einzelner Komponenten sollten im eigenen Haus im Sinne eines Qualitätsmanagements immer wieder überprüft und kritisch hinterfragt werden.

Zukünftige Entwicklungen und Forschungsbereiche

Primäres Ziel wird auch zukünftig sein, die Pathomechanismen der ICUAW besser zu verstehen, sowie Strategien für gefährdete Patienten zur Vermeidung zu etablieren. Können die Ergebnisse der tierexperimentellen Studien auch in vivo nachgewiesen werden? Dies gilt insbesondere für die Natrium-Kanalopathie sowie den „Circulating Depolarization Factor". Einen neuen interessanten Ansatz stellen die sog. Satellitenzellen dar: Muskelzellen sind ein postmitotisch ausdifferenziertes Muskelgewebe mit großem Regenerationspotenzial, basierend auf adulten Stammzellen, den sog. Satellitenzellen. In neueren Arbeiten versucht man Einflussfaktoren zu finden, die Stammzellen aus ihrem Ruhezustand heraus aktivieren, und Muskelregeneration zu induzieren. Erhöhte Infektionsparameter scheinen die Arbeit der Satellitenzellen negativ zu beeinflussen [63]. Bisher ist unklar, in welcher Form das Potenzial dieser Stammzellen für Patienten mit ICUAW genutzt werden könnte. Eine sehr empfehlenswerte Übersichtsschrift von Said et. al fast den aktuellen Stand zusammen [65]. In mehreren experimentellen Modellen wurde versucht, Satellitenzellen in einem ersten Schritt unter Schutz der Stammzellaktivität zu isolieren. In einem weiteren Versuch wurden diese Satellitenzellen Patienten mit Muskelschwäche implantiert, nach erfolgversprechenden Versuchen im Tiermodell.

Literatur

1. Hodgson CL, Udy AA, Bailey M, et al: The impact of disability in survivors of critical illness. Intensive Care Med 2017;43:992–1001
2. Statistisches Bundesamt AH, Gruppe H 1 Krankenhausstatistik – Intensivmedizinische Versorgung in Krankenhäusern-Anzahl Krankenhäuser, Betten sowie Aufenthalte (Behandlungsfälle und Berechnungs-/Belegungstage ab 2010).Online verfügbar unter www.gbe-bund.de, zuletzt geprüft am 22.02.2019
3. Rawal G, Yadav S, Kumar R: Post-intensive Care Syndrome: an Overview. J Transl Int Med 2017;5:90–92
4. Herridge MS, Cheung AM, Tansey CM, et al: One-year outcomes in survivors of the acute respiratory distress syndrome. N Engl J Med 2003;348:683–693
5. Hodgson CL, Denehy L: Measuring physical function after ICU: one step at a time. Intensive Care Med 2017;43:1901–1903
6. Needham DM, Davidson J, Cohen H, et al: Improving long-term outcomes after discharge from intensive care unit: report from a stakeholders' conference. Crit Care Med 2012;40:502–509
7. De Jonghe B, Sharshar T, Lefaucheur JP, et al: Paresis acquired in the inten-sive care unit: a prospective multicenter study. JAMA 2002;288:2859–2867
8. Stevens RD, Dowdy DW, Michaels RK, et al: Neuromuscular dysfunction acquired in critical illness: a systematic review. Intensive Care Med 2007;33:1876–1891
9. Medrinal C, Prieur G, Frenoy E, et al: Is overlap of respiratory and limb muscle weakness at weaning from mechanical ventilation associated with poorer outcomes? Intensive Care Med 2017;43:282–283
10. Iwashyna TJ, Ely EW, Smith DM, et al: Long-term cognitive impairment and functional disability among survivors of severe sepsis. JAMA 2010;304:1787–1794
11. Witteveen E, Wieske L, van der Poll T, et al: Increased Early Systemic Inflammation in ICU-Acquired Weakness; A Prospective Observational Cohort Study. Crit Care Med 2017;45:972–979
12. Zorowitz RD: ICU-Acquired Weakness: A Rehabilitation Perspective of Diagnosis, Treatment, and Functional Management. Chest 2016;150:966–971
13. Yang T, Li Z, Jiang L, et al: Risk factors for intensive care unit-acquired weakness: A systematic review and meta-analysis. Acta Neurol Scand 2018;Aug;138(2):104–114. doi: 10.1111/ane.12964. Epub 2018 May 29
14. Hermans G, Casaer MP, Clerckx B, et al: Effect of tolerating macronutrient deficit on the development of intensive-care unit acquired weakness: a subanalysis of the EPaNIC trial. Lancet Respir Med 2013;1:621–629
15. Wieske L, Witteveen E, Verhamme C, et al: Early prediction of intensive care unit-acquired weakness using easily available parameters: a prospec-tive observational study. PLoS One 2014;9:e111259
16. Wilcox SR: Corticosteroids and neuromuscular blockers in development of critical illness neuromuscular abnormalities: A historical review. J Crit Care 2017;37:149–155
17. Latronico N, Herridge M, Hopkins RO, et al: The ICM research agenda on intensive care unit-acquired weakness. Intensive Care Med 2017;43:1270–1281
18. Flaatten H, De Lange DW, Morandi A, et al: The impact of frailty on ICU and 30-day mortality and the level of care in very elderly patients (>/= 80 years). Intensive Care Med 2017;43:1820–1828
19. Zhou C, Wu L, Ni F, et al: Critical illness polyneuropathy and myopathy: a systematic review. Neural regeneration research 2014;9:101–110
20. Friedrich O, Reid MB, Van den Berghe G, et al: The Sick and the Weak: Neuropathies/Myopathies in the Critically Ill. Physiol Rev 2015;95:1025–1109
21. Larsson L: Acute quadriplegic myopathy: an acquired „myosinopathy". Adv Exp Med Biol 2008;642:92–98
22. Rich MM, Bird SJ, Raps EC et al: Direct muscle stimulation in acute quadriplegic myopathy. Muscle Nerve 1997;20:665–673
23. Rossignol B, Gueret G, Pennec JP, et al: Effects of chronic sepsis

on the voltage-gated sodium channel in isolated rat muscle fibers. Crit Care Med 2007;35:351–357
24. Button B, Baker RD, Vertrees RA, et al: Quantitative assessment of a circulating depolarizing factor in shock. Shock 2001;15:239–244
25. Lipshutz AK, Gropper MA: Intensive Care Unit-acquired Muscle Weakness: An Ounce of Prevention Is Worth a Pound of Cure. Anesthesiology 2016;124:7–9
26. Nayak R: Practical approach to the patient with acute neuromuscular weakness. World journal of clinical cases 2017;5:270–279
27. Jung B, Moury PH, Mahul M, et al: Diaphragmatic dysfunction in patients with ICU-acquired weakness and its impact on extubation failure. Intensive Care Med 2016;42:853–861
28. Santos PD, Teixeira C, Savi A, et al: The critical illness polyneuropathy in septic patients with prolonged weaning from mechanical ventilation: is the diaphragm also affected? A pilot study. Respir Care 2012;57:1594–1601
29. Ponfick M, Linden R, Nowak DA: Dysphagia – a common, transient symptom in critical illness polyneuropathy: a fiberoptic endoscopic evaluation of swallowing study*. Crit Care Med 2015;43:365–372
30. Hermans G, Clerckx B, Vanhullebusch T, et al: Interobserver agreement of Medical Research Council sum-score and handgrip strength in the intensive care unit. Muscle Nerve 2012;45:18–25
31. Vanpee G, Hermans G, Segers J, et al: Assessment of limb muscle strength in critically ill patients: a systematic review. Crit Care Med 2014;42:701–711
32. Borges RC, Carvalho CR, Colombo AS, et al: Physical activity, muscle strength, and exercise capacity 3 months after severe sepsis and septic shock. Intensive Care Med 2015;41:1433–1444
33. Zink W, Kollmar R, Schwab S: Critical illness polyneuropathy and myopathy in the intensive care unit. Nature reviews. Neurology 2009;5:372–379
34. Latronico N, Bolton CF: Critical illness polyneuropathy and myopathy: a major cause of muscle weakness and paralysis. Lancet Neurol 2011;10:931–941
35. Smith TA, Fabricius ME: [Neuromuscular manifestations in critically ill patients]. Ugeskr Laeger 2007;169:2216–2219
36. Hermans G, Van den Berghe G: Clinical review: intensive care unit acquired weakness. Crit Care 2015;19:274
37. Puthucheary ZA, Rawal J, McPhail M, et al: Acute skeletal muscle wasting in critical illness. JAMA 2013;310:1591–1600
38. Witteveen E, Sommers J, Wieske L, et al: Diagnostic accuracy of quantitative neuromuscular ultrasound for the diagnosis of intensive care unit-acquired weakness: a cross-sectional observational study. Annals of intensive care 2017;7:40
39. Lacomis D, Petrella JT, Giuliani MJ: Causes of neuromuscular weakness in the intensive care unit: a study of ninety-two patients. Muscle Nerve 1998;21:610–617
40. Skorna M, Kopacik R, Vlckova E, et al: Small-nerve-fiber pathology in critical illness documented by serial skin biopsies. Muscle Nerve 2015;52:28–33
41. Koch S, Spuler S, Deja M, et al: Critical illness myopathy is frequent: accompanying neuropathy protracts ICU discharge. J Neurol Neurosurg Psychiatry 2011;82:287–293
42. Koch S, Wollersheim T, Bierbrauer J, et al: Long-term recovery In critical illness myopathy is complete, contrary to polyneuropathy. Muscle Nerve 2014;50:431–436
43. Semmler A, Okulla T, Kaiser M, et al: Long-term neuromuscular sequelae of critical illness. J Neurol 2013;260:151–157
44. Guarneri B, Bertolini G, Latronico N: Long-term outcome in patients with critical illness myopathy or neuropathy: the Italian multicentre CRIMYNE study. J Neurol Neurosurg Psychiatry 2008;79:838–841
45. Singer M, Deutschman CS, Seymour CW, et al: The Third International Consensus Definitions for Sepsis and Septic Shock (Sepsis-3). JAMA 2016;315:801–810
46. Investigators N-SS, Finfer S, Chittock DR, et al: Intensive versus conventional glucose control in critically ill patients. N Engl J Med 2009;360:1283–1297
47. Hermans G, Wilmer A, Meersseman W, et al: Impact of intensive insulin therapy on neuromuscular complications and ventilator dependency in the medical intensive care unit. Am J Respir Crit Care Med 2007;175:480–489
48. Papazian L, Forel JM, Gacouin A, et al: Neuromuscular blockers in early acute respiratory distress syndrome. N Engl J Med 2010;363:1107–1116
49. S3-Leitlinie: Invasive Beatmung und Einsatz extrakorporaler Verfahren bei akuter respiratorischer Insuffizienz (Deutsche Gesellschaft für Anästhesie und Intensivmedizin). 2017;Langversion, Stand 04.12.2017
50. Schweickert WD, Pohlman MC, Pohlman AS, et al: Early physical and occupational therapy in mechanically ventilated, critically ill patients: a randomised controlled trial. Lancet 2009;373:1874–1882
51. Bernhardt J, Churilov L, Ellery F, et al: Prespecified dose-response analysis for A Very Early Rehabilitation Trial (AVERT). Neurology 2016;86:2138–2145
52. Schaller SJ, Anstey M, Blobner M, et al: Early, goal-directed mobilisation in the surgical intensive care unit: a randomised controlled trial. Lancet 2016;388:1377–1388
53. Maffei P, Wiramus S, Bensoussan L, et al: Intensive Early Rehabilitation in the Intensive Care Unit for Liver Transplant Recipients: A Randomized Controlled Trial. Arch Phys Med Rehabil 2017;98:1518–1525
54. Klarmann S, Klocke J: Mobilisation des adipösen Patienten, Steigende Anforderungen an Personal und Ausstattung. Medizinische Klinik – Intensiv und Notfallmedizin 2017;112(1) DOI: 10.1007/s00063-015-0139-3
55. Ramos Dos Santos PM, Aquaroni Ricci N, Aparecida Bordignon Suster E, et al: Effects of early mobilisation in patients after cardiac surgery: a systematic review. Physiotherapy 2017;103:1–12
56. Johnson K, Petti J, Olson A, et al: Identifying barriers to early mobilisation among mechanically ventilated patients in a trauma intensive care unit. Intensive Crit Care Nurs 2017;42:51–54
57. Lee H, Ko YJ, Jung J, et al: Monitoring of Potential Safety Events and Vital Signs during Active Mobilization of Patients Undergoing Continuous Renal Replacement Therapy in a Medical Intensive Care Unit. Blood Purif 2016;42:83–90
58. Eden A, Purkiss C, Cork G, et al: In-patient physiotherapy for adults on veno-venous extracorporeal membrane oxygenation – United Kingdom ECMO Physiotherapy Network: A consensus agreement for best practice. J Intensive Care Soc 2017;18:212–220
59. Karic T, Sorteberg A, Haug Nordenmark T, et al: Early rehabilitation in patients with acute aneurysmal subarachnoid hemorrhage. Disabil Rehabil 2015;37:1446–1454
60. Karic T, Roe C, Nordenmark TH, et al: Effect of early mobilization and rehabilitation on complications in aneurysmal subarachnoid hemorrhage. J Neurosurg 2017;126:518–526
61. Costa DK, White MR, Ginier E, et al: Identifying Barriers to Delivering the Awakening and Breathing Coordination, Delirium, and Early Exercise/Mobility Bundle to Minimize Adverse Outcomes for Mechanically Ventilated Patients: A Systematic Review. Chest 2017;152:304–311
62. Barnes-Daly MA, Phillips G, Ely EW: Improving Hospital Survival and Reducing Brain Dysfunction at Seven California Community Hospitals: Implementing PAD Guidelines Via the ABCDEF Bundle in 6,064 Patients. Crit Care Med 2017;45:171–178
63. Forcina L, Miano C, Musaro A: The physiopathologic interplay between stem cells and tissue niche in muscle regeneration and the role of IL-6 on muscle homeostasis and diseases. Cytokine & growth factor reviews 2018;
64. Said S, Mustafa G, Asfour A, et al: Myogenic Satellite Cells: Biological Milieu and Possible Clinical Applications. Pakistan journal of biological sciences: PJBS 2017;20:1–11.

Welches ist das ideale Induktionshypnotikum?
Which is the perfect hypnotic induction agent?

C. Dumps · D. Bolkenius

Zusammenfassung
Die sich heute im klinischen Gebrauch befindlichen Hypnotika und Sedativa entstammen keiner homogenen chemischen Stoffgruppe. Dennoch verfügen Sie über eine gemeinsame charakteristische Schnittmenge. Diese besteht darin, dass sie dosisabhängig eine Sedierung und letztlich eine Hypnose induzieren. Das Potpourri der heute eingesetzten Substanzen erzählt zugleich die Geschichte der Anästhesiologie. Während die Entdeckung historischer Substanzen oftmals dem Zufall geschuldet war, ist man heutzutage versucht, Hypnotika mit gewissen Eigenschaften a priori zu entwickeln. Mit der klinischen Anwendung von Hypnotika, die zunächst inhalativ und später zumeist intravenös verabreicht wurden, wuchs auch das Wissen um unerwünschte, oftmals unvermeidbare Wirkungen. Mitunter begründet sich die moderne Narkose auf den Erfahrungen im Umgang mit und der Antizipation dieser Nebenwirkungen. Seit jeher wird daher der Ruf nach einem Induktionshypnotikum laut, das alle positiven Eigenschaften mit sich bringt. Das ideale Induktionshypnotikum vereint einen schnellen Wirkeintritt mit einem gut kalkulierbaren Wirkende aufgrund eines organunabhängigen Metabolismus, und zeigt einen eindeutigen EEG-Effekt, eine gute Reflexsuppression und ausgezeichnete hämodynamische Stabilität insbesondere beim kritisch kranken Patienten. In Ermangelung dieses optimalen Induktionshypnotikums bedarf es der wohlbedachten Auswahl eines oder einer Kombination von i.v. Narkosemitteln, um der jeweiligen Risikokonstellation des Patienten gerecht zu werden.

Schlüsselwörter: Ideales Induktionshypnotikum – Sedativa – $GABA_A$-Rezeptoren – Pharmakodynamik – Pharmakokinetik

Summary
The hypnotics and sedatives being currently in clinical use do not originate from a homogeneous chemical substance group. Nevertheless, they show a common characteristic intersection. This is because they induce dose-dependent sedation and ultimately hypnosis. The potpourri of the substances used today also tells the story of anesthesiology. While the discovery of historical substances was often due to chance, it is nowadays attempted to develop hypnotics with certain properties from the very beginning. By using hypnotics, whether historically administered by inhalation or later intravenously, there was also a growing awareness of undesirable, often unavoidable side-effects. Modern anesthesiology is based on experience in dealing with and anticipating these side effects. Since the beginning of anesthesiology, there is a call for an induction hypnotic, which combines all the positive qualities in itself. The ideal induction hypnotic agent combines rapid onset with a well calculable offset due to organ-independent metabolism and impresses with a clear EEG effect, and shows good reflex suppression and excellent hemodynamic stability especially in critically ill patients. In the absence of this optimal hypnotic induction agent, a careful selection of one or a combination of narcotic drugs is necessary in order to meet the respective risk constellation of a patient.

Keywords: Optimal hypnotic induction agent – Sedatives – $GABA_A$-receptors – Pharmacodynamics – Pharmacokinetics

Welches ist das ideale Induktionshypnotikum?

Was macht ein gutes oder ideales Induktionshypnotikum aus?

Im Rahmen einer balancierten Anästhesie werden die drei Komponenten einer Narkose – Hypnose, Analgesie und Muskelrelaxation – mit Medikamenten verschiedener Substanzgruppen spezifisch hergestellt. Sich überlappende Effekte der hierzu verwendeten Medikamente müssen kalkuliert werden. Diese Wirkungen wie bspw. opioidsparende oder supportiv muskelrelaxierende Effekte von Induktionshypnotika sind nicht der Kernpunkt hypothetischer Anforderungen an ein ideales Induktionshypnotikum, aber dennoch unter Umständen nützlich. Vielmehr stellt das ideale Induktionshypnotikum rasch, mittels EEG ableitbar und nebenwirkungsfrei Hypnose her, wird möglichst organunabhängig eliminiert und besticht durch ein zügiges und angenehmes Erwachen. Damit allein liegt die Messlatte sehr hoch. Aus Sicht des Anästhesisten ist es wünschenswert, dass die Hypnose nach spätestens einer Kreislaufzeit suffizient ist. Die Dämpfung laryngealer Reflexe ist ebenso erstrebenswert. Primäres Ziel ist die Toleranz einer pharyngealen oder supraglottischen Instrumentierung bei der Sicherung des Atemweges. Außerdem entscheidend ist eine große Sicherheitsbreite. Die Dosis, bei der es zu einem Ausfall des Bewusstseins und Schmerzempfindens kommt, sollte um ein Vielfaches geringer sein, als diejenige Dosis, bei der vitale Funktionen wie die Regulation des Kreislaufs, der Temperatur oder des Elektrolythaushalts aufgehoben werden (LD_{50} / ED_{50}). Einem Patienten wird vor allem daran gelegen sein, dass er angenehm einschläft, dass er keine Erinnerung an den Eingriff hat und baldmöglichst nach Beendigung der Maßnahme wieder wach und selbständig ist. Der Patientenkomfort wird maßgeblich beeinflusst durch Schmerzen bei der intravenösen Verabreichung der Induktionshypnotika, unangenehme Träume oder Wahnvorstellungen bei oder nach dem Erwachen. Insbesondere gilt es, die postoperative Übelkeit und das Erbrechen zu reduzieren. Der Gedanke an eine intraoperative Wachheit ist bei vielen Patienten Grund für große Sorgen und Ängste. Ferner spielen ökonomische Faktoren eine Rolle, die es im modernen anästhesiologischen Konzept zu berücksichtigen gilt. Die Steuerbarkeit einer Substanz ist nicht zuletzt daher von großem Interesse. Im besten Falle ist das Medikament hochpotent, aber nur kurz wirksam. Es resultiert eine Fülle an Erwartungen an ein ideales Induktionshypnotikum (Tab. 1).

Tabelle 1
Anforderungen an das „ideale Induktionshypnotikum". (Mod. nach Van Hemelrijk et al. [9], Medlock und Pandit [10] sowie Tanious et al. [11]).

Physikalische und chemische Eigenschaften	• Hohe Stabilität der Substanz (in wässriger Lösung) • Wasserlöslichkeit • Hohe Lipophilie • Lagerungsbeständigkeit ohne Kühlungsnotwendigkeit • Kompatibilität mit anderen Pharmaka oder Lösungen • Bakterizidie oder Bakteriostatik • Antimykotische Eigenschaften
Pharmakodynamische und pharmakokinetische Aspekte	• Schmerzfreiheit bei Injektion • Niedriges Thrombophlebitisrisiko • Unbedenklichkeit bei extravasaler oder intraarterieller Applikation • keine negative Wirkung auf Organperfusionen • möglichst organunabhängige Elimination • Antiemetische, analgetische und antikonvulsive Eigenschaften • Kardiorespiratorische Stabilität durch Aufrechterhaltung des Sympathikotonus • Kurze Wirkdauer • Kurze Zeit bis zum Wirkeintritt • Dosis adaptiertes, schnelles und sanftes Erwachen (kein Hangover) = Reversibilität • Unwirksame Metaboliten • Unproblematische Anwendbarkeit in der Schwangerschaft bei fehlender Teratogenität u. Embryotoxizität • Kein Übertritt in Kolostrum und Muttermilch • Mögliche Langzeitinfusion (TIVA) durch deutliche Dosis-Wirkungsbeziehung • Keine Kumulationsneigung • Wirkungseintritt ohne Exzitationserscheinungen • Senkung des zerebralen Stoffwechsels, entsprechend Senkung der Hirndurchblutung, keine Steigerung des intrakraniellen Druckes • Periphere Vasokonstriktion durch $\alpha 2$-Rezeptoren • Hoher therapeutischer Index (LD_{50}/ED_{50}) • Ableitbarer EEG-Effekt
Wirtschaftlichkeit Nachhaltigkeit	• Niedriger Preis • Keine umweltschädigenden Einflüsse

Erkenntnisse auf dem Weg zum idealen intravenösen Hypnotikum

Seitdem 1846 die erste öffentliche Schwefeläthernarkose publikumswirksam im *Massachusetts General Hospital* in Boston durchgeführt worden war, ist man auf der Suche nach dem „idealen" Induktionshypnotikum. Mit jeder pharmakologischen Neuentwicklung wie auch mit jeder erprobten Darreichungsform werden jedoch noch heute Komplikationen beschrieben [1]. In der Frühzeit der Verabreichung volatiler Anästhetika wurde insbesondere den Atemwegsobstruktionen ein nicht unerheblicher Anteil der deletären anästhesiologischen Komplikationen zugeschrieben. Arthur Ernst Guedel beschrieb 1920 erstmals 4 kaskadenartig aufeinander folgende Narkosestadien im Zusammenhang mit der inhalativen Applikation von Äther. Insbesondere das Stadium 2 stellt dabei für den Patienten eine erhebliche Gefährdung dar. Diese auch als Exzitationsstadium bezeichnete Phase der Hyperreflexie imponiert durch myoklonusartige Bewegungen, Würgen, Husten und mitunter Erbrechen. Wie jüngst in einem Review von Mencke et al. publiziert, beläuft sich die Inzidenz der schweren Aspiration auf 1,4-5/10.000 Narkosen. Insbesondere ist die Aspiration ätiologisch mit der Entwicklung eines ARDS verknüpft [2]. Mit der Entwicklung der ersten i.v. Hypnotika erkannte man rasch, dass das Stadium 2 nicht gänzlich umgangen, aber deutlich verkürzt werden konnte, was einem relevanten Sicherheitsgewinn entsprach. Der schnelle Wirkeintritt der Barbiturate Hexobarbital (Einführung 1932) und Thiopental (Einführung 1934) war maßgeblich daran beteiligt, dass die intravenöse Einleitung einer Narkose zur gängigen Praxis avancierte. Dieser Vorteil brachte aber auch neue Probleme mit sich: Der Kollaps der oberen Atemwege und die im Gegensatz zur inhalativen Induktion rasch einsetzende Apnoe wurden zentrale Herausforderungen. Fortan wurde die Sicherung des Atemweges ein Kernpunkt anästhesiologischer Expertise. Der theoretische Ansatz, einen Patienten nach Narkoseinduktion und frustraner Atemwegssicherung wieder aufwachen zu lassen, erfordert die Anwendung ultrakurz wirksamer Substanzen [3,4]. Wesentlich schneller kommt es auch zum Abfall des mittleren arteriellen Druckes und des Herzzeitvolumens durch die intravenöse Gabe eines Induktionshypnotikums. Die Beherrschung kardiovaskulärer Nebenwirkungen ist damit ebenso ein zeitkritischer Bestandteil anästhesiologischen Handelns geworden. Unwiderruflich belegt ist die Kausalität zwischen längerdauerndem Blutdruckabfall und der Inzidenz an Nieren- und Myokardschäden bei kritisch Kranken [5]. Die DGAI führt die Behandlung von anästhesiebedingten Hypotonien daher als zentralen Bestandteil der Qualitätsindikatoren auf, die das Outcome des Patienten beeinflussen [6]. Die Vulnerabilität des jeweiligen Patienten (aufgrund von Adipositas, OSAS, KHK, zerebrovaskulärer Insuffizienz, Schock) für diese Nebenwirkungen muss bei der intravenösen Induktion antizipiert und individuell behandelt werden [13]. Intravenös verabreichte Hypnotika unterliegen allesamt mehr oder minder komplexen pharmakodynamischen Wirkungsmechanismen. Neben spezifischen Wirkungen, die eng mit der chemischen Struktur des Hypnotikums zusammenhängen, finden sich unspezifische Wirkungen, die ein Ausdruck physikalischer Substanzeigenschaften sind (Lipophilie, Hydrophilie etc.). Eine Vorhersage über die entsprechende dosisadjustierte Wirkung und oft unvermeidliche Nebenwirkungen ist schwierig. Dies ist der Tatsache geschuldet, dass intravenös applizierte Hypnotika im menschlichen Körper nicht in einem homogenen Verteilungsraum agieren. Mit dem Zeitpunkt der Bolusadministration beginnt zugleich die Verteilung und Elimination des Pharmakons. Der sich einstellende Plasmaspiegel ist folglich zu jeder Zeit das Ergebnis aller pharmakokinetischen Teilprozesse. Diese unterscheiden sich komplizierenderweise sowohl interindividuell (Fast-, Poormetabolizer) als auch intraindividuell (Krankheiten, Verletzungen, Schwangerschaft...). Metabolische Störungen infolge von Krankheiten oder exogenen Faktoren (Blutverlust, Vergiftung, Ischämie etc.) beeinflussen konsekutiv maßgeblich die Pharmakokinetik. Mit der prozessierten Elektroenzephalographie (EEG) besteht eine Messmöglichkeit für die „Narkosetiefe". Mithilfe funktioneller MRT-Untersuchungen konnte gezeigt werden, dass die Sequenz der (De-) Aktivierung einzelner Gehirnregionen und die Veränderung ihrer Konnektivität bei Induktion und Erwachen nicht einfach spiegelbildlich bzw. „vorwärts und rückwärts" sondern auf ganz unterschiedlichen Wegen durchlaufen werden [7]. Außerdem konnte mit der gleichen Methode gezeigt werden, dass eine Sedierung mit Dexmedetomidin funktionell dem natürlichen Schlaf gleicht, wogegen „echte" Hypnotika wie Propofol oder Thiopental völlig andere zerebrale Aktivitätsmuster provozieren [29]. Einzelne Wirkungen wie Amnesie, Hypnose und Immobilität konnten Zielkonzentrationen und -geweben zugeordnet werden [8].

Lange Zeit wurde angenommen, dass die Wirkung nicht nur der inhalativen Hypnotika im Sinne der Meyer-Overton-Regel eher physikalisch durch die Störung der Fließeigenschaften der Doppellipidschicht der Zellmembran vermittelt wird. Weil die meisten Hypnotika sehr lipophil sind, schien dies zunächst plausibel. Elektrophysiologische Studien bezüglich der Wirkspezifität verschiedener Hypnotika sowie biochemische Untersuchungen spezifischer Interaktionen mit Proteinen, insbesondere Membrankanälen, lassen aber den Schluss zu, dass die Hauptwirkung der Hypnotika sich an hydrophoben Regionen von Proteinen in Nervenzellen entfaltet [17].

Bedingungen für die Permeabilität der Blut-Hirn-Schranke

Die meisten Anästhetika sind kleine amphiphile Moleküle, die zahlreiche Hohlräume von Proteinen besetzen können. Gemäß allosterischer Prinzipien kommt es durch Bindung an spezifischen Bindungsstellen zur Konformationsänderung der ligandengesteuerten Ionenkanäle, welche deren Kanalöffnungswahrscheinlichkeit verändert und zur Affinitätsänderung für Medikamente und Transmittersubstanzen führt [19]. Bekanntermaßen sitzen diese Rezeptoren und Zielproteine, die es mit einem Induktionshypnotikum zu erreichen gilt, in verschiedenen Regionen des menschlichen Gehirns und Rückenmarks. Um eine Wirkung durch Interaktionen mit diesen Rezeptoren zu entfalten, muss der jeweilige Wirkstoff die biologischen Membranen auf dem Weg zum Zielprotein zügig permeieren können. Zellmembranen bestehen aus einer Lipiddoppelschicht mit darin integrierten Proteinen. Die Neurone des Gehirns sind besonders geschützt. Das morphologische Korrelat der sog. Blut-Hirn-Schranke besteht in der Ausbildung von „tight junctions" durch die Endothelzellen der Hirnkapillaren mit Hilfe von Astrozyten. Damit wird eine äußerst niedrige Permeabilität der Hirnkapillaren gewährleistet [14]. Dies dient dem Abschirmen von Neuronen gegenüber kurzfristigen Änderungen der Elektrolytkonzentrationen im Plasma. Ferner sind Hirnkapillaren nicht fenestriert. Lipophile Substanzen können nun durch diese Lipiddoppelschichten diffundieren, wohingegen polare Substanzen nur durch aktive Transportprozesse auf die andere Seite gelangen können. Eine Bedingung für eine zügige Interaktion am zentralen Rezeptor und damit die gewünschte hypnotische Wirkung ist konsekutiv an die Lipidlöslichkeit eines Induktionshypnotikums gebunden. Beispielhaft kann es bei einer Sepsis zu einer „Lockerung" der tight junctions und damit zu einem veränderten Ansprechen auf Hypnotika kommen.

Pharmakodynamische Ansatzpunkte von Induktionshypnotika

Der zentrale Rezeptortyp für die hypnotische Wirkkomponente wie auch für Amnesie und Depression spinaler Reflexe ist der inhibitorisch wirksame **$GABA_A$-Rezeptor**. Er ist Zielstruktur für den wichtigsten inhibitorischen Neurotransmitter Gamma-Amino-Buttersäure (GABA) und seine Öffnungswahrscheinlichkeit wird von den meisten Hypnotika potenziert (Tab. 2). Bei seiner Aktivierung kommt es zur Kanalöffnung und zum Chloridioneneinstrom, woraus eine Membranhyperpolarisation mit Inhibition der Signaltransmission resultiert [20]. Ein $GABA_A$-Rezeptor besteht aus 5 ringförmig angeordneten transmembranären Protein-Untereinheiten. 19 unterschiedliche dieser Protein-Untereinheiten konnten bisher identifiziert werden, was aufgrund der Kombinatorik in zahlreichen Rezeptor-Subtypen resultiert, die unterschiedliche physiologische Funktionen erfüllen. Bedenkt man nun, dass diese sogar innerhalb von Hirnregionen, Zelltypen und sogar auf subzellulärer Ebene unterschiedlich verteilt sind, so ist es verwunderlich, dass ohne dieses Wissen in der Vergangenheit überhaupt so gute Hypnotika in die klinische Praxis eingeführt werden konnten. Andererseits gibt dies Anlass zur Hoffnung, dass durch die Entwicklung Rezeptor-Subtypen-spezifischer Medikamente selektivere Wirkungsprofile erreicht werden können. Welche $GABA_A$-Rezeptor-Subtypen zu welchen pharmakologischen Eigenschaften von Anästhetika führen ist derzeit erst teilweise untersucht [21]. Für die Protein-Untereinheiten $\alpha 1$, $\alpha 2$, $\alpha 5$, $\beta 2$ und $\beta 3$ wurden spezifische Wirkungen auf zerebraler und spinaler Ebene beschrieben: Tabelle 3 und Abbildung 1 geben einen Überblick.

Tabelle 2
Einteilung der Hypnotika in 3 Gruppen (modifiziert nach Solt et al [22]).

	Gruppe 1	Gruppe 2	Gruppe 3
Substanzen	Etomidat, Propofol, Pentobarbital	N_2O, Xenon, Ketamin, Cyclopropan	Iso-/Sevo-/Desfluran, Halothan, Chloroform
Klinische Effekte	Starke Hypnose, starke Amnesie, schlechte Immobilisation, EEG-Verlangsamung	Schwache Hypnose, Schwache Immobilisation, starke Analgesie, keine EEG-Veränderung	Starke Hypnose, starke Amnesie, Starke Immobilisation, EEG-Verlangsamung
Molekulare Zielstrukturen	$GABA_A$-Rezeptoren	NMDA-Rezeptoren AMPA-Rezeptoren Neuronale nAChR 2-porige Kalium-Kanäle	$GABA_A$-Rezeptoren Glycin-Rezeptoren Glutamat-Rezeptoren (NMDA und AMPA) Neuronale nAChR 2-porige Kalium-Kanäle
EEG-basiertes Narkosetiefen-Monitoring	möglich	nicht möglich	möglich

Tabelle 3
Mod. nach Antkowiak et al. [21].

$GABA_A$-Rezeptor						
Lokalisation	Gehirn				Rückenmark	
Effekt	Amnesie	Sedierung	Anxiolyse	Hypnose	Antihyperalgesie	Immobilisierung
Subtyp (Expression)	α1 α5	α1 β2	α2	β2 β3	α2	β3

Die Eigenschaften Amnesie, Sedierung, Anxiolyse und Hypnose werden über im Gehirn exprimierte $GABA_A$-Rezeptoren vermittelt. Antihyperalgetische Eigenschaften und Immobilität hingegen werden durch $GABA_A$-Rezeptoren auf spinaler Ebene vermittelt.

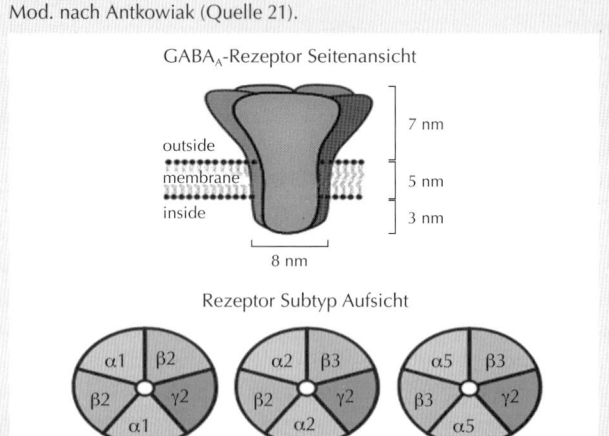

Abbildung 1
Mod. nach Antkowiak (Quelle 21).

$GABA_A$-Rezeptor Seitenansicht

outside — membrane — inside
7 nm / 5 nm / 3 nm / 8 nm

Rezeptor Subtyp Aufsicht

(α1, β2, γ2, α1, β2) — (α2, β3, γ2, α2, β2) — (α5, β3, γ2, α5, β3)

$GABA_A$-Rezeptoren und deren narkotische Wirkungsvermittlung. Exemplarische Darstellung von 3 $GABA_A$-Rezeptoren, bestehend aus 5 Protein-Untereinheiten. Die Mehrheit der $GABA_A$-Rezeptoren bestehen aus je zwei alpha, zwei beta und einer gamma Untereinheit (UE). $GABA_A$-Rezeptoren mit den Untereinheiten α1 und β2 vermitteln die sedierenden Eigenschaften der Bezodiazepine, von Etomidat und Propofol. $GABA_A$-Rezeptoren mit α2 UE scheinen für anxiolytische und antihyperalgetische Eigenschaften der Benzodiazepine verantwortlich zu sein. α5 UE inkorporierende $GABA_A$-Rezeptoren finden sich v.a. im Hippocampus und vermitteln amnestische Effekte.

Kompliziert wird die Situation aufgrund der Tatsache, dass verschiedene klinische Einflussfaktoren das Expressionsmuster der $GABA_A$-Rezeptor-Subtypen und somit die Sensitivität für Anästhetika verändern. Dazu gehören Inflammation, (zerebrale) Verletzung, (kritische) Krankheit, Sepsis, Alter, Schwangerschaft und Medikation selbst [15]. Propofol inhibiert die synaptische Transmission beispielsweise zum Teil durch einen besonderen Effekt: Es erhöht die Dichte postsynaptischer β3-$GABA_A$-Rezeptoren [21]. Noch komplexer wird die Situation dadurch, dass verschiedene Hypnotika mit ein und derselben Rezeptor-Untereinheit auf unterschiedliche (oder gar gegensätzliche) Art interagieren: An transgenen Mäusen konnte gezeigt werden, dass die Atemdepression durch Propofol und Etomidat im Wesentlichen über Beta3-Untereinheiten vermittelt wird. Nach Pentobarbital-Applikation zeigten β3-defiziente Mäuse dagegen zwar eine deutlich reduzierte Hypnose und Immobilisation, jedoch das gleiche Ausmaß an Atemdepression wie der Wildtyp [22]. Dieser scheinbare Widerspruch zeigt, dass durch einfache Maßnahmen des Drugdesigns ein Problem unter Umständen nicht zufriedenstellend gelöst werden kann, dafür aber möglicherweise mehrere neue auftreten.

Der **$GABA_B$-Rezeptor** ist über ein G-Protein mit einem Kaliumkanal verbunden. Kaliumeinstrom führt zur Hyperpolarisation der präsynaptischen Zelle mit verminderter Neurotransmitterfreisetzung. Baclofen wirkt hier zentral muskelrelaxierend. Ethanol und Gamma-Hydroxybuttersäure (GHB) modifizieren mittels $GABA_B$-Rezeptor das Verhalten und die Schmerztransmission [20].

$GABA_A$-, wie auch Serotonin- und Glycin-Rezeptoren sind pentamere Liganden-gesteuerte Ionenkanäle [19] (Abb. 1).

NMDA-Rezeptoren sind heteromere Komplexe aus vier Protein-Untereinheiten. Davon gibt es drei wesentliche Subtypen: GluN1, GluN2A-B und GluN3A-B. Mehrere einzigartige funktionelle Eigenschaften unterscheiden NMDA-Rezeptoren von anderen ionotropen Rezeptoren. Ihre hohe Kalziumionen-Durchlässigkeit stößt zahlreiche intrazelluläre Prozesse an, welche zu neuronaler Aktivität führen. Aktivierung von NMDA-Rezeptoren durch Glutamat erfordert die gleichzeitige Bindung von Glycin und D-Serin. Während des Ruhezustands ist der N-Methyl-D-Aspartat-Rezeptor-Kanal (NMDA-R-Kanal) durch Magnesium blockiert. Die Öffnung erfolgt ausschließlich bei gleichzeitiger Depolarisation und Agonistenbindung. Die Aktivierung von NMDA-Rezeptoren hat außerdem eine langsamere Anstiegs- und Abfallgeschwindigkeit als die anderer Rezeptoren, was die zeitliche und räumliche Summation mehrerer Impulse begünstigt. Aus diesen Gründen werden NMDA-Rezeptoren funktionell mit Lernen und Gedächtnis, sowie mit Neurotoxizität und chronischem Schmerz in Verbindung gebracht [23].

Pharmakokinetische Fallstricke von Induktionshypnotika

Wie bereits eingangs erwähnt unterliegen die Arzneimittelkonzentrationen von Induktionshypnotika im jeweiligen Gewebe den vier klassischen Stellgrößen der Pharmakokinetik: Absorption, Metabolismus, Distribution und Elimination. Bei intravenöser Applikation kann die Phase der Absorption jedoch vernachlässigt werden, da die Hypnotika direkt in die Blutbahn verabreicht werden. Idealerweise erzielt ihre Bioverfügbarkeit daher 100%.

Da eine vollumfängliche Erläuterung aller pharmakokinetischen Teilprozesse an dieser Stelle zu weit führen würde, beschränkt sich dieser Abschnitt auf einige Kernaspekte mit ausgeprägter klinischer Signifikanz. Auch ein ideales Induktionshypnotikum unterliegt zwangsläufig mehr oder minder diesen Mechanismen. Wünschenswert wäre eine konkrete Vorhersage der spezifischen Wirkungen. Warum dies nicht ohne Weiteres möglich ist, veranschaulichen die folgenden Überlegungen:

Gewebeperfusion

Verabreicht man ein Hypnotikum intravenös, so ist dessen Konzentration im Gehirn maßgeblich abhängig von der Stoffmenge, die das Blut pro Zeiteinheit transportiert und der Durchblutung des Zielorgans. Wird ein Zielorgan wie das Gehirn, gemessen am Herzzeitvolumen, gut durchblutet (15% des HZV im Regelfall), so wird ein Konzentrationsgradient vom transportierenden Medium Blut gegenüber der grauen Substanz des Gehirns aufgebaut. Der Gradient vom Blut zum weniger gut perfundierten Gewebe ist zunächst identisch. Allerdings gelangt die hypnotische Substanz rascher transmembranös in die Effektorzellen, wenn der Nachschub konstant aufrechterhalten wird. Anders formuliert bedeutet dies, dass das Substratangebot pro Zeiteinheit in gut durchbluteten Geweben höher ist. Daraus ergäbe sich, dass Änderungen des Herzzeitvolumens (HZV) direkt zu einer Veränderung dieses Substrattransfers führen müssten. Dies trifft aber nur bedingt zu, da durch die physiologischen Autoregulationsmechanismen die Perfusion des Gehirns auch bei Änderungen des systemarteriellen Druckes und des HZV zunächst konstant gehalten wird. Außerhalb der Grenzen der Autoregulation ist das Verhältnis des Herzzeitvolumens an der zerebralen Perfusion kaum zu determinieren. An beiden Enden der Autoregulation ist konklusiv eine Vorhersage des zerebralen Uptakes des Hypnotikums ebenfalls schwierig. Ein polytraumatisierter Patient im hypovolämischen Schock wird einen größeren Anteil seines HZV für die zerebrale Perfusion aufwenden und daher einer deutlich geringeren Dosis bedürfen. Generell gilt: Zu höchsten zerebralen Wirkstoffkonzentrationen kommt es, wenn neben einer hohen zerebralen Perfusion ein niedriges HZV vorliegt. Ein septischer Patient, der sich in einer hyperdynamen Kreislaufphase befindet, hat hingegen ein sehr hohes HZV mit anteilig deutlich geringerer Hirndurchblutung und benötigt daher im Vergleich eine höhere Menge eines Hypnotikums. Kann man das Induktionshypnotikum nun nicht titrierend verabreichen, da eine Rapid-Sequence-Induction (RSI) zwingend erforderlich ist, wäre es vorteilhaft, wenn die Narkosetiefe prozessiert werden könnte. Man befindet sich ohnehin in einer prekären Situation. Eine Überdosierung mündet evtl. in einer ausgeprägten Hypotonie, wohingegen ein zu sparsamer Gebrauch dem Patienten eine Awareness bescheren kann. Noch nicht kalkuliert ist bei diesen beiden Beispielen, dass sich durch die jeweilige Erkrankung weitere zu antizipierende Faktoren ergeben, die substanzspezifische Nebenwirkungen potenzieren können. Durch ein kritisches Krankheitsbild induziert können sonst kurzlebige aktive Metabolite bspw. zu einer prolongierten Wirkung des Hypnotikums führen.

Plasmaeiweißbindungskapazität

Ein weiterer Grundsatz lautet: Je lipophiler eine Substanz, desto höher deren Proteinbindungsrate. Zugleich determiniert die Lipophilie die hypnotische Potenz. Unmittelbar nach intravenöser Applikation stellt sich ein Gleichgewicht zwischen dem an Plasmaproteine gebundenen Teil eines Hypnotikums und dem freien (= nicht gebundenen) Anteil des Pharmakons ein. Dieser Vorgang läuft in Bruchteilen einer Sekunde ab [12]. Die Bindungen sind unspezifischer Natur. Gebunden werden Hypnotika v.a. an Albumin, saures α1-Glykoprotein, Hämoglobin und Lipoproteine. Der gebundene Anteil steht in einem Fließgleichgewicht mit dem freien Pharmakon und stellt quasi ein Depot dar. Die Verteilung eines Pharmakons auf die Kompartimente Interstitium und Zelle und damit letztlich die konzentrationsabhängige Wirkung ist maßgeblich von der jeweiligen Proteinbindungskapazität abhängig. Die zirkulierende freie Fraktion eines Induktionshypnotikums und damit die Konzentration des ungebunden Anteils sind somit invers mit der Plasmaproteinmenge korreliert [15]. Die Menge des an Plasmaproteine gebundenen Pharmakons ist multifaktoriell bedingt und abhängig von weiteren Variablen wie:
- Proteinaffinität des Pharmakons
- Konzentration der Plasmaproteine (abhängig vom Gesundheitsstatus des Patienten; Cave: Leber- und Niereninsuffizienz)
- Pharmakonzentration im Plasma (bspw. abhängig von der Injektionsgeschwindigkeit; Fluss des Blutes in der Vene)
- Arzneimittelinteraktionen (Konkurrenz und Verdrängung vom Plasmaprotein durch ein anderes Pharmakon)

Da eine potente hypnotische Substanz aus benannten Gründen lipophilen Charakter haben muss, wäre zumindest eine geringe interindividuelle Variabilität der Proteinbindungsrate wünschenswert.

Dissoziierungsgrad

Von Lokalanästhetika und Opioiden ist bekannt, dass durch eine Alkalisierung des Umgebungsmilieus deren Proteinbindungsrate zunimmt. Erklärt werden kann diese höhere Rate durch eine Zunahme des nichtionisierten Anteils. Der Anteil der Ionisierung eines Pharmakons ist somit eine wichtige, meist nicht unmittelbar beeinflussbare Stellgröße. Nicht alle Pharmaka verhalten sich jedoch gleich. Opioide sind basisch. Daher sind sie bei Überführung in ein alkalischeres Milieu eher proteingebunden. Saure Substanzen, wie die Stoffgruppe der Barbiturate hingegen, werden bei Überführung in ein alkalisches Milieu in höherem Maße ionisiert [18]. Damit liegt mehr Substanz in freier Form vor. Abzuleiten ist der jeweilige Dissoziierungsgrad einer Substanz in einem Milieu von deren pks-Wert. Entscheidend ist nun aber, dass nicht der freie Anteil im Blut die Wirkung vermittelt, sondern der freie Anteil der Substanz im Zielgewebe. Vom Blut abwärts ins Gewebe besteht ein abfallender pH-Gradient. Ist der pH des Blutes im Idealfall normwertig, findet sich im Zielgewebe bereits ein deutlich saureres Milieu. Daraus folgt, dass letztlich die Gewebeazidität, die wir nicht direkt messen können, für die Dissoziierung und letztlich die klinische Wirkung am Rezeptor verantwortlich ist und nicht direkt der gemessene Blut pH-Wert. Allerdings ändert sich entsprechend des pH-Wert des Blutes auch die Gewebeazidität. Das beschriebene pH-Gefälle hat einen weiteren Effekt. Basische Substanzen werden nach ihrem Übertritt in den Intrazellulärraum meist protoniert, da im sauren Gewebe ein Überangebot an Protonen herrscht. Die geladene, sprich protonierte Form des Pharmakons kann allerdings die Membran nicht mehr passiv diffundieren. Die Folge ist eine unweigerliche Anreicherung im Extravasalraum mit verlängerter Wirkung und hohem peripheren Verteilungsvolumen. Aus diesen Überlegungen folgt, dass sowohl sehr saure als auch basische Eigenschaften eines Induktionshypnotikums unweigerlich Probleme bei der Kalkulation der Dosis mit sich bringen.

Umverteilung

Eine Wirkungsabschwächung und auch das Hypnoseende hängen bei den gebräuchlichen Hypnotika nicht etwa mit der raschen Elimination des Pharmakons zusammen. Jene sind vielmehr ein Resultat der raschen Umverteilung aus den gut durchbluteten Geweben über die Blutbahn in weniger gut durchblutete Gewebe. Der initial bestehende hohe Konzentrationsgradient vom Blut ins Gehirn ist nur von kurzer Dauer. Mit der allmählichen Aufsättigung der weniger gut durchbluteten Organe sinkt die Konzentration des Pharmakons im Blut und fällt alsbald unter die Spitzenkonzentration im Gehirn ab. Damit kehrt sich der Konzentrationsgradient um. Das gut durchblutete Gehirn wird nun zum Donator des Pharmakons ins Blut. Wird eine patientenspezifische zerebrale Gewebekonzentration unterschritten, endet zunächst die Hypnose, gefolgt von der sedierenden Wirkung. Solange kein Induktionshypnotikum entwickelt wird, dessen Metabolisierung am Wirkort schneller vonstatten geht, als die Umverteilungszeiten der derzeit zur Verfügung stehenden Hypnotika, ist das Prinzip der Umverteilung als ideal zu bezeichnen. Dieses Prinzip gilt so nur für Induktionshypnotika, die einmalig verabreicht werden. Soll mit dem Hypnotikum auch eine Aufrechterhaltung der Hypnose angestrebt werden, gewinnt über die Mechanismen der Umverteilung und Elimination die kontextsensitive Halbwertszeit an Bedeutung. Bei den Barbituraten reichen hierzu bereits mehrere Repetitionsdosen.

Stellenwert der derzeitigen Induktionshypnotika

Propofol dürfte das derzeit am Häufigsten zur Anwendung kommende Induktionshypnotikum sein. Es verfügt über einige ideale Charakteristika: Insbesondere der schnelle Wirkeintritt und das angenehme Erwachen mit minimaler Restsedierung. Eine gute Reflexsuppression, Neuroprotektion, Reduktion des intrazerebralen Drucks und des zerebralen Stoffwechsels, Bronchodilatation, Anxiolyse und Antiemese sind weitere positive Effekte. Für Patienten der ASA-Klassen 1–3 ist es sicherlich zumeist eine gute Wahl. Bei Schock jeglicher Ursache ist Propofol aufgrund der ausgeprägten Kreislaufdepression kontraindiziert.

Barbiturate, allen voran Thiopental, waren nahezu 70 Jahre lang die Induktionshypnotika schlechthin. Die hypnotische Wirkung ist über ein EEG ableitbar. Von Vorteil erweist sich zudem, dass Barbiturate dosisabhängig den zerebralen Funktionsstoffwechsel reduzieren. Die Maximalwirkung mündet in einer Reduktion des zerebralen Sauerstoffbedarfs um bis zu 55% und eröffnet nicht unumstrittene therapeutische Ansätze bei Intensivpatienten mit Schädel-Hirn-Traumata und bei neurochirurgischen Patienten [18,25,26]. In der Geburtshilfe hat Thiopental einen geschichtlich gewachsenen festen Stellenwert. Die Neugeborenendepression nach Kaiserschnitt in Vollnarkose unter Thiopental ist minimal, wenn die Entwicklung binnen 10 Minuten erfolgt. Da es den uterinen Tonus nicht beeinflusst, eignet sich Thiopental auch in der Schwangerschaft. Nachteilig ist, dass alle Barbiturate eine Porphyriekrise induzieren können. Besondere Maßnahmen zur Schadensbegrenzung müssen bei akzidenteller paravenöser oder intraarterieller Applikation ergriffen werden [18]. Eine intraarterielle Gabe kann aufgrund nicht zweifelsfrei belegter Pathomechanismen in einer Gangrän durch Thrombosierung des arteriellen Endstrombettes resultieren [16].

Etomidat besticht wie kein anderes Induktionshypnotikum durch seine einzigartige hämodynamische Stabilität aufgrund des Erhalts des sympathischen Tonus. Etomidat würde sicherlich zum idealen Induktionshypnotikum gekürt, würde es nicht in weit subhypnotischer Dosierung die Nebennierenrindenfunktion durch eine vorwiegende Blockade der 11β-Hydroxylase prolongiert inhibieren. Deshalb kann von einem Gebrauch bei Patienten mit septischer Konstellation, die bereits oftmals eine gestörte Nebennierenfunktion aufweisen, nur eindringlich abgeraten werden [27].

Ketamin gleicht nahezu einem Monoanästhetikum, da es sedierende, analgetische, amnestische und immobilisierende Wirkungen zugleich vermittelt. Weil kein echter Hypnosezustand erreicht und auch keine Amnesie induziert wird, wird es zumeist mit einem Benzodiazepin verabreicht. Es ist der einzige Vertreter der Induktionshypnotika, die eine dissoziative Anästhesie hervorrufen und es besitzt psychedelisches Potential. In geringen Dosen verabreicht besticht es bereits durch eine ausgeprägte Analgesie. Ketamin bewirkt eine verminderte periphere Wiederaufnahme von Noradrenalin und Dopamin an der synaptischen Endplatte. Damit gekoppelt ist eine Verstärkung endogener und exogener Katecholamineffekte. Seine vielseitigen pharmakologischen Eigenschaften machen Ketamin zu einer unverzichtbaren Substanz der Anästhesie, Notfall- und Intensivmedizin und auch der Schmerztherapie [34].

Midazolam besticht im Vergleich zu anderen Benzodiazepinen durch seinen raschen Wirkbeginn, eine kurze Wirkdauer und durch seine hohe therapeutische Breite. Als alleiniges Induktionshypnotikum ist es jedoch nur bedingt geeignet, da eine ausreichende hypnotische Wirkung für eine Atemwegsinstrumentation bei alleiniger Midazolamapplikation erst nach 3–5 min erzielt wird. Daher wird es vorwiegend zur Potenzierung anderer Hypnotika empfohlen.

Derzeitige Forschungsansätze und pharmakologische Entwicklungen

Beim Drugdesign wird versucht „Soft drugs" mit idealer Steuerbarkeit und organunabhängiger Kinetik zu entwickeln, welche außerdem zur Begrenzung von Nebenwirkungen ausschließlich mit den gewünschten Rezeptor(sub)typen interagieren und die körpereigenen Enzymsysteme nicht belasten oder gar stören sollen [20]. Unter „Soft Drugs" versteht man die Weiterentwicklung einer bekannten hypnotischen Substanz durch deren Kopplung mit einer metabolisch leicht und schnell zu spaltenden Gruppierung. Meist wird eine Estergruppe gewählt. Bestenfalls werden damit neue, gut in ihrer Wirkung vorhersagbare Hypnotika kreiert, die sehr schnell metabolisiert werden und die dadurch in nur reduziertem Maße die hämodynamische Stabilität beeinflussen. Dies ist natürlich nur insoweit möglich, wie gewünschte und unerwünschte Rezeptorinteraktionen bereits definiert sind. Hierfür wurde mittels Voltage-Clamp-Elektrophysiologie und Techniken zur heterologen Expression geklonter Rezeptor-Untereinheiten bereits viel Grundlagenforschung betrieben [19].

Bei den gängigen Substanzen ist es gelungen, die Mechanismen bestimmter unerwünschter Wirkungen weitgehend aufzuklären. Allerdings sind die Interaktionen verschiedener Hypnotika mit Rezeptoren (oder auch Enzymen) und die Verteilung der Rezeptor-Subtypen in den Zielgeweben so komplex, dass vermutlich zahlreiche Eingriffe an den vorhandenen Pharmaka notwendig sein werden, um das weite Spektrum der unerwünschten Wirkungen soweit einzuengen, dass man eine ideale Substanz erhält [22]. Insbesondere wird jede Anpassung einer Substanz an bestimmte Rezeptor- oder Enzym-Subtypen – analog zum Drehen an einem „Zauberwürfel" – zahlreiche (wahrscheinlich ungünstige) Nah- und Ferneffekte mit sich bringen. Dies haben auch Weiterentwicklungen wie beispielsweise bei Fospropofol gezeigt [28]. Aus diesem Grund werden intensive Bemühungen unternommen, klinisch bewährten Substanzen durch neue Formulierungen ein günstigeres Profil zu geben.

Emulgierte Flurane

Weil grundsätzlich eine klassische RSI bei allen Patienten ein intravenös verabreichtes Hypnotikum mit schnellem Wirkeintritt unter Vermeidung einer Exzitationsphase erfordert, werden inhalative Anästhetika – zumindest, wenn sie inhalativ appliziert werden - nicht den Anforderungen an ein ideales Induktionshypnotikum gerecht. Untersucht werden daher intravenöse Formulationen von volatilen Anästhetika: Die Universität von Sichuan hat umfangreiche Erfahrungen mit einer 8%igen Isofluran-Emulsion in Intralipid 30% gesammelt [30]. In zahlreichen Hunde- und Nagetiermodellen konnte sicher und zuverlässig eine intravenöse Narkoseinduktion erzielt werden. Eine Studie zeigte überdies eine schnellere Erholungszeit im Vergleich zu Propofol. In einer Phase-1-Studie an 78 gesunden Probanden stellte sich bei einer Dosis von 22,6 mg/kg KG bereits weniger als 40 Sekunden nach Injektion der Bewusstseinsverlust ein. Häufige Nebenwirkungen waren Injektionsschmerz und Tachykardie. Bei höheren Dosierungen traten moderate Hypotonien und Apnoen auf. Vielversprechend sind im Tiermodell auch neuro- und kardioprotektive Effekte [11].

Wissenschaftler der University of Wisconsin haben eine Nanoemulsion 20% Sevofluran in einem Fluoropolymer entwickelt, mit dem sie einen schnellen Wirkeintritt (18 Sekunden) und ein sanftes, schnelles Erwachen (30 Sekunden) bei Ratten erzielen konnten. Der Wirkeintritt erfolgt damit deutlich schneller als inhalativ und bei Nagetieren nebenwirkungsfrei, der therapeutische Index von 2,6 ist vergleichbar mit Propofol und Thiopental, aber es gibt noch zahlreiche offene Fragen bevor klinische Studien begonnen werden können [30,24].

Neurosteroid-Analoga

Stress und Verletzung des Gehirns induzieren eine Neurosteroid De-Novo-Synthese, die wahrscheinlich Teil einer Selbstschutz-Kaskade ist. Tatsächlich gibt es gute Evidenz, dass Neurosteroide neuroprotektive Effekte haben. Die Neurosteroid-Analoga Alphaxalon und Alphadolon waren von 1972 bis 1984 gelöst in Cremophor unter dem Namen Althesin im klinischen Einsatz. Aufgrund anaphylaktischer Reaktionen auf den Lösungsvermittler Cremophor musste das Präparat schließlich vom Markt genommen werden und ist derzeit nur noch in der Veterinärmedizin im Einsatz.

Goodchild et al. konnten Cremophor als Lösungsmittel für Alphaxalon erfolgreich durch ein Cyclodextrin ersetzen [33]. In dieser Formulierung (Phaxan) war die therapeutische Breite deutlich verbessert (LD50 mehr als verdoppelt). Eine Phase-I-Studie verglich die Effizienz und Sicherheit von Phaxan mit Propofol. Phaxan hatte eine ähnlich günstige Kinetik wie Propofol mit schnellem Wirkeintritt und kurzer Wirkdauer, Atem- und Kreislaufdepression waren jedoch deutlich weniger ausgeprägt. Außerdem kam es bei keinem Studienteilnehmer zu Injektionsschmerz [21].

Propofol-Analoga

Durch Substitutionen an der OH-Gruppe konnten mehrere wasserlösliche Prodrugs, wie beispielsweise Fospropofol, synthetisiert werden. Letzteres trägt eine Methylphosphatgruppe und wurde als einzige Substanz 2008 von der FDA zur klinischen Anwendung zugelassen. Die Aktivierung erfolgt in vivo durch die alkalische Phosphatase, wodurch Propofol, Phosphat und Formaldehyd freigesetzt werden. Vorteile der Substanz sind Wasserlöslichkeit, Sterilität und geringerer Injektionsschmerz. Nachteilig wirken sich ein langsamerer Wirkeintritt, eine längere Wirkdauer, eine Formaldehydfreisetzung und perineale Parästhesien oder Schmerzen bei Injektion aus. Bevor klinische Studien zur Induktion einer Allgemeinanästhesie beendet werden konnten, wurde 2010 die Produktion von Fospropofol eingestellt [28].

Neuere Aminosäure-Prodrugs von Propofol (HX0969-Ala-HCl, HX0969-Gly-F3) versprechen Wasserlöslichkeit ohne perineale Irritationen und einen schnelleren Metabolismus ohne toxische Abbauprodukte [11].

Benzodiazepine und Analoga

Remimazolam ist ein Benzodiazepin-Derivat auf Esterbasis mit Eigenschaften seiner beiden Ausgangssubstanzen Midazolam und Remifentanil. Die günstigen pharmakokinetischen Eigenschaften des letzteren, welche durch eine Carboxylester-Verbindung am Diazepinring erreicht werden, bewirken eine rasche Hydrolyse durch Gewebeesterasen zu einem inaktiven Carboxylsäure-Metabolit. Remimazolam bindet mit um zwei Größenordnungen geringerer Affinität als Midazolam an die Benzodiazepin-Bindungsstelle des $GABA_A$-Rezeptors und potenziert dadurch die Effekte von GABA. Phase-1-Studien zeigten einen schnellen Wirkeintritt und eine deutlich verkürzte Erholungszeit von 10 Minuten im Vergleich zu 40 Minuten bei der Muttersubstanz Midazolam. Die Wirkung von Remimazolam kann durch Flumazenil komplett reversiert werden und die Halbwertszeit ist bei längerer Applikationsdauer kontextinsensitiv. Durch die quasi linear dosisabhängige Sedierungstiefe, die zügige organunabhängige Elimination und die fehlende Kumulation ist Remimazolam ein nahezu ideales Hypnotikum [11,20].

Imidazolderivate

Das Alleinstellungsmerkmal von Etomidat, die überragende hämodynamische Stabilität, ist Anlass zur tiefschürfenden Auseinandersetzung mit den Pathomechanismen und zur Fortentwicklung der Muttersubstanz. Oberste Priorität hat dabei der Erhalt der hypnotischen Potenz und die deutliche Reduktion oder gar die Aufhebung der deletären Nebennierenrindensuppression. „Methoxycarbonyl etomidate" (MOC-etomidate) wurde als Soft Drug konzipiert und sollte die Nebennierenfunktion weniger negativ tangieren. Erste Ergebnisse stimmten Cotten et al. positiv [31]. MOC-etomidate schien die Nebennierenfunktion nur kurzzeitig zu inhibieren. Weiterführende Studien an Ratten zeigten jedoch, dass die Nebennierensuppression bei längerer Infusion deutlicher war, als man zunächst annahm [11]. Deshalb entwickelte man die Substanz fort und gelangte so zu einem weiteren Analogon: Cyclopropyl methoxycarbonyl metomidate (CPMM). Dieses zeichnet sich durch Kontextinsensitivität auch nach kontinuierlicher Infusion aus und scheint dennoch potenter zu sein als MOC-etomidate [11]. Ein weiterer pharmakologischer Kniff wurde bei der Entwicklung von Carboetomidat angewandt. Das Stickstoffatom des Imdizalringes der Muttersubstanz Etomidat bildet eine dipolare Bindung mit dem zentralen Eisenatom der Hämgruppe des Zytochroms-P450-11B1 (=11β-Hydroxylase) aus. Infolgedessen wir die enzymatische Aktivität dieses Enzyms reversibel unterbunden und Kortison und Aldosteron nicht mehr synthetisiert [27]. Carboetomidat verfügt nun an dieser Stelle über einen reinen Pyrrolring. Die Folge ist eine um das 3fache erniedrigte Potenz der Inhibition der Kortisonsynthese [32]. Damit verbunden ist aber auch ein verzögerter Wirkbeginn und eine niedrigere Wasserlöslichkeit. Dafür erwies es sich als 5-HT(3A) Rezeptor Inhibitor und damit potentiell antiemetogen. Mit der Entwicklung von MOC-carboetomidate gelang es die Stärken von MOC-etomidate (rasche Metabolisierung) und von Carboetomidate (geringe Nebennierensuppression) zu vereinen [11].

Fazit

Aus dem bisher Gesagten ergibt sich, dass das ideale Induktionshypnotikum sicherlich ein (subtypspezifischer) $GABA_A$-Rezeptor-Agonist sein sollte mit den folgenden Aspekten: Schneller Wirkeintritt, beobachtbarer EEG-Effekt, gute Reflexsuppression, schneller organunabhängiger Metabolismus und geringe Kumulationstendenz ohne peripherer Nebenwirkungen (Injektionsschmerz, Gewebsnekrosen, Propofolinfusionssyndrom, maligne Hyperthermie, Nebennierenrindensuppression, peripheren Calcium-Antagonismus oder Beta-Rezeptorblockade,...) und ohne unerwünschte zentralnervöse Wirkungen wie Halluzinationen, Angstträume oder Delir. Organprotektive Eigenschaften wären wünschenswert sind aber sicherlich über den längeren Zeitraum der Narkoseaufrechterhaltung von entscheidenderem Vorteil als alleinig zur Induktion. Unter den bestehenden Substanzen einen Wirkstoff (oder eine Wirkstoffkombination) zum „besten Induktionshypnotikum" zu küren, der (die) dem Ideal am nächsten kommt, griffe hier zu kurz, weil zum einen die vorgestellten Ideale nicht relativiert werden sollen, und weil zum anderen die interessanten Entwicklungen im Bereich der funktionellen Hirnforschung, der Molekularbiologie und -genetik, der Rezeptorforschung und des Drugdesigns vorangestellt werden sollten.

Soll ein Induktionshypnotikum gleichzeitig ein gutes Sedativum sein, muss der Unterschied der benötigten Wirkspiegel für Sedierung und Hypnose ausreichend groß sein. Ideal wäre außerdem, wenn die inter- und intraindividuellen Unterschiede der benötigten Plasmaspiegel minimal wären.

Daher bleibt dem Anästhesisten bis zum pharmakologischen Durchbruch bei der Entwicklung neuer Substanzen nur die

Auswahl einer für den jeweiligen Patienten am besten geeigneten Substanz und in besonderen Fällen eine Kombination, um die Nachteile der jeweils anderen Substanzen bei Bedarf zu nivellieren. Das zur Anwendung kommende Induktionshypnotikum sollte daher unter Abwägung der individuellen Gegebenheiten ausgesucht werden. Annähernd ideal wird es dann, wenn der betreuende Anästhesist die Faktoren bestehend aus Patient, Krankheit und Situation richtig einzuordnen und zudem die zu erwartenden Nebenwirkungen zu antizipieren und umgehend zu therapieren weiß. Mit anderen Worten sind sowohl theoretisch erworbenes Wissen um pharmakologische Zusammenhänge, als auch Empirie unverzichtbare Bestandteile einer risikoarmen Narkoseeinleitung.

Literatur

1. Petermann H, Goerig M: Geschichte der Anästhesie. Anaesthesist 2016;65:787–808
2. Mencke T, Zitzmann A, Reuter DA: Sichere und kontroverse Komponenten der „rapid sequence induction". Anaesthesist 2018;67:305–320
3. Schnider JAT: Obligate Maskenbeatmung vor Relaxation. Anaesthesist 2012;61:401–406
4. Committee on Standards and Practice Parameters: Apflebaum JI, et al: Practice guidelines for management of the difficult airway. Anesthesiology 2013;118:251–270
5. Rossaint R, Coburn M, Zwissler B: Klug entscheiden in der Anästhesiologie. Dtsch Arztebl 2017;114:22–23
6. Coburn M, et al: Qualitätsindikatoren Anästhesiologie 2015. Anasthesiol Intensivmed 2016;57:522–512
7. Hudetz AG: General anesthesia and human brain connectivity. Brain Connect 2012;2(6):291–302
8. Eckle VS, Hucklenbruch C, Todorovic SM: Was wissen wir über Narkosemechanismen? Bewusstlosigkeit, Bewegungslosigkeit und Amnesie. Anästhesist 2009;58:1144–1149
9. Van Hemelrijk J, Gonzales JM, White PF: Pharmacology of intravenous anesthetic agents. In: Principles and Practice of Anesthesiology. Rogers MC, Tinker JH, Covino BG, Longnecker DE: (des). Mosby Year Book, St. Louis, Baltimore, Boston, Chicago, London, Philadelphia, Sydney Toronto 1993
10. Medlock RM, Pandit JJ: Intravenous anaesthetic agents. Anaesthesia & Intensive Care Medicine 2016;17(3):155–162
11. Tanious MK, Beutler SS, Kaye AD, Urman RD: New Hypnotic Drug Development and Pharmacologic Considerations for Clinical Anesthesia. Anesthesiology Clin 2017;35 e95–e113
12. Thiel H, Roewer N: Anästhesiologische Pharmakotherapie – Von den Grundlagen der Pharmakologie zur Medikamentenpraxis. 3.,überarbeitete Auflage. Georg Thieme Verlag KG Stuttgart, New York 2014
13. Leopold LHJ, Bein B: Intraoperative Hypotonie: Therapie Änesthsiol Intensivmed Notfallmed Schmerzther 2017;52:45–54
14. Bauer H, Traweger A: Tight Junctions oft he Blodd-Brain Barrier – A Molecular Gatekeeper. CNS & Neurological Dsorders – Drug Targets 2016;15:1016–1029
15. Rana MV, Bonasera LK, Bordelon GJ: Pharmacologic Consideration of Anesthetic Agents in Geriatric Patients. Anesthesiology Clin 2017;35:259–271
16. Sen S, Chini EN, Brown MJ: Complications after unintentional intra-arterial injection of drugs: risks, outcomes, and management strategies. Mayo Clin Proc 2005;80(6):783–795
17. Olsen RW, Li G-D: GABAA receptors as molecular targets of general anesthetics: identfication of binding sites provides clues to allosteric modulation. Can J Anesth/J Can Anesth 2011;58:206–215
18. Dumps C, Halbeck E, Bolkenius D: Medikamente zur intravenösen Narkoseinduktion: Barbiturate. Anaesthesist 2018;67(7):535–522
19. Forman SA, Chiara DC, Miller KW: Anesthetics target interfacial transmembrane sites in nicotinic acetylcholine receptors. Neuropharmacology 2015;96: 169–177
20. Brohan J, Goudra BG: The Role of GABA Receptor Agonists in Anesthesia and Sedation. CNS Drugs 2017;31(10):845–856.
21. Antkowiak B, Rudolph U: New insights in the systematic and molecular underpinnings of general anesthetic actions mediated by gamma–amminobutyric acid A receptors. Curr Opin Anesthesiol 2016;29:447–453
22. Solt K, Forman SA: Correlating the clinical actions and molecular mechanisms of general anesthetics. Current opinion in anesthesiology 2007;20:300–306
23. Petrenko AB, Yamakura T, Sakimura K, Baba H: Defining the role of NMDA receptors in anesthesia: Are we there yet? European Journal of Pharmacology 2014;723:29–37
24. Bolkenius D, Dumps C, Halbeck E: Medikamente zur intravenösen Narkoseinduktion: Propofol. Der Anaesthesist 2018;67(2):147–162
25. Roberts I, Sydenham E: Barbiturates for acute traumatic brain injury. Cochrane Database Syst. Rev. 2012;DOI:10.1002/14651858.CD000033.pub2
26. Bilotta F, Geld AW, Stazi E, Titi L, Paolini FP, Rosa G: (2013) Pharmacological perioperative brain neuroprotection: a qualitative review of randomized clinical trials. Br J Anaesth 110(Suppl1):i113-i120. 2013;DOI:10.1093/bja/aet059
27. Dumps C, Bolkenius D, Halbeck E: Medikamente zur intravenösen Narkoseinduktion: Etomidat (2017) Der Anaesthesist 2017;66(12):969–980
28. Feng AY, Kaye AD, Kaye RJ, Belani K, Urman RD: Novel propofol derivatives and implications for anesthesia practice. J Anaesthesiol Clin Pharmacol 2017;33:9–15
29. Guldenmund P, Vanhaudenhuyse A, Sanders RD, Sleigh J, Bruno MA, Demertzi A, Bahri MA, Jaquet O, Sanfilippo J, Baquero K, Boly M, Brichant JF, Laureys S, Bonhomme V: Brain functional connectivity differentiates dexmedetomidine from propofol and natural sleep. Br J Anaesth. 2017;119(4):674–684
30. Gin T: Hypnotic and sedative drugs – anything new on the horizon? Curr Opin Anesthesiol 2013;26:409–413
31. Cotten JF, Husain SS, Forman SA, et al: Methoxycarbonyletomidate: a novel rapidly metabolized and ultra-short acting etomidate analogue that does not produce prolonged adrenocortical suppression. Anesthesiology 2011;111:240–249
32. Cotten JF, Forman SA, Laha JK, et al: Carboetomidate: a pyrrole analog of etomidate designed not to suppress adrenocortical function. Anesthesiology 112:637–644
33. Goochild CS, Serrao JM, Kolosov A, Boyd BJ: Alphaxolone Reformulated: A water-soluble intravenous anesthetic preparation in sulfobutyl-ether-β-cyclodextrin. Anesth Analg. 2015;120(5):1025–31
34. Halbeck E, Bolkenius D, Dumps C: Medikamente zur intravenösen Narkoseinduktion: Ketamin, Midazolam und Synopsis der gängigen Hypnotika. Anästhesist 2018;67(8):617–634.

Neuromonitoring in der Anästhesie
Neuromonitoring for Anesthesiology

K. Engelhard

Zusammenfassung

Obwohl das Gehirn das vulnerabelste Organ unseres Körpers ist aufgrund seiner Abhängigkeit von einer kontinuierlichen Zufuhr von Sauerstoff und Energieträgern, ist es gleichzeitig eines der perioperativ am schlechtesten überwachten Organe. Ursache hierfür ist der aufgrund der Schädelkalotte erschwerte Zugang der nicht-invasiven Neuromonitoringverfahren zum Gehirn. Diese Hürde konnte in den letzten Jahrzenten mithilfe der Elektroenzephalographie inklusive der Evozierten Potentiale, der transkraniellen Doppler Sonographie und der Nah-Infrarotspektroskopie zunehmend überwunden werden. So kann die Integrität der Neurone und neuronaler Leitungsbahnen, die Hirndurchblutung und die Oxygenierung des Gehirns nicht-invasiv überwacht werden. Dabei steht im Mittelpunkt dieser Monitoringverfahren eine inadäquate Zufuhr von Sauerstoff und Energieträgern auf Ebene des Neurons zu erkennen, um dann mit den geeigneten therapeutischen Maßnahmen dieses Missverhältnis zwischen Zufuhr und Bedarf zu beheben. Leider fehlt bisher ein Monitoringsystem das dieses Ziel direkt und nicht durch Erfassung von Surrogatparametern erreicht. Dennoch können bei speziellen Indikationsstellungen mit Hilfe des perioperativen Neuromonitorings schon gute Erfolge im Sinne der Optimierung des klinischen Endergebnisses der Patienten erreicht werden.

Schlüsselwörter: Elektroenzephalographie – Evozierte Potentiale – Transkranielle Doppler Sonographie – Nah-Infrarotspektroskopie – Hirndurchblutung – Zerebraler Metabolismus

Summary

Although the brain is one of the most vulnerable organs of our body due to its absolute dependence on continuous supply with oxygen and energy, it is at the same time the organ with poorest perioperative monitoring. The reason is most likely the difficult approach for non-invasive neuromonitoring devices to the brain due to the ridged bone structure of the skull. This limitation was overcome in the last decades by the invention of electroencephalography and evoked potentials, transcranial Doppler sonography, and near infrared spectroscopy. Thereby, the function of the cerebral cells, the brain perfusion, and the cerebral oxygenation can be non-invasively monitored. The ultimate goal of these monitoring systems is the detection of an inadequate supply of the neuron with oxygen and energy in order to initiate the adequate treatment to avoid further deteriorations. Unfortunately, a monitoring system, which can directly assess the integrity of the neuron is lacking. Nevertheless, the existing neuromonitoring systems are already able to improve perioperative outcome for specific indications.

Keywords: Electroencephalography – Evoked potentials – Transcranial Doppler sonography – Near-infrared spectroscopy – Cerebral perfusion – Cerebral metabolism

Einführung

Mittels Neuromonitoring kann die Integrität des zentralen und peripheren Nervensystems überwacht werden (Tab. 1). Da das Gehirn über keine relevanten Speicher für Sauerstoff und Energieträger verfügt ist es auf deren kontinuierliche Zufuhr angewiesen. Perioperativ soll daher mittels Neuromonitoring frühzeitig eine Mangelversorgung durch ein nicht an den zerebralen Metabolismus angepasstes Sauerstoff- und Glukoseangebot detektiert werden. In Abbildung 1 werden Interventionsmöglichkeiten bei einem Abfall der zerebralen Oxygenierung dargestellt unter Berücksichtigung alle Einflussparameter und deren Überwachungsmöglichkeiten.

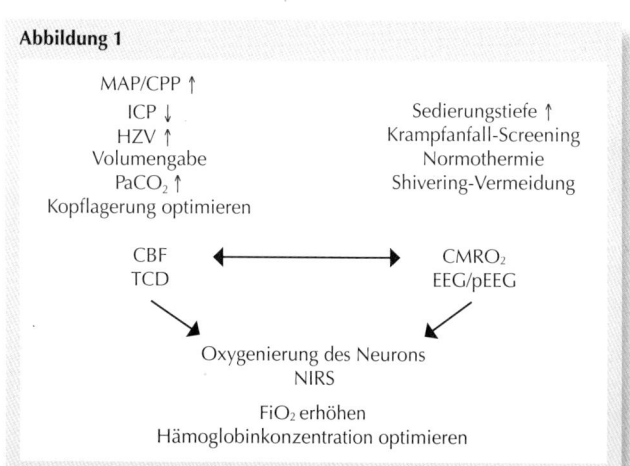

Abbildung 1

MAP/CPP ↑
ICP ↓
HZV ↑
Volumengabe
$PaCO_2$ ↑
Kopflagerung optimieren

Sedierungstiefe ↑
Krampfanfall-Screening
Normothermie
Shivering-Vermeidung

CBF
TCD
⟷
$CMRO_2$
EEG/pEEG

Oxygenierung des Neurons
NIRS

FiO_2 erhöhen
Hämoglobinkonzentration optimieren

Interventionsmöglichkeiten bei sinkender zerebraler Oxygenierung. Primäres Ziel ist eine Sicherstellung der Versorgung der Neuronen mit Sauerstoff. Dieses Ziel kann mittels Neuromonitoring überwacht werden.
(**CBF**=zerebraler Blutfluss; $\mathbf{CMRO_2}$=zerebraler Metabolismus; **MAP**= arterieller Mitteldruck; **CPP**=zerebraler Perfusionsdruck; **ICP**=intrakranieller Druck; **HZV**=Herzzeitvolumen; $\mathbf{PaCO_2}$=Kohlendioxidpartialdruck; $\mathbf{FiO_2}$=inspiratorische Sauerstofffraktion; **TCD**=transkranielle Doppler Sonographie; **EEG**=Elektroenzephalogramm; **pEEG**=prozessiertes EEG; **NIRS**= Nah-Infrarotspektroskopie).

Dies ist insbesondere bei Patienten mit zerebrovaskulären Erkrankungen oder älteren Patienten aufgrund der häufig eingeschränkten Kompensationsfähigkeit des Gehirns gegenüber Minderperfusion sinnvoll (Tab. 2). Während gefäß- und kardiochirurgischer Eingriffe und zur Prävention bzw. Detektion der oft spät erkannten perioperativen Schlaganfälle ist das Neuromonitoring ebenfalls geeignet (Tab. 3). So können frühzeitig Schäden durch eine zerebrale Minderperfusion oder Hypoxie, eine metabolische Dysfunktion, non-konvulsive Krampfanfälle oder systemischen Schädigungen erkannt und therapiert werden.

Das Neuromonitoring peripherer Nervenbahnen sollte immer dann eingesetzt werden, wenn aufgrund der anatomischen Komplexität des Operationsgebietes die Überwachung eines Nerven sinnvoll ist, um diesen vor einem iatrogenen Schaden zu schützen (z.B. N. facialis bei Resektion eines Akustikusneurinoms oder der Parotis, oder N. laryngeus recurrens bei Schilddrüsenoperationen).

Das perioperative Monitoring sollte nicht-invasiv sein, was besonders dadurch erschwert wird, dass das Gehirn aufgrund der rigiden Schädelkalotte nur schwer zugänglich für nicht-invasives Monitoring ist. Das spiegelt sich auch darin wider, dass das Gehirn zu den perioperativ am schlechtesten überwachten Organe gehört. Da die Integrität der Neurone nicht direkt überwacht werden kann, bedient man sich sogenannter Surrogatparameter. Das Elektroenzephalogramm (EEG) kann die Aktivität der Neurone in den oberflächlichen Gehirnarealen aufzeichnen während die evozierten Potentiale (EP) über zentrale oder periphere Reizung von Nervenleitungsbahnen oder motorischen Arealen des Gehirns auch die tiefergelegenen Nervenbahnen erfasst. Mittels transkranieller Doppler-Sonographie (TCD) kann die Geschwindigkeit des Blutflusses in den größeren Hirngefäßen gemessen werden, die unter bestimmten Bedingungen direkt mit dem Blutfluss korreliert. Die Nah-Infrarot-Spektroskopie (NIRS) kann die Sauerstoffsättigung des Blutes in einem umschriebenen Hirnareal erfassen. Im Folgenden werden diese Verfahren zur perioperativen Überwachung der Hirnintegrität näher diskutiert werden.

Verfahren des perioperativen Neuromonitorings

Elektroenzephalogramm (EEG)

Das EEG ist ein nicht-invasives und kontinuierliches zerebrales Monitoringverfahren zur Erfassung der spontanen hirnelektrischen Aktivität.

Die über Oberflächenelektroden abgeleiteten hirnelektrischen Signale repräsentieren hauptsächlich die synaptische Aktivität kortikaler Neurone. Da weniger als 35% aller kortikalen Neurone dem knöchernen Schädel benachbart sind, ist eine Aussage zur gesamten hirn-elektrischen Aktivität mittels EEG limitiert.

Das kortikale EEG wird darüber hinaus durch das Einstrahlen subkortikaler Projektionsbahnen moduliert. Das EEG ist ein Parameter der Integrität der neuronalen Funktion, welche z.B. durch Veränderungen physiologischer Variablen, durch Pharmaka, erhöhten intrakraniellen Druck oder zerebrale Ischämie beeinflusst werden kann. Während das EEG als *Funktionsparameter* außerordentlich sensibel ist, kann die zugrundeliegende Ätiologie neurofunktioneller Veränderungen durch das EEG alleine nicht diagnostiziert werden.

Die Elektrodenposition muss der Anatomie der hirnversorgenden Arterien entsprechen, da ansonsten ischämische Provokationen der Gewebetopographie nicht sicher zuzuordnen sind.

Die anteriore-posteriore Montage (10–20 System) ist geeignet, Wirkungen von Pharmaka zu beschreiben. Ein topografisch umfassendes EEG-Monitoring kann durch 16- oder 32-Kanal-Ableitungen erreicht werden. Für die intraoperative neuronale Funktionsdiagnostik sind jedoch auch 2- oder 4-Kanalableitungen geeignet.

Im Rahmen *neurovaskulärer Eingriffe* (Karotisdesobliterationen, intrakranielle Aneurysma Chirurgie, interventionelle Neuroradiologie) können durch die temporäre Ligatur von Arterien, eine inadäquate Shuntfunktion, erhöhten Retraktordruck oder durch wiederholte Embolisationen fokal ischämische Insulte auftreten [1].

Eine zerebrale Ischämie ist innerhalb von 60 s durch folgende EEG-Veränderungen gekennzeichnet: ipsilaterale Reduktion oder Verlust der Anzahl schneller Frequenzen hin zu einer Zunahme langsamer Frequenzbänder.

Die Unterscheidung zwischen hypoxisch/ischämischen EEG-Veränderungen und Anästhetikaeffekten kann bei fokalen Insulten durch interhemisphärielle Differenzen erfolgen. In jedem Falle sollte eine Anästhesietechnik angestrebt werden, welche nur geringe intraoperative Veränderungen der Dosierung (und damit des EEG- Signals) erforderlich macht, um auch bei globalen Insulten hypoxisch/ischämische EEG-Veränderungen spezifizieren zu können.

Prozessierte EEG-Parameter (pEEG)

Das native EEG kann durch digitale Verarbeitung der analogen Signale als Powerspektrum (z.B. absolute Power, relative Power, Median, spektrale Eckfrequenz, Bispektralindex) dargestellt werden, was perioperative EEG-Veränderungen einfacher erkennbar macht. Die bekanntesten Monitoringsysteme für pEEG-Parameter sind Narcotrend™, M-Entropy™ und BIS™. Ursprüngliches Ziel war es mittels Bispektralindex die Narkosetiefe bestimmen zu können und somit ein Instrument zur Detektion intraoperativer Wachheit zu haben [2]. Allerdings zeigte sich, dass eine BIS gesteuerte Anästhesie (Zielbereich: 40–60) einer an der end-tidalen Gaskonzentration orientierten Inhalationsanästhesie (MAC >0,7) in Hinblick auf intraoperative Awareness nicht überlegen ist, so dass während einer Inhalationsanästhesie keine zusätzliche Überwachung der Narkosetiefe indiziert ist [3]. Im Gegensatz hierzu wird für eine total-intravenöse Anästhesie mit neuromuskulärer Blockade die Überwachung mittels pEEG-Parametern empfohlen [4]. Darüber hinaus sollte die Narkosetiefe auch bei einer Inhalationsanästhesie mittels BIS überwacht werden, wenn eine Kombination mit regionalen Anästhesieverfahren geplant ist, wenn der Patient ein hohes Risiko für intraoperative Awareness hat oder schon einmal ein solches Ereignis erlebt hatte, bei kardiovaskulär vorerkranken Patienten oder wenn intraoperativ besonders hohe oder niedrige Blutdruckwerte trotz idealem MAC auftreten [2].

Die BIS gesteuerte Vermeidung einer zu tiefen Narkose kann die Inzidenz eines postoperativen Deliriums reduzieren [5]. Insbesondere die Vermeidung eines Burst Suppression Musters, was immer mit einer zu tiefen Narkose assoziiert ist, sollte vor allem bei älteren Pateinten vermieden werden [6,7]. Allerdings senkt die aktive Vermeidung eines niedrigen BIS (in Kombination mit Alarmierung bei arterieller Hypotonie und bei niedrigem MAC; „triple low") entgegen ursprünglicher Annahmen nicht die perioperative Mortalität [8,9].

Evozierte Potentiale (EP)

Evozierte Potentiale (EP) stellen eine nicht-invasive Technik zur Abschätzung der Integrität afferenter Projektionsbahnen und der Identifikation von intraoperativ besonders gefährdeten Nervenstrukturen dar. Beim Monitoringverfahren werde die Nervenbahnen kontinuierlich überwacht und eine Gefährdung der Nervenbahnen durch Veränderung der Potenziale sicht- und hörbar gemacht [10]. Hierzu gehören die motorisch EP (MEP), die somatosensorisch EP (SSEP), die akustisch EP (AEP) und die spontan frei laufende Elektromyographie (EMG). Beim Mappingverfahren (Kartierungsverfahren) werden Nervenstrukturen durch den Chirurgen mithilfe einer Stimulationselektrode gezielt aufgesucht und aktiviert, um sie zu identifizieren [10]. Hierzu gehören getriggerte EMG und getriggerte SSEP. Insbesondere für Operationen an der Schädelbasis und dem Hirnstamm kann so die Funktionalität der Hirnnerven überwacht werden (z.B. N. facialis zur Resektion eines vestibulären Schwannoms bzw. bei Operationen an der Parotis oder der N. laryngeus recurrens im Rahmen einer Schilddrüsenoperation) [11].

Im Gegensatz zum EEG, welches im Wesentlichen die spontane kortikale Aktivität darstellt, repräsentieren die EPs Veränderungen der elektrischen Aktivität zentraler und peripherer Bahnen auf exogene Stimuli. Da die Amplitude der über dem Skalp abgeleiteten EPs sehr klein ist (0,5 – 5 µV), werden die Potentiale einzelner Stimulationen aufsummiert und gemittelt.

EP werden durch elektrische oder mechanische Impulse auf die Haut in der Nähe eines peripheren Nervens (z.B. N. medianus, N. ulnaris, N. tibialis) und nach Latenzzeiten und Amplituden quantifiziert. Die über dem Skalp abgeleiteten Potentiale beinhalten frühe Komponenten (Ursprung im peripheren Nerven und Hirnstamm) sowie Komponenten mittlerer und langer Latenzen (Ursprung im Kortex und Subkortex).

Tabelle 1
Übersicht über die verfügbaren nicht-invasiven, perioperativen Neuromonitoringverfahren (TIVA: total intravenöse Anästhesie).

	Vorteile	Nachteile
EEG/ pEEG	• Surrogatparameter für neuronale Funktion • Überwachung der Narkosetiefe (vor allem bei TIVA und bei Kombination mit regionaler Narkoseverfahren) • Detektion von Medikamenteneffekten • Sensible Erfassung temporärer Minderdurchblutung während neurovaskulärer Eingriffe und einer intraoperativen Ischämie • Detektion intraoperativer nicht-konvulsiver Krampfanfälle	• Keine Aussage über Ätiologie neurofunktioneller Veränderungen • Keine Erfassung tiefergelegener Gehirnareale • Keine prädiktive Aussage zu intraoperativer Wachheit • Kein Einfluss auf perioperative Mortalität
EP	• Überwachung der Integrität gefährdeter Hirnareale, zu- und wegführender Nervenbündel, peripherer Nerven • Intraoperatives Mapping zur Detektion von im Operationsgebiet liegenden peripheren Nerven	• Störanfällige Signale (insbesondere MEP) • Aufwändige Vorbereitung • Erfahrung in der EP-Analyse notwendig
TCD	• Messung der Blutflussgeschwindigkeit • Detektionen von Emboli im Stromgebiet • Detektion eines erhöhten ICP und eines zerebralen Vasospasmus • Kontrolle der statischen/dynamischen zerebrovaskulären Autoregulation • Messung der CO_2-Autoregulation	• Bei etwa 10% der Patienten kein Signal detektierbar • Langzeitanwendung nicht empfohlen (Sonde kann thermische Hautläsionen verursachen) • Anwenderabhängige Ergebnisse • Spezielle Halterung für Fixierung der Sonde nötig
NIRS	• Kontinuierliche Messung der zerebralen Sauerstoffversorgung • Korrelation mit klinischem Endergebnis nach kardiochirurgischen Operationen • Verbesserte Aussagefähigkeit wenn Dauer und Ausprägung der NIRS-Werte beachtet werden	• Störung durch extrakranielles Gewebe im Messgebiet • Nur regionale Überwachung möglich • Isoliert intrazerebrale Störungen werden nicht zuverlässig erkannt • Kein exakter Schwellenwert da große interindividuelle Schwankungen • Positiv prädiktiver Wert ist nicht zuverlässig

> Ähnlich dem EEG sind auch die EPs sensibel gegenüber Veränderungen physiologischer Variablen (z.B. Blutdruck, arterielle Blutgase, Hämatokrit), Vigilanz, Hirndurchblutung, Pharmaka und der Körpertemperatur.

Die Kontrolle dieser Faktoren ist während eines perioperativen EP-Monitorings konsequenterweise relevant, um z.B. im Rahmen neurovaskulärer oder rückenmarksnaher Eingriffe die Zunahme der Latenz und die Abnahme der Amplitude einer zerebralen Ischämie und nicht einem Anästhetikaeffekt zuordnen zu können.

Somatosensorisch evozierte Potentiale (SSEP)

Die Messung von SSEP ist zur Erkennung einer zerebralen Ischämie im Rahmen der *Karotischirurgie* sinnvoll, da hierdurch sowohl der *Kortex als auch der Hirnstamm überwacht* werden. So kann der Verlust des EP nach Abklemmen der A. carotis communis eine Entscheidungshilfe zur Anlage eines intraluminalen Shunts geben; gleichzeitig kann nach Freigabe des Gefäßes die Shuntfunktion geprüft werden. Hierdurch lassen sich postoperative neurologische Defizite reduzieren. Eine fokale Ischämie als Folge von unbeabsichtigten oder beabsichtigten Ligaturen intrakranieller Gefäße während zerebraler Aneurysmachirurgie kann ebenfalls durch ein SSEP-Monitoring erkannt werden. Liegen intrakranielle Tumore in der Nähe des sensorischen Kortex oder dessen zuführenden Bündel kann mittels SSEP die Funktionalität dieser Strukturen intraoperative kontinuierlich überwacht werden. Wegen der limitierten regionalen Auflösung der SSEP ist eine postoperative neurologische Verschlechterung dennoch nicht auszuschließen. Die Zunahme der Latenz und die Reduktion der Amplitude bis hin zum Signalverlust kann bei Patienten mit erhöhtem ICP als Ischämie- und Prognoseparameter verwertet werden.

Motorisch evozierte Potentiale (MEP)

Mittels *MEP* kann die Integrität des motorischen Kortex, des kortikospinalen Trakts und der peripheren Nerven überwacht werden [12]. Eine Amplitudenminderung der MEP von 50–80% gilt als Warnkriterium, dass sich ein neurologisches Defizit ausbildet [10,13]. In der Skoliosechirurgie ist die gleichzeitige Kombination von MEP und SSEP besonders zur Detektion potentieller Nervenläsionen geeignet [14]. Die MEP werden durch Narkosetiefe, Temperatur und Blutdruck des Patienten stark beeinflusst [10,15].

Akustisch evozierte Potentiale (EP)

Die Überwachung von AEP gestattet eine näherungsweise Abschätzung der *Vigilanz und der intraoperativen Wahrnehmung*. AEP-Monitoring ist ebenfalls gerechtfertigt bei intrakraniellen Eingriffen im Bereich der Schädelbasis, des Hirnstamms und des akustischen Systems. AEP (Hirnstammpotentiale) sind im Vergleich zum EEG oder den SEP weniger sensibel gegenüber hypoxisch/ischämischen Provokationen und erhöhtem ICP.

Transkranielle Doppler Sonographie

Die transkranielle Doppler Sonographie (TCD) ist eine nicht-invasive, kontinuierliche und am Patientenbett durchführbare Methode zur Messung der *zerebralen Blutflussgeschwindigkeit in den basalen Hirnarterien* [16]. Die Aa. cerebri anteriores, mediae und posteriores können durch transtemporalen Zugang oberhalb des Processus cygomaticus angeschallt werden. Tierexperimentelle und klinische Studien haben gezeigt, dass die TCD eine semiquantitative Darstellung von Veränderungen der Hirndurchblutung erlaubt. So kann im Verlauf rekanalisierender Operationen an hirnversorgenden Arterien (z.B. Karotisendarterektomie) oder im Rahmen der Kardiochirurgie eine zerebrale Ischämie frühzeitig erkannt werden. Darüber hinaus können intraarterielle Embolien, die z.B. durch losgelöste Gefäßplaques entstehen zuverlässig detektiert werden [17]. Da diese Emboli zu Mikroläsionen im Gehirn führen wäre es sinnvoll durch Rückkopplung der durch die Emboli provozierten akustischen Signale mit dem Operator die intraoperative Embolie-Rate zu reduzieren [18,19]. TCD ist auch geeignet, die nach erfolgreicher Rekanalisierung der Carotis interna auftretenden zerebralen Hyperämien zu detektieren, welche ein erhöhtes Risiko für eine intrakranielle Blutung darstellen [20].

Patienten mit erhöhtem intrakraniellen Druck (ICP) sind unvorhersehbar durch Phasen reduzierter Hirndurchblutung bedroht. Diese Ereignisse können noch vor der klinischen Dekompensation am Verlust des diastolischen Flussprofils frühzeitig erkannt werden [21]. Die nicht-invasive Bestimmung des ICP mittels TCD-Parametern entwickelt sich nach anfänglichen

Tabelle 2
Patientenassoziierte Indikationen für ein intraoperatives Neuromonitoring.

Indikation	Parameter	Monitoring
Zerebrovaskuläre Stenosen	Detektion einer zerebralen Ischämie	EEG/pEEG: ipsilaterale Reduktion/Verlust schneller Frequenzen zu Gunsten langsamer Frequenzen
	Detektion einer zerebralen Hypoxie	NIRS: Abfall um 10–20% des Ausgangswertes oder absolut unter 50%
Hohes Risiko für intraoperative Awareness	Überwachung der Narkosetiefe	pEEG: BIS Ziel 40–60
Hohes Risiko für ein postoperatives Delir	Überwachung der Narkosetiefe	pEEG: BIS Ziel 40–60
	Detektion einer zerebralen Hypoxie	NIRS: Abfall um 20% des Ausgangswertes oder absolut unter 50%

Tabelle 3
Operationsbedingte Indikationen für ein intraoperatives Neuromonitoring (TIVA=total intravenöse Anästhesie).

Indikation	Monitoring	Parameter
Kraniotomie Neuronale Läsionen nach z.B. Schädel-hirntrauma oder intrakranieller Blutung	EEG/EP	Überwachung der kortikalen Integrität und deren hin und wegführenden Nervenstrukturen
	TCD	Erhöhter ICP (Verlust des diastolischen Signals) Vasospasmus (massiver Anstieg der Blutflussgeschwindigkeit)
Karotisendarteriektomie	EEG/EP	Entscheidungshilfe für intraoperativen Shunt; Ischämiedetektion
	TCD	Entscheidungshilfe für intraoperativen Shunt; Ischämie- und Emboliedetektion Detektion zerebraler Hyperperfusion nach Rekanalisierung der Carotis interna
Operationen in der Nähe der Hirnnerven	EP	Mapping des N. laryngeus recurrens (Struma), N. facialis (Parotis, vestibuläres Schwannom)
Kardiochirurgie Interventionelle Herzklappen Operationen	pEEG	Detektion zerebraler Minderperfusion Bestimmung der Narkosetiefe
	TCD	Ischämie- und Emboliedetektion
	NIRS	Zerebrale Hypoxie: Abfall unter 50% bzw. um 20% vom Ausgangswert
Wirbelsäuleneingriff	EP	Monitoring efferenter und afferenter Nervenbahnen
TIVA/Kombination mit regionalen Anästhesieverfahren	pEEG	Überwachung der Narkosetiefe (Ziel BIS 40–60)

Problemen langsam zu einer Alternative zur invasiven ICP Messung [22,23,24]. Darüber hinaus gestattet die TCD die Überwachung von Medikamenteneffekten auf die Hirndurchblutung sowie die Diagnostik und die Verlaufsbeobachtung eines zerebralen Vasospasmus (massiver Anstieg der Blutflussgeschwindigkeit).

Weiterhin können mittels spezieller Funktionstests bei Patienten mit zerebralen Läsionen die zerebrovaskuläre Autoregulation und die CO_2-Reaktivität erfasst werden als Basis für ein optimiertes Blutdruck- und Beatmungsmanagement.

Nah-Infrarotspektroskopie

Die Nah-Infrarotspektroskopie (NIRS) ist ein nicht-invasives und kontinuierliches Verfahren zur Messung der regionalen zerebralen Gewebeoxygenierung.

Die Technologie basiert auf der Fähigkeit von Licht im nahinfraroten Bereich den Schädel zu penetrieren und Absorptionsspektren von Oxyhämoglobin, Desoxyhämoglobin und Cytochrom aa3 zu messen.

Nach der Passage von Skalp und Spongiosa erreicht das emittierte Licht das Nervengewebe, wobei die Messung in einem Gewebekegel eines definierten Volumens die Oxygenierung arterieller, kapillärer und venöser Provinzen repräsentiert.

Es existiert eine gute Übereinstimmung zwischen der NIRS und der jugularvenösen Sättigung während systemischer Hypoxie (z.B. nach Kreislaufstillstand oder im Lungenversagen). Im Gegensatz hierzu scheint jedoch eine isolierte zerebrale Ischämie oder Hypoxie nicht immer sicher durch die NIRS darstellbar zu sein.

Während kardiochirurgischer Eingriffe kann mittels NIRS die adäquate zerebrale Oxygenierung exzellent überwacht werden und korreliert mit dem klinischen Endergebnis der Patienten. Während die Normwerte des NIRS zwischen 60–80% liegen, weisen Werte unter 50–55% auf eine eingeschränkte zerebrovaskuläre Reserve hin, die postoperativ mit einer schlechteren kognitiven Funktion einhergehen [25]. Prä- und intraoperative NIRS-Werte unter 50% sind ein ebenso negativer Prädiktor für die 30 Tages Mortalität und Morbidität nach kardiochirurgischen Eingriffen wie lange Phasen in denen der NIRS-Wert 10% des Ausgangswertes unterschreitet [26,27,28]. In Abbildung 1 sind die therapeutischen Optionen dargestellt, falls das NIRS-Signals unter 10–20% des Ausgangswertes oder absolut unter 50% fällt. Zum einen kann die Hirndurchblutung z.B. durch Erhöhung des Perfusionsdrucks, des Herzzeitvolumens, des $PaCO_2$ erhöht werden, der zerebrale Metabolismus z.B. durch Erhöhung der Sedierungstiefe oder Vermeidung einer Hyperthermie supprimiert werden, oder das inspiratorische Sauerstoffangebote gesteigert und die Hämoglobinkonzentration optimiert werden. Allerding ist die aktive Intervention um NIRS-Werte im Normbereich zu halten nicht mit einer Verbesserung des klinischen Endergebnisses assoziiert [29]. In Kombination mit einem pEEG-Parameter verbessert sich die Aussagekraft des NIRS-Monitorings während kardiochirurgischer Operationen [30].

Im Gegensatz hierzu kann die zerebrale Oxygenierung bei passageren krisenhaften Anstiegen des intrakraniellen Drucks nur unzureichend überwacht werden. Die schlechte Korrelation zwischen der NIRS und der jugularvenöser Sättigung ist unter diesen Bedingungen vermutlich als Kontamination des NIRS-Signals durch nicht zerebrales Gewebe (Skalp, Spongiosa) zu werten, welches bei isolierten zerebralen Belastungen normal perfundiert bleibt und höhere Oxygenierungswerte vortäuscht als tatsächlich existieren.

Literatur

1. Thirumala PD, Thiagarajan K, Gedela S, Crammond DJ, Balzer JR: Diagnostic accuracy of EEG changes during carotid endarterectomy in predicting perioperative strokes. J Clin Neurosci 2016;25:1–9
2. Hajat Z, Ahmad N, Andrzejowski J: The role and limitations of EEG-based depth of anaesthesia monitoring in theatres and intensive care. Anaesthesia 2017;72 Suppl 1:38–47
3. Avidan MS, Jacobsohn E, Glick D, Burnside BA, Zhang L, Villafranca A, et al: Prevention of intraoperative awareness in a high-risk surgical population. N Engl J Med 2011;365:591–600
4. Pandit JJ, Andrade J, Bogod DG, Hitchman JM, Jonker WR, Lucas N, et al: The 5th National Audit Project (NAP5) on accidental awareness during general anaesthesia: summary of main findings and risk factors. Anaesthesia 2014;69:1089–1101
5. Siddiqi N, Harrison JK, Clegg A, Teale EA, Young J, Taylor J, et al: Interventions for preventing delirium in hospitalised non-ICU patients. Cochrane Database Syst Rev 2016;3:CD005563
6. Koch S, Spies C: Neuromonitoring in the elderly. Curr Opin Anaesthesiol 2019;32:101–107
7. Fritz BA, Kalarickal PL, Maybrier HR, Muench MR, Dearth D, Chen Y, et al: Intraoperative Electroencephalogram Suppression Predicts Postoperative Delirium. Anesth Analg 2016;122:234–242
8. Sessler DI, Sigl JC, Kelley SD, Chamoun NG, Manberg PJ, Saager L, et al: Hospital stay and mortality are increased in patients having a „triple low" of low blood pressure, low bispectral index, and low minimum alveolar concentration of volatile anesthesia. Anesthesiology 2012;116:1195–1203
9. Sessler DI, Turan A, Stapelfeldt WH, Mascha EJ, Yang D, Farag E, et al: Triple-low Alerts Do Not Reduce Mortality: A Real-time Randomized Trial. Anesthesiology 2019;130:72–82
10. Campos-Friz M, Hubbe U: [Technique and advantages of multimodal intraoperative neuromonitoring for complex spinal interventions in older patients]. Orthopade 2018;47:330–334
11. Schneider R, Machens A, Randolph GW, Kamani D, Lorenz K, Dralle H: Opportunities and challenges of intermittent and continuous intraoperative neural monitoring in thyroid surgery. Gland Surg 2017;6:537–545
12. Neuloh G, Pechstein U, Cedzich C, Schramm J: Motor evoked potential monitoring with supratentorial surgery. Neurosurgery 2004;54:1061–1070; discussion 1070–1062
13. Kothbauer KF, Deletis V, Epstein FJ: Motor-evoked potential monitoring for intramedullary spinal cord tumor surgery: correlation of clinical and neurophysiological data in a series of 100 consecutive procedures. Neurosurg Focus 1998; 4:e1
14. Macdonald DB, Al Zayed Z, Khoudeir I, Stigsby B: Monitoring scoliosis surgery with combined multiple pulse transcranial electric motor and cortical somatosensory-evoked potentials from the lower and upper extremities. Spine (Phila Pa 1976) 2003;28:194–203
15. Malcharek MJ, Loeffler S, Schiefer D, Manceur MA, Sablotzki A, Gille J, et al: Transcranial motor evoked potentials during anesthesia with desflurane versus propofol–A prospective randomized trial. Clin Neurophysiol 2015;126:1825–1832
16. Robba C, Cardim D, Sekhon M, Budohoski K, Czosnyka M: Transcranial Doppler: a stethoscope for the brain-neurocritical care use. J Neurosci Res 2018;96:720–730
17. Saedon M, Dilshad A, Tiivas C, Virdee D, Hutchinson CE, Singer DR, et al: Prospective validation study of transorbital Doppler ultrasound imaging for the detection of transient cerebral microemboli. Br J Surg 2014;101:1551–1555
18. Aackerstaff RG, Jansen C, Moll FL: Carotid Endarterectomy and Intraoperative Emboli Detection: Correlation of Clinical, Transcranial Doppler, and Magnetic Resonance Findings. Echocardiography 1996;13:543–550
19. Laman DM, Wieneke GH, Van Duijn H, Van Huffelen AC: High embolic rate early after carotid endarterectomy is associated with early cerebrovascular complications, especially in women. J Vasc Surg 2002;36:278–284
20. Hirooka R, Ogasawara K, Sasaki M, Yamadate K, Kobayashi M, Suga Y, et al: Magnetic resonance imaging in patients with cerebral hyperperfusion and cognitive impairment after carotid endarterectomy. J Neurosurg 2008;108:1178–1183
21. Robba C, Cardim D, Tajsic T, Pietersen J, Bulman M, Rasulo F, et al: Non-invasive Intracranial Pressure Assessment in Brain Injured Patients Using Ultrasound-Based Methods. Acta Neurochir Suppl 2018;126:69–73
22. Calviello LA, De Riva N, Donnelly J, Czosnyka M, Smielewski P, Menon DK, et al: Relationship Between Brain Pulsatility and Cerebral Perfusion Pressure: Replicated Validation Using Different Drivers of CPP Change. Neurocrit Care 2017;27:392–400
23. Zweifel C, Czosnyka M, Carrera E, De Riva N, Pickard JD, Smielewski P: Reliability of the blood flow velocity pulsatility index for assessment of intracranial and cerebral perfusion pressures in head-injured patients. Neurosurgery 2012;71:853–861
24. Cardim D, Griesdale DE, Ainslie PN, Robba C, Calviello L, Czosnyka M, et al: A comparison of non-invasive versus invasive measures of intracranial pressure in hypoxic ischaemic brain injury after cardiac arrest. Resuscitation 2019;
25. Carlson BW, Neelon VJ, Carlson JR, Hartman M, Bliwise DL: Cerebral oxygenation in wake and during sleep and its relationship to cognitive function in community-dwelling older adults without sleep disordered breathing. J Gerontol A Biol Sci Med Sci 2011;66:150–156
26. Heringlake M, Garbers C, Kabler JH, Anderson I, Heinze H, Schon J, et al: Preoperative cerebral oxygen saturation and clinical outcomes in cardiac surgery. Anesthesiology 2011;114:58–69
27. Colak Z, Borojevic M, Ivancan V, Gabelica R, Biocina B, Majeric-Kogler V: The relationship between prolonged cerebral oxygen desaturation and postoperative outcome in patients undergoing coronary artery bypass grafting. Coll Antropol 2012;36:381–388
28. Holmgaard F, Vedel AG, Langkilde A, Lange T, Nilsson JC, Ravn HB: Differences in regional cerebral oximetry during cardiac surgery for patients with or without postoperative cerebral ischaemic lesions evaluated by magnetic resonance imaging. Br J Anaesth 2018;121:1203–1211
29. Rogers CA, Stoica S, Ellis L, Stokes EA, Wordsworth S, Dabner L, et al: Randomized trial of near-infrared spectroscopy for personalized optimization of cerebral tissue oxygenation during cardiac surgery. Br J Anaesth 2017;119:384–393
30. Couture EJ, Deschamps A, Denault AY: Patient management algorithm combining processed electroencephalographic monitoring with cerebral and somatic near-infrared spectroscopy: a case series. Can J Anaesth 2019;

Zerebrale Notfälle im anästhesiologischen Arbeitsbereich
Cerebral emergencies for anaesthesiologists

K. Engelhard

Zusammenfassung

Die akute Erkrankung des Gehirns aufgrund von Minderdurchblutung, Einblutung ins Gehirngewebe oder in die das Gehirn umgebenden Strukturen sowie Trauma oder Entzündung stellt fast immer einen lebensbedrohlichen Zustand dar und erfordert eine schnelle und zielgerichtete Behandlung, die das primäre Ziel haben muss, so viel Hirngewebe wie möglich vital zu erhalten. Die beiden für das Fachgebiet Anästhesiologie relevantesten zerebralen Notfälle sind der ischämische Schlaganfall und das Schädel-Hirn-Trauma. Da die zugrundeliegende Ursache eines ischämischen Apoplex bei vielen Patienten mittels systemischer Lyse und interventioneller Thrombektomie therapiert werden kann, ist es nach einem Schlaganfall das oberste Behandlungsziel, die Patienten so schnell wie möglich diesen Interventionen zuzuführen. Im Gegensatz dazu ist der primäre zerebrale Schaden nach Schädel-Hirn-Trauma nur durch präventive Maßnahmen, aber nicht mehr nach stattgehabtem Trauma vermeidbar. Daher ist bei diesem zerebralen Notfall vor allem darauf zu achten, den sekundären Hirnschaden, der sich, getriggert vom initialen Trauma, in das potenziell gesunde Hirngewebe ausbreitet, so gering wie möglich zu halten. Hierzu gehören eine Therapie eines erhöhten intrakraniellen Drucks, die Aufrechterhaltung eines adäquaten Perfusionsdrucks und die adäquate Oxygenierung des Hirngewebes. Trotz der erfolgreichen Testung vieler potenziell neuroprotektiver Substanzen im Tiermodell konnte sowohl für den Schlaganfall als auch für das Schädel-Hirn-Trauma in klinischen Multicenterstudien kein Medikament identifiziert werden, das gezielt die Nervenzellen vor Schaden schützen kann. Vielmehr geht es darum, die physiologischen Parameter des Patienten zu kontrollieren und gegebenenfalls zu therapieren. Die Neuroprotektionsforschung der letzten 40 Jahre hat gezeigt, dass dies die effektivste Methode zur Verbesserung des Behandlungsergebnisses nach einer zerebralen Schädigung ist.

Schlüsselwörter: Schädel-Hirn-Trauma – Schlaganfall – Systemische Thrombolyse – Thrombektomie – Intrakranieller Druck

Summary

Acute brain damage due to ischemia, haemorrhage, trauma, or inflammation is almost always potentially life threatening and has to be treated immediately. The primary goal of the treatment is to rescue as much brain tissue as possible. For anaesthesiologists, the two most relevant emergencies are ischaemic apoplexy and brain trauma. The underlying problem of the ischaemic apoplexy can potentially be reversed by systemic administration of thrombolytic drugs and by interventional thrombectomy. Therefore, the patient has to undergo this treatment as fast as possible after the onset of the first symptoms. The primary damage after brain trauma can only be minimized by preventive measures, but not by posttraumatic interventions. Consequently, the goal of the treatment after brain trauma is to avoid an elevated intracranial pressure and to maintain adequate cerebral perfusion pressure and oxygenation of the brain tissue. Although, many drugs have proven to be neuroprotective in experimental studies, none of these drugs have improved outcome in clinical multicenter studies. In summary, brain research over the last 40 years has revealed, that the control and normalization of physiologic variables is the most effective way to improve the outcome of patients after brain injury.

Keywords: Brain Trauma – Stroke – Systemic Thrombolysis – Thrombectomy – Intracranial Pressure

Einführung

Für das Fachgebiet Anästhesiologie relevante zerebrale Notfälle ereignen sich sowohl während der präklinischen Versorgung von Patienten wie auch perioperativ und während der intensivmedizinischen Behandlung. Die zerebralen Problematiken können durch die unterschiedlichsten Pathologien verursacht werden, angefangen bei zerebrovaskulären Erkrankungen wie Gefäßstenosen/-verschlüssen und Aneurysmen über Tumore bis hin zur Schädigung durch ein Trauma oder eine Entzündung. Viele Ärzte versorgen diese Patienten nicht routinemäßig und fühlen sich daher bei der Behandlung von Patienten mit zerebralen Notfällen oft unsicher. Gleichzeitig kann gerade bei diesen Patienten durch eine zielgerichtete, schnelle und kompetente Versorgung die Ausweitung des primären Schadens in potenziell gesundes Hirngewebe hinein (sekundärer Hirnschaden) vermieden bzw. minimiert werden. Ziel des Beitrags ist daher die prägnante Darstellung der wichtigsten Maßnahmen, die bei der Diagnostik und vorläufigen Therapie durchgeführt werden sollen.

Allgemeine Behandlungsprinzipien

Ein zerebraler Notfall stellt immer einen potenziell akut lebensbedrohlichen Zustand dar und die verzögerte Versorgung hat eine Ausweitung des zerebralen Schadens in potenziell gesundes Hirngewebe zur Folge. Daher muss die Behandlung ebenso zügig erfolgen wie bei Patienten mit einem Herzinfarkt oder Polytrauma. Das Konzept „Time is Brain" müssen alle Mitglieder der Versorgungskette verinnerlicht haben.

Grundsätzlich sollen bei allen Patienten mit einem zerebralen Notfall zunächst die Vitalfunktionen Atmung und Kreislauf mittels körperlicher Untersuchung, Elektrokardiogramm, Pulsoxymetrie (SpO_2) und arterieller Druckmessung kontrolliert und ggf. gesichert werden. Nach Etablierung eines venösen Zugangs soll die Glukosekonzentration im Plasma bestimmt werden. Die Entgleisung der physiologischen Parameter (u. a. Sauerstoffsättigung des Blutes, Glukosekonzentration, arterieller Druck, Fieber) kann nachweislich das Ausmaß des geschädigten Hirnareals negativ beeinflussen; eine engmaschige Kontrolle und ggf. Therapie dieser Parameter ist daher essenziell. Falls die SpO_2 bei Raumluft unter 94% fällt, soll Sauerstoff über eine Maske oder auch Nasensonde appliziert werden. Bei normaler SpO_2 bietet die Gabe von Sauerstoff keinen Vorteil und ist daher nicht indiziert [1]. Eine kurze Eigenanamnese bzw. eine Fremdanamnese (falls der Patient kognitiv eingeschränkt oder unfähig zu sprechen ist) inklusive eine Erfassung der aktuell eingenommenen Medikamente (insbesondere Antikoagulanzien, Herzmedikamente) ist sinnvoll, darf aber den Ablauf nicht maßgeblich verzögern.

Ischämischer Apoplex

Diagnostik

Die zerebrale Ischämie ist die häufigste Ursache für einen Schlaganfall und klar vom hämorrhagischen Apoplex zu trennen, da beide Formen unterschiedlich therapiert werden müssen.

Durch den akuten Verschluss einer oder mehrerer zerebraler Gefäße im Rahmen einer vorbestehenden Stenose bzw. durch einen Embolus kommt es zum plötzlich einsetzenden Ausfall einer oder mehrerer Körperfunktionen. Je nach betroffener Region können sowohl sehr diskrete Veränderungen als auch massive Ausfälle bis hin zur Halbseitenlähmung auftreten. Typische Ausfälle stellen Lähmungen der Gesichtsmuskulatur, Einschränkung des Gesichtsfeldes, Aphasie, Dysarthrie, Ataxie, sensorische Störungen oder andere fokale Störungen dar. Einfache Funktionstest wie der FAST (Face-Arm-Speech-Test) sind leicht durchzuführen und für die vorläufige Diagnose essenziell, aber bei relativ hoher Sensitivität sind sie leider wenig spezifisch (Tab. 1). Eine Transitorisch Ischämische Attacke (TIA) kann die gleichen Symptome wie ein ischämischer Apoplex zeigen, hat aber nach neuerer Definition nur eine Symptomdauer von weniger als einer Stunde und in der Magnetresonanztomogramm (MRT) sind keine Läsionen nachweisbar [2,3]. Patienten mit TIA sind genauso als Notfall anzusehen wie ein Patient mit einem persistierenden neurologischen Defizit, da eine TIA häufig Vorbote eines Apoplex ist. Differenzialdiagnostisch sind Ursachen wie zerebraler Krampfanfall, Migräne, Bell'sche Parese, Tumor, Fieber oder eine Hypoglykämie auszuschließen, wobei dies den Start der Lysetherapie nicht verzögern darf. Anamnestisch von Interesse wäre noch, ob der Patient ein Vorhofflimmern hat und ob derzeit orale Antikoagulanzien eingenommen werden, da hierüber schon eine Vermutung über die Genese des Apoplex getroffen werden kann.

Der Schweregrad der zerebralen Schädigung infolge eines akuten Schlaganfalls kann klinisch mit Hilfe der National Institutes of Health Stroke Scale (NIHSS) bestimmt werden. Der NIHSS dient der Früherkennung und der Verlaufsbeobachtung eines Schlaganfalls und kann auch als Grundlage für die Indikationsstellung einer i.v.-Lyse dienen. Es werden Punktzahlen für die Funktion folgender Parameter vergeben: Bewusstsein; Motorik der Augen, Beine und Arme; Ataxie der Extremitäten; Sensibilität; Sprache; Neglect. Die Gesamtpunktzahl kann zwischen 0 und 42 Punkten liegen; je höher die Punktzahl ist, desto ausgedehnter ist der Schlaganfall. Die systemische Lysetherapie ist bei einer Punktzahl zwischen 6 und 22 indiziert, wobei hier immer individuell entschieden werden soll.

Da dem Apoplex auch eine intrakranielle Blutung zu Grunde liegen kann, darf die systemische Lyse erst nach der Bildgebung mittels cranialem Computertomographie (CCT) erfolgen. Um den zerebralen Schaden schon im Nativ-CCT bestimmen zu können, wird häufig der ASPECT-Score (Alberta Stroke Program Early CT Score) verwendet. Dazu werden Zeichen für eine frühe ischämische Läsion in den Regionen M1–M6

Tabelle 1
Scores zur prähospitalen bzw. frühen innerhospitalen Erfassung eines Apoplex.

Name	Parameter
Face-Arms-Speech-Time (FAST)	Mimik, Motorik Arme, Sprache
Cincinnati Prehospital Stroke Scale (CPSS)	Mimik, Motorik Arme, Sprache
Los Angeles Prehospital Stroke Screen (LAPSS)	Alter; Epilepsie, Beginn der Symptome <24 h; Plasma-Glukosekonzentration 60–400 mg/dl, Patient ist nicht im Krankenhaus; Mimik; Motorik Arm bzw. motorische Asymmetrien
Prehospital Acute Stroke Severity (PASS)	Mimik, Motorik Arme, Sprache
Rapid Artery occlusion Evaluation (RACE)	Mimik, Motorik Arme, Motorik Beine, Blickdeviation; Hemiparese
Los Angeles Motor Scale (LAMS)	Mimik, Motorik Arme
Alberta Stroke Program Early CT score (ASPECTS)	typische Veränderungen im nativen CCT

und den Basalganglien gesucht und in einem Score (maximale Läsion = 10 Punkte) dargestellt [4,5]. Anschließend erfolgt die CT-Angiographie zur Darstellung eines Aneurysmas oder einer Stenose. Diese apparativen Untersuchungen sind beim Schlaganfallpatienten unverzüglich durchzuführen. Ein MRT soll nur erfolgen, wenn es dadurch zu keiner Verzögerung kommt. Ziel ist es, innerhalb von 15–25 Minuten nach Ankunft des Patienten in der Klinik eine aussagefähige Diagnostik durchgeführt zu haben, auf deren Basis die weitere Therapie erfolgen kann.

Behandlung

Unabhängig vom Ausmaß der akuten Störung stellt ein Schlaganfall – ähnlich wie der Herzinfarkt – eine akut lebensbedrohliche Situation dar und bedarf der notfallmäßigen Versorgung.

Hierfür soll der Patient in die nächstgelegenste Klinik, die für die Behandlung von Schlaganfällen geeignet ist (CT, Stroke Unit), transportiert werden. Die Behandlung in diesen Spezialkliniken ist der Therapie in regulären Krankenhäusern nachweislich überlegen. Die versorgende Einheit soll frühzeitig über die Einweisung des Patienten informiert werden, damit innerklinische Abläufe wie die CT-Bildgebung, die Information des Anästhesieteams (falls eine interventionelle Betreuung nötig ist) und eine Überwachungsmöglichkeit frühzeitig organisiert werden kann.

Wenn keine Kontraindikation (Tab. 2) für die i. v.-Gabe von rekombinantem Tissue-Plasminogen-Aktivator (rtPA) zur systemischen (i.v.) Lyse vorliegt und auch ein hämorrhagischer Infarkt ausgeschlossen ist, soll unverzüglich mit der Gabe von rtPA begonnen werden, die bis zu 4,5 Stunden nach Beginn der Symptome wirksam ist [6]. Zu einem späteren Zeitpunkt kann die i.v.-Lyse nur als individueller Heilversuch erfolgen – idealerweise unter Einbeziehung erweiterter Bildgebungsparameter (z.B. ASPECT Score), um Patienten mit Risikogewebe zu identifizieren. Nehmen die Patienten zum Zeitpunkt des Anfalls Antikoagulanzien ein, kann eine Anwendung außerhalb der Zulassungskriterien durchgeführt werden. Liegt der INR (International Normalized Ratio)-Wert unter Einnahme von Vitamin-K-Antagonisten bei maximal 1,7, ist das Blutungsrisiko vertretbar [7]. Bei Einnahme von direkten Thrombininhibitoren oder direkten Faktor-Xa-Inhibitoren sollen sensitive Gerinnungstest durchgeführt werden. Eine systemische Lyse kann erwogen werden, wenn die Gerinnungstest normal sind oder bei normaler Nierenfunktion das Medikament innerhalb der letzten 48 Stunden nicht eingenommen wurde. Das Alter und der Schweregrad des Schlaganfalls beeinflussen den positiven Effekt der Lyse entgegen früherer Annahmen nicht, obwohl die Inzidenz von intrakraniellen Blutungen in diesem Kollektiv höher war [8,9]. Die rtPA-Dosierung beträgt 0,9 mg/kg Körpergewicht (KG), wobei 10% der Dosierung als Initialbolus und die restliche Menge über eine Stunde über eine Spritzenpumpe gegeben wird. Nach Start der systemischen Lyse soll die Indikation zur Anlage eines Blasenkatheters und einer Magensonde aufgrund der Blutungsgefahr innerhalb der folgenden vier Stunden streng gestellt werden.

Zusätzlich zu dieser systemischen Lyse oder bei Kontraindikationen kann, wenn ein großes Gefäß verschlossen ist, eine Thrombektomie mittels neuroradiologischer Katheterintervention erfolgen. Bisher galt für diese Intervention ein maximales Zeitfenster von höchstens 6 Stunden nach Auftreten der ersten Ausfälle [10]. Die DAWN-Studie zeigte, dass Patienten mit Verschluss der A. carotis interna bzw. des ersten Segments der A. cerebri media, die dieses Zeitfenster bis zu 18 Stunden überschritten hatten und gleichzeitig klinisch eine stärkere Schädigung als vom gemessene Infarktvolumen (Perfusions-CT oder MRT) her ableitbar war zeigten, von einer Thrombektomie bis zu 24 Stunden nach Auftritt der ersten Symptome profitieren [11]. Auch die DEFUSE3-Studie zeigte befriedigende Behandlungsergebnisse, wenn die Thrombektomie bis zu 24 Stunden nach dem Auftreten der Symptome begonnen wurde [12]. Somit ist es sinnvoll, auch noch 24 Stunden nach dem Auftreten der Symptome bei Patienten, die den Kriterien der DAWN-Studie entsprechen und deren ASPECTS ≥6 (s. o.) und NIHSS ≥6 (s. o.) ist, eine mechanische Thrombektomie durchzuführen. Hohes Alter oder der Schweregrad des Schlaganfalls sind kein Grund für das Unterlassen der mechanischen Thrombektomie [7]. Ist allerdings das gesamte abhängige Hirngewebe infarziert, soll eine Thrombektomie nicht mehr durchgeführt werden. Insgesamt handelt es sich immer um eine individuelle Entscheidung.

Da die Wahl des Anästhesieverfahrens keinen Unterschied bezüglich des neurologischen Ergebnisses macht, kann die Thrombektomie häufig in Analgosedierung erfolgen [13]. Damit kann die Intervention schneller beginnen und das Ziel, die Leistenpunktion innerhalb von 90 Minuten nach Eintreffen in

Tabelle 2
Übersicht über die wichtigsten Kontraindikationen einer systemischen Lyse. Nach [30].

Zerebrale Erkrankungen	Zerebrale Blutungen, Kraniotomie, Schädel-Hirn-Trauma, Neoplasien, Aneurysma, arteriovenöse Malformationen
Wirbelsäule	Operationen an der Wirbelsäule innerhalb der letzten 3 Monate
Antikoagulantien	Gerinnungsparameter prüfen, ggf. Point of Care-Gerinnungsdiagnostik
Operation	Je nach Lokalisation und Zeitpunkt individuell zu entscheiden
Arterielle Hypertonie	Arterieller Druck maximal 180/110 mm Hg
Trauma	Je nach Lokalisation und Zeitpunkt individuell zu entscheiden
Blutungen	Gastrointestinale oder urogenitale Blutungen innerhalb der letzten 21 Tage; stattgefundene Blutungen aus einer nicht-komprimierbaren Stelle

der Klinik durchzuführen, erreicht werden [7,14,15]. Es kommt auch seltener zur arteriellen Hypotension. Ein Blasenkatheter muss nicht gelegt werden, da dies den Ablauf nur unnötig verzögert. In vielen Fällen kann die invasive arterielle Druckmessung über einen Seitenzugang der durch den Neuroradiologen eingebrachten Schleuse erfolgen. Insgesamt profitiert der Patient immer von einer engen Absprache zwischen Anästhesie und Neuroradiologie.

Ein erhöhter arterieller Druck soll erst behandelt werden, wenn der systolische Wert über 220 mm Hg und/oder der diastolische Wert über 120 mm Hg liegen, da ein ausreichender arterieller Druck für die Aufrechterhaltung der Umgehungskreisläufe die Blutversorgung der minderdurchbluteten Regionen essenziell ist. Bei Patienten, die anamnestisch einen Bluthochdruck haben, kann ein Zielwert von 180 mm Hg systolisch und 100–105 mm Hg diastolisch toleriert werden – bei Patienten ohne Bluthochdruck sollen Zielwerte von 160–180 mm Hg systolisch und 90–100 mm Hg diastolisch angestrebt werden. Typischerweise normalisieren sich die erhöhten Blutdruckwerte in den ersten Tagen nach Schlaganfall wieder von selbst, so dass die Dosierung im Verlauf anzupassen ist. Ist eine i.v.-Lyse geplant, muss der arterielle Druck unter 185/110 mm Hg gesenkt werden, um die Gefahr einer intrazerebralen Blutung zu minimieren [16]. Bei systolischen Blutdruckwerten von 140–150 mm Hg ist die Gefahr lysebedingter Komplikationen am geringsten [17]. Die Drucksenkung soll durch vorsichtige, fraktioniert-bedarfsadaptierte i.v.-Gabe von Clonidin oder Urapidil erfolgen, da eine akzidentelle arterielle Hypotension in jedem Fall zu vermeiden ist [15].

Schädel-Hirn-Trauma

Diagnostik

Vor Ort gibt die genaue Anamnese des Unfallablaufs einen relevanten Hinweis, wie schwerwiegend das anzunehmende Schädel-Hirn-Trauma (SHT) ist. Objektive Zeichen sind Verletzungen am Kopf, Austritt von Blut, Liquor oder Hirngewebe und Blutungen aus Mund, Nase und Ohr. Subjektive Zeichen sind Kopfschmerzen, Übelkeit, Schwindel sowie Doppelbilder und Schwerhörigkeit. Amnesie, Bewusstseinsstörungen, Lähmungen, Sprach- und Koordinationsstörungen, Hirnnervenausfälle und Krampfanfälle legen ebenfalls ein SHT nahe.

Zur initialen Abschätzung des Schweregrads eines SHT wird die Glasgow-Coma-Scale (GCS; Tab. 3) genutzt, mit der die verbale Antwort, die Fähigkeit, die Augen zu öffnen und die motorische Reaktion erfasst werden.

Da es bei jedem bewusstlosen Patienten nach SHT weitere, möglicherweise lebensbedrohliche Verletzungen vorliegen können, ist eine sorgfältige Untersuchung des gesamten Patienten notwendig. Insbesondere Verletzungen des Respirationstrakts und des Abdomens, Thorax-, Wirbelsäulen- und Beckenfrakturen oder Frakturen von großen Röhrenknochen sind hoch relevant.

Tabelle 3
Glasgow-Coma-Scale. Zusätzlich immer Pupillenfunktion und Reflexstatus prüfen.

Funktion	Beste Antwort	Punktzahl
Augenöffnung	Spontan	4
	Auf Ansprache	3
	Auf Schmerzreiz	2
	Keine Antwort	1
Beste verbale Antwort	Orientiert zu Zeit, Ort, Person	5
	Verwirrt	4
	Einzelne Worte	3
	Einzelne Laute	2
	Keine Antwort	1
Beste motorische Reaktion	Gezielt nach Aufforderung	6
	Gezielt nach Schmerzreiz	5
	Ungezielt nach Schmerzreiz	4
	Beugebewegung	3
	Streckbewegung	3
	Keine Reaktion	1

Bewertung: Leichtes Trauma 14–15; mittleres Trauma 9–13; schweres Trauma 3–8.

Nach der Erstversorgung des SHT-Patienten erfolgt der unverzügliche Transport in ein Traumazentrum, in dem eine Diagnostik mittels CCT und die neurochirurgische Versorgung operationsbedürftiger intrakranieller Verletzungen möglich sind.

Nach Aufnahme in den Schockraum werden alle Vitalparameter erneut kontrolliert und Blut für laborchemische Untersuchungen und zur Bestimmung der Blutgruppenserologie abgenommen. Danach erfolgt mittels CT die Untersuchung von Kopf und Hals, die bei Verdacht auf weitere Verletzungen auf die entsprechenden Körperregionen ausgedehnt wird. Eine routinemäßige Verlaufskontrolle des CCT wird 4–8 Stunden später durchgeführt, da sich initial kleine Einblutungen ausdehnen können. Bei neurologischer Verschlechterung des Patienten erfolgt umgehend ein Kontroll-CCT. Obwohl die MRT im Vergleich zur CCT eine höhere Sensitivität für die Detektion von Gewebeläsionen besitzt (insbesondere beim Nachweis diffus axonaler Verletzungen und von Hirnstammläsionen), ist die MRT aufgrund des hohen Aufwandes meist nicht als primäre bildgebende Untersuchung geeignet.

Sind im CCT ein raumforderndes intrakranielles Hämatom, eine Impressionsfraktur oder eine offene Schädel-Hirnverletzung nachweisbar, ist meist eine neurochirurgische Intervention indiziert. Liegen keine interventionsbedürftigen Befunde vor und muss der Patient nicht aufgrund einer Begleitverletzung operativ versorgt werden, kann der Patient auf die Intensivstation verlegt werden. Patienten mit infauster Prognose werden zur Hirntodbestimmung und Abklärung einer möglichen Organspende ebenfalls auf Intensivstation behandelt.

Behandlung

Grundlagen

In Deutschland erleiden jährlich 280.000 Menschen ein SHT, von denen ca. 7.000 an den Folgen der Verletzung sterben. Bei Kindern und Jugendlichen stellt das SHT die häufigste Todesursache dar. Der Krankheitsverlauf und die Prognose von Patienten, die ein SHT überleben, sind abhängig von der Schwere des primären Hirnsubstanzdefektes sowie von Faktoren, die eine Progredienz der zerebralen Störung begünstigen.

Die pathophysiologischen Abläufe bei Patienten mit primärer zerebraler Ischämie oder einem SHT werden in zwei Phasen unterteilt:

1. Der Defekt, der durch das Trauma, die Blutung oder Ischämie per se ausgelöst wird, ist als primärer Hirnschaden definiert (z.B. diffuser axonaler Schaden, Kontusion, Lazeration, Hämatom); der primäre Hirnschaden ist nicht behandelbar und Prävention die einzige Möglichkeit, dessen Inzidenz zu reduzieren.
2. Pathophysiologische Prozesse, die sich als Konsequenz eines primären Hirnschadens entwickeln, werden als sekundäre Hirnschäden bezeichnet; hierzu zählen Hypoxie, Hyperkapnie, arterielle Hypotension und Fieber sowie intrakranielle Prozesse wie neuronale und interstitielle Azidose, zerebraler Vasospasmus, Vasoparalyse (Hyperämie) und Hirnödem.

Präklinische Versorgung

Neben der strukturierten allgemeinen körperlichen Untersuchung des verunfallten Patienten durch den Notarzt mit dem Ziel, zusätzliche Verletzungen auszuschließen, soll bei der Erstversorgung umgehend der initiale GCS erhoben und die Pupillenweite und -motorik erfasst werden.

Aufgrund häufig beeinträchtigter Schutzreflexe und dem erhöhten Risiko für Hypoxämien, die den sekundären Hirnschaden ungünstig beeinflussen, wird die Indikation zur Intubation großzügig gestellt, wobei ab einem GCS ≤8 eine Intubation grundsätzlich indiziert ist. Ziel der Beatmung ist es, eine adäquate Oxygenierung (SpO_2 >90%) aufrecht zu erhalten [4].

Kommt es – nicht nur in der präklinischen Phase – zu einer Erhöhung des endexspiratorischen Kohlendioxidpartialdrucks ($petCO_2$), erhöht sich aufgrund der zerebralen Vasodilatation auch der intrakranielle Druck. Daher ist es wichtig, bei Patienten mit SHT auch in der präklinischen Phase den $petCO_2$ zu kontrollieren und an der unteren Grenze des Normbereichs zu halten. Begleitende atmungsrelevante Verletzungen (z.B. Pneumo- oder Hämatothorax) müssen erkannt und entlastet werden. Da eine arterielle Hypotension ebenfalls den neuronalen Schaden vergrößern kann, wird der systolische Druck über mindestens 90 mm Hg gehalten. Dies kann initial über Flüssigkeitssubstitution (kristalloide und ggf. kolloidale Lösungen) und bei insuffizienter Wirkung über die Gabe von Noradrenalin erfolgen. Entwickelt der Patient Hirndruckzeichen (z.B. Anisokorie, Cushing-Reflex) soll – nach Optimierung der Homöostase – Mannitol als Kurzinfusion (z.B. 0,25–1,0 g/kg KG über 15 Minuten) verabreicht werden [18]. Unterstützend kann bei kreislaufstabilen Patienten die Gabe von Thiopental (5–10 mg/kg KG über 5 Minuten) und eine Oberkörperhochlagerung von 30° erwogen werden. Da bei Patienten mit einem schweren SHT auch eine Wirbelsäulenverletzung vorliegen kann, muss für den Transport ein stabilisierender Halsverband angelegt und eine Vakuummatratze oder Schaufeltrage verwendet werden.

Intrakranieller Druck und zerebraler Perfusionsdruck

Allgemeines

Unverändert besteht große Unsicherheit bezüglich der Interventionsgrenzen und des therapeutischen Vorgehens bei erhöhtem intrakraniellem Druck (ICP; intracranial pressure) sowie des optimalen zerebralen Perfusionsdrucks (CPP; cerebral perfusion pressure) [18].

Die Schwierigkeiten ergeben sich nicht nur aus einem Mangel an Gewissheit („evidence") hinsichtlich dieser oder jener Therapie, sondern besonders aus der heterogenen Pathophysiologie, die dem erhöhten ICP und der inadäquaten Perfusion nach SHT zugrunde liegt. Eine differenzierte und am individuellen Patientenstatus orientierte Therapie kann daher nur auf der Basis einer Überwachung der zerebralen Zielgrößen erfolgen.

ICP

Die Interventionsgrenze für einen erhöhten ICP liegt oberhalb von 20 mm Hg.

Eine korrekte Reduktion des ICP kann nur auf der Basis der zugrunde liegenden Pathologie erfolgen. Ist der ICP als Folge eines Ödems erhöht, sind Lagerungsmaßnahmen sowie die Gabe von Osmodiuretika und Barbituraten indiziert (siehe oben). Ist der ICP als Folge einer zerebralen Hyperämie erhöht, soll eine interventionelle Hyperventilation eingeleitet werden (siehe unten), um das zerebrale Blutvolumen zu reduzieren und den zerebralen Blutfluss (CBF; cerebral blood flow) gleichzeitig an den Hirnstoffwechsel anzupassen. Keine dieser Interventionen darf jedoch zu einer Reduktion des arteriellen Drucks und damit des CPP führen.

CPP

Der CPP soll in einem Bereich von 60–70 mm Hg eingestellt werden.

Wenn hohe Infusionsvolumina nötig sind, um den CPP über 60 mm Hg zu halten, ist auch ein Wert von 50 mm Hg akzeptabel, da sich sonst das Risiko einer Lungenschädigung signifikant erhöht [19]. Eine arterielle Hypotension muss zu jedem Zeitpunkt vermieden werden.

Therapie der Hypoxie

Eine systemische Hypoxie und Hyperkapnie gelten als wesentliche Faktoren für die Entstehung sekundärer Hirnschädigungen.

Patienten mit schwerem SHT (GCS ≤8) sollen endotracheal intubiert und unter Analgesie und Sedierung kontrolliert beatmet werden, wobei ein arterieller Sauerstoffpartialdruck (paO_2) von mindestens 80 mm Hg angestrebt werden soll. Die Induktion von positiv-endexspiratorischem Druck (PEEP; positive endexpiratory pressure) ist auch bei Patienten mit SHT immer dann gerechtfertigt, wenn hierdurch zusätzliche Alveolen rekrutierbar sind und die inspiratorische O_2-Konzentration relevant reduziert werden kann. Obwohl in der Vergangenheit ein PEEP wegen der Befürchtung der reduzierten hirnvenösen Drainage als kontraindiziert galt, ist die Anwendung eines PEEP bis maximal 15 mbar hinsichtlich des ICP unkritisch und kann die zerebrale Oxygenierung verbessern [20].

Hyperventilationstherapie

Die Hyperventilation ist Teil des traditionellen Therapiekonzepts bei intubierten und kontrolliert beatmeten Patienten mit erhöhtem ICP. Die therapeutische Grundlage hierfür bildet die CO_2-Reaktivität der Hirngefäße.

Unter Hyperventilation kommt es zu einer Abnahme des arteriellen Kohlendioxidpartialdrucks ($paCO_2$) mit respiratorischer Alkalose und reduziertem arteriolären Gefäßquerschnitt und damit des CBF. Zerebrale Ischämie und Neurotrauma gehen mit neuronaler, glialer und interstitieller Laktatazidose, Vasospasmus, Vasoparalyse (Hyperämie) und der Ausbildung eines Hirnödems einher. Auf der Basis dieser Pathomechanismen kann eine Hyperventilation die Laktatazidose reduzieren, den CBF aus gesunden Gefäßprovinzen zugunsten maximal vasodilatierter ischämischer Territorien umverteilen und den ICP durch hypokapnische Vasokonstriktion und Reduktion des zerebralen Blutvolumens absenken.

Das traditionelle Konzept einer generell-präventiven forcierten Hyperventilation in der Behandlung des erhöhten ICP ist überholt. Bei Patienten mit passageren Hirndruckkrisen kann eine vorübergehende Hyperventilation ($paCO_2$ 30–32 mm Hg) eine lebensrettende Maßnahme darstellen, bis spezifischere Interventionen die Hyperventilationstherapie ersetzen können. Im freien Intervall sollen die Patienten auf Basis einer zerebralen Überwachung – z.B. ICP, jugularvenöse Sättigung, Transkranielle Dopplersonographie TCD) – in eine Normokapnie ($paCO_2$ 38–42 mm Hg) zurückgeführt werden.

Lagerungsmaßnahmen

Eine 25°–30° Oberkörperhochlagerung begünstigt die hirnvenöse Drainage, reduziert das intrakranielle Volumen und damit den ICP.

Diese Intervention kann sich jedoch bei fehlender orthostatischer Gegenregulation, Hypovolämie oder kreislaufinstabilen Patienten ungünstig auswirken, wenn es mit der veränderten Körperposition zu einem relevanten Abfall des arteriellen Drucks kommt. Unter Berücksichtigung des ICP-Verlaufs kann sowohl eine Rückenlage, Seitenlage oder Bauchlage gewählt werden. In jeder dieser Positionen muss konsequent eine neutrale Position im Atlantookzipitalgelenk ohne Torsion des Halses aufrechterhalten werden.

Hypothermie

Verschiedene prospektiv und randomisiert durchgeführte Phase-II-Studien an Patienten mit SHT haben gezeigt, dass die Induktion einer milden Hypothermie von 33–34 °C über mehrere Tage den ICP bei ansonsten ausgeschöpften Therapieoptionen reduziert und die Überlebensrate sowie die neurologische Funktion verbessern kann [21,22,23].

Diese günstigen Ergebnisse waren in mehreren multizentrischen Studien jedoch nicht reproduzierbar, weswegen die Hypothermiebehandlung derzeit nur als Option bei therapierefraktären Hirndruckkrisen eingestuft wird [24,25,26]. Die definitive Notwendigkeit einer effektiven Therapie febriler Zustände bei Patienten mit SHT ist dagegen gesichert.

Infusionstherapie

Grundlagen

Das Infusionskonzept bei Patienten mit SHT strebt eine rasche Korrektur hypovolämer Zustände und die Aufrechterhaltung eines physiologischen intravasalen Volumenstatus an – normofrequent, normoton, zentraler Venendruck (ZVD) 8–12 mm Hg, zentralvenöse Sauerstoffsättigung >70%, spontane Diurese von >0,5 ml/kg KG) – um so einen adäquaten CPP zu sichern. Das Dogma, neurotraumatologische Patienten „trocken zu fahren", ist überholt und gilt wegen der Gefahr einer Hypovolämie-induzierten arteriellen Hypotension als kontraindiziert. Die Infusionstherapie muss sich an der physiologischen Plasmaosmolarität bzw. einem normalen osmotischen Druck orientieren, um die Entwicklung eines Hirnödems mit erhöhtem ICP zu vermeiden. Diese Aussage trifft jedoch nur für Gefäßprovinzen mit intakter Blut-Hirn-Schranke zu. Ist diese durch das Trauma gestört, ist das Verhalten des Flüssigkeitstransfers nicht mehr vorhersehbar.

Isotone NaCl-Lösung, Ringer-Lösung, kolloidale Substanzen

Zur Infusionstherapie werden in erster Linie plasmaadaptierte Lösungen verwendet, die auch nach der Infusion isoosmolar bleiben. Kolloidale Lösungen sollen bei schwerem SHT möglichst nicht eingesetzt werden.

Glukoselösungen

Glukoselösungen sind als Komponente einer Flüssigkeitssubstitution bei neurochirurgischen Patienten ausschließlich zur Behandlung einer Hypoglykämie indiziert.

Glukoselösungen werden rasch metabolisiert und hinterlassen freies Wasser, das die Entstehung eines interstitiellen und intrazellulären Ödems fördert. Tierexperimentelle und klinische Studien haben gezeigt, dass eine Hyperglykämie vor, während und nach Hirninfarkten oder Neurotrauma mit einer schlechten Prognose einhergeht. Eine Normoglykämie beziehungsweise milde Hyperglykämie scheint neuronales Gewebe dagegen gegenüber den Folgen der Ischämie durch Begrenzung der Laktatazidose und Membranpermeabilität zu schützen. Bei zerebral geschädigten Patienten muss daher eine engmaschige Kontrolle der Glukosekonzentration im Plasma erfolgen, um diesen Parameter innerhalb eines Bereichs von 110–150 mg/dl konstant zu halten.

Hyperosmolare Lösungen

Mannitol ist ein Osmodiuretikum, dessen günstiger Einfluss auf den ICP, den CPP, die Hirndurchblutung und den Hirnstoffwechsel tierexperimentell und klinisch als gesichert gilt. Die Substanz induziert durch Zunahme der Plasmaosmolarität eine Umverteilung von extrazellulärem Wasser zurück in den Intravasalraum, was der Entstehung eines Hirnödems entgegenwirkt.

Die konsekutive Plasmaexpansion senkt den Hämatokrit und die Plasmaviskosität; hierdurch werden die Durchblutung und das Sauerstoffangebot in ischämischen Provinzen verbessert. Die günstigeren Fließeigenschaften des Blutes gestatten auch eine Reduktion des zerebralen Blutvolumens durch raschere Drainage des hirnvenösen Blutes bzw. autoregulative Vasokonstriktion. Die osmotische Wirkung des Mannitols tritt mit einer Verzögerung von 5–20 Minuten ein. Mannitol soll weder nach einem rigiden präventiven Zeitschema noch kontinuierlich über Spritzen- oder Infusionspumpe appliziert werden. Vielmehr ist in Phasen pathologischer Hirndruckwerte die Gabe der Substanz als Kurzinfusion (0,25–1 g/kg KG) indiziert, ohne eine Tagesdosierung von 4 g/kg KG/Tag bzw. eine osmotische Konzentration des Plasmas von 320 mosmol/kg (Gefahr der akuten renalen tubulären Nekrose) zu überschreiten. Die Sorge, durch Infusion von Mannitol ein „Rebound-Phänomen" durch Akkumulation der Substanz im Interstitium auszulösen, scheint nur bei defekter Blut-Hirn-Schranke und einer Therapiedauer von mehr als 4 Tagen berechtigt zu sein.

Eine weitere Substanz zur hyperosmolaren Therapie bei erhöhtem intrakraniellem Druck ist die Infusion einer hypertonen NaCl-Lösung (7,5%). Sie bewirkt durch Zunahme des arteriellen Drucks und gleichzeitige Abnahme des ICP einen Anstieg des CPP. Damit entspricht die hirndrucksenkende Wirkung einer hypertonen NaCl-Lösung etwa der des Mannitols [27]. Wenn Hirndruckkrisen durch Barbiturate und Mannitol nicht mehr behandelbar sind, kann durch die zusätzliche Infusion hypertoner Lösungen noch eine Reduktion des ICP erreicht werden.

Hypnotika

Barbiturate reduzieren den zerebralen Stoffwechsel und den Energiebedarf parallel zu einer Reduktion der neuronalen Aktivität, bis ein isoelektrisches EEG erreicht ist. Dies führt zu einem Abfall der Hirndurchblutung ggf. mit Umverteilung von Blut aus gesunden Hirnprovinzen zu Gunsten maximal vasodilatierter ischämischer Areale und zur Reduktion des ICP.

Bei Patienten mit SHT und pharmakologisch, physikalisch sowie chirurgisch austherapierter intrakranieller Hypertension kann unter der Voraussetzung hämodynamischer Stabilität eine hochdosierte Barbituratinfusion zur Reduktion des ICP beitragen. Die prophylaktische Gabe von Barbituraten mit dem Ziel, eine Zunahme des ICP zu vermeiden, ist nicht gerechtfertigt.

Glukokortikoide

Die Infusion von Glukokortikoiden bei Patienten mit SHT und erhöhtem ICP ist nicht gerechtfertigt, da weder für Dexamethason noch Methylprednisolon ein verbessertes neurologisches Ergebnis nachweisbar war.

Dekompressionstrepanation

Die rasche operative Entlastung epiduraler, subduraler oder parenchymatöser raumfordernder Blutungen ist eine effektive Behandlung von Patienten mit SHT. Patienten mit therapierefraktärer Steigerung des ICP profitieren möglicherweise von einer Dekompressionstrepanation mit großzügiger Duraerweiterungsplastik. Derzeit wird diese Intervention als Ultima Ratio eingestuft, da zwei große prospektive Multicenterstudien gezeigt haben, dass die Dekompressionstrepanation zwar den ICP und die Mortalität reduzieren kann, jedoch die Anzahl an Patienten mit vegetativem Status oder einem sehr schlechten neurologischen Ergebnis erhöht [28,29].

Literatur

1. Roffe C, Nevatte T, Sim J, Bishop J, Ives N, Ferdinand P, et al: Effect of Routine Low-Dose Oxygen Supplementation on Death and Disability in Adults With Acute Stroke: The Stroke Oxygen Study Randomized Clinical Trial. JAMA 2017;318:1125–1135
2. Easton JD, Saver JL, Albers GW, Alberts MJ, Chaturvedi S, Feldmann E, et al: Definition and evaluation of transient ischemic attack: a scientific statement for healthcare professionals from the American Heart Association/American Stroke Association Stroke Council; Council on Cardiovascular Surgery and Anesthesia; Council on Cardiovascular Radiology and Intervention; Council on Cardiovascular Nursing; and the Interdisciplinary Council on Peripheral Vascular Disease. The American Academy of Neurology affirms the value of this statement as an educational tool for neurologists. Stroke 2009;40:2276–2293
3. Albers GW, Clark WM, Madden KP, Hamilton SA: ATLANTIS trial: results for patients treated within 3 hours of stroke onset. Alteplase Thrombolysis for Acute Noninterventional Therapy in Ischemic Stroke. Stroke 2002;33:493–495
4. Beare R, Chen J, Phan TG, Collaboration VI-A, Googling Stroke ASPECTS to Determine Disability: Exploratory Analysis from VISTA-Acute Collaboration. PLoS One 2015;10:e0125687
5. Padroni M, Bernardoni A, Tamborino C, Roversi G, Borrelli M, Saletti A, et al: Cerebral Blood Volume ASPECTS Is the Best Predictor of Clinical Outcome in Acute Ischemic Stroke: A Retrospective, Combined Semi-Quantitative and Quantitative Assessment. PLoS One 2016;11:e0147910

6. Lees KR, Bluhmki E, Von Kummer R, Brott TG, Toni D, Grotta JC, et al: Time to treatment with intravenous alteplase and outcome in stroke: an updated pooled analysis of ECASS, ATLANTIS, NINDS, and EPITHET trials. Lancet 2010;375:1695–1703
7. Ringleb P, Veltkamp R: Akuttherapie des ischämischen Schlaganfalls – Ergänzung 2015. In: Neurologie DGf (ed), www.awmf.de
8. Emberson J, Lees KR, Lyden P, Blackwell L, Albers G, Bluhmki E, et al: Effect of treatment delay, age, and stroke severity on the effects of intravenous thrombolysis with alteplase for acute ischaemic stroke: a meta-analysis of individual patient data from randomised trials. Lancet 2014;384:1929–1935
9. Group ISTC: Association between brain imaging signs, early and late outcomes, and response to intravenous alteplase after acute ischaemic stroke in the third International Stroke Trial (IST-3): secondary analysis of a randomised controlled trial. Lancet Neurol 2015;14:485–496
10. Berkhemer OA, Fransen PS, Beumer D, Van Den Berg LA, Lingsma HF, Yoo AJ, et al: A randomized trial of intraarterial treatment for acute ischemic stroke. N Engl J Med 2015;372:11–20
11. Nogueira RG, Jadhav AP, Haussen DC, Bonafe A, Budzik RF, Bhuva P, et al: Thrombectomy 6 to 24 Hours after Stroke with a Mismatch between Deficit and Infarct. N Engl J Med 2018;378:11–21
12. Marks MP, Heit JJ, Lansberg MG, Kemp S, Christensen S, Derdeyn CP, et al: Endovascular Treatment in the DEFUSE 3 Study. Stroke 2018
13. Schonenberger S, Uhlmann L, Hacke W, Schieber S, Mundiyanapurath S, Purrucker JC, et al: Effect of Conscious Sedation vs General Anesthesia on Early Neurological Improvement Among Patients With Ischemic Stroke Undergoing Endovascular Thrombectomy: A Randomized Clinical Trial. JAMA 2016;316:1986–1996
14. Powers WJ, Derdeyn CP, Biller J, Coffey CS, Hoh BL, Jauch EC, et al: 2015 American Heart Association/American Stroke Association Focused Update of the 2013 Guidelines for the Early Management of Patients With Acute Ischemic Stroke Regarding Endovascular Treatment: A Guideline for Healthcare Professionals From the American Heart Association/American Stroke Association. Stroke 2015;46:3020–3035
15. Veltkamp R: Akuttherapie des ischämischen Schlaganfalls. In, 2012; www.awmf.de
16. Jauch EC, Saver JL, Adams HP, Jr., Bruno A, Connors JJ, Demaerschalk BM, et al: Guidelines for the early management of patients with acute ischemic stroke: a guideline for healthcare professionals from the American Heart Association/American Stroke Association. Stroke 2013;44:870–947
17. Ahmed N, Wahlgren N, Brainin M, Castillo J, Ford GA, Kaste M, et al: Relationship of blood pressure, antihypertensive therapy, and outcome in ischemic stroke treated with intravenous thrombolysis: retrospective analysis from Safe Implementation of Thrombolysis in Stroke-International Stroke Thrombolysis Register (SITS-ISTR). Stroke 2009;40:2442–2449
18. Carney N, Totten AM, O'reilly C, Ullman JS, Hawryluk GW, Bell MJ, et al: Guidelines for the Management of Severe Traumatic Brain Injury, Fourth Edition. Neurosurgery 2017;80:6–15
19. Robertson CS, Valadka AB, Hannay HJ, Contant CF, Gopinath SP, Cormio M, et al: Prevention of secondary ischemic insults after severe head injury. Crit Care Med 1999;27:2086–2095
20. Nemer SN, Caldeira JB, Santos RG, Guimaraes BL, Garcia JM, Prado D, et al: Effects of positive end-expiratory pressure on brain tissue oxygen pressure of severe traumatic brain injury patients with acute respiratory distress syndrome: A pilot study. J Crit Care 2015;30:1263–1266
21. Clifton GL, Allen S, Barrodale P, Plenger P, Berry J, Koch S, et al: A phase 2 study of moderate hypothermia in severe brain injury. J Neurotrauma 1993;10:263–271
22. Jiang J, Yu M, Zhu C: Effect of long-term mild hypothermia therapy in patients with severe traumatic brain injury: 1-year follow-up review of 87 cases. J Neurosurg 2000;93:546–549
23. Polderman KH, Tjong Tjin Joe R, Peerdeman SM, Vandertop WP, Girbes AR: Effects of therapeutic hypothermia on intracranial pressure and outcome in patients with severe head injury. Intensive Care Med 2002;28:1563–1573
24. Clifton CL, Miller ER, Choi SC, Levin HS, Mccauley S, Smith KR, et al: Lack of effect of induction of hypothermia after acute brain injury. N Engl J Med 2001;344:556–563
25. Andrews PJ, Harris BA, Murray GD: Hypothermia for Intracranial Hypertension after Traumatic Brain Injury. N Engl J Med 2016;374:1385
26. Andrews PJ, Sinclair HL, Rodriguez A, Harris BA, Battison CG, Rhodes JK, et al: Hypothermia for Intracranial Hypertension after Traumatic Brain Injury. N Engl J Med 2015;373:2403–2412
27. Rickard AC, Smith JE, Newell P, Bailey A, Kehoe A, Mann C: Salt or sugar for your injured brain? A meta-analysis of randomised controlled trials of mannitol versus hypertonic sodium solutions to manage raised intracranial pressure in traumatic brain injury. Emerg Med J 2014;31:679–683
28. Hutchinson PJ, Kolias AG, Timofeev IS, Corteen EA, Czosnyka M, Timothy J, et al: Trial of Decompressive Craniectomy for Traumatic Intracranial Hypertension. N Engl J Med 2016;375:1119–1130
29. Cooper DJ, Rosenfeld JV, Murray L, Arabi YM, Davies AR, D'urso P, et al: Decompressive craniectomy in diffuse traumatic brain injury. N Engl J Med 2011;364:1493–1502
30. Gross H, Grose N: Emergency Neurological Life Support: Acute Ischemic Stroke. Neurocrit Care 2017;27:102–115.

Intraoperative Cardiac Arrest: kardiopulmonale Reanimation während der OP
Intraoperative Cardiac Arrest: cardiopulmonary resuscitation in the OR

J. Hinkelbein

Zusammenfassung

Der perioperative Herz-Kreislaufstillstand ist ein glücklicherweise seltener aber dennoch deletärer Zwischenfall mit einer Mortalitätsrate von über 50%. Er unterscheidet sich deutlich von anderen Arten eines Herz-Kreislaufstillstandes, weil er oftmals beobachtet ist und unter Umständen auch vorher zu erwarten war. Weil Patienten im OP normalerweise gut und lückenlos überwacht sind, kann sein Auftreten frühzeitig bemerkt werden. Die zugrundeliegenden Ursachen eines intraoperativen/perioperativen Herz-Kreislaufstillstandes sind recht gut bekannt und nicht immer nur vom Patienten selbst abhängig. Sie können auch durch eine Narkose oder die Operation ausgelöst werden.

Einige retrospektive Untersuchungen zum perioperativen Herz-Kreislaufstillstand der letzten Jahre bei nicht-kardiochirurgischen Patienten konnten zeigen, dass die Inzidenz bei etwa 0,2 bis 1,1 pro 10.000 Anästhesien bei Erwachsenen und bei etwa 1,4 bis 4,6 pro 10.000 Anästhesien bei Kindern liegt.

Zur optimalen Therapie des intraoperativen Herz-Kreislaufstillstandes sind neben individuellen Maßnahmen auch gute Teamarbeit, eine fundierte Ausbildung, regelmäßiges Training, gute und multidisziplinäre Kooperationen sowie eine gut abgestimmte Sicherheitskultur im Krankenhaus notwendig. Evidenz-basierte Leitlinien und validierte Algorithmen wären äußerst hilfreich, um eine optimale Therapie durchzuführen. Bisherige Ansätze sind nicht spezifisch genug, um alle relevanten Aspekte für den intraoperativen/perioperativen Herz-Kreislaufstillstand ausreichend zu berücksichtigen.

Das Ziel der vorliegenden Arbeit ist es, bisher publizierte Studien und Empfehlungen für den intraoperativen/perioperativen Herz-Kreislaufstillstand zu erläutern und die Inzidenz, Ursachen und therapeutische Maßnahmen zu beleuchten.

Schlüsselwörter: OP – Herz-Kreislaufstillstand – CPR – Reanimation – Intraoperativ – Perioperative Medizin

Summary

A cardiac arrest in the operating room (OR) is a rare but potentially catastrophic event with mortality rates higher than 50%. Cardiac arrest during anesthesia and the immediate postoperative period is distinct from non-operative settings or other in-hospital cardiac arrests. In contrast, it is almost always witnessed and often anticipated. Contributing factors are known, and the event is generally rapidly recognized, as patients are usually under full monitoring. The nature of the cardiac arrest in the OR environment is also different as it is not only related to the patient's conditions but likewise to the anaesthetic and the surgical procedure.

So far, several recent retrospective registry studies have investigated the incidence of perioperative cardiac arrests. In noncardiac surgery patients, the incidence ranges from 0.2 to 1.1 per 10,000 anesthesia procedures in adults and from 1.4 to 4.6 per 10,000 in children.

Successful management of cardiac arrest during surgery and beyond requires not only individual technical skills and a well-organized team response, but also an institutional safety culture embedded in everyday practice through continuous education, training and multidisciplinary cooperation.

Evidence based guidelines and standardized treatment algorithms addressing the particularities of the intraoperative/perioperative cardiac arrest would be helpful to facilitate training and to strengthen the team response. So far, existing guidelines are not comprehensive enough to cover specific aspects in depth. For the future, more detailed and explicit guidelines are required to improve patient outcome.

The aim of this article is to review recent literature on cardiac arrest in the perioperative operating environment with a focus on incidence, causes and therapeutic approaches.

Keywords: Operating room – Cardiac arrest – CPR – Resuscitation – Intraoperative – Perioperative medicine

Hintergrund

Der perioperative Herz-Kreislaufstillstand (POCA) steht seit einigen Jahren im Fokus wissenschaftlicher Untersuchungen und hat in der vergangenen Zeit zunehmend an Relevanz erlangt. Selbst die Terminologie dieser akuten, lebensbedrohlichen Situation ist bisher nicht eindeutig formuliert. So wird er manchmal als perioperativer Herz-Kreislaufstillstand oder – enger gefasst – als intraoperativer Herz-Kreislaufstillstand (IOCA) bezeichnet.

Wie William R. Berry in seinem Editorial im Canadian Journal of Anaesthesia bereits im Jahr 2012 schrieb, ist der intraoperative Herz-Kreislaufstillstand oft vermeidbar [1]. In der gleichen Ausgabe dieser Zeitschrift wurden bereits zwei weitere Artikel publiziert, die dem Leser spezifische Algorithmen für den intraoperativen Herz-Kreislaufstillstand aufzeigen [2,3]. Diese basieren weitestgehend auf einem Expertenkonsens und nicht auf belastbarer Evidenz. Bis dato stehen leider bisher keine Evidenz-basierten, konsentierten und fundierten Leitlinien zur Verfügung [4].

Die vorliegende Übersichtsarbeit legt Ihren Schwerpunkt auf Inzidenz, Ursachen und therapeutische Möglichkeiten beim perioperativen Herz-Kreislaufstillstand, da nicht nur intraoperative Probleme relevant sind. Zur optimalen Versorgung dieser Patienten muss die perioperative Phase *en detail* berücksichtigt werden. Mittels systematischer Literaturrecherche wurden hierzu die relevanten Publikationen der letzten Jahre identifiziert.

> 'No patient whose death is preventable should die in an operating room or in a hospital – ever' (William R. Berry, Can J Anaesth, 2012).

Inzidenz

Grundsätzlich gilt, dass der intraoperative/perioperative Herz-Kreislaufstillstand glücklicherweise selten ist und nur unregelmäßig im klinischen Routinebetrieb auftritt [2]. Bis heute gibt es leider keine einheitliche Definition [5]. Variierende Definitionen des intraoperativen/perioperativen Herz-Kreislaufstillstands sind die Ursache für die sehr inhomogene Berechnung der Inzidenz. Sie kann oft nur als Spannweite angegeben werden, weil präzise Daten bis dato fehlen.

Auch aufgrund der vergleichsweise geringen Inzidenz sind viele Studien nicht prospektiv realisierbar, sondern werden retrospektiv angelegt. Hauptproblem für die Vergleichbarkeit der Daten sind unterschiedlich lange Analysezeiträume, OP-Arten und differierende Patientenkollektive, die alle zu sehr unterschiedlichen Angaben führen. Entsprechend ist es wenig verwunderlich, dass Daten verschiedener Studien nicht gut – wenn denn überhaupt – vergleichbar sind.

Die Inzidenz wird bei nicht-kardiochirurgischen, erwachsenen Patienten mit etwa 0,2 – 1,1 pro 10.000 Narkosen angegeben [4,5]. Bei Kindern, Säuglingen und Neugeborenen ist die Inzidenz höher und liegt meist zwischen 1,4 – 4,6 pro 10.000 Narkosen [5,6]. Da allerdings bisher keine verlässliche Datenbank existiert und die meisten Studien aus einzelnen Zentren mit oft geringen Fallzahlen sind, kann die tatsächliche Inzidenz möglicherweise auch höher liegen [4].

Das European Resuscitation Council (ERC) nennt in den Leitlinien aus dem Jahr 2015 noch deutlich höhere Werte: 4,3 – 34,6 pro 10.000 Anästhesien [7]. Insbesondere bei Hochrisikogruppen, wie beispielsweise geriatrische Patienten oder kardiochirurgische Patienten, wird die Inzidenz mit 54,4 pro 10.000 Narkosen angegeben [8], bei Notfall-OPs sogar bis zu 163 pro 10.000 Narkosen [7,9]. Dies entspricht umgerechnet 1,63%.

Diagnosestellung

Der intraoperative/perioperative Herz-Kreislaufstillstand unterscheidet sich von anderen Arten deutlich [6]. Er ist üblicherweise beobachtet (Anästhesist, Pflegekraft und Operateur sind ununterbrochen beim Patienten) und die Patienten werden intraoperativ im Standardfall mittels Monitoring gut überwacht [1]. Aufgrund dieser Voraussetzungen können Reanimationsmaßnahmen normalerweise unmittelbar begonnen werden – auch notwendiges Equipment sollte prinzipiell in Reichweite verfügbar sein [5].

Dennoch unterliegt in der klinischen Routine die Zeit bis zum Beginn von Reanimationsmaßnahmen einer großen Variationsbreite [5]. Eine Asystolie oder Kammerflimmern können oft einfach und schnell auf dem Überwachungsmonitor entdeckt werden, da ein EKG zum perioperativen Standardmonitoring gehört. Auf der anderen Seite ist der Zeitpunkt vom Einsetzen des Kreislaufstillstands bis zur Diagnose bei einer Pulslosen Elektrischen Aktivität (PEA) oft unklar und kann wegen des vorhandenen Monitorbildes oft nicht zeitnah erfasst werden. Der kontinuierlichen und ununterbrochenen Verwendung des erweiterten Monitorings (z.B. Pulsoxymetrie, Kapnometrie/-grafie, arterielle Blutdruckmessung) kommt daher besondere Bedeutung zu, weil es die Diagnosestellung beschleunigt [4]. Insbesondere wenn das Pulsoxymetrie-Signal verschwindet oder die Kapnografie-Kurve abflacht, muss im Allgemeinen ein Herz-Kreislaufstillstand zumindest in Erwägung gezogen werden.

Der intraoperative Herz-Kreislaufstillstand entsteht oft nicht plötzlich sondern entwickelt sich allmählich!

Risikofaktoren

Viele Risikofaktoren begünstigen die Entwicklung eines intraoperativen/perioperativen Herz-Kreislaufstillstandes. Insbesondere ein schlechter präoperativer Patientenzustand, die ungünstige Risikostratifizierung (OP und Anästhesie), perioperative Komplikationen und schlechtes Patientenmanagement steigern das Risiko eines Herz-Kreislaufstillstandes signifikant [1,5].

Einer ausführlichen und suffizienten präoperativen Patientenevaluation kommt im Allgemeinen eine sehr große Bedeutung zu [10]. Mit extremer Altersstruktur (>80 Jahre und <1 Jahr) steigt das Risiko für perioperative Zwischenfälle deutlich an [11]. Insbesondere der ASA-Status wirkt sich, unabhängig vom Alter, erheblich auf das Risiko für einen Herz-Kreislaufstillstande aus [12]. Auch das männliche Geschlecht erhöht das Risiko [11]. Weitere Faktoren, die einen intraoperativen/perioperativen Herz-Kreislaufstillstand begünstigen sind großer Blutverlust, Schock, Lungenembolie, Myokardinfarkt, Arrhythmien oder Elektrolytstörungen [4]. Desweiteren erhöht eine Sepsis das Risiko um 26,7%, präoperative Beatmung um 22,1%, Blutungen um 13,9% und Nierenversagen um 11,9% [13].

Human Factors

Neben technischen Aspekten wird der Faktor Mensch (Human Factor) in den letzten Jahren zunehmend auch in der Medizin beachtet und ist auch für den intraoperativen/perioperativen Herz-Kreislaufstillstand von großer Bedeutung [5,14]. Gerade perioperative Probleme und Zwischenfälle sowie die Patientensicherheit haben einen sehr großen Bezug zum Faktor Mensch und werden nicht selten hierdurch maßgeblich beeinflusst [5]. Einige Studien der letzten Jahre, z.B. aus Japan [15], Dänemark [16] und Frankreich [5] zeigten einen Zusammenhang zwischen einem Herz-Kreislaufstillstand und dem Faktor Mensch in 53%, 83% und sogar 100%. Hierdurch ist u.a. auch die Einführung der WHO-Checkliste in den perioperativen Betrieb begründet, die versucht, die perioperative Mortalität und die Anzahl der menschlichen Fehler zu reduzieren [17].

Des Weiteren sind regelmäßiges und kontinuierliches Training sowie eine gute, fundierte Ausbildung von großer Bedeutung, um Risiko-Patienten in einer komplexen OP-Umgebung frühzeitig zu identifizieren und rechtzeitig therapeutische Maßnahmen einzuleiten. Daten der letzten Jahre konnten darüber hinaus zeigen, dass der Besuch von ALS-Kursen das Überleben nach einem intraoperativen/perioperativen Herz-Kreislaufstillstand steigern kann [18]. Auch spezielle Trainingskurse für die perioperative Umgebung verbessern die Patientensicherheit [19].

Ursachen

Viszeralchirurgische und thoraxchirurgische Patienten haben das höchste Risiko einen intraoperativen/perioperativen Herz-Kreislaufstillstand zu erleiden [11]. Auch sehr junge (<1 Jahr) und sehr alte Patienten (>80 Jahre), bestehende Vorerkrankungen oder ein schweres Trauma erhöhen das Risiko [5]. Diese Hochrisikogruppen sollten in jedem Fall durch die WHO-Checkliste identifiziert werden, da hierdurch adäquate Maßnahmen zur Vermeidung einer intraoperativen Komplikation ergriffen werden können (z.B. auch Absprachen im Team) [4].

Ein unzureichendes Atemwegsmanagement ist nachweisbar *der* Hauptfaktor im perioperativen Umfeld, der mit dem Auftreten eines intraoperativen/perioperativen Herz-Kreislaufstillstandes in Zusammenhang steht [20]. Dennoch ist und bleibt dessen Entstehung immer ein multifaktorielles Geschehen [7]. Hierzu gehören auch Patienten-bezogene Faktoren wie Begleiterkrankungen (z.B. KHK, Myokardinfarkt, Arrhythmien, Elektrolytverschiebungen, Lungen- oder Luftembolie), Nebenwirkungen der Anästhetika (z.B. durch Muskelrelaxanzien), Anaphylaxie und physiologische Veränderungen (z.B. Hypovolämie durch Blutverlust), die Menge an transfundierten Blutprodukten [12] sowie intraoperativer Stress bzw. das Tako-Tsubo Syndrom [4,21,22]. Das Tako-Tsubo Syndrom tritt mit einer Inzidenz von 2–8 Patienten pro 1 Million Anästhesien auf [21,22,23]. Es tritt sowohl prä- [24] als auch postoperativ [23,25,26] auf. Einige wenige Fallberichte berichten von einem intraoperativen Auftreten [23,27]. Bei diesem Syndrom handelt es sich um eine Stress-Kardiomyopathie, die als akut einsetzende und oft schwerwiegende Funktionsstörung des Herzmuskels vorwiegend bei älteren Frauen auftritt. Die Symptome gleichen denen eines Herzinfarktes und treten meist unmittelbar nach einer außerordentlichen emotionalen oder körperlichen Belastung auf.

Therapiemaßnahmen

Zur Behandlung eines intraoperativen/perioperativen Herz-Kreislaufstillstandes sind nicht nur gute persönliche Kenntnisse notwendig, sondern auch eine entsprechende Sicherheitskultur im gesamten OP-Team [5]. Für ein optimales Ergebnis sollte jedes Team auch einen verantwortlichen Leiter haben, der den Ablauf während des Herz-Kreislaufstillstandes koordiniert [7]. Die OP selbst sollte während der Reanimation nicht fortgesetzt werden [7].

Therapiemaßnahmen können im OP meist sehr zügig initiiert werden (sofern rechtzeitig erkannt), da das benötigte Material räumlich nah vor Ort sein sollte [28,29]. Dennoch weist der intraoperative/perioperative Herz-Kreislaufstillstand mit 58% eine vergleichsweise hohe Mortalität auf [5]. Dies ist evtl. auch der Tatsache geschuldet, dass weiterführende/erweiterte Maßnahmen (z.B. Herzkatheter) nicht so einfach bzw. schnell erreicht werden können. Gerade auch aus diesem Grunde sind hierzu Leitlinien sinnvoll [4].

In den Leitlinien des European Resuscitation Council (ERC) aus dem Jahr 2015 wird der intraoperative/perioperative Herz-Kreislaufstillstand in einem eigenen Abschnitt behandelt [7]. Diese Leitlinien könnten zusammen mit weiteren Evidenz-basierten Informationen die Basis für die Erstellung einer spezifischen Leitlinie bilden. Bis dato existieren allerdings keine verbindlichen und verifizierten Algorithmen.

Anästhesieverfahren

Im 19. Jahrhundert schien lediglich die Allgemeinanästhesie ein Risikofaktor für einen intraoperativen/perioperativen Herz-Kreislaufstillstand zu sein [5]. Auch heute ist es noch so, dass das Risiko bei einer Allgemeinanästhesie höher ist als bei einer Regionalanästhesie (Abb. 1) [7]. Bei einer Regionalanästhesie scheint es 3-fach vermindert zu sein [7], Inzidenzen werden mit 1,3–18 pro 10.000 Patienten angegeben [3].

Im Rahmen von Regionalanästhesien weisen die Verfahren der rückenmarknahen Leitungsanästhesie das höchste Risiko auf (2,9 vs. 0,9 pro 10.000 Patienten; P=0,041) [3]. Das Überleben ist unter Regionalanästhesie meist auch höher im Vergleich zur Allgemeinanästhesie [3]. Auch vermeintlich harmlose Verfahren wie die (Analgo-)Sedierung können mit einem Herz-Kreislaufstillstand assoziiert sein, so dass gerade hier entsprechende Sicherheitsmaßnahmen vorhanden sein müssen [30].

Abbildung 1

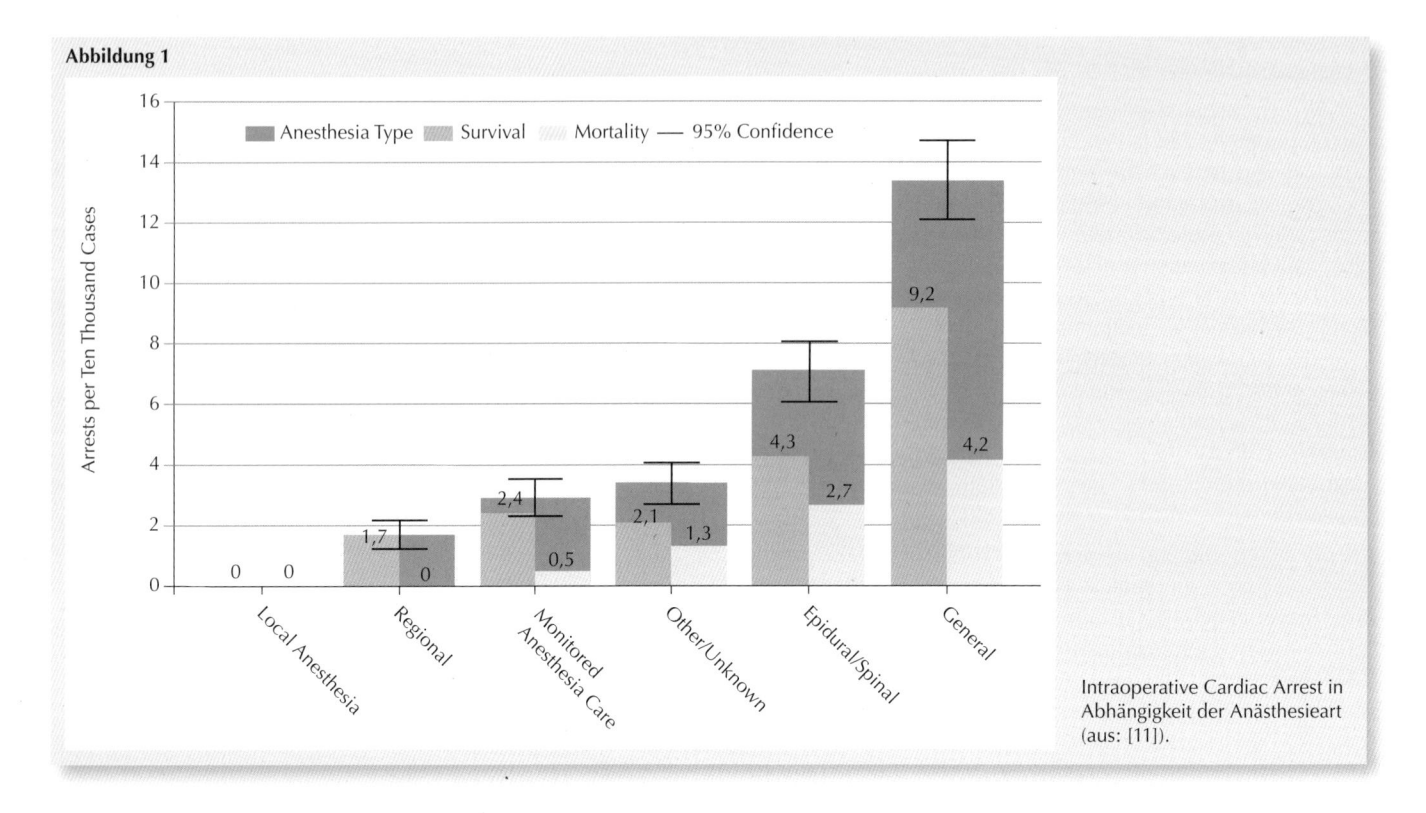

Intraoperative Cardiac Arrest in Abhängigkeit der Anästhesieart (aus: [11]).

Schlussfolgerungen

Der intraoperative/perioperative Herz-Kreislaufstillstand ist im perioperativen Setting glücklicherweise selten – zur Therapie sind allerdings spezifische Algorithmen notwendig [3]. Eine einheitliche Definition existiert bisher nicht. Die bisherigen Empfehlungen und Algorithmen basieren zumeist auf Expertenmeinungen, randomisierte Studien sind bisher nicht verfügbar. Zukünftig sind hierzu spezifische Algorithmen notwendig, um das Behandlungsergebnis zu verbessern und Menschenleben zu retten.

Um eine valide Datenbasis für diese Ereignisse zu schaffen, wäre ein spezielles Register wichtig, weil hieraus auch Daten generiert werden können, die wiederum Rückschlüsse auf sinnvolle Behandlungsansätze zuließen.

Literatur

1. Berry WR: Cardiac resuscitation in the operating room: reflections on how we can do better. Can J Anaesth 2012;59:522–526
2. Charapov I, Eipe N: Cardiac arrest in the operating room requiring prolonged resuscitation. Can J Anaesth 2012;59:578–585
3. Moitra VK, Gabrielli A, Maccioli GA, O'Connor MF: Anesthesia advanced circulatory life support. Can J Anesth 2012;59:586–603
4. Andres J, Hinkelbein J, Böttiger BW: The stepchild of emergency medicine: sudden unexpected cardiac arrest during anaesthesia – do we need anaesthesia centred Advanced Life Support guidelines? Eur J Anaesthesiol 2013;30:95–96
5. Zuercher M, Ummehofer W: Cardiac arrest during anaesthesia. Curr Opin Anaesthesiol 2008;14:269–274
6. Hinkelbein J, Andres J, Thies KC, Robertis E: Perioperative cardiac arrest in the operating room environment: a review of the literature. Minerva Anestesiol 2017;83:1190–1198
7. Truhlář A, Deakin CD, Soar J, Khalifa GE, Alfonzo A, et al: European Resuscitation Council Guidelines for Resuscitation 2015: Section 4. Cardiac arrest in special circumstances. Resuscitation 2015;95:148–201
8. Nunes JC, Braz JR, Oliveira TS, de Carvalho LR, Castiglia YM, et al: Intraoperative and anesthesia-related cardiac arrest and its mortality in older patients:a 15-year survey in a tertiary teaching hospital. PLOS ONE 2014;9:e104041
9. Siriphuwanun V, Punjasawadwong Y, Lapisatepun W, Charuluxananan S, Uerpairojkit K: Incidence of and factors associated with perioperative cardiac arrest within 24 hours of anesthesia for emergency surgery. Risk Manag Healthc Policy 2014;7:155–162
10. DeHert S, Staender S, Fritsch G, Hinkelbein J, et al: Preoperative evaluation of adults undergoing elective noncardiac surgery: Updated guideline from the European Society of Anaesthesiology. Eur J Anaesthesiol 2018;35:407–465
11. Nunnally ME, O'Connor MF, Kordylewski H, Westlake B, Dutton RP: The Incidence and Risk Factors for Perioperative Cardiac Arrest Observed in the National Anesthesia Clinical Outcomes Registry. Anesth Analg 2015;120:364–370
12. Goswami S, Brady JE, Jordan DA, Li G: Intraoperative Cardiac Arrests in Adults Undergoing Noncardiac Surgery: Incidence, Risk Factors, and Survival Outcome. Anesthesiology 2012;117:1018–1026
13. Kazaure HS, Roman SA, Rosenthal RA, Sosa JA: Cardiac arrest among surgical patients: an analysis of incidence, patient characteristics, and outcomes in ACS-NSQIP. JAMA Surg 2013;148:14–21

14. De Robertis E, McAdoo J, Pagni R, Knape JT: Core curriculum in emergency medicine integrated in the specialty of anaesthesiology. Eur J Anaesthesiol 2007;24:987–990
15. Kawashima Y, Takahashi S, Suzuki M, Morita K, Irita K, et al: Anaesthesia-related mortality and morbidity over a 5-year period in 2 363 038 patients in Japan. Acta Anaesthesiol Scand 2003;47:809–817
16. Hove LD, Steinmetz J, Christoffersen JK, Møller A, Nielsen J, et al: Analysis of deaths related to anesthesia in the period 1996–2004 from closed claims registered by the Danish Patient Insurance Association. Anesthesiology 2007;106:675–680
17. Haynes AB, Weiser TG, Berry WR, Lipsitz SR, Breizat AH, et al: A Surgical Safety Checklist to Reduce Morbidity and Mortality in a Global Population. N Engl J Med 2009;360:491–499
18. Sodhi K, Singla MK, Shrivastava A: Impact of advanced cardiac life support training program on the outcome of cardiopulmonary resuscitation in a tertiary care hospital. Indian J Crit Care Med 2011;15:209–212
19. Stiegler MP, Neelankavil JP, Canales C, Dhillon A: Cognitive errors detected in anaesthesiology: a literature review and pilot study. Br J Anaesth 2012;108:229–235
20. Newland MC, Ellis SJ, Lydiatt CA, Peters KR, Tinker JH, et al: Anesthetic-related cardiac arrest and its mortality: a report covering 72,959 anesthetics over 10 years from a US teaching hospital. Anesthesiology 2002;97:108–115
21. Hinkelbein J, Mey C, Brinker G, Pfister R, Böttiger BW: Case report of Tako-Tsubo cardiomyopathy associated with repetitive anaesthesia in a female patient with Tako-Tsubo cardiomyopathy. BMC Anesthesiology 2015;15:39
22. Templin C, Ghadri JR, Diekmann J, Napp LC, Bataiosu DR, et al: Clinical Features and Outcomes of Takotsubo (Stress) Cardiomyopathy. N Engl J Med 2015;373:929–38
23. Liu S, Bravo-Fernandez C, Riedl C, Antapli M, Dhamee MS: Anesthetic Management of Takotsubo Cardiomyopathy: General Versus Regional Anesthesia. J Cardiothorac Vasc Anesth 2008;22:438–441
24. Wong AK, Vernick WJ, Wiegers SE, Howell JA, Sinha AC: Preoperative Takotsubo Cardiomyopathy Identified in the Operating Room Before Induction of Anesthesia. Anesth Analg 2009;110:712–715
25. Brucoli M, Arcuri F, Giarda M, Benech A: Transient Cardiac Failure Due to Takotsubo Cardiomyopathy After surgical Reduction of Nasal Fracture. J Craniofascial Surg 2011;22:1907–1910
26. Gavish D, Rozenman Y, Hafner R, Bartov E, Ezri T: Takotsubo cardiomyopathy after general anesthesia for eye surgery. Anesthesiology 2006;105:621–623
27. Jabaudon M, Bonnin M, Bolandard F, Chanseaume S, Dauphin C, et al: Takotsubo syndrome during induction of general anaesthesia. Anaesthesia 2007;62:519–523
28. Sandroni C, D'Arrigo S: Management of oxygen and carbon dioxide pressure after cardiac arrest. Minerva Anestesiol 2014;80:1105–1114
29. Dell'Anna AM, Taccone FS, Halenarova K, Citerio G: Sedation after cardiac arrest and during therapeutic hypothermia. Minerva Anestesiol 2014;80:954–962
30. Hinkelbein J, Lamperti M, Akeson J, Santos J, Costa J, De Robertis E, et al: European Society of Anaesthesiology and European Board of Anaesthesiology guidelines for procedural sedation and analgesia in adults. Eur J Anaesthesiol 2018;35:6–24.

Risiken und Komplikationen der Transfusion
Risks and Complications of Transfusion

K. Hölig

Zusammenfassung

Bis zu den 1990er Jahren war die Übertragung lebensbedrohlicher Virusinfektionen die gefürchtetste Nebenwirkung der Bluttransfusion. Aufgrund der aktuellen Spenderauswahlkriterien und Testverfahren ist dieses Risiko weitgehend in den Hintergrund gerückt. Infektiöse Risiken bestehen heute eher in der bakteriellen Kontamination von Blutkomponenten, die noch nicht völlig vermeidbar ist. Die häufigsten Nebenwirkungen werden allerdings durch immunologische Reaktionen verursacht, die gegen alle Blutbestandteile auftreten können. Relativ häufig und meist harmlos sind allergische Reaktionen und Fieberreaktionen. Schwerwiegende und tödliche Krankheitsbilder können durch akute und verzögerte Hämolysen, anaphylaktische Reaktionen und Lungeninsuffizienz (immunologisch vermittelt oder durch Volumenüberladung) auftreten. Besonders schwerwiegend ist die transfusionsassoziierte Graft versus Host-Erkrankung, die aber durch Bestrahlung der zellulären Blutprodukte zuverlässig vermeidbar ist. Durch optimale Organisation der Vorbereitung und Durchführung von Erythrozytentransfusionen könnten auch akute Hämolysen praktisch komplett vermieden werden. Der vorliegende Beitrag vermittelt einen Überblick über klinisch relevante Nebenwirkungen von Bluttransfusionen, ihre Inzidenz, Pathomechanismen, Symptomatik, Therapie und Prävention.

Schlüsselwörter: Hämovigilanz – Transfusionsassoziierte Infektionen – Transfusionsassoziierte Lungeninsuffizienz – Hämolytische Transfusionsreaktion – Akute Transfusionsreaktion

Summary

Until the nineties, the transmission of life-threatening viral diseases resembled the most feared complication of blood transfusion. This risk has mostly been mitigated by changing the practice of donor selection and testing. Bacterial contamination of blood products is still an issue in rare cases that cannot be completely avoided. However most common side effects of transfusion are immunological reactions that can be associated with all blood components. Allergic and febrile reactions occur rather frequently but are mostly benign. Acute and delayed hemolysis, anaphylaxis, and respiratory insufficiency (immune-mediated or by circulatory overload) can give rise to serious or even lethal disease patterns. Transfusion associated Graft versus Host disease resembles an especially dangerous syndrome. Irradiation of cellular blood components reliably protects against this feared complication. Acute hemolytic reactions can be avoided almost completely by a stringent and reliable organization of all processes involved in the compatibility testing and administration of red cell concentrates. The paper gives an overview of clinically relevant side effects of blood transfusion, their incidence, pathological mechanisms, symptoms, treatment and prevention.

Keywords: Haemovigilance – Transfusion associated infections – Transfusion associated lung insufficiency – Hemolytic transfusion reaction – Acute transfusion reaction

Einleitung

Die Übertragung von HIV-Infektionen durch Blutprodukte und Plasmapräparate führten zu einem der folgenschwersten Arzneimittelskandale der Neuzeit und waren Anlass zur Einführung des Transfusionsgesetzes im Jahr 1998. Seit dieser Zeit gab es vielfältige Fortschritte in der Testung von Blutspenden und in der Präparation von Blutkomponenten. Trotz dieser Entwicklungen treten auch heute noch schwere, in Einzelfällen auch tödliche Komplikationen nach Bluttransfusionen auf. Die Kenntnis der Pathophysiologie und Therapie dieser Krankheitsbilder ist daher wichtig für alle transfundierenden Ärzte.

Einteilung und Inzidenz der Transfusionsreaktionen

Hinsichtlich des Zeitpunktes ihres Auftretens können akute von chronischen Transfusionsrisiken unterschieden werden. In Bezug auf die Pathogenese ist eine Klassifikation nach immunologisch vermittelten, infektiösen und sonstigen (u.a. zirkulatorischen, metabolischen) Transfusionsreaktionen möglich (Abb. 1).

Die Inzidenz und der Schweregrad der Transfusionsrektionen bestimmen ihre klinische Bedeutung. Es gibt in vielen Ländern Hämovigilanzsysteme, die Nebenwirkungen von Bluttransfusionen systematisch erfassen, bewerten und veröffentlichen. In Deutschland werden die unerwünschten Ereignisse nach Bluttransfusionen durch das Paul-Ehrlich-Institut erfasst. Dabei ist zu beachten, dass es nur für schwerwiegende unerwünschte Ereignisse eine Meldepflicht in Deutschland gibt [1]. Leichtere Nebenwirkungen werden nur sporadisch gemeldet. Die SHOT-Studie (SHOT=Serious Hazards of Transfusion, d.h. schwere Transfusionsrisiken) in Großbritannien registriert seit mehr als 20 Jahren nicht nur die eigentlichen Transfusionsreaktionen, sondern auch fehlerhafte Anwendungen und sogenannte

"Beinahe-Ereignisse" ("near miss events") im Zusammenhang mit Bluttransfusionen. Für diese Ereignisse sind in Deutschland noch keine Meldesysteme etabliert. Tabelle 1 gibt eine Übersicht über die Klassifizierung der transfusionsassoziierten Nebenwirkungen in den beiden Hämovigilanzsystemen.

Die dargestellten Unterschiede sind bei der Interpretation der Statistiken zu berücksichtigen.

Während die Datenbank des PEI lediglich die Verabreichung inkorrekter Blutkomponenten (IBCT) erfasst, werden in der SHOT-Datenbank noch folgende weitere Fehler in Bezug auf Bluttransfusionen registriert:
- menschliche Faktoren
- Fehler im Labor
- „Richtiges Blut für den richtigen Patienten" (RBRP)
- Fehler im Umgang mit und bei der Lagerung von Blutkomponenten (HSE)
- Vermeidbare, verzögerte Transfusion, Über- oder Untertransfusion (ADU)
- „Beinahe-Fehler" (near miss-Events)
- Fehler durch elektronische Informationssysteme (IT)

Abbildung 1

Schema zur Einteilung von Transfusionsrisiken.

Abbildung 2

RBRP = „richtiges Blut, richtiger Patient; CS = maschinelle Autotransfusion; UCT = unklassifizierbare Transfusionskomplikation

Kategorisierung der Berichte in der SHOT-Studie 2017 (n=3.230), [3].

Tabelle 1
Klassifizierung transfusionsassoziierter Nebenwirkungen in der Datenbank des PEI und in der SHOT-Studie (nach [1] und [2]).

Erfassung in Datenbank des PEI	Erfassung in der SHOT-Studie
Akute allergische Transfusionsreaktion (ATR) (allergische Reaktion und anaphylaktische Reaktionen)	**Febrile, allergische und hypotensive Reaktionen (FAHR)**
Febrile nonhämolytische Transfusionsreaktion (FNHTR)	
Pulmonale Komplikationen: • Transfusionsassoziierte akute Lungeninsuffizienz **(TRALI)** • Transfusionsassoziierte Kreislaufüberladung **(TACO)** • Transfusionsassoziierte Dyspnoe **(TAD)**	**Pulmonale Komplikationen:** • Transfusionsassoziierte akute Lungeninsuffizienz **(TRALI)** • Transfusionsassoziierte Kreislaufüberladung **(TACO)** • Transfusionsassoziierte Dyspnoe **(TAD)**
Hämolytische Transfusionsreaktion (HTR)	**Hämolytische Transfusionsreaktion (HTR)**
Transfusionsvermittelte bakterielle Infektion (TTBI)	**Transfusionsvermittelte Infektionen (TTI)**
Transfusionsvermittelte Virusinfektion (TTVI)	
Verabreichung inkorrekter Blutkomponenten (IBCT)	**Verabreichung inkorrekter Blutkomponenten (IBCT)** • Transfusion einer falschen Blutkomponente **(WCT)** • Spezifische Anforderungen an die Blutkomponente nicht erfüllt **(SRNM)**
Andere, z.B.: • Posttransfusionspurpura **(PTP)** • Transfusionsassoziierte Graft-versus-Host-Erkrankung **(TA-GvHD)**	**Neue oder unklassifizierbare Transfusionskomplikationen (UCT)**, z.B. Posttransfusionelle nekrotisierende Enterocolitis **(TANEC)**

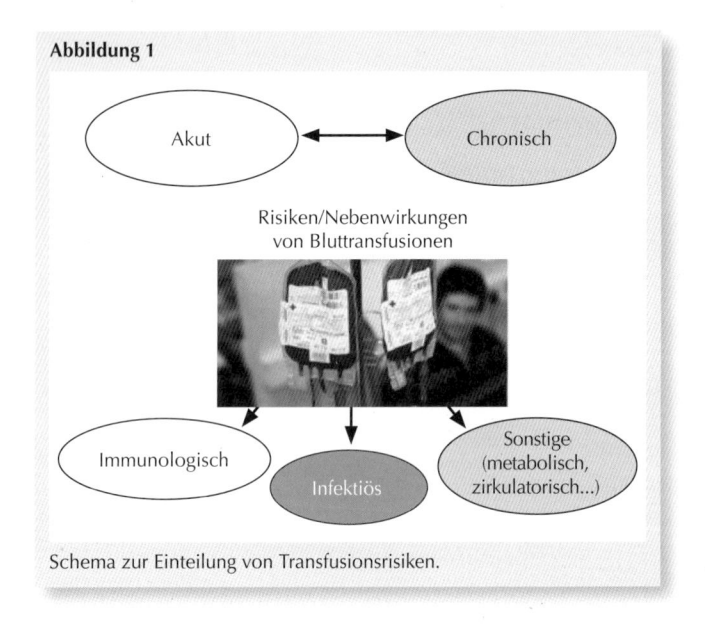

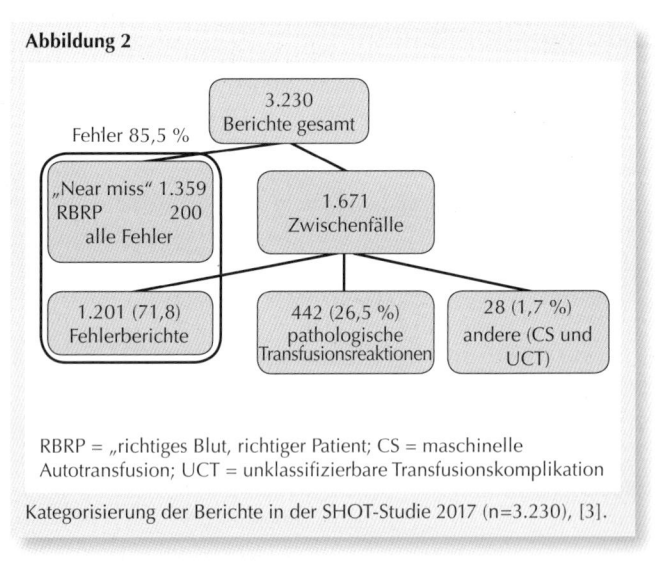

Darüber hinaus erfasst die SHOT-Studie auch noch Probleme und Nebenwirkungen im Zusammenhang mit der Anti D-Prophylaxe sowie die Probleme bei der Anwendung von maschinellen Autotransfusionssystemen. In Abbildung 2 ist die Verteilung der im Jahr 2017 eingegangenen Meldungen aus der SHOT-Studie dargestellt. Daraus ergibt sich, dass 85,5% der insgesamt 3.230 Meldungen durch Fehler und Irrtümer im Rahmen von Transfusionen verursacht wurden. Nur 442 Meldungen (13,7%) bezogen sich tatsächlich auf klinische Transfusionsreaktionen im eigentlichen Sinne.

Im aktuellen Hämovigilanzreport des PEI wurden für das Jahr 2015 4 transfusionsassoziierte Todesfälle berichtet (Tab. 2). In einer Auswertung der letzten 7 Jahre (Abb. 3) aus der SHOT-Studie ist zu erkennen, dass pulmonale Komplikationen für mehr als die Hälfte der transfusionsassoziierten Todesfälle ver-

Abbildung 3

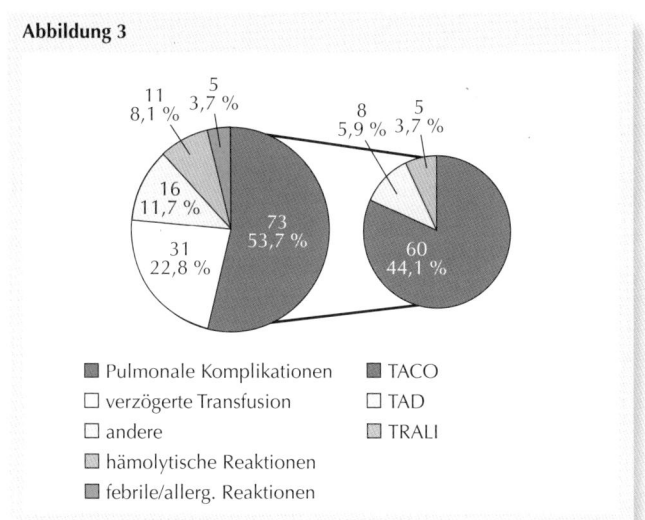

Transfusionsassoziierte Todesfälle in der SHOT-Studie aus dem Zeitraum 2010 – 2017 (n=136), [3].
TACO = Transfusionsassoziierte Kreislaufüberladung; TAD = Transfusionsassoziierte Dyspnoe; TRALI = Transfusionsassoziierte Lungeninsuffizienz
„andere" beinhaltet jeweils 1 transfusionsassoziierte Infektion, posttransfusionelle Purpura, transfusionsassoziierte Graft-versus- Host-Disease und anti D-assoziierte Reaktion, 5 Fälle von vermeidbarer Über- oder Untertransfusion und 7 andere unklassifizierte Reaktionen

Tabelle 2
Anzahl von Verdachtsfällen für schwere Transfusionsreaktionen (SAR), Anzahl von bestätigten SAR und Anteil von tödlich verlaufenen SAR von 2012 bis 2015 [3].

SAR	Bestätigte Fälle				Todesfälle			
	2012	2013	2014	2015	2012	2013	2014	2015
ATR I°/II°	61	79	130	94	0	0	0	0
ATR II°/III°	122	103	122	152	2	3	1	0
TRALI	1	10	7	5	0	1	0	0
HTR	8	17	39	19	0	0	2	0
TTBI	5	4	7	2	0	0	1	0
IBCT	5	16	22	24	0	0	2	3
HCV, HIV, HBV	1	0	0	1	0	0	0	0
HEV	0	1	2	4	0	0	1	0
PTP	3	0	2	0	0	0	0	0
TA-GvHD	0	0	0	0	0	0	0	0
TACO	40	49	36	51	3	1	3	1
Andere	2	1	3	0	0	0	0	0
Gesamt	248	280	370	352	5	5	10	4

ATR = allergische und anaphylaktische Transfusionsreaktionen
TRALI = Transfusionsassoziierte akute Lungeninsuffizienz
HTR = hämolytische Transfusionsreaktionen
TTBI = transfusionsvermittelte bakterielle Infektionen
IBCT = inkorrekte Blutkomponente verabreicht
PTP = posttransfusionelle Purpura
TA-GvHD = Transfusionsassoziierte Graft-versus- Host-Disease
TACO = Transfusionsassoziierte Kreislaufüberladung

antwortlich waren. Verzögerungen der Transfusionen führten in einem Viertel der Fälle zu einem letalen Ausgang. Zu einem relativ geringen Anteil waren Hämolysen oder allergische Reaktionen involviert. Nur ein einziger Todesfall wurde in diesem Zeitraum durch eine transfusionsvermittelte Infektion verursacht. Diese Daten zeigen eindrücklich, wie sich das Risikoprofil der Bluttransfusion in den letzten 3 Jahrzehnten verschoben hat.

In der vorliegenden Übersicht können nicht alle bislang beschriebenen transfusionsassoziierten Nebenwirkungen detailliert beschrieben werden. Der Schwerpunkt wurde daher auf den Reaktionen mit der höchsten Inzidenz und/oder dem höchsten klinischen Schweregrad gelegt.

Transfusionsassoziierte Infektionen

Virusinfektionen
Das Risiko der Übertragung der „klassischen" transfusionsassoziierten Infektionen ist nach Einführung der Antikörpertestung und des direkten Nachweises von HIV, HCV und HBV mittels Nukleinsäureamplifikationstechniken (NAT-Verfahren) extrem gesunken.

Die aktuellen Zahlen für Deutschland und die entwickelten Industrienationen liegen bei:
- 1 auf 1 – 10 Millionen Transfusionen für HIV [4]
- 1 auf 10 Millionen Transfusionen für HCV [5]
- 1 auf 500.000 Transfusionen für HBV [6]

In Deutschland traten im Zeitraum 1012 bis 2015 keine Übertragungen von HIV oder HCV durch Blutkomponenten auf, es kam in 2 Fällen zu einer Übertragung einer HBV-Infektion [3].

Eine zunehmende Bedeutung bei der Übertragung durch Blutprodukte wird dem Hepatitis E-Virus (HEV) zugeschrieben. Es handelt sich um ein kleines, nicht umhülltes Virus, das in den 1980er Jahren entdeckt wurde. Von diesem Virus existieren 4 Genotypen, von denen in Deutschland vor allem der Genotyp 3 relevant ist. Das Erregerreservoir sind Tiere (Schweine, Wildschweine, Rotwild), die Übertragung erfolgt beim Verzehr ungenügend erhitzter Lebensmittel oder bei beruflicher Exposition. Da bei immunkompetenten Personen nur <10% der Infektionen symptomatisch verlaufen, ist eine Übertragung im Rahmen der Blutspende leicht möglich und wurde auch bereits mehrfach beschrieben [7,8]. Bei immunsupprimierten Patienten kann eine transfusionsassoziierte HEV Infektion chronifizieren und zu einer Leberzirrhose führen, es sind auch akut letale Verläufe beschrieben [9]. Die Inzidenz von Virämien bei gesunden Blutspendern wird für England, Frankreich und Deutschland mit ca. 1:2.000 angegeben [8]. Aus diesen Gründen wurde durch das PEI ein Stufenplanverfahren eingeleitet und es ist mit der Einführung einer flächendeckenden Testung aller Blutspenden in Deutschland auf HEV-RNA in den nächsten Monaten zu rechnen.

Das Cytomegalie-Virus wird ebenfalls häufig im Rahmen der Übertragung durch Blutprodukte diskutiert. Hier handelt es sich um ein DNA-Virus, das lebenslänglich in Blutstammzellen infizierter immunkompetenter Menschen persistiert und vor allem mit Blutpräparaten übertragen werden kann, die Leukozyten enthalten. Bei immunsupprimierten Empfängern kann es ebenfalls eine Reihe schwerwiegender Krankheitsbilder auslösen (Suppression der Hämatopoese, Hepatitis, Pneumonie, Gastroenteritis und Meningoencephalitis). Bei intrauteriner Infektion kann es zu Schwerhörigkeit und Entwicklungsverzögerungen kommen. Die Übertragung von CMV-Infektionen kann sowohl durch Auswahl von Blutkomponenten seronegativer Spender als auch durch Leukozytenreduktion verhindert werden. Seit Einführung der Leukozytenreduktion aller zellulären Blutprodukte und der Fresh Frozen Plasmas werden diese Blutkomponenten als CMV-sicher angesehen. Diesbezüglich herrscht jedoch noch Bedarf an weiteren klinischen Studien (Übersicht 10).

Vor ca. 10 Jahren bestanden große Befürchtungen, dass im Rahmen der Epidemie mit der neuen Variante der Creutzfeld-Jacob Erkrankung (nvCJK) ein substanzielles Risiko für die Blutversorgung in Europa entstehen könnte. Bisher sind 4 Fälle der Übertragung dieser Erreger (Prionen) im Rahmen von Bluttransfusionen beschrieben worden, zuletzt 2003. Alle Fälle traten ausschließlich im Vereinigten Königreich vor Einführung der Leukozytendepletion auf. In Deutschland werden Blutspender mit einem erhöhten Risiko für CJK und nvCJK im Rahmen der Spenderanamnese durch gezielte Befragung ermittelt und von der Blutspende ausgeschlossen.

Viele weitere Viren und andere Krankheitserreger können prinzipiell durch Blutprodukte übertragen werden, u.a. das Westnil-Virus, Zika-Virus, Chikungunya-Virus, Dengue, Malaria, Chagas. Da diese Erreger in Deutschland nicht endemisch sind, erfolgt die Prophylaxe einer Übertragung durch Reiseanamnese und entsprechende Sperrfristen [11]. Eine Testung aller Blutspenden auf alle theoretisch übertragbaren Erreger wäre ökonomisch nicht vertretbar, so dass in jedem Einzelfall Nutzen und Aufwand genau abgewogen werden müssen. Diese Entscheidungsprozesse sind anhand der Stellungnahmen und Voten des Arbeitskreises Blut am Robert Koch Institut (RKI) sowie der Veröffentlichungen des PEI sehr gut nachvollziehbar.

Bakterielle Kontamination von Blutprodukten

Die Übertragung bakterieller Erreger durch Blutprodukte ist weniger relevant im Hinblick auf chronische Infektionen, sondern aufgrund des Risikos akuter, nicht selten lebensbedrohlicher Septikämien. Die Inzidenz in Deutschland wird mit 1:100.000 für Thrombozytentransfusionen, mit 1:1.000.000 für Erythrozytentransfusionen und mit 0,5:1.000.000 für FFP-Transfusionen angegeben. Zwischen 1997 und 2010 wurden 90 transfusionsassoziierte bakterielle Infektionen durch das PEI bestätigt, 12 davon endeten tödlich [12].

Je nach Lagerungstemperatur der Blutkomponenten wird ein unterschiedliches Erregerspektrum nachgewiesen, bei Thrombozytenkonzentraten (TK) sind neben obligat pathogenen

Tabelle 3
Ursachen für bakterielle Kontamination von Blutkomponenten und prophylaktische Maßnahmen.

Ursachen	Prophylaxe
Bakteriämie des Spenders	Anamnese (z. B. Infekte, Zahnextraktionen)
Lange Lagerung (Thrombozytenkonzentrate!)	Verkürzung der Lagerzeit um 1 Tag [13]
Kontamination durch Hautflora bei der Blutentnahme	Hygiene, pre-donation sampling [14]
Kontamination der Ausgangsstoffe, bei der Verarbeitung	Qualifizierung der Ausgangsstoffe, Präparation im geschlossenen System

Erregern auch Keime (Staphylococcus capitis, epipdermidis, Propionibacterium acnes u.a.) der normalen Hautflora beteiligt. Diese fakultativ pathogenen Bakterien verursachten überwiegend bei immunsupprimierten Patienten Transfusionsreaktionen. Letale Septikämien wurden allerdings überwiegend durch obligat pathogene Erreger wie Streptococcus pyogenes, Staphylococcus aureus und Klebsiella pneumoniae hervorgerufen. Tabelle 3 gibt eine Übersicht über die Ursachen der bakteriellen Kontamination und mögliche Präventionsmaßnahmen. 2 Strategien, die gezielt von AK Blut eingeführt wurden, das sogenannte „pre-donation sampling (Ableitung der ersten ca. 10–40 ml Blut nach Venenpunktion zur Elimination möglicher Hautstanzen) sowie die Reduktion der Lagerzeit von TK um einen Tag brachten zwar einen Rückgang der gemeldeten bakteriellen Transfusionsreaktionen, dieser war jedoch nicht statistisch signifikant [12]. Weitere Maßnahmen zur Risikoreduktion sind Suchtests auf bakterielle Erreger und Verfahren zur Pathogeninaktivierung. Letztere hätten den Vorteil, dass zusätzlich auch Viren und andere Pathogene sowie proliferationsfähige Lymphozyten inaktiviert werden könnten. Bislang ist allerdings nur ein Verfahren zur Pathogeninaktivierung von TK für die Routine zugelassen. Weitere Methoden befinden sich in der klinischen Erprobung. Für Erythrozytenkonzentrate (EK) steht noch kein routinetaugliches Verfahren zur Verfügung.

Hämolytische Transfusionsreaktionen (HTR)

Akute hämolytische Transfusionsreaktionen

Akute Hämolysen verursachen statistisch zwar nicht die Mehrheit schwerwiegender oder letaler Transfusionsreaktionen, sind aber besonders gefürchtet, da sie nahezu immer durch Verwechslungen entstehen, die vermeidbar gewesen wären. Da diese Ereignisse mit erheblichen haftungsrechtlichen Konsequenzen für den transfundierenden Arzt und die Behandlungseinrichtung verbunden sind, wird allgemein auch von einer Dunkelziffer ausgegangen. In Deutschland sind Fehltransfusionen erst seit der 16. Novelle des Arzneimittelgesetzes (AMG) im Jahr 2013 meldepflichtig [15].

Akute HTR entstehen überwiegend bei Gabe von im ABO-System majorinkompatiblen EK. Irreguläre antierythrozytäre Antikörper, die akute HTR verursachen können, werden üblicherweise in der serologischen Verträglichkeitsprobe erfasst, so dass die unverträglichen EK nicht zur Transfusion freigegeben werden. Ausnahmefälle können Antikörper gegen extrem hochfrequente Antigene darstellen, die in lebensbedrohlichen Notfällen die Transfusion serologisch unverträglicher EK erfordern können. Ein weiterer Sonderfall sind hyperhämolytische Syndrome bei Patienten mit Sichelzellanämie, die ebenfalls lebensbedrohlich verlaufen können. Sie treten innerhalb von 24 Stunden nach der Transfusion auf. Die Symptomatik der HTR ist vielgestaltig und der Schweregrad kann zwischen minimaler Beeinträchtigung und letalen Verläufen variieren.

Akute Symptome sind:
- Fieber, Schweißausbruch,
- Tachykardie, Hypotonie/Schock
- Schüttelfrost, Unruhe, Angst
- Rücken-/Flanken-/Brustschmerzen
- Schmerzen an der Infusionsstelle
- gesichts-/stammbetonte Hautrötung
- Übelkeit und Erbrechen, Dyspnoe

Im weiteren Verlauf können infolge der Hämolyse Blutungen durch disseminierte intravasale Gerinnung, Hämoglobinurie und Nierenversagen auftreten. Eine weitere Progredienz zum Multiorganversagen ist möglich und gefürchtet. Bei Patienten in Narkose fällt eine akute HTR am ehesten durch Hypotonie und ungewöhnlich starke Blutungen im Wundgebiet sowie die Hämoglobinurie auf.

Besonders schwerwiegend sind die Reaktionen bei der Konstellation A bzw. AB-EK auf Empfänger der Blutgruppe O, da diese Patienten häufig über besonders hochtitrige Antikörper der IgM-Klasse verfügen, die unter kompletter Aktivierung der Komplementkaskade eine sofortige intravasale Hämolyse verursachen. Junge, immunkompetente Patienten sind mehr gefährdet als ältere und immunsupprimierte Transfusionsempfänger. Tödliche Reaktionen wurden überwiegend nach Übertragung von 200 ml EK und mehr beschrieben [16].

Bei Auftreten einer akuten HTR, insbesondere nach Applikation von ABO-majorinkompatiblen EK ist eine engmaschige, möglichst intensivmedizinische Überwachung des Patienten von größter Bedeutung. In kleineren Krankenhäusern kann auch eine Verlegung in eine Einrichtung der Maximalversorgung erwogen werden, um eine optimale Betreuung durch ein kompetentes Team sicherzustellen. Bei akut symptomatischen Patienten steht die Schockbehandlung im Vordergrund (Infusion von Elektrolytlösung, Corticoide i.v., ggf. adrenerge Substanzen). Eine forcierte Diurese kann eingeleitet werden, um einem akuten Nierenversagen vorzubeugen. Bei eingetretenem Nierenversagen wäre die Dialyse und ggf. eine Austauschtransfusion zu erwägen.

Es ist zu beachten, dass der Schweregrad der klinischen Symptomatik nicht immer mit dem transfundierten Blutvolumen korreliert. Aufgrund der medikolegalen Bedeutung fehlen neuere Fallberichte von schwerwiegenden akuten HTR in der Literatur. Die wenigen persönlichen Mitteilungen, die zugänglich sind, lassen darauf schließen, dass sich viele, vor allem jüngere Patienten nach Abklingen der Akutsymptomatik scheinbar stabilisieren und erst im Verlauf von mehreren Stunden ein lebensbedrohliches Multiorganversagen entwickeln.

Höchste Priorität besitzt natürlich die Prophylaxe dieser lebensbedrohlichen aber grundsätzlich vermeidbaren Transfusionsreaktion. Daher ist eine optimale Organisation aller Abläufe in der Vorbereitung, Verträglichkeitstestung und Durchführung von Erythrozytentransfusionen zwingend zu fordern. Besondere Bedeutung kommt hier dem „Vier-Augen-Prinzip" und der zuverlässigen Patientenidentifikation durch Abfrage von Namen, Vornamen und Geburtsdatum („ergebnisoffen, keine „Suggestivfragen"!) zu. Dies gilt sowohl für die Blutentnahme als auch für die eigentliche Transfusion. Eine weitere unverzichtbare Maßnahme ist der korrekt durchgeführte Bedside-Test, der immer unmittelbar am Empfänger durch den transfundierenden Arzt persönlich bzw. unter direkter Aufsicht durchgeführt werden muss. Durch diesen Test kann eine majorinkompatible Transfusion zuverlässig verhindert werden. Eine weitere wichtige Maßnahme ist die Testung der ABO-Eigenschaften aus jeder Blutprobe, die zur Verträglichkeitstestung von EK im Labor eingesandt wird. Durch Abgleich mit der bereits bekannten Empfängerblutgruppe kann häufig die versehentliche Blutentnahme bei falschen Patienten aufgedeckt werden. Solche Fehlabnahmen (sogenannte „Near Miss Events") kommen in der Routine wesentlich häufiger vor als echte Fehltransfusionen, stellen aber den ersten Schritt in einer Kette von Ursachen dar, die am Ende zur tödlichen Hämolyse führen können.

Die Relation des Auftretens der häufigen Fehler, die bei Nichterkennen zur Verabreichung falscher Blutkomponenten führen können, zu den verschiedenen Schweregraden der eigentlichen Fehltransfusionen ist in Abbildung 4 veranschaulicht. Statistisch tritt auf ca. 2.000 „Near miss events" eine tödliche Fehltransfusion auf.

Eine Übersicht zu möglichen vermeidbaren Fehlern geben Tabelle 4 und der Bericht der Arzneimittelkommission der deutschen Ärzteschaft 2017 [18].

Verzögerte hämolytische Transfusionsreaktionen

HTR vom verzögerten Typ treten im Intervall von >24 Stunden bis zu 28 Tagen nach Erythrozytentransfusion [3]. Sie werden verursacht durch irreguläre erythrozytäre Antikörper, die zum Zeitpunkt der Transfusion unterhalb der Nachweisgrenze liegen. Der oder die jeweilige Patientin hat sich bei früheren Transfusionen bzw. Schwangerschaften gegen das korrespondierende Antigen immunisiert. 1/3 aller klinisch relevanten Antikörper sinken innerhalb von einem Jahr nach der primären Immunisierung wieder unter die Nachweisgrenze. Besonders gefürchtet sind hierbei Antikörper gegen Antigene des Jk-

Abbildung 4

```
                    1:1.8×10^6
                    tödliche HTR,
                    ABO-Fehltransfusion

                  1:80 000
               Klinische oder
               paraklinische
               Hämolysezeichen
              bei Fehltransfusion

              1:40 000
        ABO-majorinkompatible
            Fehltransfusion

            1:15 000
   „IBCT" = falsche Blutkomponente verabreicht

          1:1 000
   „Near miss event" = organisatorischer Fehler, der zur
   Verwechslung hätte führen können (z. B. Entnahme
              Blutprobe vom falschen Patienten).
```

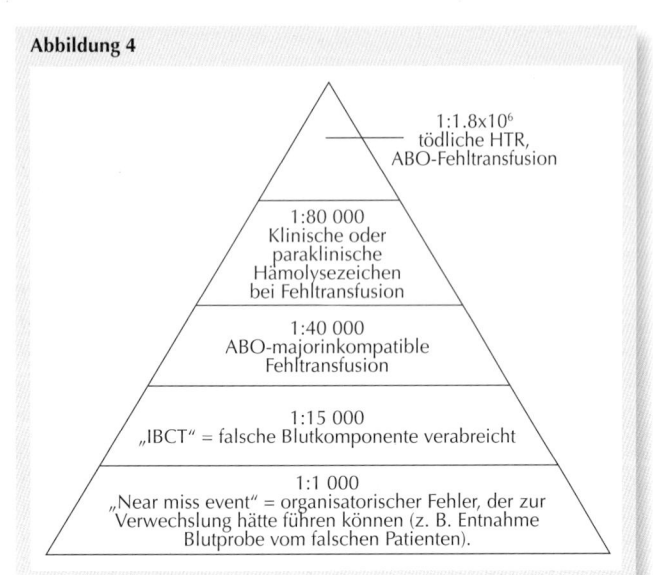

Größenordnung des Auftretens verschiedener Fehler in Relation zur Inzidenz von hämolytischen Transfusionsreaktionen bei ABO-majorinkompatibler Fehltransfusion [17].

Tabelle 4
Mögliche Fehler bei der Vorbereitung und Durchführung von Bluttransfusionen.

Prozess	Fehlermöglichkeiten
Entnahme von Blutproben zur Blutgruppenbestimmung und serologischen Verträglichkeitsprobe	• Blutentnahme in unbeschriftete Probenbehältnisse • Beschriftung nach Entnahme durch andere Person • Suggestivfragen: Sind Sie Herr/Frau…? • Kein kompletter Abgleich aller Daten (inklusive Geburtsdatum) • Zwischenlagerung von blutgefüllten Proberöhrchen z. B. in Kühlschränken
Transport von Blutpräparaten	• Keine vollständig korrekte Identifikation des Transfusionsempfängers
Bearbeitung im Labor	• Unvollständige Beschriftung von Arbeitsmaterialien, Vernachlässigung des „Vieraugenprinzips" bei der Dokumentation und Erhebung von Befunden • Falsche Ausgabe von EK im Blutdepot, Verwechslung von Begleitscheinen
Verabreichung von Blutkomponenten	• Fehlerhafte Identifikation des Empfängers (s.o.) • Fehlender Vergleich von Blutprodukt und Begleitschein • Durchführung des Bedside-Testes aus vorher entnommenen Blutproben, außerhalb des Patientenzimmers • Durchführung des Bedside-Testes mit Blut aus dem bereits angeschlossenen Transfusionssystem (z.B. über Dreiwegehahn) • Trennung des Bedsidetestes von der Verabreichung des EK • Fehlerhafte Interpretation des Bedsidetestes • „Verlassen" auf bereits von anderen Ärzten durchgeführten Bedsidetest

Systems, aber auch anti-c wird relativ häufig im Rahmen von verzögerten HTR nachgewiesen. Nach der Transfusion von zunächst serologisch kompatibel getesteten EK kommt es dann im Rahmen der anamnestischen Immunantwort zu einem exponentiellen Anstieg des Antikörpertiters und anschließend zur Hämolyse der vorher transfundierten EK (Abb. 5). Im Gegensatz zur akuten HTR findet die Hämolyse nicht intravasal, sondern extravasal durch Phagozytose in der Milz oder Leber statt. Die Inzidenz von verzögerten HTR wird in der Literatur mit 1:1.000 bis 1:100.000 angegeben, wahrscheinlich gibt es auch hier eine Dunkelziffer, da die Symptomatik uncharakteristisch und vielgestaltig ist.

Im Vordergrund stehen Anämie und Ikterus, auch Fieber, Hämoglobinurie, DIC und Nierenversagen können auftreten. Tödliche Verläufe sind in Einzelfällen beschrieben [17].

Zur Behandlung der verzögerten HTR ist häufig keine spezifische Therapie erforderlich. Die Patienten sollten ebenfalls überwacht und insbesondere die Nierenfunktion kontrolliert werden. Dies kann in der Regel unter den Bedingungen einer regulären Station erfolgen. In einzelnen Fällen kann auch hier die Einleitung einer forcierten Diurese sinnvoll sein.

Im Vordergrund der Therapie steht die Korrektur der erneut aufgetretenen Anämie durch Transfusion serologisch kompatibler EK. Bei komplexen Antikörpergemischen oder Antikörpern gegen hochfrequente Antigene sind gelegentlich kurzfristig keine kompatiblen EK verfügbar. In solchen Fällen kann die Gabe von Sauerstoff und ggf. auch von Erythropoetin helfen, das Intervall bis zur Erythrozytenregeneration zu überbrücken und weitere Transfusionen zu vermeiden.

Analog der akuten HTR kommt auch bei der verzögerten HTR der Prophylaxe eine grundlegende Bedeutung zu. Da ca. 1/3 der klinisch relevanten Antikörper 1 Jahr nach der primären Immunisierung unter die Nachweisgrenze fallen, ist es unbedingt

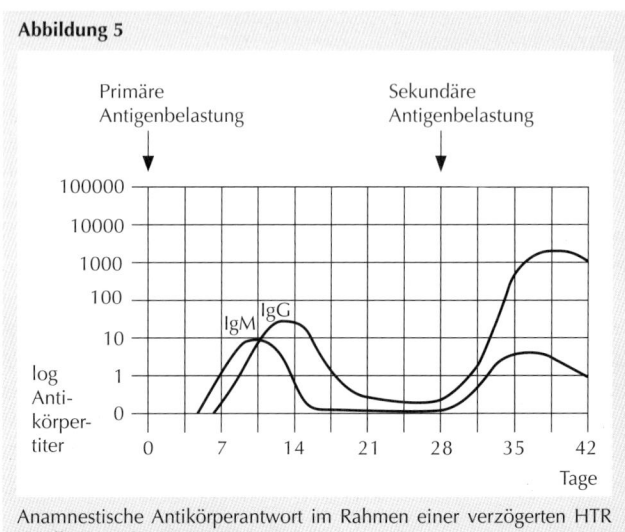

Abbildung 5

Anamnestische Antikörperantwort im Rahmen einer verzögerten HTR
Quelle: IMMUNOBASE-BIO-RAD.

erforderlich, allen betroffenen Patienten einen Nothilfepass auszustellen und sie im Hinblick auf spätere Transfusionen entsprechend aufzuklären. Ebenso sollten alle Patienten vor Applikation von EK in Bezug auf frühere Transfusionsstörungen und ggf. vorhandene Nothilfepässe befragt werden. Diese früheren Befunde sind immer zu beachten und an das zuständige immunhämatologische Labor weiterzuleiten. Damit können unnötige Verzögerungen der Transfusion vermieden werden, die ebenfalls zu schwerwiegenden, auch tödlichen Komplikationen führen können.

Bei planbaren Eingriffen sollten alle Aspekte des Patient Blood Management konsequent angewandt werden. Bei komplexen Antikörpern kann sogar eine gerichtete Blutspende von Verwandten des Patienten erwogen werden.

Febrile nonhämolytische Transfusionsreaktion (FNHTR)

FNHTR werden meist durch Zytokine verursacht, die von Leukozyten freigesetzt werden, die in EK oder TK enthalten sind. Diese Freisetzung kann einerseits durch leukozytäre (HLA)-Antikörper des Transfusionsempfängers verursacht werden [19,20]. Andererseits können auch im Präparat vorhandene Leukozyten während der Lagerung diese Zytokine freisetzen [21]. Die Symptomatik besteht in Fieberanstieg (mindestens 1° C ohne andere Ursache), Schüttelfrost und moderater Dyspnoe, die meist 30 bis 60 Minuten nach Einleitung der Transfusion auftreten. Die Diagnose kann durch Nachweis von HLA-Antikörpern beim Patienten gestellt werden. Die Untersuchung auf antierythrozytäre Antikörper zum Ausschluss einer hämolytischen Transfusionsreaktion muss immer parallel erfolgen (uncharakteristische Symptomatik!). Zur Therapie werden vorrangig Antipyretika (Paracetamol) empfohlen, in schwereren Fällen können zusätzlich Antihistaminika oder Kortikoide appliziert werden. Zur Prophylaxe kann bei späteren Transfusionen Paracetamol eine Stunde vor Transfusion appliziert werden. Vor Einführung der Leukozytendepletion traten diese Reaktionen bei 1% der Erythrozyten- und bis zu 10% der Thrombozytentransfusionen auf. Bei leukozytendepletierten Blutprodukten, wie sie in Westeuropa und Teilen Nordamerikas seit 2001 im Einsatz sind, ist die Häufigkeit auf 0,1 bis 1% der Transfusionen zurückgegangen [21].

Allergische und anaphylaktische Transfusionsreaktionen

Leichtere allergische Transfusionsreaktionen sind die am häufigsten auftretenden Nebenwirkungen nach Bluttransfusionen, ihre Inzidenz wird mit bis zu 0,5% aller transfundierten Blutprodukte angegeben. Dabei entfallen ca. 80% auf plasmahaltige Blutkomponenten (TK und FFP) [3].

Sie werden durch Antikörper des Empfängers vom IgE-Typ verursacht, die mit Plasmaproteinen des Spenders reagieren. Die Symptomatik ist nicht von Arzneimittelallergien zu unterscheiden, sie umfasst vorrangig Hautrötungen, Urtikaria und Juckreiz. Daneben kann noch ein leichter Blutdruckabfall (<30mmHg) auftreten, seltener kommt es zu Dyspnoe und gastrointestinalen Beschwerden.

Die Therapie besteht in der Verabreichung von Antihistaminika. Nach Abklingen der Symptomatik kann die Transfusion der gleichen Blutkomponente fortgesetzt werden. Bei häufiger auftretenden allergischen Reaktionen nach plasmahaltigen TK sollten TK in Additivlösung, ggf. auch vorrangig gepoolte TK verabreicht werden. Bei wiederholten allergischen Reaktionen nach FFP können ebenfalls gepoolte Präparate zum Einsatz kommen. Die Gabe von Antihistaminika sollte in diesen Fällen auch prophylaktisch erfolgen.

Anaphylaktische Transfusionsreaktionen zählen zu den häufigsten transfusionsassoziierten Todesursachen. Im Hämovigilanzreport des PEI stellten sie im Beobachtungszeitraum 1997–2015 den höchsten Anteil der transfusionsassoziierten Todesfälle (31/108), man kann von 1–3 Todesfällen pro Jahr ausgehen [3]. Die Inzidenz auf eine Million transfundierter Blutkomponenten betrug 17 für EK, 16 für FFP und 53 für TK.

Auch diese Reaktionen werden durch IgE-Antikörper des Empfängers verursacht. Das korrespondierende Antigen ist hier aber in der Regel ein Plasmaprotein, für das der Patient einen hereditären Mangel aufweist. In Europa betrifft das meist den hereditären IgA-Mangel mit einer Inzidenz von 1:1000 in der Bevölkerung. Auch Patienten mit hereditärem Haptoglobinmangel und C1-Esterase-Inhibitormangel können betroffen sein [22,23]. Aus dieser Pathogenese resultiert, dass die betreffenden Patienten anamnestisch bereits Bluttransfusionen erhalten haben müssen, um diese Anaphylaxie entwickeln zu können.

Die Symptomatik entspricht einer Schockreaktion mit ausgeprägtem Blutdruckabfall (>30 mmHg) und ausgeprägter Dyspnoe.

Die Therapie ist analog der generellen Behandlung anaphylaktischer Schockreaktionen [24]:
- Gabe von Adrenalin (0,3–0,5 mg i.m., bei fehlender Wirkung Wiederholung aller 5–10 min möglich), bei instabilen Patienten intravenöse Gabe unter intensivmedizinischen Bedingungen, zusätzliche inhalative Gabe bei Larynxödem und Bronchospasmus
- Gabe von Sauerstoff bei kardiovaskulären und/oder pulmonalen Reaktionen
- Volumengabe (0,5–1l sofort, bis zu 2–3l bei fehlendem Ansprechen bei Erwachsenen, bei Kindern maximal 20ml/kg) vorwiegend Elektrolytlösungen
- Antihistaminika (nur H1-Blocker der 1. Generation zugelassen, Dimetinden 0,1 mg/kg i.v. bzw. Clemastin 0,05 mg/kg i.v.)
- Zusätzliche Gabe von H2-Bockern (Ranitidin) nicht belegt, am ehesten zur Prophylaxe sinnvoll, ggf. bei fehlender Wirksamkeit in der therapeutischen Situation
- Glukokortikoide (500–1.000 mg als Einzeldosis i.v.)

Nach Klärung der Pathogenese durch Nachweis der Anti-IgA-Antikörper ist eine entsprechende Dokumentation in einem

Notfallausweis zu fordern. Für die weitere Hämotherapie der Patienten ist einerseits die Auswahl spezieller Blutprodukte zu berücksichtigen. Dazu zählen gewaschene Erythrozytenkonzentrate, die dann unter Prämedikation mit Antihistaminika und ggf. Glukokortikoiden unter intensivmedizinischen Bedingungen appliziert werden sollten. TK und FFP sind in Deutschland im Institut für Transfusionsmedizin Suhl gGmbH nach entsprechender Anmeldung von IgA-Mangelspendern verfügbar [25]. Analog zu anderen Allergien kann auch eine schrittweise Hyposensibilisierung mit IgA-haltigen Immunglobulinpräparaten erfolgen, die allerdings einen Vorlauf von mehreren Wochen erfordert [26]. Auch für diese Patientengruppe ist vor geplanten operativen Eingriffen konsequent das Patient Blood Management zu nutzen.

Pulmonale Komplikationen von Bluttransfusionen

TRALI (Transfusionsassoziierte akute Lungeninsuffizienz)

TRALI ist als ein nichtkardiogenes Lungenödem definiert, das innerhalb von 6 Stunden nach der Transfusion von plasmahaltigen Blutprodukten auftritt [27]. Das klinische Bild gleicht einem ARDS anderer Genese, so dass die zeitliche Verknüpfung zum Transfusionsereignis und der Ausschluss alternativer Ursachen richtungsweisend für die Diagnose sind. Die TRALI-Differentialdiagnosen sind in Tabelle 5 dargestellt.

Verursacht wird TRALI in den meisten Fällen durch antileukozytäre Antikörper im Blutprodukt. Dabei kann es sich um Antikörper gegen humane Leukozytenantigene (HLA) Klasse I oder II oder gegen spezifische Antigene von neutrophilen Granulozyten (HNA) handeln. In seltenen Einzelfällen können auch präformierte Antikörper im Patienten bei einer Granulozytentransfusion eine TRALI verursachen. Darüber hinaus gibt es noch die Hypothese des „non-immune TRALI", das durch bioaktive Lipide verursacht werden soll, die sich in länger gelagerten EK und TK anreichern [29]. Beide Hypothesen sind in Abbildung 6 näher erläutert. Die Prädisposition des Patienten soll sowohl bei der immunen als auch bei der nichtimmunen TRALI einen wesentlichen Einfluss auf die Entwicklung des Krankheitsbildes haben (second Hit-Hypothese) [30]. Folgende Vorerkrankungen prädisponieren Patienten u.a. dafür, eine TRALI zu entwickeln:

Operationen, Trauma, Sepsis, Massivtransfusion, Hämatologische Erkrankungen, Herzerkrankungen, SIRS-ähnlicher Zustand, Endothelschädigung

Die Therapie der TRALI besteht vorrangig in O_2-Gabe, ggf. Intubation und Beatmung. Die Applikation von Kortikoiden (z. B 500 mg Methylprednisolon) ist in ihrer Wirkung umstritten. Da TRALI nicht durch eine Volumenüberladung verursacht wird, sind Diuretika kontraindiziert. Ein invasives Kreislaufmonitoring ist sinnvoll, wenn erforderlich, auch eine Volumensubstitution. Eine klinische Besserung tritt in der Regel nach 24–48 Stunden ein, bei den überlebenden Patienten kommt es zur Restitutio ad integrum. Während bei der immunologisch vermittelten TRALI 70% der Patienten beatmungspflichtig werden und die Letalität 6% beträgt, hat die nicht immunvermittelte TRALI einen wesentlich milderen Verlauf [31].

Präventivmaßnahmen zielen vorrangig darauf ab, leukozytäre Antikörper in Blutprodukten zu vermeiden. Da solche Antikörper in der Schwangerschaft gebildet werden, kann dieses Ziel durch Ausschluss von Frauen mit Schwangerschaften in der Anamnese von der Spende plasmahaltiger Blutprodukte (TK und Einzelspender-FFP) erreicht werden. Eine alternative Methode ist das Screening dieser Spenderinnen auf HLA- und HNA-Antikörper. Diese Maßnahmen wurden 2009 durch einen Bescheid des PEI und eine Mitteilung des AK Blut für die Gewinnung von FFP verbindlich eingeführt [32]. Vorher lag die TRALI-Inzidenz in Deutschland bei 10,7:1.000.000 FFP-Transfusionen, nach Einführung der Maßnahmen sank sie auf 0,87:1.000.000 FFP-Transfusionen, was die Effizienz eindeutig unterstreicht. Bei der Transfusion von EK liegt das TRALI-Risiko aktuell bei 0,74:1.000.000, für TK bei 1,98:1.000.000, diese Inzidenzen haben sich in den vergangenen Jahren nicht wesentlich verändert [2,33].

TACO (Transfusionsassoziierte Kreislaufüberladung)

Diese wichtige Differentialdiagnose von TRALI ist definiert als ein kardiogenes Lungenödem aufgrund einer positiven Flüssigkeitsbilanz nach Transfusion von Blutkomponenten und ggf. weiterer Volumenzufuhr. Es tritt bevorzugt bei älteren, kardial vorgeschädigten Patienten oder bei kleinen Kindern auf.

Die Symptomatik ist in Tabelle 5 dargestellt. Die Behandlung besteht in einer Hochlagerung des Oberkörpers und der Gabe

Tabelle 5
Übersicht über Transfusionsreaktionen mit pulmonaler Beteiligung (modifiziert nach [28]).

Sauerstoffsättigung	Röntgenbild (obligatorisch)	Weitere wesentl. Befunde	Intervall nach Transfusion	Klinische Verdachtsdiagnose
<90%*	Beidseitiges* Lungeninfiltrat, kardial unauffälliger Befund		Sofort bis 6 h* nach Transfusion	TRALI
	Lungeninfiltrate, Zeichen der kardialen Dekompensation	Tachykardie, Hypertension	Bis 12h nach Transfusion, ggf. nach Massivtransfusion	TACO
	Keine Infiltrate			TAD
	Keine Infiltrate	Zyanose, Stridor	Bis 24h nach Transfusion	allergische Dyspnoe

* Ist eines dieser Kriterien nicht erfüllt, ist die Diagnose von TRALI ausgeschlossen.

Abbildung 6

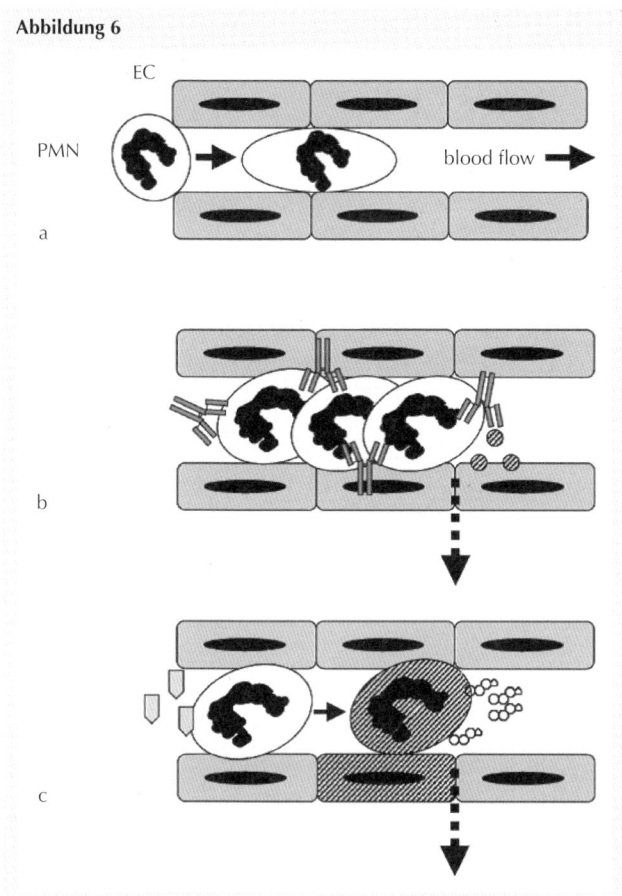

Pathophysiologie des TRALI (nach [34]).

a. Unter physiologischen Bedingungen hat ein Granulozyt einen gleichen oder etwas größeren Durchmesser als eine Lungenkapillare, so dass er sich bereits unter physiologischen Bedingungen bei der Passage „zusammenquetschen" muss.

b. Bei Transfusion von Blutkomponenten mit antileukozytären Antikörpern bilden sich Agglutinate, die in den Lungenkapillaren festgehalten werden. (sog. „Immun-TRALI").

c. Bei bestimmten Vorerkrankungen kommt es zu Endothelschäden, die zur Vor-Aktivierung der Granulozyten führen. Bei der Transfusion bioaktiver Lipide aus gelagerten Blutkomponenten kommt es zur kompletten Aktivierung der Granulozyten („second hit-Hypothese", sog. „non-Immun-TRALI").

von Sauerstoff. Sofern möglich, sollte die Transfusion unterbrochen werden, in bedrohlichen Fällen kann sogar ein Aderlass indiziert sein. Die Applikation von Diuretika (z. B. Furosemid parenteral oder oral) ist die Therapie der Wahl zur Korrektur der Volumenüberladung. Weitere Transfusionen sollten bei diesen Patienten sehr zurückhaltend und möglichst langsam erfolgen (4 Stunden pro EK). Prophylaktisch und zwischen den Transfusionen kann die Gabe von Diuretika erwogen werden [34].

Seit Einführung der präventiven Maßnahmen gegen TRALI ist die TACO zu einer der häufigsten transfusionsassoziierten Todesursachen avanciert. Im aktuellen SHOT-Report war sie für 44,1% der transfusionsassoziierten Todesfälle im Zeitraum von 2010 bis 2017 verantwortlich (Abb. 3).

Transfusionsassoziierte Graft-versus- Host-Disease (TA-GvHD)

Bei der TA-GvHD handelt es sich um ein extrem seltenes Krankheitsbild, das im Jahr 1965 erstmals bei immundefizienten Kindern beobachtet wurde [35]. 1986 wurde es dann auch bei immunkompetenten Transfusionsempfängern beschrieben [36].

Der Pathomechanismus besteht in einem Anwachsen von Spenderlymphozyten aus transfundierten Blutkomponenten, die dann eine immundestruktive Aktivität gegen Gewebe des Transfusionsempfängers entfalten. Die Symptome treten im Median 11 Tage nach Transfusion (2 Tage – 6 Wochen) auf und reflektieren das klinische Bild einer maximal ausgeprägten akuten GvHD nach Blutstammzelltransplantation.

Dazu zählen Hauterscheinungen (Erythem, makulopapuläre Effloreszenzen, generalisierte Erythrodermie, ggf. Blasenbildung), Fieber, Hepatomegalie, Leberdysfunktion und massive Durchfälle.

Da mit konventionellen Blutprodukten keine hämatopoetischen Stammzellen übertragen werden, leiden die Empfänger zusätzlich an einer Knochenmarkaplasie, die zur Pancytopenie mit entsprechender resultierender Abwehrschwäche führt. Einmal im Vollbild ausgebrochen, liegt die Letalität der TA-GvHD bei 90%. Die Diagnose kann anhand der Biopsiebefunde (Haut, Leber) sowie durch eine Chimärismusanalyse gestellt werden. Damit erfolgt der Nachweis der Lymphozytenpopulation aus der transfundierten Blutkomponente mit einem in der Regel komplett zum Patienten inkompatiblen HLA-Muster.

Grundsätzlich sind 2 immunologische Konstellationen möglich, die nach neueren Erkenntnissen häufig auch kombiniert bei einem Patienten auftreten (Abb. 7):

1. Der (immunsupprimierte) Empfänger ist unfähig, die Lymphozyten aus dem Blutprodukt abzustoßen.
2. Die HLA-Konstellation von Spender und Empfänger entspricht einer nur einseitigen Unverträglichkeit, wie sie bei HLA-homozygoten Spendern vorhanden ist. Der Empfänger kann trotz voller Immunkompetenz dann die transfundierten Lymphozyten nicht als fremd erkennen. Umgekehrt wird das Empfängergewebe von den Lymphozyten des Spenders als fremd erkannt (sogenanntes „one way HLA-match")

Weitere Faktoren, die zum Risiko einer TA-GvHD beitragen, sind die Konzentration an Lymphozyten und die Lagerzeit der Blutprodukte. So wurde bislang noch keine TA-GvHD bei Transfusion von EK beschrieben, die länger als 10 Tage gelagert waren [37]. Auch bei Transfusion von FFP besteht kein GvHD Risiko.

Das Risiko einer TA-GvHD bei immunkompetenten Patienten steigt proportional mit der HLA-Homogenität der Bevölkerung:
- USA   1:17.000 – 39.000
- Deutschland   1:6.900 – 48.500
- Japan   1:1.600 – 7.900

Abbildung 7

Pathophysiologie der TA-GvHD.

Tabelle 6
Indikationen zur Bestrahlung von Blutprodukten (nach [29]).

Indikationen seitens der Blutkomponente	Indikation aufgrund der Diagnose/Therapie
Blutkomponenten aus gerichteten Blutspenden von Blutsverwandten	Angeborene Immundefizienz
HLA-ausgewählte Blutkomponenten (TK!)	Patienten nach intrauteriner Transfusion
Granulozytenkonzentrate	Bei allogener Stammzell/ Knochenmark-transplantation (mindestens 6 Monate oder bis zur Immunrekonstitution)
Zelluläre Blutkomponenten für die intrauterine Transfusion	Transfusion (14 Tage) vor autologer Blutstammzellentnahme
Erythrozytenkonzentrate für die Austauschtransfusion	Transfusion bei autologer Stammzell/ Knochenmarktransplantation (mindestens 3 Monate nach Transplantation)
	M. Hodgkin (alle Stadien)
	Non-Hodgkin-Lymphome
	Therapie mit Purin-Analoga (Fludarabin, Cladribin, Desoxycoformycin)

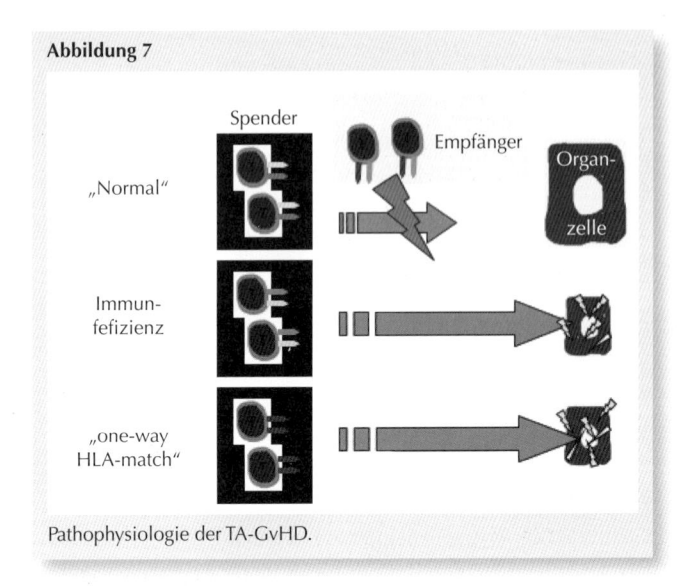

Im Einklang mit dieser Konstellation steht auch die extrem geringe Frequenz von TA-GvHD in Deutschland. Im gesamten Berichtszeitraum des PEI-Hämovigilanzreportes (1997–2015) wurde nur ein einziger Fall gemeldet, in der Übersicht von Kopolovic et al. wurden über einen Zeitraum von 50 Jahren 15 Fälle aus Deutschland gefunden [2,37].

Besonders gefährdet für eine TA-GvHD sind Patienten, die gerichtete Transfusionen von Spenden von Verwandten 1. und 2. Grades erhalten. Diese Spenden sind in Deutschland nicht üblich, bilden aber in vielen ökonomisch gering entwickelten Ländern die Basis der Blutversorgung bei elektiven Operationen.

Da die Therapie der TA-GvHD kaum möglich ist, kommt der Prophylaxe eine überragende Bedeutung zu. Diese besteht in der Bestrahlung der zellulären Blutkomponenten (EK, TK und Granulozytenkonzentrate) mit Gammastrahlung in der Dosis von 30Gy. In der Regel kommt dabei eine Caesium 137-Quelle zum Einsatz, in neuerer Zeit stehen auch Geräte auf der Basis von Röntgenstrahlung zur Verfügung. Die Lagerzeit der bestrahlten EK verringert sich aufgrund eines Membrandefektes auf ca. 14 Tage, die Qualität von TK und Granulozytenkonzentraten wird nicht beeinflusst.

Die aktuellen Indikationen zur Bestrahlung von Blutprodukten sind in Tabelle 6 zusammengefasst.

Schlussfolgerungen, Perspektiven

Die Transfusion von Blutkomponenten ist infolge vielfacher Verbesserungen in Spenderauswahl, Testung und Präparation zu einem sehr sicheren Therapieverfahren geworden. Die Übertragung infektiöser Agenzien ist gegenüber den immunologischen Nebenwirkungen hinsichtlich der Inzidenz in den Hintergrund getreten. Viele der schweren Transfusionsrisiken sind durch eine korrekte Organisation aller Abläufe vermeidbar. Für die Zukunft ist eine weitere Erhöhung der Transfusionssicherheit u.a. durch Einführung weiterer Testmethoden und Verfahren der Pathogeninaktivierung zu erwarten.

Literatur

1. Keller-Stanislawski B, Lohmann A, Gunay S, Heiden M, Funk MB: The German Haemovigilance System–reports of serious adverse transfusion reactions between 1997 and 2007. Transfusion Medicine 2009;19:340–349
2. Serious hazards of transfusion (SHOT) Annual Reports. http://www.shot-uk.org. Accessed January 15, 2019
3. Haemovigilance Report of the Paul-Ehrlich-Institut 2015. http://www.pei.de/haemovigilance-report. Accessed January 15, 2019
4. Human Immunodeficiency Virus (HIV). German Advisory Committee Blood (Arbeitskreis Blut), Subgroup 'Assessment of Pathogens Transmissible by Blood'. Transfus Med Hemother 2016;43:203–222
5. Bruhn R, Lelie N, Busch M, Kleinman S; International NAT Study Group: Relative efficacy of nucleic acid amplification testing and serologic screening in preventing hepatitis C virus transmission risk in seven international regions. Transfusion 2015;55:1195–1205
6. Esposito A, Sabia C, Iannone C, Nicoletti GF, Sommese C, Napoli C: Occult Hepatitis Infection in Transfusion Medicine: Screening Policy and Assessment of Current Use of Anti-HBc Testing. Transfus Med Hemother 2017;44:263–272
7. Hewitt PE, Ijaz S, Brailsford SR, Brett R, Dicks S, Haywood B, et al: Hepatitis E virus in blood components: a prevalence and transmission study in southeast England. Lancet 2014;384:1766–1773
8. Ankcorn MJ, Tedder RS: Hepatitis E: the current state of play. Transfusion Medicine 2017;27:84–95
9. Versluis J, Pas AD, Agteresch H, de Man RA, Maaskant J, Schipper MEI, Osterhaus ADME, et al: Hepatitis E virus: an underestimated opportunistic pathogen in recipients of allogeneic hematopoietic stem cell transplantation. Blood 2013;122:1079–1086

10. Ziemann M, Thiele T: Transfusion-transmitted CMV infection – current knowledge and future perspectives Transfusion Medicine 2017;27:238–248
11. http://www.bundesaerztekammer.de/fileadmin/user_upload/downloads/pdf-Ordner/MuE/Richtlinie_Haemotherapie_2017.pdf. Accessed February 2,2019
12. Funk MB, Lohmann A, Guenay S, Henseler O, Heiden M,Hanschmann K-M, et al: Transfusion-Transmitted Bacterial Infections – Haemovigilance Data of German Blood Establishments (1997–2010) Transfus Med Hemother 2011;38:266–271
13. Festlegung der Haltbarkeitsfrist von Thrombozytenkonzentraten mit dem Ziel der Reduktion lebensbedrohlicher septischer Transfusionsreaktionen durch bakterielle Kontamination. Mitteilungen des Arbeitskreises Blut des Bundesministeriums für Gesundheit - Votum 38 Arbeitskreis Blut 2009. Robert Koch-Institut. http://dx.doi.org/10.25646/30
14. Einführung des „Predonation Sampling", Votum 27 Arbeitskreis Blut 2002. Robert Koch Institut. http://dx.doi.org/10.25646/42
15. Meldeverpflichtung von schwerwiegenden Zwischenfällen und schwerwiegenden unerwünschten Transfusionsreaktionen gem. §63i Absatz 1–7 Arzneimittelgesetz (AMG) vom 23. Juli 2009, geändert am 1.3.2013. Mitteilung des Paul Ehrlich Institut (PEI) 11/2013 https://www.pei.de/SharedDocs/Downloads/vigilanz/haemovigilanz/guidelines/mitteilung-meldungen-zell-blutkomponenten-63camg.pdf?__blob=publicationFile&v=3
16. Sazama K: Reports of 355 transfusion-associated deaths: 1976 through 1985. Transfusion 1990;30:583–590
17. Vamvakas EC, Blajchman MA: Transfusion-related mortality: the ongoing risks of allogeneic blood transfusion and the available strategies for their prevention. Blood 2009;113:3406–3417
18. Risiko von Fehltransfusionen von Erythrozytenkonzentraten („Aus der UAW-Datenbank") DÄB 2017;114:15.09.2017
19. Popovsky M: Transfusion reactions, 3rd edition. AABB Press, Bethesda, 2007
20. Callum JL, Lin Y, Pinkerton PH, Karkouti K, Pendergrast JM, Robitaile N et al: Chapter 5, Transfusion Reactions. Bloody Easy 3: Blood Transfusions, Blood Alternatives and Transfusion Reactions: A Guide to Transfusion Medicine, 3rd edition. Canada: Ontario Regional Blood Coordinating Network, 2011
21. Fung MK: Non-infectious complications of blood transfusion. Chapter 27, AABB Technical Manual, 18th edition. AABB, Bethesda, 2014
22. Sandler SG, Mallory D, Malamut D, Eckrich R: IgA anaphylactic transfusion reactions. Transfus Med Rev. 1995;9:1–8
23. Shimada E, Tadokoro K, Watanabe Y, Ikeda K, Niihara H, Maeda I, et al: Anaphylactic transfusion reactions in haptoglobin-deficient patients with IgE and IgG haptoglobin antibodies. Transfusion 2002;42:766–773
24. Ring J, Beyer K, Biedermann T, Bircher A, Duda D, Fischer et al: Guideline for acute therapy and management of anaphylaxis. S2 guideline of DGAKI, AeDA, GPA, DAAU, BVKJ, ÖGAI, SGAI, DGAI, DGP, DGPM, AGATE and DAAB. Allergo J Int 2014;23:96–112
25. https://www.blutspendesuhl.de/4-0-Produkte.html. Accessed January 30, 2019
26. Ahrens N, Höflich C, Bombard S, Lochs H, Kiesewetter H, Salama A: Immune tolerance induction in patients with IgA anaphylactoid reactions following long-term intravenous IgG treatment. Clin Exp Immunol 2008;151:455–458
27. Popovsky, MA: Transfusion and lung injury. Transfusion Clinique Et Biologique 2001;8:272–277
28. Querschnitts-Leitlinien (BÄK) zur Therapie mit Blutkomponenten und Plasmaderivaten – 4. aktualisierte und überarbeitete Auflage 2014.http://www.bundesaerztekammer.de/downloads/QLL_Haemotherapie_2014.pdf
29. Silliman CC, Boshkov LK, Mehdizadehkashi Z, Elzi DJ, Dickey WO, Podlosky L, et al: Transfusion-related acute lung injury: epidemiology and a prospective analysis of etiologic factors. Blood 2003;101:454–462
30. Bux J, Sachs UJH: The pathogenesis of transfusion-related acute lung injury (TRALI). British Journal of Haematology 2007;136:788–799.
31. Moore, SB: Transfusion-related acute lung injury (TRALI): clinical presentation, treatment, and prognosis. Critical Care Medicine 2006;34:S114–S117
32. Maßnahmen zur Vermeidung der transfusionsinduzierten Lungeninsuffizienz (TRALI). Mitteilungen des Arbeitskreises Blut des Bundesministeriums für Gesundheit . Bundesgesundheitsbl 2009;52:572–572
33. Sachs UJH: Pathophysiology of TRALI: current concepts. Intensive Care Med 2007;33[Suppl 1]:S3–S11
34. Roubinian NH, Murphy EL: Transfusion-associated circulatory overload (TACO): prevention, management, and patient outcomes. Int J Clin Transfus Med 2015;3:17–28.
35. Hathaway WE, Githens JH, Blackburn WR, Fulginiti V, Kempe CH: Aplastic anemia, histiocytosis and erythrodermia in immunologically deficient chldren. N Engl J Med 1965;273:953–951099
36. Sakakibara T, Juji T: Post-transfusion graft-versus-host disease after open-heart surgery. Lancet 1986;328 (8515):1099
37. Kopolovic I, Ostro J, Tsubota H, Lin Y, Cserti-Gazdewich CM, Messner HA, et al: A systematic review of transfusion-associated graft-versus-host disease. Blood 2015;126:406–414.

Perioperative Flüssigkeits- und Volumentherapie
Perioperative fluid and volume therapy

M. Jacob · D. Chappell

Zusammenfassung

Die perioperative Infusionstherapie ist, wenngleich nicht kausal wirksam, ein wichtiger Teil ärztlichen Handelns. Während der letzten zwei Jahrzehnte kristallisierte sich mehr und mehr heraus, wie wichtig ein fundiertes Verständnis der physiologischen und pathophysiologischen Zusammenhänge rund um die Kompartimente und Barrieren eines operativen Patienten ist, um Kristalloide und Kolloide erfolgreich einzusetzen. Der Schlüssel zum Erfolg scheint dabei eine rationale Differentialindikation zweier grundlegend verschiedenartiger Präparateklassen zu sein, die häufig nicht differenziert betrachtet werden. Unter den Postulaten, Ödem sollte so weit und so lange als möglich vermieden, die vaskuläre Barriere so weit als möglich geschützt und die kardiale Vorlast stets stabil gehalten werden, sollten Kristalloide zum Flüssigkeitsersatz und Kolloide zur Volumentherapie eingesetzt werden. Flüssigkeitsersatz adressiert die permanenten extrazellulären Verluste über Perspiratio insensibilis und Urinproduktion, Volumentherapie die intravasale Hypovolämie. Der Volumeneffekt von annähernd isoonkotischen Kolloiden wie 6% HES 130/0,4 oder 5% Humanalbumin ist bei indikationsgerechtem Einsatz mit 80–100% deutlich größer als die von isotonen Kristalloiden angebotenen 20%. Neben der klinischen Beurteilung stehen mehr oder weniger aufwändige Monitoringverfahren zur Verfügung, die die Optimierung der Vorlast erleichtern und v.a. bei alten und relevant vorerkrankten Patienten auch perioperativ zielgerichtet eingesetzt werden sollten. Es gibt bis heute keine verlässliche Evidenz, die die perioperative Verwendung auch künstlicher Kolloide in Frage stellen könnte. Dies wurde durch die deutsche S3-Leitlinie „Intravasale Volumentherapie beim Erwachsenen" bestätigt, eine Änderung dieser grundlegenden Aussage ist mangels neue Erkenntnisse derzeit nicht zu erwarten. Vielmehr wurden praktisch alle klinischen Studien, die die Verwendung erweiterter Vorlast-Monitoring-Verfahren mit einer reduzierten perioperativen Komplikationsrate in Verbindung bringen konnten, mit isoonkotischen Kolloiden, meist 6% HES, durchgeführt. Sämtliche Bestrebungen der Europäischen Arzneimittelbehörde, HES vom Markt zu nehmen, sind unter dem zunehmenden Druck der internationalen Fachgesellschaften und der wissenschaftlichen Evidenz gescheitert.

Schlüsselwörter: Kolloide – Kristalloide – HES – Flüssigkeitsersatz – Volumentherapie – Perioperativ

Summary

Perioperative infusion therapy, although not causally effective, is an important part of perioperative medical treatment. Over the past two decades, the importance of understanding the physiological and pathophysiological relationships of the compartments and barriers in the operative patient has become increasingly important to successfully use crystalloids and colloids. The key to success seems to be a rational differential indication of two fundamentally different classes of drugs. Based on the postulates, that oedema should be avoided as much and as long as possible, the vascular barrier be protected as much as possible, and the cardiac preload always kept stable, crystalloids should be used for fluid therapy and colloids for volume replacement. Fluid therapy addresses the persistent extracellular losses via insensible perspiration and urine production, while volume replacement deals with the correction of intravascular hypovolemia. The volume effect of isooncotic colloids, such as 6% HES 130 or 5% human albumin, is about 80–100% when used in an appropriate manner. Thus, being significantly higher than the 20% offered by isotonic crystalloids. In addition to the clinical assessment, more or less complex monitoring procedures are available, which facilitate preload optimisation. Especially patients with relevant pre-existing diseases and old age should be treated perioperatively in a goal-directed fashion. To date, there is no reliable evidence that could question the perioperative use of (artificial) colloids. This was also confirmed by the German S3-guideline „intravascular volume therapy in adults". As recent trials have not shown any negative results, a change of this basic statement is not expected. Rather, virtually all clinical trials that could associate the use of extended preload monitoring with a reduced perioperative complication rate were performed with isooncotic colloids, mostly 6% HES. All attempts by the European Medicines Agency to withdraw HES from the market finally failed under the increasing pressure of the international professional societies and existing evidence.

Keywords: Colloids – Crystalloids – HES – Fluid Substitution – Volume Therapy – Perioperative

Einleitung

Merke:

1. Die physiologischen Grundlagen der Kompartimente und Barrieren sind für die Strategie von Flüssigkeitsersatz und Volumentherapie unverzichtbar.
2. Es gibt keine ernstzunehmende outcomebasierte Evidenz, die gegen den perioperativen Einsatz balancierter Kristalloide oder Kolloide spricht.
3. Das Verfahren der Europäischen Arzneimittelbehörde, das auf der Grundlage der derzeit verfügbaren Daten die generelle Marktzulassung von 6% HES 130/0,4 in Frage stellte, wurde mittlerweile endgültig beendet.

Perioperative Flüssigkeits- und Volumentherapie

Wer die Diskussion rund um Flüssigkeitsersatz und Volumentherapie während der letzten Jahre verfolgte, landete früher oder später beim Thema „Medikamentensicherheit". Dabei stellt sich durchaus die Frage, was das Wort „Medikamentensicherheit" im Zusammenhang mit hochpotenten Arzneimitteln genau bedeutet. Schlägt man im Duden unter dem Stichwort „Sicherheit" nach, so handelt es sich offensichtlich u.a. um einen „Zustand des Sicherseins", um ein „Geschütztsein vor Gefahr oder Schaden" oder um ein „höchstmögliches Freisein von Gefährdungen". In der Boulevardpresse stößt man im Zusammenhang mit dem Stichwort „Sicherheit von Arzneimitteln" v.a. auf Geschichten rund um deren Bestellung über dubiose Anbieter im Internet, deren Produkte in Inhalt und Hygiene oftmals nicht dem entsprechen, was der Patient zu Recht erwartet. Nicht im Traum kämen medizinische Laien darauf, dass es sich hier auch um einen Schlachtruf aus einer jahrelangen „Experten"-Diskussion rund um ein Arzneimittel handeln könnte, das über Jahrzehnte in deutschen Krankenhäusern in den Augen vieler Praktiker beste Dienste geleistet hat. Entsprechend stößt die „Sicherheitsdiskussion" rund um Hydroxyethylstärke (HES) bei vielen Anästhesisten und Intensivmedizinern bis heute auf großes Unverständnis, spielten solche Überlegungen doch im Rahmen der Indikationsstellung nie eine Rolle. Man fragt sich stattdessen auch beim Volumenersatz, ob dem Patienten mit einem bestimmten Arzneimittel evtl. bei seinem Problem geholfen werden könnte, ob also grundsätzlich eine Indikation für dieses Arzneimittel besteht. Man wägt diese dann mit den, z.B. im Falle der Hydroxyethylstärke gut bekannten, Nebenwirkungen ab und entscheidet, ob man sich die erwartete erwünschte Wirkung mit den unerwünschten Nebenwirkungen erkaufen möchte. Vor diesem Hintergrund fragen sich viele Kolleginnen und Kollegen, was denn ein „sicheres" Volumenersatzpräparat genau für Eigenschaften haben solle. Ein Medikament beeinflusst nun mal nicht direkt das Outcome eines Patienten, es ist stets die Kombination von konkretem Präparat, Dosis und Timing und damit nicht zuletzt auch eine Frage der Fachkompetenz des Arztes, der dieses Arzneimittel anwendet, wie es letztendlich auf den Patienten wirkt. Nur weil gezeigt wurde, dass man mit einem Medikament eine bestimmte Patientengruppe schädigen kann, bedeutet das nicht, dass dieses Medikament in kompetenten Händen für einzelne Patienten nicht trotzdem ein Segen ist. Medikamente müssen auf jeden Fall „sicher" im Sinne des Herstellungsprozesses sein, aber um Missbrauch zu verhindern, ist die Reduktion der Potenz wohl der falsche Weg. Die Indikationsstellung auch der Volumentherapeutika ist in den Händen des kompetenten und erfahrenen Arztes bestens aufgehoben und niemand sollte ihm diese Kompetenz absprechen dürfen.

Propädeutik der perioperativen Kreislauftherapie

Es ist von entscheidender Bedeutung für den therapeutischen Erfolg, zu erkennen, dass Infusionstherapie streng schematisch aus zwei unterschiedlichen Komponenten besteht, nämlich aus der **Flüssigkeitssubstitution** und der **Volumentherapie**. Flüssigkeitssubstitution imitiert den Part, der normalerweise vom Gastrointestinaltrakt übernommen wird, sie entspricht somit dem Ersatz permanenter Verluste von Wasser und Elektrolyten aus dem gesamten Extrazellulärraum, im Wesentlichen über Verdunstung und Urinproduktion. Volumentherapie hingegen adressiert die kardiale Vorlast in einer nicht alltäglichen Situation: der akuten intravasalen Hypovolämie. Warum aber ist das bedeutsam?

Von der Raumluft in die Zelle – der Weg des Sauerstoffs im Körper des Patienten

Die Grundvoraussetzung (nicht nur) des menschlichen Lebens ist, dass Sauerstoff und Substrate die Zellen erreichen. Dies wurde erst zum Problem, als die Natur, ausgehend von den Einzellern, deren Extrazellulärraum unendlich groß war und „draußen" lag, begann, höhere Lebewesen zu entwickeln. Der Extrazellulärraum des Menschen ist nun endlich und klein, die Zellen sitzen tief im Körperinneren und warten weit entfernt von Sauerstoff und Nährstoffen auf Nachschub. Sie bekommen ihn, solange ein kaskadenartiges Transportsystem, das vereinfacht aus vier Stufen besteht, reibungslos funktioniert (was hier nur exemplarisch für den Sauerstoff dargestellt werden soll, gilt analog z.B. auch für den Transport von Nährstoffen aus dem Darm und die Ausscheidung harnpflichtiger Substanzen über die Nieren):

1. Die **Atmung** sorgt für den konvektiven Transport des Raumluftsauerstoffs in die Alveolen.
2. Von dort gelangt er per **Diffusion** über die Luft-Blut-Schranke hinweg ins Blut.
3. Der **Kreislauf** transportiert ihn in die Mikrozirkulation, wo er schließlich
4. per Diffusion über den Extrazellulärraum hinweg die **Zellen** und schließlich die Mitochondrien erreicht und zur aeroben Energiegewinnung genutzt werden kann.

Das Sauerstoffangebot des Kreislaufes ist über folgende Gleichung definiert:

Sauerstoffangebot (DO_2) = Herz-Zeit-Volumen (HZV) x arterieller Sauerstoffgehalt (CaO_2)

Dieses Sauerstoffangebot muss mit einem ausreichenden arteriellen Mitteldruck angeboten werden, damit alle kritischen Gewebe erreicht werden können. In der Literatur kristallisierte sich ein Wert von ca. 65 mmHg für den Normotoniker als Untergrenze heraus, die unbedingt eingehalten werden sollte, damit alle Gewebe vom quantitativen Sauerstoffangebot profitieren können [1]. Der Perfusionsdruck als Produkt von Widerstand und Fluss darf allerdings keinesfalls auf Kosten des HZV gehalten werden, denn ein erwachsener Körper (z.B. männlich, 180 cm, 80 kg) benötigt pro Minute mindestens ca. 300 ml Sauerstoff, um aeroben Stoffwechsel zu betreiben. Dies entspräche beispielsweise einem Sauerstoffangebot von ca. 1000 ml/min bei einer physiologischen Extraktionsrate von 25–30% und damit, bei normalem Hb-Wert und Vollsättigung, einem erforderlichen HZV von z.B. 4–5 l/min.

Das Herz-Zeit-Volumen ist eine Funktion von
- kardialer **Vorlast**,
- kardialer **Nachlast** und
- **Inotropie** des Herzens.

Intravasale Hypovolämie wird hierbei, zusammen mit einem evtl. defizitären Tonus des venösen Gefäßbettes, v.a. vorlastwirksam.

Volumentherapie kann beim hypovolämen Patienten für die Aufrechterhaltung bzw. Wiederherstellung eines adäquaten HZV sorgen. Ob ein Patient, der nach Einschätzung des behandelnden Arztes hypovoläm sein müsste, aber auch tatsächlich auf einen intravenösen Volumenbolus mit einer Steigerung der HZV reagieren wird (ceteris paribus), ob der Patient also „volumenreagibel" ist, steht auf einem anderen Blatt (s. u.).

Flüssigkeitsersatz und Volumentherapie – eine physiologische Standortbestimmung

Es ist entscheidend, sich beim Einsatz von Kristalloiden und Kolloiden stets zu vergegenwärtigen, was das Ziel (-Kompartiment) ist und auf welche Art und Weise, zu welchem Anteil und ggf. auch zu welchem Preis die in Erwägung gezogene Maßnahme zu diesem Ziel beitragen kann. Hierzu ist es bedeutsam, sich zunächst einmal die quantitative Zusammensetzung der Kompartimente des menschlichen Körpers und die Beschaffenheit und Eigenschaften der Barrieren ins Gedächtnis zu rufen.

Kompartimente und Barrieren

Der normalgewichtige männliche Erwachsene (z.B. 180 cm, 80 kg) besteht zu 60% seiner Körpermasse aus Wasser (45 l), das sich zu 2/3 (30 l) intrazellulär und zu 1/3 (15 l) extrazellulär befindet. Das Extrazellulärvolumen wiederum befindet sich zu 4/5 (12 l) interstitiell und zu 1/5 (3 l) als Blutplasma intravasal. Im Intravasalraum trägt es, zusammen mit 2 l zellulären Bestandteilen (v.a. Erythrozyten), als Blutvolumen (5 l) zur kardialen Vorlast bei. Der Intra- wird vom Extrazellulärraum durch die Zellmembran getrennt, die undurchlässig für gelöste Substanzen ist, aber keine hydrostatischen oder osmotischen Gradienten toleriert. Solche Gradienten über der Zellmembran führen schnell zur Zellschrumpfung oder -schwellung und damit auch, je nach betroffenem Organsystem (z.B. Gehirn), schnell zur Katastrophe. Es ist deshalb bedeutsam, dass intra- und extrazellulär stets derselbe hydrostatische, aber auch osmotische Druck von normalerweise ca. 290 mosmol/l herrscht. Die vaskuläre Barriere hingegen ist sehr gut in der Lage, einem hydrostatischen Gradienten Stand zu halten. Das ist wichtig, denn die äußere Herzarbeit des linken Ventrikels setzt das herznahe arterielle System pulsatil unter hydrostatischen Druck, der das Blut nach allen Seiten wegtreiben möchte. Da der Weg Richtung Interstitium aber durch eine kompetente vaskuläre Barriere versperrt ist, fließt das Blut entlang des Gefäßbaumes, aufgrund der „Windkessel"-Eigenschaften der herznahen Gefäßabschnitte zunehmend laminar, in Richtung Mikrozirkulation und liefert dort gleichmäßig seinen Sauerstoff ab, bevor es zurück zum Herzen fließt und im kleinen Kreislauf erneut oxygeniert werden kann. Trotzdem lässt die vaskuläre Barriere Wasser und kleine gelöste Substanzen wie z.B. Elektrolyte frei passieren, das Zielkompartiment eines isotonen Kristalloids ist also aus physiologischer Sicht der gesamte Extrazellulärraum (also zu 80% das Interstitium und zu 20% der Intravasalraum). Große Moleküle aber (z.B. Humanalbumin mit einem Molekulargewicht von 64,5 kDa), die ihrerseits wiederum Wasser onkotisch binden, werden von einer kompetenten vaskulären Barriere zurückgehalten. Freies Wasser (z.B. 5% Glukoselösung nach Umsetzung der Glukose) wird von keiner Barriere im Körper quantitativ zurückgehalten, es verteilt sich passiv anhand von osmotischen, onkotischen und hydrostatischen Gradienten.

Über diese wichtigen und bis heute gültigen Grundprinzipien hinaus wurde das Konzept der vaskulären Barrierefunktion während der letzten 15 Jahre geradezu revolutioniert. Während Ernest Starling 1896 (ebenso wie wir alle bis vor wenigen Jahren) davon überzeugt war, dass sich ein einwärts gerichteter onkotischer Gradient über der gesamten anatomischen Gefäßbarriere dem Blutdruck entgegenstellt [2], weiß man heute, dass vaskuläre Barrierekompetenz v.a. eine Funktion der Integrität des sog. Endothelial Surface Layer ist [3]. Wird diese endoluminal das gesamte menschliche Gefäßbett auskleidende Kombination aus der negativ geladenen, endothelzellständigen Glykokalyx und gebundenen Plasmaproteinen (v.a. Albumin) zerstört, so bricht die vaskuläre Barrierekompetenz zusammen. Diese Erkenntnis ist umso bedeutsamer, seit man erkannte, dass nicht nur chronische Erkrankungen wie der Diabetes mellitus [4], sondern auch perioperativ auf den möglicherweise kurz zuvor noch völlig intakten Körper einwirkende Noxen wie intravasale Hypervolämie [5], systemische Entzündung [6] oder ein Ischämie-Reperfusionsereignis [7] den Endothelial Surface Layer innerhalb kürzester Zeit nachhaltig zerstören können. Solange aber dieser Layer funktionstüchtig ist, darf man davon ausgehen, dass Proteine und evtl. auch künstliche Alternativen wie z.B. Hydroxyethylstärke, zusammen mit dem gebundenen Wasser, auch entgegen hydrostatischer Gradienten intravasal gehalten werden [8].

Aus physiologischer Sicht ist daher grundsätzlich davon auszugehen, dass das primäre Zielkompartiment
- **eines isotonen Kristalloids der gesamte Extrazellulärraum (also nur zu ca. 20% der Intravasalraum) und das**
- **eines isoonkotischen Kolloids überwiegend (also zu ca. 100%) der Intravasalraum ist,**

solange die vaskuläre Barriere funktioniert.

Funktioniert sie nicht mehr, dürfte sich das Zielkompartiment eines Kristalloids nicht nennenswert ändern, das eines isoonkotischen Kolloids aber größer werden, wobei die klinische Erfahrung selbst im Worst Case (z.B. in der Sepsis) eine gewisse Restkompetenz der weitgehend zerstörten Barriere nahelegt [9]. Schreibt man der vaskulären Integrität und der Vermeidung des interstitiellen Ödems des perioperativen Patienten eine gewisse Bedeutung zu, so empfiehlt es sich, auf Kristalloide zur Korrektur des defizitären intravasalen Volumenstatus und auf vermeidbare intravenöse Flüssigkeits- und Volumenboli zu verzichten.

Sind diese theoretisch-physiologischen Erwartungen beim Menschen zu beobachten?

Die zentrale Eigenschaft von Volumenersatzstoffen im engeren Sinne, also Infusionspräparaten, die eingesetzt werden, um eine defizitäre kardiale Vorlast zu korrigieren, ist der Volumeneffekt. Es handelt sich hierbei um denjenigen prozentualen Anteil an der infundierten Gesamtmenge, der primär tatsächlich intravasal zur kardialen Vorlast beitragen kann, der also nicht
- direkt nach interstitiell verschoben wird oder
- im Rahmen eines renalen First-Pass-Effektes direkt nach Infusion eliminiert wird.

Im Verlauf der Diskussionen um Kristalloide und Kolloide wurde immer wieder postuliert, auch Kristalloide würden bei einem wirklich volumenbedürftigen Patienten einen intravasalen Volumeneffekt zeitigen, der deutlich über die physiologisch zu erwartenden 20% hinausgeht, das sei ganz einfach der Unterschied zwischen Theorie und Praxis.

Zu den Volumeneffekten von Kristalloiden und Kolloiden gibt es unzählige Daten, aber nicht alle sind gleich gut geeignet, unsere Fragen zu beantworten. Sie leiden zum Teil unter der fehlenden Indikation für eine Volumentherapie bei den untersuchten Patienten und Probanden und zum Teil unter einer insuffizienten Mess-Methodik [11]. Im Folgenden sollen für ein isotones Kristalloid (Ringer-Laktat) und isoonkotischen Kolloide (5% Humanalbumin und 6% HES) Daten präsentiert werden, die diese Schwächen nicht aufweisen: Das Modell des blutenden Patienten und zeitgleicher ärztlicher Volumentherapie wird durch eine akute normovoläme Hämodilution (ANH) nahezu perfekt realisiert und die Bestimmung des Blutvolumens vor und nach dieser Intervention erfolgt über ein wissenschaftliches Doppel-Tracer-Verfahren, bei dem simultan das Erythrozytenvolumen mit autologen, Natrium-Fluoreszein-markierten Erythrozyten und das Plasmavolumen mittels Indocyaningrün gemessen wird [12].

Der Volumeneffekt von Ringer-Laktat beim volumenbedürftigen Patienten

Ringer-Laktat ist mit einer theoretischen Osmolarität von 279 mosmol/l leicht hypoton. Trotzdem ist es, zusammen mit isotoner Kochsalzlösung, nach wie vor eines der am häufigsten verwendeten Kristalloide weltweit. Im Rahmen einer vielbeachteten Studie versuchte unsere Arbeitsgruppe, das Blutvolumen von 10 artifiziell blutenden Patientinnen vor Wertheim-Operation mit Ringer-Laktat konstant zu halten. Ein Blutentzug über ZVK und periphere arterielle Kanüle von insgesamt 1097±285 ml wurde simultan mit 3430±806 ml Ringer-Laktat (also mit der dreifachen Menge) beantwortet. Darunter nahm das Blutvolumen um mehr als 10% signifikant ab (von 3959±387 auf 3501±499 ml, p<0,01), ein Volumendefizit von einem Ausmaß, für das beispielsweise Hamilton-Davies und Kollegen zeigen konnten, dass sich z.B. die Perfusion des Splanchnicusgebietes signifikant vermindert [13]. Der intravasale Volumeneffekt von Ringer-Laktat lag bei 17±10% und damit relativ exakt in dem Bereich der physiologisch-theoretischen Vorhersagen von 20% für ein Präparat, dessen Zielkompartiment der gesamte Extrazellulärraum ist [10].

Der Volumeneffekt von isoonkotischen Präparaten beim volumenbedürftigen Patienten

Natürliche Kolloide stellen einen bedeutenden Teil des Endothelial Surface Layers und damit der vaskulären Barrierekompetenz dar [14,15]. Experimentelle Studien am isolierten Organpräparat deuten eine Grenzkonzentration im Bereich von 1 g% für Humanalbumin an, unterhalb der die Barrierekompetenz komplett zusammenbricht [15]. Diese Konzentrationen dürften im normalen klinischen Umfeld nur schwer erreicht werden, weswegen sich die Frage stellt, ob auch künstliche, günstigere, Alternativen wie die 6% Hydroxyethylstärke (HES) 130 oberhalb dieser am isolierten Organpräparat experimentell ermittelten Grenzkonzentration von der vaskulären Barriere zurückgehalten werden können.

Erneut untersuchte unsere Arbeitsgruppe 10 artifiziell blutende Patientinnen vor einer Wertheim-Operation: der Verlust von 1431±437 ml Blut wurde simultan mit 1686±437 ml 6% HES 130/0,4 therapiert. Hierunter ließ sich das Blutvolumen bei etwas über 4 Litern stabilisieren (vorher: 4142±986 ml, nachher: 4360±1083 ml), der Volumeneffekt von 98±12% blieb über eine Stunde stabil und lag erneut dicht am physiologisch erwarteten Wert von 100% [16]. Vergleichbare Volumeneffekte unter vergleichbaren Bedingungen konnten auch für 5% Humanalbumin (85±16 bzw. 87±14%) gezeigt werden [17].

Für den volumenbedürftigen Patienten zeigten physiologische Überlegungen zur intravaskulären Persistenz eine außerordentlich gute Vorhersagekraft: Der Volumeneffekt der isoonkotisch präparierten Kolloide HES und Albumin übersteigt den isotoner Kristalloide deutlich.

Der Volumeneffekt für Gelatinelösungen

Während der letzten Jahre wurde mehr und mehr Gelatine in der Klinik eingesetzt. Zu dieser Alternative liegen deutlich weniger negative Studien vor, eine Dosisbegrenzung existiert bis heute nicht und auch eine Forderung, zuvor Kliniker zum Gebrauch dieser Präparate nachweislich schulen zu müssen wie kürzlich vom BfArM für HES angekündigt (https://www.bfarm.de/SharedDocs/Risikoinformationen/Pharmakovigilanz/DE/RHB/2018/rhb-hes.pdf?__blob=publicationFile&v=2), ist nicht zu erwarten. Diesen auf den ersten Blick deutlichen Vorteilen stehen aber auch gewichtige Nachteile gegenüber. So sind die Gelatinepräparate von allen Kolloiden mit Abstand am wenigsten beforscht, es wurden von allen Kolloiden am wenigsten Patienten im Rahmen von Studien untersucht, es ist somit auch kaum verwunderlich, dass hier die wenigsten negativen Daten vorliegen. Verlässliche Daten zu den Volumeneffekten aus der direkten Blutvolumenmessung existieren bis heute lediglich in Form eines alten Case Reports zu 3,5% Polygelin [18], klinisch ist er aber v.a. aufgrund des relativ hohen first pass Effekts über die Niere deutlich unterhalb der knapp 100% von Albumin und HES zu erwarten. Die fehlende Dosisbegrenzung resultiert einzig aus der weiterhin bestehenden Altzulassung, mit einer nachgewiesenen erhöhten „Sicherheit" dieser Produktklasse hat dies wenig zu tun.

Es kann deshalb nicht als falsch bezeichnet werden, im Angesicht des zunehmenden politischen und wirtschaftlichen Drucks auf Gelatine als künstliches Kolloid auszuweichen. Man sollte aber keinesfalls davon ausgehen, hiermit eine medizinisch und wissenschaftlich gut begründete Entscheidung zu treffen.

Volumenüberladung – aus Sicht der vaskulären Barriere eine pathophysiologische Katastrophe

Viele Jahrzehnte wurden Flüssigkeit und Volumen als perioperatives „Angebot" an den Körper betrachtet, das er entweder intravasal halten und für die kardiale Vorlast nutzen, oder aber auch jederzeit wieder ausscheiden kann, wenn es zu viel wird. V.a. präoperativ war es daher völlig normal und wurde sogar für ein Plus an Sicherheit gehalten, noch vor dem Hautschnitt zur Kompensation der postulierten präoperativen Nüchternheit mindestens 2000 ml Kristalloid zu infundieren. Dass intravasale Hypervolämie aber nicht nur unnötig, sondern sogar gefährlich für die Integrität des menschlichen Körpers sein dürfte, zeigen ebenfalls Patientendaten aus der Blutvolumenmessung. 10 präoperativen, mutmaßlich zuvor normovolämen Patientinnen vor Wertheim-Operation wurde intravenös 1379±128 ml 5% Humanalbumin infundiert, ohne dass zeitgleich ein Blutentzug erfolgte (für die jüngeren Kollegen sei an dieser Stelle erwähnt, dass diese mittlerweile nicht mehr praktizierte sog. „Hypervoläme Hämodilution" vor 20 Jahren als fremdblutsparende Maßnahme in deutschen OP-Sälen gut etabliert war). Die Volumengabe durfte somit als nicht indiziert im eigentlichen Sinne gelten. Das Blutvolumen stieg hierunter zwar an, aber um deutlich weniger als die infundierte Menge (von 4189±769 ml auf 4713±868 ml) [19]. Der Volumeneffekt von 38±21% war vergleichbar mit dem, der in einer anderen Messreihe unter der Verwendung von 6% HES zu diesen Bedingungen zu beobachten war (43±26%). Er lag deutlich unter dem unter der indikationsgerechten Verwendung isoonkotischer Kolloide von knapp 100%. Was hat dies zu bedeuten?

Synopsis „Flüssigkeit, Volumen, Blutvolumen und Ödem"

Es ist beeindruckend, wie zutreffend die altbekannten physiologischen Überlegungen in der Lage waren, die Verteilungskinetik von Kristalloiden und Kolloiden zu beschreiben: Während sich isoonkotische Kolloide an die Gefäßgrenzen halten, solange sie indikationsgerecht eingesetzt werden, verteilen sich Kristalloide gleichmäßig über den gesamten Extrazellulärraum. Setzt man somit Kristalloide zur Therapie der kardialen Vorlast im Angesicht einer akuten Blutung ein, so geht dies mit einem massiven Typ I-Shift von 80% des infundierten Volumens in Richtung Interstitium einher, auch bei vollkommen intakter Barriere [20]. Dieses Phänomen ist als physiologisches Korrelat der gewählten kolloidfreien therapeutischen Strategie vorhersagbar und reproduzierbar. Intravasale Hypervolämie, Trauma und Entzündung hingegen sind geeignet, die vaskuläre Barriere perioperativ zu zerstören. Dies führt zu einer zum Teil deutlichen und auch nachhaltigen, im Einzelnen aber nur schlecht vorhersagbaren Reduktion der Volumenwirksamkeit von Kolloiden. Dieser pathologische Übertritt onkotischer Kraft ins Interstitium auf der Grundlage eines systemischen Barriereschadens wird als Typ II-Shift bezeichnet [20].

Möchte man perioperativ Ödeme vermeiden, defizitäre Vorlast schnell korrigieren und die vaskuläre Barriere schützen, so scheint die empfehlenswerte Grundlage dafür die sorgfältige Differentialindikation zwischen Kristalloiden und Kolloiden zu sein: Kristalloide zur Substitution extrazellulärer Verluste („Flüssigkeitssubstitution"), Kolloide zur Korrektur des Blutvolumens („Volumentherapie").

Exkurs: Fallbeispiel „Unerklärliche" Kreislaufinstabilität während Whipple-OP

Ein 40jähriger Mann (ASA I, 180 cm, 80 kg) mit Pankreas-Kopf-Karzinom wird nach einer 2stündigen Nüchternzeit für klare Flüssigkeit einer Whipple-OP unterzogen. Er wird hierzu zusätzlich zur Allgemeinanästhesie mit einem Periduralkatheter, einem ZVK und einer arteriellen Blutdruckmessung versorgt. Nach Narkoseeinleitung benötigt er initial zur Aufrechterhaltung eines arteriellen Mitteldrucks von 70 mmHg eine kontinuierliche Infusion von 0,3 mg/h Noradrenalin.

Nach 2h meldet der Weiterbildungsassistent: der Patient sei „plötzlich" kreislaufinstabil geworden, er benötige derzeit 1,5 mg/h Noradrenalin über Spritzenpumpe, um den Druck einigermaßen zu halten, „das Laktat" steige und liege derzeit nach initial 0,7 bei 2,2 mmol/l. Am Volumen könne es nicht liegen, der Patient habe „genug" bekommen.

Der aufsichtführende Oberarzt findet einen tachykarden (130/min) und noch immer leicht hypotonen (RR 90/55) Patienten vor. Ein Blick ins Narkoseprotokoll zeigt: derzeit läuft die zehnte 500 ml-Flasche eines balancierten Kristalloids, das Pankreas ist mittlerweile abgesetzt, der kumulative Blutverlust liegt derzeit bei insgesamt 1,5 Litern. Damit ist die Infusionstherapie bereits rein rechnerisch deutlich defizitär (von den 5 l dürften maximal ca. 20%, also 1 l, intravasal verblieben sein), systemische Inflammation und ihre Wirkung auf die vaskuläre Barrierekompetenz nicht mit eingerechnet. Die gesteigerte Noradrenalindosis dürfte den arteriellen Mitteldruck auf Kosten des HZV gehalten haben, wodurch auch der Anstieg des Serum-Laktatspiegels erklärt ist. Der perakute Verlauf ist bei jungen Patienten mit großer Kompensationsfähigkeit nicht ungewöhnlich. Nach insgesamt 1 Liter 6% HES 130/0,4 sind Kreislaufwerte und Katecholamindosen wieder bei den Ausgangswerten, der Serum-Laktatspiegel ist rückläufig.

Der quantitative Rahmen perioperativer Flüssigkeitsverluste

Zur Etablierung einer rationalen, d.h. bedarfsgerechten, kristalloiden Substitution extravaskulärer Flüssigkeiten braucht man zunächst einmal eine realistische Vorstellung von den Mengen, die hier bilanziell anzusetzen sind.

Perspiratio insensibilis

Der menschliche Körper verliert permanent Elektrolyte und Wasser über Urinproduktion und Verdunstung („Perspiratio insensibilis"), die normalerweise per gastrointestinaler Absorption ersetzt werden. Fällt diese, z.B. während perioperativer Nüchternheitsphasen, aus, so ist sie durch intravenöse kristalloide Infusion zu imitieren.

Die der Flüssigkeitssubstitution im engeren Sinne (= Kristalloidtherapie) zugrunde liegende Annahme ist, dass es für den menschlichen Körper von Vorteil sein müsste, ein grundlegendes Gleichgewicht seiner Kompartimente zu erhalten.

Die zur Substitution der Verdunstungsverluste erforderlichen Raten werden bis heute von vielen Klinikern deutlich überschätzt, sie liegen selbst während großer offener abdominalchirurgischer Eingriffe bei maximal 1 ml/kg/h [21]. Nur wenn der fiebrige Patient mit einer Körpertemperatur >39°C extrazelluläre Flüssigkeit sichtbar als Schweiß verliert, sollten die Verluste deutlich gesteigert sein [22].

Normalerweise gilt: Die mit Kristalloiden substitutionspflichtigen Verdunstungsverluste des Erwachsenen liegen normalerweise bei ca. 0,5 ml/kg/h und steigen während großer operativer Eingriffe auf maximal 1 ml/kg/h (liegen also insgesamt bei maximal 100 ml/h).

So ist es auch nicht verwunderlich, dass selbst die traditionelle Nüchternzeit „über Nacht" nicht in der Lage war, das präoperative Blutvolumen relevant zu verändern. Es gibt gute Daten aus der direkten Blutvolumenmessung, die zeigen, dass das intravasale Blutvolumen des Erwachsenen auch nach 10–12 h Nüchternzeit hochnormal ist [23].

Urinproduktion

Die nicht vorgeschädigte Niere reduziert im Angesicht eines Traumas ihre Ausscheidung, wohl um bei zu erwartendem Volumenverlust die Kompartimente zu schützen. Diese physiologische Reaktion des menschlichen Körpers sollte nicht durch intravenöse Flüssigkeitsgaben konterkariert werden, denn dadurch droht ein interstitielles Ödem. Es gibt bis heute keine Daten, die dafürsprechen würden, dass eine Niere, die unter vermuteter intravasaler Normovolämie perioperativ vorübergehend die Ausscheidungsrate reduziert, von einer aggressiven Kristalloidtherapie profitiert.

Normalerweise gilt: Die gemessene Urinausscheidung wird 1:1 mit Kristalloiden ersetzt. Der Versuch, außerhalb des akuten prärenalen Nierenversagens die Urinproduktion mit Kristalloidboli zu steigern, scheint nicht empfehlenswert.

Blutvolumen

Es dürfte für das Steady State der Kompartimente von großer Bedeutung sein, das Blutvolumen im „normalen" Bereich zu halten. Die Indikation für einen intravasalen Volumen-(Kolloid-)Bolus ist also formal die intravasale Hypovolämie. Die kardiale Vorlast aber, die Endstrecke des Problemfeldes „Volumenbedürftigkeit", besitzt noch eine zweite Dimension: den Tonus des venösen Systems. Dies sollte nie vergessen werden, obwohl man dieser zweiten Komponente im klinischen Alltag bei der Abschätzung der kardialen Vorlast, wohl mangels diagnostischer Zugriffsmöglichkeit, kaum Bedeutung einräumt.

Perioperative Abschätzung der kardialen Vorlast und klinische Implikationen

Die Vorlast ist die Kraft, die vor einer Muskelkontraktion auf den ruhenden Muskel wirkt. Je größer diese Kraft ist, umso kräftiger fällt innerhalb eines realistischen Rahmens die maximal mögliche Muskelkontraktion aus. Übertragen auf das Hohlorgan „Herz" bedeutet Vorlast primär enddiastolisches Ventrikelvolumen, nicht Füllungsdruck, wie oftmals fälschlicherweise angenommen. Der bestehende Füllungsdruck erzeugt aber den Gradienten, der erforderlich ist, dass sich das

Herz in der Diastole mit „Vorlast" versorgen kann. Der Zusammenhang zwischen Vorlast und Kontraktionsstärke wurde vor langer Zeit erstmals durch Otto Frank und Ernest Starling beschrieben (Abb. 1).

Die Beziehung zeigt, dass am gesunden Herzen bei gegebener Inotropie und Nachlast, das enddiastolische Ventrikelvolumen die Stärke der Ventrikelkontraktion und damit das Schlagvolumen und letztendlich (bei gegebener Herzfrequenz) das HZV bestimmt. Das HZV wiederum bestimmt bei gegebenem arteriellen Sauerstoffgehalt und adäquatem Blutdruck direkt das Sauerstoffangebot an die Gewebe. Bevor man also perioperativ in den Kreislauf eingreift, sollte man sich drei Fragen stellen:

1. Gibt es aktuell einen guten Grund, die Kreislaufsituation zu verändern? (HZV? Blutdruck?)
2. Was ist das zugrunde liegende Problem? (Inotropie? Vorlast? Nachlast?)
3. Wie kann ich das Problem effektiv therapieren? (Inotropika? Vasopressoren? Vasodilatoren?)

Zur Korrektur von Inotropie und Nachlast stehen diverse vasoaktive Substanzen zur Verfügung, die beiden Determinanten der kardialen Vorlast sind intravasales Blutvolumen und venöser Vasotonus. An dieser Stelle darf nicht vergessen werden, dass höchstwahrscheinlich auch venöse Kapazitätsgefäße katecholaminsensibel sind. Ein Blutdruckanstieg unter z.B. einer moderaten Dosis Noradrenalin darf damit nicht automatisch als Blutdruckkosmetik auf Kosten des HZV verurteilt werden. Er kann vielmehr unter vermuteter Normovolämie auch das Korrelat der Rekrutierung peripher gepoolten Volumens sein und damit einem Anstieg der kardialen Vorlast entsprechen, die das kardiovaskuläre System in eine (erwünschte) Steigerung des HZV umsetzt.

Es ist entscheidend, zwischen den Indikationen der verschiedenen therapeutischen Strategien genau zu unterscheiden, denn

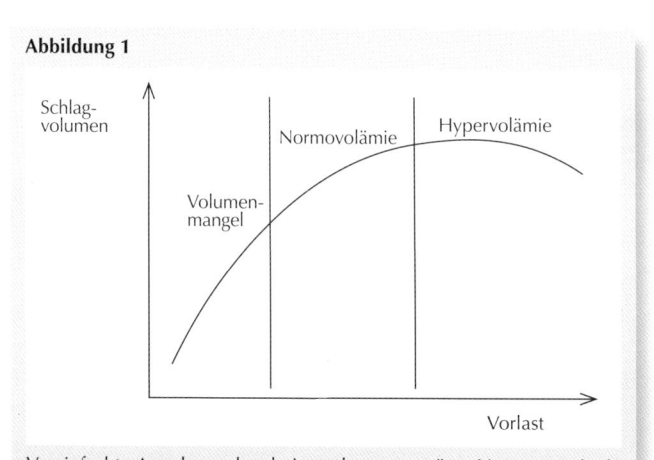

Abbildung 1

Vereinfachte Annahme, dass bei gegebenem venösen Vasotonus einzig das intravasale Volumen die kardiale Vorlast determiniert. Wichtig für die Praxis ist, dass aufgrund zunehmender Gefügedilatation der Herzmuskelfasern sich auch nicht indiziertes Volumen negativ auf die kardiale Performance auswirken kann.

Fakt ist:
- **Lediglich 50% der Patienten mit „Kreislaufproblemen" sind volumenreagibel [24].**
- **Vasopressoren bei okkulter Hypovolämie können vitale Organe gefährden [25].**
- **Hypervolämie erzeugt Komplikationen [26].**

Auch eingeschränkte diagnostische Möglichkeiten entbinden keinesfalls von der Pflicht, sich vor therapeutischen Maßnahmen ein genaues Bild von seinem Patienten zu machen. „Volumen für alle" ist eine gefährliche Vereinfachung eines mitunter äußerst komplexen Sachverhaltes.

Führt die Diagnostik im Rahmen einer interventionsbedürftigen Kreislaufsituation zu dem Schluss, das kardiovaskuläre System sei „volumenreagibel", dann (und nur dann) kommt die Applikation von intravenösem Volumen in Frage.

„Volumenreagibel" bedeutet, dass das System auf einen intravenösen Volumenbolus voraussichtlich mit einer Steigerung des HZV reagieren wird.

Vor der Volumentherapie steht prinzipiell die Abschätzung der Volumenreagibilität.

Während auf der Intensivstation viele Möglichkeiten zur Abschätzung der Volumenreagibilität zur Verfügung stehen, sind die perioperativen Möglichkeiten meist deutlich eingeschränkt und man ist gezwungen, die gesamte Situation zu erfassen und zu bewerten. Entwickeln sich „Kreislaufprobleme" beispielsweise perakut im Kontext eines relevanten akuten Blutverlustes, so kann Volumenreagibilität oft auch ohne weitere Diagnostik angenommen werden. Ebenso ist ein Blutdruckabfall im Rahmen einer Kombination von Peridural- und Allgemeinanästhesie bei einem kardiopulmonal gesunden Patienten mit hoher Wahrscheinlichkeit überwiegend einer peripheren Vasodilatation zuzuschreiben und eine Therapie mit moderaten Dosen Noradrenalin sollte völlig adäquat sein. Wichtig ist v.a. für die perioperative Situation mit ihren eingeschränkten diagnostischen Möglichkeiten, sich nicht von statischen Messungen wie dem leicht zugänglichen ZVD in die Irre führen zu lassen. Er mag mit Einschränkungen geeignet sein, Vorlastveränderungen im Verlauf grob abzuschätzen, aus einzelnen gemessenen Absolutwerten aber die Volumenreagibilität abschätzen zu wollen gleicht in der Vorhersagekraft dem berühmten Münzwurf [27].

Sollten sie zur Verfügung stehen, so kommen zum erweiterten perioperativen hämodynamischen Monitoring allenfalls die eine recht hohe Expertise erfordernde Echokardiografie als Blickdiagnose (voll? leer? adäquate Kontraktion? Wandbewegungsstörungen?) sowie die Abschätzung der Volumenreagibilität über flussbasierte Messungen (z.B. via Ösophagusdoppler), kombiniert mit einer „Test-Volumenbelastung", oder dynamische Messungen (z.B. via Pulskonturanalyse mittels PICCO-System) in Frage. Auch die Verwendung von Veränderungen des Blutdrucks im Kontext einer externen

"Volume Challenge" ist als perioperativer diagnostischer Erstzugriff absolut statthaft. Volumetrische Messungen sowie die sonografische Abschätzung des Durchmessers der V. cava inf. sind ebenfalls gute Methoden, dürften allerdings perioperativ oftmals nicht praktikabel sein.

Das PICCO-System liefert „beat to beat" die Parameter „Stroke Volume Variation" (SVV) und "Pulse Pressure Variation" (PVV), die nach demselben Prinzip arbeiten. Benötigt werden ein ZVK und eine arterielle Kanüle, Voraussetzungen der Verwertbarkeit der Messungen sind:
- kontrollierte Beatmung ohne Eigenaktivität,
- Sinusrhythmus,
- Beatmung mit einem Tidalvolumen >8 ml/kg (!) sowie
- eine adäquate Lungencompliance.

Obwohl dieses Prinzip der reversiblen „internen" Vorlastvariation durch die Überdruckbeatmung äußerst charmant ist, sind die Voraussetzungen, unter denen das System validiert wurde, nur bei wenigen der Patienten wirklich gegeben.

Der Oesophagus-Doppler ist durch die Erfordernis, eine Einmal-Doppler-Sonde zu verwenden, relativ teuer, seine perioperative Verwendung zur Steuerung der Volumentherapie konnte aber mit einer Verminderung der perioperativen Komplikationsrate in Verbindung gebracht werden [29] und wird in Großbritannien von den „NICE"-Guidelines des „National Institute for Health and Care Excellence" bei allen offenen abdominalchirurgischen Eingriffen empfohlen. Ein Nachteil gegenüber dem PICCO-System ist, dass die Erfassung der korrigierten Flusszeit (corrected Flow Time, FTc) mit einem tatsächlichen externen oder internen Volumenbolus zur Steigerung der kardialen Vorlast kombiniert werden muss, um die assoziierte Veränderung des Parameters zu beurteilen. Solche Vorlaststeigerungen können erreicht werden durch:
- Passive Leg Raising (PLR, entspricht einer reversiblen Autotransfusion von 300–450 ml [30], perioperativ jedoch meistens nicht leicht zu realisieren)
- Intravenöser Volumenbolus (50–250 ml)

Als "signifikant" wird eine Veränderung des gemessenen Parameters unter Volumenbelastung um 8–9% bezeichnet [30]. Für weitere Informationen zum Thema „Perioperative Überwachung des Volumenstatus" sei an dieser Stelle auf den Weiterbildungsartikel von Jens Meier von 2017, Refresher Course Band Nr. 43 dieser Reihe, verwiesen.

Neuere Entwicklungen auf dem Gebiet des hämodynamischen Monitorings beinhalten alternative nicht-invasive Blutdruckmessungen (z.B. Clearsight), die über spezielle Algorithmen aus einem per Fingercuff abgeleiteten Signal eine kontinuierliche Blutdruckkurve errechnen. Diese Systeme beinhalten u.a. ein automatisiertes PLR Auswertungsprogramm und ein hypotension prediction index (HPI), der unter Zuhilfenahme von künstlicher Intelligenz die Wahrscheinlichkeit einer Hypotension voraussagen kann und die Ursache nach Vorlast, Nachlast und Kontraktilität aufschlüsselt. Erste Pilotstudien waren außerordentlich vielversprechend [31].

Mittlerweile konnte v.a. im Kontext großer Eingriffe an relevant vorerkrankten Patienten wiederholt gezeigt werden, dass die kolloidale Vorlastoptimierung unter erweitertem hämodynamische Monitoring auf der Grundlage einer verlustorientierten kristalloiden Basalrate das Outcome perioperativer Patienten verbessert [32]. Einzig die teils hohen Kosten verhindern gerade in Deutschland die breite perioperative Anwendung, so dass bei der Mehrzahl der perioperativen Patienten auch mittelfristig die klinische Abschätzung des Volumenbedarfs mit einfachen Mitteln wird erfolgen müssen.

Die Rolle balancierter Lösungen

Die 0,9%ige Kochsalzlösung, oftmals als „normale" oder „physiologische" Kochsalzlösung bezeichnet, ist noch immer das weltweit am häufigsten verabreichte Kristalloid. Mit einem Natrium- und Chloridanteil von jeweils 154 mmol/L ist sie jedoch alles andere als normal oder gar physiologisch. Die im Vergleich zur physiologischen Serumkonzentration von etwas über 100 mmol/L hohe Chloridkonzentration dieser Lösungen führt zur pro-inflammatorisch wirksamen Hyperchlorämie und, konsekutiv, zur hyperchlorämen metabolischen Azidose mit ausgesprochen nachteiligen Wirkungen auf die Nieren- und Kreislauffunktion [33]. Der Gegenentwurf zu diesen traditionellen Produkten sind die modernen „balancierten" Lösungen, die die wesentlichen Plasmaelektrolyte in mehr oder weniger plasmagleichen Konzentrationen enthalten und das sich nach dem Stewart-Konzept ergebende Defizit an negativen Ladungen durch den Zusatz metabolisierbarer Anionen kompensieren (z. B. Laktat, Azetat oder Malat). Weitere Details zur Theorie der balancierten Lösungen entnehme man den einschlägigen Artikeln zum Thema [z.B. 34]. Viele Studien zeigten mittlerweile klare Vorteile für die balancierten Lösungen [u.a. 35,36, 37]. So musste beispielsweise ein doppel-blind randomisierter Vergleich „Kochsalzlösung vs. Ringerlaktat" an Patienten, die sich einer Nierentransplantation unterzogen, nach 51 Patienten abgebrochen werden, da sich in der Kochsalzgruppe (!) dialysepflichtige Hyperkaliämien (>6 mmol/L) entwickelten [37]. Dass drei neuere große und hochrangig publizierte Studien (SMART, SALT-ED, SPLIT) keine oder nur geringe Vorteile der balancierten Lösungen zeigen konnten, ist wohl im Wesentlichen den für die relevanten Endpunkte insuffizienten Studienprotokollen geschuldet, auf keinen Fall können sie dazu dienen, den mittlerweile zumindest in Deutschland breiten Einsatz dieser Lösungen ernsthaft in Frage zu stellen.

Festzuhalten ist, dass es keine Studie gibt, die eine Überlegenheit für Kochsalzlösungen gezeigt hätte. Die aktuelle S3 Leitlinie legt fest, dass isotone Kochsalzlösung und andere unbalancierte Präparate sowohl im OP als auch auf der Intensivstation nicht zur Flüssigkeitssubstitution oder Volumentherapie verwendet werden sollten [38].

Die internationale „Kolloid-Kristalloid-Debatte"

Wenn man sich die internationalen Meinungen zu Bedeutung, möglichem Nutzen und potenziellem Schaden künstlicher Kolloide, insbesondere der Hydroxyethylstärke, ansieht, so fallen drei wesentliche Trends auf, die sich wie ein roter Faden durch die Datenlandschaft ziehen: stark vereinfacht gesagt finden die Australier traditionell Humanalbumin vorteilhaft, die Deutschen (und andere Europäer) bevorzugten bis vor kurzem eher Hydroxyethylstärke und die Amerikaner sind unentschieden ob natürliches oder künstliches Kolloid zum Einsatz kommt, wenn Kristalloide zur Therapie nicht mehr ausreichen. Ein Grund für diese Unterschiede könnten die dahinterstehenden Kosten sein: in Australien wird Albumin als Abfallprodukt der Faktorenkonzentratherstellung (derzeit noch) kostenlos an die Krankenhäuser geliefert. Jeder Preis für ein künstliches Kolloid ist damit höher und das Interesse dementsprechend begrenzt. In Deutschland kostet Albumin ca. 15 mal so viel wie Hydroxyethylstärke und in Amerika, wo moderne Stärkepräparate der letzten Generation mit vertretbarem Nebenwirkungsspektrum nur über einen Drittanbieter erhältlich sind und 10 mal so viel kosten wie in Deutschland, ist der Unterschied zum Humanalbumin demgegenüber marginal.

Aktuelle Entwicklungen und Kontroversen

Nachdem man jahrzehntelang v.a. in Deutschland und Europa glaubte, mit Hydroxyethylstärke den Stein der Weisen rund um die Therapie der defizitären kardialen Vorlast gefunden zu haben, entwickelte sich ab ca. 2006 eine Diskussion, die uns bis zum heutigen Tag beschäftigt. Ausgangspunkt war eine prospektive Untersuchung, die unter der Bezeichnung „VISEP-Studie" heute so gut wie jedem Anästhesiologen bekannt sein dürfte [39]. Die 2008 hochrangig publizierte Studie beabsichtigte unter anderem, prospektiv die Wirkung des kochsalzbasierten Kolloids Hydroxyethylstärke im Vergleich zu der des balancierten Kristalloids „Ringerlaktat" auf Patienten im septischen Schock zu untersuchen. Tatsächlich konnte an insgesamt 537 Patienten nach Interpretation der Autoren in der sogenannten „Kolloidgruppe" eine erhöhte Rate an akutem Nierenversagen und „ein nicht-signifikanter Trend zu einer erhöhten Mortalität" beobachtet werden. Die Schlussfolgerung der Autoren lautete damals, die Verwendung von Hydroxyethylstärke „so wie in dieser Studie" sei schädlich. Dieser Effekt verstärke sich mit steigender Gesamtdosis. Zu einer ähnlichen Schlussfolgerung kam auch die vier Jahre später publizierte „6S-Studie" [40], die ebenfalls die Wirkung von Hydroxyethylstärke auf Patienten im septischen Schock im Fokus hatte, diesmal im prospektiven Vergleich zu Ringeracetat. Auch diese Studie fand, bei insgesamt 800 eingeschlossenen Patienten, offensichtlich schädliche Wirkungen des künstlichen Kolloids auf die Nierenfunktion und eine signifikant gesteigerte 90-Tage-Mortalität. Das Bild wurde im selben Jahr durch die australische „CHEST-Studie" [41] abgerundet, die nach der Randomisierung von 7000 Intensivpatienten in eine „HES"- und eine „Kochsalz-Gruppe" befand, die Rate an Nierenersatzverfahren sei in der „HES-Gruppe" signifikant erhöht gewesen. Dass die Nierenfunktion in der HES-Gruppe besser war und deren adjustierte Analyse (wird leider im Supplement versteckt) keinen Unterschied bezüglichen Nierenersatzverfahren zeigte wird nur am Rande erwähnt.

Es waren im Wesentlichen diese drei Studien an rein intensivmedizinischen Patientenkollektiven, die die European Medicines Agency (EMA) 2013 erstmals zum Anlass nahm, den Entzug der Marktzulassung für hydroxyethylstärkehaltige Arzneimittel voranzutreiben.

VISEP, 6S und CHEST – was wurde wirklich gemacht?

In der VISEP-Studie wurde zum Teil erst 24 h nach der Diagnose eines septischen Schocks mit der Behandlung nach Studienprotokoll begonnen. Behandelt aber wurde dieses Hochrisikokollektiv in der Zwischenzeit natürlich trotzdem. So erhielten auch die Patienten der späteren „Kristalloid-Gruppe" zu weit über 80% im Rahmen der initialen Stabilisierung nach dem Rivers-Protokoll Kolloide, 59% sogar bis zu einen Liter Hydroxyethylstärke, die Mehrzahl war noch vor Studienbeginn hämodynamisch völlig stabil. Auch im weiteren Verlauf wurden 27% der „Kristalloid-Patienten" zusätzlich Kolloide verabreicht. VISEP hat somit keinesfalls ein rein kristalloidbasiertes Regime mit der indikationsgerechten Verwendung von Kristalloiden und HES verglichen. Vielmehr wurden in der sogenannten „Kristalloid-Gruppe", die das bessere Outcome zeigte, Kolloide bedarfsgerecht, v.a. zur initialen Stabilisierung im septischen Schock, verabreicht, in der „Kolloid-Gruppe" hingegen losgelöst von der Indikation (bei knapp 40% dieser Patienten mit mehr als 22 ml/kg/Tag sogar überdosiert) und in heute unüblicher Präparation (10%iges HES mit einem mittleren Molekulargewicht von 200 kDa) über Tage hinweg verwendet. Interessanterweise, aber für den Fachmann nicht überraschenderweise, waren es genau diese überdosierten Patienten, bei denen sich negative „Kolloid"-Effekte wie eine erhöhte Mortalität und Nierenschäden einstellten. Bei den Patienten der „Kolloid-Gruppe", bei denen die vorgeschriebenen Höchstdosen eingehalten wurden, zeigte sich hingegen eine niedrigere Mortalität als in der „Kristalloid-Gruppe".

Ähnliche Defizite wies das Studienprotokoll der 6S-Studie [40] auf, wenngleich hier zumindest das HES-Präparat durch die balancierte Grundlösung, die Isoonkotizität und die Verwendung der dritten HES-Generation mit einem mittleren Molekulargewicht von 130 kDa auch heute noch als zeitgemäß bezeichnet werden darf. Trotzdem wurden auch in diese Studie überwiegend nach initialer Kolloidgabe bereits stabile Patienten – und damit Patienten ohne Indikation zur weiteren kolloidalen Volumentherapie – eingeschlossen. Auch im Fall von 6S handelt es sich somit nicht um eine Studie, die zeigt, dass wir auf Kolloide verzichten können. Vielmehr führt sie uns erneut vor Augen, wie wichtig es bei hämodynamisch instabilen Patienten ist, eine kristalloide Basalrate mit Kolloiden zu supplementieren, wie wichtig es aber auch ist, jenseits einer klaren Indikation auf diese hochpotenten Substanzen zu verzichten.

Als geradezu bemerkenswertes Beispiel wissenschaftlicher Fehlinterpretation darf die CHEST-Studie [41] bezeichnet werden und es mehren sich zudem die Hinweise, dass hier sogar Datenbeugung betrieben worden sein könnte [43] (trotz vieler Anschuldigungen weigern sich die Autoren bis heute hartnäckig, die Daten zum Zweck einer unabhängigen Re-Analyse herauszugeben und selbst ein offener Brief der DGAI an die Europäische Arzneimittelbehörde, unterschrieben von insgesamt 19 europäischen anästhesiologischen Fachgesellschaften [44], in dem die Freigabe der CHEST Daten und eine unabhängige Re-analyse gefordert wird, wurde weder von der Behörde noch den Autoren beantwortet). Nach Aktenlage dauerte es bis zu einer Woche nach Beginn des Intensivaufenthaltes, bis die Patienten der „Kristalloidgruppe" (isotone Kochsalzlösung) oder der „Kolloidgruppe" (kochsalzbasiertes 6% HES 130/0,4) zugeteilt wurden. Bezüglich der Inzidenz des akuten Nierenversagens schien HES eher vorteilhaft zu sein. Warum trotzdem in dieser Gruppe ein gering erhöhtes Aufkommen an Nierenersatzverfahren verbucht wurde, bleibt bei Fehlen vordefinierter Kriterien bis heute unklar. Anzumerken ist hier noch, dass die adjustierte Analyse im Supplement keinen Unterschied hinsichtlich Nierenersatzverfahren zeigt. Insgesamt 953-mal wurde bei insgesamt 634 Patienten die falsche Studienlösung infundiert, diese Zahl liegt weit über der Gesamtzahl an Patienten mit Nierenersatzverfahren, ein Zufallsergebnis ist daher nicht auszuschließen. 36% der eingeschlossenen Patienten hatten zum Randomisierungszeitpunkt bereits ein akutes Nierenversagen – und damit eine absolute Kontraindikation für Hydroxyethylstärke. Auch einer Post-hoc Analyseunter Ausschluss dieser Patienten verweigern sich die Autoren bis heute.

Nicht eine dieser drei „Referenz-Studien" an septischen Patienten zeigte einen Nachteil. Gezeigt wurde hingegen, dass die sachgerechte Verwendung isoonkotisch präparierter Kolloide zur initialen Stabilisierung zu der Zeit, als diese Studien durchgeführt wurden, als absoluter Standard bezeichnet werden durfte und dass mit Zielerreichung die Kolloidtherapie beendet werden sollte, um Nebenwirkungen zu vermeiden.

Das erste Statement der Europäischen Kommission 2013

Nach einem langem Evaluationsprozess unter Involvierung verschiedener Subgremien der EMA und unter dem Einfluss verschiedenster Interessensgruppen empfahl die Europäische Kommission Ende 2013, die Verwendung von HES künftig bei „Sepsis", „Verbrennung" und „Kritischer Krankheit" zu untersagen. Die Indikation „Hypovolämie aufgrund akuter Blutung" wurde beibehalten, unter Beachtung der Kontraindikationen. Zeitgleich wurden Studien in Auftrag gegeben, die helfen sollten, das Risiko der Verwendung von Hydroxyethylstärke bei perioperativen und Trauma-Patienten neu zu bewerten.

Keine relevanten negativen Daten zu künstlichen Kolloiden seit 2013

2013 wurde schließlich die CRISTAL-Studie publiziert, ein prospektiver Vergleich „Kolloid vs. Kristalloid" an Patienten im hypovolämen Schock [45]. Diese multinationale offene (also nicht „doppelblinde") Untersuchung an 2857 Intensivpatienten unterschied nicht zwischen den verschiedenen Arten von Kolloiden und Kristalloiden, sie wollte vorrangig die initiale Stabilisierung abbilden (verwendet wurde auf der Kolloidseite zu 69% 6% HES 130, zu 25% Gelatine und zu 6% Humanalbumin). Entsprechend wurden die schockierten Patienten (Sepsis, Trauma und „andere") auch sofort bei Eintreffen auf der Intensivstation randomisiert und der Studienbehandlung unterzogen. Es zeigte sich, dass die „Kolloid-Patienten" insgesamt deutlich weniger Flüssigkeit erhielten und einen signifikanten 90-Tage-Überlebensvorteil aufwiesen. Eine Subgruppenanalyse der einzelnen Kolloide brachte Erstaunliches zutage – nur HES konnte im Vergleich zu Kristalloiden die Mortalität senken. Die reine Kristalloidtherapie zur initialen Stabilisierung im akuten Schock erhöhte die Mortalität und sollte kritisch betrachtet werden.

Das 2018 publizierte multizentrische RaFTinG-Register (ein Akronym für „Rational Fluid Therapy in Germany") zeigte schließlich an 4500 Patienten aus 65 deutschen Intensivstationen keinerlei unabhängige negative Effekte von Kolloiden bezüglich Mortalität und Nierenversagen. Die Studie zeigte auch, dass viele Patienten auf Intensivstation überhaupt keine Kolloide erhalten. Diejenigen, die es nach Ansicht der behandelnden Ärzte benötigen, bekommen es in aller Regel in deutlich geringerer Menge als in den oben dargestellten Studien und fast ausschließlich in den ersten 48 h nach Aufnahme [47].

Insgesamt ist zu konstatieren, dass seit der Entscheidung der Europäischen Kommission von 2013 keine prospektiven Daten mehr erschienen sind, die die Verwendung von künstlichen Kolloiden im Allgemeinen und Hydroxyethylstärke im Speziellen in Frage stellen würden.

Die Deutsche S3-Leitlinie „Intravasale Volumentherapie beim Erwachsenen"

Mittlerweile wurde unter der Federführung der DGAI eines der größten AWMF-S3-Leitlinienvorhaben durchgeführt: „Intravasale Volumentherapie beim Erwachsenen". Da sich die Volumentherapie seit Jahren innerhalb einer Echoblase bewegte, die nur wenig neue Daten, dafür aber viel Meinung hervorbrachte, ist es unwahrscheinlich, dass sich die Grundaussagen im Rahmen der demnächst zu erwartenden Neuauflage nennenswert ändern werden. Es ist entscheidend, an dieser Stelle nochmals klar heraus zu stellen, zu welchen Punkten die Datenlage klar genug ist, um eindeutige Aussagen zu treffen und wo dies nicht der Fall ist, wo der Kliniker also die ärztliche Pflicht hat, physiologisch basierte Konzepte umzusetzen (Tab. 1):

Tabelle 1

Empfehlungen der S3-Leitlinie „Intravasale Volumentherapie bei Erwachsenen" (AWMF-Register 001/020) auf die entscheidenden Fragen rund um den perioperativen Flüssigkeitsersatz und die perioperative Volumentherapie [38]. Linke Spalte: Empfehlungsnr., mittlere Spalte: Empfehlung im Wortlaut, rechte Spalte: Grade of Recommendation (GoR): A = „soll", B = „sollte", 0 = „kann").

	Wie diagnostiziert man perioperativ einen intravasalen Volumenmangel?	
1–1	Jeder Patient mit einem Verdacht auf einen Volumenmangel soll insbesondere mit der Fragestellung Blutung, Dehydratation oder anderer Ursachen für einen Volumenverlust unter Berücksichtigung der Anamnese körperlich untersucht werden.	A
1–2	Bei der Diagnose eines Volumenmangels sollen ergänzend Laborparameter wie Laktat, $ScvO_2$, Hämatokrit oder Base Excess (BE) erhoben werden.	A
1–3	Für die Diagnose eines Volumenmangels bei spontan atmenden sowie bei beatmeten Patienten soll der ZVD sowohl bei perioperativen als auch bei intensivmedizinischen Patienten nicht verwendet werden.	A
1–5	Idealerweise sollte die Überprüfung der Volumenreagibilität mittels Messung des Schlagvolumens oder eines dynamischen Vorlastparameters erfolgen.	B
1–6	Zur initialen Abschätzung der Volumenreagibilität kann die Veränderung des Blutdrucks herangezogen werden.	0
1–10	Bei Patienten mit unklarer hämodynamischer Instabilität (insbesondere, wenn eine kardiale Ätiologie vermutet wird) soll eine Echokardiographie durchgeführt werden.	A
7a–1	Zur Steuerung der Volumentherapie bei Patienten mit hohem Risiko* in der perioperativen Phase können Überwachungsverfahren zum Einsatz kommen, die eine Optimierung des Volumenstatus anhand flussbasierter (Schlagvolumen) und/oder dynamischer Vorlastparameter (SVV, PP-Var.) erlauben. * Patienten mit vorbestehend eingeschränkter kardiovaskulärer Reserve (z.B. hochbetagte Patienten mit hüftnaher Fraktur) oder Eingriffe mit großen Volumenverschiebungen (z.B. ausgedehnte abdominalchirurgische Eingriffe)	0
7a–2	Flussbasierte Parameter zur Steuerung der Volumentherapie sollten in einen Behandlungsalgorithmus integriert werden.	B
	Sollten nüchternheitsbedingte Defizite präoperativ ausgeglichen werden?	
2–1	Prä-interventionell bestehende Volumendefizite sollten prä-interventionell ausgeglichen werden.	B
	Wie sollten perioperativ verwendete Kristalloide und die kristalloide Grundlösung evtl. verwendeter Kolloide zusammengesetzt sein?	
4a–2	Beim peri-interventionellen Volumenersatz sollten balanzierte kristalloide bzw. balanzierte kolloidale Lösungen verwendet werden.	B
5a–3	Werden kolloidale Lösungen peri-interventionell eingesetzt, sollten in Hinblick auf metabolische und andere Endpunkte (Basendefizit, pH-Wert, Chloridkonzentration) balanzierte Lösungen zur Anwendung kommen.	B
6a–1	Isotone Kochsalzlösung soll zum peri-interventionellen Volumenersatz nicht verwendet werden.	A
6a–2	Balanzierte kristalloide isotone Vollelektrolyt-Lösungen sollen peri-interventionell zum Volumenersatz verwendet werden.	A
	Ist die perioperative Verwendung von Kolloiden grundsätzlich noch statthaft?	
4a–1	Bei der peri-interventionellen Therapie der akuten Hypovolämie können kolloidale Lösungen (6% HES130 und Gelatine) gleichberechtigt zu Kristalloiden als Volumenersatz verwendet werden.	0
4a–3	Zur intraoperativen Optimierung hämodynamischer Parameter können zum Preloading vor Spinalanästhesie künstliche kolloidale Lösungen (6% HES130/Gelatine) verwendet werden.	0
	Welches Kolloid ist am „sichersten"?	
5a–1	Bei bestehender Indikation zur Gabe eines kolloidalen Volumenersatzmittels können Humanalbumin, Gelatine und HES gleichberechtigt zum peri-interventionellen Volumenersatz erwogen werden.	0
5a–2	Werden kolloidale Volumenersatzlösungen peri-interventionell verwendet, soll die Auswahl der Kolloide nach rechtlichen, transfusionsmedizinischen, organisatorischen, ökonomischen und logistischen Gründen erfolgen.	A
5a–4	Bei der Auswahl einer kolloidalen Volumenersatzlösung sollen patientenspezifische Aspekte wie z. B. allergisches Potenzial, Nierenvorschädigung, Gerinnungsbeeinflussung und Komorbiditäten, sowie interventionsspezifische und transfusionsmedizinische Aspekte berücksichtigt werden.	A

Strategie

Die perioperative Diagnose des Volumenmangels: Ganz klar wurde durch die Leitlinie festgestellt, dass perioperativer intravasaler Volumenmangel zunächst eine klinische Diagnose incl. sorgfältiger Beurteilung der Begleitumstände ist. Der ZVD und verwandte Parameter sind als Absolutwerte keinesfalls geeignet, diese klinische Diagnose zu erhärten oder in Frage zu stellen, im Gegensatz zu anderen erweiterten Monitoringverfahren, die von der Reaktion des Blutdrucks auf einen Test-Volumenbolus über flussbasierte und dynamische

Verfahren bis hin zum Einsatz der Echokardiografie eskaliert werden können. V.a. Hochrisikokonstellationen scheinen hier von einem erhöhten Aufwand zu profitieren, aber nur, wenn die Messwerte protokollbasiert zu rationalen therapeutischen Handlungen führen.

Der Ausgleich nüchternheitsbedingter Defizite: Auch wenn keine Daten vorliegen, die einer parallel noch während der Nüchternheitsphase erfolgenden Infusionstherapie zum Ausgleich der extrazellulären Verluste einen Überlebensvorteil zuordnen könnten, stellt die Leitlinie klar heraus, dass bereits vor der Operation bestehende Defizite präoperativ auszugleichen sind.

Präparate

Die Elektrolytkomposition von Kristalloiden und Grundlösungen von Kolloiden: Die perioperativ verwendeten Präparateklassen sollten ausschließlich in balancierter Form verabreicht werden, insbesondere auf isotone Kochsalzlösung sollte verzichtet werden (s.o.).

Ist die perioperative Verwendung von Kolloiden noch statthaft? Es liegen bis heute keinerlei Daten vor, die den perioperativen Einsatz von Kolloiden wie 6% HES 130, Gelatine oder Humanalbumin mit relevanten postoperativen Problemen in Verbindung bringen. Auch auf Nierenfunktionsstörungen im Kontext des Gebrauchs von Kolloiden gibt es im perioperativen Setting keinerlei Hinweise. Kolloide können daher bezüglich der verfügbaren Outcome-Daten perioperativ ebenso eingesetzt werden wie Kristalloide, sie sind aus wissenschaftlicher Sicht derzeit nicht weniger „sicher".

Gibt es nachweisbare Unterschiede bezüglich der „Sicherheit" der verfügbaren Kolloide? Anhand der zur perioperativen Situation bislang verfügbaren Daten kann derzeit keine seriöse Empfehlung zugunsten einer bestimmten Kolloidsorte gegeben werden, sie sind also alle gleich „sicher". Extrapolationen von anderen Kollektiven und Situationen sind als obsolet zu betrachten. Dies entbindet jedoch nicht von der Pflicht, hier v.a. ökonomische Abwägungen zu treffen.

Ein neuer Vorstoß der European Medicines Agency 2018

Anfang 2018 erfolgte durch die European Medicines Agency ein erneuter Versuch, die Marktzulassung für Hydroxyethylstärke-haltige Lösungen zurückzunehmen. Sie begründete dies durch zwei sogenannte „Drug Utilisation Studies", also Anwenderbefragungen zur Verwendung von HES, die belegen würden, dass die Arzneimittel trotz Restriktionen noch immer bei verschiedenen Kontraindikationen angewendet würden. Die erheblichen methodischen Schwächen dieser Befragungen wurden durch die von der EMA selbst eingeladene Expertenkommission, aber auch von 19 europäischen Fachgesellschaften auf Schärfste öffentlich kritisiert [45]. Diesem Druck konnte die EMA Mitte 2018 schließlich nicht mehr standhalten und das Verfahren auf Grundlage der verfügbaren Daten wurde endgültig beendet. Es bleibt abzuwarten, inwieweit die derzeit laufenden Studien zur „Sicherheit" von HES im Kontext von „OP" und „Trauma", PHOENIX und THETYS (ClinicalTrials.gov Identifier: NCT03278548 und NCT03338218) neue Erkenntnisse liefern werden.

Epilog

Wenngleich ein Rote Hand Brief des Bundesinstitutes für Arzneimittel und Medizinprodukte (BfArM) im August 2018 (https://www.bfarm.de/SharedDocs/Risikoinformationen/Pharmakovigilanz/DE/RHB/2018/rhb-hes.pdf?__blob=publicationFile&v=2) noch einmal etwas Verwirrung stiftete, scheint es derzeit, als könnte rund um das Thema „Perioperative Flüssigkeits- und Volumentherapie" von Seiten der Politik nun etwas Ruhe einkehren und die wissenschaftliche Diskussion wieder in die Hände derjenigen gelegt werden, die tagtäglich die Patienten behandeln.

Interesenskonflikte

MJ hat Vortragshonorare erhalten von Baxter, BBraun, CSL Behring, Fresenius Kabi, Grifols und Serumwerke Bernburg.

DC hat Vortragshonorare erhalten von BBraun, CSL Behring, Edwards Lifesciences, Fresenius Kabi, Getinge und Grifols

Literatur

1. Salmasi V, Maheshwari K, Yang D, et al: Relationship between Intraoperative Hypotension, Defined by Either Reduction from Baseline or Absolute Thresholds, and Acute Kidney and Myocardial Injury after Noncardiac Surgery: A Retrospective Cohort Analysis. Anesthesiology 2017;126:47–65
2. Starling EH: On the Absorption of Fluids from the Connective Tissue Spaces. J Physiol 1896;19:312–326
3. Chappell D, Jacob M, Becker BF, Hofmann-Kiefer K, Conzen P, Rehm M: Expedition glycocalyx. A newly discovered „Great Barrier Reef". Anaesthesist 2008;57:959–969
4. Nieuwdorp M, van Haeften TW, Gouverneur MC, et al: Loss of endothelial glycocalyx during acute hyperglycemia coincides with endothelial dysfunction and coagulation activation in vivo. Diabetes 2006;55:480–486
5. Chappell D, Bruegger D, Potzel J, Jacob M, Vogeser M, Conzen P, Becker BF, Rehm M: Hypervolemia increases release of atrial natriuretic peptide and shedding of the endothelial glycocalyx. Crit Care 2014;18:538
6. Nelson A, Berkestedt I, Schmidtchen A, Ljunggren L, Bodelsson M: Increased levels of glycosaminoglycans during septic shock: relation to mortality and the antibacterial actions of plasma. Shock 2008;30:623–627
7. Rehm M, Bruegger D, Christ F et al: Shedding of the endothelial glycocalyx in patients undergoing major vascular surgery with global and regional ischemia. Circulation 2007;116:1896–1906
8. Jacob M, Bruegger D, Rehm M, Welsch U, Conzen P, Becker BF: Contrasting effects of colloid and crystalloid resuscitation fluids on cardiac vascular permeability. Anesthesiology 2006;104:1223–1231

9. Fleck A, Raines G, Hawker F, et al. Increased vascular permeability: a major cause of hypoalbuminaemia in disease and injury. Lancet 1985;1:781–784
10. Jacob M, Chappell D, Hofmann-Kiefer K et al: The intravascular volume effect of Ringer's lactate is below 20%: a prospective study in humans. Crit Care 2012;16:R86
11. Jacob M, Conzen P, Finsterer U, Krafft A, Becker BF, Rehm M. Technical and physiological background of plasma volume measurement with indocyanine green: a clarification of misunderstandings. J Appl Physiol 2007;102:1235–1242
12. Jacob M, Chappell D, Conzen P, et al: Impact of the time window on plasma volume measurement with indocyanine green. Physiol Meas 2008 Jul;29(7):761–770
13. Hamilton-Davies C, Mythen MG, Salmon JB, Jacobson D, Shukla A: Webb AR. Comparison of commonly used clinical indicators of hypovolaemia with gastrointestinal tonometry. Intensive Care Med 1997;23:276–281
14. Adamson RH, Lenz JF, Zhang X, Adamson GN, Weinbaum S: Curry FE. Oncotic pressures opposing filtration across non-fenestrated rat microvessels. J Physiol 2004;557:889–907
15. Jacob M, Bruegger D, Rehm M, et al: The endothelial glycocalyx affords compatibility of Starling's principle and high cardiac interstitial albumin levels. Cardiovasc Res 2007;73:575–586
16. Jacob M, Rehm M, Orth V, et al: Exact measurement of the volume effect of 6% hydoxyethyl starch 130/0.4 (Voluven) during acute preoperative normovolemic hemodilution. Anaesthesist 2003;52:896–904
17. Rehm M, Orth V, Kreimeier U, et al: Changes in intravascular volume during acute normovolemic hemodilution and intra-operative retransfusion in patients with radical hysterectomy. Anesthesiology 2000;92:657–664
18. Rehm M, Orth VH, Weninger E, et al: Acute „normovolemic" hemodilution with 3.5% polygel (Haemaccel) for patients in the Wertheim-Meigs-operation. Blood loss of 87% blood volume without perioperative blood transfusion. Anaesthesist 2001;50:580–584
19. Rehm M, Haller M, Orth V, et al: Changes in blood volume and hematocrit during acute preoperative volume loading with 5% albumin or 6% hetastarch solutions in patients before radical hysterectomy. Anesthesiology 2001;95:849–856
20. Chappell D, Jacob M, Hofmann-Kiefer K, Conzen P, Rehm M: A rational approach to perioperative fluid management. Anesthesiology 2008;109:723–740
21. Lamke LO, Nilsson GE, Reithner HL: Water loss by evaporation from the abdominal cavity during surgery. Acta Chir Scand 1977;143:279–284
22. Lamke LO, Nilsson G, Reithner L: The influence of elevated body temperature on skin perspiration. Acta Chir Scand 1980;146:81–84
23. Jacob M, Chappell D, Conzen P, Finsterer U, Rehm M: Blood volume is normal after pre-operative overnight fasting. Acta Anaesthesiol Scand 2008;52:522–529
24. Marik PE, Cavallazzi R, Vasu T, Hirani A: Dynamic changes in arterial waveform derived variables and fluid responsiveness in mechanically ventilated patients: a systematic review of the literature. Crit Care Med 2009;37:2642–2647
25. Miller TE, Roche AM, Gan TJ: Poor adoption of hemodynamic optimization during major surgery: are we practicing substandard care? Anesth Analg 2011;112:1274–1276
26. Rosenberg AL, Dechert RE, Park PK, Bartlett RH: NIH NHLBI ARDS Network. Review of a large clinical series: association of cumulative fluid balance on outcome in acute lung injury: a retrospective review of the ARDSnet tidal volume study cohort. J Intensive Care Med 2009;24:35–46
27. Marik PE, Baram M, Vahid B: Does central venous pressure predict fluid responsiveness? A systematic review of the literature and the tale of seven mares. Chest 2008;134:172–178
28. Rhodes A, Evans LE, Alhazzani W, et al: Surviving Sepsis Campaign: International Guidelines for Management of Sepsis and Septic Shock: 2016. Crit Care Med 2017;45:486–552
29. Abbas SM, Hill AG: Systematic review of the literature for the use of oesophageal Doppler monitor for fluid replacement in major abdominal surgery. Anaesthesia 2008;63:44–51
30. Cherpanath TG, Hirsch A, Geerts BF, et al: Predicting Fluid Responsiveness by Passive Leg Raising: A Systematic Review and Meta-Analysis of 23 Clinical Trials. Crit Care Med 2016;44:981–991
31. Hatib F, Jian Z, Buddi S, et al: Machine-learning Algorithm to Predict Hypotension Based on High-fidelity Arterial Pressure Waveform Analysis. Anesthesiology 2018;129:663–674
32. Joosten A, Delaporte A, Ickx B, et al: Crystalloid versus Colloid for Intraoperative Goal-directed Fluid Therapy Using a Closed-loop System: A Randomized, Double-blinded, Controlled Trial in Major Abdominal Surgery. Anesthesiology 2018 Jan;128[1]:55–66
33. Yunos NM, Bellomo R, Hegarty C, Story D, Ho L, Bailey M: Association between a chloride-liberal vs chloride-restrictive intravenous fluid administration strategy and kidney injury in critically ill adults. JAMA 2012;308:1566–1572
34. Li H, Sun SR, Yap JQ, Chen JH, Qian Q: 0.9% saline is neither normal nor physiological. J Zhejiang Univ Sci B 2016;17:181–187
35. Shaw AD, Bagshaw SM, Goldstein SL, et al: Major complications, mortality, and resource utilization after open abdominal surgery: 0.9% saline compared to Plasma-Lyte. Ann Surg 2012;255:821–829
36. Raghunathan K, Shaw A, Nathanson B, Stürmer T, Brookhart A, Stefan MS, et al: Association between the choice of IV crystalloid and in-hospital mortality among critically ill adults with sepsis. Crit Care Med 2014;42:1585–1591
37. O'Malley CM, Frumento RJ, Hardy MA, et al: A randomized, double-blind comparison of lactated Ringer's solution and 0.9% NaCl during renal transplantation. Anesth Analg 2005;100:1518–1524
38. Marx G, Schindler AW, Mosch C, et al: Intravascular volume therapy in adults: Guidelines from the Association of the Scientific Medical Societies in Germany. Eur J Anaesthesiol 2016;33:488–521
39. Brunkhorst FM, Engel C, Bloos F, et al: Intensive insulin therapy and pentastarch resuscitation in severe sepsis. N Engl J Med 2008; 358:12
40. Perner A, Haase N, Guttormsen AB, et al: Hydroxyethyl Starch 130/0.42 versus Ringer's Acetate in Severe Sepsis. N Eng J Med 2012; 367:124–134
41. Myburgh JA, Finfer S, Bellomo R, et al: Hydroxyethyl starch or saline for fluid resuscitation in intensive care. N Engl J Med 2012;367: 1901–1911
42. Rhodes A, Evans LE, Alhazzani W, et al: Surviving Sepsis Campaign: International Guidelines for Management of Sepsis and Septic Shock: 2016. Crit Care Med 2017;45:486–552
43. Doshi P: Data too important to share: do those who control the data control the message? BMJ 2016;352:i1027

44. Weiss R, Wenk M, Van Aken H, Zwißler B, Chappell D, Zarbock A: HES or How to End Science. Anesth Analg 2018;127:1440–1444
45. DGAI. Open Letter to the European Commission. March 16, 2018. https://www.dgai.de/aktuelles/464-offener-brief-im-namen-von-19¬-europaeischen-anaesthesiegesellschaften-an-die-europaeische-kommission-zur-ueberpruefung-der-zulassung-des-volumenersatzmittels-hydroxyethylstaerke-hes.html (Zugriff 06.12.2018]
46. Annane D, Siami S, Jaber S, et al: Effects of fluid resuscitation with colloids vs crystalloids on mortality in critically ill patients presenting with hypovolemic shock: the CRISTAL randomized trial. JAMA 2013;310:1809–1817
47. Ertmer C, Zwißler B, Van Aken H, et al: Fluid therapy and outcome: a prospective observational study in 65 German intensive care units between 2010 and 2011. Ann Intensive Care 2018 Feb 17;8[1]:27.

Die häufigsten Fehler in der Kinderanästhesie
Common mistakes and pitfalls in paediatric anaesthesia

M. Jöhr

Zusammenfassung

Wissen, Fertigkeiten und das adäquate Verhalten zeichnen den kompetenten Kinderanästhesisten aus. Die mangelnde Vertrautheit mit Kindern, der große Zeitdruck und das ungewohnte Umfeld wirken sich oft ungünstig aus. Fehler kommen aber auch vor, wenn Anästhesisten perfekt ausgebildet und alle Handlungsanweisungen vorhanden sind, denn Menschen setzen von Natur aus ihre Ressourcen sehr effizient ein, überprüfen ihre Handlungen ständig auf ihre Wirksamkeit und lieben Abkürzungen. Sicherheitschecks werden unterlassen und Dinge „husch husch" erledigt. Der Anästhesist muss sich täglich bemühen, selber möglichst wenig Fehler zu machen. Eine hohe Qualität in der Versorgung von Kindern beinhaltet weit mehr als das Ausbleiben von Komplikationen. Es muss alles darangesetzt werden, verlässlich, empathisch und professionell zum Wohle des Kindes zu handeln.

Die sorgfältige präoperative Evaluation sowie das Vermeiden unnötiger Laboruntersuchungen und zu langer Nüchternheitsphasen sind wichtig, ebenso wie die ständige Beobachtung des Patienten, das rasche Eingreifen bei Atemwegsproblemen und die kontinuierliche Beatmung auch bei der „Rapid Sequence Induction" beim Kind mit vollem Magen. Der technische Fortschritt, wie die Verwendung von Videolaryngoskopie, geblockten Tuben, Larynxmaske, Ultraschall und Transillumination, soll möglichst breit genutzt werden. Der Blutdruck soll auch bei Kindernarkosen immer gemessen und ein tiefer Wert behandelt werden. Postoperativ benötigt es ein klares Konzept zur Prophylaxe der drei großen Probleme: Schmerzen, Unruhe und Erbrechen.

Neben dem großen persönlichen Einsatz jedes Anästhesisten sollen auch die institutionellen Abläufe und Strukturen eine hohe Resilienz aufweisen, um Fehler unwahrscheinlicher oder wenigstens in ihren Auswirkungen weniger schwerwiegend zu machen. Hierzu muss es möglich sein, offen und konstruktiv über Fehler und Dinge, die nicht rund gelaufen sind, zu sprechen.

Schlüsselwörter: Kinderanästhesie – Komplikationen – Fehler – Atemweg – Kreislauf – Gefäßzugang – Medikation

Summary

Knowledge, skill and adequate behaviour are the prerequisites for a competent paediatric anaesthetist. Unfamiliarity with paediatric patients and their environment as well as time pressure have often negative effects. Errors will always happen, even when anaesthetists are perfectly educated and all the necessary guidelines are available. It belongs to the human nature to handle resources carefully, to check interventions continuously for their efficiency and to be fond of shortcuts. Safety checks are bypassed and many things are done in a hurry. Daily, the individual anaesthetist has to endeavour avoiding errors and mistakes. But, high quality paediatric anaesthesia includes much more than simply the absence of complications. Every effort has to be made to act as a reliable, empathic and professional practitioner.

A careful preoperative evaluation as well as the avoidance of unnecessary screening tests and prolonged fasting periods is important. Continuous observation of the patient, rapid intervention in case of airway problems and ventilation during rapid sequence induction are mandatory. Technical progress, such as videolaryngoscopy, cuffed tubes, laryngeal mask and imaging techniques has to be used. Measuring blood pressure and treating low values is important. Postoperatively clear concepts are needed against the „big threes": pain, agitation and vomiting.

A personal effort of each individual is needed. But, in addition, the institutional structures and processes have to be resilient, in order to make mistakes less likely to occur or at least less disastrous if they occur. To achieve this goal, talking about mistakes and communicating a suboptimal course must be possible in an open and constructive manner.

Keywords: Paediatric anaesthesia – Complications – Errors – Airway – Circulation – Vascular access – Medication

Einleitung

Allgemeine Aspekte

Viele Anästhesisten behandeln nur selten Kinder. Daher ist ihre Erfahrung mit Patienten der entsprechenden Altersklasse oft beschränkt, sie fühlen sich unsicher und die basalen handwerklichen Dinge, wie das Legen eines Venenzugangs oder die endotracheale Intubation, erscheinen ihnen schwierig oder gelingen evtl. nicht [1]. Grundsätzlich gilt: „Man muss es können, als Individuum und auch als Institution" (Tab. 1). Wie dies am besten und flächendeckend erreicht werden kann, ist Gegenstand der aktuellen fach- und gesellschaftspolitischen Diskussion.

Tabelle 1
Individuelle und institutionelle Kompetenz.

Individuelle Kompetenz	Institutionelle Kompetenz
Wissen	Struktur
Fertigkeiten	Ausrüstung
Verhalten	Standards

Viele Kliniken in der Schweiz, aber auch in Deutschland, haben daher einen „Kinderhintergrunddienst" geschaffen, der für jüngere Kinder oder solche mit komplexen Begleiterkrankungen beigezogen wird [2]. Oft wird dabei ein Alter von 2 oder 3 Jahren als Grenze gewählt. Es wird vermutet, dass vor allem bei Kindern unter 3–3½ Jahren die Komplexität der Versorgung zunimmt und es häufiger zu interventionsbedürftigen Situationen kommt [3]. Können, Voraussicht und das Bereithalten von Notfallplänen zeichnen einen kompetenten Anästhesisten aus. Voraussicht bedeutet auch, dass Patienten nicht angenommen werden, wenn die nötigen Voraussetzungen nicht gegeben sind.

Der wohl häufigste Fehler ist, dass ein Anästhesist die Verantwortung für ein Kind übernimmt, ohne ausreichende Erfahrung mit der entsprechenden Altersklasse zu haben und ohne sich auf eine adäquate Struktur abstützen zu können.

Qualität in der Kinderanästhesie

Eine hohe Qualität bei der Versorgung von Kindern beinhaltet weit mehr als nur das Ausbleiben von fassbaren Komplikationen [4;5]. Je nach Standpunkt stehen ganz unterschiedliche Dinge als empfundene Qualitätskriterien im Vordergrund (Tab. 2). Das Kind selber möchte möglichst wenig belästigt werden,

Tabelle 2
Indikatoren einer hohen Qualität in der Kinderanästhesie.

Person	Qualitätsindikator
Kind	• Geringe Belästigung durch die medizinischen Maßnahmen • Keine Trennung von den Eltern • Angst- und Schmerzfreiheit
Eltern	• Aufklärung und Information • Beim Kind verbleiben können • Empathisches und souveränes Handeln
Operateur	• Gute Operationsbedingungen und kurze Wechselzeiten • Sicherheit und Vertrauen in den Anästhesisten • Zufriedene Eltern und ruhige Kinder
Krankenhausleitung	• Geringe Kosten • Konstante und planbare Verfügbarkeit • Keine Klagen von Eltern oder Verbänden

für Eltern und Chirurgen sind aber auch andere Dinge wichtig. Patienten und Eltern können die Qualität der medizinischen Versorgung schlecht abschätzen; sie gehen in der Regel davon aus, dass Ärzte ihr Handwerk verstehen und eine ungenügende fachliche Qualifikation wird gar nicht in Erwägung gezogen. Analog wie es für den Automobilisten selbstverständlich ist, dass nach dem Service am Wagen alles korrekt und funktionstüchtig zusammengebaut wird; auch in Autowerkstätten werden so Dinge wie Auftreten, Freundlichkeit und Pünktlichkeit zu den wichtigsten Qualitätsindikatoren. Der Anästhesist soll sich dieser Tatsache bewusst sein [6].

Eine hohe Qualität in der Versorgung von Kindern beinhaltet weit mehr als das Ausbleiben von Komplikationen. Es ist auch ein Fehler, wenn nicht alles daran gesetzt wird, verlässlich, empathisch und professionell zum Wohle des Kindes zu handeln. Es gibt nur eine Art, Kinderanästhesie zu betreiben, und die ist bis ins Detail perfekt!

Die Triebfedern des Handelns

Alle Lebewesen setzen von Natur aus ihre Ressourcen sehr effizient ein. So überprüfen auch wir Menschen unsere Handlungen ständig auf ihre Wirksamkeit. Die Rückkopplung erfolgt dabei sehr kurzfristig und läuft über das Erleben. Erleben wir unser Handeln als nicht unmittelbar notwendig, so lassen wir es einfach weg; wir lieben Abkürzungen. Bei Hygienefehlern z.B. erleben wir kurzfristig keine Folgen. Nur so lässt es sich erklären, dass Hygienevorschriften nicht eingehalten, Gerätechecks nicht durchgeführt oder Medikamente nicht kontrolliert und anschließend falsch verabreicht werden; es geht ja meistens auch ohne diesen „zeitraubenden Aufwand" gut.

Es erfordert eine hohe sittliche Anstrengung, dass Anästhesisten auch unter großem zeitlichem und emotionalem Druck nicht vom Standardvorgehen abweichen und die notwendigen Vorbereitungen und Checks wie vorgesehen durchführen.

Fehler kommen vor und es ist eine Illusion zu glauben, dass Anästhesisten je völlig fehlerfrei arbeiten werden, selbst wenn sie perfekt ausgebildet sind und ihnen die notwendigen Handlungsanweisungen zur Verfügung stehen. Der einzelne Anästhesist muss sich daher ständig bemühen, möglichst wenig Fehler zu machen; zudem sollen die Abläufe und Strukturen eine hohe Resilienz aufweisen, sodass Fehler unwahrscheinlicher werden oder sich wenigstens weniger schwerwiegend auswirken. Um dies zu erreichen, muss es möglich sein, offen und konstruktiv über Fehler und Dinge, die nicht rund gelaufen sind, zu sprechen. Die Luftfahrtindustrie kann uns diesbezüglich ein Vorbild sein, das Verhalten der Menschen im Straßenverkehr eher nicht. Die Luftfahrtindustrie ist allerdings in vielen Belangen nicht mit der Medizin vergleichbar [7].

Der Arbeitsplatz und die betrieblichen Abläufe sind so zu gestalten, dass Fehler unwahrscheinlicher oder wenigstens in ihren Auswirkungen weniger gravierend sind.

Präoperative Evaluation

Präoperative Abklärung

Ein großes Gewicht ist auf die Anamnese inklusive Familienanamnese zu legen. Bei sonst gesunden Kindern soll auf Labortests als Screeningverfahren vor mäßig invasiver Chirurgie verzichtet werden [8]. Eine strukturierte Befragung ist besser geeignet, eine Blutungsneigung zu erfassen als die üblichen Gerinnungsparameter.

Es ist falsch, getrieben durch medikolegale Ängste, bei gesunden Kindern vor mäßig invasiver Chirurgie ohne begründeten klinischen Verdacht Laborwerte wie Gerinnungsparameter zu bestimmen.

Je breiter sich aber diese Erkenntnis durchsetzt, desto größer wird anderseits die Gefahr, dass dann auch bei Kindern mit relevanten Begleiterkrankungen indizierte Laboruntersuchungen unterlassen werden [9].

Heute besteht das Risiko, dass auch die bei kranken Kindern indizierten Laboruntersuchungen nicht mehr veranlasst werden; z.B. die Bestimmung des Serumnatriums beim septischen Kind oder die Elektrolytbestimmung bei einem Kind mit adrenogenitalem Syndrom.

Obgleich einzelne Kinderanästhesisten gestehen, dass sie bei einem gesunden Kind mit unauffälliger Anamnese vor einem elektiven Eingriff auf eine ausgedehntere körperliche Untersuchung verzichten und sich ganz auf ihren „klinischen Blick" verlassen, sind gewisse Dinge unerlässlich.

Das Körpergewicht (aktuell oder kürzlich gewogen) und ein Ausgangswert der Sauerstoffsättigung sollen bekannt sein.

Anästhesisten sollen ein möglichst umfassendes Bild von ihren Patienten haben; dazu gehören auch besondere Eigenheiten, das Erfassen der motorischen und sprachlichen Fähigkeiten, die erfolgreiche Einschulung, die Einreihung in die Geschwisterfolge oder das soziokulturelle Umfeld (Abb. 1).

Präoperative Nüchternheit

Vor elektiven Eingriffen sollen Kinder nüchtern sein. Während früher der Fokus vor allem auf der Vermeidung eines zu kurzen Abstands zwischen dem letzten Trinken und der Narkoseeinleitung lag, werden heute zunehmend auch die Nachteile einer unnötig langen Nüchternphase erkannt [10]. Klare Flüssigkeit verlässt den Magen schnell mit einer Halbwertszeit von 10 Minuten und selbst wenn noch bis eine Stunde vor der Narkoseeinleitung getrunken wird, ist das Risiko einer Aspiration gering; darüber hinaus sind die Kinder zufriedener und hämodynamisch stabiler [11]. Sogar wenn, was organisatorisch einfacher ist, die Kinder bis zum Abruf in den Operationssaal frei trinken dürfen, scheinen Aspirationsereignisse nicht vermehrt vorzukommen [12]. Die Aufnahme kohlenhydratreicher Getränke scheint zudem die Inzidenz von postoperativer Nausea zu vermindern [13].

Abbildung 1

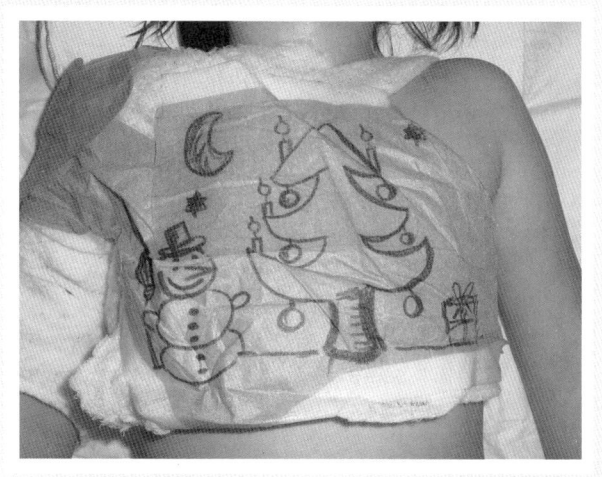

Der Anästhesist soll ein möglichst umfassendes Bild vom kleinen Patienten und seiner Familie haben. Bei diesem Kind mit einer Verbrühung am Thorax war das nicht der Fall und der Weihnachtsbaum als religiöses Symbol verunsicherte und verärgerte die Eltern.

Ein häufiger Fehler ist, dass Kinder „zur Sicherheit" viel zu lange nüchtern gelassen und nicht aktiv ermuntert werden, eine Stunde vor der Narkoseeinleitung noch zu trinken.

Prämedikation und Elternpräsenz

Der erfahrene Anästhesist wird meist in der Lage sein, ohne medikamentöse Prämedikation im Dabeisein der Eltern ein Schulkind sanft und problemlos einzuleiten. Bei Kindern im Alter von 1–4 Jahren hingegen darf, einem vermeintlichen Trend folgend, der Stellenwert einer medikamentösen Prämedikation nicht unterschätzt werden. Midazolam [14] und auch α_2-Agonisten [15] helfen mit, eine angst- und stressfreie Narkoseeinleitung zu ermöglichen.

Es soll nicht aus grundsätzlichen Gründen bei allen Kindern auf eine medikamentöse Prämedikation verzichtet werden.

Die Anwesenheit der Eltern bei der Narkoseeinleitung entspricht dem Urbedürfnis, das Kind in einer „Phase der erhöhten Gefährdung" nicht zu verlassen. Obwohl der wissenschaftliche Beweis aussteht, dass dadurch die Angst des Kindes vermindert werden kann [16], soll sich die Elternpräsenz wenn immer möglich als Standard etablieren [8]. Dies ist in vielen ambulanten Einrichtungen bereits erfolgreich geschehen und wird sich auch in den Kliniken zunehmend durchsetzen.

Die Anwesenheit der Eltern bei der Narkoseeinleitung soll möglich gemacht und gefördert werden.

Nichtpharmakologische Maßnahmen wie die Ablenkung durch Spiele, Tablets oder Spitalclowns können hilfreich sein und sind ergänzend zur Präsenz der Eltern wann immer möglich einzusetzen [17].

Es ist schade, wenn die Möglichkeiten der Ablenkung durch nichtpharmakologische Maßnahmen nicht voll ausgeschöpft werden.

Für die Eltern, die ihr Kind bei der Einleitung der Narkose begleiten, stellt das Erlebte eine große emotionale Belastung dar. Ein entsprechendes „Debriefing" durch eine senior wirkende Person ist wichtig, um sie mit ihren Ängsten nicht allein zu lassen und ihnen die erlebten Ereignisse zu erklären.

Wenn das Kind schläft, sollen die Eltern nicht einfach überhastet weggeschickt und allein gelassen, sondern von einer senior wirkenden Person betreut und begleitet werden.

Auch erfahrene Kinderanästhesisten sind mit nicht-kooperativen Kindern konfrontiert [18]. Das Ziel muss es sein, mit Spürsinn solche Situationen im Vorfeld zu erkennen und sie durch eine adäquate Vorbereitung und medikamentöse Prämedikation zu vermeiden. Eltern sind meist gut in der Lage vorauszusagen, wie sich ihr Kind während der Narkoseeinleitung verhalten wird.

Vermeidbare Fehler entstehen, wenn die Ereignisse bei Vornarkosen nicht erfragt oder nicht genügend gewertet werden.

Eltern sind zu Recht enttäuscht, wenn nach einer unbefriedigenden Narkoseeinleitung bei der nächsten Narkose dieselbe Prämedikation und Vorgehensweise nochmals versucht wird. Eine besondere Herausforderung stellen Kinder mit ADHS [19] oder Autismus [20] dar; das Vorgehen muss vorausschauend geplant werden, um möglichst eine angst- und stressfreie Narkoseeinleitung zu erreichen.

Atmung und Kreislauf

Grundlagen

Kleine Kinder haben einen sehr aktiven Metabolismus mit hohem Sauerstoffverbrauch und großer alveolärer Ventilation. Die funktionelle Residualkapazität (FRC) ist klein; sie ist auch relativ klein in Bezug auf die totale Lungenkapazität (TLC), da das noch sehr elastische Thoraxskelett der Lunge in eine Exspirationsstellung folgt [1]. Viel Verbrauch bei geringen Reserven führt zu einer sehr kurzen Apnoetoleranz [21]. Ohne Präoxygenierung beginnen Säuglinge schon nach wenigen Sekunden rasch zu entsättigen und Verfahren, die Phasen der Apnoe beinhalten, werden nicht toleriert [22]. Kleine Kinder müssen auch während einer RSI (Rapid Sequence Induction) beatmet werden.

Das Beispiel der RSI zeigt, dass Vorgehensweisen, die beim erwachsenen Patienten noch möglich sind, nicht ohne Modifikation auf Kinder übertragen werden können.

Wird trotzdem bei einem kleinen Kind eine klassische RSI mit Apnoe und Krikoiddruck versucht, so wird nicht selten ein beginnend hypoxisches, ungenügend anästhesiertes und ungenügend relaxiertes Kind unter erschwerten Bedingungen überhastet intubiert [23]. Die modifizierte RSI ist das Vorgehen der Wahl (Tab. 3).

Tabelle 3
Das Vorgehen bei einer modifizierten RSI.

Maßnahme	Kommentar
Präoxygenierung	• So gut wie möglich. • Evtl. in speziellen Situationen THRIVE* erwägen.
Rasche und tiefe Anästhesieeinleitung	• Möglichst unter Vermeidung von Abwehr und Husten. • Bei Instabilität Ketamin erwägen.
Profunde Muskelrelaxierung	• Verschiedene Relaxanzien stehen zur Auswahl. • Die Anschlagszeit steht nicht mehr im Vordergrund.
Kurze Latenz von 10–15 Sekunden	Manipulationen am Atemweg in noch oberflächlicher Narkose sind zu vermeiden.
Sanfte Maskenbeatmung	Empfehlung des Autors: PCV** mit dem Respirator, Druck 13 cmH$_2$O, PEEP 5 cmH$_2$O.
Gekonnte endotracheale Intubation	• Eine ösophageale Intubation ist zu vermeiden. • Die Videolaryngoskopie wird sich als Standard etablieren.

* „Transnasal Humidified Rapid Insufflation Ventilatory Exchange"
** „Pressure Controlled Ventilation".

> **Es ist falsch, dass immer noch eine klassische RSI mit Apnoe und Krikoiddruck versucht wird im Irrglauben, mit diesem Vorgehen die Sicherheit zu erhöhen.**

Auch die modifizierte RSI ist eine anspruchsvolle Vorgehensweise, lediglich auf die Apnoe wird verzichtet. Weit mehr als im Routinefall muss darauf geachtet werden, Husten, Abwehr, Pressen oder gar eine ösophageale Intubation zu vermeiden.

> **Das Konzept der modifizierten RSI kann Anästhesisten dazu verleiten, fälschlicherweise die Risiken der Situation zu unterschätzen. Höchste Aufmerksamkeit ist bei jedem nicht nüchternen Kind erforderlich.**

Weniger erfahrene Anästhesisten sind oft überrascht, wie rasch ein kleines Kind zyanotische Lippen bekommt und bradykard wird, denn die peripher an Hand oder Fuß gemessene Sättigung fällt erst nach einer kurzen Latenz ab [24]. Der erfahrene Anästhesist hingegen wird als erstes das Atemwegsproblem erkennen und intervenieren, bevor die Sättigung fällt. Nach kurzer Latenz wird sich dann zwar noch ein geringgradiger vorübergehender Sättigungsabfall einstellen; der Erfahrene wird ihn aber richtig interpretieren und wissen, dass das Problem bereits behoben ist.

> **Der vermutlich häufigste Fehler ist, dass weniger erfahrene Anästhesisten sich auf die gerade gemessenen Pulsoxymeterwerte verlassen statt das Kind zu beobachten, um rechtzeitig, d.h. bevor die Sättigung fällt, bei Atemwegsproblemen zu intervenieren.**

Atemwegssicherung

Larynxmaske, gecuffte Tuben und die Videolaryngoskopie haben die Atemwegssicherung insbesondere bei Klein- und Schulkindern in den letzten Jahren einfacher und sicherer gemacht. Diese konzeptionellen und technischen Fortschritte sollen vom Anästhesisten auch genutzt werden. Bei Verwendung der Larynxmaske treten weniger respiratorische Komplikationen auf, als wenn die Kinder intubiert werden [25]. Bei Verwendung der Larynxmaske ist das primäre Ziel die erfolgreiche Ventilation und Probleme wie Intubationstrauma, Fehlintubation oder schwierige Intubation kommen gar nicht erst vor. Erstaunlicherweise werden aber immer noch an vielen Institutionen Kinder für kleinere Eingriffe wie Hernienplastik, Orchidopexie oder Zirkumzision routinemäßig intubiert.

> **Bei elektiven kleineren Eingriffen ist es schade, wenn die Möglichkeit einer Larynxmaske zur Atemwegssicherung nicht auch in Erwägung gezogen wird.**

Früh- und Neugeborene werden heute vorwiegend mit ungecufften Tuben intubiert. Für Kinder ab einem Jahr haben sich aber die Tuben mit Cuff als Standard etabliert. Sie gehen nicht mit vermehrt Stridor einher und meistens gelingt die Wahl der Tubusgröße auf Anhieb [26]. Allerdings haben viele der heute erhältlichen Fabrikate noch nicht das optimale Design, um zuverlässig eine perfekte Platzierung des Cuffs und der Tubusspitze zu garantieren [27].

> **Es gibt gute Gründe, nicht darauf zu beharren, Kleinkinder mit Tuben ohne Cuff zu intubieren.**

Die Videolaryngoskopie wird sich in der Anästhesie als genereller Standard etablieren. Videolaryngoskope mit einem MacIntosh-ähnlichen Spatel ermöglichen es, dass auch weniger erfahrene Anästhesisten unter Anleitung auch kleinste Kinder erfolgreich intubieren können. Stärker gekrümmte Spatel gestatten zwar einen guten Einblick in den Larynx, das Einführen des Tubus ist jedoch anspruchsvoller.

> **Die Videolaryngoskopie sollte breit genutzt werden, um Anästhesisten auszubilden und den Intubationserfolg zu verbessern.**

Bei schwieriger Maskenbeatmung kommen anatomische und funktionelle Ursachen in Frage (Tab. 4).

Während die anatomischen Ursachen durch manuelle Interventionen (Esmarch, CPAP, Guedel) behoben werden können, sind es bei den funktionellen Ursachen die pharmakologischen Maßnahmen. Das Motto gilt „cannot ventilate – paralyze" [28].

> **Schwere Hypoxien können auftreten, wenn die Relaxierung nicht genutzt wird, um die Maskenbeatmung zu erleichtern und auch die Intubationsbedingungen zu verbessern.**

Kreislauf

Kinder haben dem hohen Metabolismus entsprechend ein viel höheres Herzminutenvolumen und etwas tiefere Blutdruckwerte. Zentral ist eine genügende Gewebeperfusion; diese ist aber der direkten Messung nicht zugänglich. Der gemessene Blutdruck ist nur ein Surrogatparameter für die Perfusion, vor

Tabelle 4
Die Ursachen einer schwierigen Maskenbeatmung.

Anatomische Ursachen → Fertigkeiten/ Hilfsmittel erforderlich	Funktionelle Ursachen → Medikamente erforderlich
Zungengrund	Oberflächliche Anästhesie
Weichteile	Laryngospasmus
Tonsillen	Rigor

allem in den Stromgebieten mit Autoregulation. Zu tiefe Blutdruckwerte wurden aber mit dem Auftreten schwerer Schäden in Verbindung gebracht [29].

Es ist falsch, dem Blutdruck und der Blutdruckmessung keine Beachtung zu schenken, obwohl das früher bei Kindernarkosen oft gemacht wurde. Der Blutdruck muss bei jeder Kindernarkose gemessen werden. Tiefe Blutdruckwerte müssen behandelt werden.

Es ist unklar, welches individuell die minimal tolerierbaren Blutdruckwerte sind. Die in Tabelle 5 aufgeführten Werte (30-40-50-60) sind memotechnisch gut zu merken und können Hinweise geben.

Im klinischen Alltag ist es schwierig, individuelle Empfehlungen aufgrund des Ausgangsblutdrucks zu machen, da dieser beim wachen Säugling oder Kleinkind selbst unter Studienbedingungen schwierig oder gar nicht zu messen ist [30]. Zudem wird der maximal tolerierbare Abfall arbiträr und nicht auf Daten basierend festgelegt [31]. Es ist unklug, aus den oft gemessenen sehr tiefen Werten [32] einfach abzuleiten, dass sie auch unbedenklich sind [33]. Grundsätzlich wird es wohl so sein, dass unter Spontanatmung, wo der zentrale Venendruck tief ist und meist eine leichte Hyperkapnie herrscht, die Gewebeperfusion besser aufrechterhalten ist, als wenn das Kind bei gleichem arteriellem Mitteldruck beatmet wird.

Ein grundlegender Fehler in der Kinderanästhesie ist, sich auf üblicherweise unter Anästhesie gemessene Werte zu stützen. Denn nur weil gewisse Werte gemessen und Therapien von Anästhesisten gemacht werden, bedeutet das noch lange nicht, dass sie auch ungefährlich und richtig sind.

Medikamente und Dosierung

Allgemeines

Kinder sind durch Medikationsfehler besonders gefährdet, da die Dosis für jedes Kind individuell berechnet werden muss, oft Verdünnungen verwendet werden und zudem die intuitive Plausibilitätsprüfung für viele Anästhesisten nicht einfach möglich ist. Die üblichen Dosierungen für einen 70 kg Erwachsenen, nicht selten eine halbe bis eine Ampulle, hat das ganze Team verinnerlicht und grobe Abweichungen werden sofort bemerkt; beim 1.400 g Frühgeborenen oder beim 7 kg schweren Säugling hingegen spielen diese Mechanismen nicht. Überdosierungen um den Faktor zehn kommen daher vor allem bei pädiatrischen Patienten vor [34].

Viele Dosierungsfehler lassen sich vermeiden, wenn die benötigten Mengen im Vorfeld in mg und in ml berechnet und aufgeschrieben werden. Verdünnungen sind möglichst zu vermeiden oder sie sollen, falls unbedingt erforderlich, einem klar definierten institutionellen Standard folgen.

Tabelle 5
Minimal tolerierbarer arterieller Mitteldruck bei Kindern (Expertenmeinung).

Alter	Minimal tolerierbarer Mitteldruck	Intensive Therapie erforderlich
Frühgeborene	30 mmHg	<30 mmHg
Termingeborene und Säuglinge	40 mmHg	<35 mmHg
Vorschulkinder	50 mmHg	<40 mmHg
Schulkinder und Adoleszente	60 mmHg	<50 mmHg

Verwechslungen

Medikamentenverwechslungen sind an sich nicht spezifisch für die Kinderanästhesie [35]; allerdings kommen Zeitdruck, Hektik und ein ungewohntes Umfeld vielleicht häufiger bei Kindernarkosen vor, was Verwechslungen begünstigt. Ähnliches Aussehen der Ampullen („lookalikes") oder ein ähnlich klingender Name („soundalikes") sind weitere Faktoren. Eine „closed-loop communication", bei der das Gehörte repetiert wird, sollte eingeübt und praktiziert werden [36]. Sorgfältiges und ungestörtes Aufziehen der Medikamente, sofortige Beschriftung mit farbkodierten Klebern und eine standardisierte Ablage auf dem Anästhesiewagen helfen Verwechslungen zu vermeiden.

Gewisse Medikamente müssen aufgezogen bereit liegen; nur ein aufgezogenes Muskelrelaxans ermöglicht, bei einem Laryngospasmus sofort zu intervenieren. Zusätzlich zur korrekten Beschriftung soll diese Spritze mit dem Muskelrelaxans immer die gleiche Größe haben und an der gleichen Stelle liegen (Abb. 2).

Ordnung statt Chaos auf dem Anästhesiewagen hilft Fehler zu vermeiden.

Strukturelle Anpassungen machen, dass Verwechslungen seltener werden und vor allem weniger schwerwiegende Folgen haben. Es war z.B. die Praxis des Autors, keine Kaliumampullen im Operationssaal vorzuhalten; bei Bedarf musste Kalium von der Bettenstation bestellt werden. Wenn möglich soll nur eine Konzentration eines Medikamentes vorgehalten werden, z.B. nur 1%iges Propofol.

Nur ein sorgfältiges und standardisiertes Arbeiten ermöglicht, Medikamentenverwechslungen möglichst zu vermeiden. Unordnung und fehlende Standards sind hier definitiv falsch.

Abbildung 2

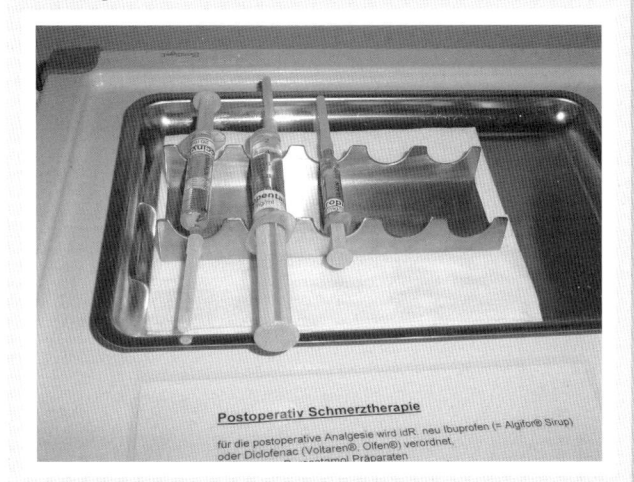

Ordnung auf dem Tisch und bei den Medikamenten ist essenziell, um Fehlhandlungen zu vermeiden: Das Muskelrelaxans, hier Succinylcholin, liegt immer an der gleichen Stelle und um 180° gedreht auf dem Tisch.

Dosierung

Die Dosierung der Anästhetika soll bedarfsgerecht erfolgen und sie benötigt große klinische Erfahrung. Die benötigten Dosen werden sowohl unter- als auch überschätzt.

> Häufig werden während der Aufrechterhaltung der Narkose vor allem bei gleichzeitiger Regionalanästhesie zu hohe Anästhetikadosen verbreicht.

Beim Einsatz von Muskelrelaxanzien soll die Wirkung gemessen werden, um eine adäquate Relaxierung, aber auch beim Ausleiten eine vollständige Erholung von der neuromuskulären Blockade zu garantieren [37].

> Die Verabreichung von Muskelrelaxanzien, ohne ihre Wirkung mittels Relaxometrie zu überwachen, entspricht nicht dem anzustrebenden Standard.

Verabreichung

Bei Infusionslösungen kann es durch unkontrolliertes Einfließen zu einer exzessiven Flüssigkeitsverabreichung kommen.

> Zu oft fließen Infusionslösungen intraoperativ ohne Infusionspumpen unkontrolliert in den Patienten und werden nicht wie Medikamente dosiert und sorgfältig verabreicht.

Bei Kindern können schon kleinste Mengen einer Substanz, z.B. eines Muskelrelaxans oder eines Opioids, große Auswirkungen haben [5]. Rückstände von Muskelrelaxanzien im Dreiwegehahn [38] oder ein Rückfluss von Remifentanil in einen Infusionsschenkel, weil Richtungsventile nicht eingebaut worden sind, sind typische Fehler. Atemstillstand und Rigor können die Folgen sein. Wenn weniger hoch konzentrierte Lösungen verwendet werden, wirken sich diese Fehler weniger schwerwiegend aus. Typischerweise sind sich Anästhesisten an Kursen dieser Problematik bewusst und spülen dort die Medikamente ein, im Alltag aber setzen sie es nicht um.

> Oft wird nach einer Medikamentengabe nicht durch die gleiche Injektionspforte nachgespült, durch die die Medikamentengabe erfolgte.

Venenzugang

Planung und Strategie

Das Legen eines Venenzugangs kann vor allem bei kleineren Kindern sehr anspruchsvoll sein [39]; ein zuverlässiger Venenzugang ist für viele Anästhesisten der Garant für die Sicherheit während der Anästhesie. Bei Zwischenfällen steht der ungenügende, fehlende oder „verloren gegangene" Venenzugang oft am Anfang einer Spirale in den Abgrund. Nur sehr erfahrene Anästhesisten werden ausnahmsweise eine Anästhesie ganz ohne liegenden Venenzugang durchführen [40].

> Ein ungenügender Venenzugang, der bei plötzlicher Blutung zu geringe Flussraten erlaubt oder „verloren geht", ist ein klassischer Fehler unerfahrener Anästhesisten.

Bei Erwachsenen können während der Anästhesie bei Bedarf noch venöse Zugänge oder arterielle Katheter gelegt werden; bei kleinen Kindern, die oft völlig unter der chirurgischen Abdeckung verschwinden, ist dies nicht der Fall. Alles muss bereit sein: die Zugänge müssen liegen, die Perfusoren angeschlossen und die Dreiwegehähne richtig gedreht sein - ganz nach der Devise „Noah hat die Arche gebaut, bevor der Regen kam". Neonatologen, die gelegentlich Neugeborene während chirurgischen Eingriffen begleiten, aber auch jüngere Anästhesisten sind typischerweise mit diesen Begebenheiten nicht vertraut.

> Wegen der chirurgischen Abdeckung unzugängliche Injektionspforten oder Dreiwegehähne überraschen den unerfahrenen Anästhesisten.

Der Venenzugang muss zuverlässig fixiert und geschient sein, bevor das Kind aufwacht. Bei Neugeborenen bringt eine Schienung vermutlich wenig zusätzlichen Nutzen. Oft lässt sich mangelnde Kooperation und unruhiges Aufwachen auch antizipieren, so dass der Infusionsschlauch zusätzlich noch befestigt oder eingebettet werden kann.

> Der Anästhesist darf sich nicht überraschen lassen vom unruhig aufwachenden Kind, das sich den Venenzugang herausreißt.

Die Ruhigstellung mittels Schienen zur Sicherung des Venenzugangs beinhaltet das Risiko von Druckstellen, vor allem wenn bei einem wachen, sich wehrenden Kind eine zu straffe Fixierung erfolgt (Abb. 3). Die zuverlässige Sicherung von Zugängen, ohne dass Druckstellen auftreten, erfordert eine hohe pflegerische Expertise.

> Druckstellen als Folge der Fixierung von Venenzugängen mittels straffer Verbände und Schienen sind zu vermeiden.

Peripherer Venenzugang

Vor allem bei kleinen oder chronisch kranken Kindern ist die Zahl einfach zu punktierender Venen (das „Kapital an Venen") gering und nach Fehlpunktionen finden sich keine oder nur noch sehr beschränkt erfolgversprechende Punktionsstellen (Abb. 4) [41].

> Die Anzahl leicht punktierbarer Venen ist beschränkt: es gibt Situationen, die sich nicht zur Ausbildung eignen, und wo ab Beginn nur der Beste des Teams Punktionsversuche machen soll.

Jede Venenpunktion soll möglichst auf Anhieb gelingen und daher sollen schon beim ersten Punktionsversuch optimale Bedingungen herrschen. Für den Patienten ist es nicht belanglos, wenn Venen „zerstochen" werden. Es ist daher nicht ideal, wenn bei einer elektiven Narkoseeinleitung bei einem Kind mit offensichtlich schwierigen Venen erst nach multiplen Fehlpunktionen der Weg einer inhalativen Einleitung gewählt wird.

> Oft wird fälschlicherweise der erste Punktionsversuch unter suboptimalen Voraussetzungen vorgenommen und die Punktionsbedingungen werden erst nach Fehlpunktionen optimiert.

Hilfsmittel wie die Transillumination [42] und der Ultraschall [43] können den Punktionserfolg erhöhen. Sie sollen zur Verfügung stehen und genutzt werden [8]. Auch Erfahrene erreichen bei der Verwendung von Ultraschall aber nur dann hohe Erfolgsraten, wenn sich das Kind nicht wehrt und ein ruhiges Ziel mit millimetergenauer Präzision angesteuert werden kann.

> Es soll nicht aus falschem Ehrgeiz initial auf die Verwendung von Hilfsmitteln wie Ultraschall oder Transillumination verzichtet werden.

Es soll vorausschauend geplant werden und man soll sich immer die Frage stellen, wo ein Zugang gelegt werden kann, falls der jetzige verloren geht oder es z.B. zu einer operativen Revision kommt. Es kann sich daher auch lohnen, bei einem in Narkose liegenden Kind auf die Kanülierung der am einfachsten zu punktierenden Vene zu verzichten, um diese für spätere Venenpunktionen beim wachen Kind aufzusparen.

Zentraler Venenzugang

Eine sorgfältige und kritische Indikationsstellung, aber auch eine weitsichtige Planung ist unerlässlich. Während beim Erwachsenen meist jederzeit unter Lokalanästhesie ein zentraler Venenkatheter eingelegt werden kann, ist das bei Kindern nicht der Fall. Die inhärenten Risiken sind zwar nicht unerheblich, anderseits macht es aber Sinn, während einer Narkose zu

Abbildung 3

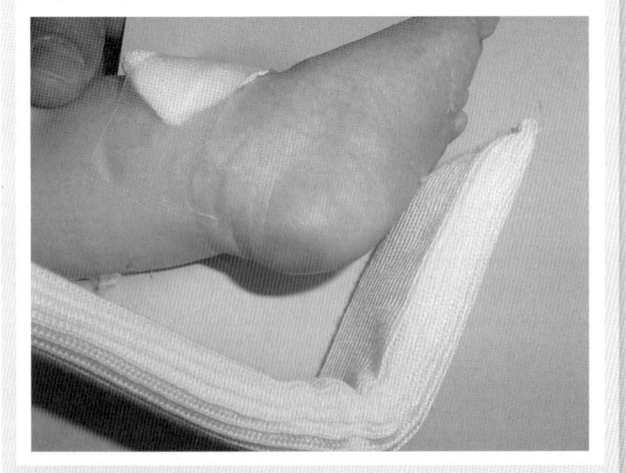

Druckstelle nach der Fixierung des Sprunggelenks bei einem in der V. saphena magna liegenden Venenzugang.

Abbildung 4

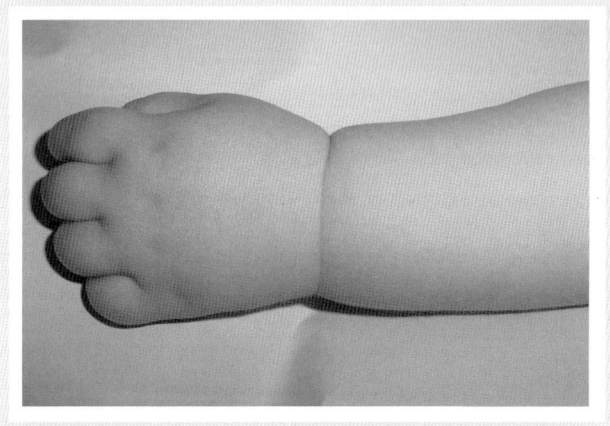

Beispiel eines Kindes mit schwierig zu punktierenden Venen. Optimale Bedingungen und die Verwendung von Hilfsmitteln schon beim ersten Punktionsversuch sind essenziell.

entscheiden, ob die bestehende Narkose nicht für das Einlegen eines zentralen Venenkatheters genutzt werden soll, wenn z.B. eine längerdauernde i.v.-Antibiotikatherapie bei einem Kind mit schlechtem Venenstatus abzusehen ist. Viele Probleme betreffend den Gefäßzugang, die sonst nicht selten außerhalb der Regelarbeitszeiten auftreten, lassen sich durch eine vorausschauende Planung vermeiden.

> **Die Indikation für einen zentralen Venenkatheter soll das Risiko sorgfältig abwägend, aber auch vorausschauend gestellt werden.**

Die Punktion tiefer Körpervenen unter direkter sonographischer Kontrolle ist nicht mehr aus dem klinischen Alltag wegzudenken. Die Erfolgsrate ist höher und Komplikationen treten seltener auf. Die Sonographie soll außer bei der infraklavikulären Subklaviapunktion immer zur Anwendung kommen. An Orten, wo hochspezialisierte Versorgung von Kindern stattfindet, sollte eine mangelnde Verfügbarkeit von Geräten heute eigentlich kein Thema mehr sein [8].

Die Katheterspitze muss in der V. cava superior liegen. Nur in Ausnahmefällen wird nach einer Risikoabwägung bei von links her eingeführten Kathetern eine rechtsatriale Lage akzeptiert, da das Katheterende auch möglichst parallel zur Gefäßwand liegen soll. Auch bei von der unteren Körperhälfte eingeführten Kathetern muss die korrekte Lage in der V. cava inferior verifiziert werden [44], da ein Abweichen z.B. in paravertebrale Venen zu schweren Komplikationen führen kann [45].

> **Eine unterlassene Kontrolle der Katheterlage kann zu schweren Komplikationen führen.**

Postoperative Phase

Allgemeines

Mit der Übergabe des Kindes in den Aufwachraum geht für die Eltern eine Phase großer Angst und Verunsicherung zu Ende; sie sind unendlich dankbar, dass dieses für sie schreckliche Ereignis einer Anästhesie und Operation an ihrem meist geliebten Wesen vorüber ist. Anästhesisten sollen dies nutzen. Sie dürfen und sollen diesen Dank entgegennehmen, indem sie das Kind persönlich den Eltern übergeben und eine postanästhesiologische Visite durchführen. Dies ermöglicht es, Unsicherheiten betreffend die Folgen der Anästhesie zu klären und die Zufriedenheit der Eltern zu erhöhen; wenn aktiv die Unzulänglichkeiten des klinischen Alltags, wie z.B. die Mehrfachpunktion für den Venenzugang, angesprochen werden, werden diese von den Eltern meist leicht verziehen. Darüber hinaus werden Schwachstellen im eigenen Vorgehen nur erkannt, wenn man sich aktiv darum bemüht.

> **Anästhesisten nutzen oft die Chancen des postoperativen Kontakts mit den Eltern zu wenig, denn sie könnten dadurch unendliche Dankbarkeit und Wertschätzung erfahren.**

Das schmerzfreie, komfortable und perfekt gepflegte Kind ist die Visitenkarte des Anästhesisten (Abb. 5). Aussagen wie „darum wird sich dann der Aufwachraum kümmern" sind wenig zielführend, denn der erste Eindruck zählt. Verbände sollen sauber, die Haut von Blut- oder Desinfektionsmittelspuren gereinigt und das Gesicht von Klebespuren befreit sein. Eltern nehmen ihr Kind gerne „lebensfrisch" entgegen mit feuchten und bei Bedarf auch gecremten Lippen.

> **Die Bedeutung von ordentlichen Verbänden, sauberer Haut und einem gesund wirkenden Aussehen mit glänzenden Lippen wird oft unterschätzt.**

Die postoperative Phase soll vom Anästhesisten aktiv geleitet werden mit einem besonderen Fokus auf den „großen Drei" („the big three"): Schmerzen, Unruhe und Erbrechen.

Schmerztherapie

Schmerzen sollen mit der gleichen Selbstverständlichkeit wie die anderen Vitalparameter, z.B. O_2-Sättigung, Puls oder Blutdruck, gemessen und protokolliert werden.

> **Ohne das Messen und Protokollieren von Schmerzen ist eine gute Schmerztherapie, ein Konzept der Schmerztherapie, gar nicht möglich.**

Die Schmerztherapie soll schon während der Anästhesie geplant und eingeleitet werden. Für viele Eingriffe existieren klare und funktionierende Konzepte [46;47], man muss es nur tun!

> **Kein Kind darf den Operationssaal ohne klaren Plan und detaillierte Verordnungen für die postoperative Schmerztherapie verlassen.**

Meist werden verschiedene Verfahren und Substanzgruppen im Sinne einer balancierten Analgesie eingesetzt: Lokalanästhetika, Nichtopioidanalgetika und bei Bedarf Opioide. Dazu kommen die Co-Analgetika, wie Dexamethason oder das intravenöse Lidocain. Nur Lokalanästhetika ermöglichen die völlige Schmerzfreiheit in Ruhe und bei Bewegung, sie sollen wenn immer möglich zum Einsatz kommen.

> **Oft werden einfache Techniken der Lokalanästhesie, z.B. Wundinfiltration, Zehen- oder Fingerblock, aus Nachlässigkeit oder Bequemlichkeit nicht eingesetzt.**

Abbildung 5

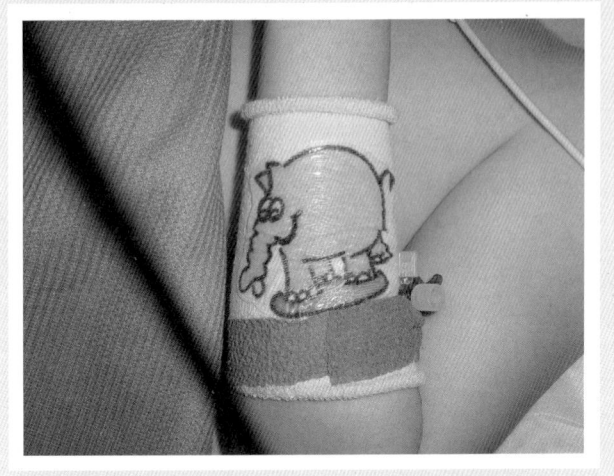

Das perfekt gepflegte Kind ist die Visitenkarte des Anästhesisten. Beispiel eines sorgfältig fixierten Venenzugangs am Vorderarm.

Die Wirkung der Lokalanästhetika kann allerdings rasch abklingen („Tears at bedtime") und der dann auftretende Schmerz wird gerne unterschätzt. Die systemische Schmerztherapie muss geplant und rechtzeitig eingeleitet werden.

Nichtsteroidale Antirheumatika, z.B. Ibuprofen, sind deutlich stärker analgetisch wirksam als Paracetamol und diesem daher bei fehlenden Kontraindikationen vorzuziehen. Der Wirkeintritt erfolgt aber, auch bei parenteraler Gabe, langsam und die Wirkintensität ist relativ beschränkt. Als „rescue"-Medikation müssen daher in der Regel intravenöse oder intranasale Opioide, oder auch Ketamin verwendet werden.

Bei einem sich vor Schmerzen windenden Kind soll auf Opioide oder Ketamin und nicht auf Nichtopioidanalgetika gesetzt werden.

Unruhe

Postoperative Unruhezustände kommen vor allem nach inhalativen Anästhesien häufig vor und können verschiedene Ursachen haben. Primär müssen Schmerzen ausgeschlossen werden. Oft handelt es sich vor allem im Alter von 6 Monaten bis 6 Jahre um ein eigentliches Delir mit plötzlichem Beginn, fehlendem Augenkontakt, fehlender Wahrnehmung der Umgebung und nur ungezielten Bewegungen; typischerweise sind die Kinder auch nicht tröstbar [48]. Diese Aufwachdelirien sind zwar selbstlimitierend, sie verunsichern aber die Eltern, verängstigen die Nachbarkinder, beschäftigen das Pflegepersonal und nicht zuletzt kann sich das Kind auch selber verletzen. Obwohl für das Geschehen eine Amnesie besteht, scheint es dem kleinen Patienten in dieser Phase nicht wohl zu sein. Es muss alles daran gesetzt werden, dass solche Unruhezustände gar nicht erst auftreten oder wenigstens schnell therapiert werden. Die Aufwachphase muss aktiv geleitet werden und vor allem im Vorschulalter ist nach inhalativen Anästhesien eine medikamentöse Prophylaxe fast immer indiziert (Tab. 6).

Eine unterlassene Prophylaxe von Aufwachdelirien oder das verzögerte Einschreiten bei Unruhezuständen kommen immer noch zu häufig vor.

Erbrechen

Postoperative Nausea und Erbrechen (PONV) gehören zu den häufigsten Gründen, die zu einer verzögerten Erholung und Entlassung des Kindes führen. Darüber hinaus ist PONV für das Kind sehr unangenehm und wird von den Eltern als Zeichen einer „schlechten Narkose" gesehen. Ab einem Alter von 2–3 Jahren steigt das Risiko von Erbrechen dramatisch an [49] und eine antiemetische Prophylaxe ist fast immer indiziert.

Die unterlassene PONV-Prophylaxe ist ein häufiger, aber vermeidbarer Grund einer verzögerten Erholung nach Kindernarkosen.

Ohne Prophylaxe erbrechen viele Kinder auch nach einer Analgosedierung mit Ketamin [50]. Ein pragmatischer Ansatz ist, einfach allen Kindern ab 2–3 Jahren prophylaktisch eine zweifache antiemetische Medikation zu verabreichen [51]. Am Kinderspital Luzern sind das z.Z. je 0,15 mg/kg Onsansetron und Dexamethason in Anlehnung an die Empfehlungen der APAGBI (Association of Paediatric Anaesthetists of Great Britain and Ireland) [52]. Die alleinige Verwendung einer intravenösen Anästhesie mit Propofol ist vor allem im späteren postoperativen Verlauf nicht genügend wirksam [53]. Risikoscores können

Tabelle 6

Maßnahmen zur Prophylaxe eines unruhigen Aufwachverhaltens.

Maßnahme, Medikament	Kommentar
Schmerzfreiheit	Unerlässlich, aber keine Garantie für ein ruhiges Aufwachverhalten
α_2-Agonisten Clonidin, Dexmedetomidin	Als Prämedikation, intravenös oder als Zusatz zu Lokalanästhetika
Opioide	Vermutlich sind alle Opioide wirksam, auch wenn keine Schmerzen vorliegen
Ketamin	Als Prämedikation oder intravenös
Propofol als TIVA	Nach einer TIVA mit Propofol ist ein ruhiges Aufwachen die Regel
Propofol zur Einleitung	Nur bei sehr kurzen Anästhesien ausreichend wirksam
Propofol während der Ausleitung	Häufige Praxis; Thiopental wirkt ähnlich gut oder vermutlich sogar besser (eigene Erfahrung)

helfen, die Kinder mit besonders hohem Risiko zu erfassen [54]. Es bewährt sich aber nicht, die Gabe von Antiemetika individuell vom Resultat abhängig zu machen; sie geht zu oft vergessen.

Schlussfolgerungen

Fehler kommen vor, selbst wenn Anästhesisten perfekt ausgebildet und die notwendigen Handlungsanweisungen vorhanden sind. Bei Kindernarkosen kommen oft noch mangelnde Vertrautheit mit Kindern, Zeitdruck und ein ungewohntes Arbeitsumfeld erschwerend dazu. Der Anästhesist muss sich täglich bemühen, selber möglichst wenig Fehler zu machen; zudem sollen aber auch die Abläufe und Strukturen eine hohe Resilienz aufweisen, um Fehler unwahrscheinlicher oder wenigstens in ihren Auswirkungen weniger schwerwiegend zu machen.

Literatur

1. Jöhr M: Grundlagen der Kinderanästhesie. Anästhesiologie & Intensivmedizin 2017;58:138–152
2. Hohn A, Trieschmann U, Franklin J, Machatschek JN, Kaufmann J, Herff H, et al: Incidence of peri-operative paediatric cardiac arrest: Influence of a specialised paediatric anaesthesia team. Eur J Anaesthesiol 2019;36:55–63
3. Habre W, Disma N, Virag K, Becke K, Hansen TG, Jöhr M, et al: Incidence of severe critical events in paediatric anaesthesia (APRICOT): a prospective multicentre observational study in 261 hospitals in Europe. Lancet Respir Med 2017;5:412–425
4. Jöhr M: Komplikationen in der Kinderanästhesie. Anästhesiologie & Intensivmedizin 2017;58:259–266
5. Jöhr M: Managing complications in paediatric anaesthesia. Cambridge, New York, Melbourne, New Delhi: Cambridge University Press; 2018
6. Becke K, Jöhr M: Etiquette, competence, and professionalism: the profile of the ‚ideal pediatric anesthesiologist'. Paediatr Anaesth 2017;27:116–117
7. Toff NJ: Human factors in anaesthesia: lessons from aviation. Br J Anaesth 2010 ;105:21–25
8. Becke K, Eich C, Höhne C, Jöhr M, Machotta A, Schreiber M, et al: Choosing Wisely in pediatric anesthesia: An interpretation from the German Scientific Working Group of Paediatric Anaesthesia (WAKKA). Paediatr Anaesth 2018;28:588–596
9. Jöhr M: Krankes Kind mit kleinem Eingriff. Anästhesiologie & Intensivmedizin 2013;54:510–522
10. Frykholm P, Schindler E, Sümpelmann R, Walker R, Weiss M: Preoperative fasting in children: review of existing guidelines and recent developments. Br J Anaesth 2018;120:469–474
11. Dennhardt N, Beck C, Huber D, Sander B, Boehne M, Boethig D, et al: Optimized preoperative fasting times decrease ketone body concentration and stabilize mean arterial blood pressure during induction of anesthesia in children younger than 36 months: a prospective observational cohort study. Paediatr Anaesth 2016;26:838–843
12. Andersson H, Zaren B, Frykholm P: Low incidence of pulmonary aspiration in children allowed intake of clear fluids until called to the operating suite. Paediatr Anaesth 2015;25:770–777
13. Tudor-Drobjewski BA, Marhofer P, Kimberger O, Huber WD, Roth G, Triffterer L: Randomised controlled trial comparing preoperative carbohydrate loading with standard fasting in paediatric anaesthesia. Br J Anaesth 2018;121:656–661
14. Cox RG, Nemish U, Ewen A, Crowe MJ: Evidence-based clinical update: does premedication with oral midazolam lead to improved behavioural outcomes in children? Can J Anaesth 2006;53:1213–1219
15. Jun JH, Kim KN, Kim JY, Song SM: The effects of intranasal dexmedetomidine premedication in children: a systematic review and meta-analysis. Can J Anaesth 2017;64:947–961
16. Kain ZN, Mayes LC, Wang SM, Caramico LA, Hofstadter MB. Parental presence during induction of anesthesia versus sedative premedication: which intervention is more effective? Anesthesiology 1998;89:1147–1156
17. Manyande A, Cyna AM, Yip P, Chooi C, Middleton P: Non-pharmacological interventions for assisting the induction of anaesthesia in children. Cochrane Database Syst Rev 2015 14;(7):CD006447
18. Jöhr M: Das nicht-kooperative Kind - Prophylaxe, Vorgehen, Tipps. Anästhesiologie & Intensivmedizin 2015;56:675–683
19. Tait AR, Voepel-Lewis T, Burke C, Doherty T: Anesthesia induction, emergence, and postoperative behaviors in children with attention-deficit/hyperactivity disorders. Paediatr Anaesth 2010;20:323–329
20. Swartz JS, Amos KE, Brindas M, Girling LG, Ruth GM: Benefits of an individualized perioperative plan for children with autism spectrum disorder. Paediatr Anaesth 2017;27:856–862
21. Hardman JG, Wills JS: The development of hypoxaemia during apnoea in children: a computational modelling investigation. Br J Anaesth 2006;97:564–570
22. Jöhr M: Anaesthesia for the child with a full stomach. Curr Opin Anaesthesiol 2007;20:201–203
23. Engelhardt T: Rapid sequence induction has no use in pediatric anesthesia. Paediatr Anaesth 2015;25:5–8
24. Jöhr M: Kinderanästhesie. 9th ed. München: Elsevier; 2019
25. Drake-Brockman TF, Ramgolam A, Zhang G, Hall GL, von Ungern-Sternberg BS: The effect of endotracheal tubes versus laryngeal mask airways on perioperative respiratory adverse events in infants: a randomised controlled trial. Lancet 2017;389:701–708
26. Weiss M, Dullenkopf A, Fischer JE, Keller C, Gerber AC: Prospective randomized controlled multi-centre trial of cuffed or uncuffed endotracheal tubes in small children. Br J Anaesth 2009;103:867–873
27. Kemper M, Imach S, Buehler PK, Thomas J, Dave M, Weiss M: Tube tip and cuff position using different strategies for placement of currently available paediatric tracheal tubes. Br J Anaesth 2018;121:490–495
28. Weiss M, Engelhardt T: Cannot ventilate--paralyze! Paediatr Anaesth 2012;22:1147–1149
29. McCann ME, Schouten AN, Dobija N, Munoz C, Stephenson L, Poussaint TY, et al: Infantile postoperative encephalopathy: perioperative factors as a cause for concern. Pediatrics 2014;133:e751–e757
30. Weber F, Koning L, Scoones GP: Defining hypotension in anesthetized infants by individual awake blood pressure values: a prospective observational study. Paediatr Anaesth 2017;27:377–384
31. Nafiu OO, Voepel-Lewis T, Morris M, Chimbira WT, Malviya S, Reynolds PI, et al: How do pediatric anesthesiologists define intraoperative hypotension? Paediatr Anaesth 2009;19:1048–1053

32. de Graaff JC, Pasma W, van BS, Duijghuisen JJ, Nafiu OO, Kheterpal S, et al: Reference Values for Noninvasive Blood Pressure in Children during Anesthesia: A Multicentered Retrospective Observational Cohort Study. Anesthesiology 2016;125:904–913
33. Berger TM: Blood pressure standards for very low birthweight infants. Arch Dis Child Fetal Neonatal Ed 2000;83:F161–F162
34. Doherty C, McDonnell C. Tenfold medication errors: 5 years' experience at a university-affiliated pediatric hospital. Pediatrics 2012;129:916–924
35. Kaufmann J, Wolf AR, Becke K, Laschat M, Wappler F, Engelhardt T: Drug safety in paediatric anaesthesia. Br J Anaesth 2017;118:670–679
36. Davis WA, Jones S, Crowell-Kuhnberg AM, O'Keeffe D, Boyle KM, Klainer SB, et al: Operative team communication during simulated emergencies: Too busy to respond? Surgery 2017;161:1348–1356
37. Jöhr M: Pharmakotherapie in der Kinderanästhesie. Anästhesiologie & Intensivmedizin 2013;53:340–354
38. Davidson A, Brown TC: Respiratory arrest in two children following postoperative flushing of suxamethonium from the deadspace of intravenous cannulae. Anaesth Intensive Care 1996;24:97–98
39. Cuper NJ, de Graaff JC, van Dijk AT, Verdaasdonk RM, van der Werff DB, Kalkman CJ: Predictive factors for difficult intravenous cannulation in pediatric patients at a tertiary pediatric hospital. Paediatr Anaesth 2012;22:223–229
40. Wilson G, Engelhardt T: Who needs an IV? Retrospective service analysis in a tertiary pediatric hospital. Paediatr Anaesth 2012;22:442–444
41. Jöhr M, Berger TM: Venous access in children: state of the art. Curr Opin Anaesthesiol 2015;28:314–320
42. Hosokawa K, Kato H, Kishi C, Kato Y, Shime N: Transillumination by light-emitting diode facilitates peripheral venous cannulations in infants and small children. Acta Anaesthesiol Scand 2010;54:957–961
43. Gopalasingam N, Obad DS, Kristensen BS, Lundgaard P, Veien M, Gjedsted J, et al: Ultrasound-guidance outperforms the palpation technique for peripheral venous catheterisation in anaesthetised toddlers: a randomised study. Acta Anaesthesiol Scand 2017;61:601–608
44. Berger TM, Fontana M: Horizontal beam technique to document position of percutaneously inserted central venous catheters. Arch Dis Child Fetal Neonatal Ed 2016;101:F89
45. Zenker M, Rupprecht T, Hofbeck M, Schmiedl N, Vetter V, Ries M. Paravertebral and intraspinal malposition of transfemoral central venous catheters in newborns. J Pediatr 2000;136:837–840
46. Association of Paediatric Anaesthetists of Great Britain and Ireland. Good practice in postoperative and procedural pain management, 2nd edition. Paediatr Anaesth 2012;22 Suppl 1:1–79
47. Vittinghoff M, Lönnqvist PA, Mossetti V, Heschl S, Simic D, Colovic V, et al: Postoperative pain management in children: Guidance from the pain committee of the European Society for Paediatric Anaesthesiology (ESPA Pain Management Ladder Initiative). Paediatr Anaesth 2018;28:493–506
48. Sikich N, Lerman J: Development and psychometric evaluation of the pediatric anesthesia emergence delirium scale. Anesthesiology 2004;100:1138–1145
49. Sossai R, Jöhr M, Kistler W, Gerber H, Schärli AF: Postoperative vomiting in children. A persisting unsolved problem. Eur J Pediatr Surg 1993;3:206–208
50. Gloor A, Dillier C, Gerber A: Ketamine for short ambulatory procedures in children: an audit. Paediatr Anaesth 2001;11:533–539
51. Gan TJ, Diemunsch P, Habib AS, Kovac A, Kranke P, Meyer TA, et al: Consensus guidelines for the management of postoperative nausea and vomiting. Anesth Analg 2014;118:85–113
52. Association of Paediatric Anaesthetists of Great Britain and Ireland. Guidlines on the prevention of postoperative vomiting in children – update 2016. http://www.apagbi.org.uk/sites/default/files/images/2016%20APA%20POV%20Guideline-2 pdf 2017 [accessed Jan 3rd 2019]
53. Schaefer MS, Kranke P, Weibel S, Kreysing R, Ochel J, Kienbaum P: Total intravenous anesthesia vs single pharmacological prophylaxis to prevent postoperative vomiting in children: A systematic review and meta-analysis. Paediatr Anaesth 2017;27:1202–1209
54. Eberhart LH, Geldner G, Kranke P, Morin AM, Schauffelen A, Treiber H, et al: The development and validation of a risk score to predict the probability of postoperative vomiting in pediatric patients. Anesth Analg 2004;99:1630–1637

Knochenzement-Reaktion
Bone cement implantation syndrome

K. Kaufmann · U. Göbel

Zusammenfassung

Eine der häufigsten Operationen in Deutschland ist die Implantation einer Hüftotal- oder Teilendoprothese, meist bei multimorbiden Patienten nach Schenkelhalsfraktur. Aufgrund der Knochenqualität der immer älter werdenden Patienten wird zunehmend Knochenzement eingesetzt. Durch den Einsatz von Knochenzement kommt es zu einer signifikanten Steigerung der perioperativen Letalität. Ein möglicher Grund dafür ist die Knochenzement-Reaktion, welche durch das Einbringen von Knochenzement induziert wird und zu einer kardiopulmonalen Beeinträchtigung führt. Diese wird nach Schwere der Hypoxie und arteriellen Hypotension in drei Grade eingeteilt. Die Gesamtinzidenz über alle Grade beträgt ca. 28% bei Patienten mit proximaler Femurfraktur. Die Ätiologie der Knochenzement-Reaktion ist multifaktoriell, im Zentrum der Pathophysiologie steht eine akute Erhöhung des pulmonal-arteriellen Widerstands mit möglicher rechtsventrikulärer Dekompensation. Verschiedene Patienten-spezifische und chirurgische Risikofaktoren konnten identifiziert werden und sollten hinsichtlich des anästhesiologischen Vorgehens beachtet werden. Studien zur Reduktion der Inzidenz der Knochenzement-Reaktion durch ein differenziertes anästhesiologisches Vorgehen sind rar. Lediglich eine Studie konnte eine Reduktion der zweitgradigen Knochenzement-Reaktionen durch hämodynamisch zielorientiertes Vorgehen zeigen. Daten zur intraoperativen, zielorientierten Therapie bei Patienten mit Femurfraktur ohne Fokussierung auf Knochenzement-Reaktionen zeigen positive Ergebnisse hinsichtlich des Outcomes. Das Narkoseverfahren (Allgemeinanästhesie versus neuroaxiale Anästhesie) scheint keinen Einfluss auf die Inzidenz der Knochenzement-Reaktion zu haben. Diese Übersichtsarbeit beinhaltet eine Handlungsempfehlung hinsichtlich des prä-, intra- und postoperativen anästhesiologischen Vorgehens bei Patienten, welche sich der Implantation einer zementierten Hüftotal- oder Teilendoprothese unterziehen. Da eine kausale Therapie bis dato nicht besteht, wird der Fokus hierbei auf die perioperative Optimierung der Hämodynamik, mit und ohne erweitertes Monitoring je nach Risikokonstellation, gelegt. Aufgrund der mangelhaften Datenlage gerade hinsichtlich perioperativer Handlungsempfehlungen zur Vermeidung einer Knochenzement-Reaktion, basieren die hier genannten Empfehlungen vor allem auf empirischen Erfahrungen aus der täglichen Praxis und den pathophysiologischen Erkenntnissen.

Schlüsselwörter: Knochenzement-Reaktion – Hämodynamik – Zielorientierte Volumentherapie – Perioperative Komplikationen

Summary

The total-hip arthroplasty or hemiarthroplasty represent two of the most frequent operations in Germany. Usually these patients are multimorbid and present with a femoral neck fracture. Due to the poor quality of older patients' bone structure the need for bone cement to fix the prosthesis rised. Several studies show a significant correlation of perioperative mortality increase and bone cement use. The phenomenon is called bone cement implantation syndrome (BCIS) and leads to perioperative cardio-pulmonary impairment caused by the implantation of bone cement, mostly into the shaft of the femur. There are three different degrees of severity of bone cement implantation syndrome depending on the severity of hypoxia and arterial hypotension. The overall incidence of BCIS is 28% for patients with femoral neck fractures. The etiology appears multifactorial but one of the major issues in the pathophysiology of BCIS is an acute increase of the pulmonary vascular resistance with a possible consecutive right-ventricular decompensation. There are several patient-specific and procedural risk factors which a-priori should be taken into consideration for the anesthesiological management. Studies to reduce the incidence of BCIS resulting from perioperative goal-directed therapy are scarce. There is only one study that describes a significant reduction of the incidence of BCIS grade 2 due to intraoperative goal-directed hemodynamic therapy. Studies on intraoperative hemodynamic goal-directed therapy for patients with femoral neck fractures not focusing on BCIS also show positive effects on patients' outcome. The type of anesthesia (general versus regional) does not seem to influence the incidence of BCIS. This review includes an anesthesiological guidance for the pre-, intra- and postoperative period of patients undergoing cemented hip arthroplasty. The main focus is the perioperative optimization of patients' hemodynamic status with and without additional invasive or non-invasive monitoring depending on patient-specific risk factors. Due to the lack of studies to reduce the incidence of BCIS the guidance in this review is mainly based on experts' experience and the underlying pathophysiology of BCIS.

Keywords: Bone cement implantation syndrome – Hemodynamic – Goal-directed fluid therapy – Perioperative complications

Klinische Relevanz

In Deutschland wurden im Jahr 2014 mehr als 180.000 Hüfttotalendoprothesen (Hüft-TEP) implantiert. Damit stellt die Hüft-TEP die dritthäufigste Operation dar [1]. Die Hauptindikation zum Einbau einer Hüft-TEP ist die Koxarthrose, gefolgt von der komplikationsträchtigeren Schenkelhalsfraktur [2,3]. Insgesamt wurden in Deutschland im Jahr 2014 mehr als 100.000 proximale Femurfrakturen registriert, 54% davon waren Schenkelhalsfrakturen [4]. Im Folgenden wird der Fokus auf dem hochbetagten Traumapatienten liegen, da es sich hierbei um die Hauptrisikogruppe bei der Betrachtung der intraoperativen Knochenzement-Reaktion handelt. Die derzeitigen Hochrechnungen prognostizieren aufgrund steigender Lebenserwartung und demographischer Entwicklung eine stetig zunehmende Fallzahl an Femurfrakturen [4,5]. Häufig handelt es sich um Niedrigenergietraumata multimorbider Patienten [5]. Die konservative Therapie bei nicht-dislozierten Schenkelhalsfrakturen ist nur in Ausnahmefällen bei eingestauchten, stabilen Frakturen und hohem perioperativen Risiko bei Multimorbidität oder Inoperabilität indiziert. In der Mehrzahl der Fälle wird eine endoprothetische Versorgung der Schenkelhalsfraktur angestrebt, mit dem Ziel einer zügigen Mobilisation unter Vollbelastung und damit frühen Rehabilitation [4].

Nach Leitlinie der Deutschen Gesellschaft für Unfallchirurgie wird eine operative Versorgung innerhalb von 24 Stunden nach Trauma gefordert, um die Wahrscheinlichkeit für postoperative Komplikationen, wie zum Beispiel einer Pneumonie durch verzögerte Mobilisation, gering zu halten [6]. Zur operativen Versorgung stehen zwei Verfahren zur Auswahl, die Versorgung mittels Totalendoprothese oder der Einsatz einer bipolaren Prothese (Duokopfprothese). Handelt es sich um einen körperlich aktiven Patienten im Alter über 70 Jahre mit guter Knochendichte, so ist die Totalendoprothese das Verfahren der Wahl. Die Implantation kann mit oder ohne Knochenzement erfolgen. Bei gesundheitlich eingeschränkten Patienten im Alter über 80 Jahre mit niedriger Knochendichte ist die zementierte Duokopfprothese das Verfahren der Wahl [4]. Im Rahmen beider operativer Verfahren wird zunehmend der Einsatz von Knochenzement zur Verankerung des Prothesenschafts favorisiert [1,4,5,7,8].

Diese Einschätzung basiert auf Daten, die im Rahmen von Registerstudien zum Einsatz von Knochenzement erhoben wurden. So zeigen Daten aus England und Australien einen Überlebensvorteil sowie ein geringeres Revisionsrisiko bei zementierter Schaftverankerung [9,10]. In einer Cochrane Analyse zeigten sich bei Patienten mit zementierten Hüftdoprothesen geringere postoperative Schmerzen, sowie eine bessere Hüftgelenksfunktion ein Jahr postoperativ [11]. Daten aus Norwegen und Schweden zeigen eine reduzierte Revisionsrate und weniger periprothetische Frakturen bei Patienten nach zementierter Hüftendoprothese [12].

Aufgrund der demographischen Entwicklung in Deutschland wird die Anzahl an multimorbiden Patienten, welche sich der Implantation einer zementierten Hüftendoprothese unterziehen, stetig steigen.

Diesen positiven Ergebnissen stehen folgende negative Daten zur perioperativen Morbidität und Letalität durch den Einsatz von Knochenzement gegenüber. In einer australischen Registerarbeit mit 25.000 Patienten zur zementierten Hüftendoprothetik zeigte sich eine signifikant erhöhte Letalität am ersten postoperativen Tag [13]. In einer weiteren Registerarbeit aus Norwegen zeigte sich bei 11.210 Patienten mit Schenkelhalsfraktur ebenfalls eine signifikant erhöhte Letalität durch den Einsatz von Knochenzement. Dieser Effekt war auch nach Adjustierung der Risikofaktoren signifikant [14]. In einer weiteren Studie konnte gezeigt werden, dass unabhängig von der Indikation (Trauma, Arthrose, pathologische Fraktur) der Einsatz von Knochenzement durch das Auftreten von Knochenzement-Reaktionen mit einer Erhöhung der intraoperativen Letalität einherging [15]. In England und Wales wurde eine Auswertung des National Reporting and Learning System zwischen 2005 und 2012 hinsichtlich Knochenzement-Reaktionen bei Patienten mit Schenkelhalsfraktur durchgeführt. Hier zeigte sich eine Inzidenz von 1 zu 2900 für schwere intraoperative Kreislaufreaktionen bis hin zum intraoperativen Tod in direktem zeitlichen Zusammenhang mit dem Einbringen von Knochenzement in den Femurschaft [7]. 41 der 62 in dieser Studie berichteten intraoperativen Zwischenfälle führten zum Tod des Patienten. 33 der Patienten [33,41] verstarben noch auf dem Operationstisch. Es ist davon auszugehen, dass die Dunkelziffer deutlich höher liegt [7,16].

In einer weiteren retrospektiven Datenanalyse zum Vergleich zementierter mit unzementierter Hüftendoprothetik schlussfolgern die Autoren, dass die Rate an intraoperativen Frakturen beim Einschlagen des Prothesenschafts in der unzementierten Gruppe zwar höher ist, aber die intraoperative hämodynamische Depression und die daraus resultierende Frühletalität durch Knochenzement signifikant erhöht wird [17,18]. Hinsichtlich der frühen Letalität (24 Stunden postoperativ) konnte in einer weiteren Registerarbeit aus England mit 65.535 Patienten zur zementierten Hüftendoprothetik eine signifikante Erhöhung durch den Einsatz von Knochenzement gezeigt werden [19].

Zusammenfassend erscheint es nach aktueller Studienlage evident, dass der intraoperative Einsatz von Knochenzement bei Patienten zur Hüftendoprothetik bedingt durch das daraus resultierende Risiko einer Knochenzement-Reaktion die perioperative Letalität erhöht.

Definition

Obwohl das Phänomen der Knochenzement-Reaktion bereits Anfang der Siebzigerjahre beschrieben wurde, gibt es bis heute keine einheitliche Definition. [20]. Erstmals wurde 2009 durch Donaldson und Kollegen eine Definition anhand klinischer Parameter festgelegt [21]. Eine Klassifikation anhand des Schweregrades wurde etabliert (Tab. 1). Eine Knochenzement-Reaktion liegt dann vor, wenn es in unmittelbarem Zusammenhang mit dem Einbringen von Knochenzement zu Hypoxie, arterieller Hypotension und/oder Bewusstseinsverlust kommt [21]. Am häufigsten, aber nicht ausschließlich, zeigt sich die Knochenzement-Reaktion bei Patienten zur zementierten Hüftendoprothetik, auch bei anderen zementierten Verfahren (Knieprothesenimplantation oder Kyphoplastie) wurde diese Komplikation beschrieben. Die Gesamtinzidenz für Knochenzement-Reaktionen bei Patienten zur Hüftendoprothetik nach Schenkelhalsfraktur wird über alle Schweregrade mit 28% angegeben [22]. Betrachtet man die einzelnen Schweregrade isoliert, so zeigte sich für die Knochenzement-Reaktion Grad 1 eine Inzidenz von 21%, für Grad 2 von 5,1% und für Grad 3 von 1,7% [22]. Die Letalität innerhalb 48 Stunden postoperativ, sowie die 30-Tage-Letalität waren in der Patientengruppe mit Knochenzement-Reaktion 2° und 3° signifikant höher, als in der Gruppe mit Knochenzement-Reaktion 1° [22]. Weitere operative Eingriffe bei denen Knochenzement-Reaktionen beschrieben wurden, sind zementierte Knieendoprothesen und Kyphoplastien [23–25].

Pathophysiologie

Die Knochenzement-Reaktion zeichnet sich durch eine mehr oder weniger stark ausgeprägte kardiopulmonale Instabilität in zeitlichem Zusammenhang mit dem Einbringen von Knochenzement aus. Dabei kommt es zu einer Reduktion der peripheren Sauerstoffsättigung und einem Abfall des systemischen Blutdrucks bis hin zu Arrhythmien, Schock und Kreislaufstillstand [23,26,27]. Die führende Ursache dieser instabilen Kreislaufsituation ist eine akute rechtskardiale Dekompensation durch einen akuten Anstieg des pulmonal-arteriellen Widerstands [23,27–30]. Die Ätiologie dieser Widerstandserhöhung in der pulmonalen Strombahn ist bis heute unklar und am ehesten als multifaktorielles Ereignis zu werten [28]. Der rechte Ventrikel ist durch seine anatomische Struktur und physiologische Funktionsweise nur bedingt in der Lage akute Druckerhöhungen in der pulmonalen Strombahn suffizient zu kompensieren. Die Folge ist eine rechtskardiale Dekompensation mit konsekutiver linksventrikulärer Einschränkung, da hier zunehmend weniger Volumen aus dem rechten Herzen zur Verfügung steht und durch eine diastolische Septumverlagerung nach links die Füllung des linken Ventrikels eingeschränkt ist (paradoxer Septumshift). Durch die Reduktion des kardialen Auswurfs und eine durch Freisetzung von Mediatoren bedingte systemischen Vasodilatation kommt es zu einem Abfall des systemisch-arteriellen Druckes. Es entwickelt sich ein Circulus vitiosus. (Abb. 1) Durch den Abfall des systemischen Blutdrucks kommt es zu einer Minderperfusion der Koronarien, wodurch die kardiale Pumpfunktion weiter beeinträchtigt wird [21,29]. Als mögliche Ursache für die akute Erhöhung des pulmonal-arteriellen Widerstands wird sowohl eine Vasokonstriktion multifaktorieller Genese als auch die Obstruktion durch embolische Ereignisse aus Fett, Knochenmark und Knochenzement diskutiert. In der Folge kommt es zu einem Missverhältnis von Ventilation und Perfusion [31–33]. Damit erhöht sich die Shuntfraktion, d.h. eine zunehmende Menge an nicht-oxygeniertem Blut wird vom rechten ins linke Herz transportiert [15,27]. Die Effekte in der pulmonalen Strombahn sind meist nur vorübergehend, können aber bis zu 48 Stunden postoperativ anhalten [23]. Der Abfall des endtidalen CO_2 Wertes kann klinisch das erste Anzeichen der rechtskardialen Dekompensation darstellen. Die Hypothese, dass zerebrale embolische Ereignisse bei okkultem persistierendem Foramen ovale beim Einbringen von Knochenzement ursächlich für eine erhöhte Rate an postoperativen neurologischen Komplikationen seien, konnte in Studien nicht bestätigt werden [34,35].

Ätiologie

Die genaue Ätiologie der Knochenzement-Reaktion ist bis heute unklar. Es ist davon auszugehen, dass es sich um ein multifaktorielles Geschehen handelt. Die wahrscheinlichsten Pathomechanismen werden im Folgenden näher erläutert. Durch das Einbringen von Knochenzement und in der Folge des Prothesenschafts unter hohem Druck in das Femur werden Partikel aus dem Markraum bestehend aus Fett, Knochenmark, Knochenzement, Luft und Knochen in die venöse Zirkulation gepresst, welche in mehreren Studien mittels transösophagealer Echokardiographie im rechten Herzen nachgewiesen werden konnten [36,37]. Embolien in der pulmonalen Strombahn konnten postmortal als Todesursache diagnostiziert werden [15,38]. Zwar wurden auch bei Patienten mit unzementierten Hüftendoprothesen embolische Ereignisse echokardiographisch nachgewiesen, jedoch waren diese im direkten Vergleich zu Patienten mit zementierten Eingriffen viel geringer ausgeprägt [32]. Es zeigte sich eine positive Korrelation des intrakavitä-

Tabelle 1
Definition und Inzidenz der Knochenzement-Reaktion [21,22].

Schweregrad	Klinische Zeichen	Inzidenz
Knochenzement-Reaktion 1°	Moderate Hypoxie (SpO_2 <94%) oder Hypotension (Abfall des systolischen Blutdrucks >20%)	21%
Knochenzement-Reaktion 2°	Schwere Hypoxie (SpO_2 <88%) oder Hypotension (Abfall des systolischen Blutdrucks >40%) oder unerwarteter Bewusstseinsverlust	5,1%
Knochenzement-Reaktion 3°	Kardiale Dekompensation mit der Notwendigkeit einer kardiopulmonalen Reanimation	1,7%

Abbildung 1

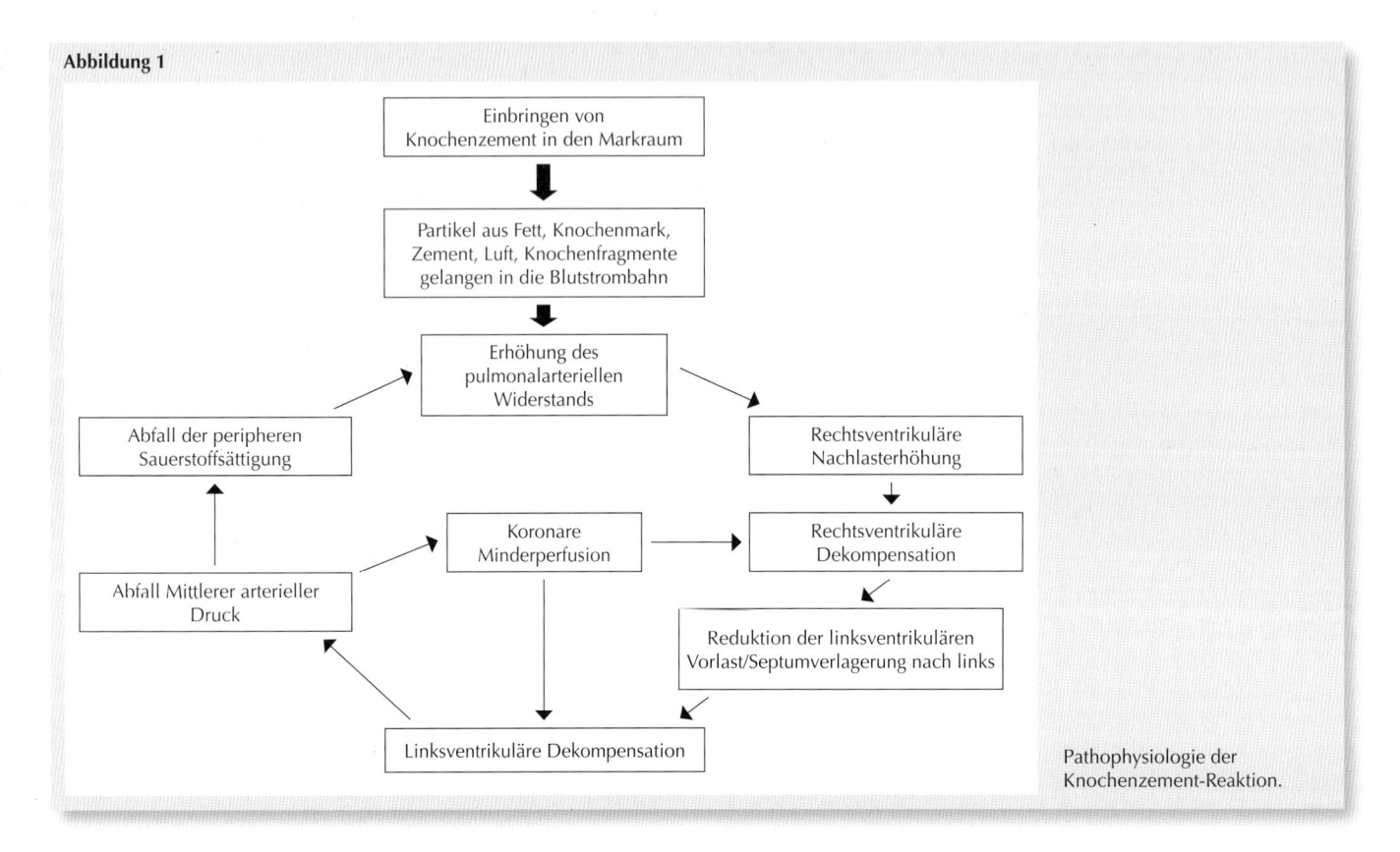

Pathophysiologie der Knochenzement-Reaktion.

ren Drucks im Markraum beim Einbringen der zementierten Schaftprothese in den Röhrenknochen zur Ausprägung der embolischen Ereignisse [24]. Neben der rein mechanischen Obstruktion der pulmonalen Strombahn durch embolische Ereignisse wurde eine weitere Hypothese generiert, wonach es durch die Embolien zur Freisetzung von vasokonstriktorischen Mediatoren in der pulmonalen Strombahn kommt [27,32,33]. Eine der Hauptschwächen des "embolischen" Hypothesen-Models als Hauptursache der Knochenzement-Reaktion ist die Tatsache, dass das Ausmaß der embolischen Ereignisse nicht mit der hämodynamischen Instabilität korrelierte [31–33]. In der Folge wurden weitere Mechanismen als Ursache der Knochenzement-Reaktion untersucht, u.a. eine überschießende Histaminfreisetzung, eine Komplementaktivierung, sowie eine mögliche Anaphylaxie. Diese Arbeitshypothesen konnten jedoch in Folgestudien nicht bestätigt werden [39–41].

> Im Zentrum der Pathophysiologie der Knochenzement-Reaktion steht die akute Erhöhung des pulmonal-arteriellen Widerstands mit konsekutiver Rechtsherzbelastung. Embolische, obstruierende Ereignisse, sowie die Freisetzung vasokonstriktorischer Mediatoren werden als Hauptursache der pulmonal-arteriellen Widerstandserhöhung angesehen.

Risikofaktoren

Sowohl patienten-spezifische, als auch operative Risikofaktoren sind bei der Entstehung der Knochenzement-Reaktion zu beachten.

Patienten-spezifische Risikofaktoren

Die Anzahl an multimorbiden Patienten, die sich zur Operation einer zementierten Hüftendoprothese vorstellen, steigt stetig [42]. Unabhängige, patienten-spezifische Risikofaktoren für das Auftreten einer Knochenzement-Reaktion sind: ASA Klassifikation ≥3, chronisch-obstruktive Lungenerkrankungen und eine präoperative Therapie mit Diuretika oder Vitamin K-Antagonisten [22]. Des Weiteren werden in der Literatur folgende Risikofaktoren angegeben: erhöhtes Lebensalter (≥85 Jahre), männliches Geschlecht, Osteoporose, vorbestehende pulmonal-arterielle Hypertonie, eingeschränkte Herzfunktion, pathologische Frakturen und das initiale Trauma als Ursache allgemein [15,16,43–45].

Operative Risikofaktoren

Patienten, die zum ersten Mal eine zementierte Hüftendoprothese erhalten, haben ein höheres Risiko für Knochenzement-Reaktionen als Patienten, welche sich einer Re-Operation unterziehen [44]. Die Länge des Prothesenschafts korreliert positiv mit einer erhöhten Inzidenz der Knochenzement-Reaktion [44]. Weiterhin wurde folgendes Vorgehen zur chirurgischen Risikoreduktion vorgeschlagen: sorgfältige Spülung des Markraums vor Einbringen des Knochenzements, Einlegen eines Absaugkatheters zur Reduktion des intramedullären Drucks, retrogrades Einbringen des Knochenzements mittels Einspritzpistole, intramedullärer Knochenzementstopper und enge Kommunikation mit dem anästhesiologischen Team vor dem Einbringen des Knochenzements [43]. Eine Anbohrung des Knochens um Druckspitzen beim Einbringen des Knochenzements zu vermeiden wird kontrovers diskutiert, da hierdurch die Gefahr für intraoperative iatrogene Frakturen signifikant ansteigt [23].

Anästhesiologisches Vorgehen

Daten zur zielorientierten Optimierung der intraoperativen Hämodynamik zur Reduktion der Inzidenz der Knochenzement-Reaktion bei zementierter Hüftendoprothetik sind bis dato spärlich [46]. Es existieren Daten zu Patienten mit proximaler Femurfraktur, jedoch wurde der intraoperative Einsatz von Knochenzement und dessen Folgen nicht spezifisch untersucht. Mehrere randomisiert-kontrollierte Studien konnten eine Komplikationsreduktion durch den intraoperativen Einsatz eines erweiterten Monitorings und der daraus abgeleiteten ziel-orientierten hämodynamischen Therapie bei Patienten mit proximaler Femurfraktur zeigen [47,48]. Diese Ergebnisse konnten in neueren Studien zur Versorgung proximaler Femurfrakturen nicht bestätigt werden [49]. Eine weitere Studie zur intraoperativen, zielorientierten Therapie bei Patienten zur Hüftendoprothetik unter Spinalanästhesie machte ebenfalls keine Aussage zum Einsatz von Knochenzement. In dieser Studie konnte in der Interventionsgruppe durch zielorientierte hämodynamische Therapie unter Einsatz eines erweiterten hämodynamischen Monitorings eine Reduktion postoperativer Komplikationen erzielt werden [50]. Obwohl es sich in den genannten Studien um ein heterogenes Patientengut handelt und eine Übertragbarkeit der Ergebnisse auf zementierte Hüftendoprothetik schwierig erscheint, wird trotzdem bei Patienten der Hochrisikogruppe ein erweitertes hämodynamisches Monitoring analog zur intraoperativen Versorgung von Hochrisikopatienten aus anderen chirurgischen Fachbereichen empfohlen [7,9,16,21,51–53,54].

In der aktuellen Literatur gibt es keine eindeutige Empfehlung welches erweiterte hämodynamische Monitoring zu favorisieren ist. Der in der Literatur beschriebene Einsatz der transösophagealen Echokardiographie diente primär der Detektion embolischer Ereignisse im Rahmen der Knochenzement-Reaktion, weniger der intraoperativen hämodynamischen Optimierung des Patienten *vor* Einbringen des Knochenzements in den Femurschaft [36,37].

Intraoperativ lassen sich zwei wesentliche Phasen unterscheiden, die Zeit vor bzw. nach Einbringen des Knochenzements. Primär sollte es das Ziel sein, die hämodynamische Situation des Patienten spätestens bis zum Zeitpunkt des Einbringens des Knochenzements optimiert zu haben. Dies beinhaltet eine optimale Vorlast durch Volumgabe, eine optimale kardiale Funktion ggf. unter Einsatz von Inotropika und einen optimalen systemischen Widerstand durch den Einsatz von Vasopressoren [55]. Diese Handlungsempfehlung basiert auf pathophysiologischen Erkenntnissen und ist bei begrenzter Studienlage vor allem der täglichen, klinischen Praxis entnommen. Durch die Optimierung der genannten Parameter erscheint eine mögliche rechtsventrikuläre Dekompensation im Rahmen einer Knochenzement-Reaktion weniger wahrscheinlich [46]. Das erweiterte hämodynamische Monitoring sollte daher im Hinblick auf die kardiale Funktion kontinuierliche Werte liefern und eine geringe Untersucherabhängigkeit aufweisen. Die transösophageale Echokardiographie erscheint hier nicht zielführend. Der Einsatz des pulmonal-arteriellen Katheters ist aufgrund möglicher Komplikationen nicht zu empfehlen.

Die Studien zur intraoperativen hämodynamischen Optimierung mittels nicht-invasiver Verfahren, vor allem unter Einsatz des Ösophagusdopplers, sind zahlreich und haben bereits Einzug in Leitlinien verschiedener Fachgesellschaften erhalten [56]. Nicht die Installation eines erweiterten hämodynamischen Monitorings allein, sondern die Festlegung und Einhaltung bestimmter hämodynamischer Grenzwerte (Ziele) ist entscheidend [52,53]. Aktuell gibt es nur eine Studie, welche sich gezielt der Reduktion von Knochenzement-Reaktionen durch den intraoperativen Einsatz einer zielorientierten hämodynamischen Therapie widmete. In dieser Studie konnte zwar keine signifikante Reduktion der Gesamtinzidenz erzielt werden, jedoch konnte durch den Einsatz einer zielorientierten Therapie mittels Ösophagusdoppler in der Interventionsgruppe eine signifikante Reduktion zweitgradiger Knochenzement-Reaktionen erreicht werden [46].

> Eine zielorientierte, präemptive Optimierung der intraoperativen Hämodynamik, unabhängig von den genannten patienten-spezifischen und operativen Risikofaktoren, bietet einen rationalen Ansatzpunkt, die Inzidenz für Knochenzement-Reaktionen zu senken [46].

Allgemeinanästhesie versus neuroaxiale Anästhesie

Hinsichtlich der Inzidenz der Knochenzement-Reaktion in Abhängigkeit vom Narkoseverfahren ist die Studienlage begrenzt. In zwei Studien wurde ein möglicher Zusammenhang untersucht. In einer retrospektiven Datenanalyse bei 1016 Patienten mit Schenkelhalsfrakturen konnte kein Unterschied zwischen den Narkoseverfahren Allgemeinanästhesie und neuroaxiale Anästhesie sowohl hinsichtlich der allgemeinen Inzidenz des Knochenzement-Reaktion, als auch in Bezug auf höhergradige Formen (Knochenzement-Reaktion ≥2) gezeigt werden [22]. In einer weiteren retrospektiven Studie mit 1210 Patienten wurde die Inzidenz der Knochenzement-Reaktion hinsichtlich zweier neuroaxialer Anästhesieverfahren (epidural mono versus epidural-spinal kombiniert) verglichen. Hier zeigte sich eine signifikante Erhöhung der Inzidenz von

Knochenzement-Reaktion 3° in der Gruppe, welche nur eine epidurale Anästhesie erhalten hatte. Eine mögliche Erklärung für dieses Ergebnis sehen die Autoren in den höheren Dosierungen der Lokalanästhetika in der Epidural-Gruppe [57]. Besser erscheint die Datenlage zum Thema des Anästhesieverfahrens bei Patienten mit Femurfrakturen allgemein und dessen Einfluss auf die postoperative Letalität. Hier konnte kein Unterschied zwischen Allgemeinanästhesie und neuroaxialer Anästhesie gezeigt werden [19,58]. Die Knochenzement-Reaktion fand in diesen Studien jedoch keine Beachtung.

In Bezug auf den postoperativen Verlauf wird zunehmend weniger das Narkoseverfahren, ob allgemein oder neuroaxial, sondern eher die intraoperative Depression der Hämodynamik als entscheidender Faktor angesehen [59]. Aufgrund mangelnder Daten ist eine definitive Aussage über das Narkoseverfahren der Wahl zur Vermeidung einer Knochenzement-Reaktion bei Patienten zur zementierten Hüftendoprothetik oder anderen mit Knochenzement assoziierten Operationen nicht möglich. Die Wahl des Narkoseverfahrens richtet sich damit nach dem chirurgischen Vorgehen, dem Patientenwunsch und dem durch die jeweiligen Komorbiditäten definierten patientenspezifischen Narkoserisiko.

> **Die Wahl des Narkoseverfahrens – Allgemeinanästhesie oder neuroaxiale Anästhesie – hat keinen Einfluss auf die Inzidenz der Knochenzement-Reaktion.**

Handlungsempfehlung zur Risikoreduktion einer Knochenzement-Reaktion bei zementierter Hüftendoprothetik

Auf eine sorgfältige präoperative Risikostratifizierung ist zu achten. Folgende Risikofaktoren sollten dabei evaluiert werden: Lebensalter ≥85 Jahre, männliches Geschlecht, präoperativ eingeschränkte rechts- oder linksventrikuläre Herzfunktion, vorbestehende pulmonal-arterielle Hypertonie, Einnahme von Diuretika oder Vitamin-K-Antagonisten, pathologische Fraktur, Osteoporose, Trauma als Ursache, geplante Implantation einer Langschaftprothese und Ersteingriff.

Präoperativ:
- Die Wahl des Narkoseverfahrens, ob eine Allgemeinanästhesie oder ein neuroaxiales Verfahren durchgeführt wird, richtet sich nach dem Patientenwunsch, sowie patientenspezifischen Kontraindikationen und Komorbiditäten.
- Zu beeinflussende Risikofaktoren sind präoperativ zu optimieren.
- Obwohl ein kausaler Zusammenhang zwischen einer erhöhten Inzidenz an postoperativem Delir und dem Einsatz von Knochenzement aufgrund der aktuellen Datenlage schwierig zu erklären erscheint, so ist eine Prämedikation mit Benzodiazepinen aufgrund der patienten-spezifischen Risikofaktoren der Hauptrisikogruppe, hohes Lebensalter und Multimorbidität, nicht zu empfehlen. Zur optimalen Beurteilung der postoperativen Neurologie unter Eingrenzung möglicher Differentialdiagnosen sollte auf eine Prämedikation mit Benzodiazepinen verzichtet werden [60].
- Trotz Niedrigenergietraumata zeigen sich bei älteren, multimorbiden Patienten ähnliche pathophysiologische Veränderungen wie bei jungen Patienten nach Polytraumata. Auf eine suffiziente Volumentherapie ist bereits präoperativ zu achten. Sowohl ein präoperativ erhöhter Laktatwert, als auch eine vorbestehende Anämie sind mit einem schlechteren postoperativen Verlauf assoziiert [16,61]. Eine durch Antikoagulation präoperativ eingeschränkte Gerinnung sollte unter sorgfältiger Risiko-Nutzen-Abwägung optimiert werden [62].

Die im folgenden Abschnitt genannten Handlungsempfehlungen zum intraoperativen Vorgehen entspringen vor allem der empirischen Erfahrung und den pathophysiologischen Erkenntnissen, sind jedoch nicht durch klinische Studien belegt.

Intraoperativ:
- Patienten mit ≥4 Risikofaktoren oder einer vorbestehenden pulmonal-arteriellen Hypertonie oder einer mittel- bis hochgradig eingeschränkten rechtsventrikulären Funktion sollten eine invasive Blutdruckmessung und einen zentralen Venenkatheter zur differenzierten Katecholamintherapie erhalten. Fakultativ kann nach sorgfältiger Risiko-Nutzen-Abwägung bei diesen Patienten ein erweitertes Monitoring zur bestmöglichen Optimierung der Hämodynamik (Vorlast, Nachlast, kardiale Funktion) a-priori eingesetzt werden.
- Das Einbringen von Knochenzement und die chirurgischen Maßnahmen zur Risikoreduktion sollten im Rahmen des Team-Time-Out vor Hautschnitt nochmals besprochen werden.
- Auf eine enge Kommunikation zwischen Anästhesie und Chirurgie ist intraoperativ zu achten. Das Einbringen von Knochenzement muss rechtzeitig angekündigt werden.
- Bei Vorliegen eines erweiterten hämodynamischen Monitorings ist Folgendes vor Knochenzementgabe zu beachten. Zur Optimierung des Schlagvolumens sollte primär der Frank-Starling-Mechanismus durch Erhöhung der Vorlast genutzt werden. Betrachtet man die Beziehung zwischen Vorlast und kardialer Auswurfleistung, so sollte man den linearen Bereich suffizient ausnutzen. In der klinischen Praxis sollte demnach eine kristalloide Volumengabe, in Bolusform, so lange erfolgen bis die relative Schlagvolumenzunahme unter 10% zum Ausgangswert liegt. Der Herz-Index sollte, ggf. durch Inotropika gestützt, über 2,5 l/min/m² liegen. Der mittlere arterielle Druck sollte >65 mmHg betragen bzw. nicht mehr als 20% vom Ausgangswert vor Narkoseeinleitung abweichen. Hierzu wird der Einsatz von Vasopressoren empfohlen [56].
- Steht kein erweitertes Monitoring zur Verfügung, so ist zum Zeitpunkt der Knochenzementgabe auf eine suffiziente Vorlast und auf suffiziente mittlere arterielle Drücke >65 mmHg bzw. nicht kleiner als 20% vom Ausgangswert abweichend, ggf. unter Gabe von Vasopressoren zu achten.
- 5 bis 10 Minuten vor der Knochenzementgabe bis 15 Minuten danach sollte die inspiratorische Konzentration (FiO_2) bei invasiver Beatmung auf 1,0 eingestellt werden. Bei nicht-invasiver Blutdruckmessung sollte das Zeitintervall auf 1-minütig gestellt werden.

- Vom Operateur durchgeführte Maßnahmen zur Risikoreduktion beinhalten: Sorgfältige und schonende Spülung des Markraums vor Einbringen des Knochenzements, Einlegen eines Absaugkatheters zur Reduktion des intramedullären Druckes, retrogrades Einbringen des Knochenzements mittels Einspritzpistole und Platzierung eines intramedullären Knochenzementstoppers.
- Der Abfall des endtidalen CO_2-Wertes kann klinisch das erste Anzeichen einer rechtskardialen Dekompensation darstellen, gefolgt von einem Abfall des systemischen Blutdrucks sowie der peripheren Sauerstoffsättigung.
- Eine kausale Therapie der Knochenzement-Reaktion ist nicht möglich. Bei Auftreten der Knochenzement-Reaktion jeder Ausprägung ist auf eine suffiziente kristalloide Volumenzufuhr zur Vorlaststeigerung zu achten. Das Katecholamin der Wahl ist Noradrenalin, sollte dies zur Stabilisierung des Kreislaufs nicht ausreichen, sollte Adrenalin eingesetzt werden.
- Zur schnellen Senkung des pulmonalarteriellen Druckes kann Stickstoffmonoxid inhalativ eingesetzt werden [16,21]. Klinische Studien zum Einsatz von Stickstoffmonoxid bei Knochenzement-Reaktionen gibt es bislang keine.

Postoperativ:
- Eine postoperative intensivmedizinische Überwachung ist bei jeder Knochenzement-Reaktion ≥2° indiziert, da trotz Stabilisierung des Kreislaufs mit einer erhöhten Letalität innerhalb der nächsten 24 Stunden zu rechnen ist.
- Sollte es innerhalb von 15 Minuten nach Einbringen des Knochenzements zu keiner Knochenzement-Reaktion gekommen sein, so ist die Wahrscheinlichkeit für eine hämodynamische Depression durch den Knochenzement im weiteren Verlauf sehr gering bis ausgeschlossen [22]. Die zeitnahe Entfernung der intravasalen Katheter ist somit postoperativ anzustreben.

Handlungsempfehlung für die Praxis

Präoperativ:
- Keine Prämedikation mit Benzodiazepinen
- Beeinflussbare Risikofaktoren optimieren (z.B. Diuretika absetzen)
- Suffiziente Volumentherapie mit dem Ziel der präoperativen Normovolämie (Laktatwert)
- Bei chronischer oder akuter Anämie Optimierung des Hämoglobinwerts (Eisensubstitution, Folsäure, Erythrozytenkonzentrat) mit dem Zielwert >8 mg/dl
- Gerinnungsoptimierung nach sorgfältiger Risiko-Nutzen-Abwägung
- Kein Vorteil eines bestimmten Narkoseverfahrens hinsichtlich der Inzidenz der Knochenzement-Reaktion
- Team-Time-Out: Besprechung der chirurgischen und anästhesiologischen Maßnahmen zur Risikoreduktion

Intraoperativ:
- Invasive Blutdruckmessung und zentraler Venenkatheter bei ≥4 Risikofaktoren, pulmonal-arterieller Hypertonie oder mittel- bis hochgradig eingeschränkter rechtsventrikulärer Funktion
- Fakultativ: erweiterte, hämodynamische Überwachung bei ≥ 4 Risikofaktoren, pulmonal-arterieller Hypertonie oder mittel-bis hochgradig eingeschränkter rechtsventrikulärer Funktion
  - Optimierung der Hämodynamik vor Einbringen des Knochenzements
    1. Vorlast: Kristalloide Bolusgabe bis Schlagvolumenzunahme <10% zum Ausgangswert
    2. Herzfunktion: Herzindex ≥2,5 l/min/m² durch Einsatz von Inotropika (Ephedrin, Dobutamin)
    3. Nachlast: Mittlerer arterieller Druck >65 mmHg oder Abweichung vom Ausgangswert nicht ≥20% durch Einsatz von Vasopressoren (Noradrenalin)
- Ohne erweiterte hämodynamische Überwachung 5–10 Minuten vor Knochenzementgabe: kristalloider Volumenbolus (ca. 500–1000 ml) und MAD >65 mmHg bzw. ≤20% Abweichung zu Ausgangswert
- Erhöhung der inspiratorischen Sauerstoffkonzentration auf 100% 5–10 Minuten vor Einbringen des Knochenzements
- Bei Auftreten einer Knochenzement-Reaktion:
  - Erstes Zeichen: Abfall des endtidalen CO_2 Werts
  - Keine kausale Therapie möglich
  - Kristalloider Volumenbolus
  - Katecholamin der Wahl: Noradrenalin, ggf. Adrenalin
  - Schnelle Senkung des pulmonalarteriellen Widerstands durch inhalatives Stickstoffmonoxid

Postoperativ:
- 15 Minuten nach Einbringen des Knochenzements keine Knochenzement-Reaktion mehr zu erwarten
- 24 Stunden intensivmedizinische Überwachung bei Auftreten einer Knochenzement-Reaktion trotz Stabilisierung
- Bei chronischer oder akuter Anämie Optimierung des Hämoglobinwerts durch Eisensubstitution und Folsäuregabe

Literatur

1. Rahm S: Rheumatologie PZZF, 2018. Indications for joint replacement: Total hip arthroplasty. europepmcorg 2017;77:55–65
2. Tsertsvadze A, Grove A, Freeman K, Court R, Johnson S, Connock M, et al: Total hip replacement for the treatment of end stage arthritis of the hip: a systematic review and meta-analysis. PLoS ONE 2014;9:e99804
3. Havelin LI, Fenstad AM, Salomonsson R, Mehnert F, Furnes O, Overgaard S, et al: The Nordic Arthroplasty Register Association: a unique collaboration between 3 national hip arthroplasty registries with 280,201 THRs. Acta Orthop 2009;80:393–401
4. Klopfer T, Hemmann P, Ziegler P, Stöckle U, Bahrs C: Proximale Femurfraktur und Insuffizienzfrakturen im Alter. Trauma Berufskrankh 2016;19:27–36
5. Buecking B, Eschbach D, Bliemel C, Knobe M, Aigner R, Ruchholtz S: Endoprostheses in geriatric traumatology. Orthopade 2017;46:48–53
6. Smektala R, Schleiz W, Fischer B, Bonnaire F, Schulze-Raestrup U, Siebert H et al: Mediale Schenkelhalsfraktur: mögliche Gründe für eine verzögerte operative Versorgung. Der Unfallchirurg 2013;117:128–137
7. Rutter PD, Panesar SS, Darzi A, Donaldson LJ: What is the risk of death or severe harm due to bone cement implantation syndrome among patients undergoing hip hemiarthroplasty for fractured neck of femur? A patient safety surveillance study. BMJ Open 2014;4:e004853–3
8. Best AJ, Fender D, Harper WM, McCaskie AW, Oliver K, Gregg PJ: Current practice in primary total hip replacement: results from the National Hip Replacement Outcome Project. Ann R Coll Surg Engl 1998;80:350–355
9. Khanna G, Cernovsky J: Bone cement and the implications for anaesthesia. Continuing Education in Anaesthesia Critical Care & Pain 2012;12:213–216

10. Costa ML, Griffin XL, Pendleton N, Pearson M, Parsons N: Does cementing the femoral component increase the risk of peri-operative mortality for patients having replacement surgery for a fracture of the neck of femur? Data from the National Hip Fracture Database. J Bone Joint Surg Br 2011;93:1405–1410
11. Parker MJ, Gurusamy KS, Azegami S: Arthroplasties (with and without bone cement) for proximal femoral fractures in adults. Cochrane Bone, Joint and Muscle Trauma Group, editor. Cochrane Database Syst Rev 2010;88-B(6):CD001706
12. Rogmark C, Fenstad AM, Leonardsson O, Engesæter LB, Kärrholm J, Furnes O, et al: Posterior approach and uncemented stems increases the risk of reoperation after hemiarthroplasties in elderly hip fracture patients. Acta Orthop 2014;85:18–25
13. Costain DJ, Whitehouse SL, Pratt NL, Graves SE, Ryan P, Crawford RW: Perioperative mortality after hemiarthroplasty related to fixation method. Acta Orthop 2011;82:275–281
14. Talsnes O, Vinje T, Gjertsen JE, Dahl OE, Engesæter LB, Baste V, et al: Perioperative mortality in hip fracture patients treated with cemented and uncemented hemiprosthesis: a register study of 11,210 patients. Int Orthop 2013;37:1135–1140
15. Parvizi J, Holiday AD, Ereth MH, Lewallen DG: The Frank Stinchfield Award. Sudden death during primary hip arthroplasty. Clin Orthop Relat Res 1999;369:39–48
16. Rocos B, Whitehouse MR, Kelly MB: Resuscitation in hip fractures: a systematic review. BMJ Open 2017;7:e015906
17. Yli-Kyyny T, Ojanperä J, Venesmaa P, Kettunen J, Miettinen H, Salo J, et al: Perioperative Complications after Cemented or Uncemented Hemiarthroplasty in Hip Fracture Patients. Scandinavian Journal of Surgery 2013;102:124–128
18. Hossain M, Andrew JG: Is there a difference in perioperative mortality between cemented and uncemented implants in hip fracture surgery? Injury 2012;43:2161–2164
19. White SM, Moppett IK, Griffiths R: Outcome by mode of anaesthesia for hip fracture surgery. An observational audit of 65 535 patients in a national dataset. Anaesthesia 2014;69:224–230
20. Frost PM: Cardiac arrest and bone cement. Br Med J. 1970;29:524–4
21. Donaldson AJ, Thomson HE, Harper NJ, Kenny NW. Bone cement implantation syndrome. Br J Anaesth 2009;102:12–22
22. Olsen F, Kotyra M, Houltz E, Ricksten S-E: Bone cement implantation syndrome in cemented hemiarthroplasty for femoral neck fracture: incidence, risk factors, and effect on outcome. Br J Anaesth 2014;113:800–806
23. Byrick RJ, Kay JC, Mullen JB: Pulmonary marrow embolism: a dog model simulating dual component cemented arthroplasty. Canadian Journal of Anaesthesia 1987;34:336–342
24. Orsini EC, Richards RR, Mullen JM: Fatal fat embolism during cemented total knee arthroplasty: a case report. Can J Surg 1986;29:385–386
25. Vasconcelos C, Gailloud P, Martin JB, Murphy KJ: Transient arterial hypotension induced by polymethylmethacrylate injection during percutaneous vertebroplasty. J Vasc Interv Radiol 2001;12:1001–1002
26. Lewis RN: Some studies of the complement system during total hip replacement using bone cement under general anaesthesia. Eur J Anaesthesiol 1997;14:35–39
27. Wheelwright EF, Byrick RJ, Wigglesworth DF, Kay JC, Wong PY, Mullen JB, et al: Hypotension during cemented arthroplasty. Relationship to cardiac output and fat embolism. J Bone Joint Surg Br 1993;75:715–723
28. Kotyra M, Houltz E, Ricksten S-E: Pulmonary haemodynamics and right ventricular function during cemented hemiarthroplasty for femoral neck fracture. Acta Anaesthesiol Scand 2010;54:1210–1216
29. Urban MK, Sheppard R, Gordon MA, Urquhart BL: Right ventricular function during revision total hip arthroplasty. Anesth Analg 1996;82:1225–1229
30. Sasano N, Ishida S, Tetsu S, Takasu H, Ishikawa K, Sasano H, et al: Cerebral fat embolism diagnosed by magnetic resonance imaging at one, eight, and 50 days after hip arthroplasty: a case report. Canadian Journal of Anaesthesia 2004;51:875–879
31. Lafont ND, Kalonji MK, Barre J, Guillaume C, Boogaerts JG: Clinical features and echocardiography of embolism during cemented hip arthroplasty. Canadian Journal of Anaesthesia 1997;44:112–117
32. Ereth MH, Weber JG, Abel MD, Lennon RL, Lewallen DG, Ilstrup DM, et al: Cemented versus noncemented total hip arthroplasty--embolism, hemodynamics, and intrapulmonary shunting. Mayo Clin Proc 1992;67:1066–1074
33. Modig J, Busch C, Olerud S, Saldeen T, Waernbaum G: Arterial hypotension and hypoxaemia during total hip replacement: the importance of thromboplastic products, fat embolism and acrylic monomers. Acta Anaesthesiol Scand 1975;19:28–43
34. Edmonds CR, Barbut D, Hager D, Sharrock NE: Intraoperative cerebral arterial embolization during total hip arthroplasty. Anesthes 2000;93:315–318
35. Sulek CA, Davies LK, Enneking FK, Gearen PA, Lobato EB: Cerebral microembolism diagnosed by transcranial Doppler during total knee arthroplasty: correlation with transesophageal echocardiography. Anesthes 1999;91:672–676
36. Koessler MJ, Fabiani R, Hamer H, Pitto RP: The clinical relevance of embolic events detected by transesophageal echocardiography during cemented total hip arthroplasty: a randomized clinical trial. Anesth Analg 2001;92:49–55
37. Dambrosio M, Tullo L, Moretti B, Patella V, Simone C, Calò MN, et al: Hemodynamic and respiratory changes during hip and knee arthroplasty. An echocardiographic study. Minerva Anestesiol 2002;68:537–547
38. De Froidmont S, Bonetti LR, Villaverde RV, del Mar Lesta M, Palmiere C: Postmortem Findings in Bone Cement Implantation Syndrome–Related Deaths. The American Journal of Forensic Medicine and Pathology 2014;35:206–211
39. Tryba M, Thole H, Wruck G: Cardiovascular reactions due to histamine release during bone-cement implantation for total hip joint replacement. Anesthesiology 1987;67(supplement):A68
40. Bengtson A, Larsson M, Gammer W, Heideman M: Anaphylatoxin release in association with methylmethacrylate fixation of hip prostheses. The Journal of Bone & Joint Surgery 1987;69:46–49
41. Gammer W, Bengtson A, Heideman M: Inhibition of complement activation by high-dose corticosteroids in total hip arthroplasty. Clin Orthop Relat Res 1988;236:205–209
42. Membership of Working Party, Griffiths R, White SM, Moppett IK, Parker MJ, Chesser TJS, et al: Safety guideline: reducing the risk from cemented hemiarthroplasty for hip fracture 2015: Association of Anaesthetists of Great Britain and Ireland British Orthopaedic Association British Geriatric Society. Anaesthesia 2015;70:623–626
43. Griffiths R, White SM, Moppett IK, Parker MJ, Chesser TJS, Costa ML, et al: Safety guideline: reducing the risk from cemented hemiarthroplasty for hip fracture 2015. Anaesthesia 2015;70:623–626

44. Herrenbruck T, Erickson EW, Damron TA, Heiner J: Adverse clinical events during cemented long-stem femoral arthroplasty. Clin Orthop Relat Res 2002;395:154–163
45. Park HJ, Kang H, Lee J-W, Baek SM, Seo JS: Comparison of hemodynamic changes between old and very old patients undergoing cemented bipolar hemiarthroplasty under spinal anesthesia. Korean J Anesthesiol 2015;68:37–42
46. Kaufmann KB, Baar W, Rexer J, Loeffler T, Heinrich S, Konstantinidis L, et al: Evaluation of hemodynamic goal-directed therapy to reduce the incidence of bone cement implantation syndrome in patients undergoing cemented hip arthroplasty - a randomized parallel-arm trial. BMC Anesthesiology 2018;18:63
47. Sinclair S, James S, Singer M: Intraoperative intravascular volume optimisation and length of hospital stay after repair of proximal femoral fracture: randomised controlled trial. BMJ 1997;315:909–912
48. Venn R, Steele A, Richardson P, Poloniecki J, Grounds M, Newman P: Randomized controlled trial to investigate influence of the fluid challenge on duration of hospital stay and perioperative morbidity in patients with hip fractures. Br J Anaesth 2002;88:65–71
49. Lewis SR, Butler AR, Brammar A, Nicholson A, Smith AF: Perioperative fluid volume optimization following proximal femoral fracture. Cochrane Anaesthesia, Critical and Emergency Care Group, editor. Cochrane Database Syst Rev 2016;3:CD003004
50. Cecconi M, Fasano N, Langiano N, Divella M, Costa MG, Rhodes A, et al: Goal-directed haemodynamic therapy during elective total hip arthroplasty under regional anaesthesia. Crit Care 2011;15:R132
51. Hamal PK, Poudel PR, Singh J: Grade III bone cement implantation syndrome in malignant lung cancer patient: a case report. BMC Anesthesiology 2018;18:28
52. Grocott MPW, Dushianthan A, Hamilton MA, Mythen MG, Harrison D, Rowan K, et al: Perioperative increase in global blood flow to explicit defined goals and outcomes after surgery: a Cochrane Systematic Review. Br J Anaesth 2013;111:535–548
53. Hamilton MA, Cecconi M, Rhodes A: A Systematic Review and Meta-Analysis on the Use of Preemptive Hemodynamic Intervention to Improve Postoperative Outcomes in Moderate and High-Risk Surgical Patients. Anesth Analg 2011;112:1392–1402
54. Makaryus R, Miller TE, Gan TJ: Current concepts of fluid management in enhanced recovery pathways. Br J Anaesth 2018;120:376–383
55. Kaufmann KB, Stein L, Bogatyreva L, Ulbrich F, Kaifi JT, Hauschke D, et al: Oesophageal Doppler guided goal-directed haemodynamic therapy in thoracic surgery - a single centre randomized parallel-arm trial. Br J Anaesth 2017;118:852–861
56. Feldheiser A, Conroy P, Bonomo T, Cox B, Garces TR, Spies C, et al: Development and Feasibility Study of an Algorithm for Intraoperative Goal-Directed Haemodynamic Management in Noncardiac Surgery. Journal of International Medical Research. 2012;40:1227–1241
57. Chen Q, Huang C, Zhang Y-J: The effect of intravertebral anesthesia on bone cement implantation syndrome in aged patients: A single-center 5-year retrospective study. Medicine (Baltimore) 2016;95:e4775
58. Guay J, Parker MJ, Gajendragadkar PR, Kopp S: Anaesthesia for hip fracture surgery in adults. Cochrane Anaesthesia, Critical and Emergency Care Group, editor. Cochrane Database Syst Rev 2016;2:CD000521
59. Sessler DI, Sigl JC, Kelley SD, Chamoun NG, Manberg PJ, Saager L, et al: Hospital stay and mortality are increased in patients having a "triple low" of low blood pressure, low bispectral index, and low minimum alveolar concentration of volatile anesthesia. Anesthesiology 2012;116:1195–1203
60. Wang Y, Tang J, Zhou F, Yang L, Wu J: Comprehensive geriatric care reduces acute perioperative delirium in elderly patients with hip fractures: A meta-analysis. Medicine (Baltimore) 2017;96:e7361
61. Venkatesan M, Smith RP, Balasubramanian S, Khan A, Uzoigwe CE, Coats TJ, et al: Serum lactate as a marker of mortality in patients with hip fracture: A prospective study. Injury 2015;46:2201–2205
62. Yassa R, Khalfaoui MY: Management of anticoagulation in hip fractures: A pragmatic approach. onlineboneandjointorguk. 2017;2:394–402.

Schädel-Hirn-Trauma: Pathophysiologie und Notfallmanagement
Traumatic Brain Injury: Pathophysiology and emergency management

W. Klingler · K. Hoppe

Zusammenfassung

Das Schädel-Hirn-Trauma (SHT) stellt den häufigsten Grund für Todesfälle und Behinderungen bei jungen Erwachsenen in der entwickelten Welt dar. Die Weltgesundheitsorganisation WHO schätzt die weltweite Inzidenz auf ca. 600/100.000 Einwohner/Jahr. Das amerikanische Zentrum für „disease control and prevention" (CDC) schätzt, dass bis zu 5,3 Millionen Menschen in den Vereinigten Staaten mit einer durch ein SHT verursachten neurokognitiven oder funktionellen Einschränkung leben. Der Primärschaden entsteht durch eine mechanische Läsion der neuronalen und glialen Strukturen. Das Ausmaß der Gewebsverletzung kann eine subklinische, mittlere oder hochgradige Sympomatik verursachen. Allerdings ist die hohe Letalität und der Großteil der bleibenden Schäden vor allem der sekundären Hirnschädigung zuzuschreiben. Ursächlich sind vaskuläre Umverteilungsphänomene, Mikrothrombosen, Freisetzung von Neurotransmittern mit der Folge einer Exzitotoxizität sowie insbesondere neuroinflammatorische Prozesse. In der Folge kann der zelluläre Energiestoffwechsel nicht mehr dauerhaft aufrechterhalten werden. Die konsekutiven Depolarisationen sind als wellenförmige Hirnstromphänomene („cortical spreading depressions") ableitbar und ein negativer Prädiktor für das neurologische Outcome.

Daher zielt die medizinische Versorgung dieser Patientengruppe insbesondere auf die Vermeidung bzw. Minimierung von Sekundärschäden ab und erfordert eine optimale Versorgung bereits am Unfallort und im Schockraum. Im Vordergrund stehen die Sicherstellung einer adäquaten Oxygenierung und Perfusion. In dieser Übersichtsarbeit werden die aktuellen Leitlinien im Hinblick auf die Versorgung von Patienten mit SHT diskutiert.

Schlüsselwörter: Schädel-Hirn-Trauma (SHT) – Sekundärer Hirnschaden – Neuroinflammation – Neuroprotektion

Summary

Traumatic brain injury (TBI) is the most common cause for deaths and disabilities in young adults in the developed world. The world health organization (WHO) estimates the worldwide incidence to roughly 600/100.000 inhabitants/year. The American centre of disease control and prevention (CDC) estimates, that up to 5.3 billion US-citizens suffer from TBI-induced neurocognitive or functional impairment. The primary damage is mediated by a mechanic lesion of neuronal and glial structures. The amount of tissue damage explains a mild, medium or severe clinical presentation. However, the high mortality rate and the majority of persistent symptoms can be attributed to secondary brain damage, which is caused by neurovascular phenomenae, microthrombosis, release of neurotransmitters, excitotoxicity, and most notably, neuroinflammatory processes. The consecutive breakdown of cellular energy metabolism leads to cell depolarisations, which can be monitored by electroencephalography as waves of cortical spreading depressions (CSDs). The presence of CSDs is an indicator for unfavourable prognostic outcome.

Hence, medical treatment predominantly aims at avoiding or at least reducing secondary brain damage. This requires best possible treatment in the preclinical and emergency room setting. Main goals are maintenance of oxygenation and perfusion. The current guidelines are discussed highlighting the emergency treatment of TBI patients.

Keywords: Traumatic Brain Injury (TBI) – Secondary brain damage – Neuroinflammation – Neuroprotection

Einführung

Unter einem Schädelhirntrauma (SHT) versteht man eine durch äußere Gewalteinwirkung entstandene Verletzung des Schädels und/oder des Gehirns mit oder ohne nachweisbarer Hirnfunktionsstörung. In ca. 10–15% der Patienten ist mit einer begleitenden Verletzung der Halswirbelsäule bzw. des Rückenmarks zu rechnen. Laut mehreren epidemiologischen Studien erleiden in Deutschland circa 340 /100.000 Einwohner/Jahr ein SHT. Verkehrsunfälle, Stürze und Sportunfälle sind die führenden Ursachen. Eine Häufung findet sich bei der Altersgruppe zwischen dem 15. und 25. Lebensjahr mit klarer männlicher Dominanz (72,8%), sowie bei den Patienten jenseits des 80. Lebensjahrs, bei welchen ein SHT nach Sturz mittlerweile zu den häufigsten stationären Aufnahmediagnosen zählt. 91% aller SHTs sind als leicht, 4% als mittel und 5% als schwer einzustufen. Die Restitution hängt von der initialen strukturellen Verletzung und auch vom sekundären Hirnschaden ab [1,2].

Die Schädelprellung, als eine leichte Form des SHT, ist gekennzeichnet durch fehlende Amnesie, fehlende neurologische Symptomatik und fehlende Bewusstseinsstörung. Von einer Gehirnerschütterung (Commotio cerebri) spricht man bei einer kurzzeitigen, transienten Bewusstseinsstörung meist verbunden mit retrograder Amnesie für das Ereignis. Nicht selten schrumpft die Erinnerungslücke im Verlauf und der Patient kann sich wieder besser an die Abläufe vor und nach dem Trauma oder sogar an das Trauma selbst erinnern. Die folgende klinische Überwachung zielt auf die Erfassung von Symptomen, die auf eine strukturelle Hirnverletzung hinweisen und ggf. eine therapeutische Intervention erforderlich machen.

Unspezifische subjektive Symptome sind Konzentrationsstörungen, Benommenheit, Schwindel, Doppelbilder und Hypakusis. Alarmzeichen sind eine Zunahme der Amnesie (retrograd oder anterograd), progrediente Kopfschmerzen, Erbrechen, das Auftreten von quantitativen und qualitativen Bewusstseinsstörungen nach einem initialen symptomfreien (luziden) Intervall sowie insbesondere fokal neurologische Symptome bzw. epileptische Entäußerungen. Äußere Zeichen sind Schwellungen, Blutungen, Riss- und Platzwunden, Skalpierungsverletzungen, Schädeldeformitäten, Rhino-/Otoliquorrhoe bzw. ein- oder beidseitiges Monokelhämatom. Unabhängig von der klinischen Symptomatik ist auch bei entsprechendem Unfallmechanismus eine weitere Überwachung und Diagnostik einzuleiten. Dies betrifft vor allem Patienten mit Verletzungen nach Dezelerationsverletzungen (>30km/h) oder Sturz aus großer Höhe (>3m). Im Hinblick auf das SHT ist die craniale Computertomographie (cCT) indiziert. In ca. 15% der SHTs besteht ein begleitendes Halswirbelsäulen-Trauma und erfordert deshalb ebenfalls entsprechende diagnostische Maßnahmen.

Wilhelm Tönnis (1898–1978) erkannte bereits in der Mitte des letzten Jahrhunderts, dass eine künstliche Beatmung das Überleben verbessert und klassifizierte nach reversiblen und persistierenden Störungen [3].

In den 1970er Jahren wurde von Teasdale die heutzutage weitverbreitete Glasgow Coma Scale (GCS) für das SHT eingeführt. Hierbei werden die motorischen, verbalen und sensorischen Fähigkeiten mittels einer 15-Punkte-Skala bewertet [4]. Vorteile der GCS sind die rasche Durchführbarkeit, die weite Verbreitung und die Bewertung von quantitativen (Augenöffnen, Vigilanz) als auch qualitativen (Desorientierung) Bewusstseinsstörungen. Wird hierbei ein Punktwert von ≥13 erzielt, handelt es sich um ein leichtes SHT. Bei Punktwerten von 9–12 bzw. 3–8 wird das SHT als mittelschwer bzw. schwer klassifiziert. Obwohl die Glasgow Coma Scale nur für das SHT evaluiert wurde, findet sie auch bei nicht-traumatologischen Erkrankungen Anwendung.

Pathophysiologie

Der primäre mechanische Schaden führt zu einer direkten Beeinträchtigung der neuronalen Funktion und des glialen Gewebes. Darüber hinaus ist das SHT mit einer Abscherung der Axone, dem sogenannten diffusen axonalen Schaden assoziiert. Ultrastrukturelle Untersuchungen zeigen plötzliche Brüche und Aufquellung von Mikrotubuli, was in charakteristischer Weise am Übergang der grauen und weißen Substanz in den tiefen Gyri zu finden ist [5,6].

Allerdings ist ein Großteil der bleibenden Schäden und der hohen Letalität auf die sekundäre Hirnschädigung zurückzuführen. Ursächlich sind vaskuläre Umverteilungsphänomene, Mikrothrombosen, Freisetzung von Neurotransmittern mit der Folge einer Exzitotoxizität und elektrischen Phänomenen sowie insbesondere neuroinflammatorische Prozesse [2].

Neurovaskuläre Effekte

Initiale Umgebungsreaktionen nach Trauma sind neurovaskuläre Phänomene, eine lokal-azidotische Stoffwechselsituation und eine pathologische Neurotransmitterfreisetzung. Im Verlauf kommt es zur Ausbildung eines Ödems, zur Umverteilung der Perfusion zuungunsten der Läsion (Steal-Phänomen), nicht zuletzt aufgrund einer gestörten Autoregulation der zerebralen Gefäße, die beim gesunden Gehirn den zerebralen Perfusionsdruck über einen weiten Bereich konstant hält. Bereits physiologisch sind die Neurone abhängig von der Versorgung mit Glukose und Sauerstoff für die Energiegewinnung mittels Glykolyse und der mitochondrialen Atmungskette. Beim SHT ist der Energiebedarf noch zusätzlich erhöht und kann unter Umständen durch die oben genannten Prozesse nicht oder nicht vollständig gedeckt werden [7]. Die Energie für die Natrium/Kalium-ATPase und andere wesentliche zelluläre Enzyme fehlt. Schließlich kommt es zum Zellhydrops. Das Gehirn schwillt weiter an und das ursprünglich nicht-traumatisierte Umgebungsgewebe im Halbschatten (Penumbra) ist zunehmend gefährdet. Im Unterschied zur aneurysmatischen Subarachnoidalblutung (SAB) spielen Vasospasmen zerebraler Gefäße beim SHT eine untergeordnete Rolle. Dennoch sind Vasospasmen bei traumatischer SAB zwischen dem 2. bis zum 15. Tag nach dem Trauma beschrieben [8].

Mikrothrombosen

Auch die Ausbildung von Mikrothrombosen scheint ein wichtiger Faktor des Sekundärschadens zu sein. In bis zu 80% der Venen und 40% der Arteriolen der Penumbra konnte eine Ausbildung von Mikrothromben detektiert werden. Die Virchow-Trias der Gerinnungsaktivierung (Endothelalteration, verändertes Strömungsverhalten und veränderte Viskosität des Blutes) wird hierbei verstärkt durch zelluläre Mikropartikel. Hierbei handelt es sich zum Großteil um Membranfragmente von Gliazellen mit prokoagulatorischen Eigenschaften, die nach SHT häufig auch im peripheren Blut zu finden sind [9]. Es konnte eine direkte Assoziation von der Ausbildung intravaskulärer Mikrothrombose und neuronalem Zelltod aufgezeigt werden. Das saure Milieu sowie die Ausschüttung der Zytokine induziert eine prolongierte Aktivierung der Thrombozyten. Die Ausbildung der Mikrothrombi konnte bereits 30 Minuten nach dem Trauma detektiert werden und erreicht einen Höhepunkt 1–3 Tage nach dem Trauma [10].

Exzitotoxizität

Durch das SHT wird eine exzessive Freisetzung von exzitatorischen Aminosäuretransmittern induziert [11]. Eine entscheidende Rolle spielt der exzitatorische Neurotransmitter Glutamat. Glutamat aktiviert sowohl membranständige Ionenkanäle (NMDA-Rezeptor, AMPA-Rezeptor), als auch G-Protein assoziierte Stoffwechselwege. Durch die Glutamat-vermittelte Zellexitation kommt es zu einer gefährlichen Kalziumüberladung. Es kommt zu einer Entkopplung der Atmungskette mit Mangel an Energieträgern (ATP). Dadurch können die Ionenpumpen wie beispielsweise die Natrium-Kalium-ATPase und die Natrium-Kalzium-ATPase den Ionenhaushalt nicht mehr erhalten und es kommt zum Zusammenbruch der zellulären Homöostase. Letztendlich kommt es zur Peroxidation von zellulären und vaskulären Strukturen sowie zur DNA-Fragmentierung. Desweiteren führt die Produktion von sauren Metaboliten und Sauerstoffradikalen (ROS) zu einer Erschöpfung der antioxidativen Systeme wie beispielsweise der Superoxid-Dismutase oder der Glutathion-Peroxidase [12,13].

Cortical Spreading depression

Unter cortical spreading depression (CSD) versteht man eine Welle von nahezu kompletter neuronaler Depolarisation, die mit einer Geschwindigkeit von ca. 1 mm/sec um die Läsion kreist. Beim SHT konnte nachgewiesen werden, dass das Vorhandensein von CSD-Wellen einen negativen Prädiktor für das Outcome darstellt [14]. Die Wiederherstellung der Ionenverteilung, also die Repolarisation durch die Ionenpumpen, verbraucht Energie und führt zum Laktat-Anstieg. Der lokale ATP-Spiegel fällt bei einer CSD regional um bis zu 50% ab und übertrifft damit den Energieverbrauch einer epileptischen Entladung bei Weitem. Die nachfolgende reflektorische Weitstellung der Gefäße führt zu einem Anstieg des Hirndrucks, aber reicht nicht aus um den erhöhten Energiebedarf zu decken. Durch Steal- bzw. Umverteilungsphänomene kommt es sogar noch zu gegenteiligen Effekten. Man spricht deshalb auch von „cortical spreading ischemia".

Neuroinflammation

Der evolutionäre Benefit der (moderaten) Neuroinflammation erklärt sich unter anderem über eine Bahnung neuronaler Plastizität z.B. nach psychischem oder physischem Stress, über eine Aktivierung glialer Proliferation und von Reparaturprozessen, sowie über eine Immunkonditionierung als regulatorisches Zusammenspiel zwischen dem zentralen Nervensystem und dem peripherem Immunsystem. Die Symptome, z.B. erhöhtes Schlafbedürfnis und Verminderung der körperlichen Aktivität, dienen hierbei vermutlich der Stärkung der Regeneration und der Einsparung bzw. Umverteilung von Nährstoffen [15].

Beim SHT entsteht allerdings eine übermäßige Neuroinflammation mit deletären Folgen, vor allem durch die exzessive Freisetzung von pro-inflammatorischen Zytokinen (IL-1β, IL-6, TNFα), Chemokinen, Prostaglandinen und Sauerstoffradikalen (ROS). Die Entzündungsreaktion führt zu einer Störung der neuronalen und glialen Funktionen, sowie zur Steigerung der Gefäßpermeabilität mit Störung der Blut-Hirn-Schranke. Dieser Integritätsverlust geht mit dem Übertritt von Plasmaproteinen ins zentrale Nervensystem einher, welche das geschützte osmotische, metabolische und immunologische Milieu im zentralen Nervensystem stören [15,16]. Letztendlich versagt die Autoregulation der zerebralen Perfusion und der zerebrale Blutfluss wird direkt vom systolischen Blutdruck bestimmt, was nicht nur in den vulnerablen Bereichen der Basalganglien zu weiteren Schäden führen kann [17]. Die Rolle der Mikrogliazellen bei der Entstehung der Neuroinflammation und die potentielle Modulierung der Neuroinflammation sind Gegenstand aktueller Forschung [18,19].

Der Neuroinflammation wird eine wesentliche Rolle bei Langzeitschäden nach SHT zugesprochen und sie ist mit hoher Wahrscheinlichkeit eine Ursache für persistierende neuropsychologische Störungen nach SHT. In der Tat weisen Patienten nach SHT eine deutlich erhöhte Suizid-Rate auf, selbst wenn nach SHT eine Restitution erreicht wird und genetische, soziale und andere Einflussfaktoren berücksichtigt werden [20].

Apoptosis/Necroptosis

Der regulierte Zelltod ist die Endstrecke der geschädigten Neuronen und Gliazellen. Ausgelöst wird die Enzymkaskade durch intrazelluläre und extrazelluläre Mediatoren, wie insbesondere exzitatorischen Aminosäuretransmittern. Durch Aktivierung von Lipasen und Proteasen wird die Membrandestabilisierung und schließlich die Autolyse mit DNA-Fragmentierung eingeleitet. Apoptose ist prinzipiell ein Energie-liefernder Prozess. Für den primären Zelltod sind vermutlich nicht die Caspasen verantwortlich, sondern der ATP-Verlust und die Störung des Redox-Gleichgewichts, die zahlreiche Enzyme deaktivieren und Organellen und Membranen der Zelle beschädigen [13,21].

Initiale Therapie des SHT

Aus den oben genannten pathophysiologischen Gründen zielt die Versorgung von SHT Patienten vorrangig auf die Vermeidung bzw. Abmilderung einer sekundären Hirnschädigung ab. Das konkrete Vorgehen wurde von verschiedenen Expertenkommissionen diskutiert und entsprechende Konsensusempfehlungen publiziert. Bereits 1997 hat die DGAI in Zusammenarbeit mit der Deutschen Gesellschaft für Neurochirurgie (DGNC) Empfehlungen zur Primärversorgung von Patienten mit Schädel-Hirn-Trauma erarbeitet. 2015 veröffentlichte die DGNC das Update „Leitlinie Schädel-Hirn-Trauma im Erwachsenenalter" [22]. Als Gemeinschaftsprojekt mehrerer Fachdisziplinen entstand 2016 die „S3-Leitlinie Polytrauma/Schwerverletzten-Behandlung", welche auch das Schädel-Hirn-Trauma beinhaltet und bis 2021 gültig ist [23]. Ebenfalls im Jahr 2016 wurde die vierte Auflage der „Guidelines for the Management of Severe Traumatic Brain Injury" von der Brain Trauma Foundation publiziert [24]. Im Folgenden werden wesentliche Inhalte der aktuellen Empfehlungen im Hinblick auf die Erstversorgung am Unfallort (Tab. 1) und die Schockraumversorgung (Tab. 2) diskutiert.

Die wiederholte Erfassung und Dokumentation des klinischen Zustandes wie insbesondere des Bewusstseins, der Pupillenfunktion und des GCS wird übereinstimmend mit Empfehlungsgrad A angegeben. Diese Befunde sind in Zusammenschau mit der Anamnese, der Beobachtung des Unfallortes sowie des vermuteten Unfallmechanismus entscheidend für die Auswahl

Tabelle 1
Empfehlungen für die präklinische Versorgung des SHT.

Empfehlungsgrad	Präklinische Versorgung von SHT Patienten
A	Wiederholte Erfassung und Dokumentation des Bewusstseins, GCS und der Pupillen
A	ITN bei GCS ≤8 (Kapnometrie)
A	Bei bewusstlosen Patienten soll bis zum Beweis des Gegenteils von einer Wirbelsäulenverletzung ausgegangen werden
A	keine Glukokortikoide (erhöhte 14 d Letalität)
B	RR syst >90 mmHg / SpO_2 >90%
B	perforierenden Gegenstand für den Transport belassen
O	Bei V.a. erhöhten Hirndruck Therapieversuch – milde Hyperventilation – Mannitol/Hypertone Salzlösung

Ausgewählte und verkürzt dargestellte Empfehlungen nach S3-Leitlinie „Polytrauma/Schwerverletzten Behandlung". Empfehlungsgrade: A) Starke Empfehlung; B) Empfehlung O) Empfehlung offen (kann erwogen werden).

Tabelle 2
Empfehlungen für die Schockraumversorgung des SHT.

Empfehlungsgrad	Schockraumversorgung von SHT Patienten
A	Wiederholte Erfassung und Dokumentation des Bewusstseins, GCS und der Pupillen
A	ITN bei GCS ≤8 (Kapnometrie und BGA)
A	SpO_2 >90%, Normoxämie
A	cCT bei Polytrauma oder bei neurologischer Verschlechterung
B	RR syst >90 mmHg
B	Verlaufs-cCT innerhalb 8h bei bewußtlosen Patienten bzw. initial pathologischem cCT
O	Bei V.a. erhöhten Hirndruck Therapieversuch – milde Hyperventilation – Mannitol/Hypertone Salzlösung

Ausgewählte und verkürzt dargestellte Empfehlungen nach S3-Leitlinie „Polytrauma/Schwerverletzten Behandlung". Empfehlungsgrade: A) Starke Empfehlung; B) Empfehlung O) Empfehlung offen (kann erwogen werden).

tischen Optionen gebracht werden. In einer Übersichtsarbeit über die Versorgung von insgesamt über 62.000 Patienten wird das Risiko für eine intrakranielle Läsion nach frühem cCT mit Normalbefund als sehr gering eingestuft [1].

Sämtliche Expertenkommissionen bewerten die Sicherung der Vitalfunktionen als den Schlüsselfaktor bei der Versorgung von SHT-Patienten. Seit langem ist bekannt, dass die arterielle Hypotonie und Hypoxämie Hauptursachen des sekundären Hirnschadens sind (Abb. 1) [2]. Auch prospektiv konnte gezeigt werden, dass die prä-hospitale Intubation das Outcome deutlich verbessert [25]. Dementsprechend sind die Empfehlungen für die präklinische Versorgung des SHT mit hoher Evidenz (Grad A) eine Intubation bei GCS ≤8. Allerdings sind die Intubationsbedingungen präklinisch häufig schlecht. Die Inzidenz des schwierigen Atemwegs wird präklinisch mit 18,2% angegeben [26].

Eine Sauerstoffsättigung von >90% und ein systolischer Blutdruck ≥90 mmHg ist anzustreben (Tab. 1). Neben Volumengabe können Vasopressoren zur Therapie der Hypotension nötig werden. Beim SHT ist bis zum Beweis des Gegenteils von einem begleitenden Wirbelsäulentrauma auszugehen und daher ist es indiziert, die Halswirbelsäule zu stabilisieren. Ergänzend wird das Verletzungsmuster mittels „body check" beurteilt und therapeutische Maßnahmen zur Behandlung von Begleitverletzungen z.B. schwere Blutungen ergriffen werden.

Anschließend sollte der Patient schnellstmöglich in ein Traumzentrum transportiert werden, penetrierende Gegenstände sollten soweit möglich belassen werden. Die Mortalität steigt durch eine zeitliche Verzögerung des Transports zum Traumazentrum an [27]. Falls es die Begleitverletzungen sowie die hämodynamische Situation des Patienten erlaubt, ist eine 30° Grad Oberkörperhochlage ohne Knickung der Wirbelsäule indiziert.

Die korrekte Ventilation ist bei SHT-Patienten entscheidend und deshalb wird die Kapnometrie bzw. Kapnographie bereits für die prä-klinische Narkoseüberwachung empfohlen. Die Mortalität steigt sowohl bei Hyper- ($PaCO_2$ <35 mmHg) als auch bei Hypoventilation ($PaCO_2$ >45 mmHg) statistisch signifikant und mit deutlichem Ausmaß an [28]. In Fällen mit Verdacht einer transtentoriellen Herniation und Zeichen des Mittelhirnsyndroms (Pupillenerweiterung, Strecksynergismen, Streckreaktion auf Schmerzreiz) kann die Hyperventilation als Behandlungsoption in der Frühphase eingesetzt werden. Allerdings wird hierbei die hirndrucksenkende Wirkung aufgrund einer hypokapnischen Vasokonstriktion induziert und kann somit eine zerebrale Perfusionsreduktion und somit eine Verschlechterung des Outcomes zur Folge haben. Epileptische Anfälle oder Anfallsserien nach SHT sind prognostisch ungünstig, vor allem wenn sie in der Frühphase nach dem Trauma auftreten. Eine prophylaktische antiepileptische Therapie wird gegenwärtig nicht empfohlen.

Bei Verdacht auf transtentorielle Herniation kann die Gabe von Mannitol vorübergehend zur Senkung des Hirndrucks führen.

der adäquaten Klinik. Bei einem leichten SHT ohne Hinweise auf eine strukturelle oder funktionelle Hirnverletzung, fehlenden Alarmsignalen und passenden Begleitumständen (beispielsweise asymptomatische Schädelprellung, keine Gerinnungsstörungen etc.) ist eine weitere Überwachung zuhause oder in einem Krankenhaus mit Grundversorgung möglich. Voraussetzungen sind, dass der Patient klinisch asymptomatisch ist, die Überwachung durch eine Begleitperson gewährleistet ist und dass der Patient nach entsprechender Aufklärung mit dem Vorgehen einverstanden ist. Alle anderen Patienten sollten in ein Traumazentrum mit Verfügbarkeit einer kranialen Bildgebung (cCT) und therapeu-

Abbildung 1

Outcome nach SHT in Abhängigkeit von Hypoxie und Hypotension

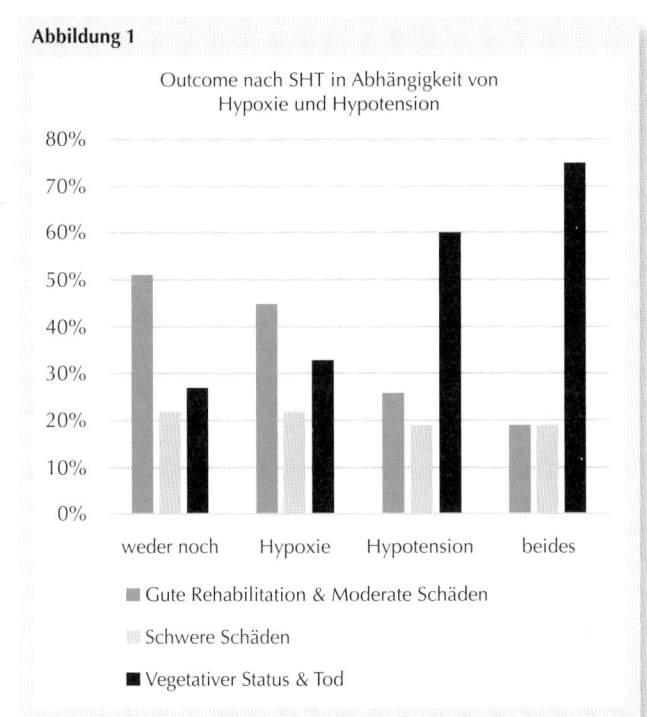

[Balkendiagramm mit Kategorien: weder noch, Hypoxie, Hypotension, beides. Legende: Gute Rehabilitation & Moderate Schäden; Schwere Schäden; Vegetativer Status & Tod]

Hypoxie und arterielle Hypotension verschlechtern das Outcome nach Schädel-Hirn-Trauma. Bereits eine einmalige Phase einer Hypoxie bzw. einer arteriellen Hypotension von mehr als 5 Minuten führt zu einer signifikanten Verschlechterung des neurologischen Outcomes und zu einem Anstieg der Letalität. Die Kombination aus Hypoxie und arterieller Hypotension zeigt einen drastischen negativen Effekt. Der Abbildung liegen Daten von 493 Patienten nach Schädel-Hirn-Trauma zu Grunde. Abbildung modifiziert nach Chesnut et al. 1993.

Der osmotische Reiz entsteht durch die rasche Infusion von ca. 1g/kg i.v. Mannitol. Eine prophylaktische Therapie empfehlen allerdings weder die S3-Leitlinie noch die Guidelines der Brain Trauma Foundation.

Weitere Überwachung und Versorgung

Craniale Computertomographie

Die wesentliche bildgebende Untersuchung des Schädels ist die craniale Computertomographie (cCT). Klinische Indikationen für ein cCT nach SHT sind Koma, Bewusstseinsstörung, Amnesie, neurologisches Defizit, Erbrechen, Krampfanfall, Schädelfraktur, Liquoraustritt, Alkohol-/Medikamentenintoxikation, Gerinnungsstörungen und vor allem eine dynamische Verschlechterung des Zustands des Patienten. Bei bewusstlosen Patienten sollte innerhalb von 8 Stunden eine cCT-Kontrolluntersuchung durchgeführt werden (Tab. 2). Die cCT dient unter anderem zur Detektion von Frakturen des knöchernen Schädels, von sub-, epiduralen, subarachnoidalen, intraventrikulären und intrazerebralen Blutungen. Desweiteren deckt die cCT intrazerebrale Massenverschiebungen auf; hierbei gilt eine Mittellinienverlagerung von >1cm als pathologisch. Die cCT dient zur Verlaufsbeurteilung und ist in vielen Fällen wegweisend für das weitere therapeutische Vorgehen wie z.B. die operative Entlastung einer epiduralen Blutung [22,23,24].

Hirndruckmonitoring

In der deutschen S3-Leitlinie wird die Messung des intrakraniellen Druckes (ICP) bei bewusstlosen SHT-Patienten mit Empfehlungsgrad B („sollte") angegeben. Analog beschreibt die Brain Trauma Foundation einen möglichen Benefit durch die ICP-gesteuerte Therapie (<22 mmHg) bei bewusstlosen Patienten mit abnormalen cCT bzw. weiteren Risikofaktoren wie arterieller Hypotension. Moderne Hirndrucksonden liefern Informationen über die zerebrale Gewebsoxygenierung, allerdings ist fraglich, ob die lokale Messung die Gegebenheiten in anderen Hirnarealen wiederspiegelt.

Ob die Therapie primär auf den ICP oder den zerebralen Perfusionsdruck (CPP) ausgerichtet werden sollte, ist allerdings noch nicht abschließend geklärt. Der CPP errechnet sich als Differenz aus dem mittleren arteriellen Druck und dem ICP (CPP = MAD − ICP). Durch die SHT-bedingte Störung der Blut-Hirn-Schranke und der zerebralen Autoregulation können Schwankungen des systemischen Blutdruckes das Gehirn weiter schädigen. Daher ist es sinnvoll abzuschätzen, wie stark sich Erhöhungen des systemischen Blutdrucks auf den ICP auswirken. Der sogenannte pressure reactivity index wird berechnet als Quotient aus Änderungen des ICP zu systemischem Blutdruck über die Zeit. Hohe Werte deuten eine gestörte Autoregulation an, während ein pressure reactivity index ≤30% mit einer reduzierten Mortalität assoziiert ist [29]. Bei Wegfall der Autoregulation muss der CPP besonders beachtet werden und eng eingestellt werden, denn sowohl zu hohe als zu niedrige Werte sind schlecht für das Gehirn [30]. Die Brain Trauma Foundation empfiehlt daher einen CPP zwischen 60 und 70 mmHg aufrechtzuerhalten.

Bei Wegfall der schützenden Blut-Hirn-Schranke ist es fraglich, ob eine Osmotherapie noch sinnvoll ist. Zumindest fehlt bisher die klare wissenschaftliche Evidenz, dass Mannitol oder hypertone Kochsalzlösung das Überleben nach SHT signifikant verbessert. Die Expertenkommissionen bewerten die Effekte der Osmotherapie daher übereinstimmend als ungeklärt.

Temperatur

Eine Hirndruck-senkende Wirkung durch Hypothermie konnte in Studien sowie der klinischen Praxis aufgezeigt werden, eine Verbesserung des Outcomes ist nicht nachweisbar [31]. Die aktuellen Guidelines empfehlen daher eine prophylaktische Hypothermie nicht [23,24]. Hyperthermie ist auf alle Fälle zu vermeiden.

Pharmakologische, neuroprotektive Strategien

Zahlreiche teilweise große und hochrangig publizierte Studien wurden bisher hinsichtlich eines potentiellen neuroprotektiven Effekts durchgeführt (Tab. 3). Kortikosteroide wurde im Rahmen der CRASH Studie untersucht. Die Studie wurde vorzeitig abgebrochen. Die Applikation von Methylprednisolon für 48h zeigten ein höheres Mortalitätsrisiko nach

Tabelle 3
Neuroprotektive Medikamente

Studie	Nachweis Neuroprotektion?
Steroide CRASH trial. Roberts et al. (2004) Lancet 364:1321–1328	Nein
Progesteron Skolnick et al. (2014) NEJM 371:2467–2476	Nein
Hb >10g/dL / Epo 500 IU/kg Robertson et al (2014) JAMA 312: 36–47	Nein
Magnesium Temkin et al. (2007) Lancet Neurol 6:29–38	Nein
Barbiturate Roberts & Sydenham (2012) Cochrane Database Syst Rev.	Nein
Ca^{2+}-Antagonisten Langham et al. (2003) The Cochrane Library 4: CD000565	Nein

Aufgelistet ist eine Auswahl an klinischen Studien zur Erforschung von neuroprotektiven Effekten von Pharmaka und als wesentliches Ergebnis, ob signifikante neuroprotektive Effekte für die jeweiligen untersuchten Medikamente nachgewiesen wurden.

2 Wochen und 6 Monaten. Daher ist die Applikation von Kortikosteroiden zur Neuroprotektion kontraindiziert. Auch zunächst ermutigende Ergebnisse von Progesteronanaloga konnten nicht bestätigt werden. Die prophylaktische Induktion einer Burst-Suppression durch Barbiturat-Applikation wird nicht empfohlen.

Eine begleitende vegetative Symptomatik (paroxysmale sympathische Hyperaktivität) tritt in bis zu 10% der Patienten nach SHT auf. Insbesondere Patienten jüngeren Alters und/oder Patienten mit diffusem axonalen Schertrauma sind betroffen und fallen durch unspezifische adrenerge Symptome auf. Die paroxysmale sympathische Hyperaktivität ist charakterisiert durch Hyperthermie, Hypertension, Tachykardie, Tachypnoe sowie motorische Unruhe. Die pharmakologische Therapie ist symptomatisch und zielt auf die Inhibition der sensorischen Afferenzen, den zentralen sympathischen Effekt sowie die Endorganeffekte des sympathischen Systems ab [30]. Die Leitlinien enthalten bisher allerdings keine spezifischen Empfehlungen bezüglich der paroxysmalen sympathischen Hyperaktivität.

Operative Dekompression (Kraniektomie)

De Quervain beschäftigte sich bereits Anfang des 19. Jahrhunderts mit der Fragestellung der operativen Versorgung nach SHT und schreibt „(...) doch haben wir seit jener unseligen Zeit der Trepanationswut gelernt, dass nicht der Schädelbruch, selbst nicht der Knochensplitter das zu Fürchtende ist, sondern die Hirnverletzung (...)", womit vermutlich auch der sekundäre Hirnschaden gemeint ist [32]. Auch heute ist die Frage nach dem Nutzen einer dekompressiven Kraniektomie mit modernen Methoden immer noch nicht abschließend beantwortet und Gegenstand aktueller wissenschaftlicher Diskussion. In den letzten Jahren sind die Ergebnisse des „Decompressive Craniotomy in Difuse Traumatic Brain Injury (DECRA) trial" [33] und des „RESCUEicp trials" [34] erschienen. Diese Studien legen nahe, dass durch die Kraniektomie zwar die Überlebenswahrscheinlichkeit verbessert wird, aber auf Kosten eines schlechten oder sehr schlechten funktionellem Outcome. Bei unklarer Evidenz bewerten die S3-Leitlinien die operative Dekompression durch Kraniektomie und Duraerweiterungsplastik bei erhöhtem Hirndruck als Empfehlung Grad 0.

Prognoseabschätzung

Obwohl der initial erhobene GCS nach SHT statistisch mit dem funktionellen Outcome korreliert, ist die individuelle Prognoseabschätzung äußerst schwierig [35]. Klinisch deuten beim bewusstlosen Patienten persistierend divergierende Augenbulbi, Anisokorie, unkontrollierte meist abwärts gerichtete zuckende Bewegungen der Bulbi (ocular bobbing) sowie Strecksynergismen einen schweren zerebralen Schaden mit Hirnstammbeteiligung an und sind mit einem schlechten Outcome assoziiert. Ebenfalls prognostisch ungünstig sind fehlender Pupillen-, Korneal- und Hustenreflex, fehlende Reaktion auf Schmerzreiz, persistierendes Koma oder Status epilepticus. Läsionen der autonomen Zentren wie insbesondere die Kerngebiete des N. vagus im Hirnstamm führen zu pathologischen Atemmustern, fehlender Modulation von Herzfrequenz und Blutdruck im Sinne eines „Druckpulses" und können Vorboten eines bevorstehenden Hirntodes sein.

Zusatzuntersuchungen sind elektrophysiologische Methoden, Messung des Hirndrucks, biochemische Messungen und bildgebende Verfahren. Pathologische Befunde bei evozierten Potentialen, bei der Elektroenzephalographie (EEG) und sogar bei der prozessierten EEG liefern zwar recht frühe Hinweise für ein ungünstiges neurologisches Outcome, aber die Spezifität ist bei weitem nicht ausreichend um einen therapeutischen Nihilismus zu rechtfertigen [36]. Biochemische Verfahren zeigen häufig pathologische Erhöhungen von ZNS-spezifischen Proteinen wie beispielsweise S-100 oder NSE. Der wesentliche Nachteil dieser Untersuchungen ist aber, dass es sich nicht um eine point-of-care Diagnostik handelt.

Ein pathologisch erhöhter intrakranieller Druck ist prognostisch ungünstig. Der Hirndruck wird über spezielle Drucksonden im Parenchym oder Ventrikelsystem gemessen. Aufgebrauchte Reserveräume (komprimierte Ventrikel im cCT) und eine verwaschene Abgrenzung von Cortex zu Mark sind indirekte Hirndruckzeichen. Die craniale Kernspintomographie (cMRT) kann die prognostische Aussagekraft der bildgebenden Methoden deutlich verbessern. Beurteilt werden hierbei nicht nur die einzelnen Läsionen per se, sondern auch die generelle Diffusität der Läsionen. Die Sensitivität des cMRT ist dem cCT im Hinblick auf Hirnstammläsionen überlegen. Läsionen des Mesenzephalon gehen mit einer deutlich verlängerten Koma-Dauer und schlechterem Outcome einher. Eine beidseitige

Ponsläsion ist mit einer sehr hohen Letalität assoziiert. Allerdings ist die cMRT nicht überall verfügbar, im Vergleich zum cCT technisch (speziell geschirmtes Narkosegerät etc.) und zeitlich aufwändiger und führt häufig zu keiner wesentlichen Änderung des therapeutischen Vorgehens [37].

Schlussfolgerung

Die Therapie von SHT-Patienten zielt in erster Linie auf die Vermeidung des sekundären Hirnschadens. Das Vorgehen basiert auf Stabilisierung der zerebralen Perfusion, adäquater Oxygenierung und Optimierung des Stoffwechsels (Normokapnie, Normothermie, Normoglycämie, Normoelektrolytämie). Die Tabellen 1 und 2 fassen die wesentlichen Empfehlungen der aktuellen Leitlinien zusammen.

Danksagung

Die Autoren danken Herrn Prof. Dr. Ernst Pfenninger für hilfreiche Diskussionen und kurzweilige Berichte aus seiner persönlichen ärztlichen und wissenschaftlichen Tätigkeit zum Thema Neurotrauma.

Literatur

1. Firsching R, Woischnek D: Present Status of neurosurgical trauma in Germany. World J Surg 2001;25:1221–1223
2. Chesnut RM, Marshall LF, Klauber MR: The role of secondary brain injury in determining outcome from severe head injury. J Trauma 1993;34:216–222
3. Tönnis W, Loew F: Einteilung der gedeckten Hirnschädigungen. Ärztl Praxis 1953;5:13–14
4. Teasdale G, Jennett B: Assessment of coma and impaired consciousness. A practical scale. Lancet 1974:81–84
5. Tang-Schomer MD, Patel AR, Bass PW, et al: Mechanical breaking of microtubules in axons during dynamic stretch injury underlies delayed elasticity, microtubule disassembly, and axon degeneration. The FASEB Journal 2010;24(5):1401–1410
6. Johnson VE, Stewart W, Smith DH: Axonal pathology in traumatic brain injury. Experimental Neurology 2013;246:35–43
7. Lee JH, Martin NA, Alsina G, et al: Carbon dioxide reactivity, pressure autoregulation and metabolic suppression reactivity after head injury: a transcranial Doppler study. J Neurosurg 2001;95:222–232
8. Oertel M, Boscarind WJ, Obrist WD, et al: Posttraumatic vasospasm: the epidemiology, severity and time course of an underestimated phenomenon: a prospective study performed in 229 patients. J Neurosurg 2005;103:812–824
9. Zhao Z, Zhou Y, Tian Y, et al: Cellular microparticles and pathophysiology of traumatic brain injury. Protein Cell 2017;8(11):801–810
10. Stein SC, Graham DI, Chen XH, et al: Association between intravascular microthrombosis and cerebral ischemia in traumatic brain injury. Neurosurgery 2004;54(3):687–691
11. Bullock R, Zauner A, Woodward JJ, et al: Factors affecting excitatory amino acid release following severe human head injury. J Neurosurg 1998;89(4):507–518
12. Guerriero RM, Giza CC, Rotenberg A: Glutamate and GABA imbalance follow traumatic brain injury. Curr Neurol Neurosci Rep 2015;15(5):27–37
13. Werner C, Engelhard K: Pathophysiology of traumatic brain injury. Brit J Anaesth 2007;99(1):4–9
14. Hartings JA, Bullock MR, Okonkwo DO, et al: Spreading depoloarisations and outcome after traumatic brain injury: a prospective observational study. Lancet Neurol 2011;10(12):1058–1064
15. Finnie JW: Neuroinflammation: beneficial and detrimental effects negating neuroinflammation after brain trauma. Brain Res 2016;1640:36–56
16. Sulhan S, Lyon KA, Shapiro LA: Neuroinflammation and blood-brain barrier disruption following traumatic brain injury: Pathophysiology and potential therapeutic targets. J Neuro Res 2018;1–10
17. Kinoshita K: Traumatic brain injury: Pathophysiology for neurocritical care. J of Intensive Care 2016;4:29
18. Pearn LM, Niesman IR, Egawa J, et al: Pathophysiology associated with traumatic brain injury: current treatments and potential novel therapies. Cell Mol Neurobiol 2017;37:571–585
19. Kumar A, Loane DJ: Neuroinflammation after traumatic brain injury: opportunities for therapeutic interventions. Brain Behav Immun 2012;26(8):1191–1201
20. Fazel S et al. Suicide, Fatal Injuries, and Other Causes of Premature Mortality in Patients With Traumatic Brain Injury. A 41-Year Swedish Population Study. JAMA Psychiatry 2014;71(3):326–333
21. Eldadah BA, Faden AI: Caspase pathways, neuronal apoptosis and CNS injury. J Neurotrauma 2000;96:103–108
22. Deutsche Gesellschaft für Neurochirurgie (federführend): Leitlinie Schädel-Hirn-Trauma im Erwachsenenalter. Update 2015. AWMF - Register Nr. 008/001 2015
23. Deutsche Gesellschaft für Unfallchirurgie (federführend): S3-Leitlinie Polytrauma/Schwerverletztenbehandlung. AWMF Register Nr. 012/019. 01.07.2016
24. Brain Trauma Foundation: Guidelines for the Management of Severe Traumatic Brain Injury. 4th Edition. Neurosurgery 0:1–10, 2016
25. Bernard SA, Nguyen V, Cameron P, et al: Prehospital rapid sequence intubation improves functional outcome for patients with severe traumatic brain injury: a randomized controlled trial. Ann Surg 2010 Dec;252(6):959–965
26. Timmermann A, Eich C, Russo SG, et al: Prehospital airway management: a prospective evaluation of anaesthesia trained emergency physicians. Resuscitation 2006 Aug;70(2):179–185
27. Härtl R, Gerber LM, Iacono L, et al: Direct transport within an organized state trauma system reduces mortality in patients with severe traumatic brain injury. J Trauma 2006 Jun;60(6):1250–1256
28. Dumont TM, Visioni AJ, Rughani AI, et al: Inappropriate prehospital ventilation in severe traumatic brain injury increases in-hospital mortality. J Neurotrauma 2010 Jul;27(7):1233–1241
29. Surrentino E, Diedler J, Kasprowicz M, et al: Critical thresholds for cerebrovascular pressure reaktivitiy in patients with head injury. Neurosurg Focus 2008;25:E2

30. Marehbian J, Muehlschlegel S, Edlow BL: Medical management of the severe traumatic brain injury patient. Neurocrit care 2017; 27:430–446
31. Cooper D, Nichol A, Bailey M, et al: Effect of Early Sustained Prophylactic Hypothermia on Neurologic Outcomes Among Patients With Severe Traumatic Brain Injury: The POLAR Randomized Clinical Trial. JAMA 2018 Dec 4;320(21):2211–2220
32. F de Quervain. Chirurgische Erkrankungen des Kopfes S1-31 in „Spezielle Chirurgische Diagnostik" 8. Auflage Verlag FCW Vogel, Leipzig, 8. Auflage. 1926
33. Cooper DJ, Rosenfeld JV, Murray L, et al: Decompressive craniectomy for traumatic brain injury. New Engl J Med 2011;364:1493–1502
34. Hutchinson PJ, Kolias AG, Timofeev IS, et al: Trial of decompressive craniectomy for traumatic intracranial hypertension. N Engl J Med 2016
35. Udekwu P, Kromhout-Schiro S, Vaslef S, et al.: Glasgow Coma Scale score, mortality, and functional outcome in head-injured patients. J Trauma 2004 May;56(5):1084–1089
36. Fatovich DM, Jacobs IG, Celenza A, et al: An observational study of bispectral index monitoring predict recovery of consciousness in patients with serve brain injury. Anesthesiology 2004;101:43–51
37. Woischneck D, Kapapa T: The prognostic reliability of intracranial pressure monitoring and MRI data in severe traumatic brain injury. Magne Reson Imaging 2017; 36:210–215.

Muskelrelaxanzien – Wirkmechanismen und deren Reversierung
Muscle relaxants – mode of action and reversal

A. Hohn · H. Mellinghoff · H. Lewald

Zusammenfassung

Muskelrelaxanzien verbessern die Bedingungen zur endotrachealen Intubation und können darüber hinaus die Operationsbedingungen optimieren. Sie sind daher aus einer modernen Anästhesie nicht wegzudenken. Man unterschiedet depolarisierende und nicht-depolarisierende Muskelrelaxanzien, welche sich hinsichtlich ihrer Pharmakologie und ihrem pharmakokinetischen Profil voneinander unterschieden. Die Inzidenz von neuromuskulären Restblockaden am OP- und Anästhesieende ist jedoch, nicht zuletzt auch aufgrund der inter-individuellen Variabilität der Wirkung von Muskelrelaxanzien im Patienten nicht zu unterschätzen. Eine neuromuskuläre Restblockade ist mit postoperativen Komplikationen wie z.B. Aspirationspneumonien und anderen kritischen Ereignissen assoziiert. Ein konsequentes neuromuskuläres Monitoring ist daher unabdingbar. Die taktile oder visuelle Beurteilung ist jedoch unsicher, so dass eine quantitative Relaxometrie durchgeführt werden sollte. Die Train of Four (TOF) Stimulation und die TOF-Ratio können in allen Stadien der Anästhesie universell eingesetzt werden. Eine TOF-Ratio von 0,9 wird als ausreichende neuromuskuläre Erholung angesehen. Ist diese vor Ausleitung der Narkose nicht erreicht, kann mit Cholinesteraseinhibitoren antagonisiert oder, bei Verwendung von Steroidmuskelrelaxanzien, mit Sugammadex reversiert werden.

Schlüsselwörter: Neuromuskuläres Monitoring – Steroidmuskelrelaxanzien – Benzylisochinoline – Azetylcholinrezeptor – Azetylcholinesteraseinhibitoren – Neostigmin – Sugammadex – Neuromuskuläre Restblockade

Summary

Muscle relaxants improve intubating conditions and additionally have the potential to improve operating conditions for the surgeon. They are, therefore, an integral part of a modern, balanced anesthesia. There are depolarizing and non-depolarizing muscle relaxants which differ regarding their pharmacology and their pharmacokinetic profile. The incidence of residual neuromuscular blocks at the end of surgery and anesthesia is high. This is mainly due to the high inter-individual variability of muscle relaxants in patients. A residual neuromuscular block is associated with post-operative complications such as aspiration pneumonia and other critical respiratory events. Neuromuscular monitoring should therefore always be used when muscle relaxants are administered. As tactile or visual assessment of the response to neuromuscular stimulation is inadequate, quantitative neuromuscular monitoring should be used. Train-of-four stimulation and the train-of four ratio can be utilized during all stages of anesthesia. A train of four ratio of 0.9 and above is considered adequate neuromuscular recovery. If this threshold is not met at the end of anesthesia, a residual neuromuscular block can be antagonized with cholinesterase inhibitors, or, if steroidal muscle relaxants were used, reversed with sugammadex.

Keywords: Neuromuscular monitoring – Steroidal muscle relaxants – Benzylisoquinolones – Acetylcholine receptor – Acetylcholinesterase inhibitors – Neostigmine – Sugammadex – Residual neuromuscular block

Einleitung

Vor der Einführung von Muskelrelaxanzien in die klinische Routine konnte eine Muskelrelaxation nur indirekt, durch sehr hohe Dosen von Anästhetika erreicht werden. Als erster benutzte Dr. Arthur Läwen, ein deutscher Chirurg, 1912 Curare als Ergänzung zur Anästhesie. Er injizierte Curare intramuskulär oder subcutan um den Bauchdeckenverschluss durch die systemisch herabgesetzte Muskelspannung zu erleichtern. Da er bemerkte, dass eine isolierte Relaxation der Bauchmuskulatur nicht möglich war, warnte er bereits damals vor den „Allgemeinwirkungen" der neuromuskulären Blockade. Läwen entwickelte daher zusammen mit Rudolf Sievers auch einen elektrisch betriebenen Kolbenpumpenrespirator [1]. Läwen stellte jedoch darüber hinaus fest, dass der Einsatz von Curare den Anästhetikabedarf deutlich senkt und postulierte, dass dadurch die Sicherheit der Anästhesie verbessert werden könnte. Interessanterweise schrieb der Chirurg Läwen, dass eine völlige Lähmung der Bauchmuskulatur durch Curarin zum Bauchdeckenverschluss gar nicht nötig sei [1]. Läwens Idee der neuromuskulären Blockade wurde aber erst 1942 von den kanadischen Anästhesisten Griffith und Johnson aufgegriffen, die Curare bei einem gesunden Mann bei der Anästhesie zu einer Appendektomie einsetzten [2]. Ab diesem Zeitpunkt wurden die Muskelrelaxation zu einem festen Bestandteil der Allgemeinanästhesie. Heutzutage sind Muskelrelaxanzien aus einer modernen, balancierten Anästhesie nicht mehr wegzudenken.

Indikationen für Muskelrelaxanzien in der Anästhesie

Intubationsbedingungen

Die Bedingungen zur endotrachealen Intubation sind unter einer neuromuskulären Blockade deutlich verbessert [3]. So ist die Inzidenz schwieriger Atemwege häufiger bei nicht relaxierten Patienten anzutreffen. Intubations- und damit Anästhesiebedingte Komplikationen wie Halsschmerzen und Heiserkeit treten daher bei Verwendung einer Muskelrelaxierung signifikant seltener auf [4]. Darüber hinaus sind relevante hämodynamische Probleme wie Hypotension und Bradykardie seltener bei Patienten bei denen zur Narkoseeinleitung zur endotrachealen Intubation Muskelrelaxanzien verwendet wurden [3]. In der Kinderanästhesie ist die endotrachaele Intubation ohne Muskelrelaxans jedoch durchaus gängige Praxis [5,6]. Ein kürzlich publizierte Meta-Analyse zeigt eine deutliche Tendenz zu einer Verbesserung der Intubationsbedingungen auch bei Kindern, zeigt aber deutlich auf, dass Studien mit größeren Patientenzahlen nötig sind um diese Aussage zu bestätigen. [7]

Operationsbedingungen

Die Verbesserung der Operationsbedingungen bei offenen Operationen durch Muskelrelaxanzien (versus keine Relaxierung) wurde bisher nur bei der radikalen retropubischen Prostatektomie untersucht. Dort ergaben sich zwar nur geringfügige, jedoch signifikant bessere Operationsbedingungen bei relaxierten Patienten.[8] Bei vielen weiteren Studien wurden meist unterschiedliche Relaxationstiefen miteinander verglichen, so dass eine Vergleichbarkeit der verschiedenen Untersuchungen deutlich eingeschränkt ist. Für laparoskopische [9–11], laryngeal mikrochirurigische [12] und bariatrische [13] Eingriffe konnten dabei die chirurgischen Bedingungen durch eine tiefe neuromuskuläre Blockade gegenüber einer moderaten Relaxation verbessert werden. Aus anästhesiologischer Sicht führt eine Relaxation zu keiner Verbesserung der intra-operativen Bedingungen [14]. Die klinische Relevanz einer Relaxierung während der gesamten Operation ist daher umstritten. Darüber hinaus bleibt die Frage zu klären welche Relaxationstiefe für welche Operation das besten „Risiko-Nutzen-Verhältnis" zwischen Patientensicherheit (z.B. Restblockade, post-operative pulmonale Komplikationen, Nebenwirkungen etc.) und optimalen Operationsbedingungen hat.

Physiologie

Angriffspunkt der Muskelrelaxanzien ist der nikotinische Azetylcholinrezeptor der neuromuskulären Endplatte. Nach Depolarisation des präsynaptischen Nervenendes wird aus präsynaptischen Vesikeln Azetylcholin exozytotisch freigesetzt. Das Azetylcholin diffundiert entlang seines Konzentrationsgradienten über den ca. 50 nm breiten synaptischen Spalt. An der post-synaptischen Membran bindet er an den Azetylcholinrezeptor. Dieser ist ein transmembranöser liganden-gesteuerter Ionenkanal bestehend aus 5 Untereinheiten ($2\alpha,\beta,\delta,\varepsilon$) mit dem Potential seine Konfiguration allosterisch zu ändern. Der Kanal funktioniert nach dem Alles-oder-Nichts Prinzip. Die physiologische Öffnung erfolgt sobald zwei Moleküle Azetylcholin die beiden α-Untereinheiten besetzen. Der geöffnete Kanal ermöglicht einen Einstrom von Natriumionen von extra- nach intrazellulär sowie einen Ausstrom von Kaliumionen in die entgegengesetzte Richtung. Nach der Öffnung einer ausreichenden Anzahl an Kanälen wird das Schwellenpotential der motorischen Endplatte erreicht und eine Kontraktion des Muskels ausgelöst. Durch Diffusion von Azetylcholin vom Rezeptor erfolgt die Schließung des Kanals und die Repolarisation der motorischen Endplatte.

Exkurs Cholinesterasen

Die *Azetycholinesterase* hydrolysiert spezifisch den Neurotransmitter Azetylcholin in Azetat und Cholin. Die Aztylcholinesterase wirkt vor allem im neuromuskulären Spalt, sowie im zentralen und vegetativen Nervensystem. Im synaptischen Spalt ist die Cholinesterase an die extrazelluläre Matrix gebunden [15]. Daher wird ein großer Anteil des frei gesetzten Azetylcholins bei der transynaptischen Diffusion und Passage durch die extrazelluläre Matrix bereits inaktiviert.

Die *Plasmacholinesterase* (auch Butyrylcholinesterase oder Pseudocholinesterase) hingegen ist ein Enzym, das die hydrolytische Spaltung der Esterbindung in Cholinestern katalysiert. Man nimmt an, dass damit eine physiologische Wirkung von Azetylcholin außerhalb des synaptischen Spaltes verhindert werden soll. Die Plasmacholinesterase spaltet zusätzlich zu Azetylcholin auch bestimmte Pharmaka wie beispielsweise Mivacurium, aber auch Succinylcholin, sowie alle Lokalanästhetika vom Estertyp und Kokain. Das Enzym wird in der Leber synthetisiert und kommt dort, im Serum, im Pankreas und in der Darmschleimhaut sowie im zentralen Nervensystem vor. Alter, Gewicht und Geschlecht beeinflussen die Aktivität der Plasmacholinesterase. Eine verminderte Aktivität kommt auch bei Rahmen von Leber- und Niereninsuffizienz vor, aber auch beim HELLP-Syndrom und bei Mangelernährung sowie nach Chemotherapie oder bei Malignomen.

Eine herabgesetzte, für die Medikamenteneliminierung relevante Enzymaktivität (>75%), kann aber auch genetische Ursachen haben. Es sind verschiedene atypische Plasmacholinesterasen bekannt, die meist autosomal-rezessiv vererbt werden. Die Aktivität der Plasmacholinesterasen kann mithilfe des sog. Dibucain-Tests bestimmt werden. Dibucain ist ein Lokalanästhetikum, das die normale Plasmacholinesterase stark inhibiert, jedoch die atypischen Formen kaum. Die Plasmacholinesterase-Aktivität wird ohne und anschließend nach Zugabe von Dibucain bestimmt. Die Differenz dieser beiden Aktivitätswerte ergibt die Dibucainzahl. Je niedriger diese ausfällt, desto relevanter ist der Mangel an aktiver Plasmacholinesterase (Tab. 1).

Tabelle 1
Wirkdauer von Muskelrelaxanzien bei atypischen Plasmacholinesterasen.

Genotyp	Dibucainzahl	Wirkdauer von Mivacurium/Succinylcholin
normal	>80	Minuten
homozygot atypisch	ca. 50	2–3 Stunden
heterozygot atypisch	ca. 20	5–9 Stunden

Exkurs: Azetylcholinrezeptoren

Man unterscheidet zwei Typen von Azetylcholinrezeptoren: nikotinische (liganden-gesteuerte Ionenkanäle) und muskarinische (G-Protein gekoppelte Rezeptoren).

Bei den nikotinischen Azetylcholinrezeptoren sind zwei Typen bekannt:
N1-Typ (motorische Endplatte)
N2-Typ (neuronal, prä- auf postganglionär)

Bei den muskarinischen Azetylcholinrezeptoren werden ebenfalls verschiedene Subtypen unterschieden. Dabei sind beispielsweise der M1-Rezeptor, der parasympathisch negativ chronotrope Effekte am Herzen vermittelt, und der M3-Rezeptor, der eine bronchokonstriktive Wirkung vermittelt, klinisch relevant.

Das Ausmaß und die klinische Relevanz von hämodynamischen Nebenwirkungen der Muskelrelaxanzien wird durch die Affinität der Substanzen zu den jeweiligen Cholinorezeptoren des autonomen Nervensystems bestimmt. Das Verhältnis von ganglionär blockierender zu neuromuskulär blockierender Dosis eines Muskelrelaxans wird als sog. *autonome Sicherheitsreserve* bezeichnet.

Neuromuskuläre Sicherheitsreserve

Als neuromuskuläre Sicherheitsreserve (engl. „margin of safety") bezeichnet man das Phänomen, dass erst nach Blockade von 70–75% der vorhandenen Azetylcholinrezeptoren erste klinische Zeichen einer neuromuskulären Blockade wahrnehmbar sind. Zur raschen Überwindung dieser Sicherheitsreserve wird in der Regel die doppelte 95%ige Effektivitätsdosis (ED_{95}) zur Narkoseeinleitung bei endotrachealen Intubation verwendet.

Da auch bei klinischer Erholung von einer neuromuskulären Blockade noch ein großer Teil der Rezeptoren mit dem Relaxans besetzt ist, reichen in der Regel zur Nachinjektion 10–25% der Ausgangsdosis aus.

Bei einer klinisch gemessenen, kompletten neuromuskulären Erholung sind anfänglich lediglich 25–30% der Rezeptoren nicht durch ein Muskelrelaxans besetzt. Da die restlichen Azetylcholinrezeptoren noch blockiert sind ist die Sicherheitsreserve jedoch aufgebraucht. Geringe Verschiebungen im Verhältnis Azetylcholin zu Muskelrelaxans können in der postoperativen Phase zur erneuten neuromuskulären Blockade führen (sog. Rekurarisierung). Dies ist in der unmittelbaren post-operativen Phase bei der Verwendung bestimmter Medikamente welche die neuromuskuläre Übertragung ebenfalls beeinflussen (z.B. Magnesium, Aminoglykoside, Calcium-Antagonisten) zu beachten.

Pharmakologie

Pharmakodynamik

Blockierung der Neuromuskulären Überleitung
Die Blockade der neuromuskulären Überleitung kann pharmakologisch prinzipiell auf zwei Arten geschehen:

1. Nichtdepolarisationsblock:
Medikamentöse Blockade der α-Untereinheiten des Azetylcholinrezeptors an der motorischen Endplatte. Hierbei konkurriert das Muskelrelaxans kompetitiv mit Azetylcholin um die Besetzung des Rezeptors. Dieser Block kann durch die Anwendung von Cholinesteraseinhibitoren antagonisiert werden.

2. Depolarisationsblock:
Dauerdepolarisation durch einen Agonisten (i.d.R. Succinylcholin) am Azetylcholinrezeptor. Hierdurch wird ein Schließen des Kanals und die anschließende Repolarisation verhindert. Dieser Block ist nicht antagonisierbar. Die Depolarisation endet durch Abdiffusion von Succinylcholin aus dem synaptischen Spalt.

Bei Succinylcholin kann es bei repetitiven Dosen zu einem sog. Dual-Block (Phase II-Block) kommen. Es wird vermutet, dass es hierbei zu einer zusätzlichen Blockade präsynaptischer Azetylcholinrezeptoren kommt und/oder zu einer Desensibilisierung des Rezeptors. Möglicherweise wird auch die Na^+-K^+-ATPase durch die Depolarisation aktiviert. Der Dual-Block zeigt Charakteristika eines Nichtdepolarisationsblocks und ist mit Cholinesterasehemmern antagonisierbar. Dabei ist der Erfolg aber schlecht vorhersagbar.

Pharmakologische Kenngrößen

Potenz: Die Potenz von Muskelrelaxanzien wird mit der Effektivitätsdosis 95 (ED_{95}) beschriben und wird in mg/kg Körpergewicht angegeben. Dabei bedeutet eine einfache ED_{95} die Dosierung, die für eine 95%ige neuromuskuläre Blockade notwendig ist. Als endotracheale Intubationsdosis wird die doppelte ED_{95} angegeben. Damit wird man den inter-individuellen Unterschieden der Patienten hinsichtlich der Anschlagszeit gerecht und kann nach der angegebenen Anschlagzeit mit hoher Wahrscheinlichkeit mit einem komplett relaxierten Patienten rechnen. Dennoch sollte zur Kontrolle der Effektivität des Muskelrelaxans auch zur Einleitung ein neuromuskuläres Monitoring angewendet werden.

Klinische Wirkdauer: Die Duration 25% (Dur 25) gibt die Zeitdauer von Injektion eines Muskelrelaxans bis zur 25%igen Erholung der Blockade und gilt als Parameter der klinischen Wirkdauer. Innerhalb dieses Zeitintervalls reicht die neuromuskuläre Blockade für die meisten chirurgischen Eingriffe aus. Der Wert kann auch für die Zeit bis zur 95%igen Erholung der Blockade angegeben werden (Dur TOF 0.9) [16].

Die **Anschlagzeit** ist die Zeit zwischen Injektion des jeweiligen Muskelrelaxans und 95%iger Blockade der neuromuskulären Übertragung.

Der **Erholungsindex** (recovery index, RI) bezeichnet die Zeit zwischen 25%iger und 75%iger Erholung der Blockade und ist eine weitgehend dosisunabhängige Größe.

Pharmakokinetik

Umverteilung
Nach intravenöser Injektion eines Einzelbolus eines Muskelrelaxans verteilt sich dieses rasch im zentralen Kompartiment bevor es in das periphere Kompartiment und das Effektkompartment (neuromuskulärer Spalt) umverteilt wird. Dort werden die Muskelrelaxanzien je nach Substanz metabolisiert und eliminiert. Die neuromuskuläre Wirkung eines Einzelbolus eines Muskelrelaxans wird erneut durch Umverteilung terminiert. Nach repetitiven Gaben ist die Umverteilung erschöpft und aktive Muskelrelaxanzien (und ggf. aktive Metabolie) können zurückverteilt werden.

Esterhydrolyse
Succinylcholin und Mivacurium werden mittels enzymatischer Spaltung durch die Plasmacholinesterase inaktiviert.

Hofmann-Elimination
Atracurium und sein Stereoisomer Cisatracurium werden durch den spontanen Zerfall im Rahmen der sog. Hofmann-Elimination inaktiviert. Es entstehen die inaktiven Metabolite Laudanosin und Monacrylat. Dieser Vorgang findet gleichermaßen überall im Körper statt. Atracurium und zu einem geringeren Anteil Cisatracurium werden darüber hinaus durch Esterhydrolyse gespalten. Die Esterhydrolyse spielt bei der Gesamtelimination jedoch nur eine untergeordnete Rolle. Im Gegensatz zu den Benzylisochinolinen entstehen bei den Steroidmuskelrelaxanzien Metabolite, die ihrerseits unterschiedliche neuromuskulär blockierende Wirkungen haben und gegenüber der Ausgangssubstanz verzögert eliminiert werden. Klinische Bedeutung erlangt diese verzögerte Elimination im Rahmen der längerfristigen Anwendung von Muskelrelaxanzien auf der Intensivstation, bei der es zur Kumulation der Metabolite und dadurch zur erheblichen Erholungsverzögerung kommen kann.

Hepatische Elimination
Rocuronium, Vecuronium und Pancuronium werden primär hepatisch und zu einem geringen Anteil renal eliminiert. Die hepatische Elimination verläuft bei Vecuronium und Rocuronium schneller als die renale Elimination, jedoch geringfügig langsamer als die Umverteilung. Dadurch werden die Wirkungszeiten nach repetitiven Boli, nachdem die Umverteilung erschöpft ist, länger oder die Repetitionsdosen für eine definierte neuromuskuläre Blockade geringer.

Renale Ausscheidung
Alle Muskelrelaxanzien liegen bei physiologischem pH als polare Moleküle vor. Daher werden sie (und ihre) Metabolite in unterschiedlichen Anteilen von der Niere ausgeschieden. Nicht alle Muskelrelaxanzien sind jedoch ausschließlich von der Niere als alleiniges Ausscheidungsorgan abhängig.

Klinisch verwendete Muskelrelaxanzien

Succinylcholin (depolarisierendes Muskelrelaxans)
Succinylcholin ist ein Di-Azetylcholin. Dies erklärt seine depolarisierende Aktivität am Azetylcholinrezeptor. Die geringe Potenz der Substanz erklärt seine schnelle Anschlagszeit (hoher Gradient). Succinylcholin wird jedoch nicht durch die Azetylcholinesterase im synaptischen Spalt hydrolysiert, sondern durch die Plasmacholinesterase im Blutstrom gespalten. Daher wird ein Großteil des Succinylcholins auf seinem Weg zur neuromuskulären Endplatte bereits inaktiviert. Aufgrund seiner depolarisierenden Eigenschaft führt Succiylcholin zu Muskelfaszikulationen. Diese Faszikulationen hätten theoretisch das Potential den intracraniellen, den intragastralen sowie den intraokulären Druck zu erhöhen. Historisch gesehen findet sich diese Aussage daher auch in vielen Lehrbüchern wieder [17]. Weder in Studien am Tiermodell, noch in Patienten konnten diese Aussagen jedoch verifiziert werden [18–20]. Etwaige Anstiege des intragastralen, intraokulären und intracraniellen Drucks sind daher am ehesten auf eine inadäquate Narkose bei Einleitung zurückzuführen [18,21]. Aufgrund der unerwünschten Nebenwirkungen (Hyperkaliämie, Triggersubstanz für Maligne Hyperthermie, Rhabdomyolyse etc.) wird Succinylcholin schon seit längerem nicht als Routine-Muskelrelaxans zur Einleitung bei elektiven Eingriffen von der DGAI empfohlen [22]. Mit Rocuronium steht eine nicht-depolarisierende Muskelrelaxans-Alternative mit einer vergleichbaren Anschlagszeit zur Verfügung. Auch wenn eine aktuelle Cochrane Analyse Succinylcholin einen leichten Vorteil bei der rapid sequence induction gegenüber Rocuronium bezüglich der exzellenten und sehr guten Intubationsbedingungen gibt [23], so ist dieser die Erfahrung des Einzelnen im Umgang mit Succinylcholin und dessen unerwünschten Nebenwirkungen gegenüber zu stellen.

Benzylisochinoline (nicht-depolarisierende Muskelrelaxanzien)
Zu den Benzylisochinolinen gehören Mivacurium, Atracurium und Cisatracurium.

Mivacurium ist das nicht-depolarisierende Muskelrelaxans mit der kürzesten Wirkdauer. Es wird (wie Succinylcholin) von der Plasmacholinesterase gespalten und hat daher beim Vorliegen atypischer Plasmacholinesterasen eine verlängerte Wirkdauer. Eine Antagonisierung mit Cholinesteraseinhibitoren ist möglich. Da diese neben der Azetylcholinesterase im synaptischen Spalt jedoch auch die Plasmacholinesterase inhibieren ist der Zeitgewinn dadurch nur im Bereich von 3–6 Minuten [24]. Eine Antagonisierung sollte daher kritisch in Erwägung gezogen werden.

Atracurium ist ein Racemat aus 10 verschieden Stereoisomeren. 50% der Substanz werden durch Hoffmann-Elimination inaktiviert, 40% werden durch unspezifische Esterasen gespalten, 10% werden renal eliminiert. Daher ist die Pharmakokinetik weitestgehend von Organfunktionen unabhängig. Der wichtigste Metabolit ist Laudanosin, welches zentral-nervöse Effekte haben kann, v.a. bei einer gestörten Blut-Hirn-Schranke.

Cisatracurium ist das in Atracurium enthaltene 1 R-cis 1'R-cis konfigurierte Stereoisomer. Im Gegensatz zum Atracurium setzt es kein Histamin frei und ist daher bei prädisponierten Patienten geeignet. Cisatracurium wird zu über 95% durch Hoffmann Elimination abgebaut. Durch die höhere Potenz und damit geringe Dosis fallen aber dabei 75% weniger Laudanosin an [25].

Steroidmuskelrelaxanzien (nicht-depolarisierende Muskelrelaxanzien)

Die am häufigsten verwendeten Steroidmuskelrelaxanzien sind Rocuronium, Vecuronium und Pancuronium.

Pancuronium wird in Deutschland kaum noch verwendet. Auf Grund seiner bisquarternären Struktur blockiert Pancuronium die kardialen muskarinergen Azetylcholinrezeptoren im Sinusknoten was zu einem Herzfrequenzanstieg sowie Anstieg des mittleren arteriellen Druckes führt. Daher war Pancuronium früher ein häufig verwendetes Muskelrelaxans in der Kardiochirurgie um die Herzkreislaufeffekte der Opiat-betonten Einleitung zu coupieren. Das Wirkende eines Einzelbolus Pancuronium beruht primär auf Umverteilung. Daher ist das Potential zur Kumulation und der post-operativen neuromuskulären Restblockade besonders hoch [26]. Im Verlauf wird Pancuronium primär renal ausgeschieden.

Vecuronium kumuliert in einem geringerem Ausmaß als Pancuronium. 60–80% werden hepatisch eliminiert, 20–40% unverändert renal ausgeschieden. Durch den Metabolismus entsteht unter anderem 3-Hydroxy-Vecuronium, welches ebenfalls eine muskelrelaxierende Wirkung hat (ca. 70% der Potenz von Vecuronium).

Rocuronium ist eine Weiterentwicklung von Vecuronium. Seine Potenz (ED_{95}) ist im Vergleich 6-fach geringer. Daher müssen höhere Dosierungen injiziert werden, was wiederum zu einem größeren Gradienten zur neuromuskulären Endplatte hin resultiert, wodurch kürzere Anschlagszeiten erreicht werden können. Rocuronium wird in unveränderter Form hepatisch eliminiert. Klinisch relevante Metabolie entstehen nicht. Mit einer 4-fachen ED_{95} kann eine Anschlagszeit ähnlich der von Succinylcholin erzielt werden. Nachteil ist natürliche eine dementsprechend lange Wirkdauer.

Tabelle 2 gibt einen Überblick über häufig angewendete Muskelrelaxanzien und deren pharmakologisches Profil.

Tabelle 2
Muskelrelaxanzien mit ihrem jeweiligen pharmakologischen Profil

		ED_{95} (mg/kg)	Intubationsdosis (mg/kg)	Anschlagszeit (min)	Klinische Wirkdauer (min)	Erholungsindex (min)	Elimination	Bemerkungen
	Succinylcholin	0,25	1,0–1,5	1	6–10	3–5	Plasma-ChE	**Hypertension** und **Tachykardie** durch Ganglienstimulation; Bradyarrythmie bis **Asystolie** durch die Stimulation der muskarinergen Rezeptoren des Sinusknotens; Myalgie; Hyperkaliämie; Triggersubstanz für maligne Hyperthermie
Aminosteroide	Pancuronium	0,06	0,06–0,1	3–4	60–100	30–45	70–80% renal 20–30% hepatisch	**Hypertension, Tachykardie, Anstieg des Herzminutenvolumens und des myokardialen Sauerstoffverbrauchs** durch Vagolyse und sympathische Stimulation
Aminosteroide	Vecuronium	0,05	0,08–0,12	2–3	25–40	10–15	60–80% hepatisch 20–40% renal	Hemmung der Histamin-N-Methyltransferase
Aminosteroide	Rocuronium	0,3	0,6–1,2	1–1,5	30–150	12–15	Primär hepatisch	
Bezylisochinoline	Atracurium	0,25	0,4–0,6	2–3	20–35	10–15	50% Hofmann-Elimination 40% Esterhydrolyse 10% renal	Hypotension durch Histamin-Freisetzung
Bezylisochinoline	Cis-Atracurium	0,05	0,15–0,2	2–3	40–60	10–15	95% Hofmann-Elimination	
Bezylisochinoline	Mivacurium	0,08	0,15–0,25	2–3	15–25	5–10	Plasma-ChE	Hypotension durch Histamin-Freisetzung

Neuromuskuläres Monitoring

Das neuromuskuläre Monitoring dient der Überwachung der Wirkung der Muskelrelaxanzien und sollte zu jeder Phase der Narkose, wenn Relaxanzien gegeben werden, angewendet werden. Dies gilt für die Narkoseeinleitung und Intubation, um sich zu vergewissern, dass der Patient nach Gabe des Muskelrelaxans auch ausreichend relaxiert ist, intraoperativ vor allem wenn eine komplette Paralyse zur Operation notwendig ist und bei Narkoseausleitung um eine neuromuskuläre Restblockade sicher auszuschließen.

Technisch ist neuromuskuläres Monitoring einfach. Zwei Stimulationselektroden geben einen elektrischen Reiz ab und ein Sensor misst die Reizantwort des Muskels. Die quantitative Messung ist der qualitativen (visuell oder taktil) überlegen und sollte bevorzugt angewendet werden. Diese kann mit einem Beschleunigungssensor (Akzeleromyographie), einem Mechanosensor (Kinemyographie) oder durch Ableitung des Muskelsummen-aktionspotentials (Elektromyographie) erfolgen. Eine kalibrierte Anwendung ist immer zu empfehlen. Die Stimulation sollte immer supramaximal erfolgen, d.h. bei einer stufenweisen Erhöhung des Reizstroms nimmt die Muskelantwort progressiv zu, ist aber ab einer gewissen maximalen Stromstärke nicht mehr zu steigern (supramaximale Stimulation).

Typische Stimulationsorte mit zu erwartender Stimulationsstärke:

N. ulnaris und M. adductor pollicis (40–50 mA)
N. tibialis posterior und M. flexor hallucis brevis (40–50 mA)
N. facialis und M. orbicularis oculi (25–30 mA)
N. facialis und M. corrugator supercilii (25–30 mA)

Bei der Platzierung der Stimulationseletroden ist darauf zu achten, dass es nicht zu einer direkten Muskelstimulierung kommt. Dieses Risiko steigt bei zu hohen Stromstärken.

Stimulationsmuster

Train of four (TOF)

Die TOF-Stimulation besteht aus 4 elektrischen Impulsen, die im Abstand von 0,5 s appliziert werden. Danach folgt eine Pause die mindestens 12 Sekunden dauern sollte.

Nach Wirkungseintritt eines nichtdepolarisierenden Muskelrelaxans kommt es mit Beginn der 4. Reizantwort zu einem sukzessiven Verschwinden aller Einzelreizantworten, die sich bei Einsetzen der neuromuskulären Erholung umgekehrt (also beginnend mit der ersten) wieder einstellen. Typischerweise zeigt sich eine Amplitudenabnahme von der ersten (T1) bis zur vierten Reizantwort (T4), so dass aus dem Quotienten der Reizstärken (T4/T1) die sog. TOF-Ratio gebildet werden kann.

Grundsätzlich können die Anzahl der Train of four Reizantworten (TOF Zahl oder TOF count) und die TOF-Ratio auch visuell und taktil bestimmt werden, jedoch kann ab einer TOF-Ratio von 0,5 keine zuverlässige Aussage mehr getroffen werden.[27]

Der TOF ist in begrenztem Maße auch zur Beurteilung eines Depolarisationsblocks geeignet. Nach Succinylcholin kommt es jedoch zu keinem Fading. Vielmehr sind alle vier Reizantworten gleichermaßen reduziert und die TOF-Ratio ist folglich immer 1,0. Darüber hinaus erlöschen auch alle 4 TOF-Antworten gleichzeitig und der TOF-Count ist somit entweder „4" oder aber „0".

Double Burst Stimulation (DBS)

Die DBS wurde entwickelt um das qualitative (taktil oder visuell) Monitoring zu verbessern, da ab einer TOF-Ratio von 0,5 selbst der geübte Anästhesist keine neuromuskuläre Restblockade messen kann [26]. Sie besteht aus 2 Salven à 50 Hz, die im Abstand von 0,75 s appliziert werden; die erste Salve besteht aus 3 Einzelreizen, die zweite Salve aus 3 oder 2 Einzelreizen ($DBS_{3,3}$ und $DBS_{3,2}$). Da das Ermüdungsphänomen bei der DBS deutlich ausgeprägter ist als beim TOF, können mit der DBS deshalb Restblockaden entsprechend einer TOF-Ratio von 0,6 0,7 noch erfasst werden. Restblockaden jenseits einer TOF-Ratio von 0,7 können jedoch auch mit diesem Stimulationsmodus nicht zuverlässig erkannt werden.

Post Tetanic Count (PTC)

Der PTC dient einer Überwachung tiefer neuromuskulärer Blockaden. Durch den Tetanus wird Azetylcholin vermehrt in die neuromuskuläre Endplatte ausgeschüttet, so dass dieses kurzfristig Muskelrelaxansmoleküle kompetitiv verdrängen kann und eine neuromuskuläre Übertragung zustande kommt. Der PTC besteht aus einem 5 sekündigem 50-Hz-Tetanus und anschließenden 10 bis 20 Einzelreizen von je 1 Hz. Der PTC ist die Anzahl der post-tetanisch messbaren Einzelreize. Zwischen zwei PTC-Stimulationen muss mindestens ein Intervall von drei Minuten liegen, anderenfalls wird die Reizantwort auf die PTC-Stimulation beeinflusst.

Neuromuskuläre Restblockade

Eine neuromuskuläre Restblockade besteht bei einer TOF-Ratio von <0,9 und macht sich klinisch vor allem an der Atem- und oberen Schlundmuskulatur bemerkbar. Dabei kommt es zur Apnoe, wenn im Train-of-Four (TOF) nur eine Reizantwort (T1) nachweisbar ist. Bei drei nachweisbaren Reizantworten (T1–3) tritt eine Tachypnoe bei reduziertem Atemvolumen auf. Schon ab einer TOF-Ratio von 0,3 ist das Tidalvolumen am intubierten Patienten wieder annähernd normal. Im Allgemeinen ist das Diaphragma relativ resistent gegenüber einer neuromuskulären Blockade. Die oberen Atemwegs- und Pharynxmuskulatur hingegen ist sehr sensibel gegenüber einer neuromuskulären (Rest-)Blockade. Dadurch ist das Risiko für Aspirationen und Obstruktionen der oberen Atemwege unterhalb einer TOF-Ratio von 0,9 begünstigt.

Die Empfindlichkeit verschiedener Muskelgruppen gegenüber Muskelrelaxanzien in absteigender Reihenfolge zeigt die hohe Empfindlichkeit der pharyngealen Muskulatur:

Pharynxmuskulatur → M. masseter → M. genioglossus → M. adductor pollicis → Abdominalmuskulatur → M. orbicularis oculi → Stimmbandmuskulatur → M. corrugator supercilii → Diaphragma

Merke: Selbst bei vollständiger Erholung am M. adductor pollicis kann es daher noch zu einer relevanten Beeinträchtigung der am Schluckvorgang beteiligten Muskeln kommen.

Klinische Studien konnten kritische postoperative Ereignisse wie Sättigungsabfall, Schluckstörungen, Obstruktion der oberen Atemwege und unvorhergesehener Reintubation mit unzureichender neuromuskulärer Erholung in Zusammenhang bringen [28]. Ebenso sind neuromuskuläre Restblockaden mit dem Auftreten postoperativer Pneumonien assoziiert [26].

Die Häufigkeit hängt neben dem verwendeten Muskelrelaxans auch von der Dauer des Eingriffes, der angewendeten Anästhesietechnik und den Begleiterkrankungen sowie der Begleitmedikation des Patienten ab. Eine Studie konnte zeigen, dass sogar zwei Stunden nach einer einzigen Intubationsdosis eines mittellang wirksamen Relaxans über 30% der Patienten noch keine TOF-Ratio von 0,9 erreicht hatten [29]. Dies unterstreicht nochmals die inter-individuelle Variabilität der Muskelrelaxanzien in Patienten. Zusätzlich wird die Wirkdauer der Muskelrelaxanzien häufig deutlich unterschätzt. Dies liegt daran, dass die angegebene Wirkdauer (DUR_{25}) sich eher auf den Zeitraum bezieht, der für optimale Operationsbedingungen ausreicht und nicht auf die neuromuskuläre Erholung. Hierzu müsste man sich eher an der sog. DUR TOF 0.9 orientieren.

Die klinische Beurteilung der neuromuskulären Erholung z.B. durch Kopf anheben besitzt eine niedrige Sensitivität. Das heißt ein hoher Prozentsatz der Patienten, die erfolgreich den Kopf heben können, hat trotzdem eine relevante neuromuskuläre Restblockade. Die klinischen Tests dienen eher dazu, den Verdacht auf eine neuromuskuläre Restblockade zu bestätigen. Der Nachweis sollte mit quantitativem neuromuskulärem Monitoring erfolgen.

Merke: Klinische Tests sind ungeeignet um eine neuromuskuläre Restblockade auszuschließen.

Insgesamt besteht eine klare Indikation für den Einsatz von Muskelrelaxanzien zur Verbesserung der Operationsbedingungen und zur Optimierung der endotrachealen Intubation sowie Vermeidung von Intubationsschäden. Durch einen Verzicht auf den Einsatz von Muskelrelaxanzien wäre eine neuromuskuläre Restblockade zwar sicher zu verhindern stellt jedoch bei den klaren o. g. Vorteilen einer Muskelrelaxierung keine Alternative dar. Daher können neuromuskuläre Restblockaden nur durch neuromuskuläres Monitoring erfasst und damit auch frühzeitig behandelt werden [30].

Merke: Jeder Patient, dem Muskelrelaxanzien appliziert werden, muss neuromuskulär überwacht werden.

Reversierung der neuromuskulären Blockade

Zur Antagonisierung der (Rest-)Wirkung von nicht depolarisierenden Muskelrelaxanzien werden Azetylcholinesterasehibitoren (z.B. Neostigmin, Pyridostigmin) eingesetzt. Die Hemmung des Abbaus von Azetylcholin führt zu einem Anstieg der Azetylcholinkonzentration im synaptischen Spalt und somit zu einer kompetitiven Verdrängung des nicht-depolarisierenden Muskelrelaxans vom Rezeptor. Cholinesterasehibitoren haben einen Ceiling Effekt, d.h. dass wenn die gesamte Cholinesterase gehemmt ist, eine weitere Dosis keinen Effekt mehr hat. Daher ist ein Mindestmaß an spontaner neuromuskulärer Erholung (1–2 Reizantworten in der Train-of-four-Stimulation) notwendig, bevor antagonisiert werden kann. Sehr tiefe neuromuskuläre Blockaden können somit durch Cholinesteraseinhibitoren nicht antagonisiert werden. Für die jeweiligen Grad der neuromuskulären Erholung gibt es individuelle Dosierungempfehlungen (Tab. 3).

Die Anwendung von Cholinesteraseinhibitoren geht mit zum Teil nicht unerheblichen Nebenwirkungen einher, die auf eine erhöhte Azetylcholinkonzentration an den nikotinergen und vor allem auch muskarinergen Azetylcholinrezeptoren zurückzuführen ist. Dadurch kommt es u. a. zu Bradykardie, Speichelfluss, Bronchokonstriktion, Kontraktion der Harnblase, Miosis und mitunter ausgeprägten abdominellen Spasmen. Um diese Nebenwirkungen zu verhindern bzw. abzuschwächen, sollten die muskarinartigen Azetylcholinrezeptoren durch z.B. Atropinsulfat oder Glycopyrronium blockiert werden, um so eine möglichst selektive Wirkung an den nikotinergen Rezeptoren zu erreichen. Typischerweise werden Neostigmin und Atropin gemeinsam im Verhältnis 2:1 oder Neostigmin und Glycopyrrolate im Verhätis 1:5 gegeben.

Seit 2008 ist Sugammadex erhältlich. Es handelt sich dabei um ein Cyclodextrin, das steroidale Muskelrelaxanzien (Rocuronium, Vecuronium) intravasal enkapsuliert. Durch die Komplexbindung in das ringförmige Zuckermolekül wird das Muskelrelaxansmolekül irreversibel gebunden und sofort inaktiviert. Der Komplex wird unverändert renal ausgeschieden. Eine Wiederherstellung der neuromuskulären Funktion aus jeder Blockadetiefe ist innerhalb von 2–3 Minuten möglich. Aufgrund des völlig anderen Wirkmechanismus fehlen cholinerge Nebenwirkungen vollständig. Jedoch sind vereinzelt hyperreaktive Effekte, Inkompatibilitäten (z.B. mit Ondansetron oder Verapamil) und die Bindung anderer steroidaler Moleküle (z.B. Kontrazeptiva) beschrieben worden.

Tabelle 3
Dosierung von Neostigmin zur Reversierung einer neuromuskulären Blockade anhand der TOF-Ratio.

TOF-Ratio	Neostigmin
TOF-Ratio 0,2 – 0,5	40 mg/kg
TOF-Ratio 0,5 – 0,7	20 mg/kg
TOF-Ratio 0,7 – 0,9	10 mg/kg

Falls nach direkt nach Injektion von Rocuronium eine klinische Notwendigkeit zur sofortigen Aufhebung besteht, wird eine Dosierung von 16 mg/kg Sugammadex empfohlen. Eine Dosierung von 4 mg/kg Sugammadex wird empfohlen, wenn sich die Rocuronium- oder Vecuronium-induzierte neuromuskuläre Blockade auf mindestens 1–2 Post-Tetanic Counts (PTC) erholt hat. Eine Dosierung von 2 mg/kg Sugammadex wird empfohlen, wenn die Spontanerholung nach der Rocuronium- oder Vecuronium-induzierten Blockade mindestens T2 im TOF erreicht hat.

Klinisch häufiger sind jedoch weiter fortgeschrittene, spontane neuromuskuläre Erholungen bei OP-Ende. Laut Herstellerangaben sollte bei allen Erholungsgraden über einer Wiederkehr von der 2. Reizantwort im TOF 2 mg/kg Sugammadex gegeben werden. Dies macht jedoch weder pharmakologisch noch wirtschaftlich Sinn. Dosis-Findungs-Studien konnten zeigen, dass Restblockaden mit TOF-Werten von 0,2 mit 0,66 mg/kg Sugammadex reversiert werden können [32]. Restblockaden mit TOF-Werten von 0,5 können erfolgreich mit 0,22 mg/kg reversiert werden [33]. Im Sinne der Praktikabilität lauten die Dosierempfehlungen daher: 0,75mg/kg Sugammadex für TOF-Werte ab 0,2 und 0,25 mg/kg Sugammadex für TOF-Werte ab 0,5 [31] (Tab. 4).

Die Entscheidung ob man eine neuromuskuläre Restblockade antagonisiert, reversiert oder aber der Patient sich bei gesichertem Atemweg spontan erholt, muss den individuellen Gegebenheiten der jeweiligen Einrichtung entsprechend gefällt werden. Ein Algorithmus ermöglicht eine systematische Herangehensweise an das Problem der post-operativen neuromuskulären Restblockade [31].

Ausblick

Calabadion: Sugammadex ist spezifisch für Steroidmuskelrelaxanzien. Neostigmin kann erst ab einer gewissen neuromuskulären Spontanerholung angewendet werden. Calabadion ist eine komplett neue Substanzklasse an Muskelrelaxansreversoren, welche nicht nur die Wirkung von Steroidmuskelrelaxanzien sondern auch die von Benzylisochinolinen reversieren kann. Calabadionmoleküle sind azyklische Cucurbit[n]uril-Derivate mit der Eigenschaft die Größe seiner inneren (medikamenten-aufnehmenden) Höhle zu verändern [34]. Ähnlich wie Sugammadex, bildet ein Calabadionmolekül einen Komplex mit spezifischen Zielmolekülen wie Muskelrelaxanzien. Derzeit werden die Substanzen Calabadion 1 und Calabadion 2 in prä-klinischen Studien untersucht. Dabei ist Calabadion 2 in der Lage in hohen Dosierungen neben Muskelrelaxanzien auch Ketamin und Etomidate zu enkapsulieren [35]. Es bleibt abzuwarten ob diese Substanzen auch klinisch Anwendung finden.

Gantacurium and CW002: Die strukturell ähnlichen Moleküle Gantacurium und CW002 sind die beiden jüngst entwickelten Muskelrelaxanzien mit dem Potential einer klinischen Anwendung [36]. Es handelt sich dabei um Ester der α-Chlorfumarsäure. Das vielversprechende dieser Substanzen ist die ultra-schnelle pharmakologische Inaktivierung durch Injektion von L-Cystein. Systemische hämodynamische Veränderungen sind dabei minimal. Beide Substanzen befinden sich derzeit in Phase 1 Untersuchungen [37].

Literatur

1. Goerig M, Schulte am Esch J: [Arthur Lawen – a pioneer of modern anesthetic techniques]. Anasthesiol Intensivmed Notfallmed Schmerzther 1993;28(5):315–325
2. Griffith HR, Johnson GE: The use of curare in general anesthesia. Anesthesiology 1942;3:418–420
3. Combes X, Andriamifidy L, Dufresne E, Suen P, Sauvat S, Scherrer E, Feiss P, Marty J, Duvaldestin P: Comparison of two induction regimens using or not using muscle relaxant: impact on postoperative upper airway discomfort. Br J Anaesth 2007;99(2):276–281
4. Mencke T, Echternach M, Kleinschmidt S, Lux P, Barth V, Plinkert PK, Fuchs-Buder T: Laryngeal morbidity and quality of tracheal intubation: a randomized controlled trial. Anesthesiology 2003;98(5):1049–1056
5. Nauheimer D, Fink H, Fuchs-Buder T, Geldner G, Hofmockel R, Ulm K, Wallek B, Blobner M: Muscle relaxant use for tracheal intubation in pediatric anaesthesia: a survey of clinical practice in Germany. Paediatr Anaesth 2009;19(3):225–231
6. Meakin GH: Role of muscle relaxants in pediatric anesthesia. Curr Opin Anaesthesiol 2007, 20(3):227–231
7. Julien-Marsollier F, Michelet D, Bellon M, Horlin AL, Devys JM, Dahmani S: Muscle relaxation for tracheal intubation during paediatric anaesthesia: A meta-analysis and trial sequential analysis. Eur J Anaesthesiol 2017;34(8):550–561
8. King M, Sujirattanawimol N, Danielson DR, Hall BA, Schroeder DR, Warner DO: Requirements for muscle relaxants during radical retropubic prostatectomy. Anesthesiology 2000;93(6):1392–1397
9. Lindekaer AL, Halvor Springborg H, Istre O: Deep neuromuscular blockade leads to a larger intraabdominal volume during laparoscopy. Journal of visualized experiments : JoVE 2013;(76)
10. Madsen MV, Scheppan S, Mork E, Kissmeyer P, Rosenberg J, Gatke MR: Influence of deep neuromuscular block on the surgeons assessment of surgical conditions during laparotomy: a

Tabelle 4
Dosierung von Sugammadex zur Reversierung einer neuromuskulären Blockade anhand der TOF-Ratio.

Neuromuskuläres Monitoring	Sugammadex
PTC 1–2	4 mg/kg
TOF count = 2	2 mg/kg
TOF count = 4	1 mg/kg*
TOF-Ratio 0,2–0,5	0,75 mg/kg*
TOF-Ratio 0,5–0,9	0,25 mg/kg*

* Diese Dosierungen wurden in Dosis-Findungs-Studien bestimmt, wurden jedoch nicht in klinischen Vergleichsstudien evaluiert. Sie werden von Hersteller nicht empfohlen.

randomized controlled double blinded trial with rocuronium and sugammadex. Br J Anaesth 2017;119(3):435–442

11. Bruintjes MH, Van Helden EV, Braat AE, Dahan A, Scheffer GJ, Van Laarhoven CJ, Warlé MC: Deep neuromuscular block to optimize surgical space conditions during laparoscopic surgery: A systematic review and meta-analysis. British Journal of Anaesthesia 2017;118(6):834–842

12. Kim HJ, Lee K, Park WK, Lee BR, Joo HM, Koh YW, Seo YW, Kim WS, Yoo YC: Deep neuromuscular block improves the surgical conditions for laryngeal microsurgery. Br J Anaesth 2015; 115(6):867–872

13. Torensma B, Martini CH, Boon M, Olofsen E, In ,t Veld B, Liem RS, Knook MT, Swank DJ, Dahan A: Deep Neuromuscular Block Improves Surgical Conditions during Bariatric Surgery and Reduces Postoperative Pain: A Randomized Double Blind Controlled Trial. PLoS One 2016;11(12):e0167907

14. Blobner M, Frick CG, Stauble RB, Feussner H, Schaller SJ, Unterbuchner C, Lingg C, Geisler M, Fink H: Neuromuscular blockade improves surgical conditions (NISCO). Surg Endosc 2015;29(3):627–636

15. Taylor P, Radic Z: The cholinesterases: from genes to proteins. Annu Rev Pharmacol Toxicol 1994;34:281–320

16. Fuchs-Buder T, Claudius C, Skovgaard LT, Eriksson LI, Mirakhur RK, Viby-Mogensen J, th International Neuromuscular M: Good clinical research practice in pharmacodynamic studies of neuromuscular blocking agents II: the Stockholm revision. Acta Anaesthesiol Scand 2007;51(7):789–808

17. Vachon CA, Warner DO, Bacon DR: Succinylcholine and the open globe. Tracing the teaching. Anesthesiology 2003;99(1):220–223

18. Hanna SF, Ahmad F, Pappas AL, Mikat-Stevens M, Jellish WS, Kleinman B, Avramov MN: The effect of propofol/remifentanil rapid-induction technique without muscle relaxants on intraocular pressure. J Clin Anesth 2010;22(6):437–442

19. Cook WP, Schultetus RR: Lower esophageal sphincter integrity is maintained during succinylcholine-induced fasciculations in dogs with „full" stomachs. Anesth Analg 1990;70(4):420–423

20. Salem MR, Wong AY, Lin YH: The effect of suxamethonium on the intragastric pressure in infants and children. Br J Anaesth 1972;44(2):166–170

21. Lindgren L, Saarnivaara L: Increase in intragastric pressure during suxamethonium-induced muscle fasciculations in children: inhibition by alfentanil. Br J Anaesth 1988, 60(2):176–179

22. DGAI: Verwendung von Succinylcholin – Aktualisierte Stellungnahme der DGAI. Anästh Intensivmed 2002;43:831

23. Tran DTT, Newton EK, Mount VAH, Lee JS, Mansour C, Wells GA, Perry JJ: Rocuronium vs. succinylcholine for rapid sequence intubation: a Cochrane systematic review. Anaesthesia 2017;72(6):765–777

24. Ting CK, Lin SM, Yang YW, Tsai HJ, Lao HC, Chu YC, Tsai SK: Reversal of mivacurium chloride: edrophonium of spontaneous recovery in microscopic laryngeal surgery. Acta Anaesthesiol Sin 2001;39(4):157–162

25. Atherton DP, Hunter JM: Clinical pharmacokinetics of the newer neuromuscular blocking drugs. Clin Pharmacokinet 1999;36(3):169–189

26. Berg H, Roed J, Viby-Mogensen J, Mortensen CR, Engbaek J, Skovgaard LT, Krintel JJ: Residual neuromuscular block is a risk factor for postoperative pulmonary complications. A prospective, randomised, and blinded study of postoperative pulmonary complications after atracurium, vecuronium and pancuronium. Acta Anaesthesiol Scand 1997;41(9):1095–1103

27. Viby-Mogensen J, Jensen NH, Engbaek J, Ording H, Skovgaard LT, Chraemmer-Jørgensen B: Tactile and visual evaluation of the response to train-of-four nerve stimulation. Anesthesiology 1985;63(4):440–443

28. Murphy GS, Szokol JW, Avram MJ, Greenberg SB, Marymont JH, Vender JS, Gray J, Landry E, Gupta DK: Intraoperative acceleromyography monitoring reduces symptoms of muscle weakness and improves quality of recovery in the early postoperative period. Anesthesiology 2011;115(5):946–954

29. Debaene B, Plaud B, Dilly MP, Donati F: Residual paralysis in the PACU after a single intubating dose of nondepolarizing muscle relaxant with an intermediate duration of action. Anesthesiology 2003;98(5):1042–1048

30. Nemes R, Fulesdi B, Pongracz A, Asztalos L, Szabo-Maak Z, Lengyel S, Tassonyi E: Impact of reversal strategies on the incidence of postoperative residual paralysis after rocuronium relaxation without neuromuscular monitoring: A partially randomised placebo controlled trial. Eur J Anaesthesiol 2017;34(9):609–616

31. Blobner M, Ripke F, Fink H: Konzepte zur Vermeidung von neuromuskulären Restblockaden nach Gabe nichtdepolarisierender Muskelrelaxanzien. Anästh Intensivmed 2014;55:564–576

32. Kaufhold N, Schaller SJ, Stauble CG, Baumuller E, Ulm K, Blobner M, Fink H: Sugammadex and neostigmine dose-finding study for reversal of residual neuromuscular block at a train-of-four ratio of 0.2 (SUNDRO20)dagger. British journal of anaesthesia 2016;116(2):233–240

33. Schaller SJ, Fink H, Ulm K, Blobner M: Sugammadex and neostigmine dose-finding study for reversal of shallow residual neuromuscular block. Anesthesiology 2010;113(5):1054–1060

34. Ma D, Zhang B, Hoffmann U, Sundrup MG, Eikermann M, Isaacs L: Acyclic cucurbit[n]uril-type molecular containers bind neuromuscular blocking agents in vitro and reverse neuromuscular block in vivo. Angew Chem Int Ed Engl 2012;51(45):11358–11362

35. Diaz-Gil D, Haerter F, Falcinelli S, Ganapati S, Hettiarachchi GK, Simons JC, Zhang B, Grabitz SD, Moreno Duarte I, Cotten JF et al: A Novel Strategy to Reverse General Anesthesia by Scavenging with the Acyclic Cucurbit[n]uril-type Molecular Container Calabadion 2. Anesthesiology 2016;125(2):333–345

36. de Boer HD, Carlos RV: New Drug Developments for Neuromuscular Blockade and Reversal: Gantacurium, CW002, CW011, and Calabadion. Curr Anesthesiol Rep 2018;8(2):119–124

37. Kaullen JD, Owen JS, Brouwer KLR, Heerdt PM, Lien CA, Savarese JJ, Schmith VD: Pharmacokinetic/Pharmacodynamic Model of CW002, an Investigational Intermediate Neuromuscular Blocking Agent, in Healthy Volunteers. Anesthesiology 2018;128(6):1107–1116.

Einlungenventilation
One-Lung Ventilation

T. Loop

Zusammenfassung
Die Einlungenventilation der Lunge im Rahmen thoraxchirurgischer Eingriffe ist ein zentraler Bestandteil in der Thoraxanästhesie und wird durch die endobronchiale Platzierung eines Doppellumentubus oder eines Bronchusblockers ermöglicht. Die Indikationen zur Einlungenventilation umfassen neben den lungenchirurgischen Operationen auch andere prozedurbezogene Eingriffe an thorakalen Strukturen oder seltenere patientenspezifische Situationen. Die technischen Atemwegshilfen der Separation der beiden Lungenflügel umfasst Doppellumentuben und Bronchusblocker. Die ausgewiesene Kenntnis der tracheobronchialen Anatomie bis zur Segmentebene durch den Anästhesisten ist ebenso notwendig, wie der standardmäßige Einsatz einer flexiblen Fiberoptik. Diese Übersichtsarbeit gibt grundlegende Empfehlungen für den klinischen Alltag.

Schlüsselwörter: Einlungenventilation – Atemwegsmanagement – Doppellumentubus – Bronchusblocker

Summary
One-lung ventilation and separation of the lungs are important in the perioperative management for thoracic surgery. The spectrum of indications include lung surgery, procedures on thoracic organs and patient-dependent factors. Usually lung isolation is achieved with a double-lumen tube or a bronchial blocker. Knowledge in tracheobronchial anatomy is routinely requested for anesthesiologists just as the standard use of flexible fibreoptic bronchoscope. Current recommendations for the clinical routine are given in this review.

Keywords: One-Lung Ventilation – Airway Management – Double-Lumen Tube – Bronchus Blocker

Lernziele
- Atemwegsmanagement: Indikationen und Techniken der Lungenseparation mit verschiedenen Atemwegshilfen wie Doppellumentubus und Bronchusblocker
- Management der Einlungenventilation
- Pathophysiologie des gestörten Gasaustausches während Einlungenventilation

Einleitung
Die Anästhesie thoraxchirurgischer Patienten ist dadurch gekennzeichnet, dass von Seiten des Atemwegsmanagements, der Beatmung aufgrund der Einlungenventilation (ELV), der kardiopulmonalen Komorbidität und der hohen Inzidenz postoperativer pulmonaler Komplikationen besondere Kenntnisse, Techniken und Kompetenzen verlangt werden. Dieses Manuskript soll die Methoden darstellen, praktische Hilfestellungen anbieten und konkrete Empfehlungen illustrieren, um die Sicherheit für den Patienten zu gewährleisten.

Sowohl für die überwiegende Anzahl thoraxchirurgischer Eingriffe als auch für Operationen an thorakalen Strukturen (z.B. Ösophagus, Aorta, Wirbelsäule) ist eine Lungenseparation mit konsekutiver ELV oder seitengetrennter Ventilation indiziert. Sie dient durch die Totalatelektase der Lunge der Optimierung der Operationsbedingungen. In selteneren Fällen ist eine Seitentrennung der Lungen indiziert, um die Aspiration von infektiösem Material oder Blut von einer Lungenseite auf die andere zu verhindern oder um bei großen bronchopleuralen Fisteln die Ventilation über den anderen Lungenflügel zu ermöglichen. Die Pathophysiologie des Gasaustausches während der ELV wird grundsätzlich analog zur normalen Zweilungenventilation durch die für die Diffusion notwendige Nähe von Blut und gasförmigen Arealen bestimmt. Der effiziente Gasaustausch von Sauerstoff und CO_2 ist von dem regionalen Ventilations- und Perfusionsverhältnis (V/P-ratio) abhängig. An den jeweiligen Grenzen von Totraum (ca. 2 ml/kg; V/P-ratio $= \infty$) und Shunt (V/P-ratio $= 0$) existiert ein großes Spektrum von prinzipiell „Alveolen-bezogenen" V/P-Verhältnissen.

Welches Atemwegsmanagement ist für die Seitentrennung der Lunge und ELV zu empfehlen und indiziert?
Moderne Doppellumentuben (DLT) ermöglichen den selektiven Kollaps einer und die Ventilation der anderen Lunge. Eine Seitentrennung der Atemwege ist auch durch einen Bronchusblocker oder einen Univent-Tubus möglich.

Die Asymmetrie der tracheobronchialen Anatomie spiegelt sich im Design des rechten und linken DLT wieder. Der DLT ist gabelförmig, hat ein bronchiales und ein tracheales Lumen, welches distal des trachealen Cuffs endet (Abb. 1a). Er wird in den Größen 26 Fr, 28 Fr, 32 Fr, 35 Fr, 37 Fr, 39 Fr und 41 Fr von verschieden Firmen angeboten. Der linksseitige DLT wird am häufigsten verwendet (Abb. 1a, linkes Bild). Der rechte DLT erlaubt über eine zusätzliche Öffnung oder Port die Ventilation des rechten Oberlappens (Abb. 1a, rechtes Bild). Die Platzierung ist schwieriger und speziellen Indikationen wie hilusnahen

Abbildung 1a

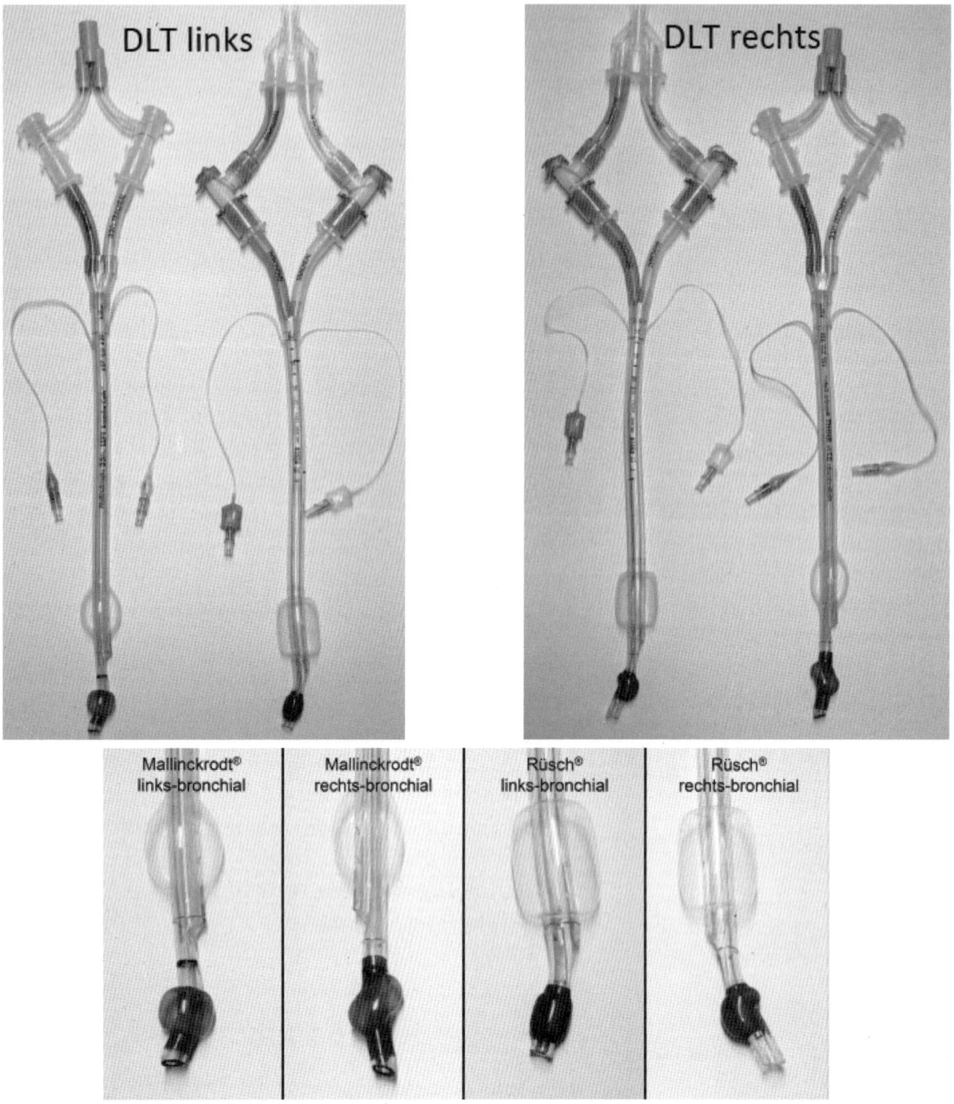

DLT links | DLT rechts

Mallinckrodt® links-bronchial | Mallinckrodt® rechts-bronchial | Rüsch® links-bronchial | Rüsch® rechts-bronchial

Design kommerzieller Doppellumentuben (DLT) links bzw. rechts (modifiziert nach [2]).

Resektionen vorbehalten. Darüber hinaus existiert ein DLT mit einem optischen Sensor bzw. mit integrierter Kamera, der eine Platzierung und eine kontinuierliche visuelle Überwachung gewährleisten kann (Abb. 1b, mittleres Bild). Er besitzt zudem die Option, durch eine Art Ventilmechanismus, die Seitentrennung und Atelektase ohne Abklemmen zu erzeugen (Abb. 1b, rechtes Bild). Darüber hinaus sind spezielle Doppellumentrachealkanülen für Patienten mit einem Tracheostoma verfügbar. Die fiberoptische Lagekontrolle mittels Bronchoskopie ist obligat und muss nach Lagerung des Patienten erneut überprüft werden (Abb. 2). Mit einem Bronchusblocker ist der gezielte Verschluss eines Haupt- oder Lappenbronchus sowohl durch als auch neben dem Tubus möglich. Es stehen 4 Modelle zur Verfügung (Abb. 3 und Tab. 3): der ´Arndt´-, der ´Cohen´, der Uni- und der EZ-Blocker. Sie unterscheiden sich im Material, Platzierungsmuster und Lumen.

Die Indikationen für eine Seitentrennung der Lunge mit einem DLT oder einem Bronchusblocker sind in der Tabelle 1 zusammengefasst. Bei der Auswahl der einzelnen Atemweghilfe im Speziellen sind folgende grundsätzliche Überlegungen zu berücksichtigen (Tab. 2):

- Ist der Eingriff extra- oder intrathorakal?
- Welche Anteile, insbesondere der proximalen Atemwege (tracheal bzw. bronchial) werden möglicherweise bei dem Eingriff einbezogen?
- Ist der lungenchirurgische Eingriff peripher oder zentral?
- Ist die Operation auf der linken oder rechten Thoraxseite?
- Wie groß ist der Patient?

Abbildung 1b

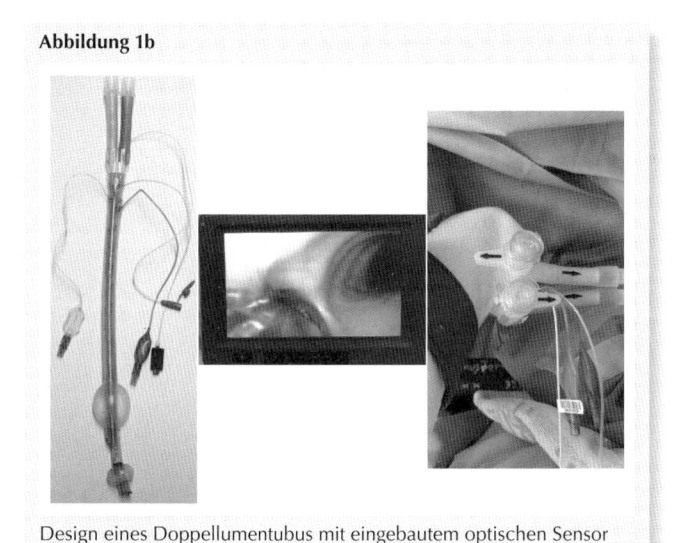

Design eines Doppellumentubus mit eingebautem optischen Sensor zur Lagekontrolle.

Abbildung 2

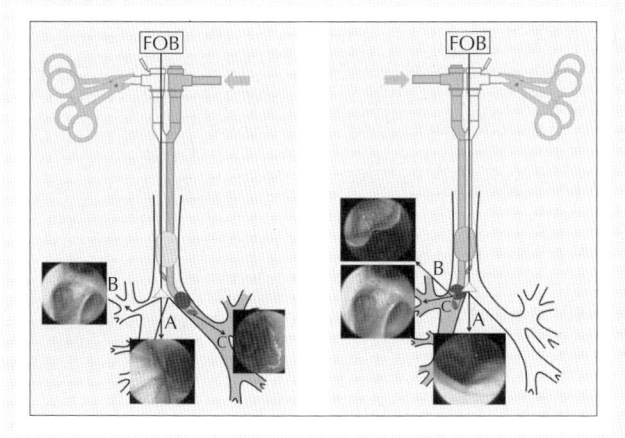

Abbildung 3

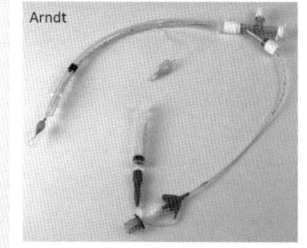

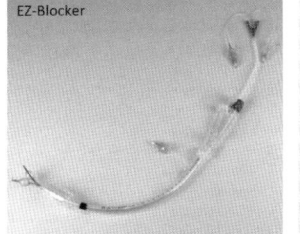

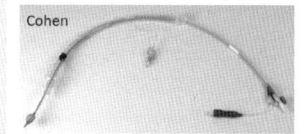

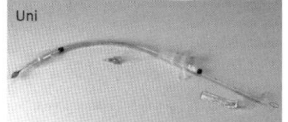

Typen von Bronchusblockern (modifiziert nach [3]).

- Handelt es sich um einen schwierigen Atemweg?
- Soll ein linker oder rechter Tubus zum Einsatz kommen?
- Welche Tubus- oder Bronchusblockergröße ist die richtige?

Im Vergleich zwischen DLT oder Bronchusblocker zur Seitentrennung bei thoraxchirurgischen Eingriffen gibt es keine Daten für die Überlegenheit der einen oder anderen Atemwegshilfe. Die Kriterien, die für die Vergleiche untersucht wurden, sind Dauer und Leichtigkeit der Platzierung, Dislokationsrate, Qualität der Atelektase, Ausmaß des Atemwegstraumas und Kosten. Der DLT ist eher als Goldstandard anzusehen. Insbesondere Dislokationen bei bronchusnahen Resektionen, häufigen Wechseln von Lungenkollaps und -belüftung zur Identifikation von Parenchymfisteln sowie Sekretretention bei lungenkranken Patienten sind mit dem DLT einfacher und schneller zu managen. Der Nutzen von Bronchusblockern als Alternative ist allerdings erwiesen, auch wenn diese aufgrund der hohen Kosten in der Routine nicht häufig eingesetzt werden. Indikationen für den Einsatz von Bronchusblockern zur Seitentrennung sind Faktoren, die überwiegend patientenbezogen sind:

- Kinder <8 Jahre [1]
- intubierte, tracheotomierte, aspirationsgefährdete oder Notfallpatienten
- Patienten mit schwierigem Atemweg

Absolute und relative Indikationen für die Anwendung eines rechten DLT sind:

- linksseitige Pneumonektomie
- „single-lung" Transplantation links
- endobronchiale Pathologie links (z.B. Tumorbefall, Kompression, Ruptur)
- Oberlappenmanschettenresektion links

Was tun, wenn die Lunge nicht kollabiert und die ELV nicht etabliert werden kann?

- fiberoptische Lagekontrolle und ggf. Repositionierung des DLT oder Bronchusblocker
- endobronchiales Absaugen von Luft und Sekret der nichtventilierten Lunge
- Sauger u.U. belassen bis Pneumothorax etabliert, um passives Ansaugen von N_2-haltiger Umgebungsluft und persistierender Lungenblähung zu verhindern

Tabelle 1
Indikationen für die Einlungenventilation.

chirurgisch	patientenbezogen
Lungenparenchym: Segmentresektion, Lobektomie, Pneumonektomie, Manschettenresektion, Lungentransplantation	Prävention der kontralateralen Lunge vor Infektion (Lungenabszeß) oder Blut
intrathorakale Eingriffe: Thorakoskopie, Ösophagusresektion, anteriore Wirbelsäuleneingriffe, thorakale Aortenaneurysmen, Thymektomie Zwerchfelloperationen, Trichterbrustkorrekturen	Verbesserung von Ventilation und Oxygenierung bei bronchopleuralen Fisteln, einseitigen Lungenerkrankungen (Bullae, Zysten)

Tabelle 2
Größenempfehlung für Doppellumentuben (DLT) [2].

Frauen		Männer	
Körpergröße in cm	DLT in Fr	Körpergröße in cm	DLT in Fr
<150	32	<160	35–37
150–160	35	160–170	37
>160	35–37	>170	37–39
>180	39	>180	41

gemessener trachealer Durchmesser in mm	DLT in Fr
=12,5	32
=14	35
=15	35
=16	37–39
=18	39–41

Was passiert pathophysiologisch während der ELV?

Das Risiko eines eingeschränkten Gasaustausches mit einer erhöhten Inzidenz einer Hypoxämie während der ELV liegt mittlerweile bei unter 5% [4]. Die Optimierungen in den Techniken der Seitentrennung (z.B. fiberoptische Lagekontrolle und Design von DLT, differenzierte Ventilationseinstellungen etc.) und das bessere Verständnis der Pathophysiologie der ELV haben den entsprechenden Beitrag geleistet, dass die Inzidenz deutlich abgenommen hat.

Die Bedingungen und Faktoren, die während thoraxchirurgischer Eingriffe und ELV den Gasaustausch beeinflussen sind:
- die intraoperative Seitenlage des Patienten und die Schwerkraft
- der (partiell) offene Thorax
- die Ventilation der abhängigen Lunge
- die Allgemeinanästhesie mit mechanischer Beatmung und ggf. Muskelrelaxation
- die hypoxisch pulmonale Vasokonstriktion

Die Effektivität des normalen Gasaustausches wird durch die ELV substantiell beeinträchtigt. Der arterielle Sauerstoffpartialdruck paO$_2$ unter einer FiO$_2$ von 1,0 sinkt nach Etablierung der ELV von über 400 mmHg auf etwa 100–150 mmHg. Die Ursachen für den Abfall der Oxygenierung sind der intrapulmonale Shunt in der nicht-ventilierten (überwiegend) und das V/P-Missverhältnis mit Shunt in der ventilierten Lunge. Aufgrund der Totalatelektase (Ventilation (V)=0) ist der gesamte Blutfluss (P) in der nicht-ventilierten Lunge als Shunt zu werten, wobei der ursprünglich 50%ige Anteil des Herzzeitvolumens auf etwa 25% mit individueller Variabilität reduziert wird. Die hypoxisch pulmonale Vasokonstriktion und die Schwerkraft sind neben pathologisch bedingten Perfusionseinschränkungen (z.B. durch Tumoren) überwiegend für die Reduktion verantwortlich. Weitere Faktoren, die den Blutfluss und damit den Shunt beeinflussen können, sind chirurgische Manipulationen oder pharmakologische Substanzen.

Im Gegensatz dazu kommt es in der ventilierten Lunge aufgrund der oben aufgeführten physiologischen Veränderungen zu einer Zunahme der Perfusion (P, etwa 75% der Herzzeitvolumens) ohne, dass der pulmonalarterielle Druck per se ansteigt. Allerdings ist das V/P-Verhältnis der ventilierten Lunge dabei sehr heterogen, mit Anteilen einer niedrigen V/P-ratio als auch Shuntanteilen. Da sich aufgrund der Seitenlage, der Anästhesie, dem Zwerchfellhochstand und dem Gewicht mediastinaler Organe die funktionelle Residualkapazität (FRC) der Lunge vermindert, besteht die Neigung sowohl zu Dys- und Atelektasen als auch von Überblähung von Lungenarealen. Eine hohe FiO$_2$ unterstützt das Risiko von Atelektasen. Darüber hinaus beeinflussen Faktoren wie die Anwendung von PEEP, Rekrutierungsmanövern, vorbestehende Lungenerkrankungen und Beatmungseinstellungen das V/P-Verhältnis.

Tabelle 3
Charakteristika von Bronchusblockern.

Charakteristikum	Arndt	Cohen	Uni	EZ
Größe in French	5, 7, 9	9	5, 9	7
Ballon	spherisch	birnenförmig	spherisch	kugelig
Cuffvolumen in ml	5: 0,5–2 7: 2–6 9: 4–8	5–8	5: 0,5–2 9: 5–8	<10
Cufftyp	high volume/ low pressure	high volume/ low pressure	high volume/ low pressure	high volume/ low pressure
Platzierungsmechanismus	Nylonschleife	Drehradführung	geformte Spitze	distales Y-Stück
min. Tubusdurchmesser in mm	5: 4, 5 7: 7,5 9: 8	8	8	7,5
Lumen in mm	5: 0,7 7+9: 1,4	1,6	5: kein Lumen 9: 2,0	0,7

Was ist der physiologische Mechanismus der hypoxisch pulmonalen Vasokonstriktion?

Die hypoxisch pulmonale Vasokonstriktion ist eine regionale (pulmonale) Veränderung des Blutflusses in kleineren Anteilen der pulmonalarteriellen Strombahn, um das V/P-Verhältnis zu optimieren und den Shunt um bis zu 40% zu vermindern [5 –7]. Der primäre Trigger ist ein niedriger alveolärer pO_2 oder sekundär ein niedriger gemischt-venöser PO_2 [7]. Systemische Vasodilatatoren (z.B. volatile Anästhetika) beeinflussen die hypoxisch pulmonale Vasokonstriktion ungünstig, Vasokonstriktoren unterstützen sie.

Wie wird der respiratorische Gasaustausch während der ELV beeinflusst?

Eine Vielzahl von Faktoren und Einflussgrößen begünstigen eine Hypoxämie während ELV. Bringt ein Patient funktionell relevante pathologische Einschränkungen der zu ventilierenden Lunge mit, wie z.B. einen Pleuraerguss, eine Pneumonie, eine interstitielle Fibrose oder ein Ödem, einen Bronchospasmus oder anderweitige restriktive Veränderungen, erhöht sich das Risiko einer Hypoxämie während ELV. Weitere Prädiktoren sind rechtsseitige Lungeneingriffe, ein hohes Herzzeitvolumen und eine respiratorische Partialinsuffizienz. Dagegen sind Patienten mit chronisch obstruktiven Lungenerkrankungen aufgrund ihrer Überblähung mit intrinsischen PEEP während ELV weniger hypoxämiegefährdet.

Welche anästhesiologischen Maßnahmen sind sinnvoll während ELV?

Das Auftreten eines postoperativen akuten Lungenversagens (ALI) im Rahmen lungenchirurgischer Operationen ist mit einer Häufigkeit von 4,3% beschrieben und mit einer deutlich höheren Sterblichkeit assoziiert als ein ALI nach abdominalchirurgischen Eingriffen [8]. Die Strategien, die dem anästhesiologischen Management während der ELV zugrunde liegen, sollten sowohl lungenprotektive Maßnahmen beinhalten (z.B. Vermeidung von Volu- oder Barotrauma) als auch eine Optimierung der Oxygenierung verfolgen. Im folgenden Text und in Tabelle 4 werden die einzelnen Aspekte detailliert dargestellt und zusammengefasst.

Kommt es während der ELV zu einer Hypoxämie gilt es, einen strukturierten Algorithmus abzuarbeiten, der zu Beginn die häufigsten Ursachen berücksichtigt und ausschließen soll:
- Stufe 1:
  - fiberoptische Lagekontrolle des Doppellumentubus oder des Bronchusblockers und ggf. Korrektur
  - Bronchialtoilette
  - FiO_2 von 1,0
  - Rekrutierungsmanöver der ventilierten Lunge
  - PEEP-Erhöhung der ventilierten Lunge
- Stufe 2:
  - CPAP auf die nicht-ventilierte Lunge
  - Zweilungenventilation
  - chirurgische Drosselung des Blutfluss in der Pulmonalarterie
  - Jetventilation der nicht-ventilierten Lunge

Das „Abarbeiten" der einzelnen Maßnahmen hängt in erster Linie vom Schweregrad der Hypoxämie, der Dynamik und der individuellen, patientenbezogenen Situation ab. Die Etablierung einer Zweilungenventilation (nach Kommunikation mit den chirurgischen Kollegen) stellt das einfachste und schnellste Konzept zur Herstellung normoxischer Bedingungen dar, führt aber zu einer Unterbrechung der Operation. Eine fiberoptische Lagekontrolle des DLT ist ebenso obligat wie eine Bronchialtoilette der ventilierten Lunge. Rekrutierungsmanöver sind korrekt durchgeführt (z.B. 3–5 sec dauerndes inspiratorische Druckniveau von 25–35 cmH_2O) unter Therapie der möglichen hämodynamischen Beeinträchtigungen hilfreich [9].

Die FiO_2 von 0,8–1,0 bietet trotz dem Risiko der Resorptionsatelektasen durch den Auswascheffekt von Stickstoff für den Patienten eine große Sicherheit, kann aber nach Implementierung der ELV und stabiler Situation in der Regel deutlich auf eine FiO_2 von 0,5 reduziert werden. Hyperoxämische Bedingungen sind durch Sauerstoffradikalbildung nachteilig.

Die Bedeutung der Anwendung eines CPAP auf die nicht-ventilierte Lunge ist klinisch in den Hintergrund gerückt, da die damit verbundene Blähung der Lunge die chirurgischen Maßnahmen insbesondere bei video-assistierten thorakoskopischen Eingriffen (VATS) erheblich behindert und damit möglicherweise das operative Ergebnis gefährdet. Die Applikation von reinem Sauerstoff ist nach diskreter Rekrutierung über ein CPAP-System in einem niedrigen Druckbereich (3–8 cmH_2O) für die Oxygenierung sehr effektiv. Im Rahmen von Dekortikationen der Lunge bei Empyem oder bei Pleurektomien ist der Stellenwert allerdings nach wie vor hoch.

Tabelle 4
Anästhesiologische Maßnahmen der Lungenprotektion während ELV.

Setting	Rationale	Problem/ offene Fragen
FiO_2 <1.0	Atelektrauma ↓	Grenzwert?
Tidalvolumen 6 ml/kg bzw. $P_{peak/plat}$ ↓	Volo-/Barotrauma ↓	ideales TV?
PEEP 5+ cm H_2O	Oxygenierung ↑	best-PEEP?
Rekrutierungsmanöver	Oxygenierung ↑	Routine? Wie?
CPAP nicht-ventilierte Lunge	Oxygenierung ↑	bei VATS schwierig
permissive Hyperkapnie	ALI ↓	Grenzwert?
volatile Anästhetika	Inflammation/ALI ↓	Arbeitsplatzbelastung?

FiO_2 = inspiratorische Sauerstofffraktion, TV = Tidalvolumen, PEEP = positive endexspiratory pressure, VATS = video-assistierte Thorakoskopie, CPAP = continuous positive airway pressure, ALI = acute lung injury.

Weitere Komponenten einer lungenprotektiven Strategie

PEEP

Die Applikation eines PEEP auf die ventilierte Lunge kann das V/P-Verhältnis und die Oxygenierung durch die Vermeidung des alveolären Kollaps und damit das Auftreten von Atelektasen verbessern. Ein zu hohes PEEP-Niveau wiederum „lenkt" die Perfusion der ventilierten Lunge hin zu der nicht-ventilierten Lunge und vergrößert damit den Shunt und verschlechtert die Oxygenierung. Die Höhe des optimalen PEEP muss anhand der individuellen Compliance des respiratorischen Systems des einzelnen Patienten titriert werden. Im Allgemeinen profitieren die Patienten während ELV von einem PEEP >5 bis etwa 12 cmH_2O, insbesondere bei vorbestehender Adipositas oder restriktiven Lungenerkrankungen. Bei den Patienten mit einer ausgeprägten Obstruktion dagegen sollten die PEEP-Werte deutlich niedriger eingestellt werden und das auto-PEEP-Niveau detektiert werden, um eine vollständige Exspiration zu gewährleisten. Die Kombination eines niedrigen PEEP-Niveaus (<5 cmH_2O) mit einem niedrigen Tidalvolumen (<5 ml/kg) prädisponiert das Auftreten von Minderbelüftungen und Atelektasen.

Tidalvolumen

Das Tidalvolumen in einer Höhe von 5–6 ml/kg Körpergewicht während ELV entspricht den Empfehlungen einer lungenprotektiven Beatmung und resultiert in der Regel in einer ausreichenden Ventilation und Oxygenierung. Während der ELV ist es durchaus praktikabel, eine permissive Hyperkapnie für einen gewissen Zeitraum zu tolerieren. Es existieren keine klaren Empfehlungen zu den Grenzwerten von pH oder $paCO_2$ bei einer permissiven Hyperkapnie. Bei katecholaminpflichtigen Patienten oder bei pulmonaler Hypertonie ist dies allerdings zu vermeiden.

Atemfrequenz

Die Atemfrequenz und das I:E-Verhältnis beeinflussen ebenfalls die Ventilation. Hohe Atemfrequenzen und eine kurze Exspiration bergen die Gefahr einer dynamischen Hyperinflation, d.h. einer unvollständigen Exspiration über ein Lumen des DLT. Patienten mit obstruktiver Pathologie, linksseitiger Ventilation über einen linksläufigen DLT besitzen dabei ein höheres Risiko.

Beatmungsmodus

Bei der Wahl des Beatmungsmodus für die ELV ist zu beachten, dass bei einer volumenkontrollierten Einstellung (VCV) das eingestellte Volumen bei einem konstanten Flow appliziert wird. In einem druckkontrollierten Modus wird das eingestellte Druckniveau bei einem dezelerierenden Flow (PCV) und einem wechselnden Tidalvolumen bereitgestellt. Es existiert keine Evidenz, ob eine VCV einer PCV überlegen ist. Allerdings konnte für eine PCV während ELV eine bessere Oxygenierung gezeigt werden [10].

Erweiterte Maßnahmen

Mit dem einfachen, durch den Thoraxchirurgen durchgeführten Abklemmen der Pulmonalarterie (oder Anteilen davon) gelingt durch die Blutflussreduktion eine suffiziente Abnahme des Shunts.

Alternative Methoden wie eine hochfrequente Jetventilation oder die Insufflation von reinem Sauerstoff über einen Katheter durch das Lumen des DLT haben vergleichbare Effekte und Nachteile wie die Anwendung mit dem CPAP-System.

Fazit

Ziel der für thoraxchirurgische Eingriffe notwendigen ELV, ist neben dem erweiterten Atemwegsmanagement durch die Seitentrennung der Lunge die Prävention hypoxämischer Ereignisse und die Vermeidung eines Lungenschadens durch die mechanische Beatmung. Die Erkenntnisse der lungenprotektiven Beatmung mit den Surrogatparametern Tidalvolumen, FiO_2, PEEP und Atemfrequenz helfen das Verständnis der Pathophysiologie der ELV zu erweitern. Routinealgorithmen in der Behandlung hypoxämischer Situationen müssen beherrscht werden.

Literatur

1. Semmelmann A, Kaltofen H, Loop T: Anesthesia of thoracic surgery in children. Paediatr Anaesth 2018;28:326–331
2. Loop T, Spaeth J: Airway Management in Thoracic Anesthesia with Double-Lumen Tube. Anasthesiol Intensivmed Notfallmed Schmerzther 2018;53:174–185
3. Kreft T, Hachenberg T: Use of Bronchial Blockers for Lung Isolation. Anasthesiol Intensivmed Notfallmed Schmerzther 2018;53(3):198–210
4. Campos JH, Feider A: Hypoxia During One-Lung Ventilation-A Review and Update. J Cardiothorac Vasc Anesth 2018;32:2330–2338
5. Lohser J: Evidence-based management of one-lung ventilation. Anesthesiol Clin 2008;26:241–272
6. Lohser J, Slinger P: Lung Injury After One-Lung Ventilation: A Review of the Pathophysiologic Mechanisms Affecting the Ventilated and the Collapsed Lung. Anesth Analg 2015;121:302–318
7. Lumb AB, Slinger P: Hypoxic pulmonary vasoconstriction: physiology and anesthetic implications. Anesthesiology 2015;122:932–946
8. Serpa Neto A, Hemmes SN, Barbas CS, Beiderlinden M, Fernandez-Bustamante A, Futier E, et al: Incidence of mortality and morbidity related to postoperative lung injury in patients who have undergone abdominal or thoracic surgery: a systematic review and meta-analysis. Lancet Respir Med 2014;2:1007–1015
9. Tusman G, Bohm SH, Sipmann FS, Maisch S: Lung recruitment improves the efficiency of ventilation and gas exchange during one-lung ventilation anesthesia. Anesth Analg 2004;98:1604–1609
10. Kim KN, Kim DW, Jeong MA, Sin YH, Lee SK: Comparison of pressure-controlled ventilation with volume-controlled ventilation during one-lung ventilation: a systematic review and meta-analysis. BMC Anesthesiol 2016;16:72.

Rationaler Einsatz von Analgetika und Sedativa
Rationale Use of Analgesic and Sedative Drugs

K. Hoppe · P. Meybohm

Zusammenfassung

Zahlreiche Studien belegen, dass eine inadäquat zu tiefe Sedierung mit verschiedensten Komplikationen assoziiert sein kann. Hierbei sind neben patienten-assoziierten Komplikationen wie Erhöhung der Morbidität und Mortalität auch ökonomische Faktoren für den Krankenhausträger relevant. In diesem Übersichtsartikel werden die aktuellen Konzepte über eine adäquate und patientenadaptierte Analgosedierung dargestellt. Oberste Prämisse ist hierbei ein „wacher, kooperativer und schmerzfreier" Patient.

Bereits im Jahre 2013 wurden vom „American College of Critical Care Medicine" eine auf 19.000 Referenzen beruhende PAD-Expertenleitlinie erarbeitet. Eine Kombination routinemäßiger Evaluation der Schmerz- und Sedierungstiefe mit hierauf adaptierten Schmerzmanagement-Protokollen sowie Sedierungsreduktionsstrategien wird als besonders bedeutend erachtet, um sedierungsassoziierte Komplikationen zu senken. Ein weiteres Konzept, das sogenannte eCash-concept propagiert ebenfalls die Vorteile einer sedierungs-sparenden, schmerzfreien sowie patienten-adaptierten intensivmedizinischen Versorgung. Additive Optionen wie Nachtschlaf-fördernde Maßnahmen, Frühmobilisation sowie eine Verbesserung der Kom-munikation zwischen Patient und Personal sind oberste Prämisse einer patientenzentrierten Versorgung. Des Weiteren werden pharmakologische Optionen eines patientenzentrierten multimodalen Schmerzkonzepts sowie der Einsatz von α2 Agonisten und volatilen Anästhetika im intensivmedizinischen Umfeld dargestellt.

Seit 2015 gibt es in Deutschland die S3-Leitlinie Analgesie, Sedierung und Delirmanagement (DAS-Leitlinie 2015 (AWMF-Registernummer: 001/012) mit Empfehlungen zur Sedierung, Analgesie und Delirprävention sowie Vermeidung von posttraumatischen Belastungsstörungen.

Schlüsselwörter: Analgosedierung – Monitoring – Stress

Summary

Numerous studies have shown that inadequate deep sedation may be associated with a variety of complications. In addition to patient-associated complications such as increased morbidity and mortality, economic factors are also relevant for the hospital. This review article presents the current concepts of adequate and patient-adapted analgosedation. The highest premise here is an „alert, cooperative and painless" patient.

Already in 2013, the *American College of Critical Care Medicine* developed a PAD expert guideline based on 19,000 references. A combination of routine evaluation of pain and sedation depth with adapted pain management protocols and sedation reduction strategies is important to reduce sedation-associated complications. The *eCash-concept* also propagates the benefits of a sedation-reduced, pain-free and patient-adapted intensive care medicine. Additive options are night sleep-promoting measures, early mobilization and improving communication between patients and staff with high priority of a patient-centered care. Furthermore, pharmacological options of a patient-centered multimodal pain concept as well as the use of α2 agonists and volatile anesthetics in the intensive care unit are promoted. In 2015, the German S3 guideline on analgesia, sedation and delirium management (DAS guideline 2015 (AWMF registry number: 001/012) has been released with recommendations on sedation, analgesia and delirium prevention as well as prevention of post-traumatic stress disorder.

Keywords: Analgesia – Sedation – Monitoring – Stress

Bedeutung einer adäquaten Analgosedierung

Die Erzielung einer adäquaten Sedierungstiefe stellt in der Intensivmedizin eine große Herausforderung dar. Zum einen sollte eine weitestgehende Schmerzfreiheit für den Patienten gewährleistet sein, zum anderen muss eine Agitation mit der Gefahr akzidenteller Entfernung von intravasalen Gefäßen oder Tuben vermieden werden. Bis vor wenigen Jahren war es teilweise noch gängige intensivmedizinische Praxis, den Patienten während seiner Beatmungspflichtigkeit einer tiefen Sedierung zuzuführen. Dieses Konzept wurde insbesondere im letzten Jahrzehnt kritisch hinterfragt. Moderne Respiratoren ermöglichen eine Synchronisierung und Unterstützung der Patientenatmung und somit eine Reduktion der Sedierung. Zudem ermöglicht die Entwicklung von kurzwirksamen sedativ und analgetisch wirksamen Substanzen eine bedarfsgerechtere Adaptation an den aktuellen Zustand des Patienten [1].

Die Bedeutung einer bedarfsgerechten Analgosedierung konnte mittlerweile durch zahlreiche Studien belegt werden. Demzufolge ist eine inadäquat zu tiefe Sedierung mit einem Richmond Agitation und Sedation Scale (RASS) von -4 bis -5 mit zahlreichen Problemen und Komplikationen assoziiert: [2–6].

- Erhöhtes Risiko für Herz-Kreislauf-Dysfunktion
- Verlängerte Verweildauer im Krankenhaus und auf der Intensivstation
- Erhöhte nosokomiale Infektionsrate
- Erhöhte Kosten
- Erhöhte Sterblichkeit
- Erhöhtes Risiko für Delir
- Verminderung der kognitiven Leistungsfähigkeit

Die zahlreichen mit einer inadäquaten Sedierungstiefe assoziierten Komplikationen verdeutlichen die Notwendigkeit von Konzepten und Leitlinien, welche den Intensivpflegekräften und dem Intensivmediziner den täglichen Umgang mit der „Sedierungsproblematik" erleichtern.

Überblick zu den etablierten Konzepten (Auswahl)

In den letzten Jahren wurden zahlreiche verschiede Konzepte etabliert, um zum Einen die Sedierungs-assoziierten Risiken zu minimieren sowie gleichzeitig den Patientenkomfort zu maximieren. Drei bedeutende Konzepte werden hier zusammenfassend dargestellt:

Clinical practice Guidelines for the Managemant of Pain, Agitation and Delirium in Adult Patients in the Intensive Care Unit (PAD) [7]

Eine multidisziplinäre vom „American College of Critical Care Medicine" ernannte Expertengruppe entwickelte innerhalb von 6 Jahren anhand von 19.000 Referenzen betreffend Schmerz und Analgesie, Agitation und Sedierung, Delirium und Outcome bei erwachsenen Intensivpatienten eine Analgosedierungs-Leitlinie. Insbesondere wird ein strikter Einsatz von Protokollen zur Minimierung der sedierungs-assoziierten Probleme empfohlen. Hierbei ist eine Kombination routinemäßiger Messung von Schmerz und Sedierungstiefe mit hierauf adaptierten Schmerzmanagement-Protokollen und Sedierungsreduktions-Strategien empfohlen. Letztendlich wurde mittels der PAD Leitlinie die aktuelle Datenlage bezüglich des Outcomeverbessernden Potentials zusammengefasst.

early Comfort using Analgesia, minimal Sedatives and maximal human care („eCash concept") [8]

Dieses Konzept verfolgt einen verbesserten Patientencomfort sowie ein verbessertes „Outcome" durch Analgesie mit leichter Sedierung. Insbesondere sollte hiermit in einer möglichst frühen Phase der Intensivtherapie begonnen werden. Effektive Schmerztherapie und Anwendung eines multimodalen Schmerzkonzeptes zur Reduktion des Einsatzes von Opiaten wird als Priorität festgelegt. Sedierung wird sogar einer adäquaten Schmerztherapie nachgestellt und sollte mittels Titrierung an einen zuvor festgelegten Sedierungsgrad erzielt werden. Ein routinemäßiger Einsatz von Benzodiazepinen sollte minimiert werden. Von Beginn der Intensivtherapie an liegt der Fokus auf einer frühestmöglichen Reduktion und Beendigung der sedativen Therapie. Bei steigendem Opioidbedarf wird ein frühzeitiger Einsatz von additiven Schmerztherapeutika wie Gabapentin, Lidocain, α2-Agonisten sowie niedrig dosiertem Ketamin empfohlen. Neben einer effektiven Schmerztherapie und minimaler Sedierungstiefe werden weitere Faktoren wie Nachtschlaf-fördernde Maßnahmen sowie Frühmobilisation und Verbesserung der Kommunikation zwischen Patient und medizinischem Personal hervorgehoben.

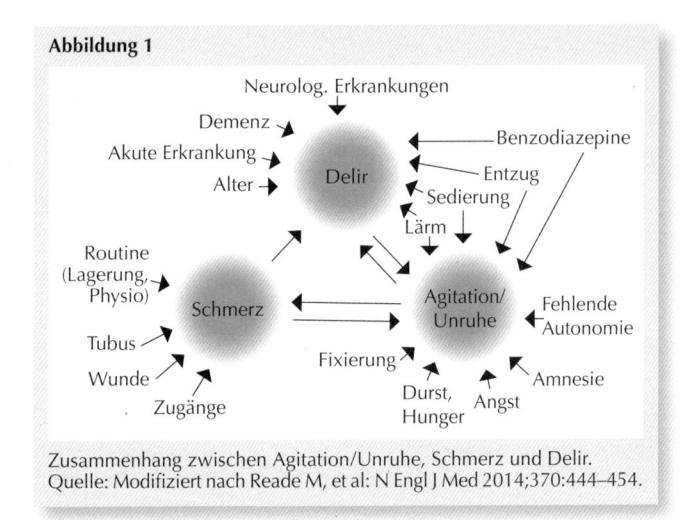

Abbildung 1

Zusammenhang zwischen Agitation/Unruhe, Schmerz und Delir.
Quelle: Modifiziert nach Reade M, et al: N Engl J Med 2014;370:444–454.

S3-Leitlinie Analgesie, Sedierung und Delirmanagement (DAS-Leitlinie 2015 (AWMF-Registernummer: 001/012) [1]

Bei der DAS-Leitlinie wurden 2015 basierend auf der bis dahin verfügbaren Datenlage Empfehlungen zur Sedierung, Analgesie und Delirprävention sowie Vermeidung von posttraumatischen Belastungsstörungen erarbeitet. Beim letzteren werden vor allem nicht-pharmakologische Ansätze in den Vordergrund gestellt. Der Einsatz von Sedativa mit dem Verlust der Kontaktfähigkeit (RASS von −2 oder tiefer) ist – sofern keine individuelle Indikation für eine tiefere Sedierung gegeben ist – als zu tiefes Sedierungsniveau anzusehen. Um den Einsatz sedierender pharmakologischer Substanzen zu minimieren, werden nicht-pharmakologische Optionen, wie z.B. Nachtschlaffördernde Maßnahmen, Reorientierung (Einsatz von Sehhilfen, Hörgeräten etc.), Frühmobilisierung sowie frühestmögliche enterale Ernährung empfohlen. Letztendlich ist es das Ziel, „dass der intensivmedizinisch behandelte Patient wach, aufmerksam, schmerz-, angst- sowie delirfrei sein soll, um an seiner Behandlung und Genesung aktiv teilnehmen zu können" (Abb. 1).

Die Hauptsymptome

In diesem Übersichtsartikel wird aufgrund der Komplexität nicht auf das Monitoring und Management von Delir eingegangen.

Schmerz

Bis zu 70% der intensivpflichtigen Patienten berichten über starke bis stärkste Schmerzen während ihrer Behandlung [9], so dass dem Monitoring und Management eine große Bedeutung zukommt (Abb. 2).

Abbildung 2

Optimierung adjuvanter Maßnahmen zur Schmerztherapie
- Verbesserung der Darmmotilität
- Vermeidung eines Harnverhaltes
- Empathie
- Lagerungsmaßnahmen

0 kein Schmerz	1–4 leichter Schmerz	5–7 starker Schmerz	8–10 stärkster Schmerz
Wiederhole Schmerzskala in 4 Stunden	Kontrolle Schmerzmedikation, und ggf. Anpassung	Bolus Schmerzmittel und Basisdosis erhöhen	Arztinfo, Bolusgabe, Dauerlaufrate erhöhen

Medikamentöse Schmerztherapie

Standard:
- Metamizol-Perfusor 4 g/24 h (KI: Leukopenie, Allergie, G-6-P-Dehydrogenasemangel)
- Piritramid titriert 3–5 mg als Bolus, bis Schmerzskala <4
- Sufentanil-Perfusor 0,05–0,1 µg/KG/h (bei intubierten/ tracheotomierten Patienten)

Nach Rücksprache Oberarzt:
- ggf. Fentanyl-Pflaster 25 (–75) µg/h (als Alternative zu Sufentanil-P)
- ggf. Mirtazapin 15 mg (bei Langliegern)
- ggf. Regionalanästhesie, z. B. Periduralanästhesie bei Pancreatitis, periphere Nervenblockade (mit Katheter) bei Amputation/komplexen Weichteilschaden
- ggf. Gapapentin 3x100 (–400 mg) bei peripheren neuropathischen Schmerzen

Monitoring und Management von Schmerz (Quelle: Universitätsklinikum Frankfurt).

Monitoring von Schmerz

Das Monitoring von Schmerzen intensivmedizinisch-behandelter Patienten stellt insbesondere aufgrund einer häufig eingeschränkten Kommunikation eine besondere Herausforderung für das Personal dar. Mehrere Studien zeigen, dass Schmerzen regelhaft unterschätzt und Patienten nicht adäquat analgetisch versorgt werden [10–13]. Insofern müssen ein routinemäßiges Monitoring der individuellen Schmerzsituation, die Erstellung eines Analgesieziels unter Berücksichtigung der Schmerzursache und letztendlich die Erfolgskontrolle der Therapiemaßnahmen essentielle Bestandteile der Intensivtherapie sein. Ist eine Einschätzung des Schmerzniveaus durch den Patienten möglich, sollte dies anhand einer validierten Schmerzskala durchgeführt werden. Für Patienten, die keine Auskunft zum aktuellen Schmerzniveau erteilen können, sollten standardisierte Fremd-Einschätzungsinstrumente genutzt werden. Das Ziel sowie der Grad der Analgesie sollten mindestens 8-stündlich re-evaluiert werden [1].

Selbsteinschätzungsskalen durch den „kommunikationsfähigen" Patienten

- Numerische Rating-Skala, visually enlarged and laminated (NRS-V)
- Verbale Rating-Skala
- Visuelle Rating-Skala

NRS Werte über 4 wurden mit deutlichen schmerzbedingten Funktionseinschränkungen assoziiert und demzufolge als Interventionsgrenze vorgeschlagen. Selbstverständlich sollte die patienten-individuelle Schmerzakzeptanz berücksichtigt werden.

Fremdeinschätzungsskalen

- *Verhaltens-Score für sedierte und beatmete Patienten (BPS – Behavioral Pain Scale)*
  Hierbei erfolgt die Quantifizierung der Schmerzintensität über Kriterien wie Gesichtsausdruck, Bewegung der oberen Extremität sowie Adaption an das Beatmungsgerät oder schmerz-assoziierte Laute bei nicht-beatmeten Patienten. Voraussetzung zur Anwendung ist allerdings eine erhaltende motorische Funktion. Sollte dies nicht möglich sein, erfolgt die Bewertung des Schmerzniveaus anhand subjektiver Kriterien wie Blutdruck, Herzfrequenz oder Tränenfluß) [14–15].

- *Critical-Pain Observation Tool (CPOT)*
  Dieses Verfahren enthält ebenfalls einen Teil für invasivbeatmete und nicht-invasiv beatmete Patienten, die einer Fremdeinschätzung bedürfen. Bei schmerzhaftem Stimulus konnte eine Überlegenheit des CPOT gegenüber des BPS gezeigt werden [15].

Management von Schmerz

Ein wesentliches Problem bezüglich der Analgesie auf Intensivstationen stellt die Auswahl der geeigneten Analgetika dar. Folgende Voraussetzungen sollte ein ideales Analgetikum erfüllen [1]:

- Effektive Schmerztherapie mit schnellem Wirkungseintritt und kurzer Wirkdauer
- Keine Akkumulation
- Einfache Anwendung und Titration
- Keine schwerwiegende kardiopulmonale Depression
- Von Organdysfunktionen unbeeinträchtigte Metabolisierung
- Geringe anticholinerge Aktivität

Opioide

Eine Opioid-basierte Therapie stellt den Kern des Analgesiekonzepts bei kritisch kranken Erwachsenen dar [1].

- *Piritramid (Bolus)*
  Piritramid ist das am häufigsten auf deutschen Intensivstationen angewandte Opioid. Um eine Toleranzentwicklung zu vermeiden, ist hierbei auf eine streng bedarfsadaptierte Applikation zu achten. Dieser Effekt ist allerdings von einer bei Intensivpatienten häufigen Steigerung der Metabolisierungsrate der Leber zu trennen.

- *Fentanyl, Sufentanil (kontinuierlich)*
  Fentanyl und Sufentanil werden inzwischen nahezu gleich häufig zur Langzeit-Analgosedierung eingesetzt. Vorteile des Sufentanils ist neben der günstigen kontext-sensitiven Halbwertszeit die stärkere sedative Eigenschaft, wodurch es zu einer Monotherapie geeigneter sein könnte. Aktuelle Daten belegen, dass eine kontinuierliche Sufentanilappli-

kation den Atemantrieb bei hohen Applikationsdosen nicht wesentlich beeinträchtigt, sofern das Analgesie-Niveau adäquat ist [17].

- *Remifentanil (kontinuierlich,* CAVE: lt. Fachinfo max. 3 Tage)
  Bei kurzer Analgesiedauer oder bei postoperativen Patienten kann eine kontinuierliche Applikation von Remifentanil erwogen werden. Insbesondere bei multimorbiden Patienten mit Leber oder Nierenfunktionsstörungen ist die Substanz aufgrund der guten Steuerbarkeit und des Abbaus durch unspezifische Esterasen geeignet. Ein weiterer Vorteil von Remifentanil besteht in einer rasch möglichen neurologischen Beurteilbarkeit des Patienten. Trotz der o.g. theoretischen Vorteile konnte in einer randomisiert-kontrollierten Untersuchung mit Intensivpatienten kein Vorteil von Remifentanil gegenüber Fentanyl aufgezeigt werden [18-19].
- *Morphin (Bolus, kontinuierlich)*
  Morphin ist das älteste Opioid und wurde bereits vor mehr als 200 Jahren beschrieben. Es ist stark hydrophil und wird zu zwei Abbauprodukten verstoffwechselt: 80% Morphin-3-Glucuronide (nicht pharmakologisch aktiv) und 20% Morphin-6-Glucuronide (2–4-fache Aktivität von Morphin). Daher besteht insbesondere bei vorbestehender Niereninsuffizienz oder Leberfunktionsstörung eine Gefahr zur Akkumulation. Eine randomisierte Studie zum Vergleich von Remifentanil, Morphin und Fentanyl zeigte bei Morphin gehäuftes Auftreten von Übelkeit und Erbrechen, wohingegen in der Fentanylgruppe vermehrt über Juckreiz geklagt wurde [20].

Alternativ/adjuvant Nicht-Opioid-Analgetika und/oder Ko-Analgetika

Die Vorteile dieser Substanzen bestehen in ihren Opioid-sparenden Effekten, was zum Einen mit weniger Opioid-typischen Nebenwirkungen sowie mit einer reduzierten Toleranzentwicklung assoziiert ist. Nichtsdestotrotz ist der Einsatz von adjuvanten (Ko-)Analgetika streng zu indizieren und individuell abzuwägen, da deren Anwendung in bestimmten Patientenkollektiven mit einer erhöhten Komplikationsrate assoziiert sein kann.

- *Metamizol (Bolus, kontinuierlich) / Paracetamol (Bolus) / NSAIDs (Bolus)*
  Im Rahmen der Intensivtherapie können vorrangig nicht saure antipyretische Analgetika (Metamizol, Paracetamol) oder bei kardiovaskulär gesunden Patienten Coxibe (Paracoxib) zur Anwendung kommen. Neben einer Supplementierung der Analgesie kann diese Medikamentengruppe zur Fiebersenkung bei relevanter Hyperthermie (Temperatur >39°C) eingesetzt werden. Um den kreislaufdepressiven Effekt des Metamizols zu reduzieren, wird eine kontinuierliche Applikation mittels Perfusor empfohlen (Cave: Leukopenie und Agranulozytose) [21].
- *α2-Agonisten (Bolus, kontinuierlich)*
  Für α2-Agonisten konnte ein sedierender und in Kombination mit Analgetika auch ein schmerzreduzierender Effekt nachgewiesen werden. Daten einer Metaanalyse zeigen, das eine Supplementierung der Opioidtherapie mit Dexmedetomidin zu einem verringerten Opioidbedarf führte [22–23].
- *Ketamin (Bolus, kontinuierlich)*
  Der Vorteil des Ketamins besteht in der stark analgetischen Wirkung bei nur gering eingeschränkter Spontanatmung oder Reduzierung der Schutzreflexe. Um allerdings unangenehme Traumerlebnisse oder delirante Erregungszustände zu vermeiden, ist eine Kombination mit Propofol oder Benzodiazepinen dringend empfohlen. Aufgrund einer Aktivierung zentraler sympathischer Areale führt die Substanz zu einem Anstieg des Blutdrucks, der Herzfrequenz, des Herzzeitvolumens und auch zu einer Erhöhung des myokardialen Sauerstoffverbrauchs. Aufgrund des bronchodilatatorischen Effekts eignet sich Ketamin weiterhin zum Einsatz bei Patienten mit Bronchokonstriktion [1].
- *Gabapentin (Bolus)*
  Neuropathischer Schmerz wird durch eine Opioid-basierte Schmerztherapie nur unzureichend erfasst. Daher sollte ein frühzeitiger Einsatz von Gabapentin in Erwägung gezogen werden. Gabapentin wird hepatisch verstoffwechselt und renal ausgeschieden, so dass die Dosis individuell angepasst werden sollte. Beachtet werden sollte darüber hinaus die sedierende Komponente. Ein abruptes Absetzen kann Krampfanfälle induzieren [1].

Regionalanästhesie

Die Anwendung von Regionalanästhesieverfahren kann sich bei Intensivpatienten vorteilhaft erweisen. So kann insbesondere eine peridurale Analgesie bei Intensivpatienten das Outcome positiv beeinflussen und Opiat-Verbrauch reduzieren. Desweiteren reduzierte eine thorakale Periduralanästhesie die Notwendigkeit einer verlängerten Beatmung oder Re-intubation und verbesserte die Lungenfunktion sowie Oxygenierung. Allerdings zeigte sich das Risiko einer Hypotension sowie eines Harnverhaltes leicht erhöht [24–25].

Agitation

Eine Sedierung bedarf einer medizinischen Indikation. Grund und Sedierungsziel müssen für den individuellen Patienten klar definiert und regelmäßig re-evaluiert werden (Abb. 3) [1].

Monitoring von Agitation

Zahlreiche verschiedene Scoring-Systeme werden zur Abschätzung des Sedierungsniveaus angewendet.

- *Richmond Agitation-Sedation-Scale (RASS)*
  Der RASS gilt als Goldstandard zum Monitoring der Sedierungstiefe und ist valide sowie reliabel bei Intensivpatienten.

Management von Agitation

Vor Einsatz einer sedativ-wirkenden Medikation sollten nichtmedikamentöse Basismaßnahmen, eine suffiziente Anxiolyse sowie eine Stressabschirmung ausgeschöpft werden. Hierzu trägt auch die Erhaltung des Tag-Nacht-Rhythmus bei. Schlaflosigkeit bedeutet zusätzlichen Stress und ist nach dem „ICU Environmental Stressor Scale" zweitwichtigster Risikofaktor für Stress bei Schmerz.

Abbildung 3

Beurteilung nach RASS alle 4 h, tgl. Ziel-RASS festlegen			Titrierung nach RASS	
Score	Bezeichnung	Erläuterung	Score	Anpassung
+4	Streitlustig	Aggressiv oder Gewalttätig, Gefahr für Personal	+4	Bolus + Laufratensteigerung
+3	Sehr agitiert	Zieht oder entfernt Schläuche/Katheter, aggressiv	+3	Bolus + Laufratensteigerung
+2	Agitiert	Häufige ungezielte Bewegungen, atmet gegen Beatmungsgerät	+2	Bolus + Laufratensteigerung
+1	Unruhig	Ängstlich, aber Bewegungen nicht aggressiv	+1	Bolus
0	Aufmerksam und ruhig		0	belassen
-1	Schläfrig	Nicht ganz aufmerksam, aber erwacht anhaltend bei Ansprache	-1	belassen
-2	Leichte Sedierung	Erwacht kurz mit Blickkontakt (<10 Sek.)	-2	Laufratenreduktion
-3	Mäßige Sedierung	Bewegung oder Augenöffnung bei Ansprache (kein fixieren)	-3	Laufratenreduktion
-4	Tiefe Sedierung	Keine Reaktion auf Ansprache, aber Bewegung/Augenöffnen	-4	Stopp Sedierung
-5	Nicht erweckbar	Keine Reaktion auf Ansprache	-5	Stopp Sedierung

Zielgerichtete Behandlung von Agitation
- Schmerztherapie & Ausschöpfung konservativer Maßnahmen
- So wenig Sedierung wie möglich & tägliche Sedierungspause

Medikamentöse Sedierung
Standard:
- Clonidin: 0,05-2 µg/kg/h (KI: Bradykardie, Vasoplegie)
- ggf. Propofol: 0,5–4 mg/kg/h max. 5–7d (KI: Vasoplegie; Cave: Propofol-Infusions-Syndrom)

Nach Rücksprache Oberarzt:
- ggf. Dexmedetomidin: 0,2–1,4 µg/kg/h (nur wenn KI für Clonidin; Cave: Kosten)
- ggf. Lormetazepam: 0,003–0,03 mg/kg/h (bei Angstzuständen; Cave: Kosten)
- ggf. S-Ketamin: 0,1–1,5 mg/kg/h (bei schwieriger Sedierung, z.B. bei ECLS/Rotorest)
- ggf. Midazolam: 0,03–0,2 mg/kg/h (Hirndrucktherapie)
- ggf. AnaConDa® Sevofluran 0,3–0,6 Vol% endtidal

Monitoring und Management von Agitation (Quelle: Universitätsklinikum Frankfurt).

Abgesehen von speziellen Indikationen sollte das Ziel ein wacher, kooperativer Patient sein, der intensivmedizinische Maßnahmen gut toleriert (RASS 0/-1). Kernbestandteil ist eine suffiziente Analgesie mit begleitender Therapie von Symptomen wie Stress, Angst oder Halluzinationen.

Eine tiefere Sedierung sollte nur wenigen speziellen, im Folgenden näher beschriebenen Indikationen vorbehalten sein. Auch hierbei ist auf eine gute Steuerbarkeit, einen adäquaten Einsatz der Sedativa sowie regelmäßige Re-Evaluation zu achten. Insbesondere, da nach aktueller Evidenzlage bei tiefer sedierten Patienten, tägliche Aufwachversuche vorteilhaft sein können [26–27].

In Abhängigkeit vom gewünschtem Ziel-RASS können unterschiedliche medikamentöse Strategien Anwendung finden.

Szenario 1: Wacher, kooperativer Patient mit Ziel-RASS 0/-1
- Indikation (Bsp.): (nicht-)beatmeter Intensivpatient
- Empfehlung:
  – Opioid (niedrig dosiert) plus
  – α2-Agonist (Clonidin)

Szenario 2: Mittlere Sedierungstiefe RASS -2 bis -3
- Indikation (Bsp.): postoperative Nachbeatmung, extrakorporales Herz-/Lungenunterstützungssystem (veno-arterielle ECLS), o.ä.
- Empfehlung:
  – Opioid plus
  – α2-Agonist (Clonidin, Dexmedetomidin)

Szenario 3: Tiefe Sedierung RASS -4 bis -5
- Indikation (Bsp.): erhöhter Hirndruck, Thorax apertum, therapeutische Hypothermie, Lagerungstherapie (Rotorest-Bett, Bauchlage), Immobilisation nach freier Lappen-Chirurgie, o.ä.
- Empfehlung Sedierung:
  – Opioid plus
  – Propofol und/oder
  – Benzodiazepine (Midazolam/Lormetazepam) und/oder
  – Volatile Anästhetika (Isoflurane, Sevoflurane, Desfurane) und/oder
  – ggf. α2-Agonist (Clonidin, Dexmedetomidin)

Pharmakologie der Sedativa

Benzodiazepine

Benzodiazepine werden häufig zur Sedierung von Intensivpatienten genutzt. Über eine Aktivierung des GABAA Rezeptors im Gehirn werden anxiolytische, hypnotische, antikonvulsive, anamestische sowie sedierende Effekte vermittelt. Benzodiazepine besitzen eine große therapeutische Breite, bieten allerdings auch einen Ceiling-Effekt.

Midazolam ist kurzwirksam mit einer Halbwertszeit von 1,5 bis 3 Stunden. Aufgrund der erhöhten Lipidlöslichkeit wird die Blut-Hirn-Schranke schneller überwunden als durch Lorazepam. Ein primärer Metabolit, 1-Hydroxymidazolam Glukoronide mit zentral dämpfender Wirkung kann insbesondere bei Niereninsuffizienz eine prolongierte sedierende Wirkung erzeugen.

Lorazepam zeigt gegenüber Midazolam einen verlängerten Wirkungseintritt von ungefähr 5–10 Minuten und eine Halbwertszeit von 10–20 Stunden [28]. Insbesondere bei Patienten mit eingeschränkter renaler Funktion kann das Lösungsmittel Propyhlene Glycol bei prolongierter Anwendung (>72 Stunden) mit der Bildung toxischer Metabolite assoziiert sein. Serumosmolarität und Laktat sollten bei der Anwendung regelmäßig überwacht werden [29–30].

Es gibt aktuell keine Evidenz, dass der Einsatz von Benzodiazepinen mit einer erhöhten Mortalität assoziiert ist. Allerdings konnte bei kontinuierlicher Applikation eine längere Beatmungsdauer sowie ein verlängerter Intensivaufenthalt nachgewiesen werden [31–33]. Ebenso ist die Benutzung von Benzodiazepinen zur Sedierung mit signifikant häufigeren posttraumatischen Belastungsstörungen nach dem Intensivaufenthalt verbunden. Des Weiteren werden Midazolam sowie Lorazepam als unabhängiger Risikofaktor für die Entwicklung eines Delirs angesehen, wenngleich die aktuelle Datenlage hierzu widersprüchlich ist [34–35].

Propofol

Propofol besitzt eine sedativ-hypnotische Wirkung, allerdings keine analgetische. Propofol ist ab dem 17. Lebensjahr und für maximal 7 Tage zur Sedierung im intensivmedizinischen Bereich zugelassen. Eine Dosis von 4 mg/kg/h sollte hierbei nicht überschritten werden. Nach 48 h sollte die Indikation streng re-evaluiert werden. Hierbei sollte die Dosierung so niedrig wie möglich gehalten werden, um das Risikos eines Propofol-Infusions-Syndrom zu minimieren. Die frühzeitige Erkennung erfordert eine engmaschige Überwachung des Säure-Basen-Haushalts sowie das Screening auf eine potentielle Rhabdomyolyse. Bei Verdacht auf ein Propofol-Infusions-Syndrom ist die Therapie sofort zu beenden. Desweiteren liegt das Medikament als Fettemulsion vor und kann einen Anstieg von Triglyeriden, Lipase und Amylase induzieren.

Pharmakodynamisch erweist sich Propofol aufgrund einer fast konstanten kontext-sensitiven Halbwertszeit mit rascher Aufwachzeit sowie der Tatsache, dass keine aktiven Metabolite gebildet werden und es kaum kumuliert, für die tägliche Praxis als vorteilhaft [36].

α2-Agonisten (Clonidin, Dexmedetomidin)

α2-Agonisten binden an präsynaptische α2-Rezeptoren und verhindern deren Noradrenalinausschüttung. Klinische Effekte sind Analgosedierung, Anxiolyse, Blutdrucksenkung sowie eine Senkung des Sympathikotonus. Alle Nebenwirkungen sind dosisabhängig und somit durch eine Dosisreduktion steuerbar. Unerwünschte Wirkungen betreffen vorwiegend das kardiovaskuläre System mit Hypotension sowie negativ chronotrope und inotrope Wirkung. Insbesondere eignen sich α2-Agonisten zur Basissedierung, wodurch häufig eine Reduktion weiterer Sedativa sowie Analgetika erfolgen kann. Die Sedierungstiefe über α2-Agonisten ist allerdings limitiert und die Patienten bleiben in der Regel erweckbar (RASS ≥-3). Weitere Indikationen sind sympathikoadrenerg-stimulierte und paradoxe Aufwachreaktionen, Reduktion des post-operativen Shiverings, Prophylaxe und Behandlung von Entzugssyndromen nach Langzeitsedierung oder bei bekannter Alkohol- und Drogenabhängigkeit [1].

Dexmedetomidin zeichnet sich im Vergleich zu Clonidin durch eine kürze Halbwertszeit aus. In einer Subgruppenanalyse konnte im Vergleich zu Lorazepam eine geringere Mortalität bei Dexmedetomidin-behandelten Patienten aufgezeigt werden [35]. Zwei größere Studien hatten zuletzt die klinische Bedeutung von Dexmedetomidin untersucht:

Jakob SM et al. Dexmedetomidine vs. Midazolam or Propofol for Sedation during prolonged mechanical ventilation. JAMA 2012;(307):1151–1160 [37].

Methoden
- Studiendesign: Phase III, multizentrische, randomisierte doppelblinde Studien
- MIDEX: Midazolam (n=251) vs. Dexmedetomidin (n=249)
- PRODEX: Propofol (n=247) vs. Dexmedetomidin (n=251)
- Ziel RASS -2 bis -1 (leichte Sedierung)
- Primärer Endpunkte: Zeit im Ziel-RASS und Beatmungsdauer
- 75 Intensivstationen aus Europa und Russland eingeschlossen

Ergebnis
- Sedierender Effekt (RASS 0 bis -3) von Dexmedetomidin ist ebenso wirksam wie Propofol/Midazolam
- Schnellere Extubation in der Dexmedetomidin-Gruppe
- Geringere Delirrate in der Dexmedetomidin-Gruppe
- Weniger Analgetikabedarf in der Dexmedetomidin-Gruppe

Kawazoe Y et. al. Effekt of Dexmedetomidine on Mortality and Ventilator-Free Days in Patients requiring mechanical ventilation with sepsis – A randomized clinical trial. JAMA 2017;(317):1321–1328 [38].

Methoden
- 8 ICUs in Japan,
- n=201 Sepsispatienten mit einer Beatmungsdauer von mindestens 24 Stunden;
- Ziel RASS 0 bis -2
- Gruppe 1: Dexmedetomidine und Fentanyl, Propofol und Midzoalm
- Gruppe 2: Fentanyl, Propofol und Midazolam

Ergebnis
- signifikant erhöhte Rate einer „gut-kontrollierten" Sedierung während der mechanischen Ventilation mit Dexmedetomidin
- Kein Unterschied bei 28-Tages-Mortalität

Inhalative Sedierung

Inhalationsanästhetika sind bisher nicht offiziell zur Sedierung von Intensivpatienten zugelassen, daher handelt es sich hierbei (noch) um einen off-label use (eine größere Zulassungsstudie mit Isoflurane rekrutiert aktuell Patienten) und bleibt daher folgenden besonderen Indikationen vorbehalten [1,39]:
- Schwere therapierefraktäre COPD/Asthma (bronchodilatative Effekt)
- Adipositas per magna (dosisunabhängig von Größe/Gewicht)
- RASS -4 bis -5: neurologische Patienten (z.B. Stroke, SAB, SHT; antikonvulsiv)

- Schwer sedierbare Patienten (vorwiegend organunabhängige Metabolisierung, leicht steuerbar, keine Toleranzentwicklung)

Verschiedene Studien konnten inzwischen die Sicherheit von volatilen Anästhetika im intensivmedizinischen Bereich hinsichtlich Hämodynamik, Beatmung sowie Leber- und Nierenfunktion zeigen. Bereits 1989 verglich Kong et al. Isofluran mit Midazolam und konnte eine verkürzte Zeit bis zur Extubation von Intensivpatienten belegen [40]. Kürzlich durchgeführte Studien im primär kardiovaskulären Bereich bestätigen diese Ergebnisse [41–43]. Auch für Sevoflurane konnte im Vergleich zu Propofol oder Midazolam eine reduzierte Beatmungsdauer aufgezeigt werden. Interessanterweise konnten auch durch volatile Anästhetika eine Opioid-sparende Wirkung erzielt werden [44].

Darüber hinaus ist eine Sedierung mit volatilen Anästhetika mit weiteren potentiell protektiven Eigenschaften assoziiert. So konnte in vitro und vivo gezeigt werden, dass volatile Anästhetika mit einer Kardioprotektion sowie einer Reduktion der myokardialen Infarktgröße einhergehen können [45–46]. Neben dem Phänomen der sogenannten Präkonditionierung konnte in tierexperimentellen Studien auch ein verringerter myokardialer Schaden nach kardiopulmonaler Reanimation durch eine Postkonditionierung mittels Sevoflurane aufgezeigt werden [47].

Die Anwendung volatiler Anästhetika ist allerdings im intensivmedizinischen Bereich auch mit Limitationen bzw. Nachteilen behaftet. Zur Applikation volatiler Anästhetika ist der Einsatz eines Miniatur Vapors (z.B. das „Anesthesia Conserving Device – AnaConDa" oder das MIRUS System) nötig. AnaConDa ist das am häufigsten genutzte System. Durch die enthaltende Carbonschicht können 80% des ausgeatmeten Agens recycelt werden, wodurch niedrige Infusionsraten von 1 bis 5 ml/h ausreichend sind. Während mittels dem AnaConDa System Isoflurane und Sevoflurane appliziert werden können, kann mittels des MIRUS Systems auch Desfluran angewendet werden. Ein Mindest- Tidalvolumen von 350 ml wird vom Hersteller empfohlen, was den Einsatz im Rahmen einer ultraprotektiven Beatmung (<4 ml/kg) limitieren könnte [39].

Literatur

1. S3 Leitlinie: Analgesie, Sedierung und Delirmanagement in der Intensivmedizin (DAS Leitlinie 2015) AWMF-Registernummer 001/012
2. Shehabi Y, Bellomono R, Reade MC, et al: Early intensive care sedation predicts long-term mortality in ventilated critically ill patients. Am J Respir Crit Care Med 2012;186:724–731
3. Shehabi Y, Chan L, Kadiman S, et al: Sedation depth and long-term mortality in mechanically ventilated critically ill adults: a prospective longitudinal mutlicentre cohort study. Intensive Care Med 2013;39:910–918
4. Tanaka LM, Azevedo LC, Park M, et al: Early sedation and clinical outcomes of mechanically ventilated patients: a prospective multicenter cohort study. Crit Care 18:R156
5. Balzer F, Weiß B, Kumpf O, et al: Early deep sedation is associated with decreased in-hospital and two-year follow-up survival. Crit Care 19:197
6. Brummel NE, Jackson JC, Pandharipande PP, et al: Delirium in the ICU and subsequent long term disablity among surviors of mechanical ventilation. Crit Care Med 2014;42:369–377
7. Barr J, Fraser GL, Punitillo K, et al: Clinical practice guidelines for the mangement of pain, agitationm and delirium in adult patients in intensive care units. Crit Care Med 2013;41:263–306
8. Vincent JL, Shehabi Y, Walsh TS et al: Comfort and patient-centred care without excessive sedation: the eCASH concept. Intensive care med 2016;42:962–971
9. Whipple JK, Lewis KS, Quebbenman EJ, et al: Analysis of pain management in critically ill patients. Pharmacotherapy 1995;15:592–599
10. Chanques G, Jaber S, Barbotte E, et al: Impact of systemic evaluation of pain and agitation in an intensive care unit. Crit care med 2006;34:1691–1699
11. Kastrup M, von Dossow V, Tamarkin A, et al: Key performance indicators in intensive care medicine: a retrospective matched cohort sudy. JIMR 2009
12. Coventry LL, Siffleet JM, Williams AM: Review of analgesia use in the intensive care unit after heart surgery. Crit care resusc 2006;8:135–140
13. Brodner G, Mertes N, Buerkle H, et al: Acute pain management: analysis, implications and consequences after prospective experience with 6349 surgical patients. European journal of anaesthesiology 2000;17:566–575
14. Aissaoui Y, Zeggwagh AA, Zekraoui A, et al: Validation of a behavioral pain scale in critical ill, sedated, and mechanically ventilated patients. Anesthesia and analgesia 2005;101:1470–1476
15. Gelinas C, Arbour C: Behavioral and physiologic indicators during a nociceptive prodedure in conscious and unconscious mechanically ventilated adults: similar or different? Journal of critical care 2009;24:628.e7–17
16. Rijkenberg S, Stilma W, Endeman H, et al: Pain measurement in mechanically ventilated critically ill patients: Behavioral Pain Scale versus Critical Care Pain Observation Tool. Journal of critical care 2015;30:167–172
17. Prause A, Wappler F, Scholz J, et al: Respiratory depression under long-term sedation with sufentanil, midazolam and clonidine has no clinical significance. Intensive care med 2000;26:1454-1461
18. Spies C, Macguill M, Heymann A, et al: A prospective, randomized, double-blind, multicenter study comparing remifentanil with fentanyl in mechanically ventilated patients. Intensive care medicine 2011;37:469–476
19. Muellejans B, Lopez A, Cross MH, et al: Remifentanil versus fentanyl for analgesia based sedation to provide patient comfort in the intensive care unit: a randomized, double blind controlled trial. Crit care 2004;8:R1–11
20. Gurbet A, Goren S, Sahin S, et al: Comparison of analgesic effects of morphine, fentanyl, and remifentanil with intravenous patient-controlled analgesia after cardiac surgery. Journal of cardiothoracic and vascular anesthesia 2004;18:755–758
21. Mullins ME, Empey M, Jaramillo D, et al: A prospective randomized study to evaluate the antipyretic effect of the combination of acetaminophen and ibuprofen in neurological ICU patients. Neurocritical care 2011;15:375–378
22. Panharipande PP, Pun BT, Herr DL, et al: Effect of sedation with dexmedetomidine vs. lorazepam on acute brain dysfunction in mechanically ventilated patients: the MENDS randomized controlled trial. JAMA 2007;298:2644–2653

23. Triltsch AE, Welte M, von Homeyer P, et al: Bispectral index-guided sedation with dexmedetomidine in intensive care: a prospective, randomized, double blind, placebo-controlled phase II study. Crit Care Med 2002;30:1007–1014
24. Poppind DM, Elia N, Marret E, et al: Protective effects of epidural analgesia on pulmonary complicatons after abdominal and thoracic surgery: a meta-analysis. Archives of surgery. 2008;143:990–999
25. Ballantyne JC, Carr DB, deFerranti S, et al: The comparative effects of postoperative analgesic therapies on pulomonary outcome: cumulative meta-analyses of randomized, controlled trials. Anesthesia and analgesia 1998;86:598–612
26. Girad TD, Kress JP, Fuchs BD, et al: Efficacy and safety of a paired sedation and ventilator weaning protocol for mechanically ventilated patients in intensive care (Awakening and Breathing Controlled trial): a randomised controlled trial. Lancet 2008;371:126–134
27. Kress JP, Pohlmann AS, O'Connor MF, et al.: Daily interruption of sedative infusions in critically ill patients undergoing mechanical ventilation. The New England journal of medicine 2000;342:1471–1477
28. Spina SP, Ensom MH: Clinical pharmacokinetic monitoring of midazolam in criticall ill patients. Pharmacotherapy 2007;27:389–398
29. Nelsen Jl, Haas CE, Habtemariam B, et al: A prospective evaluation of prophylene glycol clearance and accumulation during continous-infusion lorazepam in critically-ill patients. J intensive care med 2008;23:184–194
30. Reynolds HN, Teiken P, Reagan ME, et al: Hyperlactatemia, increased osmolar gap, and renal dysfunction during continous lorazepam infusion. Crit Care Med 2000;28:1631–1634
31. Fong JJ, Kanji S, Dasta JF, et al: Propofol associated with a shorter duration of mechanical ventilation than scheduled intermittent lorazepam: a database analysis using Project impact. The Annals of pharmacotherapy 2007;41:1986–1991
32. Jones C, Backman C, Capuzzo M, et al: Precipitants of posttraumatic stres disorder following intensive care: a hypothesis generating study of diversity in care. Intensive care medicine 2007;33:978–985
33. Maldonado JR, Wysong A, van der Starre PJ, et al: Dexmedetomidine and the reduction of postoperative delirium after cardiac surgery. Psychosomatics 2009;50:206–217
34. Pandharipande P, Shintani A, Peterson J, et al: Lorazepam is an independent risk factor for transitioning to delirium in intensive care unit patients. Anesthesiology 2006;104:21–26
35. Panderharipande PP, Sanders RD, Girard TD, et al: Effect of dexmedetomidine versus lorazepam on outcome in patients with sepsis: an a priori-designed analysis of the MENDS randomized controlled trial. Crit care med 2010;14:R38
36. Wappler F: Das Propofol-Infusionssyndrom: Klinik, Pathophysiologie und Therapie einer seltenen Komplikation. Dtsch Ärztebl 2006;103(11): A-705/B-601/C.581
37. Jakob SM, Ruokonen E, Grounds RM, et al: Dexmedetomidine vs. Midazolam or Propofol for Sedation during prolonged mechanical ventilation. JAMA 2012;(307):1151–1160
38. Kawazoe Y, Miyamoto K, Morimoto T, et al: Effekt of Dexmedetomidine on Mortality and Ventilator-Free Days in Patients requiring mechanical ventilation with sepsis – A randomized clinical trial. JAMA 2017;(317):1321–1328
39. Jerath A, Parotto M, Wasowicz M, et al: Volatile Anesthetics: Is a new player ermerging in critical care sedation? Am J Resp and Crit care med 2016;193:1202–1212
40. Kong KL, Willatts SM, Prys-Roberts C: Isoflurane compared with midazoalm for sedation in the intensive care unit. BMJ 1989;298:1277–1280
41. Röhm KD, Wolf MW, Schöllhorn T, et al: Short-term sevoflurane sedation using the Anaesthetic Conserving Device after cardiothoracic surgery. Intensive Care Med 2008;34:1683–1689
42. Hellström J, Öwall A, Sackey PV, et al: Wake-up times following sedation with sevoflurane versus propofol after cardiac surgery. Scand Cardiovasc J 2012;46:262–268
43. Jerath A, Beattle SW, Chandy T, et al: Perioperative Anesthesia Clinical Trials Group. Volatile-based short term sedation in cardiac surgical patients: a prospective randomized controlled trial. Crit Care Med 2015;43:1062–1069
44. Mesnil M, Capdevila X, Bringuier S, et al: Long-term sedation in intensive care unit: a randomized comparison between inhaled sevoflurane and intravenous propofol or midazolam. Intensive care med 2011;37:933–941
45. Cason BA, Gamperl AK, Slocum RE, et al: Anesthetic-induced preconditioning: previous administration of isoflurane decreases myocardial infarct size in rabbits. Anesthesiology 1997;87:1182–1190
46. Knapp J, Bergmann G, Bruckner T, et al: Pre- and postconditioning with sevoflurane after cardiopulmonary resuscitation in rats. Resuscitation 2013;84:1450–1455
47. Meybohm P, Gruenewald M, Albrecht M, et al: Pharmacological postconditioning with sevoflurane after cardiopulmonary resuscitation reduces myocardial dysfunction. Crit Care 2011;15:R241.

Atemwegsmanagement in der außerklinischen Notfallmedizin
Prehospital airway management

T. Piepho

Zusammenfassung
Die Sicherung und Kontrolle der Atemwege bei Notfallpatienten gehören zu den zentralen Erfordernissen einer suffizienten prähospitalen Therapie. Bei spontan atmenden Patienten ist die Indikation zur Atemwegssicherung und zur Notfallnarkose sorgfältig abzuwägen. So können bei verschiedenen Erkrankungen nicht-invasive Techniken eingesetzt werden, die eine Reduzierung der Atemarbeit und verbesserte Oxygenierung erreichen. Ist ein invasives Vorgehen indiziert, soll bei spontan atmenden Patienten eine suffiziente Präoxygenierung durchgeführt und bei apnoeischen Patienten eine überbrückende Maskenbeatmung durchgeführt werden. Auch heute wird die endotracheale Intubation als Goldstandard der prähospitalen/außerklinischen Notfallmedizin bezeichnet. Wichtigen Stellenwert hat inzwischen die Videolaryngoskopie. Allerdings ist keines der derzeit verfügbaren Geräte universell in jeder Situation einsetzbar oder für jede erdenkliche Konstellation zur endotrachealen Intubation geeignet. Zudem muss auch für die Verwendung eines Videolaryngoskopes eine ausreichende Erfahrung mit dieser Technik vorhanden sein. In Hinblick auf eine hohe Erfolgsquote im ersten Intubationsversuch erscheint es sinnvoll Macintosh-ähnliche Spatel zu verwenden und stark gekrümmte Spatel nur für besondere Situationen vorzuhalten. Extraglottische Atemwege (EGA) stellen eine Alternative zur Maskenbeatmung sowie zur endotrachealen Intubation dar. Sie können primär eingesetzt werden, wenn der Anwender keine ausreichende Erfahrung in der endotrachealen Intubation hat oder als Alternative nach frustranen Intubationsversuchen. Es sollten EGA mit der Möglichkeit der gastralen Drainage verwendet und nach erfolgreicher Platzierung der Cuffdruck gemessen sowie ggf. angepasst werden. Die Koniotomie stellt das letzte Mittel dar, um einen Patienten vor einer schweren Hypoxie mit Todesfolge zu bewahren. Sie kommt immer dann zum Einsatz, wenn eine Oxygenierung und Ventilation mit anderen zur Verfügung stehenden Methoden nicht erreicht werden kann („cannot intubate, cannot ventilate").

Schlüsselwörter: Atemwegsmanagement – Intubation – Videolaryngoskopie – Extraglottische Atemwege – Koniotomie

Summary
Securing and monitoring the airways in emergency patients are among the key requirements of appropriate prehospital therapy. For spontaneously breathing patients, the indication for airway management and prehospital anesthesia should be checked carefully. For example, non-invasive techniques that facilitate respiratory work and improve oxygenation can be used in various diseases.

Since the patient is unconscious and apneic bag-mask ventilation should be attempeted until other techniques are available.

Endotracheal intubation is still the so-called "gold standard" for airway management in a prehospital setting. Video laryngoscopes have an increasing role. However, none of the currently available devices is universally applicable in any situation. In addition, the use of a video laryngoscope requires sufficient experience with this technique. To achieve a high first-pass-success, Macintosh-like blades should routinely used and strongly curved blades should be available only for special situations.

Extraglottic airways devices (EGA) are an alternative to mask ventilation and endotracheal intubation. They can primarily be used if the user does not have sufficient experience in endotracheal intubation or after failed intubation as an alternative. EGA with the possibility of gastric drainage should be preferred. After successful placement the cuff pressure should be measured and adjusted. Cricothyrotomy is the last technique for preventing a patient from severe hypoxia. It is required when oxygenation and ventilation can not be achieved with other techniques („can not intubate, can not ventilate").

Keywords: Airway management – Intubation – Videolaryngoscopy – Extraglottic airway – Cricothyretomy

Einleitung

Die Sicherung der Atemwege ist eine zentrale Aufgabe der außerklinischen bzw. prähospitalen Versorgung von akut schwer erkrankten oder verletzten Patienten. Ein Misserfolg bei der Sicherung der Atemwege kann innerhalb kürzester Zeit die Morbidität und Mortalität der Patienten drastisch erhöhen. Als Ziel aller Maßnahmen muss der Notarzt vor allem die Oxygenierung des Patienten sicherstellen. Vielfache erfolglose Intubationsversuche führen nicht zu diesem Ziel, sondern gefährden den Patienten durch die zunehmende Hypoxie und eine mögliche Traumatisierung der oberen Luftwege.

Die Bewertung von Indikationen und unterschiedlichen Techniken ist oft schwierig, da es nur sehr wenige randomisierte kontrollierte Studien oder Kohortenstudien zu diesem Thema gibt. Gründe hierfür sind die große Heterogenität der Patienten,

Erkrankungen und Verletzungen sowie die örtlichen und strukturellen Gegebenheiten. Daher muss auch die Interpretation von Studien aus anderen Ländern mit Vorsicht erfolgen, da hier meist andere Systeme zur notfallmedizinischen Versorgung (z.B. Paramedic System in den USA) existieren. Ferner ist zu berücksichtigen, dass die Leitlinie „Prähospitales Atemwegsmanagement" der Deutschen Gesellschaft für Anästhesiologie und Intensivmedizin (DGAI) „nur" eine Handlungsempfehlung einer Expertengruppe (Klassifikation S1) darstellt.

Indikation zur Sicherung der Atemwege

Bei verschiedenen Verletzungen oder Erkrankungen ist die Indikation zur Atemwegssicherung einfach zu stellen: So ist diese bei Atemstillstand, insuffizienter Atmung und schwerer Bewusstseinsstörung in der Regel alternativlos. Bei Patienten mit respiratorischer Insuffizienz und erhöhtem Aspirationsrisiko sind der Nutzen und das Risiko sorgfältig abzuwägen (Abb. 1).

Zur Beurteilung der Indikation zur Atemwegssicherung müssen auch die Transportwege und die Erfahrung des Notarztes zu berücksichtigt werden [1].

Auch bei Bewusstseinsstörung sollte die Indikation zur prähospitalen Narkose nicht nur nach der Glasgow-Coma-Scale (GCS) erfolgen. Vielmehr sind die Bewusstseinslage vor Absetzen des Notrufs und die Gründe für die Störung zu berücksichtigen. Jeden Patienten am Mainzer Rosenmontag mit einem GCS kleiner 9 sofort zu intubieren würde für eine sehr schnelle Verknappung der Intensivkapazitäten führen. Auch bei rasch reversiblen Ursachen einer Vigilanzstörung oder suffizienten Schutzreflexen ist die Indikation sorgfältig abzuwägen.

Nur für wenige Indikationen gibt es klare Empfehlungen wie für polytraumatisierte Patienten: Hier ist bei Patienten mit einer SpO_2 <90% trotz Sauerstoffgabe, hämodynamischer Instabilität (RRsyst <90 mmHg) oder respiratorischer Insuffizienz (Atemfrequenz >29/min) die Notfallnarkose indiziert [2]. Bei Patienten mit einem Schädelhirntrauma ist dies bei einem GCS kleiner 9 der Fall [3].

Nicht-invasive Maßnahmen

Nicht-invasive Maßnahmen im Rahmen der Atemwegssicherung beinhalten die Gabe von Sauerstoff ggf. mit dem Einsatz von Atemwegshilfsmitteln und die nicht-invasive Ventilation. Atemwegshilfsmittel in diesem Rahmen können oropharyngeale (z.B. Guedl) oder nasopharyngeale Tuben (z.B. Wendl) sein. Vor allem für das Platzieren von Guedl Tuben ist zur Toleranz jedoch meist eine Sedierung oder das Vorliegen einer Bewusstseinsstörung notwendig.

Die nicht-invasive Beatmung (NIV) kann durch die inspiratorische Druckunterstützung die Atemarbeit des Patienten deutlich reduzieren. Zudem ist eine Rekrutierung von Atelektasen möglich.

Patienten, die keine schwere Bewusstseinsstörung aufweisen aber respiratorisch insuffizient sind, sollten daher nicht-invasiv beatmet werden.

Vor allem bei einem akuten hyperkapnischen Lungenversagen ist die NIV oft ausreichend. Dieser Form der Atemwegsstörung ist zum Beispiel bei Patienten mit dekompensierter chronisch obstruktiver Lungenerkrankung (COPD) zu beobachten. Für eine NIV bestehen absolute und relative Kontraindikationen (Tab. 1).

Präoxygenierung und Gesichtsmaskenbeatmung

Bevor eine Narkoseeinleitung erfolgt, sollte eine suffiziente Präoxygenierung sicher gestellt sein. Hierzu wird über eine auf dem Gesicht des Patienten fest aufgesetzte Beatmungs-

Abbildung 1

Nutzen:
- Aspirationsschutz
- Verbesserung der Oxygenierung und Ventilation
- Minderung des Sauerstoffverbrauchs
- Vorbeugung von sekundären zerebralen und kardialen Schäden
- Optimale Schmerztherapie

Risiken:
- Regurgitation
- Aspiration
- Herz-Kreislaufdepression
- Allergische Reaktion
- Intubationsschwierigkeiten mit (schwerer) Hypoxie
- Zeitverlust

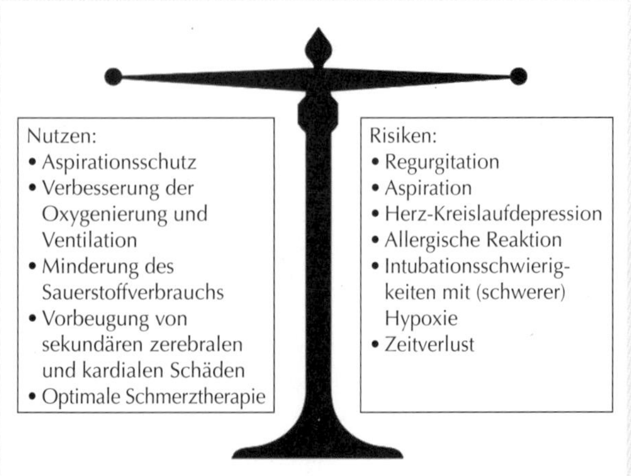

Individuelle Nutzen – Risiko Abschätzung.

Tabelle 1
Absolute und relative Kontraindikationen der NIV (modifiziert nach [4]).

Absolut	Fehlende Spontanatmung
	Schnappatmung
	Verlegung der Atemwege
	GI Blutung, Ileus
	Nicht-hyperkapnisches Koma
Relativ	Hyperkapnisches Koma
	Massive Agitation
	Massiver Sekretverhalt
	schwere Hypoxämie oder Azidose (pH <7,1)
	Hämodynamische Instabilität (kardiogener Schock)
	anatomische und/oder subjektive Interface-Inkompatibilität
	Z.n. Operation am oberen Gastrointestinaltrakt

maske 100% Sauerstoff verabreicht. Bei der Verwendung von Beatmungsbeuteln muss der eingestellte Sauerstofffluss mindestens 15 l/min betragen und ein Reservoirbeutel angeschlossen sein, um eine möglichst hohe Sauerstoffkonzentration zu erreichen (>90%). Das Reservoir dient der Sauerstoffanreicherung im Beatmungsbeutel. Eine Alternative stellen Beatmungsbeutel dar, die mit einem Demandsystem konnektiert werden können [5]. Hiermit ist schon nach kurzer Zeit eine Versorgung mit einer hohen FiO_2 Konzentration möglich.

Die Anwendung einer Nasensonde oder einer Sauerstoffreservoirmaske ist nicht für eine adäquate Präoxygenierung geeignet. Diese Systeme dienen lediglich der Sauerstoffanreicherung und sind somit im erreichbaren maximalen inspiratorischen Sauerstoffanteil selbst mit hohem Sauerstoff-Fluss sehr limitiert (FiO_2: je nach verwendetem System 30–75%).

Eine Präoxygenierung vor Einleitung einer Narkose muss über einen Zeitraum von drei bis vier Minuten erfolgen soll [6].

Eine Verlängerung des Zeitraums über vier Minuten scheint keine weiteren Vorteile zu bringen [7].

Die Beatmung mit Hilfe von Beutel-Masken-Systemen stellt eine weltweit verbreitete Technik dar, die regelmäßig zur Ventilation und Oxygenierung von Patienten eingesetzt wird. Über einen Beatmungsbeutel mit angeschlossener Maske kann sowohl eine assistierte als auch kontrollierte Beatmung des Patienten durchgeführt werden. Aufgrund anatomischer oder pathophysiologischer Gegebenheiten kann eine Maskenbeatmung jedoch erschwert oder ganz unmöglich sein. Eine Optimierung der Kopfposition des Patienten, die Beatmung mit zwei Helfern, um die Maske mit zwei Händen halten zu können, und die Insertion eines Oro- oder Nasopharyngealtubus erleichtern jedoch häufig die Beatmung.

Aufgrund der Abnahme des Tonus des unteren Ösophagussphinkters bei bewusstlosen Patienten [8] besteht im Rahmen der Maskenbeatmung, insbesondere bei Patienten im Herz-Kreislaufstillstand, ein Regurgitations- und Aspirationsrisiko. Die akzidentielle Insufflation von Luft in den Magen während der Maskenbeatmung wird spätestens ab einem Ösophagusdruck von 15 bis 18 cm H_2O – bei Reanimationspatienten noch deutlich darunter – ausgelöst und ist bei Patienten, die im Rettungsdienst beatmet werden, regelmäßig nachweisbar [9]. Gefährliche Spitzen des Beatmungsdrucks werden vor allem durch zu große Hubvolumina und eine zu hohe Beatmungsfrequenz, zum Teil in Kombination mit einer partiellen Obstruktion der oberen Luftwege, verursacht.

Um einer Regurgitation von Mageninhalt und konsekutiver Aspiration flüssiger oder fester Stoffe in die Trachea oder tieferen Atemwege vorzubeugen, sollten Atemzugvolumina mit ca. 400–500ml (6ml/kg) gewählt werden [10].

Die Indikation zur Beatmung per Maskenbeatmung besteht bei Atemstillstand als überbrückende Maßnahme bis die endotracheale Intubation durchgeführt werden kann und als Rückfalltechnik nach gescheitertem Intubationsversuch.

Auch zur kurzfristigen Beatmung z.B. bei kurzen Interventionen kann die Maskenbeatmung eingesetzt werden.

Endotracheale Intubation

Die endotracheale Intubation per Laryngoskopie gilt als „Goldstandard" zur Atemwegssicherung. So gibt es für Patienten mit einem Herzkreislaufstillstand retrospektive Studien, die einen Vorteil der endotrachealen Intubation im Vergleich zu extraglottischen Atemwegshilfen zeigen [11,12]. Allerdings stellt ein unerwartet schwieriger Atemweg oftmals auch den Erfahrenen vor große Probleme und ist im Vergleich zur Routineanästhesie in der Notfallmedizin überproportional häufig mit Komplikationen assoziiert. Die Inzidenz für eine mangelhafte Sicht auf den Larynx ist in der Notfallmedizin im Vergleich zur klinischen Anästhesie erhöht (Cormack und Lehane (CL) Grad 3: 13% vs. 5%, CL Grad 4: 7% vs. 1%). Es besteht eine erhöhte Rate von Fehlintubationen (2% vs. 0,3%) und Mehrfachversuchen (4% vs. 2%) bei der prähospitalen Atemwegssicherung [13]. Dabei ist ein schneller Erfolg der Intubation wichtig: In den letzten Jahren haben verschiedene Studien gezeigt, dass eine hohe Erfolgsquote im ersten Intubationsversuch mit einer deutlich geringeren Inzidenz an Komplikationen verbunden ist: dies betrifft insbesondere die Hypoxie, Fehlintubation, Aspiration und Hypotonie [14,15]. Schon für einen zweiten Intubationsversuch ist das Komplikationsrisiko verdreifacht [16,17]. Daher ist ein hoher „first-pass-success" notwendig – also eine hohe Erfolgsrate im ersten Intubationsversuch. Ein alleiniges Vorhalten von Hilfsmitteln oder Alternativen ist nicht ausreichend, um dies zu erreichen.

Um eine Atemwegssicherung erfolgreich durchzuführen, ist das Zusammenspiel zwischen ärztlicher Erfahrung, pharmakologischem Wissen und der regelmäßigen Anwendung der vorgehaltenen Techniken entscheidend.

Die Möglichkeit einer Verletzung der Halswirbelsäule muss bei bestimmten Unfallmechanismen immer in Betracht gezogen werden. Hierzu zählen Unfälle von Zweiradfahrern, Stürze oder Sprünge mit einem Anpralltrauma der Kopf-Halsregion sowie Traumata von Fußgängern nach Verkehrsunfällen. Bis zum radiologischen Ausschluss muss die prophylaktische Immobilisation der HWS aufrechterhalten werden. Ist bei diesen Patienten eine endotracheale Intubation erforderlich, wird zur Atemwegssicherung der ventrale Anteil des

Tabelle 2
Maßnahmen zur Reduktion der Mageninsufflation bei der Maskenbeatmung.

Reduktion des inspiratorischen Flows durch Verabreichung des Beatmungshubs über eine Zeit von 1,0 bis 1,5 Sekunden
Vermeidung von CPAP oder PEEP
Begrenzung des Hubvolumens unter Sauerstoffgabe auf eben sichtbar ausgelöste Thoraxexkursionen
sofortige Korrektur einer Verlegung der Atemwege

Immobilisationskragens geöffnet und mit einem Helfer die Halswirbelsäule achsengerecht stabilisiert. Hierdurch können Intubationsschwierigkeiten infolge der deutlich eingeschränkten Mundöffnung vermieden werden. Unmittelbar im Anschluss an die Intubation wird der HWS-Immobilisationskragen wieder geschlossen [1].

Indirekte Laryngoskopie

Eine indirekte Visualisierung der Glottisebene kann prinzipiell auf zwei Arten erreicht werden.

Eine kleine Digitalkamera, analog zu verwendeten Kameras in z.B. Mobiltelefonen, befindet sich an der Spitze eines Spatels. Das Bild wird elektronisch an einen Bildschirm übermittelt. Dabei kann der Bildschirm direkt in das Gerät integriert sein oder über ein Kabel mit dem Laryngoskopgriff verbunden sein

Mittels eines optischen Systems kann die Sicht über fiberoptische Fasern oder über Prismen zu einem Okular übertragen werden. Über das Okular kann entweder direkt visualisiert werden oder es wird das Bild mittels einer Kamera auf einen externen Monitor übertragen.

Einen hohen Stellenwert in der Notfallmedizin hat in den letzten Jahren die Videolaryngoskopie bekommen. Vor allem für unerfahrene Anwender ist der Intubationserfolg höher als für die direkte Laryngoskopie beschrieben [18,19]. Zudem ist eine geringere HWS-Reklination notwendig [20,21]. Bei aller Euphorie muss jedoch klar betont werden, dass keines der derzeit verfügbaren Geräte universell in jeder Situation einsetzbar ist oder für jede erdenkliche Konstellation zur endotrachealen Intubation geeignet ist. Zudem muss bedacht werden, dass auch die Verwendung eines Videolaryngoskopes eine ausreichende Erfahrung in der Sicherung von schwierigen Atemwegen nicht ersetzen und die Visualisierung der Stimmbandebene unmöglich sein kann. In Abhängigkeit vom verwendeten Instrument ist eine gute Sicht auf die Stimmbänder nicht mit einer erfolgreichen Platzierung des Endotrachealtubus gleichzusetzen.

Grundsätzlich können drei unterschiedliche Spatelformen unterschieden werden:
- Spatel mit Tubusleitschiene: Diese ist in den Spatel integriert. Der Tubus wird meist vor Einbringen des Instrumentes in die Schiene eingelegt und nach Identifizierung der Stimmritze unter Sicht in die Trachea vorgeschoben. Spatel mit integrierter Führungsschiene sollen das Platzieren des Tubus vor die Stimmbandebene erleichtern. Durch die Führungsschiene ist es allerdings nicht möglich, den Tubus bzw. die Tubusspitze allein zu kontrollieren. Zur Änderung der Richtung muss das Instrument entsprechend gekippt oder gedreht werden. Beim Vorschieben des Endotrachealtubus aus der Führungsschiene kann die Tubusspitze durch die materialbedingte Biegung in verschiedene Richtungen abweichen. Dies macht eine Nachpositionierung des Gerätes während der endotrachealen Intubation notwendig. Während der Ausrichtung des Instrumentes ist es hilfreich, die Glottis im Sichtbereich zu zentrieren. Trotzdem ist eine korrekte Positionierung nicht immer möglich [22,23].
- Spatel mit Macintosh-ähnlicher Krümmung: Hierbei sind die Spatel ähnlich dem Macintosh-Laryngoskop gebogen. Neben dem direkten Bild per Monitor ist bei diesem Spateltyp weiterhin auch eine direkte Sicht auf die Glottisebene möglich. Zudem ist das Platzieren des Tubus bei diesen Instrumenten oftmals nicht sehr schwierig: Der Spatel muss um keine sehr starke Krümmung geführt werden und die Spitze liegt nach Passage der Stimmbandebene nicht der Tracheavorderwand an.
- stark gekrümmte Spatel: Durch die indirekte Laryngoskopie erfolgt quasi ein Blick um die „Ecke". Ein direktes Einsehen der Stimmbandebene ist mit diesem Spateltyp nicht möglich. Der Tubus muss daher zuerst über einen steilen Winkel geführt werden, um ihn anschließend tracheal zu platzieren. Verschiedene Möglichkeiten sind beschrieben, mit denen der Tubus sicherer oder schneller tracheal platziert werden kann: Durch die Vorbiegung des Tubus um 90° mithilfe eines biegbaren Mandrins in die sog. „Hockeyschläger Form" konnte im Vergleich zu einer 60°-Vorbiegung der Tubus nach subjektiver Einschätzung der Anwender besser endotracheal platziert werden [24]. Spezielle Führungsstäbe mit einer Vorbiegung von ca. 60° sind verfügbar. Laut einer Untersuchung bringt die Verwendung dieses starren Mandrins allerdings keinen Vorteil gegenüber eines entsprechend vorbereiteten konventionellen Führungsstabes [25]. Auch nach Passage der Stimmbänder sind weitere Probleme möglich: So kann ein weiteres Vorschieben des Tubus durch dessen teilweise extreme Vorbiegung durch den einliegenden Führungsstab behindert sein. Dies ist oftmals dadurch bedingt, dass der Tubus in Richtung des ventralen Anteils des Larynx weist. Hier kann ein Vorschieben des Tubus unter gleichzeitigem Zurückziehen des Führungsstabs hilfreich sein [26,27]. Ein Rotieren des Tubus um 180° kann ebenfalls zu einem Intubationserfolg führen. Zudem kann es hilfreich sein, die Spatelspitze des Videolaryngoskopes ein wenig nach hinten, also oralwärts zu positionieren. Hierdurch wird mehr Platz im Bereich der Stimmbandebene geschaffen und der Tubus kann einfacher tracheal platziert werden. Die Anwendung eines gum elastic bougie oder Frova intubation stylet kann ebenfalls bei der endotrachealen Platzierung hilfreich sein: Die Einführhilfe kann unter videolaryngoskopischer Sicht in die Glottis dirigiert werden und der Tubus wird im Anschluss tracheal platziert [28].

Erst nach ausreichender Erfahrung unter kontrollierten innerklinischen Bedingungen ist der Einsatz der Videolaryngoskopie auch im prähospitalen Bereich mit hoher Erfolgsrate möglich. Erste Studien beschrieben, dass die Anwendung der Videolaryngoskopie schnell erlernt werden kann [26,29,30]. Die Anzahl der Anwendungen bis zum sicheren Umgang auch mit stark gekrümmten Spateln wurde im Rahmen von Phantomstudien mit fünf bis acht angegeben [31,32]. Inzwischen zeigt eine klinische Arbeit, dass mehr als 70 Intubationen mit der Videolaryngoskopie und stark gekrümmten Spateln notwendig sind, um eine hohe Erfolgsrate zu erzielen [33].

In Hinblick auf den hohen First-pass-success erscheint es sinnvoll, in der Notfallmedizin Macintosh-ähnliche Spatel zu verwenden und stark gekrümmte Spatel nur für besondere Situationen vorzuhalten.

Zudem ist es unbedingt notwendig, ausreichend Erfahrung im Umgang mit den Instrumenten zu haben. Die Anzahl der Intubationsversuche mit dem Videolaryngoskop sollen auf zwei mit jeweils maximal 30 Sekunden Dauer begrenzt und während der Reanimation die Thoraxkompressionen nur für 5 Sekunden unterbrochen werden [34].

Extraglottische Atemwege

Extraglottische Atemwege (EGA) stellen eine Alternative zur Maskenbeatmung sowie zur endotrachealen Intubation dar. In der Literatur findet man auch die Begriffe supraglottische oder pharyngeale Atemwegshilfen. Grundsätzlich gibt es zwei unterschiedliche Indikationen:
- Primäre Verwendung von EGA, wenn keine ausreichende Erfahrung in der endotrachealen Intubation besteht.
- Sekundärer Einsatz der EGA bei erfolgloser Intubation als Alternative.

Im Vergleich zur Beatmung per Gesichtsmaske sind bei der Beatmung mit extraglottischen Hilfsmitteln größere Tidalvolumina erzielbar, Mageninsufflationen weniger ausgeprägt und die Inzidenz von Aspirationen geringer [35]. Im Gegensatz zur Intubation kann die Verwendung von EGA schneller erlernt werden [36].

Zwei unterschiedliche Gruppen von EGA können unterschieden werden: Zum einen Instrumente vom Larynxmaskentyp und zum anderen ösophageale Verschlusstuben. Weiteres Unterscheidungsmarkmal ist die Möglichkeit, eine Magensonde über die EGA zu platzieren. Hier wird auch von der 1. und 2. Generation gesprochen: Bei der 2. Generation ist ein separater Schenkel verfügbar, der die Drainage des Magens erlaubt. Hierdurch kann das Aspirationsrisiko gesenkt werden. Grundsätzlich sollten in der prähospitalen Notfallmedizin nur noch EGA der 2. Generation vorgehalten und eingesetzt werden, da somit das Aspirationsrisiko gesenkt werden kann [37].

Larynxmaskentyp

EGA vom Larynxmaskentyp dichten mit einem Cuff den Kehlkopf von dorsal ab und ermöglichen somit eine Beatmung ohne einen Tubus durch die Glottis zu führen. Die Spitze des Cuffs muss auf dem oberen Ösophagussphinkter aufsitzen um eine bestmögliche Dichtigkeit zu erreichen und gleichzeitig die Gefahr einer Mageninsufflation zu verringern.

Eine Larynxmaske kann mit entsprechender Erfahrung rasch und ohne zusätzliche Hilfsmittel manuell platziert werden. Dazu muss der Patient – vergleichbar mit der Narkoseeinleitung vor einer endotrachealen Intubation – anästhesiert oder tief bewusstlos sein. Die ideale Kopfposition ist die „Schnüffel-" bzw. „verbesserte Jackson Position". Eine mögliche Methode zur erfolgreichen Platzierung einer Larynxmaske umfasst die Öffnung des Mundes, die Reklination des Kopfes und das Einführen der Larynxmaske entlang des harten Gaumens in den Rachen. Die Maske ist ausreichend eingeführt, wenn ein eindeutiger Widerstand beim Platzieren der Maskenspitze im Bereich des oberen Ösophagussphinkters zu spüren ist.

Je nach Typ tritt ab einem Beatmungsdruck von ca. 20 cmH$_2$O eine Leckage auf [38]. Eine adäquate Ventilation von Patienten mit einer niedrigen Lungen- oder Thoraxcompliance ist daher nur eingeschränkt möglich.

Nach erfolgreicher Platzierung soll der Cuffdruck gemessen und angepasst werden. Ein Cuffdruck über 60 cmH$_2$O soll vermieden werden.

Ösophageale Verschlusstuben

Wichtigster Vertreter dieser Gruppe ist der Larynxtubus. Dieser besteht aus einem Tubus mit einem oropharyngealen und einem ösophagealen Cuff. Das proximale Ende ist mit einem farbig kodierten Standard Konnektor versehen. Je nach Größe des Larynxtubus variiert die Farbe des Konnektors. Der oropharyngeale Cuff dichtet den Atemweg nach proximal ab. Die Beatmung erfolgt über eine Öffnung zwischen den beiden Cuffs. Diese werden simultan durch eine Blockerspritze befüllt.

Zur erfolgreichen Platzierung des Larynxtubus empfiehlt es sich den Kopf in der „verbesserten- Jackson-Position" zu lagern. Der Mund wird geöffnet, der Kopf rekliniert und der Larynxtubus entlang des harten Gaumens mittig in den Rachen eingeführt bis ein leichter Widerstand zu spüren ist. Die mittlere schwarze Markierung am Schaft kommt dabei zwischen den beiden Zahnreihen zu liegen. Nach Platzierung erfolgt die Auskultation der Lunge zur Verifizierung der korrekten Lage.

Über ein zweites Lumen kann eine Magensonde eingelegt werden. Auch bei diesem EGA soll nach Platzierung der Cuffdruck gemessen und angepasst werden [39,40].

Es erscheint sinnvoll prähospital die EGA vorzuhalten, an denen die Ausbildung erfolgt ist.

Um eine ausreichende Lernkurve absolviert zu haben, wird empfohlen mindestens 40 Anwendungen der EGA am Patienten unter kontrollierten Bedingungen – also bei Patienten, die sich einem elektiven operativen Eingriff in Allgemeinanästhesie unterziehen müssen – durchzuführen [41].

Eine alleinige Ausbildung am Atemwegstrainer ist nicht ausreichend. Nach Absolvierung dieser Lernkurve sollen jährlich mindestens drei Anwendungen durchgeführt werden.

Wird ein EGA prähospital durch einen Mitarbeiter des Rettungsdienstes gelegt, so soll nach Eintreffen des Notarztes kritisch geprüft werden, ob eine endotracheale Intubation notwendig und sinnvoll ist. Hier gilt es abzuwägen ob das Risiko des Entfernens eines funktionierenden EGA mit – zumindest kurzfristiger – Unterbrechung der Beatmung geringer einzuschätzen ist als die Vorteile des Endotrachealtubus. Spätestens nach Aufnahme im Krankenhaus soll das EGA ersetzt werden [42].

Koniotomie

Die invasive Atemwegssicherung stellt das letzte Mittel dar, um einen Patienten vor einer schweren Hypoxie mit Todesfolge zu bewahren. Sie kommt immer dann zum Einsatz, wenn eine Oxygenierung und Ventilation mit anderen zur Verfügung stehenden Methoden wie z.B. Maskenbeatmung, Platzierung eines supraglottischen Hilfsmittels und Einsatz eines Videolaryngoskopes nicht erreicht werden kann („cannot intubate, cannot ventilate"). Hierzu wird die Membrana cricothyroideum durchtrennt und eine Kanüle tracheal platziert. Bei Durchführung einer Notfalltracheotomie sind Komplikationen häufiger, so dass speziell im Notfall immer eine Koniotomie durchgeführt werden sollte [43].

Die Membrana cricothyroideum ist die am oberflächlichsten gelegene Stelle des Atemwegs und befindet sich zwischen dem dominanten Schildknorpel und dem Ringknorpel. Üblicherweise ist die Membran 2,2–3,3 cm breit und 0,9–1 cm hoch. Das wichtigste Gefäß in diesem Bereich ist die Arteria thyroidea superior die häufig am lateralen Rand der Membran verläuft.

Typische Situationen bei denen eine Koniotomie notwendig sein kann:
- Massive Schwellungen im Bereich des Hypo- und Oropharynx (z.B. hereditäres Angioödem nach ACE-Hemmer Einnahme)
- Schwerste allergische Reaktionen im Bereich der supraglottischen Atemwege
- Schwerste Verbrennungen/Verätzungen in Gesicht und Atemwegen
- Große Tumoren oder entzündlich bedingte Raumforderungen im Bereich der oberen Atemwege

Zur Koniotomie stehen drei unterschiedliche Verfahren zur Verfügung:
- Chirurgische Präparation: Hierbei wird nach einem Hautschnitt die Membrana cricothyroideum durchtrennt und mit Hilfe eines Spekulums, Hakens oder einer Schere eine Kanüle platziert.
- Platzierung einer Kanüle: Bei diesem Vorgehen wird analog zum Vorgehen zur Anlage einer Venenverweilkanüle eine spezielle Trachealkanüle vorgeschoben.
- Seldinger-Technik: Nach Punktion wird ein Führungsdraht platziert und nach Dilatation eine Trachealkanüle vorgeschoben.

Unabhängig von dem gewählten Verfahren erleichtert eine Reklination des Kopfes die Durchführung der Koniotomie. Zudem kann eine Unterpolsterung der Schultern (z.B. mit einem Bettkissen), hilfreich sein um diese Lagerung zu erreichen und auch während der Versorgung beizubehalten.

Es existieren nur wenige kontrollierte, vergleichende Studien über die unterschiedlichen Verfahren zur invasiven Atemwegssicherung. Dies ist wahrscheinlich dadurch bedingt, dass diese Verfahren nur in extremen Notfallsituationen zum Einsatz kommen. Verfügbare Untersuchungen wurden retrospektiv an Tieren oder an Leichen durchgeführt. Es fällt daher schwer die einzelnen Techniken bezüglich ihrer Wertigkeit gegeneinander zu beurteilen. In der Leitlinie Atemwegsmanagement der DGAI werden daher alle drei Techniken mit dem gleichen Stellenwert bewertet [44].

Wichtig ist die vorgehaltene Technik regelmäßig an einem Modell zu üben und die Entscheidung zur Notfallkoniotomie rechtzeitig zu treffen.

Nach Platzierung einer dünnen Kanüle ist eine Jetventilation oder transtracheale Ventilation mittels Ejector-Verfahren (Ventrain) notwendig. Andere Verfahren sind insuffizient: Auch nach Platzierung einer 14 G Kanüle ist eine suffiziente Ventilation über einen 3-Wege Hahn oder mit auf die Kanüle aufgesetztem Beatmungsbeutel nicht möglich [45]. Die Lernkurve für eine chirurgische Koniotomie am Atemwegstrainer wird mit fünf Anwendungen beschrieben [46,47].

Um eine Technik zur invasiven Atemwegssicherung zu erlernen, bietet sich folgendes Vorgehen an:
- Identifikation einer präferierten Methode zur invasiven Atemwegssicherung
- Jährliche Übung der Methode am Atemwegssimulator.
- Nach Möglichkeit sollte die bevorzugte Methode an Leichen oder am Tiermodell geübt werden [48].

Maßnahmen nach Sicherung der Atemwege

Eine beidseitige Auskultation des Thorax in der axillar Linie (beidseitiges Atemgeräusch vorhanden?) sowie die Auskultation des Epigastriums (kein Beatmungsgeräusch?) muss nach jeder Intubation durchgeführt werden. Auf die Auskultation sollte nicht verzichtet werden um u.a. auch eine einseitige, endobronchiale Lage der Tubusspitze auszuschließen. Das sicherste Verfahren, um eine endotracheale Tubuslage zu bestätigen, ist neben der Tubusplatzierung unter visueller Kontrolle die endexspiratorische CO_2 Messung mittels Kapnographie [49].

Bei der Beatmung soll eine Normoventilation angestrebt werden und diese so angepasst werden, dass der endtidale CO_2 ($etCO_2$) Wert 35–40 mmHg entspricht.

Neben der CO_2-Messung soll bei jedem beatmeten Patienten die kontinuierliche Überwachung der Oxygenierung mithilfe peripherer Pulsoxymetrie (SpO_2) erfolgen. Ziel der Pulsoxymetrie ist die Erkennung und Therapieüberwachung einer Hypoxie (SpO_2 <90%). Da die manuelle Beatmung oftmals zu unnötig hohen Tidalvolumina und zu hohen Beatmungsfrequenzen führt, sollte eine lungenprotektive maschinelle Beatmung mit einem Tidalvolumen von 6–8 ml/kgKG angestrebt werden.

Literatur

1. Bernhard M, Bein B, Böttiger BW, Bohn A, Fischer M, Gräsner JT et al: Handlungsempfehlung: Prähospitale Notfallnarkose beim Erwachsenen. Anästh Intensivmed 2015;56:317–335

2. S3 – Leitlinie Polytrauma/Schwerverletzten-Behandlung AWMF Register-Nr. 012/019
3. S2e – Leitlinie Schädel-Hirn-Trauma im Erwachsenenalter AWMF Register-Nr. Registernummer 008 – 001
4. Westhoff M, Schonhofer B, Neumann P, Bickenbach J, Barchfeld T, Becker H et al: Nicht-invasive Beatmung als Therapie der akuten respiratorischen Insuffizienz. Pneumologie 2015;69:719–756
5. Paal P, Herff H, Mitterlechner T, von Goedecke A, Brugger H, Lindner KH et al: Anaesthesia in prehospital emergencies and in the emergency room. Resuscitation 2010;81:148–154
6. Mort TC. Preoxygenation in critically ill patients requiring emergency tracheal intubation. Critical care medicine 2005;33:2672–2675
7. Mort TC, Waberski BH, Clive J: Extending the preoxygenation period from 4 to 8 mins in critically ill patients undergoing emergency intubation. Critical care medicine 2009;37:68–71
8. Bowman FP, Menegazzi JJ, Check BD et al: Lower esophageal sphincter pressure during prolonged cardiac arrest and resuscitation. Ann Emerg Med 1995;26:216–219
9. Cummins RO, Austin D, Graves JR et al: Ventilation skills of emergency medical technicians: A teaching challenge for emergency medicine. Ann Emerg Med 1986;15:1187–1192
10. von Goedecke A, Wagner-Berger HG, Stadlbauer KH, Krismer AC, Jakubaszko J, Bratschke C et al: Effects of decreasing peak flow rate on stomach inflation during bag-valve-mask ventilation. Resuscitation 2004;63:131–136
11. Benoit JL, Gerecht RB, Steuerwald MT, McMullan JT: Endotracheal intubation versus supraglottic airway placement in out-of-hospital cardiac arrest: A meta-analysis. Resuscitation 2015;93:20–26
12. Sulzgruber P, Datler P, Sterz F, Poppe M, Lobmeyr E, Keferbock M et al: () The impact of airway strategy on the patient outcome after out-of-hospital cardiac arrest: A propensity score matched analysis. Eur Heart J Acute Cardiovasc Care 2017; 2048872617731894
13. Timmermann A, Eich C, Russo SG, Natge U, Brauer A, Rosenblatt WH et al: Prehospital airway management: A prospective evaluation of anaesthesia trained emergency physicians. Resuscitation 2006;70:179–185
14. Bernhard M, Becker TK, Gries A, Knapp J, Wenzel V: () The First Shot Is Often the Best Shot: First-Pass Intubation Success in Emergency Airway Management. Anesth Analg 2015;121:1389–1393
15. Nakstad AR, Heimdal HJ, Strand T, Sandberg M: Incidence of desaturation during prehospital rapid sequence intubation in a physician-based helicopter emergency service. Am J Emerg Med 2011;29:639–644
16. Martin LD, Mhyre JM, Shanks AM, Tremper KK, Kheterpal S: 3,423 emergency tracheal intubations at a university hospital: airway outcomes and complications. Anesthesiology 2011;114:42–48
17. Sakles JC, Chiu S, Mosier J, Walker C, Stolz U: The importance of first pass success when performing orotracheal intubation in the emergency department. Acad Emerg Med 2013;20:71–78
18. Boedeker BH, Bernhagen MA, Miller DJ, Miljkovic N, Kuper GM, Murray WB: Field use of the STORZ C-MAC video laryngoscope in intubation training with the Nebraska National Air Guard. Stud Health Technol Inform 2011;163:80–82
19. Piepho T, Fortmueller K, Heid FM, Schmidtmann I, Werner C, Noppens RR () Performance of the C-MAC video laryngoscope in patients after a limited glottic view using Macintosh laryngoscopy. Anaesthesia 2011;66:1101–1105
20. Hirabayashi Y, Fujita A, Seo N, Sugimoto H: Distortion of anterior airway anatomy during laryngoscopy with the GlideScope videolaryngoscope. J Anesth 2010;24:366–372
21. Turkstra TP, Craen RA, Pelz DM, Gelb AW: Cervical spine motion: a fluoroscopic comparison during intubation with lighted stylet, GlideScope, and Macintosh laryngoscope. Anesth Analg 2005;101:910–915
22. Dhonneur G, Abdi W, Amathieu R, Ndoko S, Tual L: Optimising tracheal intubation success rate using the Airtraq laryngoscope. Anaesthesia 2009;64:315–319
23. Malin E, Montblanc JD, Ynineb Y, Marret E, Bonnet F: Performance of the Airtraq laryngoscope after failed conventional tracheal intubation: a case series. Acta Anaesthesiol Scand 2009;53:858–863
24. Jones PM, Turkstra TP, Armstrong KP, Armstrong PM, Cherry RA, et al: Effect of stylet angulation and endotracheal tube camber on time to intubation with the GlideScope. Can J Anaesth 2007;54:21–27
25. Turkstra TP, Harle CC, Armstrong KP, Armstrong PM, Cherry RA, Hoogstra J et al: The GlideScope-specific rigid stylet and standard malleable stylet are equally effective for GlideScope use. Can J Anaesth 2007;54:891–896
26. Cooper RM, Pacey JA, Bishop MJ, McCluskey SA: Early clinical experience with a new videolaryngoscope (GlideScope) in 728 patients. Can J Anaesth 2005;52:191–198
27. Shippey B, Ray D, McKeown D; Case series: the McGrath videolaryngoscope – an initial clinical evaluation. Can J Anaesth 2007;54:307–313
28. Takenaka I, Aoyama K, Iwagaki T, Ishimura H, Takenaka Y, Kadoya T: Approach combining the airway scope and the bougie for minimizing movement of the cervical spine during endotracheal intubation. Anesthesiology 2009;110:1335–1340
29. Savoldelli GL, Schiffer E, Abegg C, Baeriswyl V, Clergue F, Waeber JL: Comparison of the Glidescope, the McGrath, the Airtraq and the Macintosh laryngoscopes in simulated difficult airways*: Anaesthesia 2008;63:1358–1364
30. Piepho T, Weinert K, Heid FM, Werner C, Noppens RR: Comparison of the McGrath® Series 5 and GlideScope® Ranger with the Macintosh laryngoscope by paramedics. Scand J Trauma Resusc Emerg Med 2011;19:4
31. Rai MR, Dering A, Verghese C: The Glidescope system: a clinical assessment of performance. Anaesthesia 2005;60:60–64
32. Savoldelli GL, Schiffer E, Abegg C, Baeriswyl V, Clergue F, Waeber JL: Learning curves of the Glidescope, the McGrath and the Airtraq laryngoscopes: a manikin study. Eur J Anaesthesiol 2009;26:554–558
33. Cortellazzi P1, Caldiroli D, Byrne A, Sommariva A, Orena EF, Tramacere I: Defining and developing expertise in tracheal intubation using a GlideScope(®) for anaesthetists with expertise in Macintosh direct laryngoscopy: an in-vivo longitudinal study. Anaesthesia 2015;70:290–5
34. Soar J, Nolan JP, Bottiger BW, Perkins GD, Lott C, Carli P: Adult advanced life support section C European Resuscitation Council Guidelines for Resuscitation 2015: Section 3. Adult advanced life support. Resuscitation 2015;95:100–147
35. Stone BJ, Chantler PJ, Baskett PJ: The incidence of regurgitation during cardiopulmonary resuscitation: a comparison between the bag valve mask and laryngeal mask airway. Resuscitation 1998;38:3–6
36. Timmermann A, Russo SG, Crozier TA, Eich C, Mundt B, Albrecht B et al: Novices ventilate and intubate quicker and safer via intubating laryngeal mask than by conventional bag-mask ventilation and laryngoscopy. Anesthesiology 2007;107:570–576

37. Cook TM, Howes B: Supraglottic airway devices: recent advances. Contin Educ Anaesth Crit Care Pain 2011;2:56–61
38. Francksen H, Bein B, Cavus E, Renner J, Scholz J, Steinfath M, et al: Comparison of LMA Unique, Ambu laryngeal mask and Soft Seal laryngeal mask during routine surgical procedures. European Journal of Anaesthesiology 2007;24:134–140
39. Kriege M, Alflen C, Eisel J, Ott T, Piepho T, Noppens RR: Evaluation of the optimal cuff volume and cuff pressure of the revised laryngeal tube „LTS-D" in surgical patients. BMC Anesthesiol 2017;17:19
40. Schalk R, Seeger FH, Mutlak H, Schweigkofler U, Zacharowski K, Peter N et al: Complications associated with the prehospital use of laryngeal tubes--a systematic analysis of risk factors and strategies for prevention. Resuscitation 2014;85:1629–1632
41. Mohr S, Weigand MA, Hofer S, Martin E, Gries A, Walther A, Bernhard M: Developing the skill of laryngeal mask insertion: prospective single center study. Anaesthesist 2013;62:447–452
42. Bernhard M, Beres W, Timmermann A, Stepan R, Greim CA, Kaisers UX et al: Prehospital airway management using the laryngeal tube. An emergency department point of view. Anaesthesist 2014;63:589–596
43. Brofeldt BT, Panacek EA, Richards JR: An easy cricothyrotomy approach: the rapid four-step technique. Academic emergency medicine : official journal of the Society for Academic Emergency Medicine 1996;3:1060–1063
44. Piepho T, Cavus E, Noppens R, Byhahn C, Dörges V, B. Z, Timmermann A: S1 Leitlinie Atemwegsmanagement. Anaesth Intensiv 2015;56:505–523
45. Flint NJ, Russell WC, Thompson JP: Comparison of different methods of ventilation via cannula cricothyroidotomy in a trachea-lung model. British journal of anaesthesia 2009;103:891–895
46. Greif R, Egger L, Basciani RM, Lockey A, Vogt A: Emergency skill training--a randomized controlled study on the effectiveness of the 4-stage approach compared to traditional clinical teaching. Resuscitation 2010;81:1692–1697
47. Wong DT, Prabhu AJ, Coloma M, Imasogie N, Chung FF: What is the minimum training required for successful cricothyroidotomy?: a study in mannequins. Anesthesiology 2003;98:349–353
48. Cho J, Kang GH, Kim EC, Oh YM, Choi HJ, Im TH et al: Comparison of manikin versus porcine models in cricothyrotomy procedure training. Emerg Med J 2008;25:732–734
49. Helm M, Schuster R, Hauke J, Lampl L: Tight control of prehospital ventilation by capnography in major trauma victims. Br J Anaesth 2003;90:327–332.

Perioperative Konzepte bei Obstruktiver Schlafapnoe
Obstructive sleep apnea: perioperative concepts

M. Rösslein

Zusammenfassung
Die obstruktive Schlafapnoe (OSA) ist eine bei chirurgischen Patienten häufig auftretende schlafbezogene Atmungsstörung mit zunehmender Prävalenz. Die Erkrankung ist präoperativ in den meisten Fällen nicht diagnostiziert, und die betroffen Patienten haben ein erhöhtes Risiko für perioperative Komplikationen. Ein wichtiges Ziel des perioperativen Behandlungsplans ist deshalb die Erhöhung der Sicherheit für diese Patienten. Obwohl das Evidenz-Niveau für einzelne Maßnahmen bislang noch unzureichend ist, gibt es Empfehlungen für eine adäquate perioperative Versorgung: Das Bestehen einer OSA sollte bei jedem Patienten präoperativ evaluiert, und das perioperative Risiko anhand des OSA-Schweregrades, möglicher Begleiterkrankungen, des operativen Eingriffes und des dafür am besten geeigneten Anästhesieverfahrens abgeschätzt werden. Eine bestehende CPAP-Therapie sollte perioperativ fortgeführt und sedierende Medikamente zur Prämedikation nur äußerst zurückhaltend eingesetzt werden. Intraoperativ sollten regionalanästhetische Verfahren bevorzugt eingesetzt und mit einem schwierigen Atemweg gerechnet werden. Postoperativ sollte eine Überwachung auf individueller Basis so lange fortgeführt werden bis ein erhöhtes Risiko für postoperative Komplikationen nicht weiter besteht (Absetzen von Opioiden, frei wählbare Schlafposition, adäquate Oxygenierung, Wiederaufnahme der CPAP-Therapie).

Schlüsselwörter: Obstruktive Schlafapnoe – Perioperative Versorgung – Perioperative Komplikationen

Summary
Obstructive sleep apnea (OSA) is a common sleep related breathing disorder with an increasing prevalence affecting surgical patients. OSA is not been diagnosed prior to surgery in most cases and affected patients are at an increased risk of developing perioperative complications. An adequate perioperative management aims at diminishing risks in these patients. While the level of scientific evidence for single measures is still low, certain actions are recommended throughout the perioperative course: Preoperatively, presence of OSA should be evaluated. Perioperative risk should be estimated according to OSA severity, co-existing diseases, invasiveness of surgery and anaesthesia technique. CPAP therapy should be sustained and sedating medications should only be applied with extreme caution.

Intraoperatively, anaesthetic management should focus on regional anaesthetic techniques and reduction of systemic opioids. In the case of general anaesthesia, an increased risk of a patient presenting with a difficult airway should be appreciated. Postoperatively, monitoring should be sustained on an individual basis until the risk for postoperative complications has ceased (discontinuation of opioids, no restraint on sleeping position, adequate oxygenation, and resumption of CPAP therapy).

Keywords: Obstructive sleep apnea – Perioperative management – Perioperative complications

Kernaussagen

Die Einschätzung des postoperativen Risikos sollte den Schweregrad der OSA, die Invasivität des Eingriffs und den postoperativen Opioid-Bedarf in Betracht ziehen.

Das Anästhesieverfahren bei Patienten mit (V. a.) OSA sollte nach Möglichkeit so gewählt werden, dass eine negative Beeinflussung der respiratorischen Stabilität in der postoperativen Phase auf ein Minimum reduziert wird.

Art, Umfang und Dauer der postoperativen Überwachung müssen für jeden OSA-Patienten individuell festgelegt werden. Sie sind unter anderem abhängig vom Schweregrad der OSA, von der Art und Invasivität des operativen Eingriffs und der dafür erforderlichen Anästhesie sowie dem zu erwartenden postoperativen Bedarf an Opioiden.

Einführung

Patienten mit obstruktiver Schlafapnoe (OSA) sind im Rahmen von operativen Eingriffen, die eine systemische Analgesie und Sedierung oder Allgemeinanästhesie erfordern, für verschiedene perioperative Komplikationen in erhöhtem Maße gefährdet [1].

Aufgrund der zunehmenden Prävalenz dieser Erkrankung und der steigenden Anzahl an operativen Eingriffen insgesamt, wird das perioperativ tätige Behandlungsteam in zunehmendem Maße mit Entscheidungen konfrontiert, die die optimale präoperative Vorbereitung, die intraoperative Versorgung sowie die postoperative Überwachung und, gegebenenfalls, die Implementierung einer Therapie bei diesen Patienten betreffen.

Der folgende Artikel möchte dazu aufgrund der vorliegenden Literatur und Empfehlungen den aktuellen Stand von Klinik und Wissenschaft darstellen.

Aufgrund des Mangels an direkter Evidenz für eine mit den vorgestellten Empfehlungen verbundene Verbesserung des

Behandlungsergebnisses beruhen viele der vorgestellten Empfehlungen auf indirekten Nachweisen, Expertenmeinungen und klinischer Ratio.

Da sich die Pathophysiologie, das Risikoprofil und die Therapie der OSA bei Kindern von Erwachsenen teilweise deutlich unterscheiden, bezieht sich der Text ausschließlich auf die zuletzt genannte Patientengruppe.

Definition und Epidemiologie der obstruktiven Schlafapnoe

Bei der obstruktiven Schlafapnoe kommt es aufgrund einer Obstruktion der oberen Atemwege, trotz fortbestehender muskulärer Atemanstrengung, zu wiederholten Atempausen bzw. einem reduzierten inspiratorischen Atemgasfluss während des Schlafes. Resultiert dies in einer Störung der Schlafstruktur mit konsekutiver Einschränkung der Tagesbefindlichkeit und Entwicklung weiterer Komorbiditäten, wird auch von obstruktivem Schlafapnoesyndrom (OSAS) gesprochen.

Anhand der Anzahl der respiratorischen Ereignisse wie Apnoen und Hypopnoen (sistierender bzw. reduzierter Atemgasfluß mit korrespondierender Reduktion der Sauerstoffsättigung) pro Stunde Schlaf kann der sogenannte Apnoe-/Hypopnoe-Index (AHI) gebildet werden. Mit Hilfe des AHI erfolgt die grundsätzliche Kategorisierung der OSA durch die American Academy of Sleep Medicine in die Schweregrade *mild* (AHI 5–14), *moderat* (AHI 15–30) und *schwer* (AHI >30), wobei in der Praxis teilweise unterschiedliche Definitionen für diese respiratorischen Ereignisse angewendet werden [2]. Darüber hinaus scheint diese Einteilung der komplexen Pathophysiologie der Erkrankung nicht vollständig gerecht zu werden.

Zu den zugrunde liegenden Mechanismen der OSA zählen neben einer veränderten Anatomie und einer ineffektiven muskulären Kontrolle der oberen Atemwege eine veränderte „Erregungsschwelle" (arousal threshold) und Ventilationssteuerung bei auftretenden Veränderungen des Atemgasflusses [3]. Da diese Mechanismen die Entstehung der Erkrankung individuell sehr unterschiedlich beeinflussen, wird die Existenz verschiedener OSA-Phänotypen postuliert [3]. Die OSA ist außerdem eine chronische Erkrankung, die mit weiteren Komorbiditäten vergesellschaftet ist (Tab. 1) [4].

Tabelle 1
Mit einer OSA assoziierte Komorbiditäten [4].

Organsystem	Erkrankungen
kardiovaskuläre Erkrankungen	• system-arterieller Hypertonus • pulmonal-arterieller Hypertonus • Arrhythmien • koronare Herzkrankung • zerebrovaskuläre Erkrankung
metabolische Störungen	• Adipositas • Typ-II-Diabetes mellitus

Mit einer Prävalenz von derzeit ca. 3–5% in der Allgemeinbevölkerung ist die obstruktive Schlafapnoe die häufigste schlafbezogene Atmungsstörung [5].

Im Zusammenhang mit der zunehmenden Prävalenz an Übergewichtigkeit (Body-Mass-Index [BMI] ≥25 kg/m^2), dem wichtigsten Risikofaktor für das Entstehen einer OSA, ist auch ein weiterer Anstieg an OSA-Erkrankungen festzustellen [6]. Insbesondere schwere Verlaufsformen (AHI >30) nehmen in ihrer Häufigkeit mit einer Zunahme des BMI zu [6].

Interessanterweise ist die OSA-Prävalenz bei chirurgischen Patienten im Vergleich zur Allgemeinbevölkerung um ein Vielfaches höher (24–41%) und die Diagnose bei einem Großteil (81–87%) dieser Patienten zum Zeitpunkt der präoperativen Untersuchung noch nicht gestellt [1,7].

Perioperative Komplikationen

OSA-Patienten sind im Rahmen von operativen Eingriffen, die eine systemische Analgesie und Sedierung oder Allgemeinanästhesie erfordern, für verschiedene perioperative Komplikationen in erhöhtem Maße gefährdet (Tab. 2) [1,8,9].

Die frühe (24h) postoperative Phase scheint dabei besonders kritisch zu sein, was im Zusammenhang mit den in dieser Periode noch wirksamen Effekten von Anästhetika und einem gleichzeitig erhöhten Bedarf an Opioiden zu stehen scheint [10]. Die bereits erwähnten OSA-assoziierten Komorbiditäten tragen hierzu vermutlich zusätzlich bei.

Die erhöhte perioperative Komplikationsrate von OSA-Patienten könnte in einer durch verschiedene anästhesiebedingte bzw. perioperative Faktoren verursachten Exazerbation der OSA zu sehen sein:

- Negativer Einfluss von Hypnotika, Opioiden und Muskelrelaxanzien auf den Tonus der die oberen Atemwege offenhaltenden Muskulatur, Atemschutzreflexe, zentralen Atemantrieb und Erweckbarkeit [11]
- Verengung der oberen Atemwege durch intubationsbedingte oder postoperative pharyngeale Ödeme, Hämatome oder protrahierte Positionierung des Patienten in Bauchlage
- Protrahierte postoperative Positionierung des Patienten in Rückenlage
- Perioperative Unterbrechung einer CPAP-Therapie
- Unterbrechung der Schlafarchitektur mit verstärktem Auftreten von REM („rapid eye movement")-Phasen, welche mit einer Verlängerung von Apnoe- bzw. Hypopnoephasen und korrespondierenden Abfällen der Sauerstoffsättigung assoziiert sind [12]

Respiratorische Komplikationen

Präoperativ scheint eine bestehende OSA für eine erschwerte Sicherung der Atemwege (Maskenbeatmung und/oder Intubation) zu prädestinieren [13]. Umgekehrt stellt ein unerwartet schwieriger Atemweg einen Prädiktor für das Vorliegen einer OSA dar [14].

Auch postoperativ sind respiratorische und pulmonale Probleme bei OSA-Patienten von Bedeutung. So konnte das Vorliegen einer OSA in einer Metaanalyse mit dem erhöhten Auftreten einer akuter respiratorischer Insuffizienz (Odds-Ratio (OR) 2,4) und einem postoperativen Abfall der peripheren Sauerstoffsättigung (OR 2,3) assoziiert werden [8].

In einer Datenbankanalyse von sechs Millionen chirurgischen Fällen besaßen viszeralchirurgische Patienten mit OSA eine höhere Rate an Re-Intubationen (10,80 versus 5,94%), Aspirationspneumonien (2,79 versus 2,05%) und akutem respiratorischen Syndrom (3,79 versus 2,44%). Orthopädische Patienten mit OSA wiesen ein ähnlich erhöhtes Komplikationsrisiko, wenn auch mit niedrigeren Absolutwerten auf [15].

Bestätigt wurden diese Ergebnisse durch eine Übersichtsarbeit, in der OSA als Risikofaktor für postoperative pulmonale Komplikationen in zwei Drittel der untersuchten Studien nachgewiesen wurde [16].

Tabelle 2
Postoperative Komplikationen von OSA-Patienten:

Organsystem	Postoperative Komplikation	OR (95% CI)
Respiratorisch	• Respiratorische Insuffizienz#	• **2.43 (1.34–4.39) [8]**
	• Abfall der peripher-arteriellen Sauerstoffsättigung$	• **2.27 (1.20–4.26) [8]**
	• ARDS	• 3.17 (1.68–5.98) [17]
	• Notwendigkeit der Reintubation	• **2.05 (0.92–4.55) [8]**
	• Notwendigkeit der CPAP/NIV-Beatmung	• 14.12 (12.09–16.51)[9]
Kardiovaskulär	• Kardiale Ereignisse§	• **2.07 (1.23–3.50) [8]**
Zerebral	• Delir	• 4.3 (1.2–15.8) [53]
Weitere Komplikationen	• Ungeplante Verlegung auf eine Intensivstation	• **2.81 (1.46–5.43) [8]**
	• Verlängerte Behandlungsdauer	• 1.7 (nicht genannt) [54]

ARDS: acute respiratory distress syndrome
CI: confidence interval (Konfidenzintervall)
CPAP/NIV: continuous positive airway pressure/non-invasive ventilation (nicht-invasive Beatmung mit kontinuierlichem positivem Atemwegsdruck)
OR: Odds-Ratio
Fettdruck: Metaanalyse

Definiert als Notwendigkeit der maschinellen Beatmung, Sauerstoffsättigung <90% oder Hyperkapnie, die eine nicht-invasive oder invasive Beatmung erfordert.
$ Definiert als Abfall der Sauerstoffsättigung (SpO_2) ≥4% unter den Ausgangswert oder SpO_2 <90% für länger als10 s.
§ Definiert als myokardiale Ischämie, neu aufgetretene Arrhythmien inkl. Tachy-/Bradykardien, Hypotension und Herzstillstand.

Kardiovaskuläre Komplikationen

Auch kardiovaskuläre Komplikationen wie myokardiale Ischämien, neu aufgetretene Arrhythmien, Hypotension und Herzkreislaufstillstand konnten bei OSA-Patienten perioperativ vermehrt nachgewiesen werden, insbesondere bei schwerer, zuvor nicht diagnostizierter Erkrankung [8,17].

Die Ursache für das erhöhte Risiko perioperativer kardiovaskulärer Komplikationen ist möglicherweise in den hämodynamischen, vegetativen, inflammatorischen sowie metabolischen Auswirkungen der OSA zu sehen [18].

Perioperative Mortalität

Der Einfluss auf die perioperative Mortalität wird in der Literatur in Abhängigkeit vom untersuchten Kollektiv und den Kontrollgruppen widersprüchlich beurteilt. Es gibt sowohl Belege für eine erhöhte, gleichbleibende wie auch sogar eine erniedrigte Sterblichkeit von OSA-Patienten in der perioperativen Phase, was durch verschiedene Vergleichskollektive und mit einer unterschiedlichen perioperativen Versorgung erklärbar sein könnte [9]. Außerdem werden präkonditionierende, organprotektive Effekte durch die intermittierende Hypoxie bei OSA-Patienten vermutet [19].

Präoperative Versorgung

Es gibt Hinweise darauf, dass sich durch das präoperative Erkennen und Behandeln einer OSA das erhöhte Risiko für das Auftreten der beschriebenen Komplikationen zumindest teilweise senken lässt [10,17]. Wegen der hohen und zunehmenden OSA-Prävalenz bei gleichzeitig verfügbaren Screening-Methoden ist es deshalb ratsam, grundsätzlich alle chirurgischen Patienten präoperativ auf das Vorliegen einer OSA zu evaluieren.

Aufgrund der in diesem Patientenkollektiv besonders hohen OSA-Prävalenz sind adipöse (BMI ≥30 kg/m^2) Patienten hierbei von besonderem Interesse, insbesondere dann, wenn sie sich einem bariatrischen Eingriff unterziehen [20]. Dies gilt auch für Patienten mit OSA-assoziierten internistischen Komorbiditäten (Tab. 1) oder Patienten mit anamnestischen oder offensichtlichen Hinweisen auf das Vorliegen eines schwierigen Atemweges [13].

In der präoperativen Evaluation können die Anamnese, körperliche Untersuchung und ein spezifisches Screening Hinweise auf eine bestehende OSA geben (Tab. 3).

Präoperatives OSA-Screening

Die Referenzmethode zur Diagnostik schlafbezogener Atmungsstörungen ist die stationäre Polysomnographie (PSG). Die PSG ermöglicht die Bestimmung der Ausprägung und Schwere einer OSA und erlaubt die Anpassung einer spezifischen Therapie. Allerdings ist ihre Durchführung logistisch und finanziell aufwendig und führt ggf. zur verzögerten Durchführung des geplanten operativen Eingriffes [5,7].

Tabelle 3
Postoperative Komplikationen von OSA-Patienten:

Anamnese	• Hinweise auf das Vorliegen einer OSA (Schnarchen, Atempausen, Tagesmüdigkeit, depressive Verstimmung) • Hinweise auf perioperative Komplikationen bei vorausgegangenen Allgemeinanästhesien • Vorliegen von (kardiovaskulären und/oder metabolischen) Begleiterkrankungen
Körperliche Untersuchung	• Hinweise auf das Vorliegen eines zu erwartenden schwierigen Atemweges (Retrognathie, Tonsillengröße) • Adipositas
OSA-Screening und OSA-Diagnose	• Bekannte OSA (Information über Behandlung und Compliance) • Fragebögen: z.B. STOP-Bang • ggf. Polygraphie oder Polysomnographie

Tabelle 4
STOP-BANG-Fragebogen (adaptiert nach [21,23]).

STOP		
S noring	Schnarchen	Schnarchen Sie?
T iredness	(Tages)-Müdigkeit	Fühlen Sie sich tagsüber häufig müde oder erschöpft?
O bserved Apnea	Apnoe (beobachtet)	Wurden bei Ihnen während des Schlafes Atemaussetzer beobachtet?
P ressure	Bluthochdruck	Wurden oder werden Sie an einem Bluthochdruck behandelt?
BANG		
B MI	Body Mass Index	>35 kg/m²
A ge	Alter	>50 Jahre
N eck	Halsumfang	>40 cm
G ender	Geschlecht	männlich

Auswertung: Für jede mit „ja" beantwortete Frage bzw. vorhandene Eigenschaft wird 1 Punkt vergeben.

Punkte		OSA-Risiko	
0–2		gering	
3	wenn STOP=2+männlich		hoch
	alle übrigen Fälle	mittel	
4	wenn STOP=2+männlich+BMI >35		hoch
	alle übrigen Fälle	mittel	
5–8			hoch

Neben der PSG und ambulant einsetzbaren Polygraphiesystemen gibt es verschiedene validierte Screening-Methoden, um Patienten anhand anamnestischer bzw. durch körperliche Untersuchung zu erhebender Befunde mit einem erhöhten Risiko für das Vorliegen einer OSA zu identifizieren. Bei limitierter Spezifität weisen diese Screening-Methoden eine relativ hohe Sensitivität auf und sind deshalb besser geeignet, bei geringem Punktwert eine OSA auszuschließen als durch einen hohen Punktwert das Vorliegen einer OSA zu bestätigen [7,21].

Allerdings konnte gezeigt werden, dass Patienten mit zuvor nicht diagnostizierter OSA, die einen hohen Punktwert im Screening aufweisen, auch eine erhöhte Rate an postoperativen Komplikationen aufwiesen [22]. Eine dieser Screening-Methoden, der sogenannte STOP-Bang-Fragebogen (Tab. 4) besitzt den Vorteil, dass er präoperativ besonders schnell und einfach einzusetzen ist. Ein hoher Punktwert von 5–8 im STOP-Bang-Fragebogen korreliert dabei gut mit der Wahrscheinlichkeit für eine schwere OSA. Da alle der dabei gestellten Fragen gleichwertig gewichtet sind, aber nicht den gleichen prädiktiven Wert aufweisen, kann eine weiter differenzierte Auswertung bei 3–4 Punktwerten die Aussagekraft weiter erhöhen [23]. Dies gilt auch bei Punktwerten ≥3 und erhöhten Serum-Bikarbonat-Werten (≥28 mmol/L) bzw. Punktwerten von 2–5 und zusätzlicher nächtlicher Pulsoxymetrie [24,25].

Einschätzung des Schweregrades der OSA und bestehender Komorbiditäten

Patienten mit hochgradiger oder unzureichend behandelter OSA profitieren möglicherweise vom präoperativen Beginn oder der Verbesserung einer bestehenden Therapie. Deshalb sollte die präoperative Einschätzung von Patienten mit bekannter OSA stets den Schweregrad und die Effektivität der Behandlung einschließen [26]. Dies schließt neben aktuell bestehenden Symptomen wie Tagesmüdigkeit, Schnarchen und Unterbrechungen des Schlafes die Ergebnisse möglicherweise durchgeführter Untersuchungen im Schlaflabor ein. Daneben sollten die mit einer OSA assoziierten internistischen Komorbiditäten erfasst und deren Therapie-Effektivität evaluiert werden. Da die Diagnose einer pulmonalen Hypertonie die perioperative Versorgung beeinflussen kann, sollte bei Patienten mit mittel- bis schwergradiger OSA und Symptomen einer Rechtsherz-Belastung, Hypoxämie trotz bestehender CPAP-Therapie oder Adipositas II (BMI >35) die Durchführung einer präoperativen Echokardiographie in Erwägung gezogen werden [27].

Präoperative Risikoevaluation:

Die präoperative Abschätzung des perioperativen Risikos von OSA-Patienten verbunden mit der Frage, ob weitere Maßnahmen zur Diagnosesicherung oder dem Beginn oder der Optimierung einer spezifischen Therapie erforderlich sind, sollte individuell entschieden werden und auf der Einschätzung basieren, dass das Risiko des Patienten, eine perioperative Komplikation zu erleiden, dadurch gesenkt werden kann.

In den Leitlinien der American Society of Anesthesiologists (ASA) wird eine beispielhafte Methode zur Beurteilung des perioperativen Risikos vorgeschlagen (Tab. 5) [28]. Dabei gehen die Schwere der OSA-Erkrankung, die Invasivität des operativen Eingriffs zusammen mit der dafür erforderlichen Anästhesie sowie die zu erwartende postoperative Analgesie in die Beurteilung mit ein. Dieses Vorgehen ist allerdings nicht evidenz-basiert und wurde bis jetzt nicht klinisch validiert.

Indiziert erscheint eine weitergehende Diagnostik und Therapie demnach bei Patienten, deren mittel- oder hochgradige OSA nicht ausreichend therapiert ist (exzessive Tagesschläfrigkeit, beobachtete Apnoen, mangelnde Therapieakzeptanz, Gewichtszunahme), vor allem dann, wenn sie sich einem elektiven Eingriff mit hohem Risiko unterziehen. Dies gilt auch für Patienten mit nicht optimal kontrollierten Begleiterkrankungen (unkontrollierter Bluthochdruck, Herzinsuffizienz, Arrhythmien). In den Leitlinien der Society of Anesthesia and Sleep Medicine wird eine zusätzliche Evaluierung und kardiopulmonale Optimierung bei Patienten mit bekannter OSA empfohlen, die ihre CPAP-Therapie nicht oder nur unzureichend anwenden und relevante bzw. unbehandelte Begleiterkrankungen aufweisen (z.B. Hypoventilationssyndrom oder pulmonale Hypertonie). [29]

Weniger dringlich dagegen erscheint eine weitergehende präoperative Abklärung bei Patienten, die sich einem oberflächlichen oder peripheren Eingriff unterziehen müssen und unter adäquater Therapie ihrer OSA asymptomatisch sind.

Die Entscheidung zu einer Verschiebung eines elektiven Eingriffes sollte idealerweise gemeinsam mit dem operativen Partner getroffen werden.

Präoperative CPAP-Therapie

Eine Behandlung mit kontinuierlichem positivem Atemwegsdruck (*continuous positive airway pressure*, CPAP) bewirkt als pneumatische Schienung das Offenhalten der oberen Atemwege und stellt die effektivste nicht-operative Behandlung einer OSA dar.

Neben einer Verringerung der Tagesmüdigkeit, des Unfallrisikos und einer Verbesserung der Lebensqualität, kann eine CPAP-Therapie nachweislich OSA-assoziierte kardiovaskuläre Risiken wie Arterieller Hypertonus und Vorhofflimmern senken [30].

Dennoch wird der Stellenwert einer präoperativen CPAP-Therapie im Hinblick auf die Verhinderung von postoperativen Komplikationen in der Literatur uneinheitlich bewertet [10, 31]. Da die Wirksamkeit einer CPAP-Therapie im nichtoperativen Bereich belegt ist, könnte deren präoperativer Einsatz den Zustand von Patienten, die aufgrund einer OSA perioperativ gefährdet sind, verbessern [28].

Zudem zeigen aktuelle Studien anhand eines reduzierten AHI und einer verkürzten Aufenthaltsdauer, dass die Effekte einer präoperativen CPAP-Therapie sich auch in der postoperativen Phase positiv bemerkbar machen können [31].

Dementsprechend sollte auch die präoperative Initiierung einer CPAP-Therapie erwogen werden, vor allem bei schwerer OSA, wobei allerdings unklar ist, wie lange eine solche Therapie durchgeführt werden soll [28].

Medikamentöse Prämedikation

Sedierende Medikamente wie Benzodiazepine oder Opioide sollten OSA-Patienten präoperativ nicht routinemäßig verabreicht werden, da diese Substanzen einen Kollaps des Atemweges bzw. eine Atemdepression zu einem Zeitpunkt induzieren können, zu dem die Patienten unter Umständen nicht adäquat überwacht sind (vor bzw. während des Transports in den OP) [32].

Die Datenlage hinsichtlich der Verwendung von alpha-2-Agonisten ist inkonsistent. So gibt es einerseits Daten, die auf eine Verbesserung der Oxygenierung aufgrund ko-analgetischer, opoid-sparender Effekte hinweisen, andererseits aber auch Hinweise auf eine Beeinträchtigung des ventilatorischen Gasaustausches durch diese Substanzen [33].

Tabelle 5
Mögliche Methode zur Beurteilung des perioperativen Risikos von OSA-Patienten (adaptiert nach [28]).

	Präoperative Risikoevaluation	Punktwert
A	**Schweregrad der OSA (PSG oder klinische Indikatoren) (0–3)*#**	
	Keine OSA	0
	Mild	1
	Moderat	2
	Schwer	3
B	**Invasivität des operativen Eingriffs und der Anästhesie (0–3)**	
	Oberflächlicher Eingriff unter lokaler oder peripherer Nervenblockade ohne Sedierung	0
	Oberflächlicher Eingriff mit leichter Sedierung oder Allgemeinanästhesie oder peripherer Eingriff in Spinal-/Epiduralanästhesie (keine oder leichte Sedierung)	1
	Peripherer Eingriff in Allgemeinanästhesie oder Eingriff an den Atemwegen unter leichter Sedierung	2
	Ausgedehnter Eingriff oder Eingriff an den Atemwegen in Allgemeinanästhesie	3
C	**Bedarf an postoperativen Opioiden (0–3)**	
	Kein Bedarf	0
	Oral in „niedriger" Dosierung	1
	Oral in „hoher" Dosierung, parenteral oder neuroaxial	3
	Abschätzung des perioperativen Risikos. Gesamtpunktwert: → Punktwert aus A + (größerer Punktwert aus B oder C):	(0–6)
	→ Kein erhöhtes perioperatives Risiko	0–3
	→ Möglicherweise erhöhtes perioperatives Risiko	4
	→ Signifikant erhöhtes perioperatives Risiko	5–6

* 1 Punkt kann abgezogen werden, wenn ein Patient bereits präoperativ unter einer CPAP- bzw. NIV-Therapie steht und diese postoperativ dauerhaft fortführt.
# 1 Punkt sollte addiert werden, wenn ein Patient mit milder oder moderater OSA einen arteriellen Kohlendioxid-Partialdruck (PaCO$_2$) von >50 mmHg aufweist.

Unabhängig von der Substanzklasse sollte eine pharmakologische Prämedikation nur bei eindeutiger Indikation und unter Sicherstellung ausreichender Überwachungsmaßnahmen erfolgen.

Durchführbarkeit ambulanter Eingriffe

Die Entscheidung, ob ein operativer Eingriff bei einem Patienten mit (V. a.) OSA ambulant durchgeführt werden kann, sollte auf individueller Basis erfolgen. Analog der Evaluation bei stationär durchgeführten Eingriffen spielen hierbei der Schweregrad der OSA und mögliche Begleiterkrankungen, die Invasivität des Eingriffes und des erforderlichen Anästhesieverfahrens sowie der zu erwartende postoperative Opioid-Bedarf eine Rolle.

Eine sichere Durchführbarkeit setzt eine adäquate personelle und apparative Ausstattung des ambulant-operativen Zentrums voraus (Vorhaltung von Instrumentarien zur Beherrschung eines schwierigen Atemweges, gegebene Beatmungsmöglichkeit, Möglichkeit der bildgebenden (Ultraschall, bettseitiger Röntgen-Thorax) und laborchemischen (Blutgasanalyse) Diagnostik, Möglichkeit der Verlegung in ein stationäres Zentrum) [28,34].

Grundsätzlich vorstellbar erscheint die Durchführung eines ambulanten Eingriffes bei folgenden Patienten [28,34]:
- Patienten mit bekannter OSA und bestmöglich kontrollierten Begleiterkrankungen, die in der postoperativen Phase ein CPAP/NIV-Gerät benutzen können
- Patienten, bei denen eine OSA aufgrund eines Screening-Instrumentes vermutet wird, und bei denen Begleiterkrankungen bestmöglich optimiert sind, wenn die postoperative Schmerztherapie nicht vornehmlich mit Opioiden durchgeführt wird

OSA (verdächtige)-Patienten sollten für eine adäquat lange postoperative Überwachungsdauer möglichst frühzeitig im operativen Tagesprogramm geplant und vor Entlassung in jedem Fall nochmals re-evaluiert werden.

Intraoperative Versorgung

Wahl des Anästhesieverfahrens

Neben den grundsätzlichen eingriffs- und patientenbezogenen Überlegungen bei der Wahl des Anästhesieverfahrens steht bei OSA-Patienten die Vermeidung einer bis in die postoperative Phase andauernden respiratorischen Depression im Vordergrund. Aus diesem Grund sollten gemäß den Empfehlungen der Gesellschaft für Anästhesie und Schlafmedizin lokal- und regionalanästhesiologische Verfahren bevorzugt eingesetzt werden [35]. Der Vorteil einer rückenmarksnahen Regionalanästhesie gegenüber einer Allgemeinanästhesie konnte beispielhaft in einer Untersuchung an über 30.000 orthopädischen OSA-Patienten nachgewiesen werden [36]. Hier zeigten sich signifikant weniger perioperative Komplikationen insgesamt und auch speziell weniger pulmonale Komplikationen bei den mit alleiniger Regionalanästhesie versorgten Patienten.

Sicherung des Atemweges

Bei alleiniger Sedierung sollte die Verwendung eines oro-/nasopharyngealen Atemweges bzw. einer CPAP-Therapie erwogen werden [28]. Grundsätzlich ist allerdings ein gesicherter Atemweg in Allgemeinanästhesie einer tiefen Sedierung ohne gesicherten Atemweg vorzuziehen [28].

Bei Durchführung einer Allgemeinanästhesie ist zu bedenken, dass OSA-Patienten ein erhöhtes Risiko für eine schwierigen Intubationen und/oder Maskenbeatmung aufweisen [32,37]. Dies erfordert eine vorausschauende Planung der Vorgehensweise unter Bereitstellung geeigneter personeller und instrumenteller Ressourcen zur Beherrschung eines schwierigen Atemweges entsprechend der S1-Leitlinie „Atemwegsmanagement" der Deutschen Gesellschaft für Anästhesiologie und Intensivmedizin [38]. Vor Induktion sollten insbesondere adipöse OSA-Patienten in einer erhöhten Kopf-Position gelagert werden, da dies neben einer Erhöhung der funktionellen Residualkapazität die Laryngoskopie erleichtern kann. Eine Präoxygenierung sollte, falls möglich, unter Anwendung von Maßnahmen erfolgen, die den Atemweg stabilisieren (oro-/nasopharyngealer Atemweges bzw. CPAP/PEEP) [39]. Bei Durchführung einer fiberoptischen Wachintubation ist zu bedenken, dass eine topische Anästhesie der oberen Atemwege die Schutzreflexe beeinträchtigen und zu einer Atemwegsobstruktion nach Extubation führen kann.

Verwendung von Anästhetika

Fast alle verwendeten intravenösen und inhalativen Anästhetika führen zu einem verringerten Tonus der die oberen Atemwege offenhaltenden Pharyngealmuskulatur [11], zu einer Reduktion der ventilatorischen Antwort auf CO_2 sowie zu einem reduzierten Erwachen bei Atemwegsobstruktion [40]. Für Remifentanil konnte in einer prospektiven, randomisierten Studie allerdings gezeigt werden, daß der OSA-Schweregrad unabhängig von der Wahl des Hypnotikums unbeeinflußt blieb [41]. Deshalb sollten bei einer Analgosedierung oder Allgemeinanästhesie kurz wirksame Anästhetika und Opioide bevorzugt werden [32].

Verwendung von Muskelrelaxanzien

Eine nicht vollständig aufgehobene neuromuskuläre Blockade kann bei chirurgischen Patienten das Risiko für das Auftreten verschiedener pulmonaler Komplikationen wie Atemwegsobstruktion und respiratorischer Insuffizienz mit Hypoxie in der frühen postoperativen Phase erhöhen [42]. Eine aktuelle systematische Übersichtsarbeit an mehr als 1.100 Patienten konnte bei allerdings mäßigem Evidenzgrad zeigen, daß dieses Risiko bei OSA-Patienten höher ist als bei Patienten ohne OSA [43]. Aus diesem Grund sollten bei notwendiger Relaxierung kurzwirksame bzw. antagonisierbare Muskelrelaxanzien verwendet und der Nachweis einer komplett aufgehobenen Muskelrelaxation unter Verwendung von neuromuskulärem Monitoring erbracht werden. Da für Sugammadex eine im Vergleich zu Neostigmin reduzierte Inzidenz postoperativer respiratorischer Komplikationen bei OSA-Patienten gezeigt werden konnte, ist diese Substanz in der Differentialindikation zu favorisieren [43].

Postoperative Versorgung

Oxygenierung und Ventilation
Da eine supplementierende postoperative Sauerstoffgabe bei chirurgischen Patienten zu einer Verbesserung der Sauerstoffsättigung führt, wird diese Maßnahme auch bei OSA-Patienten, die ein erhöhtes Risiko für postoperative Hypoxämien haben, empfohlen [28].

Gestützt wird diese Empfehlung durch eine Untersuchung, in der bei OSA-Patienten durch eine supplementierende Sauerstoffgabe in der postoperativen Phase eine Verbesserung der Oxygenierung und eine Verringerung des AHI erzielt werden konnte [44].

Nachteilig angesehen werden muss die unter dieser Maßnahme mögliche Prolongierung bzw. Maskierung einer Apnoe sowie die Bildung von Atelektasen oder die Entstehung einer Hypoventilation mit konsekutiver CO_2-Retention. Aus diesem Grund sollte die Sauerstoffgabe unter kontinuierlicher pulsoxymetrischer Kontrolle bis zur Wiedererlangung der basalen Sauerstoff-Sättigung vor Einleitung unter Raumluft-Bedingungen reduziert werden. Zusätzlich empfiehlt sich eine spezifische Kontrolle der Ventilation. Hierbei ist die Kapnographie besonders geeignet, eine Atemdepression frühzeitig zu detektieren [45].

CPAP-Therapie
Für den Nutzen einer postoperativ durchgeführten CPAP-Therapie bei OSA-Patienten gibt es eine zunehmende Evidenz: Zum einen führte bei bariatrischen Patienten mit hoher OSA-Prävalenz eine postoperativ durchgeführte CPAP-Therapie zu einer Senkung des AHI bzw. zu einem verringerten opioidinduzierten AHI-Anstieg [46]. Darüber hinaus konnte in mehreren Studien ein verringertes Risiko hinsichtlich postoperativer pulmonaler und auch kardiovaskulärer Komplikationen bei OSA-Patienten nachgewiesen werden, wenn sie nach erfolgter Diagnose eine CPAP-Therapie durchführten [17].

Entsprechend wird die baldige postoperative Wiederaufnahme einer präoperativ bestehenden CPAP-Therapie und gegebenenfalls auch der Beginn einer solchen Therapie in der postoperativen Phase durch vorliegende Empfehlungen gestützt [28,29].

Analgesie
Da die postoperative Gabe von Opioiden bei OSA-Patienten mit einer erhöhten Anzahl an Apnoen und Sättigungsabfällen vergesellschaftet ist [47], sollten Opioide in dieser Situation nach Möglichkeit minimiert werden. In jedem Fall sollte die Gabe individualisiert und titriert erfolgen. Dies gilt neben der systemischen Applikation auch für den Opioid-Zusatz zu einer rückenmarksnahen Regionalanästhesie, da dieser zu einer zeitlich verzögerten postoperativen Unterdrückung der Atmung führen kann.

Interessanterweise konnte gezeigt werden, daß die für OSA typischen Schlafunterbrechungen und intermittierenden Hypoxie-Phasen einerseits für sich schmerzverstärkend wirken, andererseits aber die opioid-vermittelten analgetischen Effekte verstärken können [48]. Dies unterstreicht die Komplexität des individuellen OSA-Phänotypus, der durch chemoreflektorische Regelkreise des Atemzentrums beinflußt wird [49]. In einer Analyse von Fallberichten von lebensbedrohlichen perioperativen Ereignissen bei OSA-Patienten hatten drei Viertel der Patienten Opioide erhalten in einer Tagesdosierung von teilweise unter 10 mg Morphin-Äquivalent und unabhängig von der Art der Applikation [50]. Lokalanästhetika und nicht-Opioid-Analgetika sowie Co-Analgetika reduzieren, insbesondere in kombinierter Gabe, dagegen den postoperativen Bedarf an systemischen Opioiden [28].

Patientenpositionierung
Da eine flache Rückenlage bei OSA-Patienten aufgrund des in dieser Position verstärkten pharyngealen Kollapses sowohl den AHI als auch die Oxygenierung ungünstig beeinflussen können, sollte postoperativ so früh wie möglich eine Oberkörperhochlagerung etabliert werden [12].

Postoperative Überwachung
Trotz des erhöhten postoperativen Risikos ist aus der aktuellen Studienlage unklar, in welchem Umfang und wie lange eine (respiratorische) Überwachung für OSA-Patienten postoperativ durchgeführt werden sollte. Dies gilt sowohl für den Einfluss der Verlegung auf eine Intensivstation wie auch die Verwendung eines Telemetrie-Systems zur Senkung postoperativer Komplikationen bei OSA-Patienten [28].

Allerdings konnte in einer Fallanalyse von perioperativen Komplikationen bei OSA-Patienten gezeigt werden, dass sich zwei Drittel der Todesfälle bzw. Fälle von hypoxischen Hirnschäden auf Normalstationen ereignet hatten [50].

Dagegen kann der Einsatz einer alarmgestützten kontinuierlichen Pulsoxymetriemessung die Anzahl postoperativer respiratorischer Notfälle und Verlegungen auf eine Intensivstation bei chirurgischen Patienten verringern [45]. Außerdem erhöhen wiederkehrende respiratorische Ereignisse (Bradypnoe, Apnoe, Abfall der Sauerstoffsättigung) neben der Dauer einer notwendigen Sauerstoffgabe in der initialen postoperativen Phase das Risiko für respiratorische und andere Komplikationen im weiteren postoperativen Verlauf [51,52]. Einen diese Erkenntnisse berücksichtigenden möglichen Algorithmus zur postoperativen Versorgung von OSA-Patienten zeigt Abbildung 1.

Fazit
Die obstruktive Schlafapnoe ist eine Atmungsstörung mit hoher Prävalenz bei chirurgischen Patienten. Betroffene Patienten haben ein erhöhtes Risiko für verschiedene perioperative Komplikationen.

In vielen Fällen ist die Erkrankung präoperativ nicht diagnostiziert, so dass ein präoperatives Screening und ein perioperativer Behandlungsalgorithmus die Patientensicherheit erhöhen können.

Abbildung 1

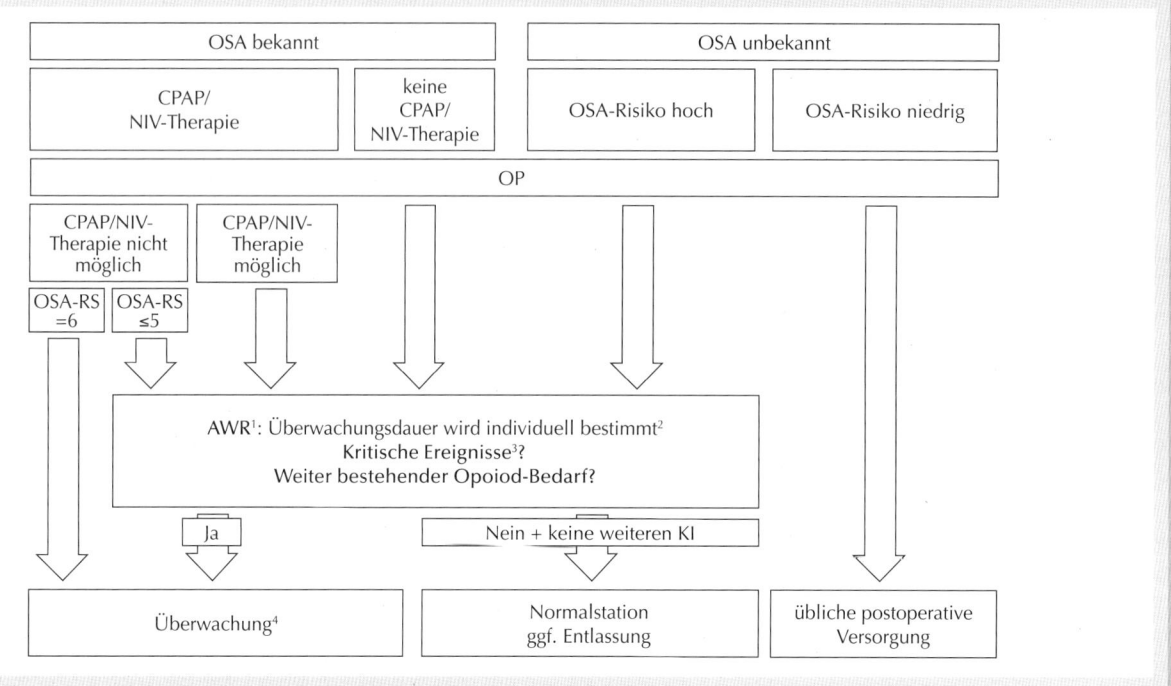

Möglicher Algorithmus zur postoperativen Versorgung von OSA-Patienten (adaptiert nach [26,51]).
[1] AWR: Aufwachraum oder mindestens gleichwertige Überwachungs-Einheit
[2] abhängig vom Patienten, operativen Eingriff und postoperativem Opioidbedarf entsprechend der Präoperativen Risikoevaluation nach ASA (Tab. 5)
[3] Zu kritischen Ereignissen zählen SpO_2 <90%, Bradypnoe <8 Atemzüge/min, Apnoe ≥10 s, Auftreten von tiefer Sedierung (RASS -3 bis -5)und bei Erwecken Angabe von starken Schmerzen (VAS >5)
[4] (Monitor-)Überwachung mit Möglichkeit der (nicht-) invasiven Beatmung mindestens solange bis ein erhöhtes Risiko für postoperative Komplikationen nicht weiter besteht (Absetzen von Opioiden, frei wählbare Schlafposition, adäquate Oxygenierung, Wiederaufnahme der CPAP-Therapie).
OSA-RS: Punktwert der präoperativen Risikoevaluation nach ASA; CPAP: kontinuierlicher positiver Atemwegsdruck; NIV: nicht-invasive Ventilation
Die Bewertung „OSA-Risiko hoch" bzw. „OSA-Risiko niedrig" ergibt sich aus dem gesetzten Grenzwert des jeweiligen Screening-Tests.
Dieser Algorithmus ist nicht klinisch validiert und unterstützt nur den klinischen Entscheidungsprozess. Entsprechende Anpassungen müssen gemacht werden für den individuellen Patienten, die Art des operativen Eingriffes und der erforderlichen Anästhesie, den postoperativen Opioidbedarf und die Einrichtung, in der der Eingriff stattfindet.

Auch wenn das Evidenz-Niveau für einzelne Maßnahmen bislang noch unzureichend ist, sollte die perioperative Versorgung individuell an den Patienten sowie den operativen Eingriff und die dazu erforderliche Anästhesie und Schmerzbehandlung angepasst werden.

Das Ziel ist eine angemessene und sichere Versorgung des Patienten während der gesamten perioperativen Phase.

Literatur

1. Vasu TS, Grewal R, Doghramji K: Obstructive sleep apnea syndrome and perioperative complications: a systematic review of the literature. J Clin Sleep Med 2012;8:199–207
2. Sleep-related breathing disorders in adults: recommendations for syndrome definition and measurement techniques in clinical research. The Report of an American Academy of Sleep Medicine Task Force. Sleep 1999;22:667–689
3. Subramani Y, Singh M, Wong J, Kushida CA, Malhotra A, Chung F: Understanding Phenotypes of Obstructive Sleep Apnea: Applications in Anesthesia, Surgery, and Perioperative Medicine. Anesth Analg 2017;124:179–191
4. Drager LF, Togeiro SM, Polotsky VY, Lorenzi-Filho G: Obstructive sleep apnea: a cardiometabolic risk in obesity and the metabolic syndrome. J Am Coll Cardiol 2013;62:569–576
5. Lee W, Nagubadi S, Kryger MH, Mokhlesi B: Epidemiology of Obstructive Sleep Apnea: a Population-based Perspective. Expert Rev Respir Med 2008;2:349–364
6. Peppard PE, Young T, Barnet JH, Palta M, Hagen EW, Hla KM: Increased prevalence of sleep-disordered breathing in adults. Am J Epidemiol 2013;177:1006–1014
7. Chung F, Yegneswaran B, Liao P, Chung SA, Vairavanathan S, Islam S, et al: Validation of the Berlin questionnaire and American Society of Anesthesiologists checklist as screening tools for obstructive sleep apnea in surgical patients. Anesthesiology 2008;108:822–830
8. Kaw R, Chung F, Pasupuleti V, Mehta J, Gay PC, Hernandez AV: Meta-analysis of the association between obstructive sleep apnoea and postoperative outcome. Br J Anaesth 2012;109:897–906
9. Mokhlesi B, Hovda MD, Vekhter B, Arora VM, Chung F, Meltzer DO: Sleep-disordered breathing and postoperative outcomes after bariatric surgery: analysis of the nationwide inpatient sample. Obes Surg 2013;23:1842–1851

10. Gupta RM, Parvizi J, Hanssen AD, Gay PC: Postoperative complications in patients with obstructive sleep apnea syndrome undergoing hip or knee replacement: a case-control study. Mayo Clin Proc 2001;76:897–905

11. Bachar G, Feinmesser R, Shpitzer T, Yaniv E, Nageris B, Eidelman L: Laryngeal and hypopharyngeal obstruction in sleep disordered breathing patients, evaluated by sleep endoscopy. Eur Arch Otorhinolaryngol 2008;265:1397–1402

12. Chung F, Liao P, Yegneswaran B, Shapiro CM, Kang W: Postoperative changes in sleep-disordered breathing and sleep architecture in patients with obstructive sleep apnea. Anesthesiology 2014;120:287–298

13. Siyam MA, Benhamou D: Difficult endotracheal intubation in patients with sleep apnea syndrome. Anesth Analg 2002;95:1098–102, table of contents

14. Chung F, Yegneswaran B, Herrera F, Shenderey A, Shapiro CM: Patients with difficult intubation may need referral to sleep clinics. Anesth Analg 2008;107:915–920

15. Memtsoudis S, Liu SS, Ma Y, Chiu YL, Walz JM, Gaber-Baylis LK, et al.: Perioperative pulmonary outcomes in patients with sleep apnea after noncardiac surgery. Anesth Analg 2011;112:113–121

16. Opperer M, Cozowicz C, Bugada D, Mokhlesi B, Kaw R, Auckley D, et al.: Does Obstructive Sleep Apnea Influence Perioperative Outcome? A Qualitative Systematic Review for the Society of Anesthesia and Sleep Medicine Task Force on Preoperative Preparation of Patients with Sleep-Disordered Breathing. Anesth Analg 2016;122:1321–1334

17. Mutter TC, Chateau D, Moffatt M, Ramsey C, Roos LL, Kryger M: A matched cohort study of postoperative outcomes in obstructive sleep apnea: could preoperative diagnosis and treatment prevent complications? Anesthesiology 2014;121:707–718

18. Bradley TD, Floras JS: Obstructive sleep apnoea and its cardiovascular consequences. Lancet 2009;373:82–93

19. Lavie L: Oxidative stress in obstructive sleep apnea and intermittent hypoxia--revisited--the bad ugly and good: implications to the heart and brain. Sleep Med Rev 2015;20:27–45

20. Weingarten TN, Flores AS, McKenzie JA, Nguyen LT, Robinson WB, Kinney TM, et al.: Obstructive sleep apnoea and perioperative complications in bariatric patients. Br J Anaesth 2011;106:131–139

21. Chung F, Yegneswaran B, Liao P, Chung SA, Vairavanathan S, Islam S, et al.: STOP questionnaire: a tool to screen patients for obstructive sleep apnea. Anesthesiology 2008;108:812–821

22. Nagappa M, Patra J, Wong J, Subramani Y, Singh M, Ho G, et al.: Association of STOP-Bang Questionnaire as a Screening Tool for Sleep Apnea and Postoperative Complications: A Systematic Review and Bayesian Meta-analysis of Prospective and Retrospective Cohort Studies. Anesth Analg 2017;125:1301–1308

23. Chung F, Yang Y, Brown R, Liao P: Alternative scoring models of STOP-bang questionnaire improve specificity to detect undiagnosed obstructive sleep apnea. J Clin Sleep Med 2014;10:951-958

24. Chung F, Chau E, Yang Y, Liao P, Hall R, Mokhlesi B: Serum bicarbonate level improves specificity of STOP-Bang screening for obstructive sleep apnea. Chest 2013;143:1284–1293

25. Christensson E, Franklin KA, Sahlin C, Palm A, Ulfberg J, Eriksson LI, et al: Can STOP-Bang and Pulse Oximetry Detect and Exclude Obstructive Sleep Apnea? Anesth Analg 2018;127:736–743

26. Seet E, Chung F: Management of sleep apnea in adults - functional algorithms for the perioperative period: Continuing Professional Development. Can J Anaesth 2010;57:849–864

27. Atwood CW, Jr., McCrory D, Garcia JG, Abman SH, Ahearn GS: Pulmonary artery hypertension and sleep-disordered breathing: ACCP evidence-based clinical practice guidelines. Chest 2004;126:72S-77S

28. Practice guidelines for the perioperative management of patients with obstructive sleep apnea: an updated report by the American Society of Anesthesiologists Task Force on Perioperative Management of patients with obstructive sleep apnea. Anesthesiology 2014;120:268–86

29. Chung F, Memtsoudis SG, Ramachandran SK, Nagappa M, Opperer M, Cozowicz C, et al: Society of Anesthesia and Sleep Medicine Guidelines on Preoperative Screening and Assessment of Adult Patients With Obstructive Sleep Apnea. Anesth Analg 2016;123:452–473

30. McEvoy RD, Antic NA, Heeley E, Luo Y, Ou Q, Zhang X, et al.: CPAP for Prevention of Cardiovascular Events in Obstructive Sleep Apnea. N Engl J Med 2016;375:919–931

31. Chung F, Nagappa M, Singh M, Mokhlesi B: CPAP in the Perioperative Setting: Evidence of Support. Chest 2016;149:586–597

32. Auckley D, Bolden N: Preoperative screening and perioperative care of the patient with sleep-disordered breathing. Curr Opin Pulm Med 2012;18:588–595

33. Lodenius A, Ebberyd A, Hardemark Cedborg A, Hagel E, Mkrtchian S, Christensson E, et al: Sedation with Dexmedetomidine or Propofol Impairs Hypoxic Control of Breathing in Healthy Male Volunteers: A Nonblinded, Randomized Crossover Study. Anesthesiology 2016;125:700–715

34. Joshi GP, Ankichetty SP, Gan TJ, Chung F: Society for Ambulatory Anesthesia consensus statement on preoperative selection of adult patients with obstructive sleep apnea scheduled for ambulatory surgery. Anesth Analg 2012;115:1060–1068

35. Memtsoudis SG, Cozowicz C, Nagappa M, Wong J, Joshi GP, Wong DT, et al: Society of Anesthesia and Sleep Medicine Guideline on Intraoperative Management of Adult Patients With Obstructive Sleep Apnea. Anesth Analg 2018;127:967–987

36. Memtsoudis SG, Stundner O, Rasul R, Sun X, Chiu YL, Fleischut P, et al: Sleep apnea and total joint arthroplasty under various types of anesthesia: a population-based study of perioperative outcomes. Reg Anesth Pain Med 2013;38:274–281

37. Nagappa M, Wong DT, Cozowicz C: Is obstructive sleep apnea associated with difficult airway? Evidence from a systematic review and meta-analysis of prospective and retrospective cohort studies. 2018;13:e0204904

38. Piepho T, Cavus E, Noppens R, Byhahn C, Dorges V, Zwissler B, et al.: S1 guidelines on airway management : Guideline of the German Society of Anesthesiology and Intensive Care Medicine. Anaesthesist 2015;64 Suppl 1:27–40

39. Kaw R, Gali B, Collop NA: Perioperative care of patients with obstructive sleep apnea. Curr Treat Options Neurol 2011;13:496–507

40. Adesanya AO, Lee W, Greilich NB, Joshi GP: Perioperative management of obstructive sleep apnea. Chest 2010;138:1489–1498

41. Fassbender P, Burgener S, Haddad A, Silvanus MT, Peters J: Perioperative incidence of airway obstructive and hypoxemic events in patients with confirmed or suspected sleep apnea – a prospective, randomized pilot study comparing propofol/remifentanil and sevoflurane/remifentanil anesthesia. BMC Anesthesiol 2018;18:14

42. Murphy GS, Brull SJ: Residual neuromuscular block: lessons unlearned. Part I: definitions, incidence, and adverse physiologic effects of residual neuromuscular block. Anesth Analg 2010;111:120–128
43. Hafeez KR, Tuteja A, Singh M, Wong DT, Nagappa M, Chung F, et al.: Postoperative complications with neuromuscular blocking drugs and/or reversal agents in obstructive sleep apnea patients: a systematic review. BMC Anesthesiol 2018;18:91
44. Liao P, Wong J, Singh M, Wong DT, Islam S, Andrawes M, et al.: Postoperative Oxygen Therapy in Patients With OSA: A Randomized Controlled Trial. Chest 2017;151:597–611
45. Lam T, Nagappa M, Wong J, Singh M, Wong D, Chung F: Continuous Pulse Oximetry and Capnography Monitoring for Postoperative Respiratory Depression and Adverse Events: A Systematic Review and Meta-analysis. Anesth Analg 2017;125:2019–2029
46. Zaremba S, Shin CH, Hutter MM, Malviya SA, Grabitz SD, MacDonald T, et al.: Continuous Positive Airway Pressure Mitigates Opioid-induced Worsening of Sleep-disordered Breathing Early after Bariatric Surgery. Anesthesiology 2016;125:92–104
47. Cozowicz C, Chung F, Doufas AG, Nagappa M, Memtsoudis SG: Opioids for Acute Pain Management in Patients With Obstructive Sleep Apnea: A Systematic Review. Anesth Analg 2018;127:988–1001
48. Lam KK, Kunder S, Wong J, Doufas AG, Chung F: Obstructive sleep apnea, pain, and opioids: is the riddle solved? Curr Opin Anaesthesiol 2016;29:134–140
49. Deflandre E, Gerdom A, Lamarque C, Bertrand B: Understanding Pathophysiological Concepts Leading to Obstructive Apnea. Obes Surg 2018;28:2560–2571
50. Subramani Y, Nagappa M, Wong J, Patra J, Chung F: Death or near-death in patients with obstructive sleep apnoea: a compendium of case reports of critical complications. Br J Anaesth 2017;119:885–899
51. Gali B, Whalen FX, Schroeder DR, Gay PC, Plevak DJ: Identification of patients at risk for postoperative respiratory complications using a preoperative obstructive sleep apnea screening tool and postanesthesia care assessment. Anesthesiology 2009;110:869–877
52. Ramachandran SK, Thompson A, Pandit JJ, Devine S, Shanks AM: Retrospective observational evaluation of postoperative oxygen saturation levels and associated postoperative respiratory complications and hospital resource utilization. PLoS One 2017;12:e0175408
53. Flink BJ, Rivelli SK, Cox EA, White WD, Falcone G, Vail TP, et al.: Obstructive sleep apnea and incidence of postoperative delirium after elective knee replacement in the nondemented elderly. Anesthesiology 2012;116:788–796
54. Kaw R, Pasupuleti V, Walker E, Ramaswamy A, Foldvary-Schafer N: POstoperative complications in patients with obstructive sleep apnea. Chest 2012;141:436–441.

Interdisziplinäre multimodale Schmerztherapie – Grundlagen und Fallstricke
Interdisciplinary multimodal pain therapy – basic considerations and pitfalls

R. Sabatowski · U. Kaiser · R. Scharnagel

Zusammenfassung

Interdisziplinäre multimodale Schmerztherapie (IMST) ist ein komplexer Behandlungspfad für Patienten mit chronifizierten Schmerzen. Bonica und Engels formulierten in der zweiten Hälfte des 20. Jahrhunderts die ersten grundlegenden Überlegungen dieser Behandlungsstrategie. Heutzutage scheint vor allem in deutschen Schmerztherapieeinrichtungen die IMST zum Goldstandard zu gehören. Die Effektivität dieser Programme konnte in einer Vielzahl von Studien und Reviews sowie Meta-Analysen nachgewiesen werden. Mittlerweile wird die interdisziplinäre multimodale Schmerztherapie in vielen Versorgungsleitlinien empfohlen und hat sich speziell bei Patienten mit chronischen Rückenschmerzen als kostengünstiger im Vergleich zu einer Routinebehandlung erwiesen. Allerdings besteht das Problem, dass diese Programme oftmals nicht einheitlich hinsichtlich Struktur- sowie Prozessqualität umgesetzt werden und insbesondere die Definition der multimodalen Therapie im OPS-Katalog viel Spielraum für Programme lässt, die den eigentlich zu fordernden Qualitätsstandards, wie sie u.a. von der Deutschen Schmerzgesellschaft formuliert wurden, nicht genügen. Darüber hinaus besteht eine weiterhin offene Debatte über weitere Aspekte dieser Behandlungsform, wie z.B. die Behandlungsdauer und die anzuwendenden Messinstrumente.

Schlüsselwörter: Interdisziplinäre multimodale Schmerztherapie – Chronischer Schmerz – Bio-psycho-soziales Modell

Summary

Interdisciplinary multimodal pain therapy (IMST) is a complex treatment approach for the treatment of patients suffering from chronic pain. It is based on fundamental considerations from Bonica and Engels in the second half of the twentieth century. Nowadays IMST seems to be a gold standard, especially in German pain facilities. Both, the efficacy and cost-effectiveness of interdisciplinary multimodal pain treatment programs and their superiority over unimodal therapy has been documented in a number of studies, reviews and meta-analyses, in particular in patients suffering from chronic low back pain. Nevertheless, there are still major shortcomings concerning an internationally consented definition of "multimodal/multidisciplinary treatment" and the quality of structures and processes, which have clearly been worked out by the German Pain Society (Deutsche Schmerzgesellschaft). Furthermore, there is still an ongoing debate on different aspects of the treatment such as treatment duration and outcome measurement.

Keywords: Interdisciplinary multimodal pain therapy – Bio-psycho-social modell – Chronic pain

Lernziele

Die Leser dieses Beitrags sollen in der Lage sein, die grundlegenden Überlegungen, die zur Entwicklung der interdisziplinären multimodalen Schmerztherapie führten zu benennen und nachzuvollziehen. Sie sollen die Grundprinzipien der Behandlung, Behandlungsziele und der therapeutischen Inhalte sowie des Therapeutenteams kennen lernen. Außerdem sollen sie Informationen über den aktuellen wissenschaftlichen Stellenwert dieser Behandlung sowie mögliche Probleme in der Interpretierbarkeit benennen können.

Einleitung

Chronische Schmerzen sind ein häufig anzutreffendes klinisches Phänomen mit erheblichen psycho-sozialen und auch gesamtgesellschaftlich-ökonomischen Konsequenzen.

Ergab bereits eine 2003 Europa-weit durchgeführte Datenerhebung mit einer Prävalenz chronischer Schmerzen von ca. 11 Millionen Personen (Deutschland 17% der teilnehmenden Personen) einen ersten Eindruck über die Dimension dieses Problems, so konnten 10 Jahre später detailliertere Analysen im Rahmen einer repräsentativen Querschnittsstudie in Deutschland die Bedeutung dieser hohen Prävalenzzahlen relativieren und hinsichtlich der Bedeutung für das Gesundheitssystem in einen anderen Kontext setzen [1,2]. So wurden zwar in dieser Querschnittsstudie noch weitaus höhere Prävalenzzahlen (26,9%) ermittelt, doch nur eine Minderheit der Befragten erfüllte die Kriterien eines chronischen, beeinträchtigenden Schmerzes (7,4%). Die Prävalenz chronischer Schmerzen, welche mit körperlichen, seelischen und sozialen Beeinträchtigungen assoziiert war, lag sogar „nur" bei 2,8% der Studienteilnehmer.

Anhand dieser Daten lässt sich ersehen, dass pauschalisierte Forderungen nach mehr schmerzmedizinischen (vor allem ärztlichen) Angeboten auf der Grundlage der vermeintlich extrem hohen Prävalenz chronischer Schmerzen diesem medizinischen „Problem" nicht gerecht werden können. Vielmehr dürften abgestufte, den jeweiligen Bedürfnissen der unterschiedlich stark beeinträchtigten Patienten angepasste Konzepte, wie sie u.a. von der Deutschen Schmerzgesellschaft in Ansätzen formuliert worden sind, eher zielführend sein [2,3]. Für die Population, bei denen komplexe Beeinträchtigungen auf körperlicher, psychischer sowie sozialer Ebene vorliegen, wird national wie auch international eine entsprechende komplexe Behandlungsstruktur, die sogenannte interdisziplinäre multimodale Schmerztherapie, empfohlen [3,5–8].

Grundlagen multimodaler Programme

Das Phänomen Schmerz wurde bis weit in das 20. Jahrhundert hinein als ein überwiegend biomedizinisches Problem interpretiert [9]. Demzufolge orientierte sich die Therapie primär an der Behandlung der „Grunderkrankung", z.B. der Verletzung oder einer radiologisch verifizierten Pathologie knöcherner Strukturen. Dem lag das Verständnis des Schmerzes als Symptom einer organischen Störung/Erkrankung zugrunde. Entsprechend wurden „kausale" und unimodale Schmerztherapieansätze favorisiert, was sich z.B. in der ersten Hälfte des 20. Jh. in überwiegend anästhesiologisch geführten Schmerztherapieeinrichtungen, die auch als „nerve block clinics" bezeichnet wurden, manifestierte [8,9]. Therapieziel war, das Symptom „Schmerz" zu reduzieren. Es zeigte sich jedoch mit der Zeit, dass diese meist unimodalen, vorwiegend passiven Behandlungsmethoden, nicht nur im Rahmen ärztlich durchgeführter Behandlungen, sondern auch im rein physio- sowie psychotherapeutischen Kontext zu keinen befriedigenden Ergebnissen führten.

Aus diesen Erfahrungen resultierten eine Reihe grundlegender konzeptioneller Überlegungen, die letztendlich in ein neues Verständnis des Phänomens „Schmerz" und damit auch in neue Behandlungsformen mündeten.

Das bio-psycho-soziale Krankheitsmodell als Grundlage für interdisziplinäre multimodale Programme

Der Anästhesist John J. Bonica erkannte als einer der ersten die Notwendigkeit eines interdisziplinären Austauschs sowie einer engen Kooperation mit anderen Fachdisziplinen, um die Ursachen chronischer Schmerzen besser verstehen zu können und daraus ein gemeinsames Behandlungskonzept zu etablieren [9]. Als weitere Folge aus der Beschäftigung mit diesem Thema resultierte u.a. die Gründung der International Association for the Study of Pain (IASP) im Jahr 1974 und die zunehmende wissenschaftliche Auseinandersetzung mit dem Phänomen „Schmerz", bis hin zur Erkenntnis, dass Schmerz immer als Konstrukt mit multidimensionaler Beschaffenheit anerkannt werden muss [10]. Darüber hinaus war eine Überlegung des Psychiaters George L. Engel von immenser Bedeutung. Aus der Beobachtung der Diskrepanz zwischen dem Krankheitserleben von Patienten und dem Vorliegen oder Fehlen „positiver" Befunde und den sich daraus ableitenden oder nicht-ableitenden Behandlungsstrategien entwickelte Engel das Konzept des „biopsycho-sozialen Schmerzmodells". Engel sah in der integrierten Sicht auf den Patienten anhand somatischer und zugleich psychosozialer Aspekte einen möglichen Ausweg aus dieser Situation. Dieses Modell, welches indirekt im Rahmen von Untersuchungen zum nicht-spezifischen Rückenschmerz und im Kontext von Kniegelenkserkrankungen bestätigt wurde, gilt heutzutage als Basis im Verständnis chronischer Schmerzen und als Ausgangspunkt für komplexere therapeutische Interventionen [11–13].

> **Eine (chronische) Erkrankung steht nach heutiger Auffassung nie für sich allein, sondern muss immer im Gesamtgefüge, d.h. auch im psychischen und sozialen Kontext des Patienten gesehen und letztendlich diagnostiziert und behandelt werden.**

Beispiele für sich aus diesem neuen Grundverständnis primär heraus entwickelnde Behandlungsstrategien sind u. a. das Modell des „functional restoration" von Mayer und Gatchel und das Göttinger Rücken-Intensiv-Programm (GRIP) [8,14–16]. Aufgrund der wissenschaftlichen Auseinandersetzung mit dieser Therapieform und ersten positiven Ergebnissen kam es in der Folge in Deutschland zu einer intensiven wissenschaftlichen Diskussion und Auseinandersetzung mit diesem Thema. Unter anderem wurde von der Deutschen Schmerzgesellschaft eine Ad-hoc-Kommission eingesetzt, um eine einheitliche Definition zu entwickeln sowie relevante Prozess- und Strukturparameter zu beschreiben. Auch sollte die inhaltliche Ausgestaltung interdisziplinärer multimodaler Therapieprogramme konkretisiert werden [8]. 2016 setzte die IASP eine Task Force ein, um eine Harmonisierung der Begriffsdefinitionen von „multimodal" und „interdisziplinär" im Rahmen solcher Komplexbehandlungen auf internationale Ebene zu erarbeiten. Im Ergebnis heißt es:

> **„…Interdisciplinary treatment is defined as multimodal treatment provided by a multidisciplinary team collaborating in assessment and treatment using a shared biopsychosocial model and goals. For example: the prescription of an anti-depressant by a physician alongside exercise treatment from a physiotherapist, and cognitive behavioral treatment by a psychologist, all working closely together with regular team meetings (face to face or online), agreement on diagnosis, therapeutic aims and plans for treatment and review."**

Damit wird nun auch auf internationaler Ebene die Grundlage geschaffen, auf der Basis eines gemeinsamen Grundverständnisses eine Vergleichbarkeit von Studienergebnissen und damit auch die Grundvoraussetzung für Meta-Analysen und eine umfassende wissenschaftliche Beurteilung dieser Programme zu ermöglichen [8].

Interdisziplinäre multimodale Schmerztherapie

Bereits 2002 wurde das Verfahren der „multimodalen Schmerztherapie" mit den Ziffern 8-919x in den Prozedurenkatalog OPS-301 aufgenommen und die zu erfüllenden Rahmenbedingungen definiert (Tab. 1). In der praktischen Umsetzung scheint es aber oftmals „Probleme" zu geben, nicht nur, dass viele dieser Programme eher wie eine „Vielkomponententherapie" aussehen, in denen ein teamorientierter integrativer Ansatz nicht ausreichend abgebildet zu sein scheint, auch in der zeitlichen Ausgestaltung gibt es eine Tendenz zu eher kurzen Programmen.

Basierend auf dieser Problematik sowie auch der relativen Unschärfe der OPS-Ziffer, formulierte die Ad-hoc-Kommission der Deutschen Schmerzgesellschaft 2009 eine weitreichendere Definition dieser Therapieform.

Multimodale Schmerztherapie wurde als „gleichzeitige, inhaltlich, zeitlich und in der Vorgehensweise aufeinander abgestimmte umfassende Behandlung von Patienten mit chronifizierten Schmerzsyndromen..., in die verschiedene somatische, körperlich übende, psychologisch übende und psychotherapeutische Verfahren nach vorgegebenem Behandlungsplan mit identischem, unter den Therapeuten abgesprochenen Therapieziel eingebunden sind" beschrieben [6].

Die Ein- und Ausschlusskriterien für die Teilnahme an einer interdisziplinären multimodalen Schmerztherapie sind in Tabelle 2 dargestellt. Aus den Forderungen der Kommission resultierte u.a. die Vorgabe, dass diese Therapie nur in einem festen Team bestehend aus Ärzten, Psychologen/Psychotherapeuten, Physiotherapeuten und weitere Disziplinen (z.B. Kunsttherapeuten, Pflegekräfte), die sich in regelmäßigen Teamsitzungen über Inhalte, Ziele und therapeutische Interventionen verständigen, umgesetzt werden sollte.

Die Zusammensetzung der auch im OPS geforderten Fachdisziplinen im Rahmen eines ausschließlichen oder überwiegenden Konsilwesens wurde von der Ad-hoc-Kommission deutlich abgelehnt.

Tabelle 1
OPS-Code.

OPS-Code	Bezeichnung	Behandlungsdauer und -setting	Anmerkungen
1-910	Multidisziplinäre algesiologische Diagnostik	Stationär oder ambulant/tagesklinisch	Standardisierte somatische, psychologische und -soziale Diagnostik
8-918	Multimodale Schmerztherapie	Mindestbehandlungsdauer 7 Tage (8-918.0) bis Mindestdauer von 21 Tagen (OPS 8-918.2) Stationäre Behandlung	Weitere Differenzierung hinsichtlich der Anzahl der Therapieeinheiten. Exklusive 8-91b Interdisziplinäre Diagnostik vorgeschrieben
8-91b	Multimodale schmerztherapeutische Kurzzeitbehandlung	Behandlungsdauer maximal 6 Tage Stationäre Behandlung	Therapieerprobung nach einer multidisziplinären schmerzmedizinischen Diagnostik (1-910) oder als Therapiestabilisierung nach einer multimodalen Schmerztherapie (8-918 ff.)
9-91c	Teilstationäre multimodale Schmerztherapie	Keine Vorgabe hinsichtlich der Therapiedauer	Weitere Differenzierung hinsichtlich Anzahl der angewandten Therapieverfahren und -zeiten pro Tag. Interdisziplinäre Diagnostik vor Therapiebeginn vorgeschrieben. Exklusive 8-918 bzw. 8-91b

Tabelle 2
Ein- und Ausschlusskriterien einer interdisziplinären multimodalen Schmerztherapie.

Einschlusskriterien:
- Patienten mit bereits fortgeschrittenem Chronifizierungsstadium
- Patienten mit (noch) niedriger Chronifizierung, aber erhöhtem Chronifizierungsrisiko
- bisherige Maßnahmen (wie z.B. unimodale Behandlungen im ambulanten Sektor) waren unzureichend
- es besteht ein komplexes Krankheitsbild mit wesentlicher Beteiligung psychosozialer Faktoren (bio-psycho-soziales Modell!) und relevanter Einschränkung der Lebensqualität und/oder Medikamentenfehlgebrauch
- es ist ein erhöhter therapeutischer Aufwand nötig

Einschlusskriterien:
- Fehlen einer ausreichenden Veränderungsmotivation seitens des Patienten
- Erhebliche Einschränkungen in der körperlichen Leistungsfähigkeit, die eine Therapieteilnahme von Seiten des Patienten behindert
- Vorliegen schwerwiegender psychische Störungen vor, die einer primären psychiatrischen/psychosomatischen Behandlung bedarf
- Fehlende Gruppenfähigkeit des Patienten

Relative Ausschlusskriterien:
- Nicht abgeschlossenes Rentenverfahren
- Bestehende relative OP-Indikation im Rahmen der Schmerzerkrankung
- Erheblicher Zielkonflikt seitens des Patienten

Da als zentraler Punkt in der Umsetzung des Konzepts eine gemeinsame Philosophie aller am Behandlungsprozess beteiligten Professionen angesehen wurde, kann dies nur unter der Voraussetzung geschehen, dass alle beteiligten Disziplinen als gleichberechtigte Partner angesehen werden. Dies wiederum bedeutet, dass am Therapieende eine integrative Beurteilung des Behandlungsverlaufs und eine einheitliche Formulierung der weiteren Behandlungsempfehlungen zu erfolgen hat. Übereinstimmend mit den frühen Vorstellungen von Mayer und Gatchel – „functional restoration" – sieht auch die Ad-hoc-Kommission die objektive und subjektive Wiederherstellung der Funktionsfähigkeit des Patienten als zentrales Behandlungsziel [6,14].

Dieses übergeordnete Ziel wurde von der Ad-hoc-Kommission in einem Konsensusprozess weiter ausformuliert [17]. So zählen neben der physischen und psychischen (Re-)Aktvierung u.a. folgende Punkte zu möglichen, sich individuell am einzelnen Patienten orientierenden primären Zielen (Tab. 3):
- Reduktion dysfunktionaler Schmerzbewältigungsmuster,
- Motivation zu Eigenverantwortlichkeit im Umgang mit der Schmerzerkrankung,
- Erkennen und Reflexion schmerzverstärkender/-vermindernder Faktoren,
- Verbesserung der körperlichen Leistungsfähigkeit in den Bereichen Koordination, Beweglichkeit und Ausdauer,
- Förderung eigener Ressourcen, Vermeidung von Überforderung und Wahrnehmung von Leistungsgrenzen

Trotz dieser Definition übergeordneter Ziele durch die Ad-hoc-Kommission bestand bisher international gesehen kein Konsens, was die Ziele und damit einhergehend auch die sich daraus ableitenden Parameter zur Beschreibung des Therapieergebnisses betraf. 2018 wurden erstmalig Outcome-Parameter, die in einem international abgestimmten Prozess unter Einbeziehung vielfältiger relevanter Disziplinen sowie von Patientenvertretern entwickelt worden sind, publiziert. Zu diesen Parametern zählen:
- Schmerzintensität
- emotionales Wohlbefinden
- gesundheitsbezogene Lebensqualität
- Zufriedenheit mit der sozialen Rolle und Aktivitäten, Produktivität (zu Hause, auf der Arbeit, bezahlt/unbezahlt)
- Schmerzhäufigkeit, die Vorstellung der Patienten zur Erreichbarkeit der Behandlungsziele
- körperliche Aktivität

Darüber hinaus sollten vor allem im Rahmen von Studien die Gründe für Therapieabbrüche erfasst werden [18–20].

Bisher ungeklärt ist, welche Instrumente zur Messung dieser Outcome-Parameter herangezogen werden sollen und können, fehlt doch bei den bisher in der Schmerzmedizin üblichen Instrumenten weitestgehend der Nachweis u.a. der Inhaltsvalidität im Kontext der interdisziplinären multimodalen Schmerztherapie.

Auch in Bezug auf die therapeutischen Maßnahmen besteht noch kein allgemeinverbindlicher Konsens. Die mit dem Patienten durchgeführten therapeutischen Maßnahmen umfassen fachspezifische Behandlungsansätze (z.B. Optimierung der Analgetikatherapie, Erkennen maladaptiver Kognition, Entwicklung und Umsetzung eines körperlich übenden Programms), sind aber z.T. auch fachübergreifend. So zählen edukative Aspekte im Sinne einer Vermittlung eines übergeordneten bio-psycho-sozialen Krankheitsmodells zu den Aufgaben aller beteiligten Disziplinen [17]. Diese Überschneidungen können aber durchaus auch als erwünscht angesehen werden, da sie zu einer Verstärkung der „Botschaft" an die Patienten und somit auch zu einer verbesserten Akzeptanz von Inhalten bzw. Umsetzung von empfohlenen Maßnahmen führen sollen und können.

Jedoch gibt es bisher über die Art der durchzuführenden bzw. eingesetzten Behandlungsmaßnahmen und auch über ihren Anteil im Rahmen des Gesamtbehandlungkomplexes keine Empfehlungen. Einzig das Statement, dass es einer Mischung verschiedener Bausteine bedürfe, scheint zurzeit konsentiert zu sein [21].

Grundprinzipien der interdisziplinär multimodalen Programme

Vor der Einleitung der interdisziplinär multimodalen Therapie ist eine umfangreiche interdisziplinäre Diagnostik (Assessment) zur Überprüfung der Indikation und weiterer für die Therapie relevanter Faktoren obligat.

Tabelle 3
Ziele einer interdisziplinären multimodalen Schmerztherapie [modifiziert nach 17].

Primäres Ziel einer multimodalen Schmerztherapie ist die Wiederherstellung der objektiven und subjektiven Funktionsfähigkeit („functional restoration") mit Steigerung der Kontrollfähigkeit und des Kompetenzgefühls der Patienten.
Therapieziele:
• Schmerzreduktion • Physische und psychische (Re)Aktivierung • Motivation zu einem selbstverantwortlichen Krankheitsmanagement • Reduktion dysfunktionaler Muster der Schmerzbewältigung • Erkennen und die Reflexion schmerzverstärkender bzw. vermindernder Faktoren unter Einfluss des zwischenmenschlichen Erlebens und Verhaltens • Förderung einer positiven Körperwahrnehmung • Herstellen einer besseren Balance von Anspannung und Entspannung sowie von Be- und Entlastung • Vermeidung von Überforderung durch verbesserte Wahrnehmung von Leistungsgrenzen • Harmonisierung vegetativer Dysfunktionen (Schlaf, biologische Rhythmen) • Verbesserung körperliche Leistungsfähigkeit in den Bereichen Koordination, Kraft, Beweglichkeit und Ausdauer • Förderung des Erkennens und das Stärken eigener Ressourcen • Beachten lebensgeschichtlicher Ereignisse und Entwicklungen für die Klärung der Schmerzbewältigung und Schmerzgenese

Dieses richtet sich u.a. an den Kriterien des OPS-Codes 1–910 aus [22]. Es muss u.a. nachgewiesen werden, dass bisherige Maßnahmen (wie z.B. unimodale Behandlungen im ambulanten Sektor) unzureichend waren, dass ein komplexes Krankheitsbild mit wesentlicher Beteiligung psychosozialer Faktoren (bio-psycho-soziales Modell!) und relevanter Einschränkung der Lebensqualität und/oder Medikamentenfehlgebrauch vorliegt und dies entsprechend zu einem erhöhten therapeutischen Aufwand führt. Dabei ist zu beachten, dass nicht nur bei Patienten mit bereits fortgeschrittenem Chronifizierungsstadium eine Indikation zur interdisziplinären multimodalen Therapie bestehen kann, sondern durchaus auch bei Patienten mit (noch) niedriger Chronifizierung, aber erhöhtem Chronifizierungsrisiko (z.B. aufgrund maladaptiver Bewältigungsstrategien). Bei letztgenannter Gruppe dient diese Behandlung durchaus zur Prävention einer weiteren Verschlechterung mit allen ihren Folgen.

Die Indikation und der Leistungsumfang eines interdisziplinären Assessments wurden bereits 2013 von der Ad-hoc-Kommission „Interdisziplinäre multimodale Schmerztherapie" der Deutschen Schmerzgesellschaft wie oben definiert. Neben den Inhalten sind aber auch organisatorische bzw. strukturelle Aspekte zu berücksichtigen [23]. Ein interdisziplinäres Schmerzassessment sollte immer hinsichtlich der weiteren Therapieempfehlungen ergebnisoffen sein. Sens et al. belegten den Aspekt der Ergebnisoffenheit; lediglich 60% der Patienten, die zu einem Assessment aufgrund bestehender chronischer Schmerzen überwiesen wurden, erhielten am Ende des Prozesses eine Empfehlung zu einer interdisziplinären multimodalen Schmerztherapie. Bei Patienten, die diese Empfehlung nicht erhielten, wurden eine Operationsindikation (3%), rein ambulante schmerzmedizinische Maßnahmen (19%) sowie die Behandlung in anderen Fachabteilungen (z.B. Psychosomatik) empfohlen [24].

Wichtig ist es auch im Vorfeld zu klären, ob seitens des Patienten eine ausreichende Veränderungsmotivation besteht. Zielkonflikte können hier einen wesentlichen Hinderungsgrund darstellen und damit zu einem negativen Behandlungsergebnis beitragen. Jedoch stellt ein laufendes Rentenverfahren nicht per se ein Ausschlusskriterium dar; hier gilt es die Hintergründe genauestens zu erfassen. Wesentlich ist jedoch zu prüfen, ob die Patienten ausreichend körperlich und psychisch in der Lage sein werden, die in der Regel längerdauernde Therapie zu tolerieren (Tab. 2).

> **Ein Assessment besteht immer aus einer ärztlichen Untersuchung, inklusive der Sichtung und Auswertung der schmerzrelevanten Vorgeschichte, einer physiotherapeutischen Diagnostik mit dem Schwerpunkt der Beurteilung der schmerzbedingten/-relevanten funktionellen Beeinträchtigungen sowie einer ausführlichen psychologischen Diagnostik.**

Hierzu sollten neben der Erhebung der psychologischen Anamnese auch die Verhaltensbeobachtung sowie ggf. standardisierte klinische Interviews und Testverfahren hinzugezogen werden. Im Anschluss müssen die erhobenen Untersuchungsbefunde in einer gemeinsamen Teambesprechung diskutiert und das weitere Vorgehen abgestimmt werden. Zuletzt sollte ein zeitnahes abschließendes Gespräch mit dem Patienten erfolgen, in dem die Inhalte des Assessments sowie die sich daraus ergebenden Therapieempfehlungen verständlich erläutert werden.

2014 wurde erstmalig versucht, die Inhalte einer interdisziplinären multimodalen Schmerztherapie zu definieren [17]. Dabei haben die Zielstellungen der Therapie, die mit dem Patienten vor Therapiebeginn vereinbart werden müssen, eine besondere Bedeutung. Die Reduktion der Schmerzintensität zählt zwar zu den Zielstellungen, übergeordnet und damit als primäres Ziel zu werten ist aber die Wiederherstellung der objektiven und subjektiven Funktionsfähigkeit mit einer Steigerung der Kontrollfähigkeit und des Kompetenzgefühls der Patienten. Daraus resultierend ergeben sich die Behandlungsansätze. Diese sollten primär aus aktivierenden Maßnahmen und nur in begründeten Ausnahmefällen aus passiven Maßnahmen (z.B. Injektionen, Massage) bestehen. Alle Maßnahmen der verschiedenen Professionen sollten untereinander abgestimmt und vom Team konsentiert sein. Dabei ist es durchaus erwünscht, dass es in Teilbereichen (Edukation) zu Überlappungen und Wiederholungen der Inhalte kommt. Auch wenn es keine ausreichende wissenschaftliche Evidenz für die Dauer der Therapie gibt, geht man heutzutage davon aus, dass nur mit längerdauernden Therapieeinheiten eine Grundlage besteht, das komplexe Gefüge der chronischen Schmerzerkrankung zu erfassen und mit den Patienten Lösungswege zu erarbeiten. Daher können die häufig angewandten Kurzzeittherapien von 7 Tagen nicht empfohlen werden und entsprechen nicht den Empfehlungen der Ad-hoc-Kommission.

Darüber hinaus ist es wichtig, dass die Schmerztherapie in eigenen Räumlichkeiten stattfindet, die die unterschiedlichen Voraussetzungen, der einzelnen Fachdisziplinen/Behandlungsstränge berücksichtigt.

Im OPS-Katalog werden Vorgaben für die Zusammensetzung des Therapeutenteams formuliert, die eingehalten werden müssen. Darüber hinaus bestehen aber noch weitere Besonderheiten, die im Sinne einer möglichst optimalen Therapie berücksichtigt werden müssen. So benötigt es im Team einer immerwährenden Auseinandersetzung, die sich auf die Behandlung einzelner Patienten, aber auch auf die übergeordnete Ausrichtung der Arbeit bezieht. Hier ist zu beachten, dass alle Professionen gleichrangig Gehör erhalten und ein Mitspracherecht haben. Diese Prozesse entwickeln sich täglich in den Teamsitzungen, bedürfen aber oftmals auch regelmäßiger externer Supervisionen, die helfen können, sich anbahnende Störungen im Team zu identifizieren und Lösungen zu erarbeiten. Dies ist von nicht zu unterschätzender Bedeutung, da es sich immer wieder zeigt, dass Störungen im Team schnell von den Patienten wahrgenommen werden und oftmals zu unbefriedigenden Behandlungsergebnissen beitragen. Ein weiterer Faktor ist von großer Bedeutung. Das Team muss in seiner Zusammensetzung stabil sein und für die Kerndisziplinen ist eine reine Konsiliartätigkeit abzulehnen.

Fachlich muss die ärztliche Leitung des Bereichs über die Zusatzbezeichnung „Spezielle Schmerztherapie" verfügen.

Zu fordern ist sicherlich aber auch, dass – wo vorhanden – auch die weiteren Mitarbeiter entsprechend qualifiziert sein sollten. So sollte jeweils mindestens ein Mitglied des Teams über die Zusatzqualifikation „Spezielle Schmerzpsychotherapie", „Spezielle Schmerzphysiotherapie" und „Algesiologische Fachassistenz" verfügen.

Interdisziplinäre multimodale Schmerztherapie am Beispiel des UniversitätsSchmerzCentrums Dresden

Die interdisziplinäre multimodale Schmerztherapie am Universitätsklinikum Dresden wird seit 2004 in einem tagesklinischen Setting angeboten.

Das vorgeschaltete Fingangsassessment findet ca. 6 Wochen vor dem geplanten Beginn der tagesklinischen Behandlung statt. Zu den Inhalten gehören ein ausführliches schmerzmedizinisches Eingangsgespräch bzw. eine entsprechende Untersuchung, eine psychologische Anamnese inklusive eines standardisierten diagnostischen Interviews. Wird hierbei die Indikation zur tagesklinischen Behandlung bestätigt bzw. werden keine relevanten Kontraindikationen gesehen, folgen eine orthopädische, eine neurologische und eine sportmedizinische Untersuchung. Alle Eingangsbefunde fließen in die interdisziplinäre Teambesprechung ein und bilden die Grundlage zur letztendlichen Indikationsstellung sowie für den Therapieplan, der individuell angepasst wird.

Die Behandlung erfolgt in jeweils störungsunspezifischen Gruppen á 8 Patienten über einen Zeitraum von 4 Wochen, gefolgt von einer Wiederholungswoche ca. 3 Monate nach Beendigung des ersten Behandlungsblocks. Es handelt sich jeweils um geschlossene Gruppen, um somit gewährleisten zu können, dass alle Patienten die Möglichkeit haben, die Therapie- und Edukationsinhalte in derselben Reihenfolge kennenzulernen und sie somit auch in der Patienteninteraktion jeweils auf demselben Kenntnis- und Erfahrungsstand sind.

Die eigentliche Therapie besteht aus einem sich inhaltlich aufbauenden Wochenplan mit festen Zeiten für die verschiedenen gruppentherapeutischen Behandlungsansätze (z.B. Frühsport, Entspannung, Edukationseinheiten, Kunsttherapie, Ausdauer, Atemtherapie), ergänzt um regelmäßige einzeltherapeutische Sitzungen (ärztlich, psycho- und physiotherapeutisch) sowie individuell festgelegten Maßnahmen (z.B. Biofeedback, Manualtherapie). Die angebotenen Behandlungsbausteine wechseln sich innerhalb eines strukturierten Tagesprogramms ab (Abb. 1). Jede Therapiewoche steht unter einem bestimmten Thema (Woche 1: Ankommen und Ziele; Woche 2: Ressourcen; Woche 3: Akzeptanz und Veränderung; Woche 4: Abschied und Ausblick), das vor allem in den psychotherapeutischen Bausteinen als roter Faden dient. Die Wiederholungswoche ermöglicht die Überprüfung des bisher Erreichten und die Auffrischung der gelernten Therapieinhalte. Hier haben die Patienten die Möglichkeit, Erfahrungen, die im Alltag mit der Umsetzung der vereinbarten Therapieansätze entstanden sind, zu berichten, zu diskutieren, diese erneut anzupassen und gegebenenfalls neue Ansätze zu vereinbaren. Ebenso kann von therapeutischer Seite auf Probleme und Verschlechterungen bzw. Verbesserungen mit Anpassungen des Konzeptes reagiert werden.

Die Teamsitzungen finden jeden Morgen für 30 Minuten statt, um sich kurzfristig über Besonderheiten bzw. das weitere therapeutische Vorgehen auszutauschen. Einmal pro Woche findet mit dem gesamten Team eine weitere ca. 2 Stunden dauernde Sitzung statt, in der über jeden einzelnen Patienten diskutiert und dessen Entwicklung beurteilt wird sowie weitere Maßnahmen beschlossen werden.

Therapieergebnisse

Es liegt eine Vielzahl publizierter Studien zur Beschreibung der Effektivität einer IMST vor. Überwiegend werden positive Ergebnisse berichtet. Jedoch halten viele dieser Veröffentlichungen einer kritischen Analyse aus grundsätzlichen Gründen nicht stand. Legt man die Voraussetzungen einer interdisziplinären multimodalen Schmerztherapie zu Grunde, wie sie von der Ad-hoc-Kommission der Deutschen Schmerzgesellschaft bzw. der IASP festgelegt wurde, so reduziert sich die relevante Studienzahl erheblich [6–8,25,26]. Neben der bisher vorherrschenden Uneinheitlichkeit hinsichtlich der Definition „interdisziplinär vs. multimodal" erschwert eine enorme Heterogenität in den erhobenen Outcome-Parametern bzw. der zur Anwendung kommenden Messinstrumente eine vergleichende Betrachtung im Rahmen von systematischen Reviews und Meta-Analysen [26].

Dennoch lohnt sich ein Blick in die bisherige Studienlage, um einen ersten Eindruck erhalten zu können, was mögliche Therapieziele sein können und welche Therapieeffekte beschrieben werden. Im Rahmen von interdisziplinären multimodalen Programmen konnte eine Reduktion der Schmerzintensität, eine Verbesserung der Kontrollüberzeugungen sowie Überzeugungen zum Schmerz, eine Steigerung der Veränderungsmotivation sowie eine positive Beeinflussung einer Vielzahl anderer untersuchter Faktoren (u.a. schmerzbezogene Angst, psychologische Flexibilität, emotionale Belastung) nachgewiesen werden [27–39].

Auf der Ebene spezifischer Schmerzerkrankungen liegen die meisten Erkenntnisse für Patienten vor, die unter chronischen Rückenschmerzen leiden. Kamper et al. zeigte eine Überlegenheit der multimodalen Schmerztherapie im Vergleich zu einer Standardbehandlung bzw. physikalischen (unimodalen) Anwendungen mit meist moderaten Effekten in Bezug auf die Schmerzintensität, Beeinträchtigung und den Arbeitsstatus [40].

Abbildung 1
Wochenplan einer interdisziplinären multimodalen Schmerztherapie (Beispiel).

Wochenplan Schmerztagesklinik				
Woche 2 „Orientierung und Unterstützung" – Gruppe A				
Montag	Dienstag	Mittwoch	Donnerstag	Freitag
8:15 Eintreffen der Pat.	8:15 Eintreffen der Pat.	8:15 Eintreffen der Pat.	8:15 Eintreffen der Pat.	8:15 Eintreffen der Pat.
8:20–9:00 Einführung Physiotherapie (Raum 202/203)	8:20–9:00 Einführung Physiotherapie (Raum 202/203)	8:20–9:00 Einführung Physiotherapie (Raum 202/203)	8:20–9:00 Einführung Physiotherapie (Raum 202/203)	8:20–9:00 Einführung Physiotherapie (Raum 202/203)
9:00–9:30 Frühstück	9:00–9:30 Frühstück	9:00–9:30 Frühstück	9:00–9:30 Frühstück	9:00–9:30 Frühstück
9:45–10:45 Gesprächsgruppe Basis (Raum 202)	9:30–11:00 Gesprächsgruppe Bewältigung (Raum 202)	9:30–11:00 Gesprächsgruppe Basis (Raum 202)	9:30–11:00 Gesprächsgruppe Bewältigung (Raum 202)	9:30–11:00 Gesprächsgruppe Basis (Raum 202)
11:00–12:00 Physiotherapie: Segmentale Stabilisation (Raum 203)	11:15–12:45 Physiotherapie: Vermittlung Kraftausdauer Schulter/Schultergürtel (Raum 203)	11:15–12:45 Physiotherapie: Zirkeltraining (Raum 203)	11:15–12:45 Physiotherapie: Ausdauertraining (Treff vor Raum 204)	11:15–12:00 Einzeltermine: *siehe gesonderter Ausdruck* 12:00–12:45 Physiotherapie: Segmentale Stabilisation (Raum 203)
13:00–13:30 Mittagspause	13:00–13:30 Mittagspause	13:00–13:45 Mittagspause	13:00–13:30 Mittagspause	13:00–13:30 Mittagspause
13:30–14:45 Kunsttherapie (Raum 120) Einzeltermine: *siehe gesonderter Ausdruck*	13:30–14:30 Physiotherapie: Ausdauertraining Indoor/Walking (Treff vor Raum 204) Einzeltermine: *siehe gesonderter Ausdruck*	13:45–14:45 Uhr Information: Medikamente (Gruppe A + Gruppe B) (Raum 106 - Beprechungsraum)	13:00–13:30 Mittagspause 13:30–14:45 Einzeltermine: *siehe gesonderter Ausdruck*	13:00–13:30 Mittagspause 13:30–14:15 Entspannung (Raum 202/203)
15:00–16:15 Einzeltermine: *siehe gesonderter Ausdruck*	14:45–15:15 Atemtherapie/ Körperwahrnehmung (Raum 202) Einzeltermine: *siehe gesonderter Ausdruck*	15:00–15:45 Entspannung (Raum 202/203)	15:00–16:15 Kunsttherapie (Raum 120) Einzeltermine: *siehe gesonderter Ausdruck*	
Therapieende 16:15	Therapieende 16:15	Therapieende 16:15	Therapieende 16:15	Therapieende 16:15

Eine Verbesserung der Lebensqualität und Teilhabe am Arbeitsleben wurde von van Geen et al. berichtet [41]. Jedoch widersprechen sich die Ergebnisse dieser Reviews in Einzelaspekten in Abhängigkeit der eingeschlossenen Studien und somit in Abhängigkeit der zugrundeliegenden Definition dieser Therapieform.

Studienergebnisse für Patienten, die unter verschiedenen Kopfschmerzformen litten, konnten eine Reduktion der Kopfschmerztage, des Schmerzmittelgebrauchs und des Arzneimittelübergebrauchs zeigen [42–44].

Bei Patienten mit der Diagnose einer Fibromyalgie fanden sich starke Hinweise darauf, dass interdisziplinäre multimodale Programme die Symptome Schmerz, Erschöpfung und Depression verbesserten, ebenso physische Leistungsfähigkeit und Selbstwirksamkeitserleben. Allerdings waren diese Effekte- bis auf die Verbesserung der physischen Leistungsfähigkeit – nach 6–12 Monaten nicht mehr nachweisbar [45,46].

Nicht nur in diagnosespezifischen Gruppen, sondern auch in diagnoseunspezifischen Gruppen, d.h. Gruppen bei denen Patienten mit unterschiedlichsten Schmerzsyndromen eingeschlossen wurden, konnten die o.g. Effekte durch eine interdisziplinäre multimodale Schmerztherapie teils auch noch nach 1–2 Jahren nachgewiesen werden [27,28].

Einzelne Arbeitsgruppen bieten auch altersspezifische Behandlungen an (Senioren, Kinder- und Jugendliche). Hierbei war es notwendig, das Therapieprogramm für Senioren deren spezifischen Bedürfnissen anzupassen. Dies beinhaltete vor allem kürzere Therapieeinheiten, Berücksichtigung einer langsameren Lerngeschwindigkeit und häufigere Wiederholungen sowie Pausen. Auch hier konnten im Wesentlichen die Schmerzintensität, die schmerzbedingte Beeinträchtigung, die Lebensqualität sowie die körperliche Leistungsfähigkeit verbessert werden [47].

Für Kinder und Jugendliche mit unterschiedlichen chronischen Schmerzerkrankungen zeigten sich Verbesserungen der Schmerzintensität, der schmerzbedingten Beeinträchtigung, der emotionalen Belastung und der Schulfehltage nach einer 3-wöchigen stationären multimodalen Schmerztherapie [48,49].

Die überwiegende Zahl der interdisziplinären multimodalen Programme findet in einem stationären, ein geringerer Teil in einem teilstationären Setting statt [50]. Zwar ist eine rein ambulante Therapie auch denkbar, doch müssen hier noch grundlegende Aspekte diskutiert werden. Diese beinhalten neben der Identifikation und Einbindung einer geeigneten Zielpopulation vor allem im Hinblick auf den Chronifizierungsgrad auch Aspekte des Settings. In einer Untersuchung von Huge et al. wurde bei 50 Patienten nach einem ärztlich-psychologischen Assessment die Empfehlung zu einer multimodalen Therapie ausgesprochen und den Patienten ein individueller Therapieplan ausgehändigt. Dieser Therapieplan bestand aus Empfehlungen zur ärztlichen, physiotherapeutischen und psychotherapeutischen Behandlung. Die vorgeschlagenen Physiotherapiemaßnahmen und eine evtl. psychologische Therapie mussten außerhalb der schmerztherapeutischen Einrichtung durchgeführt werden, d.h. die Patienten waren aufgefordert, sich ihren „eigenen" Therapeuten zu suchen. Das Ergebnis zeigte am Ende der Untersuchung, dass es zu keiner durchgreifenden Verbesserung von Schmerz und gesundheitsbezogener Lebensqualität gekommen war. Teils waren die empfohlenen Therapien (vor allem Psychotherapie) aus unterschiedlichen Gründen nicht wahrgenommen worden, aber es fehlte vor allem an einer konstanten Teamstruktur der behandelnden Therapeuten und somit auch einem kontinuierlichen Austausch sowie einer einheitlichen Definition der Therapieziele [51]. Dies spricht nun nicht prinzipiell gegen eine ambulante Umsetzung der interdisziplinären multimodalen Schmerztherapie, zeigt aber, dass hier noch grundsätzliche Diskussionen zu führen sind und dass vor allem die Umsetzung des Teamgedankens eine hohe Hürde darstellen kann.

Außer den Teamzusammensetzungen und Programminhalten scheint auch der Therapieintensität im Hinblick auf die Therapiedauer eine gewisse Bedeutung zuzukommen. Ursprünglich ging man davon aus, dass nur intensive Programme mit einer Therapiedauer von mehr als 100 Stunden längerfristig effektiv seien, neuere Untersuchungen zogen diesen Grenzwert aber in Zweifel [52]. So kamen Waterschoot et al. zu der Erkenntnis, dass auch mit weniger intensiven Programmen mit einer Dauer zwischen 30–100 Stunden positive Ergebnisse zu erzielen seien [53]. Dagegen unterstützen Gunreben-Stempfle et al. die These, dass zeitintensivere Programme (>90 h) weniger intensiven Programmen (20 h) in der Behandlung von Kopfschmerzen überlegen seien [44]. Ein Grundproblem bei diesen sehr unterschiedlichen Einschätzungen liegt wiederum an der Heterogenität der eingeschlossenen Untersuchungen und der Uneinheitlichkeit bzgl. der Definition der interdisziplinären multimodalen Therapie.

Versorgungssituation in Deutschland

In einer repräsentativen Untersuchung in Deutschland zeigten Häuser et al., dass ca. 3% der deutschen Bevölkerung die Kriterien des Vorliegens einer Schmerzerkrankung erfüllen, d.h. neben den körperlichen Beschwerden lagen auch seelische und soziale schmerzbedingte Beeinträchtigungen vor [2]. Man kann voraussetzen, dass zumindest diese Population einer komplexen Schmerzbehandlung im Sinne einer interdisziplinären multimodalen Schmerztherapie bedarf. Ob auch weniger beeinträchtigte Patienten mit chronischen Schmerzen dieser komplexen Programme bedürfen und welches Setting (stationär-tagesklinisch-ambulant) bzw. welche Therapieinhalte etc. indiziert sind, ist nicht bekannt und ist aktuell Gegenstand einer intensiven Diskussion in der Ad-hoc-Kommission der Deutschen Schmerzgesellschaft.

Festzustellen ist aber, dass in den letzten Jahren die Anzahl der Kliniken, die eine stationäre interdisziplinäre multimodale Schmerztherapie gemäß des OPS-Codes 8-918 anbieten, konstant hoch geblieben ist. 2016 berichtete der AOK-Gesundheitsnavigator von 389 stationären Einrichtungen [50]. Die Anzahl der dort behandelten Patienten ist im Zeitraum von 2013 bis 2016 um ca. 25% auf 63.098 gestiegen. Auffällig ist dabei die große Streubreite der Anzahl der in den einzelnen Einrichtungen pro Jahr behandelten Patienten, die zwischen 1 und >2000 Patienten schwankt. Vor allem bei Einrichtungen mit sehr geringen Patientenzahlen pro Jahr sind Zweifel angebracht, ob neben den OPS-Kriterien auch die strengeren Vorgaben der Ad-hoc-Kommission der Deutschen Schmerzgesellschaft eingehalten werden (können) und ob dementsprechend dort eine interdisziplinäre multimodale Schmerztherapie im eigentlichen Sinne angeboten wird. Diese Zweifel verstärken sich, wenn man sich die Internetauftritte einzelner Einrichtungen anschaut und dabei u.a. feststellt, dass dort Therapieinhalte (Massage, regelhafte Injektionstherapien) im Vordergrund der Behandlung stehen, die eigentlich nur eine sehr untergeordnete Rolle spielen sollten. Ein möglicher Ausweg aus dieser Situation kann eine Änderung der Vergütung der Kurzzeittherapien darstellen, wie sie seit 2016 umgesetzt wurde, aber auch eine unabhängige Zertifizierung könnte hier Abhilfe schaffen [54].

Zusammenfassung

Interdisziplinäre multimodale Schmerztherapieprogramme gehören zum Standard in der Behandlung von Patienten mit chronifizierten Schmerzen unterschiedlicher Genese. Die

Grundlage dieses Behandlungskonzepts ist das bio-psycho-soziale Schmerzmodell. Entsprechend zeichnen sich diese Programme durch Interdisziplinarität sowie komplexe aufeinander abgestimmte Therapieziele und -inhalte aus. Die Effektivität dieser Programme konnte in einer Vielzahl an Studien gezeigt werden. Dennoch gibt es noch grundlegende Probleme, die einer letztendlichen Einordnung dieser Therapieform entgegenstehen. Hierzu zählen eine bisher nicht allgemeingültige Definition dieser Behandlungsform, fehlende Standardisierung hinsichtlich der Outcomedomänen und fehlende Messinstrumente. Auch ist die Zuordnung der Patienten in Therapieformen in den unterschiedlichen Versorgungssektoren nicht geklärt.

Dennoch werden auch heute schon interdisziplinäre multimodale Schmerztherapieprogramme in verschiedenen Therapieleitlinien empfohlen.

Literatur

1. Breivik H, Collett B, Ventafridda V, Cohen R, Gallacher D: Survey of chronic pain in Europe: prevalence, impact on daily life, and treatment. Eur J Pain 2006;10:287–333
2. Häuser W, Schmutzer G, Henningsen P, Brähler E: Chronische Schmerzen, Schmerzkrankheit und Zufriedenheit der Betroffenen mit der Schmerzbehandlung in Deutschland – Ergebnisse einer repräsentativen Bevölkerungsstichprobe. Schmerz 2014;28: 483–492
3. Sabatowski R, Maier C, Willweber-Strumpf A, Thomm M, Nilges P, Kayser H, et al: Empfehlungen zur Klassifikation schmerztherapeutischer Einrichtungen in Deutschland. Schmerz 2011;25: 368–376
4. Müller-Schwefe GH, Nadstawek J, Tölle T, Nilges P, Überall MA, Laubenthal HJ, et al: [Structure of pain management facilities in Germany: Classification of medical and psychological pain treatment services-Consensus of the Joint Commission of the Professional Societies and Organizations for Quality in Pain Medicine]. Schmerz 2016;30:218–226
5. Schatman ME: Interdisciplinary chronic pain management: Perspectives on history, current status, and future viability. In: Fishman S M, Ballantyne J C, Rathmell J P (Hrsg.) Bonica's Management of Pain. 4th ed. 2010 Lipincott Williams & Wilkins, Baltimore: 1523–1532
6. Arnold B, Brinkschmidt T, Casser HR, Gralow I, Irnich D, Klimczyk K, et al: Multimodale Schmerztherapie. Konzepte und Indikation. Schmerz 2009;23:112–120
7. Kaiser U, Sabatowski R, Azad S: Multimodale Schmerztherapie-eine Standortbestimmung. Schmerz 2015;29: 550–556
8. Kaiser U, Treede RD, Sabatowski R: Multimodal pain therapy in chronic noncancer pain-gold standard or need for further clarification? Pain 2017;158:1853–1859
9. Sabatowski R, Schäfer D, Kasper SM, Grond S, Lehmann KA: Pain Treatment: A Historical Overview. Curr Pharm Des 2004;10: 701–716
10. Liebeskind J: In remembrance of John and Emma Bonica. Pain 1994;59:425
11. van Tulder MW, Assendelft WJ, Koes BW, Bouter LM: Spinal radiographic findings and nonspecific low back pain. A systematic review of observational studies. Spine 1997;22:427–434
12. Englund M, Guermazi A, Gale D, Hunter DJ, Aliabadi P, Clancy M, et al: Incidental Meniscal Findings on Knee MRI in Middle-Aged and Elderly Persons. N Engl J Med 2008;359:1108–1115
13. Guermazi A, Niu J, Hayashi D, Roemer FW, Englund M, Neogi T, et al: Prevalence of abnormalities in knees detected by MRI in adults without knee osteoarthritis: population based observational study (Framingham Osteoarthritis Study). BMJ 2012;345: e5339
14. Feinberg SD, Gatchel RJ, Stanos S, Feinberg R, Johnson-Montieth V: Interdisciplinary Functional Restoration and Pain Programs. In: Deer TR, Leong MS, Ray AL (eds.). Treatment of Chronic Pain by Integrative Approaches. New York: Springer 2015: 169–182
15. Gatchel RJ, McGeary DD, McGeary CA, Lippe B: Interdisciplinary chronic pain management: past, present, and future. Am Psychol 2014;69:119–130
16. Hildebrandt J, Pfingsten M, Lüder S; Lucan S, Pauls J, Seeger D, et al: Göttinger Rücken-Intensiv-Programm (GRIP): Das Manual. Berlin: Congress compact verlag, 2003
17. Arnold B, Brinckschmidt T, Casser HR, Diezemann A, Gralow I, Irnich D, et al: Multimodale Schmerztherapie für die Behandlung chronischer Schmerzsyndrome – Ein Konsensuspapier der Ad-hoc-Kommission „Multimodale Schmerztherapie" der Deutschen Schmerzgesellschaft zu den Behandlungsinhalten. Schmerz 2014;28:459–472
18. Kaiser U, Kopkow C, Deckert S, Neustadt K, Jacobi L, Cameron P, et al: Developing a core outcome domain set to assessing effectiveness of interdisciplinary multimodal pain therapy: the VAPAIN consensus statement on core outcome domains. Pain. 2018;159:673–683
19. Kaiser U, Neustadt K, Kopkow C, Schmitt J, Sabatowski R: Core Outcome Sets and Multidimensional Assessment Tools for Harmonizing Outcome Measure in Chronic Pain and Back Pain. Healthcare 2016;4: pii E63. DOI: 10.3390/healthcare4030063
20. Kaiser U, Kopkow C, Deckert S, Sabatowski R, Schmitt J Validation and application of a core set of patient-relevant outcome domains to assess the effectiveness of multimodal pain therapy (VAPAIN): a study protocol. BMJ Open 2015;5: e008146. doi: 10.1136/bmjopen-2015-008146
21. Pfingsten M: Multimodale Verfahren – auf die Mischung kommt es an! Schmerz 2001;15:492–498
22. DIMDI – Deutsches Institut für Medizinische Dokumentation und Information. http://www.dimdi.de (zuletzt zugegriffen am 4.6.2018)
23. Casser HR, Arnold B, Brinkschmidt T, Gralow I, Irnich D, Klimczyk K et al: Interdisziplinäres Assessment zur multimodalen Schmerztherapie. Schmerz 2013;27:363–370
24. Sens E, Mothes-Lasch M, Lutz JF: [Interdisciplinary pain assessment in the hospital setting : Merely a door-opener to multimodal pain therapy?] Schmerz 2017;31:568–579
25. Kaiser U, Sluka K, Nicholas M, Ushida T, Wallace M, Williams A, et al: Task Force on Multimodal Pain Treatment Defines Terms for Chronic Pain Care. Pain E-monthly, December 2017
26. Deckert S, Kaiser U, Kopkow C, Trautmann F, Sabatowski R, Schmitt J: A systematic review of the outcomes reported in multimodal pain therapy for chronic pain. Eur J Pain 2016;20: 51–63
27. Schütze A, Kaiser U, Ettrich U, Grosse K, Gossrau G, Schiller M, et al: Evaluation einer multimodalen Schmerztherapie am UniversitätsSchmerzCentrum Dresden. Schmerz 2009;23: 609–617
28. Pöhlmann K, Tonhauser T, Joraschky P, Arnold B: Die Multimodale Schmerztherapie Dachau (MSD) – Daten zur

Wirksamkeit eines diagnose-unabhängigen multimodalen Therapieprogramms bei Rückenschmerzen und anderen Schmerzen. Schmerz 2008;23:40–46

29. Lipchik G L, Milles K, Covington EC: The effects of multidisciplinary pain management treatment on locus of control and pain beliefs in chronic non-terminal pain. Clin J Pain 1993;9: 49–57

30. Guite JW, Logan DE, Simons LE, Blood EA, Kerns RD: Readiness to change in pediatric chronic pain: Initial validation of adolescent and parent versions of the Pain Stages of Change Questionnaire. Pain 2011;152:2301–2311

31. Küchler A, Sabatowski R, Kaiser U: Veränderungsmotivation bei Patienten mit chronischer Schmerzerkrankung nach einer multidisziplinären Behandlung. Schmerz 2012;26:670–676

32. Gersh E, Arnold C, Gibson SJ: The relationship between the readiness for change and clinical outcomes in response to multidisciplinary pain management. Pain Med 2011;12:165–172

33. Moss-Morris R, Humphrey K, Johnson M H, Petrie KJ: Patients' perceptions of their pain condition across a multidisciplinary pain management program: do they change and if so does it matter? Clin J Pain 2007;23:558–564

34. Fisher K, Johnston M: Emotional distress and control cognitions as mediators of the impact of chronic pain on disability. B J Health Psychol 1998;3:225–236

35. Crombez G, Vlaeyen J W, Heuts P H, Lysens R: Pain-related fear is more disabling than pain itself: evidence on the role of pain-related fear in chronic back pain disability. Pain 1999;80: 329–339

36. Merrick D, Sjölund BH: Patients' pretreatment beliefs about recovery influence outcome of a pain rehabilitation program. Eur J Phys Rehabil Med 2009;45:391–401

37. McCracken L M, Gutiérrez-Martínez O: Processes of change in psychological flexibility in an interdisciplinary group-based treatment for chronic pain based on Acceptance and Commitment Therapy. Behav Res Ther 2011;49:267–274

38. Jensen MP, Turner JA, Romano JM: Changes after multidisciplinary pain treatment in patient pain beliefs and coping are associated with concurrent changes in patient functioning. Pain 2007;131:38–47

39. Bahrke U, Bandemer-Greulich U, Fikentscher E, Müller K, Schreiber B, Konzag TA: Chronischer Rückenschmerz mit suppressiver Schmerzverarbeitung-Zur Optimierung des Rehabilitationserfolgs einer bislang vernachlässigten Rehabilitandengruppe. Rehabilitation 2006;45:336–344

40. Kamper SJ, Apeldoorn A, Chiarotto A, Smeets RJ, Ostelo RW, Guzman J, et al: Multidisciplinary biopsychosocial rehabilitation for chronic low back pain. Cochrane Database Syst Rev. 2014;9:CD000963

41. van Geen JW, Edelaar MJ, Janssen M, van Eijk JTM: The long-term effect of multidisciplinary back training: a systematic review. Spine 2007;32:249–255

42. Wallasch TM, Kropp P: Multidisciplinary integrated headache care: a prospective 12-month follow-up observational study. J Head Pain 2012;13:521–529

43. Gaul C, van Doorn C, Webering N, Dlugaj M, Katsarava Z, Diener HC, et al: Clinical outcome of a headache-specific multidisciplinary treatment program and adherence to treatment recommendations in a tertiary headache center: an observational study. J Headache Pain 2011;12:475–483

44. Gunreben-Stempfle B, Grießinger N, Lang E: Effectiveness of an intensive multidisciplinary headache treatment program. Headache 2009;49:990–1000

45. Arnold B, Häuser W, Bernardy K, Brückle W, Friedel E, Köllner V, et al: [Multicomponent treatment of fibromyalgia syndrome]. Schmerz 2008;22:334–338

46. Häuser W, Bernardy K, Arnold B, Offenbächer M, Schiltenwolf M: Efficacy of multicomponent treatment in fibromyalgia syndrome: A meta-analysis of randomized controlled clinical trials. Arthritis Rheum 2009;61:216–224

47. Mattenklodt P, Ingenhorst A, Wille C, Flatau B, Hafner C, Geiss C, et al: Multimodale Gruppentherapie bei Senioren mit chronischen Schmerzen. Schmerz 2008;22:551–561

48. Hechler T, Ruhe AK, Schmidt P, Hirsch J, Wager J, Dobe M, et al: Inpatient-based intensive interdisciplinary pain treatment for highly impaired children with severe chronic pain: randomized controlled trial of efficacy and economic effects. Pain 2014;155: 118–128

49. Hechler T, Kanstrup M, Holley AL, Simons LE, Wicksell R, Hirschfeld G, et al: Systematic Review on Intensive Interdisciplinary Pain Treatment of Children With Chronic Pain. Pediatrics 2015;136:115–127

50. AOK Gesundheitsnavigator: https://weisse-liste.krankenhaus.aok.de/ (zuletzt zugegriffen am 4.6.2018)

51. Huge V, Müller E, Beyer A, Kraft E, Azad SC: [Patients with chronic pain syndromes. Impact of an individual outpatient therapy program on pain and health-related quality of life]. Schmerz 2010;24:459–467

52. Guzmán J, Esmail R, Karjalainen K, Malmivaara A, Irvin E, Bombardier C: Multidisciplinary bio-psycho-social rehabilitation for chronic low back pain. Cochrane Database Syst Rev. 2002;(1):CD000963

53. Waterschoot FP, Dijkstra PU, Hollak N, Reneman MF: Dose or content? Effectiveness of pain rehabilitation programs for patients with chronic low back pain: a systematic review. Pain 2014;155: 179–189

54. Schenk M, Arnold B, Böger A, Thoma R: Neue DRG-Logik sichert die wirtschaftliche Zukunftsfähigkeit der länger dauernden zeitintensiven vollstationären multimodalen Schmerztherapie. Schmerz 2016;30:119–121.

Wie funktioniert Narkose im Gehirn? Aktueller Stand des Wissens
How does anesthesia work in the brain? Current state of knowledge

M. Söhle

Zusammenfassung

Eine Allgemeinanästhesie besteht aus den Bestandteilen Schlaf, Ausfall des Erinnerungsvermögens, Unterdrückung der Schmerzwahrnehmung und einem Zustand der Unbeweglichkeit. Anästhetika interagieren im Gehirn unter anderem als Agonisten am $GABA_A$-Rezeptor (Propofol, Etomidate, Barbiturate), als Antagonisten am NMDA-Rezeptor (Lachgas, Xenon, Ketamin) oder unspezifisch an einer Vielzahl von Rezeptoren (volatile Anästhetika). Hierdurch hemmen sie die Übertragung elektrischer Impulse zwischen den Neuronen und somit deren Informationsaustausch. Anästhetika entfalten ihre Wirkung unter anderem in Thalamus und Kortex, wobei dosisabhängig zunächst der Kortex inhibiert wird, was als Bewusstlosigkeit imponiert, und später auch Thalamus und Hippocampus, was als Immobilität und Amnesie in Erscheinung tritt. Nicht nur die Kommunikation zwischen Thalamus und Kortex (thalamokortikales Netzwerk) wird gestört, sondern auch die zwischen frontalem und parietalem Kortex (frontoparietales Netzwerk). Während der physiologische Schlaf vom Hypothalamus ausgeht und dann auf den Kortex übergreift, scheint dies bei der Narkose umgekehrt zu sein. Aus der Tatsache, dass ein anästhesierter Patient nicht ansprechbar ist kann man nicht zwangsläufig ableiten, dass er auch bewusstlos ist und seine Umgebung nicht mehr wahrnimmt. Gerade bei niedrigeren Anästhetikakonzentrationen sind Zustände denkbar, bei denen ein Patient seine Umgebung nicht wahrnimmt und daher auch kein Gedächtnis ausbildet, nach neuropsychologischen Kriterien aber bei Bewusstsein – in einem traumähnlichen Zustand – ist. Erst bei weiter abfallenden Konzentrationen wird die Umgebung wahrgenommen und erinnert, was als intraoperative Wachheit bekannt und unbedingt zu vermeiden ist. Solange sich nicht erklären lässt, wie das Bewusstsein zustande kommt, so lange wird sich das Phänomen der Allgemeinanästhesie vermutlich nicht zufriedenstellend erklären lassen.

Schlüsselwörter: Bewusstlosigkeit – Anästhetika – Thalamus – Kortex

Summary

General anaesthesia consists of sleep, memory loss, suppression of pain perception and immobility. Anaesthetics interact with the brain as agonists on the $GABA_A$ receptor (propofol, etomidate, barbiturates), as antagonists on the NMDA receptor (nitrous oxide, xenon, ketamine) or unspecifically on a large number of receptors (volatile anaesthetics). In this way, they inhibit the transmission of electrical impulses between the neurons and thus their exchange of information. Anaesthetics have a dose-depending effect on, among other things, thalamus and cortex, whereby the cortex is initially inhibited, which impresses as unconsciousness, and later also thalamus and hippocampus, which appears as immobility and amnesia, respectively. Not only is the communication between thalamus and cortex (thalamocortical network) disturbed, but also between frontal and parietal cortex (frontoparietal network). While physiological sleep initiates from the hypothalamus and then spreads to the cortex, this seems to be reversed under anaesthesia. The fact that an anaesthetised patient is unresponsive does not necessarily mean that he is unconscious and no longer perceives his surroundings. Especially with lower anaesthetic concentrations, conditions are conceivable in which a patient is unconnected to his environment and therefore does not develop memory but is conscious (according to neuropsychological criteria) – in a dream-like state. It is only when the concentration drops further that the environment is perceived and remembered, which is known as intraoperative awareness and must be avoided at all costs. As long as it is not possible to explain how consciousness comes about, the phenomenon of general anaesthesia will probably not be explained satisfactorily.

Keywords: Unconsciousness – Anesthetics – Thalamus – Cerebral cortex

Lernziele

- der Rezeptoren, an denen Anästhetika wirken
- der Meyer-Overton-Regel und ihrer Bedeutung
- der zerebralen Netzwerke, die durch Anästhetika beeinflusst werden
- der Stadien der Wahrnehmung bei fehlender Ansprechbarkeit

Mit der ersten Durchführung einer Äthernarkose am 16. Oktober 1846 in Boston brach eine neue Ära in der Medizin an, und seither stellt sich die Frage, wie Narkose eigentlich funktioniert. Alleine in Deutschland werden jährlich circa 10 Millionen Narkosen erfolgreich durchgeführt. Der eine Patient benötigt höhere Dosen Anästhetika als der andere, aber es sind keine Fälle bekannt, bei denen ein Patient nicht eingeschlafen wäre. Im Gegensatz zu anderen Medikamentengruppen scheint es also keine Non-Responder und keine Anästhesie resistenten Patienten zu geben.

Eine Allgemeinanästhesie besteht typischerweise aus den Bestandteilen Schlaf (Hypnose), Ausfall des Erinnerungsvermögens (Amnesie), Unterdrückung der Schmerzwahrnehmung (Antinozizeption) und einem Zustand der Unbeweglichkeit (Immobilität) bzw. Muskelerschlaffung (Relaxierung). Während manche Anästhetika, wie zum Beispiel das früher verwendete Äther (Diethylether), alle Effekte gleichermaßen herbeiführen, sind bei vielen heute gebräuchlichen Anästhetika die Wirkungsbestandteile sehr unterschiedlich ausgeprägt: Beispielsweise besitzt Propofol eine ausgeprägte hypnotische und amnestische Wirkung, aber kaum antinozizeptive Eigenschaften.

In den letzten Jahrzehnten sind große Fortschritte bei der Erforschung der Wirkungsweise von Anästhetika erzielt worden, jedoch ohne dass ein schlüssiges und allgemein akzeptiertes Konzept entwickelt werden konnte. Klar ist jedoch, dass es keine einfache Antwort auf die Frage nach der Funktionsweise der Narkose gibt. Weder gibt es einen „Anästhesieschalter" im Gehirn, der umgelegt wird, noch einen einheitlichen „Anästhesierezeptor" an dem die Anästhetika wirken. Erstaunlich ist bereits die Tatsache, dass es sich bei den Anästhetika um chemisch höchst unterschiedliche Substanzen handelt. Von Edelgasen (Xenon) über halogenierte Kohlenwasserstoffe (Halothan, Isofluran) bis hin zu den flüssigen Substanzgruppen der Phenole (Propofol), Pyrimidinderivate (Barbiturate), polyzyklischen Aminen (Benzodiazepine), Imidazolderivate (Etomidate, Dexmedetomidin, Clonidin) und Hexylaminen (Ketamin) reicht das Spektrum der Substanzen, die eine Narkose herbeiführen [1]. Eine Gemeinsamkeit besteht aber darin, dass alle Anästhetika eine gewisse Fettlöslichkeit (Lipophilie) aufweisen. Die anästhetische Wirksamkeit steigt sogar mit dem Ausmaß der Fettlöslichkeit, was als Meyer-Overton-Regel bekannt wurde. Anästhetika entfalten ihre gewünschte Wirkung im zentralen Nervensystem, und zwar im Wesentlichen im Gehirn, zum Teil aber auch im Rückenmark.

Nach ihrem Wirkmechanismus auf molekularer Ebene kann man Anästhetika in drei Gruppen einteilen [2]:

Erstens die Gruppe der intravenösen Anästhetika Propofol, Etomidate und Barbiturate, die als Agonisten am γ-Aminobuttersäure-Rezeptor vom Typ A ($GABA_A$-Rezeptor) wirken. Dieser $GABA_A$-Rezeptor ist ein Kanal für Chloridionen, der sich öffnet, sobald ein passender Ligand, z.B. eines der drei beschriebenen Anästhetika, andockt. Hierdurch kommt es zum Chlorideinstrom in die Nervenzellen, wodurch diese hyperpolarisiert, d.h. weniger erregbar werden. Der $GABA_A$-Rezeptor besteht aus 5 Untereinheiten, die zusammen den besagten Chloridkanal bilden. Allerdings sind diese Untereinheiten nicht identisch, sondern es stehen mindestens 18 verschiedene Typen zur Verfügung [2], die zudem miteinander kombiniert werden können, so dass hunderte verschiedener $GABA_A$-Rezeptoren gebildet werden können. Es gibt also nicht den einen typischen $GABA_A$-Rezeptor, sondern eine große Familie von $GABA_A$-Rezeptoren, die auf Grund der verschiedenen Subeinheiten unterschiedlich auf die Anästhetika reagieren. Weiterhin sind in den verschiedenen Hirnregionen unterschiedliche $GABA_A$-Rezeptoren vorhanden, was erklärt, warum die Bestandteile Hypnose, Amnesie, Antinozizeption und Immobilisation weder gleichzeitig noch im gleichen Ausmaß ausgebildet werden. Typischerweise liegt die Einleitungsdosis von Etomidate, Propofol und Barbituraten im zwei- bis dreistelligen Milligramm Bereich. Dies kann als Indiz gewertet werden, dass die Interaktion zwischen Anästhetika und Rezeptor nicht besonders eng (genauer: nicht besonders spezifisch) ist. Als Gegenbeispiel seien hier die Opioide genannt, bei denen eine um den Faktor 1.000 niedrigere Dosis zu einer spezifischen Reaktion am Opioidrezeptor führt. Die Anästhetika der Gruppe eins (Tab. 1) besitzen eine ausgeprägte hypnotische Wirkung, aber nur eine schwache antinoziceptive und immobilisierende Wirkung.

Als zweite Gruppe von Anästhetika (Tab. 1) sind Lachgas, Xenon und Ketamin zu nennen, die allenfalls eine marginale Wirkung auf den $GABA_A$-Rezeptor besitzen. Dafür hemmen sie

Tabelle 1
Einteilung der Anästhetika nach Wirkort.

Gruppe	Verteter	Wirkort	Wirkungsweise	Wirkung
1	Propofol Etomidate Barbiturate	$GABA_A$-Rezeptor (inhibitorischer Rezeptor)	Agonistische Wirkung am Rezeptor => Cl^- - Einstrom in die Nervenzelle => Hyperpolarisation => ↓ Erregbarkeit	hypnotisch schwach antinoziceptiv schwach immobilisierend amnestisch
2	Lachgas Xenon Ketamin	NMDA-Rezeptor (exzitatorischer Rezeptor) nikotinerger Ach-Rezeptor	Antagonistische Wirkung am Rezeptor => ↓ Erregbarkeit	schwach hypnotisch antinoziceptiv schwach immobilisierend amnestisch
3	Isofluran Sevofluran Desfluran	$GABA_A$-, Glycin-, nikotinerge Ach-, ATP- und Serotonin-Rezeptoren, Na^+-, K^+-, Ca^{2+}- Kanäle	unspezifische Wirkung auf eine Vielzahl von Rezeptoren und Kanäle	hypnotisch schwach antinoziceptiv immobilisierend amnestisch

GABA = γ – Aminobuttersäure, NMDA = N – Methyl – D – Aspartat, Ach = Acetylcholin, ATP = Adenyltriphosphat.

den N-Methyl-D-Aspartat (NMDA) Rezeptor, der zur Gruppe der exzitatorischen Glutamatrezeptoren gehört. Diese bilden die Hauptgruppe der exzitatorischen Rezeptoren im Gehirn. Werden Sie (zum Beispiel durch die Anästhetika Lachgas, Xenon oder Ketamin) aktiviert, so überwiegt eine hemmende (inhibitorische) Wirkung. Zusätzlich hemmen die Anästhetika der Gruppe zwei die nikotinergen Acetylcholinrezeptoren und sorgen vermutlich für eine amnestische Wirkung. Ansonsten entfalten diese Anästhetika eine schwächere hypnotische und immobilisierende Wirkung, aber eine ausgeprägte antinozizeptive Wirkung.

Die dritte Gruppe (Tab. 1) umfasst die halogenierten, gasförmigen (volatilen) Anästhetika Isofluran, Sevofluran und Desfluran. Sie besitzen eine ausgeprägte hypnotische, amnestische und immobilisierende Wirkung, jedoch eine schwache antinozizeptive Potenz. Im Unterschied zu den ersten beiden Gruppen wirken Sie nicht spezifisch, sondern eher unspezifisch und auf eine Vielzahl von Rezeptoren und sonstigen Proteinen. Beispielsweise konnte eine gewisse Wirksamkeit an $GABA_A$-, Glycin-, nikotinergen Acetylcholin- und Serotonin- Rezeptoren außerdem an Na^+ und K^+-Kanälen nachgewiesen werden.

Insgesamt konnte für Anästhetika aller drei Gruppen eine Wechselwirkung mit Natrium-, Kalium-, Kalzium-, Acetylcholin-, Serotonin-, ATP-, Glutamat- und GABA-Rezeptoren nachgewiesen werden [1]. Dies widerlegt die Hypothese, dass es „einen" typischen Rezeptor gäbe, mit dem sich alle narkosetypischen Wirkungen erklären ließen.

Obwohl die Wirkungsweise der Anästhetika an den beschriebenen Rezeptoren ansatzweise verstanden ist, kann man hierdurch noch nicht erklären, wie das Phänomen der Narkose funktioniert. Um die Funktionsweise des Gehirns zu verstehen, wird es gerne mit einem Computer verglichen, wobei es jedoch mehr Unterschiede als Gemeinsamkeiten gibt. Im Gehirn laufen – im Gegensatz zum Computer – stets sehr viele Prozesse parallel ab, die zudem weit über das Gehirn verteilt sind. Die Funktionsweise eines Computers erklärt sich durch das Zusammenspiel von unveränderlichen Bauteilen (Hardware) und einem Computerprogramm (Software), wobei – je nach Anwendungsgebiet – unterschiedliche Programme zum Einsatz kommen. Beim Gehirn verhält es sich anders: Es besteht aus circa 100 Milliarden Neuronen, die über ungefähr 100 Billionen Synapsen miteinander verbunden sind. Durch Sinneseindrücke werden Synapsen ständig verändert, d.h. ihre Übertragungsaktivität wird modifiziert. Beim Gehirn ändert sich also – in Gestalt der Synapsen – ständig die Hardware. Die oben beschriebenen Rezeptoren sitzen typischerweise in der postsynaptischen Membran, und Anästhetika entfalten hier eine hemmende Wirkung auf die synaptische Übertragung. Somit legen Anästhetika den Informationsaustausch zwischen den Nervenzellen lahm bzw. behindern ihn. Diese Vorstellung wäre zwar plausibel, ist aber sicherlich nur teilweise richtig. Beispielsweise werden trotz tiefer Narkose sensorische Wahrnehmungen – wie zum Beispiel ein Hautschnitt – nahezu ungehindert bis in die sensorische Hirnrinde weitergeleitet.

Dieses Phänomen nutzt man übrigens bei der intraoperativen Ableitung von somatosensibel evozierten Potenzialen (SEP). Ähnliches trifft auch auf die Verarbeitung von akustischen Reizen zu, die trotz Narkose im Bereich des Mittelhirns verarbeitet werden. Jedoch findet bei beiden Phänomenen keine Gedächtnisbildung statt, d.h. man kann sich nicht an sensorische oder akustische Reize erinnern. Im Gegensatz zu einem Computer ist das Gehirn auch im Ruhezustand, im Schlaf und unter Narkose aktiv. Würden Anästhetika die synaptische Übertragung im Gehirn blockieren, so wären auch die Neuronen von Atem- und Kreislaufzentrum im Stammhirn betroffen und der Patient könnte unmittelbar versterben. Um dies zu verhindern ist das Gehirn durch die Blut-Hirn-Schranke vor einer Vielzahl von Molekülen und chemischen Substanzen geschützt. Dies schützt vor allem vor wasserlöslichen (hydrophilen) Substanzen jedoch nur eingeschränkt gegenüber fettlöslichen (lipophilen) Substanzen, die Membranen – meist ausgebildet als lipidhaltige- Barrieren – einfacher überwinden können [1]. Typischerweise sind Anästhetika lipophil und mit zunehmender Fettlöslichkeit steigt ihre anästhetische Wirksamkeit (Meyer-Overton-Regel). Für viele Substanzen lässt sich an Hand ihrer Fettlöslichkeit berechnen, ab welcher Konzentration sie anästhetisch wirksam sein müssten. Tatsächlich treten bei den meisten Substanzen toxische Nebenwirkungen, wie zum Beispiel Krampfanfälle, jedoch bei wesentlich niedrigeren Konzentrationen auf, so dass anästhetisch wirksame Konzentrationen nicht zu erreichen sind. Von der Vielzahl anästhetisch wirksamer Substanzen ist – auf Grund der toxischen Nebenwirkungen – also nur ein kleiner Teil klinisch einsetzbar [1].

Ein Kennzeichen des wachen, nicht anästhesierten Gehirns ist die Aktivität der Neuronen, die bei der Einzelzellableitung als Zacken („spikes") und in der Summenableitung (zum Beispiel dem klassischen EEG) als Wellen erkennbar sind. Wie das wache Gehirn Informationen verarbeitet ist letztlich unbekannt, erforderlich ist ein Informationsaustausch innerhalb von und zwischen verschiedenen Hirnregionen. Wesentliche Hirnstrukturen, die für die Zustände Wachheit und Narkose von Bedeutung sind, umfassen den Hirnstamm, den Thalamus und die Großhirnrinde (Kortex) [3]. Eine besondere Bedeutung kommt dem thalamokortikalen Netzwerk zu (Tab. 2), da viele Informationen zunächst den Thalamus passieren, bevor sie den Kortex erreichen. Beispielsweise tritt bei einer tierexperimentellen Injektion von Anästhetika in bestimmte Thalamusgebiete (intralaminäres Kerngebiet) eine sofortige Bewusstlosigkeit auf, die durch eine lokale Injektion von Nikotin wieder rückgängig

Tabelle 2
Netzwerke, die durch Anästhetika gehemmt oder sogar unterbrochen werden.

thalamokortikal
frontoparietal
hippocampal

gemacht werden kann [4]. Daher wurde vermutet, dass diese Kerngebiete im Thalamus eine Art Schalter darstellen, mit dem sich das Bewusstsein aus- und wieder einschalten lässt. Dem widerspricht jedoch die Beobachtung, dass Ketamin diese Kerne nicht ausschaltet, sondern deren Aktivität sogar noch erhöht [4]. Während der physiologische Schlaf von niedrigeren Hirnzentren (u.a. Hirnstamm, Hypothalamus und Thalamus) ausgelöst wird und dann auf höhere Zentren, wie den Kortex, übergreift, könnte es bei der Narkose umgekehrt sein: Leitet man somatosensibel-, akustisch-, visuell- oder Ereignis- evozierte Potenziale vom Gehirn ab, so fallen bei steigenden Anästhetikakonzentrationen zunächst nur die späten, vom Kortex generierten Potenziale aus, während die frühen, vom Hirnstamm und Mittelhirn erzeugten Potenziale erhalten bleiben [5]. Erst bei weiter steigenden Konzentrationen sind die mittel-latenten Potenziale betroffen. Aus funktioneller, elektrophysiologischer Sicht breitet sich die Narkose dosisabhängig folglich vom Kortex über das Mittelhirn zum Stammhirn hin aus.

Die zu differenzierende Wirkung von Anästhetika auf verschiedene Hirnregionen scheint dosisabhängig zu sein: So hemmen beispielsweise die Anästhetika Propofol und Sevofluran in niedrigeren Konzentrationen kortikale Neurone, was klinisch als Bewusstlosigkeit imponiert. Erst bei höheren Konzentrationen werden auch subkortikale, vor allem thalamische Neuronen inhibiert, was zur Immobilität führt [6].

Neben dem beschriebenen thalamokortikalen Netzwerk spielen auch Verbindungen zwischen frontalem und parietalem Kortex eine wesentliche Rolle für Bewusstsein und Narkose (Tab. 2): Elektro- und magnetenzephalografische Untersuchungen konnten zeigen, dass das laterale, frontoparietale Netzwerk durch Anästhetika gehemmt wird und zeitgleich Bewusstlosigkeit auftritt [7,8]. Auch die Verbindung dieses frontoparietalen Netzwerks zu sensorischen Netzwerken, also die Verbindung innerhalb der Netzwerke wird durch Anästhetika, wie zum Beispiel Propofol gehemmt [9]. Auch hippocampale Netzwerke werden dosisabhängig durch Anästhetika inhibiert [10], was die Amnesie unter Narkose erklärt, wenn man die Rolle des Hippocampus für die Gedächtnisbildung berücksichtigt.

In der Regel sehen wir einen anästhesierten Patienten als bewusstlos an, sobald er nicht mehr ansprechbar ist. Spätestens seit den Untersuchungen zur intraoperativen Wachheit („awareness") ist jedoch bekannt, dass man aus einer fehlenden Ansprechbarkeit („unresponsiveness") des Patienten nicht zwangsläufig darauf schließen kann, dass er auch bewusstlos ist. Umgekehrt ist der Mensch während der REM-Schlafphase des Nachtschlafs in einem Zustand, in dem er träumt und den Traum bewusst wahrnimmt, also in gewissem Sinne bei Bewusstsein ist [11]. Dennoch ist er in der REM-Schlafphase weder ansprechbar noch nimmt er seine Umgebung war (Tab. 3). Diese Unterscheidung zwischen Bewusstlosigkeit („unconsciousness"), fehlender Ansprechbarkeit („unresponsiveness") und fehlender Wahrnehmung der Umgebung („unconnectedness") ist also klinisch durchaus sinnvoll [11]. Verhindert man die Muskelrelaxierung eines Armes (durch Venenstau) bei der Narkoseeinleitung („isolated forearm technique"), so kann man feststellen, ob ein (scheinbar) anästhesierter Patient seine Umgebung wahrnimmt. In einer Meta-Analyse konnte gezeigt werden, dass im Median 37% der untersuchten anästhesierten Patienten auf Aufforderung die Hand drücken konnten [11]. Diese Patienten waren folglich bei Bewusstsein und haben ihre Umgebung wahrgenommen (Tab. 3, „connected consciousness"). Wenn bei dieser Anästhetikakonzentration eine Gedächtnisbildung stattfindet, so kann sich der Patient später daran erinnern, womit ein expliziter Fall von intraoperativer Wachheit vorliegen würde. Dementsprechend sollte das Ziel der Narkoseführung sein, eine Bewusstlosigkeit mit fehlender Ansprechbarkeit und fehlender Wahrnehmung der Umgebung herbeizuführen. Dies erfordert jedoch hohe Anästhetikakonzentrationen, was von vielen multimorbiden Patienten aber auf Grund der Kreislaufdepression schlecht toleriert wird. Bei etwas niedrigeren Konzentrationen tritt dann möglicherweise ein Zustand auf, bei dem Patienten ihre Umgebung nicht wahrnehmen aber in einem Bewusstseinszustand sind, der dem Träumen beim REM-Schlaf entspricht (Tab. 3, „unconnected consciousness"). Nach den oben genannten formalen Kriterien ist der Patient dann zwar bei Bewusstsein, aber teilnahmslos. Da der Patient von seiner Umgebung „entkoppelt" ist, d.h. diese nicht wahrnimmt, wird dieser Zustand nicht als intraoperative Wachheit erlebt. Daher erachten Sanders et al. dies als eine adäquate Narkosetiefe [11]. Erst wenn die Anästhetikakonzentration noch weiter abfällt nimmt der Patient seine Umgebung

Tabelle 3
Stadien der Wahrnehmung bei fehlender Ansprechbarkeit.

englischer Fachbegriff	Fachbegriff	Bewusstsein	Wahrnehmung der Umgebung	Narkosetiefe	Beispiel
connected consciousness	gekoppeltes (verknüpftes) Bewusstsein	erhalten	erhalten	unzureichend	intraoperative Wachheit (Awareness)
unconnected consciousness	entkoppeltes (losgelöstes) Bewusstsein	erhalten	erloschen	flach	REM-Schlaf
unconsciousness	Bewusstlosigkeit	erloschen	erloschen	erloschen	

bewusst war („connected consciousness") und es droht das Erleben einer intraoperativen Wachheit.

Je nach Funktionszustand der zu einem Netzwerk zusammengeschalteten Neurone kann das Gehirn verschiedene „Zustände" annehmen. Für das wache Gehirn ist es kennzeichnend, dass es prinzipiell sehr viele unterschiedliche Zustände annehmen kann [7]. Mit steigender Anästhetikakonzentration im Gehirn werden mehr und mehr Neurone inaktiv, so dass sich die Anzahl möglicher Funktionszustände drastisch reduziert. Es wird vermutet, dass Bewusstlosigkeit eintritt, sobald eine kritische Anzahl von möglichen Zuständen unterschritten wird [7].

Obwohl auf molekularer Ebene für einige Anästhetika geklärt werden konnte, wie sie mit bestimmten Rezeptoren interagieren, so bleibt auf übergeordneter Ebene letztendlich unklar, wie Narkose funktioniert. Vergleicht man die Ableitung der hirnelektrischen Aktivität mit dem Abhören einer kodierten Nachricht, so bleibt folgendes festzuhalten. Bislang ist es nicht gelungen, den Code, mit dem Neuronen, Neuronenverbände oder Hirnregionen miteinander kommunizieren, zu entschlüsseln. Phänomene wie Wachheit oder Bewusstsein sind daher schwerlich erklärbar. Wahrscheinlich wird die Funktionsweise der Narkose erst dann erklärt werden können, wenn man versteht, was Bewusstsein ist [12]. Umgekehrt könnte die Erforschung der Mechanismen, wie Narkose funktioniert, entscheidend zum Verständnis beitragen, wie Bewusstsein entsteht.

Literatur

1. Urban BW, Bleckwenn M, Barann M: Interactions of anesthetics with their targets: non-specific, specific or both? Pharmacol Ther 2006;111:729–770
2. Solt K, Forman SA: Correlating the clinical actions and molecular mechanisms of general anesthetics. Curr Opin Anaesthesiol 2007;20:300–306
3. Brown EN, Lydic R, Schiff ND: General anesthesia, sleep, and coma. N Engl J Med 2010;363: 2638-2650
4. Alkire MT, Hudetz AG, Tononi G: Consciousness and anesthesia. Science 2008;322:876–880
5. Mashour GA: Top-down mechanisms of anesthetic-induced unconsciousness. Front Syst Neurosci 2014;8:115
6. Velly LJ, Rey MF, Bruder NJ, Gouvitsos FA, Witjas T, Regis JM, et al: Differential dynamic of action on cortical and subcortical structures of anesthetic agents during induction of anesthesia. Anesthesiology 2007;107:202–212
7. Hudetz AG, Mashour GA: Disconnecting consciousness: Is there a common anesthetic end point? Anesth Analg 2016;123: 1228–1240
8. Jordan D, Ilg R, Riedl V, Schorer A, Grimberg S, Neufang S, et al: Simultaneous electroencephalographic and functional magnetic resonance imaging indicate impaired cortical top-down processing in association with anesthetic-induced unconsciousness. Anesthesiology 2013;119:1031–1042
9. Boveroux P, Vanhaudenhuyse A, Bruno MA, Noirhomme Q, Lauwick S, Luxen A, et al: Breakdown of within- and between-network resting state functional magnetic resonance imaging connectivity during propofol-induced loss of consciousness. Anesthesiology 2010;113:1038–1053
10. Kuo MC, Leung LS: Disruption of hippocampal multisynaptic networks by general anesthetics. Anesthesiology 2017;127: 838–851
11. Sanders RD, Tononi G, Laureys S, Sleigh JW: Unresponsiveness not equal unconsciousness. Anesthesiology 2012;116: 946–959
12. Millar RA: Editorial: Anaesthetic actions. Br J Anaesth 1975;47: 335,349.

Intoxikationen im Erwachsenen- und Kindesalter
Intoxikations in Adults and Children

A. Schaper

Zusammenfassung

Dargestellt wird die Organisation und Tätigkeit eines Giftnotrufs beispielhaft anhand der Daten aus dem Jahresbericht 2013 des Giftinformationszentrums-Nord. In einer kurzen Übersicht werden die Grundpfeiler der Klinischen Toxikologie zusammengefasst: die Indikationen zur Primären Giftentfernung (Magenspülung und Aktivkohlegabe), zur Sekundären Giftentfernung (Hämodialyse, Hämoperfusion, verspätete und repetitive Gabe von Aktivkohle, MARS) und zur Gabe spezifischer Antidota oder Antivenine (Antiseren bei Intoxikationen durch Gifttiere). Die Magenspülung ist indiziert innerhalb einer Stunde nach Ingestion einer potentiell letalen Dosis einer Noxe; bei Intoxikationen mit ZNS-gängigen Substanzen in der Regel mit Intubationsschutz. Herausgestellt wird das präklinische Management von Vergiftungen mit den besonderen Implikationen für den Rettungsdienst. Vorgestellt wird die „Bremer Liste" – eine aus fünf Medikamenten bestehende Minimalliste von Antidota für den Notarztwagen (Atropin, 4-DMAP, Toloniumchlorid, Naloxon und Aktivkohle).

Schlüsselwörter: Magenspülung – Aktivkohle – Sekundäre Giftentfernung – Bremer Liste

Summary

The organisation and work of a poisons centre is demonstrated on the basis of GIZ-Nord Poisons Centre Annual Report for 2013. In a short summary the basic principles of clinical toxicology are elucidated: the indication for gastric lavage and the application of activated charcoal. More over the means of enhanced elimination are presented: hemodialysis, hemoperfusion, multi-dose activated charcoal and MARS. Gastric lavage is indicated within one hour after ingestion of a life-threatening dose of a poison. In intoxications with CNS penetrating substances gastric lavage should be performed only after endotracheal intubation due to the risk of aspiration. The basic management of the intoxicated patient by emergency medicine personell out of hospital and on the way into the hospital is presented. The "Bremen List", a compilation of five antidotes (atropine, 4-DMAP, tolonium chloride, naloxone, activated charcoal) for the out of hospital treatment by emergency doctors is introduced.

Keywords: Gastric Lavage – Activated Charcoal – Enhanced Elimination – Bremen List Of Antidotes

Einleitung

Geschichte lässt sich durchaus als eine Geschichte der Gifte und Gegengifte definieren: Die Mythologie und die Menschheitsgeschichte sind geprägt von Beispielen für akzidentelle oder beabsichtigte Intoxikationen (Abb. 1). Bekanntermaßen musste Sokrates im Jahre 399 v. Chr. den Schierlingsbecher wegen „Einführung neuer Götter und Verführung der Jugend" leeren. Der pontische König Mithridates VI (130–63 v. Chr.) versuchte zeit seines Lebens ein universelles Antidot, ein „Mithridatum", herzustellen. Zu diesem Zweck ließ er an zahllosen Insassen seiner Gefängnisse derartige Versuche durchführen. Vergiftungsassoziierte Menschenversuche werden auch von Kleopatra, Nero und vom persischen Hof berichtet [1].

Seit dem Altertum werden Vergiftungen medizinisch behandelt. Als Vater der Toxikologie gilt Theophrastus Bombastus von Hohenheim („Paracelsus", 1493 bis 1541), da auf ihn der Grundsatz der Toxikologie dosis sola facit venenum („die Dosis macht das Gift") als die Beschreibung der Dosis-Wirkungs-Beziehung zurückgeht. Im 19. und 20. Jahrhundert entwickelten sich als Teilbereiche der Toxikologie u. a. die Ökotoxikologie, die Regulatorische Toxikologie und die Analytische Toxikologie.

Die Klinische Toxikologie sensu stricto entwickelte sich mit dem Entstehen spezialisierter medizinischer Behandlungseinheiten für Vergiftungen und der Bildung der ersten Giftinformationszentren in der zweiten Hälfte des 20. Jahrhunderts.

Abbildung 1

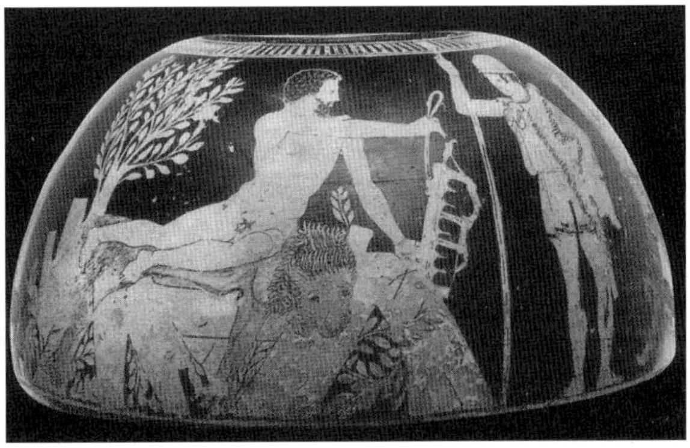

Herkules überreicht dem Freund Philoktet einen Köcher mit Giftpfeilen; als Dank für den Beistand in der Stunde des Todes.

Historisch gewachsen waren die ersten Giftnotrufzentralen oft an Kinderkliniken oder internistischen Abteilungen lokalisiert. Zunehmend wurde offensichtlich, dass diese Bündelung der Kompetenz sinnvoll ist. Die Qualitätssteigerung bei der Behandlung vergifteter Patienten während der letzten Dekaden wäre ohne die praktische Arbeit und das wissenschaftliche Engagement der Klinischen Toxikologen aus den Giftinformationszentren nicht denkbar. Beispielhaft seien die Indikationen zur Primären Giftentfernung, d. h. zur Magenspülung und Gabe von Aktivkohle, genannt. Entsprechende Positionspapiere und Empfehlungen wurden von den europäischen und nordamerikanischen Fachgesellschaften erarbeitet und kürzlich reevaluiert [2,3,4,5].

Was macht eigentlich ein Giftnotruf?

Anhand des Jahresberichts 2013 des Giftinformationszentrums-Nord sei kurz die Tätigkeit eines Giftnotrufs dargestellt. Ganz grundsätzlich ist das GIZ-Nord für alle Vergiftungen und Vergiftungsverdachtsfälle in Norddeutschland zuständig. In Göttingen wird die vornehmlich telefonische Beratung von speziell ausgebildeten Ärzten, in der Mehrzahl Fachärzten, durchgeführt. Das interdisziplinäre Team besteht u.a. aus Internisten, einer Anatomin, einer Fachärztin für Allgemeinmedizin und einem Chirurgen und Intensivmediziner. Unterstützt wird das ärztliche Personal von IT-Spezialisten (die Telefonanlage und die Datenbanktechnik müssen in einem Giftnotruf selbstverständlich rund um die Uhr sicher funktionstüchtig sein), Chemikern und speziell ausgebildeten Krankenschwestern.

Die gesetzliche Grundlage für die Tätigkeit der deutschen Giftnotrufzentralen findet sich in § 16e des Chemikaliengesetzes und liegt in der Verantwortung der Bundesländer. Im Rahmen einer länderübergreifenden Kooperation entstand 1996 das GIZ-Nord mit dem Zuständigkeitsbereich der vier norddeutschen Bundesländer Bremen, Hamburg, Niedersachsen und Schleswig-Holstein. Seit 2004 existiert eine enge Kooperation mit dem Giftnotruf in Erfurt und seit einigen Jahren auch mit dem Giftnotruf in Freiburg. Im Rahmen des gemeinsamen Nachtdienstes werden die Nacht- und teilweise auch Wochenendstunden von einem der drei Zentren abgedeckt. Das bedeutet dann, dass entweder Erfurt, Freiburg oder Göttingen nachts für neun der sechzehn deutschen Bundesländer zuständig ist. Neben personellen Entlastungen im Nachtdienst sei an dieser Stelle ausdrücklich auf einen weiteren positiven Synergieeffekt hingewiesen: Da nach dem Dienst alle Fälle aus dem jeweils anderen Zentrum ausführlich diskutiert werden, stellt dies eine nicht zu unterschätzende Qualitätskontrolle dar.

Im Jahr 2013 betrug die Gesamtzahl der Anfragen im GIZ-Nord 31.981. Etwa zur Hälfte wurde der Giftnotruf in Göttingen von medizinischen Laien und zur Hälfte von medizinischem Fachpersonal (u. a. von Arztpraxen, aus Krankenhäusern und vom Rettungsdienst) kontaktiert. Insbesondere die Kontakte mit dem Rettungsdienst seien an dieser Stelle aus verschiedenen Gründen besonders herausgehoben.

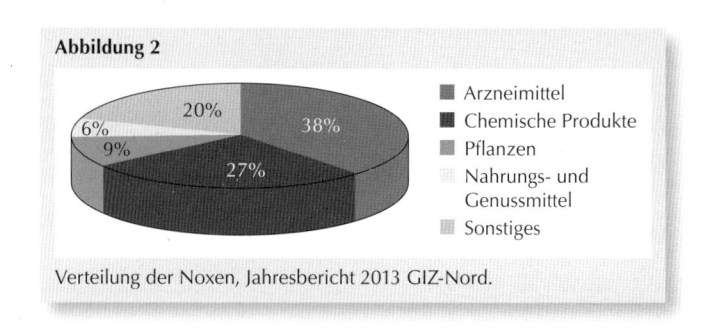

Abbildung 2

- Arzneimittel 38%
- Chemische Produkte 27%
- Pflanzen 9%
- Nahrungs- und Genussmittel 6%
- Sonstiges 20%

Verteilung der Noxen, Jahresbericht 2013 GIZ-Nord.

Nach standardisierten EU-Vorgaben werden die Noxen, insbesondere für die Erstellung der Jahresberichte, in 14 Gruppen eingeteilt. Die Verteilung der Noxen ist in Abbildung 2 dargestellt. Die drei größten Gruppen sind: Pflanzen (häufig akzidentelle Ingestion im Kindesalter), Arzneimittel (z.B. Suizidversuche) und chemische Produkte. Diese Gruppe umfasst eine sehr heterogene Menge von Substanzen: Einerseits sind darin die i. d. R. harmlosen Expositionen von Handspülmitteln im Kindesalter enthalten; andererseits auch Ingestionen von Säuren oder Laugen in suizidaler Absicht, die für die Patienten natürlich ein ganz anderes Gefährdungspotential darstellen und potentiell lebensbedrohlich sein können.

Klinische Toxikologie – eine kurze Übersicht

Neben der symptomatischen Therapie intoxikierter Patienten existieren drei Grundpfeiler der spezifischen Behandlung bei Vergiftungen:
1. die Primäre Giftentfernung
2. die Sekundäre Giftentfernung
3. die Gabe von Antidota oder Antiveninen (Antiseren bei Gifttieren)

Unter Primärer Giftentfernung versteht man die Durchführung einer Magenspülung und die Applikation medizinischer Kohle.

Die Indikation zur Magenspülung besteht innerhalb der ersten Stunde nach Ingestion einer potentiell lebensbedrohlichen Dosis einer Noxe [2]. Kontraindikationen umfassen die Ingestion potentiell ätzender Substanzen und das Verschlucken langkettiger Kohlenwasserstoffverbindungen, wie z.B. Benzin. Nach Ingestion von Substanzen mit potentiellen ZNS-Wirkungen (Antidepressiva, Neuroleptika, Antihistaminika, u. a. m.) sollte die Magenspülung unter Intubationsschutz durchgeführt werden. Eingedenk technischer und organisatorischer Schwierigkeiten dieser nicht ungefährlichen Maßnahme stellt die Indikation zur Magenspülung am Einsatzort durch den Rettungsdienst heutzutage eine Rarität dar. Beispielhaft sei an dieser Stelle der instruktive Fall einer nicht indizierten Magenspülung erwähnt. Nach Ingestion einer nicht lebensbedrohlichen Menge eines Benzodiazepins wurde bei einem ca. 40-jährigen Patienten am Einsatzort vom Notarzt eine Magenspülung durchgeführt. Bei dieser Maßnahme wurde der Ösophagus langstreckig aufgerissen. Der Patient verstarb an den Folgen dieser Komplikation. Dieser Fall verdeutlicht, dass keine Maßnahme der

Primären Giftentfernung ohne Indikation durchgeführt werden sollte. An der Benzodiazepin-Intoxikation wäre der Patient nach aller Erfahrung nicht verstorben. Die einmalige Gabe von medizinischer Kohle ist indiziert innerhalb einer Stunde nach Ingestion einer potentiell toxischen Dosis einer Substanz, die an Kohle bindet [1]. Somit verfügt die Kohlegabe am Einsatzort über einen gewissen Stellenwert. Die Dosis berechnet sich entweder über das Körpergewicht (0,5–1 g/kg KG) oder über die ingestierte Giftmenge (Kohlemenge 10-fach über Giftmenge). Für die Gabe von Ipecacuanhasirup gibt es praktisch keine Indikation mehr [6].

Bei fünf Medikamenten (Carbamazepin, Theophyllin, Dapson, Phenobarbital und Chinin) ist die verspätete und repetitive Kohlegabe indiziert [7,8]. Alle vier Stunden sollten 50 g, alternativ stündlich 12,5 g, Kohle gegeben werden. Pathophysiologisch stellt diese verspätete und repetitive Kohlegabe gleichsam eine intestinale Hämoperfusion und somit eine Maßnahme der Sekundären Giftentfernung dar.

Darüber hinaus kann eine Sekundäre Giftentfernung mittels Urinalkalisierung [9], Hämodialyse, Hämoperfusion oder MARS (Erläuterung s. u.) durchgeführt werden. Diese Maßnahmen finden im präklinischen Management vergifteter Patienten in der Regel keine Anwendung.

Eine nicht unerhebliche Anzahl von Intoxikationen kann durch spezifische Antidota behandelt werden. Bei einigen gängigen Intoxikationen sind die Antidota allgemein bekannt [10] und werden weit verbreitet eingesetzt (z.B. Dimeticon nach Ingestion von Tensiden, Acetylcystein bei Paracetamol, Atropin bei Organophosphaten, Naloxon bei Opioden, Sauerstoff bei Kohlenmonoxid, etc.). Bei den Organophosphaten existiert als weitere Therapieoption die Gabe von Oximen, wenn der Organophosphat-Cholinesterase-Komplex noch nicht gealtert ist. Oxime und Atropin können bei Intoxikationen mit Nervenkampfstoffen (Sarin, Soman, Tabun, VX; potentiell terroristischer Hintergrund) zum Einsatz kommen.

Intoxikationen mit toxischen Alkoholen, z.B. Methanol oder Ethylenglykol, weisen einige Besonderheiten auf. Die Substanzen werden im Körper von der Alkoholdehydrogenase gegiftet und die Hemmung dieses Enzyms stellt eine wirksame Therapieoption dar. War dies bis vor einigen Jahren nur mit Ethanol möglich (Zielkonzentration 0,5–1‰), so existiert seit einiger Zeit das neue Antidot Fomepizol, das ein deutlich geringeres Nebenwirkungsspektrum aufweist und sehr viel einfacher zu dosieren ist [11]. Nachteilig ist die bisher noch mangelhafte, nicht flächendeckende Verfügbarkeit in Deutschland. In den Giftnotrufzentralen kann erfragt werden, welche Krankenhäuser über entsprechende Depots von Fomepizol verfügen.

Intoxikationen durch das Malariamittel Chloroquin (Hauptsymptom: schwere Herzrhythmusstörungen) sollten hochdosiert mit Diazepam (1 mg/kg KG, in Intubationsbereitschaft!) therapiert werden. Diazepam stellt das wirksame Antidot für die Chloroquin-Intoxikation dar. Bemerkenswert sind die Hintergründe für die Entdeckung von Diazepam als Antidot: In Afrika gibt es relativ viele Intoxikationen mit Chloroquin. Die behandelnden Ärzte beobachteten viele schwere und letale Verläufe bei Monointoxikationen. Lagen allerdings Mischintoxikationen mit Diazepam vor, so entwickelten deutlich weniger Patienten schwere Symptome, wie die o. a. Herzrhythmusstörungen. Der genaue Wirkmechanismus von Diazepam bei dieser Indikation ist bisher nicht geklärt. Zwar wurden auch im Herzen Benzodiapinrezeptoren nachgewiesen. Deren Stellenwert für die Behandlung der Herzrhythmusstörungen ist jedoch noch nicht im Detail bekannt.

Zur Behandlung von Zyanidintoxikationen existieren verschiedene Antidota. Neben Natriumthiosulfat wirkt 4-DMAP (Dimethylaminophenol) über eine Methämoglobinbildung (zweiwertiges Eisen wird zu dreiwertigem Eisen oxidiert): die Zyanidionen verlassen die Enzyme der Atmungskette und binden an das dreiwertige Eisen des Methämoglobins. Insbesondere bei Rauchgasvergiftungen, d. h. bei Mischintoxikationen mit CO, ist die Gabe äußerst problematisch, da die ohnehin reduzierte Sauerstofftransportkapazität des Hämoglobins durch die DMAP-induzierte Methämoglobinämie weiter minimiert wird. Der „Zyanidfänger" Hydroxocobalamin könnte bei Rauchgasvergiftungen eine wirksame, deutlich nebenwirkungsärmere Alternative darstellen.

Was kann der Giftnotruf für den Rettungsdienst leisten?

Zunächst kann der Giftnotruf zur exakten Identifikation einer Noxe beitragen. Bei den ingestierten Noxen handelt es sich mitunter um nicht allgemein bekannte Medikamente, Reinigungsmittel oder Kosmetika. Der Giftnotruf verfügt über eine Vielzahl von Informationsquellen, die für diesen Zweck genutzt werden. So können nicht in Deutschland vertriebene Medikamente oder Reinigungsmittel identifiziert werden. Neben zahlreichen Datenbanken verfügt das GIZ-Nord zum Beispiel über eine detaillierte Sammlung türkischer Pflanzenschutzmittel. Mitunter ist auch die internationale Vernetzung der Giftinformationszentren hilfreich: In einem Fall konnte durch Kontakte zum Giftnotruf in Danzig in Polen Entwarnung gegeben werden, nachdem ein Kleinkind ein polnisches Haartonikum verschluckt hatte. In Zusammenarbeit mit den polnischen Kollegen konnte per Telefon, Fax und E-Mail das Produkt sicher identifiziert werden und die Inhaltsstoffe konnten als harmlos eingeschätzt werden.

Nach sicherer Identifikation einer Noxe können die Klinischen Toxikologen in der Regel die Toxizität einschätzen: Reinigungsmittel können entweder als unproblematisch oder, wenn sie z.B. relevante Mengen an Säuren oder Laugen enthalten, als potentiell ätzend eingeschätzt werden. Entsprechendes gilt für Vergiftungen mit Medikamenten: Die Experten aus dem Giftnotruf können eine Intoxikation als eher unproblematisch oder als potentiell gefährlich einstufen. Bei Überdosierungen mit vielen Medikamenten, z.B. mit trizyklischen Antidepressiva, drohen cerebrale Krampfanfälle oder maligne Herzrhythmusstörungen.

Auch bezüglich spezifischer therapeutischer Maßnahmen durch den Notarzt am Einsatzort kann eine Konsultation des Giftnotrufs für den Rettungsdienst hilfreich sein. Auf die Indikationen zur Primären Giftentfernung am Einsatzort wurde bereits hingewiesen. Mitunter kann die Indikation zur Gabe spezifischer Antidota gestellt werden. Vor diesem Hintergrund wurde in Kooperation mit verschiedenen Institutionen eine Liste von Antidota für den Notarztwagen entwickelt. Es handelt sich um eine aus 5 Antidota bestehende Minimalliste; die so genannte „Bremer Liste": Atropin, 4-DMAP, Naloxon, Toloniumchlorid, Aktivkohle. In Tabelle 1 sind weitere wichtige Antidota zusammengestellt.

Der Giftnotruf kann für den Rettungsdienst auch bei der Auswahl des anzusteuernden Krankenhauses hilfreich sein. Dies kann bei Vergiftungen, für deren Therapie spezifische apparative Ausstattungen Voraussetzung sind, relevant sein. Beispielhaft sei eine schwere Lithiumintoxikation genannt: Das behandelnde Krankenhaus sollte über eine Intensivstation und die Möglichkeit der Dialyse verfügen. Bestimmte Noxen können mittels Hämofiltration aus dem Körper entfernt werden und bei einigen Intoxikationen können spezielle, nicht allgemein verfügbare, Techniken, wie MARS (Molecular Adsorbent Recirculating System) indiziert sein. Bei diesem Verfahren handelt es sich um eine noch relativ neue Technik der Sekundären Giftentfernung, mittels derer einige albumingebundene Noxen

Abbildung 3

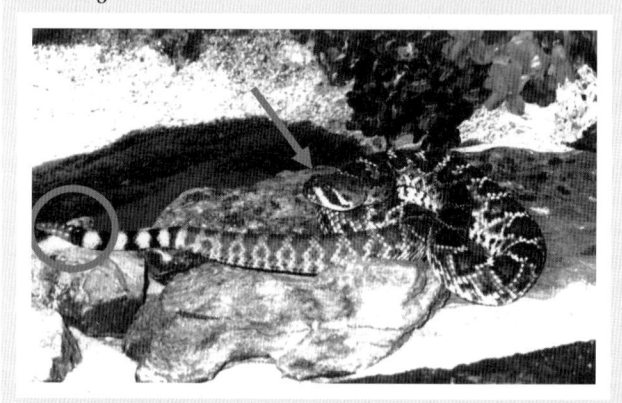

Alle schweren Vergiftungen durch exotische Gifttiere waren durch Schlangen verursacht; ein Großteil durch Klapperschlangen. Die Rassel (Kreis) dient zum Vertreiben von Feinden. Die Klapperschlangen gehören zu den Grubenottern: Diese verfügen über ein infrarotstrahlensensibles Organ, das in einer Grube zwischen den Augen am Kopf lokalisiert ist (Pfeil). Mittels dieses Organs lässt sich auch bei völliger Dunkelheit warmblütige Beute aufspüren.

aus dem Körper des Vergifteten entfernt werden können. Für weitergehende Informationen sei an dieser Stelle auf die entsprechende Fachliteratur verwiesen.

Einen seltenen Notfall stellt der Biss durch ein exotisches Gifttier (Abb. 3) dar. Auch in diesen Fällen kann die Konsultation des Giftnotrufs hilfreich sein. Die Giftnotrufzentralen verfügen über Informationen, in welchen Institutionen (z.B. Krankenhausapotheken oder Zoologischen Gärten) welche Antivenine, z.B. nach Schlangenbissen, bevorratet werden.

Wie sollte der Rettungsdienst auf die Konsultation des Giftnotrufes vorbereitet sein?

Trotz der mitunter am Einsatzort herrschenden Hektik und Unruhe sei an dieser Stelle darauf hingewiesen, dass die Beratung durch den Giftnotruf in der Regel nur so gut sein kann, wie die Qualität der Informationen vom Anrufer. Wenn möglich, sollten vor dem Anruf folgende Informationen dem Anrufer bekannt sein:
- Geschlecht und ungefähres Alter des Patienten
- Möglichst genaue Bezeichnung der Noxe; z.B. nicht nur „Celaflor", da es sich um einen Firmenbezeichnung handelt – es können sich sehr unterschiedliche Produkte hinter diesem Namen verbergen
- Ungefähre oder maximal ingestierte Menge der Noxe
- Latenz der Ingestion (wichtig für die Indikation zur Primären Giftentfernung; in der Regel eine Stunde, s.o.)
- Grobe Informationen zur klinischen Symptomatik

Oft sind wegen der Patienten, die zunächst vom Rettungsdienst behandelt werden, mehrere Kontakte mit dem Giftnotruf erforderlich. In diesen Fällen ist es sicherlich sinnvoll, dann immer den selben Giftnotruf zu kontaktieren.

Tabelle 1
Klinisch relevante Noxen und die entsprechenden Antidota.

Noxe	Antidot
Amatoxin („Knollenblätterpilzgift")	Silibinin
Atropin	Physostigmin, Neostigmin
Benzodiazepine	Flumazenil
Chloroquin	Diazepam
Cyanide	Natriumthiosulfat, 4-DMAP, Hydroxocobalamin
Digitalis	Digitalis-Antikörper
Eisen	Deferoxamin
Flusssäure	Calciumglukonat
Methanol, Ethylenglykol	Fomepizol, Ethanol
Methämoglobinbildner	Toloniumchlorid
Neuroleptika-assoziierte EPMS (extrapyramidal motorische Störungen)	Biperiden
Organophosphate, Nervenkampfstoffe	Atropin, Oxime
Opioide	Naloxon
Paracetamol	Acetylcystein
Phenprocoumon (Marcumar)	Vitamin K
Tenside	Dimeticon
Verschiedene Schwermetalle	DMPS (Dimercaptopropansulfonat)
Verschiedene Gifte	Aktivkohle

Tätigkeitsschwerpunkte des GIZ-Nord und Ausblick

Abschließend seien noch einige weitere Arbeitsschwerpunkte der Institution skizziert. Insbesondere die Zusammenarbeit mit dem Rettungsdienst stellt einen integralen Bestandteil der Tätigkeit des GIZ-Nord dar. Einerseits stehen die Mitarbeiter in ständigem Kontakt mit verschiedenen Rettungsdiensten und sind aktiv an der Aus- und Fortbildung von Rettungsassistenten, Notärzten, Leitenden Notärzten und weiteren in der Rettungs- und Notfallmedizin tätigen Berufsgruppen beteiligt. Andererseits wird derzeit im Rahmen einer bundesweiten Studie die Bedeutung von Cyaniden bei schweren Rauchgasvergiftungen analysiert.

Neben dem Management gängiger Vergiftungen stellen die seltenen Intoxikationen für den Giftnotruf eine besondere Herausforderung dar. Stichwortartig sei auf folgende Projekte des GIZ-Nord hingewiesen: Body packer, Body pusher, Body stuffer (Verschlucken von drogengefüllten Behältnissen zum Schmuggeln oder um Beweismaterial verschwinden zu lassen), vergiftungsbedingte Todesfälle, schwere Pflanzen- und Pilzvergiftungen, biogene Gifte, Toxikovigilanzaspekte von Medikamenten und Haushaltschemikalien, Vergiftungen durch exotische Gifttiere, Fischvergiftungen und chemische Kampfstoffe.

Vor diesem Hintergrund war die Institution im Rahmen eines von der Europäischen Kommission geförderten Projektes an der Konzeptionierung und Implementierung eines EU-weiten Frühwarnsystems bzgl. der Ausbringung von Chemikalien mit potentiell terroristischem Hintergrund beteiligt. Das Akronym für das Projekt lautet ASHT und die Abkürzung steht für "Development of an Alerting System and a Health Surveillance System for the Deliberate Release of Chemicals by Terrorists".

Im Rahmen von Dissertationen und weiteren wissenschaftlichen Projekten werden derzeit folgende Themen bearbeitet: Epidemiologie von Kreuzotterbissen, weitergehende Analyse der vergiftungsbedingten Todesfälle, Compliance der anrufenden Ärztinnen und Ärzte (wird unseren Empfehlungen überhaupt gefolgt?), besondere Aspekte von Vergiftungen in Justizvollzugsanstallten, Vergiftungen mit unbekannten Pilzen und die besondere Problematik der Ingestion tensidhaltiger Reinigungsmittel im Kindesalter.

Für weiter gehende Informationen sei an dieser Stelle abschließend auf die homepage der Institution www.giz-nord.de hingewiesen.

Teile dieser Übersicht wurden bereits an anderer Stelle veröffentlicht [12].

Liste der Giftinformationszentren in Deutschland, Österreich und der Schweiz

Berlin
Giftnotruf der Charité – Universitätsmedizin Berlin
Campus Benjamin Franklin, Haus VIII (Wirtschaftsgebäude), UG
Hindenburgdamm 30
12203 Berlin, Deutschland
Notruf: 030/19240, Fax: 030/450569901
E-Mail: mail@giftnotruf.de
Internet: giftnotruf.charite.de

Bonn
Informationszentrale gegen Vergiftungen
Zentrum für Kinderheilkunde der
Rheinischen Friedrich-Wilhelms-Universität Bonn
Adenauerallee 119
53113 Bonn, Deutschland
Tel.: 0228/19240, Fax: 0228/2873314
E-Mail: gizbn@ukb.uni-bonn.de
Internet: www.gizbonn.de

Erfurt
Gemeinsames Giftinformationszentrum der Länder
Mecklenburg-Vorpommern und Sachsen-Anhalt sowie der
Freistaaten Sachsen und Thüringen (GGIZ)
Nordhäuser Str. 74
99089 Erfurt, Deutschland
Tel.: 0361/730730, Fax 0361/7307317
E-Mail: info@ggiz-erfurt.de
Internet: www.ggiz-erfurt.de

Freiburg
Universitätskinderklinik Freiburg
Informationszentrale für Vergiftungen
Mathildenstr. 1
79106 Freiburg, Deutschland
Tel.: 0761/19240 , Fax: 0761/2704457
E-Mail: giftinfo@kikli.ukl.uni-freiburg.de
Internet: www.giftberatung.de

Göttingen
Giftinformationszentrum-Nord der Länder Bremen, Hamburg,
Niedersachsen und Schleswig-Holstein (GIZ-Nord)
Universitätsmedizin Göttingen
Robert-Koch-Str. 40
37075 Göttingen, Deutschland
Tel.: 0551/38318019240, Fax: 0551/3831881
E-Mail: giznord@giz-nord.de
Internet: www.giz-nord.de

Homburg
Informations- und Behandlungszentrum für Vergiftungen
Universitätsklinik für Kinder- und Jugendmedizin
Gebäude 9
66421 Homburg/Saar, Deutschland
Tel.: 06841/19240, Fax: 06841/1628438
E-Mail: kigift@uniklinik-saarland.de
Internet: www.med-rz.uni-sb.de/med_fak/kinderklinik/
Vergiftungszentrale/vergiftungszentrale.html

Mainz

Beratungsstelle bei Vergiftungen
II. Medizinische Klinik und Poliklinik der Universität
Langenbeckstr. 1
55131 Mainz, Deutschland
Tel.: 06131/19240-232466, Fax: 06131/232468
E-Mail: giftinfo@giftinfo.uni-mainz.de
Internet: www.giftinfo.uni-mainz.de

München

Giftnotruf München
Toxikologische Abteilung
der II. Medizinischen Klinik rechts der Isar
der Technischen Universität München
Ismaninger Str. 22
81675 München, Deutschland
Tel.: 089/19240, Fax: 089/41402467
E-Mail: tox@lrz.tum.de
Internet: www.toxinfo.org/about/giz.html

Wien

Vergiftungsinformationszentrale Wien
Gesundheit Österreich GmbH
Stubenring 6
1010 Wien, Österreich
Notruf: +43-140 64343
Tel., admin.: +43-140 66898, Fax: +43-1406 6898 21
E-Mail: viz@goeg.at
Internet: https://goeg.at/Vergiftungsinformation

Zürich

Tox Info Suisse
Freiestrasse 16
8028 Zürich, Schweiz
Notruf-Tel.: +41 44 2515151
(Notrufnummer für die Schweiz: 145)
Tel., admin.: +41 442516666, Fax: +41 442528833
E-Mail: info@toxinfo.ch
Internet: www.toxinfo.ch

Literatur

1. Lewin: Die Gifte in der Weltgeschichte. Parkland Verlag Kön, Nachdruck 2000
2. Chyka PA, Seger D, Krenzelok EP, Vale JA: American Academy of Clinical Toxicology; European Association of Poisons Centres and Clinical Toxicologists. Position paper: Single-dose activated charcoal. Clin Toxicol (Phila) 2005;43(2):61–87
3. Chyka PA, Seger D: Position statement: single-dose activated charcoal. American Academy of Clinical Toxicology; European Association of Poisons Centres and Clinical Toxicologists. J Toxicol Clin Toxicol 1997;35(7):721–741
4. Vale JA: Position statement: gastric lavage. American Academy of Clinical Toxicology; European Association of Poisons Centres and Clinical Toxicologists. J Toxicol Clin Toxicol. 1997;35(7):711–719
5. Vale JA, Kulig K: Position paper: gastric lavage. J Toxicol Clin Toxicol 2004;42(7):933–943
6. Position paper: Ipecac syrup. J Toxicol Clin Toxicol. 2004;42(2):133–143
7. Lifshitz M, Gavrilov V, Sofer S: Signs and symptoms of carbamazepine overdose in young children. Pediatr Emerg Care 2000;16(1):26–27
8. Position statement and practice guidelines on the use of multi-dose activated charcoal in the treatment of acute poisoning. American Academy of Clinical Toxicology; European Association of Poisons Centres and Clinical Toxicologists. J Toxicol Clin Toxicol 1999;37(6):731–751
9. Proudfoot AT, Krenzelok EP, Vale JA: Position Paper on urine alkalinization. J Toxicol Clin Toxicol 2004;42(1):1–26
10. Sivilotti ML, Yarema MC, Juurlink DN, Good AM, Johnson DW: A risk quantification instrument for acute acetaminophen overdose patients treated with N-acetylcysteine. Ann Emerg Med 2005;46(3):263–271
11. Von Mühlendahl KE, Oberdisse U, Bunjes R, Brockstedt M: Vergiftungen im Kindesalter, 4. A. Thieme, Stuttgart 2003
12. Schaper A: Präklinisches Management von Vergiftungen – Bedeutung des Giftnotrufs für den Rettungsdienst, Intensiv- und Notfallbehandlung 2010;35(4):178–185.

Ambulantes Operieren
Outpatient surgery

V. Gebhardt · J. Karst · M. D. Schmittner

Zusammenfassung

Aufgrund steigender Fallzahlen bei ambulanten Eingriffen steigt auch die Bedeutung der ambulanten Anästhesie zunehmend. Neben einer kompetenten anästhesiologischen Betreuung des einzelnen Patienten, die vor dem Eingriff mit der Risikoevaluation und Patientenaufklärung beginnt und erst Tage nach der Operation, nach Beendigung einer multimodalen postoperativen Schmerztherapie endet, stellt auch die betriebswirtschaftliche Organisation der Abläufe im ambulanten OP-Zentrum eine Herausforderung für den ambulant tätigen Anästhesisten dar. Mehr noch als in allen anderen klinischen Bereichen ist eine eng verzahnte und eingespielte Zusammenarbeit im Team mit klar definierten Zuständigkeiten und Arbeitsaufträgen essentiell für ein wirtschaftlich sinnvolles Handeln. Durch die Auswahl der Anästhesieverfahren und der hierfür eingesetzten Medikamente beeinflusst der Anästhesist aufgrund einer Verkürzung der Aufenthaltsdauern und dem Vermeiden von Nebenwirkungen nicht nur die ökonomische Effizienz des ambulanten Operierens, sondern steigert ebenso den Komfort des einzelnen Patienten.

Diese Ziele lassen sich durch den Einsatz kurzwirksamer Anästhetika erreichen, die prinzipiell für alle Anästhesietechniken zur Verfügung stehen und somit deren Einsatz beim ambulanten Operieren ermöglichen.

Durch die Markteinführung der mittellang und kurzwirksamen Lokalanästhetika Prilocain 2% hyperbar und Chloroprocain 1% können auch kurze ambulante Eingriffe effizient in Spinalanästhesie durchgeführt werden.

Der Anästhesist beeinflusst durch Auswahl der eingesetzten Anästhesietechniken und Substanzen nicht nur die Aufenthaltsdauer der einzelnen Patienten im ambulanten OP-Zentrum, sondern auch die perioperativen Prozess- und Wechselzeiten und steigert hierdurch auch die Effizienz des ambulanten Operierens.

Schlüsselwörter: Ambulantes Operieren – Organisation ambulantes OP-Zentrum – Ambulante Spinalanästhesie – Kurzwirksame Lokalanästhetika

Lernziele

Die Lernziele des Artikels sind die optimale anästhesiologische Versorgung ambulanter Patienten unter medizinischen aber auch ökonomischen Gesichtspunkten. Die relevanten Aspekte der effizienten Organisation eines ambulanten OP-Zentrums werden erläutert. Ein besonderes Augenmerk liegt auf dem Einsatz kurzwirksamer Lokalanästhetika zur Spinalanästhesie, die das Spektrum möglicher Anästhesietechniken im ambulanten Bereich erweitern.

Summary

Due to rising numbers of outpatient procedures, ambulatory anaesthesia is gaining in importance. Not only a competent anaesthesiological care, starting at risk evaluation before surgery and lasting until days after the intervention until ceasing of the postoperative pain therapy, but also the economically organization of the day-surgery centre is challenging the anaesthetist in outpatient care. More than in every other field of healthcare, tightly integrated workflows and clearly defined job orders in an interdisciplinary team are essential for an economic reasonable approach to ambulatory anaesthesia. By choice of the anaesthesia technique as well as the medication used for it, the anaesthetist influences patient´s duration of stay at the day-surgery centre, the incidence of adverse side effects, as well as perioperative processes like turnaround times and therefore the efficiency of the centre as well as patients´ comfort.

To reach these aims the use of short acting anaesthetics is required. Substances with a short half-life are available for any anaesthesia technique. Since the introduction of the medium long and short acting local anaesthetics prilocaine 2% hyperbaric and chloroprocaine 1% on the German market spinal anaesthesia became a profound alternative to general anaesthesia also for ultra-short outpatient procedures.

Not only patients´ duration of stay at the day-surgery centre, but also operating theatre efficiency is affected by the choice of anaesthesia technique and medications used by the anaesthetist.

Keywords: Ambulatory surgery – Organization of a day-surgery centre – Ambulatory spinal anaesthesia – Short-acting local anaesthetics

Einleitung

Unter Ambulantem Operieren wird in Deutschland die Operation verstanden, bei der der Patient die Nächte vor und nach der Operation nicht im Krankenhaus verbringt. Ist eine stationäre Aufnahme, z.B. aufgrund von Komplikationen erforderlich, handelt es sich nicht mehr um eine ambulante Operation, sondern um einen vollstationären Behandlungsfall

[1]. Der Gesetzgeber hat das Einsparpotenzial des ambulanten Operierens identifiziert, dennoch fristet es im Schatten der deutlich besser honorierten stationären Operationen ein Dasein mit schlechter ökonomischer Reputation [2]. Während für die Gesetzliche Krankenversicherung nur ein Abbau stationärer Betten eine deutliche Kostenreduktion darstellt, wird jeder Krankenhausökonom geneigt sein, die Zahl ambulanter Operationen zugunsten stationärer Eingriffe gering zu halten. Gleichzeitig hat der Gesetzgeber einen Katalog ambulant durchführbarer Operationen (AOP-Katalog) veröffentlicht, die nur nach besonderer Begründung stationär erbracht werden dürfen [3]. Der medizinische Dienst der Krankenkassen (MDK) überprüft die Gründe für die stationäre Erbringung ambulant-sensitiver Operationen sehr genau und stellt Regresse an das Krankenhaus, sobald nach seiner Meinung eine Operation nicht stationär hätte durchgeführt werden müssen [4].

Organisation des ambulanten Operierens

Ökonomisch interessant wird daher das ambulante Operieren nur im Rahmen einer Ablaufoptimierung. Diese soll in diesem Abschnitt beleuchtet und beschrieben werden. Auch wenn unterschiedliche Faktoren diese wünschenswerte „best practice" immer wieder vereiteln, liegt der Anspruch einer wirtschaftlich sinnvollen Organisation des ambulanten Operierens zumindest in der Annäherung an sie.

So sind in keinem anderen medizinischen Tätigkeitsfeld Professionalität und Effizienz auf kooperative Arbeitsweise angewiesen wie beim ambulanten Operieren. Das gemeinsame Arbeiten von Operateuren und Anästhesisten, OP- und Anästhesiepflegepersonal ist eine der wichtigsten Voraussetzungen für wirtschaftliches Arbeiten. Dabei kommt es nicht nur auf kurze Schnitt- Naht- Zeiten an, sondern auch auf die Wechselzeiten [5]. Diese hängen nur zum Teil von der Anästhesieführung ab. Im Wesentlichen werden sie durch das Zusammenspiel und die Flexibilität des Gesamtteams beeinflusst. Eine für sämtliche Tätigkeitsbereiche verantwortliche Haltung jedes Einzelnen bei gleichzeitig eindeutig definierten und zugeordneten Prozessschritten begünstigt dieses Gemeinschaftswerk, verbunden mit dem gemeinsamen Wunsch nach kontinuierlichen Verbesserungsprozessen. Die Zusammensetzung eines Teams aus Operateuren, Anästhesisten und Pflegepersonal mit Lust an effizientem Arbeiten, Konzentrationsfähigkeit und gegenseitiger Unterstützung ist der Schlüssel auch zum ökonomischen Erfolg des ambulanten Operierens.

Im Folgenden sind Voraussetzungen im Sinne dieser „best practice" beschrieben. Die Probleme der Umsetzung sind den Autoren durchaus bekannt.

Voraussetzungen für Ambulantes Operieren

Patientenauswahl

Grundsätzlich entscheidet der Operateur über Indikation, Art und Zeitpunkt sowie auch über die ambulante oder stationäre Durchführung eines Eingriffs. Dennoch muss auch aus anästhesiologischer Sicht geprüft werden, ob ein Patient für eine ambulante Operation geeignet ist. In jedem Einzelfall muss entschieden werden, ob Art und Schwere des vorgesehenen Eingriffs unter Berücksichtigung des individuellen Gesundheitszustandes des Patienten sowie seines sozialen Umfeldes ein ambulantes Durchführen erlaubt. Bei der präoperativen Vorbereitung müssen die medizinischen sowie die sozialen Faktoren evaluiert und bewertet werden, um ungeplante postoperative Krankenhauseinweisungen möglichst zu vermeiden.

Neben der für das ambulante Operieren bekannten Auswahl der Patienten nach ASA-Klassifikation I–II (ASA = American Society of Anesthesiologists) und der Forderung nach möglichst wenigen Komorbiditäten erleichtern sprachliche und intellektuelle Compliance der Patienten die perioperative Patientenführung [6].

Eine adäquate pflegerische sowie ärztliche Betreuung muss im Anschluss an die Entlassung auch im häuslichen Umfeld gewährleistet sein. Die soziale Versorgung, postoperative Abholung, Transport und häusliche Überwachung müssen im Vorfeld besprochen und geklärt sein [7]. Im Vergleich zu einem stationären Vorgehen darf eine ambulante Durchführung des geplanten Eingriffs keinesfalls mit einem für den Patienten höheren perioperativen Risiko einhergehen.

Auswahl der Operateure

Nicht jeder exzellente Operateur eignet sich für den Bereich des ambulanten Operierens. Wünschenswerte Eigenschaften des Operateurs sind: möglichst langjährige Erfahrung, Schnelligkeit, Flexibilität und Kooperationsbereitschaft. Wichtige Voraussetzung ist auch die realistische Einschätzung der OP-Dauer, auf deren Zeitangabe sich das Team verlassen kann.

Organisatorisch ist zu fordern, dass ein im ambulanten OP eingesetzter Operateur zwischen den Operationen den Bereich nicht verlassen muss, um z.B. Visiten durchzuführen. Gleichzeitig sollten die Teams möglichst mindestens einen ganzen Tag lang im ambulanten OP arbeiten.

Auswahl der Operationen

Der Auswahl der Operationen obliegt eine besondere Sorgfalt: wünschenswert sind vor allem relativ schnell durchzuführende Operationen mit einem überschaubaren Instrumentenbedarf. Da die Räumlichkeiten beim Ambulanten Operieren häufig beschränkt sind, dürfen aufwändige Operationen mit einer Vielzahl an Instrumenten und Instrumentiertischen als kontraproduktiv bezeichnet werden. Je höher die Komplexität eines Eingriffs ist, desto weniger ist er für ein ökonomisches ambulantes Operieren geeignet [8].

Im Rahmen der Geschwindigkeitsoptimierung, im Sinne eines wirtschaftlichen Arbeitens, sind Verzögerungen durch Umbauten der Lagerungshilfen am OP-Tisch weitestgehend zu vermeiden. So plant ein OP-Organisator günstigenfalls mehrere Operationen auf der gleichen Patientenseite, wie z.B. mehrere Arthroskopien links oder rechts hintereinander. Jeder Umbau der Lagerungshilfen verzögert die Wechselzeit deutlich. Ein Lagerungspfleger ist beim ambulanten Operieren in der Regel nicht vorhanden.

Instrumentarium

Auch wenn der Operateur spezielle Wünsche an das Instrumentarium hat, mit dem für seine Begriffe eine Operation besonders gut durchführbar ist, sollte man sich bei ambulanten Operationen vom Spezialinstrumentarium verabschieden. In diesem Bereich sind standardisierte Siebe zu fordern, die in jedem Fall von der Sterilisationseinheit vollzählig geliefert werden müssen. Jede Nachlieferung fehlender Instrumente oder gar inkompletter Siebe verzögert die Operation und macht sie damit unwirtschaftlich. Das Instrumentarium und sämtliche notwendigen Gerätschaften müssen beim Einschleusen des Patienten in den OP vollständig und funktionstüchtig bereitstehen. Eine Checkliste hilft, das Einschleusen ambulanter Patienten zu vermeiden, für deren Operation notwendige Instrumente und Geräte noch nicht vollständig sind.

Abdeckung

Selbstverständlich gelten beim Ambulanten Operieren die gleichen Hygienevorschriften wie für stationäre OPs. Gleichzeitig ist die Abdeckung des Operationsgebietes sorgfältig zu planen. Entscheidend sind gründliche Desinfektion und Abdeckung. Eine Ganzkörperabdeckung z.B. für einen hand- oder kieferchirurgischen Eingriff sollte einem hygienischen Realitätsabgleich unterzogen werden. Überflüssige Abdeckungen, die über das hygienische Ziel hinaus schießen, sind ökonomisch und auch ökologisch nicht sinnvoll [9,10].

Organisation der Patientenvorbereitung

Anmeldung durch den Überweiser

Da der größte Teil ambulant zu operierender Patienten per Überweisung zum ambulanten Operateur gelangt, sollte diese standardisiert sein. Wünschenswert sind Informationen zu Grunderkrankungen, Familienanamnese und regelmäßiger Medikation durch den Überweiser. Gleichzeitig sollte ein Hinweis zur Dringlichkeit der Operation nicht fehlen.

Anmeldung durch den Operateur

Sobald der Operateur die Operations-Indikation bestätigt hat, meldet er ebenfalls standardisiert die Operation an. Je genauer er seinen Bedarf darstellt, desto unkomplizierter verläuft die Vorbereitung der Operation. Notwendige Bestandteile der Anmeldung zu Operation sind neben der zweifelsfreien und eindeutigen Identifikation des Patienten die Instrumente, Geräte und evtl. Implantate, die zur Operation benötigt werden.

Voruntersuchung zur Operation

Die präoperative Risikoevaluation ist ein essentieller Beitrag zur Patientensicherheit. Die Vorstellung des Patienten zur anästhesiologischen Voruntersuchung sollte so früh wie möglich, d.h. idealerweise mindestens zwei Wochen, jedoch nicht länger als sechs Wochen vor dem OP- Termin stattfinden. Der Abstand sollte groß genug sein um sämtliche präoperativ notwendige Untersuchungen zu ermöglichen. Eine Einschätzung des aktuellen Gesundheitszustandes des Patienten sowie seines sozialen Umfeldes dient auch der Vermeidung kurzfristiger Absagen bzw. Unterbrechungen des geplanten OP-Programms sowie postoperativer Krankenhauseinweisungen. Hierzu muss eine sorgfältige Anamnese, am besten mit Hilfe eines standardisierten Fragebogens, sowie eine körperliche Untersuchung der Organe des Herz-Kreislauf-Systems wie auch der Lunge und Atemwege durchgeführt werden. Die erhobenen Befunde sollten dokumentiert werden und eine Kategorisierung anhand der ASA-Klassifikation erfolgen. Der Anästhesist entscheidet, ob aufgrund der Befunde weitere Untersuchungen oder die Einholung bereits erhobener Vorbefunde zur Risikoeinschätzungen notwendig sind damit evtl. notwendige therapeutische Konsequenzen in die Wege geleitet werden können. Gibt es Gründe die gegen ein ambulante Durchführung des Eingriffs sprechen, so ist der Operateur rechtzeitig davon in Kenntnis zu setzten. Der Operateur entscheidet, ob der Eingriff trotz dieser Bedenken ambulant durchgeführt wird, gleichwohl übernimmt der Operateur hierbei die „volle ärztliche und rechtliche Verantwortung für die richtige Abwägung der für seine Entscheidung wesentliche Umstände". Der Anästhesist darf sich im Rahmen und in den Grenzen des Vertrauensgrundsatzes darauf verlassen, dass der Operateur diese Abwägung mit der erforderlichen Sorgfalt vorgenommen hat. Der Anästhesist muss bei der Auswahl und Durchführung der Anästhesie sowie der Überwachung der Vitalfunktionen den risikoerhöhenden Umstände Rechnung tragen [11]. Bezüglich präoperativer Evaluation, Aufklärung und Prämedikation gelten für ambulant durchgeführte Anästhesien die gleichen Standards und Anforderungen wie bei stationären Eingriffen. An dieser Stelle sei auf die gemeinsamen Empfehlungen der Deutschen Gesellschaft für Anästhesie und Intensivmedizin, der Deutschen Gesellschaft für Innere Medizin und der Deutschen Gesellschaft für Chirurgie zur präoperativen Evaluation erwachsener Patienten vor elektiven, nicht kardiochirurgischen Eingriffen verwiesen [12].

Für Patienten der ASA-Klassifikation I und II können eine ambulante anästhesiologische Evaluierung und Aufklärung erst am OP-Tag in Betracht kommen. Jedoch muss jede Form der Aufklärung und Einwilligung dem Patienten eine ausreichende Bedenkzeit gewähren. Der Patient muss auch die Möglichkeit haben das OP-Zentrum unmittelbar zu verlassen. Eine Aufklärung im OP-Bereich mit direkt darauf folgendem Beginn von Anästhesie und Eingriff ist daher unzulässig. Der Patient geht bei dieser kurzfristigen Evaluation auch das Risiko ein, bei auffälligen Befunden bezüglich seiner Gesundheitslage noch am OP-Tag vom OP-Plan abgesetzt zu werden.

Patienteninformation

Der Patienteninformation kommt beim Ambulanten Operieren eine besondere Bedeutung zu [7,13]. Je genauer der Patient über Operation, Anästhesieform, Ablauf inkl. möglichst genauer Zeitangaben informiert ist, umso mehr ist er unmittelbar an der Ablaufoptimierung beteiligt. Wenn der Patient eine Information über etwaige, z.B. präoperative Wartezeiten erhält, kann er sich darauf einstellen und wird keine Personalressourcen durch Zwischenfragen wie lange es noch dauert, bis er operiert wird, binden. Im Interesse des Ablaufs ist die Anwesenheit des Patienten mind. 30 min. und max. 60 min. vor dem Einschleusen wünschenswert. Eine längere Wartezeit ist einem ambulanten Patienten nicht zuzumuten. Dem Patienten den gesamten Ablauf im Ambulanten OP zu erklären und ihn auf seine Mitverantwortung für das Gelingen hinzuweisen, gehört zur Aufklärung ebenso dazu wie die medizinische Aufklärung über OP- Methode und Anästhesieverfahren. Dem Patienten müssen alle Aspekte der perioperativen Abläufe strukturiert und verständlich erläutert werden, da er sowohl die Hinweise zur präoperative Vorbereitung, als auch zur postoperative Erholung zu Hause berücksichtigen muss. Hierfür eignen sich Checklisten, diese sollten mindestens folgende Punkte enthalten [14]:

Präoperative Vorbereitung
- Nüchternheit
- Veränderung Dauermedikation
- Empfohlene Bekleidung
- Mitzubringende Unterlagen
- Ggf. benötigte Gegenstände

Postoperative Versorgung
- 24-stündige Betreuung
- Detaillierte Anweisungen zur Schmerztherapie
- Teilnahme am Straßenverkehr

Sonstiges
- Erreichbarkeit des Anästhesisten für Rückfragen
- Operationstermin und Uhrzeit

Organisation am OP-Tag

Anxiolytische Prämedikation

Der Einsatz einer medikamentösen, anxiolytischen Prämedikation im ambulanten Setting wird kontrovers diskutiert. Gerade unter ambulanten Patienten sind präoperative Gefühle der Angst häufiger und stärker verglichen mit stationären Patienten [15]. Argumente, die gegen eine Prämedikation mit Benzodiazepinen sprechen, sind die Befürchtung von Nebenwirkungen wie paradoxe Reaktionen, eine Obstruktion der oberen Atemwege, eine postoperative Beeinträchtigung der kognitiven Funktion sowie ein negativer Effekt auf die postoperative Erholung sowie die Gesamtwahrnehmung des operativen Eingriffs [16,17].

Die Befürchtung, dass eine anxiolytische Prämedikation zu einer späteren Entlassungsfähigkeit führt, konnte in mehreren Studien und Reviews nicht bestätigt werden [18–20]. In einer retrospektiven Analyse von 2.747 ambulanten Spinalanästhesien konnte gezeigt werden, dass eine anxiolytische Prämedikation das relative Risiko einer vasovagalen Reaktion im Rahmen der intrathekalen Applikation um 50% reduziert (7,5% vs. 15%) ohne die Aufenthaltsdauer zu verlängern [21].

Der Einsatz bleibt der individuellen Entscheidung des Anästhesisten überlassen. Grundsätzlich sollten bei dieser Abwägung Begleiterkrankungen (z.B. Adipositas, OSAS, etc.) berücksichtigt werden. Weiterhin sollten nur kurzwirksame Substanzen wie z.B. Midazolam zum Einsatz kommen. Die Prämedikation muss so zeitig erfolgen, dass die Wirkung präoperativ bei der Vorbereitung und Einleitung des Patienten seine Wirkung entfaltet und nicht postoperativ die Ausleitung der Anästhesie verzögert.

Präoperativer Ablauf

Die präoperative Vorbereitung nach dem Eintreffen des Patienten geschieht bestenfalls in einem Vorbereitungsbereich, z.B. dem Aufwachraum. Dazu gehören nach Patientenidentifikation und Überprüfung der geplanten Operation das Legen eines venösen Zugangs und das Anlegen des Monitorings (EKG, Pulsoxymetrie, Blutdruckmessung) [7]. Auch weitere Maßnahmen können hier bereits getroffen werden, wie z.B. die Durchführung einer axillären Plexusanästhesie. Je nach Indikation und/ oder auf Wunsch des Patienten ist hier bereits eine leichte intravenöse Sedierung unter Überwachung möglich.

Ohne Sedierung oder sonstige anästhesiologische Maßnahmen, die das Gehvermögen einschränken und/ oder damit verbundene psychische und physische Einschränkungen ist es dem Patienten durchaus möglich, vom Vorbereitungsraum in den OP in Begleitung zu laufen. Dies vermeidet verlängerte Lagerungszeiten.

Im OP wird durch das Zusammenspiel des Teams die Zeit der Lagerung verkürzt, um die Operation so schnell wie möglich beginnen zu können [22]. Häufig ist bei schnellen Wechselzeiten die Zwischenreinigungszeit im OP zu berücksichtigen, die zur Erfüllung der Hygienerichtlinien eingehalten werden muss und die in Konflikt mit der zügigen Vorbereitung des Patienten steht. Das Signal, wann der Patient in den OP gebracht werden kann, sollte von der OP- Pflege ausgehen, die die Einhaltung dieser Zeiten überwacht.

Für den Patienten ist es wichtig, im OP Professionalität und Ruhe zu verspüren. Hektisches und lautes Aufreißen von Instrumentenverpackungen ist zu vermeiden. Auch hier gilt, in unmittelbarem Kontakt mit dem Patienten zu sein und ihm alles zu erklären, was ihn erwartet. Auf Wunsch sind weitere Angebote zur Ablenkung, wie z.B. Videobrillen im Rahmen von Regionalanästhesien hilfreich.

Anästhesieverfahren

Zur Durchführung der ambulanten Anästhesie stehen neben der Allgemeinanästhesie nahezu alle Techniken der Regionalanästhesie zur Verfügung. Im Sinne der „fast-track"-Anästhesie sollte die Technik und die verwendeten Medikamente so ausgewählt werden, dass die Ziele einer raschen postoperativen Erholung, die eine frühe Entlassung nach Hause und dadurch eine zeitnahe Wiederaufnahme der Aktivitäten des alltäglichen Lebens ermöglicht, erreicht werden. Hierdurch kommt es auch zu einer Verbesserung der perioperativen Effizienz [23].

Die „ideale" Anästhesie sollte folgenden Anforderungen genügen [14]:
- einfache, sichere Durchführung
- geringe Kosten
- geringe PONV-Rate (PONV = postoperative nausea and vomiting; postoperative Übelkeit und Erbrechen)
- gute postoperative Analgesie
- frühe postoperative Mobilisation
- geringe perioperative Komplikationswahrscheinlichkeit
- frühe Verlegbarkeit/Entlassung aus dem Aufwachraum
- hohe Patientenzufriedenheit

Allgemeinanästhesie

Zur Allgemeinanästhesie eignet sich insbesondere der Einsatz von kurzwirksamen Substanzen, die gut steuerbar sind. Neben einem raschen Wirkeintritt und einer kurzen Wirkdauer müssen auch kurzfristige Änderungen der Narkosetiefe möglich sein. Neben der total intravenösen Anästhesie (TIVA) mit Propofol und einem kurzwirksamen Opioid wie z.B. Remifentanil oder Alfentanil kann auch eine balancierte Anästhesie durchgeführt werden. Hierzu eignet sich insbesondere das volatilen Anästhetikum Desfluran, das ein schnelles An- und Abfluten sowie eine rasche, kurzfristige Vertiefung der Anästhesie ermöglicht. Zur Sicherung des Atemweges können unter Beachtung der Kontraindikationen Larynxmasken zum Einsatz kommen. Wenn notwendig, sind kurzwirksame Muskelrelaxantien wie z.B. Mivacurium vorteilhaft für die tracheale Intubation.

Eine adäquate Volumenzufuhr während der Allgemeinanästhesie, der konsequente perioperative Wärmeerhalt, sowie eine risikoadaptierte PONV-Prophylaxe (Apfel-Score) helfen schon im Vorfeld, postoperative Komplikationen, die zu einer verzögerten Entlassung nach Hause führen, zu vermeiden [24].

Regionalanästhesie

Es empfiehlt sich, in der ambulanten Anästhesie wann immer möglich Lokal- und Regionalanästhesieverfahren einzusetzen. Zur Verfügung stehen die Oberflächenanästhesie, die lokale Infiltrationsanästhesie, Leitungsblockaden, iv-Regionalanästhesien, selektive Nervenblockaden, Plexusanästhesien und rückenmarknahe Regionalanästhesieverfahren.

Vorteile der Regionalanästhesieverfahren sind:
- Relaxierung der blockierten Muskulatur ohne Gefahr des Relaxansüberhangs
- längere postoperative Analgesie
- geringere kognitive Dysfunktion
- frühere postoperative Nahrungsaufnahme
- geringere Inzidenz von PONV, verglichen mit Allgemeinanästhesien
- geringere kardiopulmonale Beeinträchtigung

Letztendlich ermöglichen Regionalanästhesieverfahren ambulante Eingriffe auch bei multipel vorerkrankten und älteren Patienten und vermeiden dadurch eine zusätzliche Hospitalisierung dieser Patienten.

Lokalanästhesie, Leitungsanästhesie

Oberflächenanästhesien, wie auch lokale Infiltrationen und Leitungsblockaden werden in der Regel durch den Operateur selbst durchgeführt. Im Sinne einer postoperativen Analgesie empfiehlt sich hierbei der Einsatz langwirksamer Lokalanästhetika.

Periphere Nervenblockade, Plexusanästhesie

Periphere Nervenblockaden bieten sich bei allen Eingriffen an der oberen Extremität sowie am Fuß und Unterschenkel an. Die Blockade des Plexus brachialis ermöglicht, je nach Blockadeort (axillär, infra- supraclaviculär, interscalenär) Eingriffe am kompletten Arm und der Schulter. Die Lokalisation der Nerven/Plexus kann sowohl durch Elektrostimulation als auch sonographiegesteuert oder durch eine Kombination beider Verfahren erfolgen [25]. Durch die mittlerweile flächenhafte Verbreitung der Sonographie setzt sich dieses Verfahren zunehmend als Goldstandard in der Regionalanästhesie durch.

Zum Einsatz kommen hauptsächlich mittellang wirksame Lokalanästhetika (Mepivacain, Lidocain, Prilocain). Die Forderung, dass die Blockade zum Zeitpunkt der Entlassung zumindest rückläufig sein muss, wird kontrovers diskutiert. Einige Zentren setzen auch im ambulanten Bereich bewusst langwirksame Lokalanästhetika ein, um eine längere postoperative Schmerzfreiheit zu gewährleisten und entlassen die Patienten nach entsprechender Unterrichtung über das postoperative Verhalten auch mit noch voll oder teilweise ausgeprägter Blockade ins häusliche Umfeld. Unter Berücksichtigung der empfohlenen Maximaldosierungen der Lokalanästhetika für periphere Nervenblockaden (Tab. 1), kann nach einer entsprechenden Beobachtungszeit davon ausgegangen werden, dass nicht mehr mit systemisch-toxischen Nebenwirkungen zu rechnen ist. Zwei Stunden sind hierfür mehr als ausreichend. Beim Einsatz von Prilocain zur peripheren Nervenblockade oder iv-Regionalanästhesie sollte auf Symptome einer Methämoglobinämie geachtet werden. Bei Nerven- oder Plexusblockaden, die mit der Gefahr eines Pneumothorax einhergehen, ist dieser vor Entlassung auszuschließen, eine entsprechende Untersuchung ist auch sonographisch möglich.

Tabelle 1
Maximaldosierungen von Lokalanästhetika zur Durchführung peripherer Nervenblockaden [25].

Lokalanästhetika	Maximaldosis Einzelinjektion
Kurz wirksam	
Lidocain	200 mg
Mittellang wirksam	
Mepivacain	300 mg
Prilocain	400 mg
Lang wirksam	
Bupivacain	150 mg
Levobupivacain	150 mg
Ropivacain	225 mg

Rückenmarksnahe Regionalanästhesie

Aus Ermangelung verfügbarer Lokalanästhetika, die zu kurzen, suffizienten spinalen Blockaden mit raschen und kalkulierbaren Erholungszeiten führen und somit die Spinalanästhesie im ambulanten Bereich konkurrenzfähig zu der Allgemeinanästhesie machte, blieb die ambulante Spinalanästhesie früher speziellen Indikationen vorbehalten. Nach der Erstbeschreibung von transienten neurologischen Symptomen (TNS), einer substanzspezifischen Nebenwirkung, in den frühen 1990er Jahren kamen die beiden bis dahin häufig zur ambulanten Spinalanästhesie eingesetzten Substanzen Lidocain und Mepivacain zunehmend in Verdacht, diese besonders häufig auszulösen. Ihr Einsatz zur Spinalanästhesie gilt heute als obsolet.

Versuche, durch Dosis- und/oder Konzentrationsreduktion des langwirksamen Amino-Amids Bupivacain kurze und damit für ambulante Anästhesien geeignete, spinale Blockaden durchzuführen, scheiterten. Die Erholungszeiten waren denen von Allgemeinanästhesien unterlegen und insuffiziente Blockaden häufig. Erst durch die Markteinführung des mittellang wirksamen Amino-Amids Prilocain 2% hyperbar, sowie des kurzwirksamen Amino-Esters Chloroprocain 1% zur intrathekalen Applikation stehen seit 2010 zwei nebenwirkungsarme Lokalanästhetika mit pharmakologischen Eigenschaften, die diese Substanzen für den ambulanten Einsatz geeignet machen zur Verfügung.

Vorbehalte gegenüber der ambulanten Spinalanästhesie, insbesondere die 24-stündige Bettruhe zur vermeintlichen Vorbeugung des postpunktionellen Kopfschmerzes sind längst überholt. Durch den Einsatz der erwähnten kurz- und mittellang wirksamen Substanzen konnten auch die befürchteten Komplikationen TNS und postoperativer Harnverhalt in ihrer Inzidenz signifikant reduziert werden. Für Chloroprocain gibt es in der Literatur bisher keinen beschriebenen Fall eines postoperativen Harnverhaltes. Werden atraumatische pencil-point Spinalnadeln mit möglichst geringem Durchmesser (25–29G) eingesetzt, so ist auch das Risiko für das Auftreten eines postpunktionellen Kopfschmerzes auf ein Minimum reduziert [26, 27]. Eine laborchemische Untersuchung, insbesondere der plasmatischen Gerinnung, oder ein Blutbild sind bei unauffälliger Anamnese vor einer Spinalanästhesie nicht notwendig. Die Forschungsgruppe um Pfanner hat einen validierten Gerinnungsfragebogen mit entsprechenden Handlungsanweisungen im Falle einer pathologischen Auffälligkeit entwickelt [28]. Dieser sollte im Rahmen der OP-Vorbereitung ausgefüllt und durch den Operateur und Anästhesisten gesichtet werden. Kommen rückenmarknahe Regionalanästhesieverfahren bei Patienten unter prophylaktischer oder therapeutischer Antikoagulation zum Einsatz, so müssen die in der Leitlinie „Rückenmarknahe Regionalanästhesie und Thromboembolieprophylaxe/antithrombotische Medikation" angegebenen Zeitintervalle zwischen der letzten Medikamentenapplikation und der spinalen Punktion zwingend eingehalten werden [29]. Dies gilt ebenso für die angegebenen Intervalle bis zur Erstgabe eines Antikoagulanz nach Spinalanästhesie. Ambulante Patienten müssen über die Fortsetzung der antikoagulatorischen Therapie, bzw. deren Erstgabe zur postoperativen Thromboseprophylaxe, mit genauer Angabe des frühestmöglichen Zeitpunktes der Applikation informiert werden. Dies sollte auch schriftlich dokumentiert werden.

Seit 2013 existiert eine S1-Leitlinie mit Empfehlungen zur Durchführung der Spinalanästhesie bei ambulanten Patienten [30]. Zusätzlich zu den in der „Vereinbarung zur Qualitätssicherung in der ambulanten Anästhesie" geregelten Kriterien für eine Entlassung nach Hause gilt für die ambulante Spinalanästhesie zusätzlich: „Bei Regionalanästhesie ist zusätzlich zu prüfen und zu dokumentieren, dass die Blockade von Sensorik und Motorik rückläufig ist. Bei rückenmarknahen Verfahren ist zusätzlich die Blasenfunktion zu berücksichtigen." Konkret wird empfohlen, dass der Patient entlassen wird, wenn er – nach einem ersten Gehversuch in Gegenwart geeigneter Assistenz – in der Lage ist, selbst zu gehen, soweit das der operative Eingriff zulässt. Eine Miktion sollte erfolgt sein, andernfalls sollte der Füllungszustand der Blase (z.B. sonografisch) überprüft werden [30]. Neben den üblichen postoperativen Verhaltensregeln (s.u.) sollte nach einer Spinalanästhesie zusätzlich auf die Möglichkeit einer Druck- und Temperaturschädigung bei noch nicht ganz rückläufigem Block hingewiesen werden. Ferner sollten die Verhaltensregeln bei Miktionsstörungen, TNS, postpunktionellem Kopfschmerz und einer Wiederkehr oder Persistenz neurologischer Ausfälle erläutert und am besten schriftlich auf einem Merkzettel ausgehändigt werden.

Prilocain 2% hyperbar

Obwohl schon 1960 synthetisiert und auch damals zur Spinalanästhesie verwendet, fand Prilocain zunächst aufgrund seiner dem Lidocain ähnlichen pharmakologischen Eigenschaften zunächst wenig Beachtung. Nachdem die mittellang wirksamen, Lokalanästhetika Lidocain und Mepivacain aufgrund der hohen Inzidenz von TNS zunehmend an Bedeutung beim Einsatz zur Spinalanästhesie verloren, rückte Prilocain zunehmend in den Mittelpunkt des Interesses. Die 2%ige hyperbare Zubereitung eignet sich aufgrund eines im Vergleich zur isobaren Substanz besseren Steuerbarkeit der Ausbreitung des Blocks, aber auch eines günstigeren zeitlichen Wirkprofils insbesondere zur ambulanten Spinalanästhesie. So konnte Camponovo und Kollegen zeigen, dass hyperbares Prilocain 2% sowohl in einer Dosierung von 40 mg als auch 60 mg verglichen mit 60 mg isobarem Prilocain eine schnellere Anschlagszeit bis zu einem sensorischen Blockniveau von Th10 hat. Die Erholungszeiten der hyperbaren Zubereitung sind gegenüber der isobaren ebenfalls überlegen [31].

Eine Dosisfindungsstudie zum Einsatz von Prilocain 2% hyperbar ergab eine ED90 von 40 mg bei ambulanten Kniearthroskopien [32]. Für die Spinalanästhesie in Sattelblocktechnik bei proktologischen Eingriffen hat sich die Dosis von 10 mg (0,5 ml) aufgrund eines adäquaten sensorischen und minimalen motorischen Blocks als optimale Dosis herausgestellt [33]. Zwei Übersichtsarbeiten empfehlen 40–60 mg zum Einsatz bei Eingriffen an den Extremitäten oder im Bereich des unteren

Abdomens sowie 10 mg für proktologische Eingriffe. Die Rate an postoperativen Harnverhalten ist gering, die Entlassungsfähigkeit wird durchschnittlich nach vier Stunden erreicht [34, 35].

Chloroprocain 1%

Das Amino-Ester Chloroprocain wurde in den 50er Jahren synthetisiert und auch damals schon zur Spinalanästhesie eingesetzt. In den 1980er Jahren kam die Substanz unter Verdacht, neurotoxisch zu sein. Weitere Untersuchungen zeigten, dass diese Effekte durch das Additiv Na-Bisulfit in Kombination mit dem niedrigen pH-Wert der Substanz verursacht wurden. Seit 2013 ist Chloroprocain konservierungsstofffrei wieder zur intrathekalen Applikation in Deutschland zugelassen. Aufgrund seiner schnellen Anschlagzeit und einer Wirkdauer von circa 60 min eignet sich Chloroprocain ideal zur ambulanten Spinalanästhesie bei kurzen Eingriffen. Die Inzidenz von TNS wird mit ca. 1% angegeben. In der Literatur gibt es keinen beschriebenen Fall von postoperativem Harnverhalt nach Spinalanästhesien mit Chloroprocain.

Im Vergleich zur Allgemeinanästhesie (TIVA: Sufentanil-Bolus, Propofol) zeigte sich die Spinalanästhesie mit 40 mg Chloroprocain 1% überlegen bezüglich der Erholungs- und Entlasszeiten als auch unter ökonomischen Aspekten. [36]. Obwohl Chloroprocain 1% kein hyperbares Lokalanästhetikum ist, hat es dennoch aufgrund seiner spezifischen Dichte tendenziell hyperbare Eigenschaften. Daher eignet es sich ebenfalls für den Einsatz zur Spinalanästhesie in Sattelblocktechnik bei kurzen proktologischen Eingriffen. Hier hat sich die Applikation von 20 mg als die optimale Dosierung bewährt [37].

Bei der präoperativen Planung der Spinalanästhesie sollte die OP-Dauer inklusive Vorbereitungszeit möglichst genau abgeschätzt werden können, um Substanz und Dosis so auswählen zu können, dass ein suffizienter Block die komplette OP-Dauer anhält, eine Entlassung jedoch nicht durch übermäßig lange Erholungsdauern verzögert wird.

Unter Einsatz dieser Substanzen, appliziert mit einer dünnen, atraumatischen 25–29 G Kanüle wird die Spinalanästhesie zu einem sicheren, nebenwirkungsarmen zeitlich kalkulierbaren Anästhesieverfahren, das auch im ambulanten Setting eine probate Alternative zur Allgemeinanästhesie darstellt.

Postoperativer Ablauf

Eine Übergabe des Patienten in den Aufwachraum mit sämtlichen relevanten Informationen an eine kompetente Pflegekraft ist unerlässlich. Hierzu empfiehlt sich ein Vorgehen nach dem SBAR-Konzept um Informationsverluste zu vermeiden (Abb. 1) [38]. Dazu gehören: Operationsart und -verlauf, Anästhesiemethode und -verlauf und ein angesetztes Schmerzregime [39]. Zur postoperativen Betreuung ambulanter Patienten gehört – abhängig von Operation, Anästhesieart und Vigilanz des Patienten - eine möglichst frühe Mobilisation: Aufsetzen auf der Aufwachraum- Liege oder dem Bett, baldiges Sitzen an der Bettkante, sowie Aufstehen und Laufen, ausschließlich in Begleitung einer kompetenten Pflegekraft [40]. Häufig besteht im Ambulanten Setting bereits die Möglichkeit Angehörige in den Aufwachraum zu holen, deren Anzahl allerdings je nach Aufwachraumkapazität auf max. zwei Personen beschränkt sein sollte. Voraussetzung für die Anwesenheit von Angehörigen im Aufwachraum ist neben dem Wunsch des Patienten auch deren Kooperationsbereitschaft und -fähigkeit.

Bezüglich der postoperativen Überwachung ambulanter Patienten existiert eine gemeinsame Vereinbarung der Berufsverbände der Deutschen Anästhesisten und der Deutschen Chirurgen sowie der Deutschen Gesellschaft für Anästhesiologie und Intensivmedizin zur Qualitätssicherung in der ambulanten Anästhesie, welche die folgenden Mindeststandards für die postoperative Überwachung festlegt [11]:
- Die postoperative Überwachung muss in geeigneten Räumlichkeiten unter der Aufsicht von speziell eingearbeitetem Assistenzpersonal erfolgen.
- Die Überwachung ist notwendig, bis der Patient wieder im Vollbesitz seiner Schutzreflexe und vollkommen orientiert ist.
- Der Patient muss kardiozirkulatorisch und respiratorisch so stabil sein, dass keine diesbezüglichen Komplikationen mehr zu erwarten sind.
- Ein Arzt muss während der postoperativen Überwachung jederzeit verfügbar sein.

Ist der Patient wach, adäquat und orientiert sowie kardiozirkulatorisch und respiratorisch stabil, so kann die weitere Überwachung bis zur Entlassung in einem Ruhebereich ohne Monitoring erfolgen.

Postoperative Schmerztherapie

Der postoperativen Schmerztherapie muss gerade in der ambulanten Anästhesie eine besondere Beachtung geschenkt werden. Zum einen ist das Ziel, den Patienten schmerzfrei nach Hause zu entlassen; daher sollte eine multimodale Schmerztherapie so früh wie möglich beginnen. Zum anderen sollte der Patient ein gut geplantes und verständliches Analgesieregime an die Hand bekommen, sodass er auch auf intermittierend stärkere Schmerzen adäquat reagieren kann.

Insbesondere nach ambulanten Regionalanästhesien muss der Patient zu einer regelmäßigen Analgetikaeinnahme angehalten werden, bestenfalls schon vor der kompletten Rückbildung der sensorischen Blockade. Die genaue Inzidenz des Durchbruchschmerzes nach peripherer Nervenblockade oder Spinalanästhesie ist noch nicht abschließend geklärt, könnte jedoch bis zu 40% betragen. Grundsätzlich ist hier der wiedereintretende Schmerz bzw. postoperative Schmerz nach absoluter Schmerzfreiheit durch die Nervenblockade von einer pathophysiologisch noch nicht ganz verstandenen Phase der Hyperalgesie nach Nervenblockaden bei prädisponierten Patienten zu unterscheiden. Ursächlich hierfür könnte eine mechanische oder chemische Irritation der Nerven durch Lokalanästhetika sein.

Die Aufklärung des Patienten über das interindividuell unterschiedlich schnell und heftige Wiederauftreten von Schmerzen

Abbildung 1

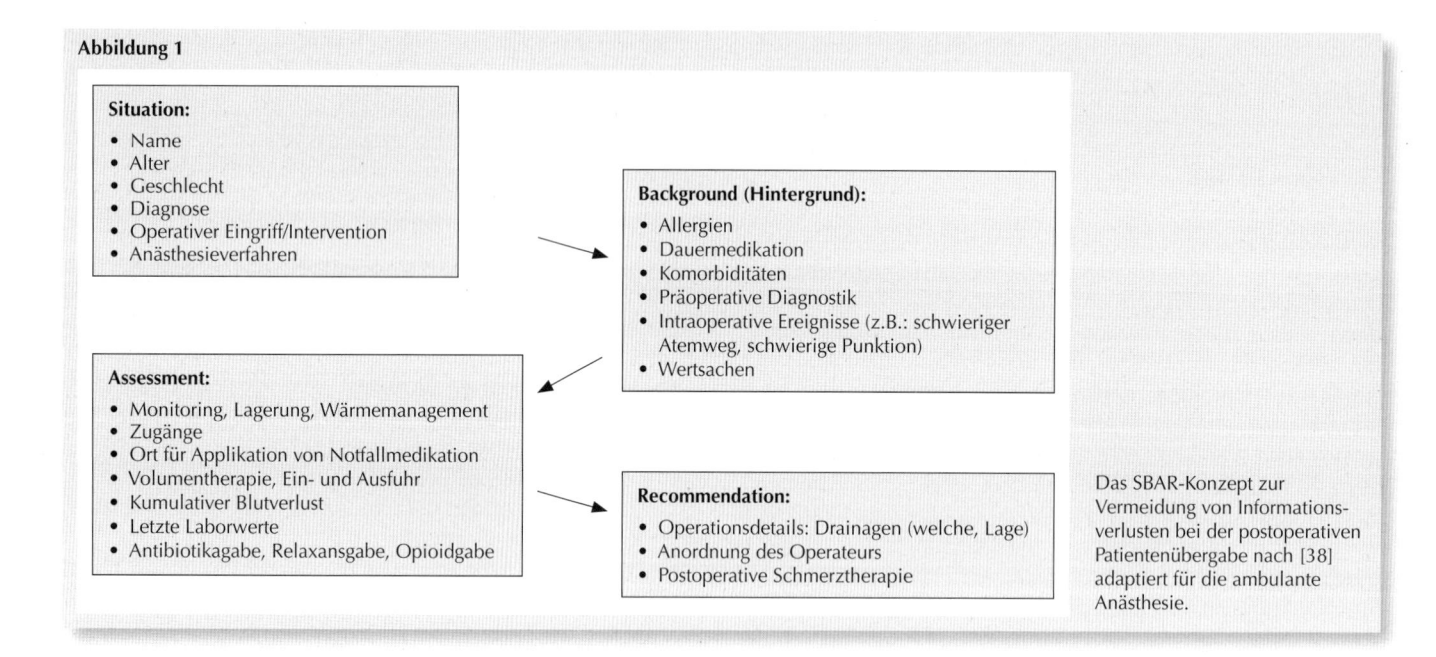

Situation:
- Name
- Alter
- Geschlecht
- Diagnose
- Operativer Eingriff/Intervention
- Anästhesieverfahren

Background (Hintergrund):
- Allergien
- Dauermedikation
- Komorbiditäten
- Präoperative Diagnostik
- Intraoperative Ereignisse (z.B.: schwieriger Atemweg, schwierige Punktion)
- Wertsachen

Assessment:
- Monitoring, Lagerung, Wärmemanagement
- Zugänge
- Ort für Applikation von Notfallmedikation
- Volumentherapie, Ein- und Ausfuhr
- Kumulativer Blutverlust
- Letzte Laborwerte
- Antibiotikagabe, Relaxansgabe, Opioidgabe

Recommendation:
- Operationsdetails: Drainagen (welche, Lage)
- Anordnung des Operateurs
- Postoperative Schmerztherapie

Das SBAR-Konzept zur Vermeidung von Informationsverlusten bei der postoperativen Patientenübergabe nach [38] adaptiert für die ambulante Anästhesie.

nach der Blockade und über die daraus resultierende Notwendigkeit einer konsequenten oralen Schmerzmedikation hilft, die Inzidenz des Durchbruchsschmerzes zu reduzieren und den Umgang des Patienten mit dem wiederkehrenden Schmerz nach einer Phase der absoluten Schmerzfreiheit zu verbessern [41].

Eine Kontaktnummer, über die bei Bedarf rund um die Uhr Hilfe bei allgemeinen postoperativen Problemen aber insbesondere auch bei nicht beherrschbaren Schmerzsituationen erreicht werden kann, nimmt Patienten die Angst der Hilflosigkeit und muss Patienten unbedingt ausgehändigt werden.

Entlassmanagement nach ambulanter OP

Kriterien

Die Kriterien für eine Entlassung ins häusliche Umfeld sind in Tabelle 2 dargestellt. Zur Erfassung der Entlassungsfähigkeit existieren mehrere, einfach zu erhebende bezüglich des Endpunktes „Krankenhauswiederaufnahme" validierte Scores, die zur Dokumentation in ein standardisiertes Entlassmanagement implementiert werden sollten. Ein Beispiel hierfür stellt das PADSS (post-anaesthetic discharge scoring system) dar (Tab. 3) [42].

Vor Entlassung muss eine Visite durch den Operateur und durch den Anästhesisten stattfinden und dokumentiert werden.

Hierbei sollten dem Patienten und bestenfalls der anwesenden Begleitperson nochmals die postoperativen Verhaltensregeln erläutert und spätestens jetzt zusammen mit telefonischen Kontaktnummern auch schriftlich ausgehändigt werden.

Medikolegale Aspekte

Während ein Patient nach einer stationären Operation die postoperative Zeit in einer Klinik verbringt, kann er nach einer ambulant durchgeführten Operation in Begleitung nach Hause. Dies bedeutet eine besondere Verantwortung des Operateurs und des Anästhesisten für das Entlassmanagement. Besonders hierfür gilt das Paradigma, dass der Patient durch die ambulant durchgeführte Operation nicht mehr gefährdet sein darf als durch eine stationäre Behandlung. Noch immer gilt das Urteil des Bundesgerichtshofs aus dem Jahre 2007, nachdem aufgrund der medikamentös bedingten Einschränkung der Einsichtsfähigkeit des Patienten trotz dessen Unterschrift im Rahmen der Aufklärung die Verantwortung, den Patienten vor einer Gefährdung von sich und anderer zu schützen bei dem Operateur und Anästhesisten verbleibt. Das Team hat sich von der Abholung und der Betreuung durch eine Begleitperson zu überzeugen, die den Patienten 24 Std. lang unterstützen kann. Die Begleitperson muss über etwaig auftretende Komplikationen und das Procedere für einen solchen Fall informiert werden. Darüber hinaus hat man sich zu überzeugen, dass die Be-

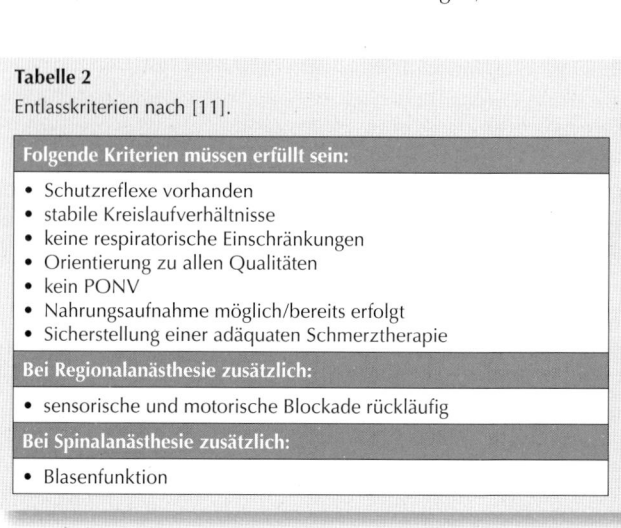

Tabelle 2
Entlasskriterien nach [11].

Folgende Kriterien müssen erfüllt sein:
• Schutzreflexe vorhanden
• stabile Kreislaufverhältnisse
• keine respiratorische Einschränkungen
• Orientierung zu allen Qualitäten
• kein PONV
• Nahrungsaufnahme möglich/bereits erfolgt
• Sicherstellung einer adäquaten Schmerztherapie
Bei Regionalanästhesie zusätzlich:
• sensorische und motorische Blockade rückläufig
Bei Spinalanästhesie zusätzlich:
• Blasenfunktion

Tabelle 3
Postanaesthetic-Discharge-Scoring-System (PADSS). Die Entlassungsfähigkeit ist erreicht, wenn mehr als 9 Punkte erreicht werden, wobei bei Vitalparameter der Wert nicht <2 sein darf und bei keinem erfassten Parameter 0.

Vitalparameter (Blutdruck, Herzfrequenz, SpO$_2$)	2 = Änderung um <20% des präop. Wertes 1 = Änderung um 20–40% des präop. Wertes 0 = Änderung um >40% des präop. Wertes
Gehfähigkeit	2 = sicher, frei 1 = schwankend 0 = schwierig/unmöglich
PONV	2 = kein PONV 1 = mäßig 0 = stark (mehrere i.v.-Medikamente notwendig)
Schmerzen	2 = minimal (NAS 0–2) 1 = mäßig (NAS 3–5) 0 = stark (NAS 6–10)
Chirurgische Blutung	2 = keine/minimal 1 = mäßig (Verbandswechsel notwendig) 0 = schwer (Revision)
Spontanurin	2 = problemlos 1 = schwierig (mehr als ein Versuch) 0 = Harnverhalt

gleitperson sprachlich, intellektuell und physisch in der Lage ist, ihre Verantwortung zu erfassen und umzusetzen. Dies ist der pragmatische Ansatz der höchstmöglichen medikolegalen Sicherheit für Patienten und Team, der im Zweifel dazu führen kann, dass Patienten mit polizeilicher Unterstützung von der Gefährdung für sich und andere abgehalten werden müssen. Dies gilt für die Fälle, in denen trotz eingehender Aufklärung der Patient postoperativ über keine Abholung verfügt, uneinsichtig ist und selbst am Straßenverkehr teilnehmen will. Eine stationäre Einweisung ist dann unumgänglich. Die Notwendigkeit einer 24-stündigen Begleitung und Überwachung ergibt sich aus den Herstellerangaben der einschlägigen Anästhetika und der Literatur. Neueste Studien zu den Ansprüchen an die Begleitzeit unter Verwendung moderner Anästhetika existieren derzeit aus verschiedenen Gründen nicht. Daher ist eine sichere Aussage, wann ein Patient gefahrlos alleine gelassen werden kann aufgrund der Variabilität der Wirkungsweise beim individuellen Patienten und auch aus medikolegalen Gesichtspunkten kaum möglich [11].

Ambulante Anästhesie bei Kindern

Die ambulante perioperative Betreuung von Neugeborenen, Säuglingen und Kleinkindern stellt insbesondere für den Anästhesisten eine Herausforderung dar. Neben der für Kinderanästhesien notwendigen speziellen Ausrüstung ist ein gut ausgebildetes und trainiertes Team essentiell für die Durchführung ambulanter Anästhesien bei Kindern. Es besteht kein gesicherter Konsens und es gibt keine wissenschaftliche Daten, ab welchem Alter ein Kind ambulant versorgt werden kann. Grundsätzlich spricht nichts dagegen, einen gesunden Säugling nach einem kleinen Eingriff und einer komplikationslosen Anästhesie mit kurzwirksamen Substanzen nach einer adäquaten Beobachtungszeit schmerzfrei in die Obhut der Eltern zu entlassen. Die physiologische Situation von jungen Säuglingen und Neugeborenen ist jedoch noch relativ instabil; die Entscheidung zu einem ambulanten Vorgehen darf daher in dieser Altersgruppe nicht leichtfertig gefällt werden und bleibt dem in der Kinderanästhesie erfahrenen Anästhesisten überlassen.

Die präoperative Risikoevaluation und Aufklärung erfolgt analog der bei erwachsenen Patienten. Ein besonderes Augenmerk ist jedoch auf Kinder mit Infekten der oberen Atemwege zu legen. Diese sind zum einen im Kindesalter sehr häufig, zum anderen manchmal der eigentliche Anlass zum operativen Eingriff. Bei diesen Kindern mit häufigen, rezidivierenden Infekten (z.B. Adenotomie, Paukendrainage) muss die Anästhesie trotz bestehender Infektzeichen durchgeführt werden, da eine echte Infektfreiheit meist erst postoperativ zu erwarten ist. Eine Infektion der oberen Atemwege („laufende Nase") bei einem klinisch nicht beeinträchtigten Kind spricht nicht gegen eine ambulante Anästhesie. Jedoch sollten Kinder, die Fieber >38,5°C, eitrige Sekretion oder Auswurf, sowie eine klinisch symptomatische Erkrankung mit Beeinträchtigung des Allgemeinbefindens aufweisen, nicht ambulant anästhesiert werden. Wenn möglich kann der Eingriff nach einer Rekonvaleszenz ambulant durchgeführt werden.

Als Anästhesieverfahren sind prinzipiell die Eingriffe in Allgemeinanästhesie oder in Regionalanästhesieverfahren durchführbar.

Bei der Allgemeinanästhesie können sowohl die TIVA mit Propofol (zugelassen ab Alter 1 Monat) und einem kurzwirksamen Opioid wie auch die balancierte Anästhesie mit volatilen Anästhetika zum Einsatz kommen. Insbesondere bei Kindern mit Infekten der oberen Atemwege sollten supraglottische Atemwegshilfen zur Sicherung des Atemweges eingesetzt werden. Die Vermeidung einer endotrachealen Intubation senkt die Häufigkeit respiratorischer Komplikationen nachweislich.

Die postoperative Schmerztherapie sollte nach Möglichkeit mit Nichtopioid-Analgetika durchgeführt werden, bei Bedarf besteht hierfür jedoch keine Kontraindikation. Aufgrund einer deutlich wahrnehmbaren und länger anhaltenden Sedierung sollte Clonidin in der ambulanten Anästhesie nicht zum Einsatz kommen. PONV ist die häufigste postoperative Komplikation bei Kindern ab drei Jahren; jüngere Kinder sind fast nie betroffen. Das Risiko für PONV bei Kindern kann mit Hilfe des POVOC-Scores (POVOC-Score = Postoperative Vomiting in Children-Score) abgeschätzt werden [43].

Vor der Entlassung sollten die Kinder völlig wach sein, sich vollständig erholt haben und ausreichend trinken. Die Kriterien für die Entlassung von Kindern unterscheiden sich nicht von denen für Erwachsene. Nach einer Regionalanästhesie sollte durch eine ausreichende Beobachtungszeit sichergestellt sein, dass keine Nebenwirkungen zu befürchten sind. Im Allgemeinen sind zwei Stunden hierfür mehr als ausreichend. Für die Planung und Besprechung des postoperativen Prozedere gelten die gleichen Voraussetzungen wie für Erwachsene [44].

Ökonomische Aspekte bei der Auswahl der Anästhetika und des Anästhesieverfahrens

In ihren Überlegungen zum „Fast-tracking" in der ambulanten Anästhesie formulierten White und Eng, dass „die einfachste Regionalanästhesie-Technik, die zu einer adäquaten perioperativen Analgesie führt, die kosteneffizienteste Option für eine Regionalanästhesie in einem ambulanten Setting" ist [23]. Die Lokal- oder Infiltrationsanästhesie stellt das kostengünstigste Anästhesieverfahren dar und sollte auch in Berücksichtigung der postoperativen Schmerztherapie wann immer möglich beim ambulanten Operieren zum Einsatz kommen. In verschiedenen Studien konnte gezeigt werden, dass die Spinalanästhesie im Vergleich zur Allgemeinanästhesie kosteneffizienter in Bezug auf Medikation und Verbrauchsmaterialien ist. Berücksichtigt man die Kosten der postoperativen Überwachung, so gilt dies nur noch beim Einsatz mittellang- und kurzwirksamer Lokalanästhetika [36,45–47]. Bei der Auswahl des Anästhesieverfahrens und der hierfür verwendeten Medikamente sollte jedoch nicht nur die postoperativen Erholungszeiten die Entscheidung lenken. In einer großen retrospektiven Studie konnte gezeigt werden, dass die Auswahl des Lokalanästhetikums zur ambulanten Spinalanästhesie auch die perioperativen Prozesszeiten und insbesondere die Saalwechselzeiten beeinflusst [48].

Die Entscheidung welches Anästhesieverfahren und welche Medikamente für einen bestimmten Eingriff eingesetzt werden, erfordert somit eine Abwägung vieler Einflussfaktoren. Die durchschnittliche Eingriffsdauer, die OP-Planung (sortenreines operieren vs. wechselnde Eingriffe oder Fachabteilungen), zeitliche Möglichkeiten der postoperativen Überwachung, Anzahl der Überwachungsplätze aber auch die individuellen Medikamentenpreise müssen berücksichtigt werden.

Zusammenfassung

Aufgrund der steigenden Fallzahlen bei ambulanten Eingriffen steigt auch die Bedeutung der ambulanten Anästhesie zunehmend. Nur durch eine kompetente anästhesiologische Betreuung des einzelnen Patienten, die weit vor dem Eingriff mit der ersten Evaluation beginnt und erst Tage nach der Operation, nach Beendigung der multimodalen postoperativen Schmerztherapie endet aber auch durch eine betriebswirtschaftliche Organisation der Abläufe im ambulanten OP-Zentrum wird ambulantes Operieren zum Erfolg für alle Beteiligten. Mehr noch als in allen anderen klinischen Bereichen ist eine eng verzahnte und eingespielte Zusammenarbeit im Team mit klar definierten Zuständigkeiten und Arbeitsaufträgen essentiell für das Gelingen. Durch die Auswahl der Anästhesieverfahren und der hierfür eingesetzten Medikamente beeinflusst der Anästhesist die Gesamtaufenthaltsdauer, Wechselzeiten und das Auftreten von Nebenwirkungen und somit auch die Effizienz des ambulanten Operierens. Ziel sollte neben der sicheren anästhesiologischen Versorgung auch die Erhöhung des individuellen Patientenkomforts sein.

Literatur

1. Gesundheitsberichterstattung des Bundes 2013 (01.11.2018); Available from: www.gbe-bund.de
2. Krankenhausreport – Amtliche Statistik zum Rechenergebnis der Krankenkassen. 2016 (Quelle: WIDO, 11.03.2019, https://www.wido.de/publikationen-produkte/buchreihen/krankenhaus-report/2016/)
3. Katalog ambulant durchführbarer Operationen und sonstiger stationsersetzender Eingriffe gemäß § 115b SGB V im Krankenhaus 2018; Available from: http://www.dkgev.de/media/file/74961.AOP-Katalog_2018.zip.
4. Argumentationspapier zur Abrechnungsprüfung in Krankenhäusern 2010; Available from: https://www.gkv-spitzenverband.de/media/dokumente/krankenversicherung_1/krankenhaeuser/abrechnung/abrechnungspruefung/2010_11_02_Argumentationspapier__275.pdf
5. Bauer M, Waeschle RM, Rüggeberg J, Meyer HJ, Taube C, Diemer M, et al: Glossar perioperativer Prozesszeiten und Kennzahlen – Version 2016. Eine gemeinsame Empfehlung von BDA/DGAI, BDC/DGCH und VOPM. Anaesth Intensivmed 2016;57:669–683
6. Huppe T, Kneller N, Raddatz A: Obere Altersgrenze bei ambulanter Anästhesie: Möglichkeiten und Risiken. Anasthesiol Intensivmed Notfallmed Schmerzther 2018 May;53(5):380–386
7. Hofer H, Vescia F: Ambulante Anästhesie: Grenzen und Möglichkeiten. Anasthesiol Intensivmed Notfallmed Schmerzther 2017 Oct;52(10):666–678
8. Frielingsdorf O: Wirtschaftlichkeit Ambulantes und stationäres Operieren ± Orientierung im Vertragsdschungel durch wirtschaftliche Kennzahlen 2006 (3):1–5
9. Zinn G, Tabori E, Weidenfeller P, Daschner F: Ambulantes Operieren - Praktishe Hygiene: Verlag für medizinische Praxis; 2012
10. Prävention postoperativer Wundinfektionen. Empfehlungen der KRINKO beim Rober Koch-Institut. Bundesgesundheitsbl 2018;61:448–473
11. Anästhesiologie DGfr, (Hrsg) uI. Vereinbarung zur Qualitätssicherung ambulante Anästhesie des Berufsverbandes Deutscher Anästhesisten, der Deutschen Gesellschaft für Anästhesiologie und Intensivmedizin und des Berufsverbandes der Deutschen Chirurgen 2006;45:50–57
12. Gemeinsame Empfehlung der DGAI DuD. Präoperative Evaluation erwachsener Patienten vor elektiven, nicht herz-thoraxchirurgischen Eingriffen. Anästh Intensivmed 2017;58:349–364
13. Bein B, Scholz J, Möllmann M, Vescia F: Ambulante Anästhesie in Klinik und Praxis: Thieme; 2014
14. Hemping-Bovenkerk A, Moellmann M: Anaesthesia in ambulatory surgery. Anaesth Intensivmed 2014;55:228–244
15. Wetsch WA, Pircher I, Lederer W, Kinzl JF, Traweger C, Heinz-Erian P, et al: Preoperative stress and anxiety in day-care patients and inpatients undergoing fast-track surgery. British journal of anaesthesia 2009 Aug;103(2):199–205
16. Bucx MJ, Krijtenburg P, Kox M: Preoperative use of anxiolytic-sedative agents; are we on the right track? J Clin Anesth 2016 Sep;33:135–140

17. Mijderwijk H, van Beek S, Klimek M, Duivenvoorden HJ, Grune F, Stolker RJ: Lorazepam does not improve the quality of recovery in day-case surgery patients: a randomised placebo-controlled clinical trial. Eur J Anaesthesiol 2013 Dec;30(12):743–751
18. Elwood T, Huchcroft S, MacAdams C: Midazolam coinduction does not delay discharge after very brief propofol anaesthesia. Can J Anaesth 1995 Feb;42(2):114–118
19. Richardson MG, Wu CL, Hussain A: Midazolam premedication increases sedation but does not prolong discharge times after brief outpatient general anesthesia for laparoscopic tubal sterilization. Anesthesia and analgesia 1997 Aug;85(2):301–305
20. Walker KJ, Smith AF: Premedication for anxiety in adult day surgery. Cochrane Database Syst Rev 2009 Oct 7(4):CD002192
21. Gebhardt V, Kiefer K, Weiss C, Schmittner MD: Influence of anxiolytic premedication on vasovagal reactions and home readiness following outpatient intrathecal anaesthesia – A retrospective analysis. Acta Anaesthesiol Scand 2019;63(4):468–474
22. Dymke M: Das Team macht die Musik. Im OP 2013;3(3):131–133
23. White PF, Eng M: Fast-track anesthetic techniques for ambulatory surgery. Current opinion in anaesthesiology 2007 Dec;20(6):545–557
24. Apfel CC, Greim CA, Haubitz I, Goepfert C, Usadel J, Sefrin P, et al: A risk score to predict the probability of postoperative vomiting in adults. Acta Anaesthesiol Scand 1998 May;42(5):495–501
25. Steinfeldt T: Periphere Blockaden der oberen Extremität Vorgehensweise Landmarken-gestützter und Ultraschallgesteuerter Verfaren. Anästh Intensivmed 2015;56:244–225
26. Schmittner MD, Terboven T, Dluzak M, Janke A, Limmer ME, Weiss C, et al: High incidence of post-dural puncture headache in patients with spinal saddle block induced with Quincke needles for anorectal surgery: a randomised clinical trial. Int J Colorectal Dis. 2010 Jun;25(6):775–781
27. Kwak KH: Postdural puncture headache. Korean J Anesthesiol 2017 Apr;70(2):136–143
28. Pfanner G, Koscielny J, Pernerstorfer T, Gutl M, Perger P, Fries D, et al: (Preoperative evaluation of the bleeding history. Recommendations of the working group on perioperative coagulation of the Austrian Society for Anaesthesia, Resuscitation and Intensive Care). Anaesthesist 2007 Jun;56(6):604–611
29. Waurick K, Riess H, van Aken H, Kessler P, Gogarten W, Volk T: 3. überarbeitete Empfehlung der Deutschen Gesellschaft für Anästhesiologie und Intensivmedizin: S1-Leitlinie "Rückenmarksnahe Regionalanästhesien und Thromboembolieprophylaxe/antithrombotische Medikation". Anästh Intensivmed 2014;55:464–492
30. Wulf H, Kessler P, Steinfeldt T, Volk T, Zoremba M: (DGAI). DGfAule. S1-Leitlinie: Empfehlungen zur Durchführung der Spinalanästhesie bei ambulanten Patienten. (Quelle: AWMF online, 11.03.2019, https://www.awmf.org/uploads/tx_szleitlinien/001-022l_S1_Spinalanästhesie_bei_ambulanten_Patienten_2013-abgelaufen.pdf)
31. Camponovo C, Fanelli A, Ghisi D, Cristina D, Fanelli G: A prospective, double-blinded, randomized, clinical trial comparing the efficacy of 40 mg and 60 mg hyperbaric 2% prilocaine versus 60 mg plain 2% prilocaine for intrathecal anesthesia in ambulatory surgery. Anesthesia and analgesia 2010 Aug;111(2):568–572
32. Guntz E, Latrech B, Tsiberidis C, Gouwy J, Kapessidou Y: ED50 and ED90 of intrathecal hyperbaric 2% prilocaine in ambulatory knee arthroscopy. Can J Anaesth. 2014 Sep;61(9):801–807
33. Gebhardt V, Herold A, Weiss C, Samakas A, Schmittner MD: Dosage finding for low-dose spinal anaesthesia using hyperbaric prilocaine in patients undergoing perianal outpatient surgery. Acta Anaesthesiol Scand. 2013 Feb;57(2):249–256
34. Goldblum E, Atchabahian A: The use of 2-chloroprocaine for spinal anaesthesia. Acta Anaesthesiol Scand 2013 May;57(5):545–552
35. Manassero A, Fanelli A: Prilocaine hydrochloride 2% hyperbaric solution for intrathecal injection: a clinical review. Local Reg Anesth 2017;10:15–24
36. Gebhardt V, Zawierucha V, Schoffski O, Schwarz A, Weiss C, Schmittner MD: Spinal anaesthesia with chloroprocaine 1% versus total intravenous anaesthesia for outpatient knee arthroscopy: A randomised controlled trial. Eur J Anaesthesiol 2018 Oct;35(10):774–781
37. Gebhardt V, Mueller-Hansen L, Schwarz A, Bussen D, Weiss C, Schmittner MD: Chloroprocaine 10 mg/ml for low-dose spinal anaesthesia in perianal surgery – a randomised dose finding study. Acta Anaesthesiol Scand 2017 Feb;61(2):241–249
38. von Dossow V, Zwissler B: Strukturierte Patientenübergabe in der perioperativen Phase – Das SBAR-Konzept. Anästh Intensivmed 2016;57:88–90
39. Dahl JB, Nielsen RV, Wetterslev J, Nikolajsen L, Hamunen K, Kontinen VK, et al: Post-operative analgesic effects of paracetamol, NSAIDs, glucocorticoids, gabapentinoids and their combinations: a topical review. Acta Anaesthesiol Scand 2014 Nov;58(10):1165–1181
40. Epping B: Belohnung: „Nach der OP gleich mal ein Eis" – ein Interview mit Professor Philipp Drees. Z Orthop Unfall 2018;156:482–486
41. Lavand'homme P: Rebound pain after regional anesthesia in the ambulatory patient. Curr Opin Anaesthesiol. 2018;31(6):679–684
42. Palumbo P, Tellan G, Perotti B, Pacile MA, Vietri F, Illuminati G: Modified PADSS (Post Anaesthetic Discharge Scoring System) for monitoring outpatients discharge. Ann Ital Chir 2013 Nov-Dec;84(6):661–665
43. Becke K, Kranke P, Weiss M, Kretz F-J. Handlungsempfehlung zur Risikoeinschätzung, Prophylaxe und Therapie von postoperativem Erbrechen im Kindesalter. Anästh Intensivmedizin 2007;48:S95–S98
44. Strauß JM, Gäbler R, Schmidt J, Mehler A, Giest J: Empfehlungen zur ambulanten Anästhesie bei Neugeborenen, Säuglingen und Kleinkindern. Anästh Intensivmedizin 2007;48:S68–S70
45. Fernandez-Ordonez M, Tenias JM, Picazo-Yeste J: (Spinal anesthesia versus general anesthesia in the surgical treatment of inguinal hernia. Cost-effectiveness analysis). Rev Esp Anestesiol Reanim 2014 May;61(5):254–261
46. Li S, Coloma M, White PF, Watcha MF, Chiu JW, Li H, et al: Comparison of the costs and recovery profiles of three anesthetic techniques for ambulatory anorectal surgery. Anesthesiology 2000 Nov;93(5):1225–1230
47. Vagts DA, Bley CH, Mutz CW: (Use of 2% hyperbaric prilocaine for spinal anesthesia: sensitivity analysis in outpatient surgery). Anaesthesist 2013 Apr;62(4):271–277
48. Gebhardt V, Kiefer K, Bussen D, Weiss C, Schmittner MD: Retrospective analysis of mepivacaine, prilocaine and chloroprocaine for low-dose spinal anaesthesia in outpatient perianal procedures. Int J Colorectal Dis 2018 Oct;33(10):1469–1477.

Sepsis – ein Notfall
Sepsis – An Emergency

C. S. Scheer

Zusammenfassung
Eine Sepsis ist ein medizinischer Notfall. Trotz moderner Intensivtherapie liegt die Sterblichkeit des septischen Schocks über 58% und damit höher als beim Myokardinfarkt oder Schlaganfall. Die Diagnosestellung ist aufgrund von unspezifischen Symptomen häufig schwierig. Auch bei medizinischem Fachpersonal bestehen Wissenslücken und die Aufmerksamkeit für Sepsis ist teilweise nicht ausreichend. Die Sepsis wird daher häufig erst verspätet erkannt und therapiert. Entscheidend ist eine frühe Erkennung, die Abnahme von Blutkulturen sowie eine schnelle antiinfektive Therapie und Herdsanierung. Die kalkulierte antiinfektive Therapie sollte nach sorgfältiger Anamnese, Untersuchung und unter Berücksichtigung patientenseitiger Risikofaktoren ausgewählt werden. Mikrobiologische Untersuchungsmaterialien sollten von jedem möglichen Infektionsfokus gewonnen werden und (wenn möglich) auch im Nacht- und Bereitschaftsdienst einer Diagnostik zugeführt werden. Bei Kreislaufinstabilität sollte eine zielgerichtete Stabilisierung auf Grundlage von wiederholten Evaluationen des Volumenstatus und der Volumenreagibilität erfolgen.

Schlüsselwörter: Sepsis – Notfall – Blutkulturen – Antibiotika – Herdsanierung

Summary
Sepsis is a medical emergency. Despite modern intensive therapy, the mortality rate of septic shock is more than 58% and thus higher as for patients with myocardial infarction or stroke. The symptoms are often unspecific and the diagnosis delayed. Also the knowledge of medical personnel is lacking. Therefore, Sepsis is often identified and treated delayed. Early detection, obtaining blood cultures and a rapid initiation of anti-infective therapy as well as source control are crucial. Anti-infective treatment should be chosen in consideration of medical history, medical findings and patient's risk factors. Microbiological samples should be collected whenever possible and processed 24/7. In case of hemodynamic instability, resuscitation should be based on repeated evaluations of fluid responsiveness by using dynamic variables.

Keywords: Sepsis – Emergency – Blood cultures – Antibiotics – Source control

Einleitung
Eine Sepsis ist ein lebensbedrohlicher Notfall. Ursächlich ist immer eine Infektion. Durch eine fehlregulierte Immunantwort kommt es zum Organversagen und in der schwersten Verlaufsform zum septischen Schock und Tod. Die Bekämpfung der Infektion ist daher ein Kernelement der Behandlung.

Obwohl bereits vor vielen Jahren Sepsisdefinitionen publiziert wurden [1,2] und Leitlinien zur Diagnostik und Therapie der Sepsis existieren [3,4] kann auch unter erfahrenen Ärzten die Diagnosestellung verkannt werden [5].

Spezifische Laborparameter existieren bisher nicht. Die SIRS-Kriterien (systemic inflammatory response syndrome), die lange Zeit Grundlage der Sepsiskriterien [1] waren, sind unspezifisch [6] und wurden 2016 durch die neuen Sepsis-3 Kriterien abgelöst. Im Rettungsdienst werden nur 14%–40% der Sepsispatienten richtig erkannt [7,8]. Ein großer Teil des Rettungsdienstpersonals ist ungeschult [9].

Große internationale Untersuchungen konnten zeigen, dass die in Leitlinien empfohlenen Maßnahmen häufig nur unvollständig umgesetzt werden [10].

Dabei führt eine unvollständige Therapie (fehlende Umsetzung des kompletten Sepsis-Bundle) oder auch eine verzögerte antibiotische Therapie zu einer deutlich erhöhten Sterblichkeit [10–14].

Epidemiologie
In den letzten Jahren wurde eine steigende Sepsis-Inzidenz beobachtet. Aktuell muss in Deutschland jährlich von ca. 200.000 bis 280.000 Sepsisfällen ausgegangen werden [15]. Internationale Untersuchungen bei Notfallpatienten zeigten bereits höhere Inzidenzen für Sepsis als für Schlaganfall oder Myokardinfarkt [16–18]. Amerikanische Untersuchungen an über 6 Millionen Patienten konnten zeigen, dass eine Sepsis an bis zu 50% der Todesfälle im Krankenhaus beteiligt war [19]. Obwohl die Sterblichkeit in den vergangenen Jahren leicht abnahm starben in Deutschland im Jahr 2013 mehr als 67.000 Menschen an oder mit einer Sepsis [15]. Die Krankenhaussterblichkeit der schweren Sepsis und des septischen Schocks beträgt mehr als 40%, die des septischen Schocks mehr als 58% [15,20]. Nach überlebter Sepsis bestehen häufig kognitive, psychische und motorisch-funktionelle Defizite [21]. Mobilität und Aktivitäten des täglichen Lebens sind eingeschränkt. Diese Einschränkungen sind ausgeprägter als bei vergleichbaren Patienten ohne Sepsis [22,23].

Patienten mit Sepsis müssen im Vergleich zu anderen Patienten häufiger erneut stationär aufgenommen werden [24–26] und zeigen ein erhöhtes kardiovaskuläres Risiko [27,28]. Nach überlebtem septischen Schock sind nach 1 Jahr nur ca. 43% der zuvor Berufstätigen wieder arbeitsfähig [29].

Nach weltweiten Schätzungen erkranken jährlich ca. 27 Millionen Menschen an Sepsis. Mehr als 5 Millionen Menschen sterben an einer Sepsis [30,31]. Die Krankenhauskosten (direkte Kosten) werden in Deutschland auf ca. 36.000 Euro pro Sepsis-Patient geschätzt. Dies entspricht 3% der Kosten im gesamten Gesundheitssystem [32].

Definition

2016 wurde die alte Sepsis-Definition [1] durch eine neue Sepsis-Definition [33–35] abgelöst. *Eine Sepsis beschreibt eine lebensbedrohliches Organversagen, welches durch eine fehlregulierte Immunantwort auf eine Infektion verursacht wird [34].*

Die neue Definition basiert damit auf der Infektion, wobei der klinische Verdacht bereits ausreicht, und dem Organversagen. Die SIRS-Kriterien wurden abgeschafft. Der Begriff „Schwere Sepsis" wurde gestrichen und die Nomenklatur auf „Sepsis" und Septischer Schock" gekürzt. Der Begriff „Sepsis" beschreibt nun Patienten mit Organversagen, wobei das Organversagen über den SOFA-Score (Sequential/Sepsis Organ Failure Assessment) abgebildet wird. Der neue „Septische Schock" beschreibt Patienten mit Sepsis (SOFA Score ≥2 Punkte) einem Vasopressorbedarf und einem Laktat >2 mmol/L (Tab. 1). Der septische Schock beschreibt damit eine kleinere aber kränkere Patientengruppe mit höherer Sterblichkeit [36,37]. Zur Identifikation von Patienten mit Sepsis außerhalb der Intensivstation wurde der qSOFA (quick SOFA) konzipiert (Tab. 1).

Eine Entscheidung zu diagnostischen und therapeutischen Maßnahmen sollte aber nie ausschließlich auf Grundlage von Definitionen oder Score-Werten erfolgen.

Patienten, welche eine Infektion oder den Verdacht einer Infektion aufweisen und als kritisch krank eingestuft werden, können auch unabhängig von Definitionen und Score-Punkten therapiert werden.

Erkennung von Patienten mit Sepsis

Die Diagnosestellung einer Sepsis basiert auf klaren Kriterien (Tab. 1). Spezifische Zeichen oder Laborwerte existieren aber bisher nicht. Initial ist die Situation in vielen Fällen komplex und eine Infektion nur teilweise sicher nachweisbar. Obwohl besonders Patienten mit Begleiterkrankungen oder höherem Alter betroffen sind kann eine Sepsis auch bei jungen und gesunden Menschen auftreten. Aufgrund der häufig unspezifischen Zeichen (Tab. 2) ist eine Verwechslung mit anderen Erkrankungen möglich. So kann beispielsweise eine Störung der Vigilanz, welche eigentlich eine septische Enzephalopathie darstellt, leicht mit nichtinfektiösen neurologischen Differenzialdiagnosen verwechselt werden. Allgemeine Verwirrtheit und ein neuaufgetretenes unspezifisches Krankheitsgefühl werden häufig berichtet.

Die Diagnose Sepsis kann daher auch bei erfahrenen Ärzten verkannt werden [5]. Im Rettungsdienst werden weniger als die Hälfte der Patienten identifiziert [7,8]. Internationale Untersuchungen, zeigen eine mangelhafte Umsetzung der aktuellen Empfehlungen [10]. Auch die schlechte Dokumentation von Sepsisfällen spricht für eine unzureichende Erkennung von Patienten mit Sepsis [38].

Sepsis-Screening

Patienten mit neuem Krankheitsgefühl, verändertem Mentalstatus, plötzlicher Verschlechterung des Allgemeinzustands oder beeinträchtigter Organfunktion müssen zeitnah weiter untersucht werden.

Ein Screening ist ein Ansatz um Patienten mit Sepsis systematisch zu identifizieren. Durch Leitlinien wird ein Screening von schwerkranken und Hochrisiko-Patienten empfohlen [4].

In den meisten Fällen besteht eine Sepsis schon bei Krankenhausaufnahme [19]. Daher bieten sich insbesondere der Rettungsdienst und die Notaufnahmen für ein systematisches Screening an. Grundlage ist immer eine Infektion wobei aber auch der Verdacht einer Infektion ausreicht. Ein einfaches Screening kann auf Grundlage des quick SOFA Scores (qSOFA) mit nur drei Parametern erfolgen (Tab. 1) [39]. Dieser Screening-Score ist sehr leicht anwendbar und benötigt keine Laborparameter. In großen Metaanalysen an über 400.000 Patienten war die Spezifität des qSOFA den SIRS-Kriterien überlegen (83% vs. 36%). Es muss aber unbedingt berücksichtigt werden, dass die Sensitivität des qSOFA deutlich geringer ist als die der SIRS-Kriterien (56% vs. 82%) [40–42]. Andere gebräuchliche Early-Warning-Scores wie der Modified Early Warning Score (MEWS) oder der National Early Warning Score (NEWS) eigenen sich ebenfalls um Hochrisikopatienten außerhalb von Intensivstationen zu identifizieren [43]. Diese Scores basieren auf komplexeren Vitalparametern, benötigt aber auch keine Laborwerte. MEWS und NEWS sind ähnlich spezifisch wie der qSOFA und gleichzeitig deutlich sensitiver als die SIRS-Kriterien [43]. Vor diesem Hintergrund wird deutlich, dass der neue qSOFA im Vergleich zu anderen Screeningmethoden Vor- und Nachteile aufweist. Diese sollten bei der Anwendung bedacht werden. Bei positivem qSOFA (≥2 Punkte), ≥2 SIRS Kriterien oder auffälligem MEWS/NEWS Score muss zwingend nach möglichen Organfunktionseinschränkungen gesucht werden. Für die Bewertung von Organfunktionsstörungen hat sich der SOFA-Score bewiesen (Tab. 1) [39,44].

Zum Screening können sogenannte Screening-Tools unterstützend genutzt werden. Grundsätzlich muss zwischen elektronischen/automatisierten Tools und papierbasierten Tools unterschieden werden. Bisher existieren nur wenige Untersuchungen

Tabelle 1
Vergleich der Sepsis-1(1992) und Sepsis-3(2016) Kriterien.

Sepsis-1 1992		
Sepsis (Infektion, mind. 2 SIRS-Kriterien)	Infektion oder Verdacht einer Infektion	
	SIRS (Systemic Inflammatory Response Syndrome)	
	Temperatur	>38°C oder <36°C
	Herzfrequenz	>90/min
	Atemfrequenz	>20/min oder $PaCO_2$ <32 mmHg
	Leukozyten	>12 Gpt/L; <4 Gpt/L; >10% stabkernige Granulozyten
Schwere Sepsis (Infektion, mind. 2 SIRS Kriterien und Organversagen)	Organversagen	
	Hypoxie	PaO_2 <75 mmHg oder PaO_2/FiO_2 <250 mmHg)
	Zentrales Nervensystem	Desorientiertheit, Verwirrtheit
	Nieren	Urinausscheidung <0,5 ml/kgKG pro Stunde für mindestens 2h oder eine Verdopplung des Serum-Kreatinin
	Thrombozyten	Relative (30%/24 h) oder absolute Thrombozytopenie (≤100.000/mm³)
	Metabolische Azidose	Base excess ≤-5 mmol/l oder Laktat >1,5x höher als der lokale Referenzbereich
Septischer Schock	Schwere Sepsis mit Hypotension (systolischer Blutdruck ≤90 mmHg oder mittlerer arterieller Blutdruck ≤65 mmHg für mindestens 1 Stunde) oder eine Katecholamintherapie um einen systolischen Blutdruck ≥90 mmHg oder mittlerer arterieller Blutdruck ≥65 mmHg zu erreichen.	

Sepsis-3 2016		
Infektion oder Verdacht einer Infektion		
qSOFA (Patienten außerhalb der Intensivstation) jeweils 1 Punkt		
Systolischer Blutdruck ≤100 mmHg		
Veränderter Mentalstatus		
Atemfrequenz ≥22/min		
→ Sepsisverdacht bei ≥2 Punkten → SOFA Score erheben um Organdysversagen zu spezifizieren!		
SOFA score		**Punkte**
Sepsis (Infektion, ≥2 SOFA-Score Punkte)	Atmung PaO_2/FiO_2	
	<400 mmHg	1
	<300 mmHg	2
	<200 mmHg[1]	3
	<100 mmHg[1]	4
	Zentrales Nervensystem (GCS[2])	
	14–13	1
	12–10	2
	9–6	3
	5–3	4
	Nieren – Kreatinin mg/dL (mmol/L)	
	1.2–1.9 (110–170)	1
	2.0–3.4 (171–299)	2
	3.5–4.9 (300–440) oder <500 ml Urin/Tag	3
	≥5,0 (>440) der <200 ml Urin/Tag	4
	Leber – Bilirubin mg/dL (mmol/L)	
	1.2–1.9 (20–32)	1
	2.0–5,9 (33–101)	2
	6,0–11,9 (102–204)	3
	>12 (>204)	4
	Thrombozyten x10³/mm³	
	<150	1
	<100	2
	<50	3
	<20	4
	Kardiovaskulär	
	Mittlerer arterieller Blutdruck <70 mmHg	1
	Dobutamin (jede Dosis)	2
	Noradrenalin <0,1 µg/kg/min	3
	Noradrenalin >0,1 µg/kg/min	4
Septischer Schock	Kombination aus Sepsis, Katecholamintherapie um einen mittleren arteriellen Blutdruck ≥65 mmHg zu erreichen und einem Laktat >2 mmol/L (18 mg/dl) trotz adäquater Flüssigkeitsgabe.	

[1] mit Beatmung; [2] Glasgow coma scale; qSOFA – quick Sequential Organ Failure Assessment; SOFA –Sequential Organ Failure Assessment. Adaptiert nach [1,34].

zu derartigen Screening-Tools [45,46]. Elektronische Tools können Infektionen nur schwer erfassen, da keine spezifischen Parameter existieren, die analysiert werden könnten. Die benötigen Vitalparameter und Laborwerte werden über Schnittstellen aus elektronischen Patientenakten geladen und nach programmierten, teilweise sehr individuellen Algorithmen analysiert. Wesentlicher Vorteil solcher Tools ist die Personalunabhängigkeit und Echtzeitanalyse, ein wesentlicher Nach-

Tabelle 2
Übersicht Unspezifische Symptome bei Sepsis.

- Krankheitsgefühl, verschlechterter Allgemeinzustand
- Desorientiertheit, Verwirrtheit, Apathie, Somnolenz
- Durstgefühl
- Konzentrierter Urin, verminderte oder keine Urinausscheidung
- Erhöhte Atemfrequenz, Atemnot
- Tachykardie, flacher Puls, Hypotonie
- Fieber oder Schüttelfrost
- Lokale Infektionszeichen, Schmerzen, gerötete überwärmte Schwellungen
- Appetitlosigkeit
- Kalte und marmorierte Extremitäten

teil ist das durch häufige Fehlalarme eine Alarmmüdigkeit, insbesondere bei hoher Sensitivität und niedriger Spezifität, entstehen kann. Solche Systeme sind nicht etabliert und nur in einzelnen Studien untersucht.

Mithilfe von papierbasierten Tools werden Sepsis-Kriterien systematisch erfasst. Zur Erfassung ist immer Personal notwendig. Vorteil ist, dass solche Tools unabhängig von der EDV-Infrastruktur sind und das keine hohen Investitionskosten anfallen. Für papierbasierte Tools existierten vielversprechende Untersuchungen. So konnte beispielsweise mit einem 12-stündlichen wiederholten, papierbasierten Screening mit anschließendem Sepsisprotokoll eine Sensitivität und Spezifität von über 96% erreicht werden und die Sepsis-Sterblichkeit von 35% auf 23% reduziert werden [47].

Durch gezielte und wiederholte Schulungen kann die Aufmerksamkeit für Sepsis allgemein sowie die Kenntnis über Diagnosekriterien und wichtige Behandlungselemente verbessert werden. An der Universitätsmedizin Greifswald werden seit mehr als 10 Jahren alle am Behandlungsprozess beteiligten Professionen und Disziplinen regelmäßig und vor allem wiederholt geschult. Die Behandlungsqualität konnte dadurch erheblich verbessert und die Sterblichkeit gesenkt werden [48]. Auch international existiert mittlerweile eine Vielzahl erfolgreicher Initiativen [49]. So konnte beispielsweise die Sterblichkeit an 185 Krankenhäusern im State New York durch eine solche Initiative gesenkt werden [50]. Für eine bessere Versorgung von Patienten mit Sepsis sind solche Initiativen auch in Deutschland flächendeckend zu fordern.

> **Jeder kritisch kranke Patient mit der Möglichkeit einer Infektion sollte als septisch betrachtet und behandelt werden bis das Gegenteil bewiesen ist.**
>
> **Aufmerksamkeit, strukturiertes Screening und eine aktive Suche ggf. auch mittels erweiterter Diagnostik sind essentiell zur Identifikation einer Sepsis.**
>
> **Der Infektionsfokus ist häufig nicht offensichtlich und die Suche danach kann herausfordernd sein. In diesen Fällen ist eine umfangreiche klinische, mikrobiologische, laborchemische und bildgebende Diagnostik notwendig.**

Tabelle 3 gibt einen Überblick über mögliche Infektionsquellen. Grundlage ist immer eine ausführliche Anamnese mit Angaben zu aktuell stattgefundenen medizinischen Maßnahmen und Operationen. In der körperlichen Untersuchung sollte insbesondere auf einen veränderten Mentalstatus, die Vitalparameter sowie einliegende Katheter geachtete werden.

Zusätzliche laborchemische Untersuchungen sind immer erforderlich. Diese umfassen ein Differentialblutbild (Leukozyten, stabkernige Granulozyten, Thrombozyten), Werte der Blutgerinnung (Quick, partielle Thromboplastinzeit), Informationen zur Organfunktion (Kreatinin, glomeruläre Filtrationsrate, Bilirubin) und spezielle infektionsassoziierte Laborparameter (C-reaktives Protein, Procalcitonin, Interleukin-6). Tabelle 4 zeigt eine Übersicht über Laborwerte, die bei Infektionen erhöht sein können. Insbesondere Procalcitonin hat eine wichtige Bedeutung bei der Unterscheidung zwischen infektiösen und nicht-infektiösen Ursachen. Eine Diagnostik nur anhand dieser Werte ist aber nicht möglich, da unauffällige Werte eine Infektion nicht sicher ausschließen. Thrombozyten, Kreatinin und Bilirubin sind für die Ergebung des SOFA-Score erforderlich. Zudem sollte immer eine Laktatmessung erfolgen. Für den septischen Schock wird ein Laktatwert >2 mmol/L gefordert (Tab. 1) [34]. Eine Laktaterhöhung ist ein unabhängiger Risikofaktor [51]. Erhöhte Werte sind proportional mit einer erhöhten Sterblichkeit assoziiert [52,53]. Ein abfallender Laktatwert ist mit einem besseren Outcome assoziiert [54].

Tabelle 3
Häufige Infektionsursachen einer Sepsis.

Knochen und Gelenke	Osteomyelitis, Gelenkinfektionen (z.B. nach Injektionen), Bursitis, Endoprotheseninfektionen (z.B. Knie, Hüfte), Osteosynthesematerialien, Spondylodiszitis
Zentrales Nervensystem	Intrakranielle Infektionen, Meningitis, Ventrikulitis, spinale Abszesse
Kardiovaskulär	Endokarditis, Mediastinitis, Infektionen von Gefäßen, Gefäßendoprothesen, Dialysekatheter, Ports, Zentralvenöse Katheter, sonstige Katheter
Zähne, Ohren, obere Atemwege	Zahn- und Kieferinfektionen, Sinusitis, Außen-, Mittel-, Innenohr, Mastoiditis, Pharyngitis, Laryngitis, Epiglottitis, Bronchitis
Gastrointestinal	Perforationen des oberen und unteren Gastrointestinaltraktes, Peritonitis, intraabdominelle Infektionen nach Eingriffen, Ileus, Clostridium difficile Infektionen, nekrotisierende Enterokolitis, Cholezystitis, Cholangitis, Pankreatitis, Appendizitis
Untere Atemwege	Pneumonie, Pleuraempyem
Haut und Weichteile	Abszesse, infizierte Wunden und Verbrennungen, Dekubitus, Gangrän, nekrotisierende Fasziitis, Fourniersche Gangrän, Erysipel
Nieren und Harnwege	Harnleitersteine, Pyelonephritis, Harnwegsinfektionen, Urin-Dauerkatheter
Sepsis des Neugeborenen	Frühe und späte neonatale Sepsis

Tabelle 4
Infektionsassoziierte Laborparameter.

Laborparameter	Grenzwert	Sensitivität	Spezifität
Leukozyten	>12 Gpt/L oder <4 Gpt/L	niedrig	niedrig
Stabkernige Granulozyten	>20%		80%
C-reactives protein (CRP)	>10 mg/L	55–75%	55–75%
Procalcitonin (PCT)	>0,5 ng/mL	80–90%	65–90%
Interleukin-6 (IL-6)	>25 ng/mL		

Mikrobiologische Untersuchungen

Bakterien sind die häufigsten Erreger einer Sepsis aber auch Viren, Pilze und Parasiten können Infektionsauslöser sein.

Beim Verdacht einer Sepsis sollten mindesten 2–3 Blutkultursets [4] (2–3 aerobe Flaschen und 2–3 anaerobe Flaschen mit jeweils 8–10 ml Blut) abgenommen werden. Bei Verdacht auf Katheterinfektion sollte ein Set direkt aus dem Katheter abgenommen werden. Um Kontaminationen zu vermeiden sollte die Entnahme nach sorgfältiger Hautdesinfektion und unter sterilen Kautelen erfolgen. Die Positivitätsraten liegen in Abhängigkeit vom Abnahmezeitpunkt und vom Infektionsfokus nur zwischen 10 und 50%. Wichtig ist eine Blutkulturabnahme vor Beginn einer antiinfektiven Therapie, da ein Erregernachweis unter begonnener antiinfektiver Therapie erheblich seltener gelingt [55]. Durch die Blutkulturabnahmen darf sich der Beginn der antiinfektiven Therapie aber nicht wesentlich verzögern.

Mikrobiologische Routinemethoden ermöglichen zum Großteil erst nach mehreren Tagen eine Anpassung der Therapie. Durch Inkubation, Anzüchtung sowie Erreger und Resistenztestung vergehen bis zum Endergebnis 24–72 h.

Aktuell beschäftigt sich die Forschung mit neuen Methoden, die eine schnellere Diagnostik ermöglichen sollen. Moderne PCR-Verfahren oder auch digitalmikroskopische Verfahren können mittlerweile aus positiven Blutkulturen innerhalb von wenigen Stunden Erreger identifizieren, Resistenzgene nachweisen und Antibiogramme erstellen. Die möglichen Vorteile solcher Verfahren sind Gegenstand von Studien.

Ein Grampräparat ist eine einfache Möglichkeit für eine erste schnelle Einschätzung. So kann orientierend zwischen gram-positiv und gram-negativ sowie zwischen Kokken und Stäbchen differenziert werden. Grampräparate können aus positiven Blutkulturen, Punktaten, Liquor, Urin oder auch Material einer bronchoalveolären Lavage hergestellt werden und so bei nahezu allen Infektionsursachen eingesetzt werden. Diese wertvollen Hinweise sollten, wenn immer möglich, zur Anpassung der antibiotischen Therapie genutzt werden.

In Deutschland sind mikrobiologische Labore häufig nicht 24 h/7 Tage geöffnet [56], obwohl eine ununterbrochene mikrobiologische Diagnostik gerade für Patienten mit Sepsis entscheidend ist. Der Erregernachweis ist ein entscheidender Aspekt, um die Therapie im Verlauf zielgerichtet anpassen und einengen zu können. Eine adäquate antibiotische Therapie ist wesentlich für das Überleben der Patienten [57–59].

Weitere mikrobiologische Materialen (Tab. 5) sollten von jedem möglichen Infektionsfokus gewonnen werden. Da auch Viren, Pilze und Parasiten Auslöser einer Sepsis sein können müssen diese bei gegebenem Risikoprofil in Diagnostik und Therapie berücksichtigt werden. Bei gegebenem Risikoprofil müssen diese in der Diagnostik und Therapie berücksichtigt werden. Patienten aus Pflegeeinrichtungen oder mit langem stationären Verlauf sowie Patenten aus dem südeuropäischen, arabischen und asiatischen Raum sind häufiger mit multiresistenten Erregern besiedelt. Ein gezieltes Screening (MRSA, MRGN) kann mögliche Lücken der antibiotischen Therapie frühzeitig identifizieren. Eine virale Diagnostik ist besonders bei immunsupprimierten Patienten und während der Grippe-Saison sinnvoll.

> **Mikrobiologische Untersuchungsmaterialien, insbesondere Blutkulturen sind Maßnahmen zur Erregeridentifikation. Eine Erregeridentifikation ist die Voraussetzung für eine gezielte Therapie und zur Deeskalation der Therapie.**
>
> **Durch Blutkulturabnahmen oder auch andere diagnostische Maßnahmen sollte eine antiinfektive Therapie, insbesondere bei septischem Schock, aber nicht verzögert werden.**

Bildgebung

Eine Bildgebung dient der Identifikation und Abgrenzung von Infektionsherden. Sie ist auch immer dann notwendig, wenn der Infektionsfokus in der klinischen Untersuchung nicht sicher gefunden wird. Mithilfe der Bildgebung kann eine Entscheidung für eine interventionelle oder chirurgische Herdsanierung getroffen werden.

Tabelle 5
Mikrobiologische Untersuchungsmaterialien.

Untersuchungsmaterial	Indikationsbeispiele
Blutkulturen	Bei Sepsis immer!
Urin	Infektionen der Harnwege
Trachealsekret	Bronchopulmonale Infektionen
Bronchoalveoläre Lavage	Bronchopulmonale Infektionen
Liquor	ZNS-Infektionen
Gewebeproben	Weichteilinfektionen
Punktate	Abszesse und Körperhöhlen
Abstriche	(Pleura- und Gelenkpunktate)

Eine *Thorax-Röntgen-Aufnahme* dient der Diagnostik einer Pneumonie, eines Pleuraergusses oder anderen akuten Veränderungen der Lunge.

Mithilfe von *Ultraschall* können beispielsweise die Gallenwege und Gallenblase oder auch die harnableitenden Organe unkompliziert dargestellt werden. Auch Pleuraergüsse, freie intraabdominale Luft oder Flüssigkeit und die Darmperistaltik können mit Ultraschall schnell diagnostiziert werden. Eine Endokarditis kann mittels transösophagealer Echokardiographie identifiziert werden.

Bei unklarem Infektionsfokus ist meist eine Computertomographie von Thorax und Abdomen indiziert. Häufig kann erst so die Infektionsursache (Abszesse, Perforationen am Magen-Darm-Trakt, Darmischämien aufgrund von Mesenterialischämien, Anastomoseninsuffizienzen nach Operationen) gefunden werden. Meist sind orale, rektale und intravenöse Kontrastmittel notwendig um eine ausreichende Kontrastierung zu erreichen. Bei speziellen Fragestellungen (Ventrikulitis, Spondylodiszitis, Weichteilinfektionen) kann eine Magnetresonanztomographie indiziert sein.

Eine Ganzkörper-Computertomographie sollte bei unklarem Infektionsfokus erfolgen.

Initiale Therapie

Patienten mit Sepsis müssen schnellstmöglich behandelt werden. Durch die Surviving Sepsis Campaign werden seit vielen Jahren sogenannten Sepsis-Bundles (Therapiemaßnahmenbündel) empfohlen [60,61]. Die Zeitfenster in denen die empfohlenen Maßnahmen erfüllt werden sollen wurden zuletzt von 3 Stunden auf 1 Stunde ab Diagnose verschärft (Tab. 6) [62]. Diese Verschärfung wird aktuell sehr kontrovers diskutiert [63–66]. Die Gegner des neuen 1-Stunden-Bundles argumentieren dabei hauptsächlich vor dem Hintergrund fehlender Evidenz der einzelnen Bundle-Elemente und einer möglichen Gefahr durch eine zu schnelle und unbegründete Antibiotikatherapie. Dem gegenüber werden durch die Befürworter erfolgreiche qualitätsverbessernde Initiativen an weit über 100.000 Sepsispatienten [10,49,50,67] und die Bedeutung als Notfall, welcher mit derselben Priorität wie Myokardinfarkt, Schlaganfall und Polytrauma behandelt werden sollte, angeführt. In der Universitätsmedizin Greifswald konnte, auf Grundlage von Sepsis-Bundle Maßnahmen, ebenfalls eine Sterblichkeitsreduktion erreicht werden, welche seit 10 Jahren anhält [48].

Antiinfektive Therapie

Besteht der Verdacht einer Sepsis, so muss schnellstmöglich eine kalkulierte empirische antiinfektive Therapie begonnen werden. Insbesondere bei Patienten mit septischem Schock ist der schnelle Beginn einer antiinfektiven Therapie entscheidend.

Kritisch kranke Patienten mit dem Verdacht einer Infektion sollten ohne Verzögerung eine breite antiinfektive Therapie erhalten. Diese sollte anschließend, nach Bewertung der klinischen Situation, der Untersuchungsbefunde sowie der mikrobiologischen Ergebnisse, angepasst werden.

Die Wahl der antiinfektiven Therapie sollte in Abhängigkeit vom vermuteten Infektionsfokus (Pneumonie, intraabdominelle Infektion, Endoprotheseninfektion), Erregerspektrum (grampositiv, gramnegativ, Pilze) der lokalen Resistenzsituation und von patientenbezogenen Faktoren (Begleiterkrankungen, Nierenfunktion, Verteilungsvolumen) getroffen werden. Bei Risikopatienten oder positiven MRE-Screeningergebnissen sollten die jeweiligen Erreger zunächst mit abgedeckt werden. Spezifische pharmakologische Eigenschaften wie Pharmakokinetik (Resorption, Metabolisierung, Exkretion, Plasmaspiegel, Gewebespiegel) und Pharmakodynamik (Wirkprofil, Gewebegängigkeit, Dosis-Wirkungsbeziehung, Wechselwirkungen) müssen ebenfalls berücksichtigt werden. Für ausgewählte Antibiotika ist heutzutage mit Hilfe eines therapeutischen Drugmonitorings eine individuelle Dosierung möglich.

Sobald der der auslösende Erreger bekannt ist oder eine deutliche klinische Stabilisierung eingetreten ist sollte die Therapie nach sorgfältiger Bewertung zielgerichtet eingeengt werden. Bei klinischer Verschlechterung sollte eine Eskalation der Therapie erfolgen und mögliche Therapielücken (MRSA, VRE, MRGN, Influenza, Candida) geschlossen werden.

In den meisten Fällen ist eine antiinfektive Therapiedauer von 7–10 Tagen ausreichend. Längere Therapiedauern können bei komplizierten Infektionen wie beispielsweise Endokarditis, Spondylodiszitis, Pilzinfektionen, Immundefiziten oder komplizierten Staphylococcus-aureus-Bakteriämien notwendig sein. In komplizierten Fällen, bei ausbleibendem Therapieerfolg und klinischer Verschlechterung sollte eine interdisziplinäre Falldiskussion angestrebt werden. Bestätigt sich eine Infektion nicht bzw. wird in weiteren Untersuchungen eine andere Ursache für den klinischen Zustand und die Organdysfunktion des Patienten gefunden, so sollte die antiinfektive Therapie nach sorgfältiger Bewertung zeitnah beendet werden.

Tabelle 6
Stunden Sepsis-Bundle.

- Laktat-Messung. Wiederholte Messung, wenn das initiale Laktat >2 mmol/L beträgt.
- Abnahme von Blutkulturen vor der Gabe von Antibiotika.
- Gabe von Breitspektrum-Antibiotika.
- Balancierte kristalloide Flüssigkeitsgabe 30 ml/kgKG bei Hypotension oder Laktat ≥4 mmol/L.
- Vasopressorgabe, wenn der Patient trotz Flüssigkeitsgabe weiterhin hypotensiv ist und ein mittlerer arterieller Blutdruck von ≥65 mmHg nicht erreicht wird.

Hour-1 Surviving Sepsis Campaign Bundle of Care [62].

Die Notwendigkeit einer antiinfektiven Therapie sollte täglich evaluiert werden um Resistenzbildungen und Nebenwirkungen zu minimieren.

Bei nichtinfektiösen inflammatorischen Zuständen (nichtinfektiöses SIRS, große Operationen, Pankreatitis, Verbrennungen) sollte keine prophylaktische Antibiotikagabe erfolgen.

Herdsanierung

Die Sanierung des infektiösen Herdes ist mindestens gleichbedeutend mit einer antiinfektiven Therapie [68,69]. Mögliche sanierbare Infektionsquellen sollten schnellstmöglich identifiziert werden (Tab. 7). Eine chirurgische oder interventionelle Herdsanierung ist eine Notfallmaßnahme und sollte schnellstmöglich erfolgen.

Eine chirurgische oder interventionelle Herdsanierung ist gleichbedeutend einer medikamentösen antiinfektiven Therapie. Therapiemöglichkeiten sollten interdiszipliär diskutiert werden.

Hämodynamische Stabilisierung

Bei Hypotension sollten balancierte kristalloide Flüssigkeitslösungen eingesetzt werden. Kolloide Volumenersatzlösungen konnten bisher keine Vorteile zeigen. Hydroxyethylstärke basierte Lösungen werden aufgrund einer erhöhten Rate an Nierenversagen und einer erhöhten Sterblichkeit nicht empfohlen [70,71]. Nur 50–65% der instabilen Patienten reagieren auf eine Flüssigkeitsgabe mit einer Verbesserung der hämodynamischen Situation [72]. Diese Patienten sind volumenreagibel. Nur volumenreagible Patienten können mit Volumen stabilisiert werden [73]. Zielparameter einer Volumentherapie sind in diesen Fällen ein fallender Katecholaminbedarf, eine sich stabilisierende hämodynamische Situation (Normalisierung von Blutdruck und Herzfrequenz), eine sich normalisierende Diurese und ein abfallender Laktatwert.

Für nicht-volumenreagible Patienten kann aggressive Volumentherapie schädlich sein, da sie Gewebeödeme verursachen kann, die Organfunktion negativ beeinträchtigt werden kann und Morbidität und Mortalität steigen [74,75]. Bei pulmonalen Einschränkungen, ARDS und Herzinsuffizienz kann eine Volumenüberladung fatale Auswirkungen haben. Eine Volumengabe sollte daher nie unkritisch, sondern immer auf Grundlage von wiederholten klinischen Evaluationen erfolgen.

Mit Hilfe von Lagerungsmanövern (Passive Leg Raising) kann bei gleichzeitiger Messung dynamischer Parameter (Herzindex, Schlagvolumenvarianz) eine Volumenreagibilität evaluiert werden [76–78]. Dies gilt auch für Patienten mit Spontanatmung oder kardialen Arrhythmien. Zeichen einer Volumenreagibilität ist ein Anstieg des Herzindex um mindestens 10%. Analysen des Pulsdrucks (Sensitivität 58%) sind auch möglich, aber im Vergleich zu Flussvariablen wie dem Herzindex (Sensitivität 85%) unterlegen [79]. Daher sollte, wenn möglich, eine Pulskonturanalyse angestrebt werden.

Ist durch Flüssigkeitsgabe keine hämodynamische Verbesserung möglich, so sollte Noradrenalin als Vasopressor eingesetzt werden. Noradrenalin steigert den venösen Rückfluss, den mittleren arteriellen Druck und die Organperfusion und beschränkt die Ödembildung [80].

Sepsis als medizinischer Notfall

1. Patienten mit einer eingeschränkten Organfunktion und dem Verdacht einer Infektion müssen schnellstmöglich diagnostiziert und therapiert werden.
2. Für eine erste Einschätzung und zur Identifikation des Infektionsfokus sind eine Anamnese, die klinische Untersuchung mit Erhebung der Vitalparameter laborchemische Untersuchungen sowie bildgebende Verfahren erforderlich.
3. Bei unklarem Infektionsfokus sollte eine erweiterte bildgebende Diagnostik (Computertomographie, Magnetresonanztomographie) angestrebt werden.
4. Blutkulturen sollten vor Beginn einer antiinfektiven Therapie abgenommen werden.
5. Eine antiinfektive Therapie mit einer breiten Abdeckung sollte ohne relevante Verzögerung begonnen werden.
6. In unklaren Situationen sollte wie bei einer bestätigten Infektion vorgegangen werden. Eine zeitnahe kritische Evaluation ist aber zwingend erforderlich.
7. Ist eine chirurgische oder interventionelle Herdsanierung möglich, so sollte diese in interdisziplinäre Abstimmung und mit gleicher Priorität wie die antiinfektive Therapie durchgeführt werden.
8. Bei Hypotension sollten zur hämodynamischen Stabilisierung balancierte Kristalloide und Noradrenalin eingesetzt werden.
9. Die Flüssigkeitstherapie sollte engmaschig reevaluiert werden. Mithilfe von Lagerungsmanövern und gleichzei-

Tabelle 7
Herdsanierung.

Mögliche Infektionsquelle	Maßnahme
Zentralvenöse Katheter, Urin-Dauerkatheter	unverzügliche Entfernung
Abszesse, Perforationen am Magen-Darm-Trakt, Anastomoseninsuffizienzen, Cholezystitis, Appendizitis, Osteomyelitis, Gelenkempyeme, Kiefer- und Zahninfektionen, Implantate (Endoprothesen, Herzklappen, Ports, Schrittmacher)	chirurgische Behandlung ggf. Entfernung, ggf. interventionelle Drainage
Gewebe- und Weichteilinfektionen, infizierte Dekubitus oder Ulzerationen	chirurgisches Debridement
Nur mit erhöhtem Risiko zugängliche oder chirurgisch nicht zugängliche Abszesse, Pleuraempyeme	interventionelle Drainage

tiger Messung hämodynamischer Parameter kann eine Volumenreagibilität bestimmt werden.
10. Laktat und Diurese sind wichtige Zielparameter.
11. Eine wiederholte Evaluation des Patienten ist notwendig. Die antiinfektive Therapie sollte entsprechend der mikrobiologischen Ergebnisse angepasst werden. Ohne Begründung sollte eine antiinfektive Therapie nicht fortgesetzt werden.

Literatur

1. Bone RC, Balk RA, Cerra FB, et al: Definitions for Sepsis and Organ Failure and Guidelines for the Use of Innovative Therapies in Sepsis. Chest 1992;101:1644–1655. DOI:10.1378/chest.101.6.1644
2. Levy MM, Fink MP, Marshall JC, et al: 2001 SCCM/ESICM/ACCP/ATS/SIS International Sepsis Definitions Conference. Intensive Care Med 2003;29:530–538. DOI:10.1007/s00134-003-1662-x
3. Dellinger RP, Carlet JM, Masur H, et al: Surviving Sepsis Campaign guidelines for management of severe sepsis and septic shock. Intensive Care Med 2004;30:536–555.DOI:10.1007/s00134-004-2210-z
4. Rhodes A, Evans L, Alhazzani W, et al: Surviving Sepsis Campaign: International Guidelines for Management of Sepsis and Septic Shock: 2016. Intensive care medicine 2017;43:304–377. DOI:10.1007/s00134-017-4683-6
5. Rhee C, Kadri SS, Danner RL, et al: Diagnosing sepsis is subjective and highly variable: a survey of intensivists using case vignettes. Crit Care 2016;20:1673. DOI:10.1186/s13054-016-1266-9
6. Kaukonen K, Bailey M, Pilcher D, Cooper DJ, Bellomo R: Systemic Inflammatory Response Syndrome Criteria in Defining Severe Sepsis. N Engl J Med 2015;372:1629–1638. DOI:10.1056/NEJMoa1415236
7. Alam N, Doerga KB, Hussain A, Holleman F, Kramer MH, Nanayakkara PW: Epidemiology, recognition and documentation of sepsis in the pre-hospital setting and associated clinical outcomes: a prospective multicenter study. Acute Med 2016;15:168–175
8. van der Wekken, Lena C W, Alam N, Holleman F, van Exter P, Kramer MHH, Nanayakkara PWB: Epidemiology of Sepsis and Its Recognition by Emergency Medical Services Personnel in the Netherlands. Prehospital emergency care : official journal of the National Association of EMS Physicians and the National Association of State EMS Directors 2016;20:90–96. DOI:10.3109/10903127.2015.1037476
9. Metelmann C, Metelmann B, Scheer C, et al: Sepsis erkennen im Rettungsdienst. Ergebnisse einer interprofessionellen Befragung zur präklinischen und frühen innerklinischen Sepsiserkennung. Der Anaesthesist 2018;67:584–591. DOI:10.1007/s00101-018-0456-z
10. Rhodes A, Phillips G, Beale R, et al: The Surviving Sepsis Campaign bundles and outcome: results from the International Multicentre Prevalence Study on Sepsis (the IMPreSS study). Intensive Care Med 2015;41:1620–1628. DOI:10.1007/s00134-015-3906-y
11. Ferrer R, Martin-Loeches I, Phillips G, et al: Empiric Antibiotic Treatment Reduces Mortality in Severe Sepsis and Septic Shock From the First Hour: Results From a Guideline-Based Performance Improvement Program. Crit Care Med 2014;42:1749–1755
12. Seymour CW, Kahn JM, Martin-Gill C, et al: Delays From First Medical Contact to Antibiotic Administration for Sepsis. Critical Care Medicine 2017;45:759–765. DOI:10.1097/CCM.0000000000002264
13. Liu VX, Fielding-Singh V, Greene JD, et al: The Timing of Early Antibiotics and Hospital Mortality in Sepsis. American journal of respiratory and critical care medicine 2017;196:856–863. DOI:10.1164/rccm.201609-1848OC
14. Seymour CW, Gesten F, Prescott HC, et al: Time to Treatment and Mortality during Mandated Emergency Care for Sepsis. The New England journal of medicine 2017;376:2235–2244. DOI:10.1056/NEJMoa1703058
15. Fleischmann C, Thomas-Rüddel DO, Hartmann M, et al: Fallzahlen und Sterblichkeitsraten von Sepsis-Patienten im Krankenhaus. Analyse der deutschlandweiten fallpauschalenbezogenen Krankenhausstatistik von 2007 bis 2013. Deutsches Ärzteblatt International 2016;113:159–166
16. Seymour CW, Rea TD, Kahn JM, Walkey AJ, Yealy DM, Angus DC: Severe sepsis in pre-hospital emergency care: analysis of incidence, care, and outcome. American journal of respiratory and critical care medicine 2012;186:1264–1271. DOI:10.1164/rccm.201204-0713OC
17. Hall MJ, Williams SN, DeFrances CJ, Golosinskiy A: Inpatient Care for Septicemia or Sepsis: A Challenge for Patients and Hospitals. NCHS Data Brief 2011:1–8
18. Yeh RW, Sidney S, Chandra M, Sorel M, Selby JV, Go AS. Population Trends in the Incidence and Outcomes of Acute Myocardial Infarction. The New England journal of medicine 2010;362:2155–2165
19. Liu V, Escobar GJ, Greene JD, et al: Hospital deaths in patients with sepsis from 2 independent cohorts. JAMA 2014;312:90–92. DOI:10.1001/jama.2014.5804
20. SepNet Critical Care Trials Group. Incidence of severe sepsis and septic shock in German intensive care units: the prospective, multicentre INSEP study. Intensive Care Med 2016. DOI:10.1007/s00134-016-4504-3
21. Winters BD, Eberlein M, Leung J, Needham DM, Pronovost PJ, Sevransky JE: Long-term mortality and quality of life in sepsis: a systematic review. Critical Care Medicine 2010;38:1276–1283. DOI:10.1097/CCM.0b013e3181d8cc1d
22. Iwashyna TJ, Ely EW, Smith DM: Long-term Cognitive Impairment and Functional Disability Among Survivors of Severe Sepsis. JAMA 2010;304:1787–1794
23. Linder A, Guh D, Boyd JH, Walley KR, Anis AH, Russell JA: Long-Term (10-Year) Mortality of Younger Previously Healthy Patients With Severe Sepsis/Septic Shock Is Worse Than That of Patients With Nonseptic Critical Illness and of General Population. Crit Care Med 2014:1. DOI:10.1097/CCM.0000000000000503
24. Prescott HC, Langa KM, Iwashyna TJ: Readmission Diagnoses After Hospitalization forSevere Sepsis and Other Acute Medical Conditions. JAMA 2015;313:1055–1056
25. Goodwin AJ, Rice DA, Simpson KN, Ford DW: Frequency, Cost, and Risk Factors of Readmissions Among Severe Sepsis Survivors. Crit Care Med 2015;43:738–746. DOI:10.1097/CCM.0000000000000859
26. Shen H, Lu C, Yang H: Risk of Recurrence After Surviving Severe Sepsis: A Matched Cohort Study. Critical Care Medicine 2016;44:1833–1841. DOI:10.1097/CCM.0000000000001824

27. Yende S, Linde-Zwirble W, Mayr F, Weissfeld LA, Reis S, Angus DC: Risk of cardiovascular events in survivors of severe sepsis. American journal of respiratory and critical care medicine 2014;189:1065–1074. DOI:10.1164/rccm.201307-1321OC
28. Ou S, Chu H, Chao P, et al: Long-Term Mortality and Major Adverse Cardiovascular Events in Sepsis Survivors. A Nationwide Population-based Study. American journal of respiratory and critical care medicine 2016;194:209–217. DOI:10.1164/rccm.201510-2023OC
29. Poulsen JB, Møller K, Kehlet H, Perner A: Long-term physical outcome in patients with septic shock. Acta anaesthesiologica Scandinavica 2009;53:724–730. DOI:10.1111/j.1399-6576.2009.01921.x
30. Fleischmann C, Scherag A, Adhikari, Neill KJ, et al: Assessment of Global Incidence and Mortality of Hospital-treated Sepsis. Current Estimates and Limitations. Am J Respir Crit Care Med 2016;193:259–572. DOI:10.1164/rccm.201504-0781OC
31. Global Sepsis Alliance. SEPSIS – A GLOBAL HEALTH CRISIS. https://www.global-sepsis-alliance.org/sepsis/
32. Fleischmann C, Hartmann M, Hartog CS, et al: Epidemiology of Sepsis in Germany: Incidence, Mortality And Associated Costs of Care 2007–2013. ICMx 2015;3. DOI:10.1186/2197-425X-3-S1-A50
33. Shankar-Hari M, Phillips GS, Levy ML, et al: Developing a New Definition and Assessing New Clinical Criteria for Septic Shock. JAMA 2016;315:775–787. DOI:10.1001/jama.2016.0289
34. Singer M, Deutschman CS, Seymour CW, et al: The Third International Consensus Definitions for Sepsis and Septic Shock (Sepsis-3). JAMA 2016;315:801–810. DOI:10.1001/jama.2016.0287
35. Seymour CW, Liu VX, Iwashyna TJ, et al: Assessment of Clinical Criteria for Sepsis. JAMA 2016;315:762–774. DOI:10.1001/jama.2016.0288
36. Shankar-Hari M, Harrison DA, Rubenfeld GD, Rowan K: Epidemiology of sepsis and septic shock in critical care units: comparison between sepsis-2 and sepsis-3 populations using a national critical care database. British Journal of Anaesthesia 2017;119:626–636. DOI:10.1093/bja/aex234
37. Scheer CS, Kuhn S, Fuchs C, et al: Do Sepsis-3 criteria facilitate earlier recognition of sepsis and septic shock? A retrospective cohort study. Shock 2018
38. Rohde JM, Odden AJ, Bonham C, et al: The epidemiology of acute organ system dysfunction from severe sepsis outside of the intensive care unit. Journal of Hospital Medicine 2013;8:243–247. DOI:10.1002/jhm.2012
39. Seymour CW, Liu VX, Iwashyna TJ, et al: Assessment of Clinical Criteria for Sepsis: For the Third International Consensus Definitions for Sepsis and Septic Shock (Sepsis-3). JAMA 2016;315:762–774. DOI:10.1001/jama.2016.0288
40. Maitra S, Som A, Bhattacharjee S: Accuracy of quick Sequential Organ Failure Assessment (qSOFA) score and systemic inflammatory response syndrome (SIRS) criteria for predicting mortality in hospitalized patients with suspected infection: a meta-analysis of observational studies. Clinical microbiology and infection: the official publication of the European Society of Clinical Microbiology and Infectious Diseases 2018;24:1123–1129. DOI:10.1016/j.cmi.2018.03.032
41. Fernando SM, Tran A, Taljaard M, et al: Prognostic Accuracy of the Quick Sequential Organ Failure Assessment for Mortality in Patients With Suspected Infection: A Systematic Review and Meta-analysis. Annals of internal medicine 2018;168:266–275. DOI:10.7326/M17-2820
42. Williams JM, Greenslade JH, McKenzie JV, Chu K, Brown AFT, Lipman J: Systemic Inflammatory Response Syndrome, Quick Sequential Organ Function Assessment, and Organ Dysfunction: Insights From a Prospective Database of ED Patients With Infection. Chest 2017;151:586–596. DOI:10.1016/j.chest.2016.10.057
43. Churpek MM, Snyder A, Han X, et al: Quick Sepsis-related Organ Failure Assessment, Systemic Inflammatory Response Syndrome, and Early Warning Scores for Detecting Clinical Deterioration in Infected Patients outside the Intensive Care Unit. American journal of respiratory and critical care medicine 2017;195:906–911. DOI:10.1164/rccm.201604-0854OC
44. Shankar-Hari M, Phillips GS, Levy ML, et al: Developing a New Definition and Assessing New Clinical Criteria for Septic Shock: For the Third International Consensus Definitions for Sepsis and Septic Shock (Sepsis-3). JAMA 2016;315:775–787. DOI:10.1001/jama.2016.0289
45. Alberto L, Marshall AP, Walker R, Aitken LM: Screening for sepsis in general hospitalized patients: a systematic review. The Journal of hospital infection 2017;96:305–315. DOI:10.1016/j.jhin.2017.05.005
46. Bhattacharjee P, Edelson DP, Churpek MM: Identifying Patients With Sepsis on the Hospital Wards. Chest 2017;151:898–907. DOI:10.1016/j.chest.2016.06.020
47. Moore LJ, Jones S, Kreiner LA, et al: Validation of a screening tool for the early identification of sepsis. The Journal of trauma 2009;66:1539-1546; discussion 1546-7. DOI:10.1097/TA.0b013e3181a3ac4b
48. Scheer CS, Fuchs C, Kuhn S, et al: Quality Improvement Initiative for Severe Sepsis and Septic Shock Reduces 90-Day Mortality. Critical Care Medicine 2017;45(2):241–252. DOI:10.1097/CCM.0000000000002069
49. Damiani E, Donati A, Serafini G, et al: Effect of performance improvement programs on compliance with sepsis bundles and mortality: a systematic review and meta-analysis of observational studies. PLoS ONE 2015;10: e0125827
50. Levy MM, Gesten FC, Phillips GS, et al: Mortality Changes Associated with Mandated Public Reporting for Sepsis. The Results of the New York State Initiative. American journal of respiratory and critical care medicine 2018;198:1406–1412. DOI:10.1164/rccm.201712-2545OC
51. Garcia-Alvarez M, Marik P, Bellomo R: Sepsis-associated hyperlactatemia. Critical care (London, England) 2014;18:503. DOI:10.1186/s13054-014-0503-3
52. Rishu AH, Khan R, Al-Dorzi HM, et al: Even Mild Hyperlactatemia Is Associated with Increased Mortality in Critically Ill Patients. Crit Care 2013;17:R197. DOI:10.1186/cc12891
53. Thomas-Rueddel DO, Poidinger B, Weiss M, et al: Hyperlactatemia is an independent predictor of mortality and denotes distinct subtypes of severe sepsis and septic shock. Journal of Critical Care 2015;30:439.e1. DOI:10.1016/j.jcrc.2014.10.027
54. Vincent J, Quintairos E Silva A, Couto L, Taccone FS: The value of blood lactate kinetics in critically ill patients: a systematic review. Critical care (London, England) 2016;20:257. DOI:10.1186/s13054-016-1403-5
55. Scheer CS, Fuchs C, Gründling M, et al: Impact of antibiotic administration on blood culture positivity at the beginning of sepsis: a prospective clinical cohort study. Clinical microbiology and infection : the official publication of the European Society of Clinical Microbiology and Infectious Diseases 2018. DOI:10.1016/j.cmi.2018.05.016

56. Schmitz RP, Keller PM, Baier M, Hagel S, Pletz MW, Brunkhorst FM: Quality of blood culture testing – a survey in intensive care units and microbiological laboratories across four European countries. Crit Care 2013;17:R248
57. Garnacho-Montero J, Garcia-Garmendia JL, Barrero-Almodovar A, Jimenez-Jimenez FJ, Perez-Paredes C, Ortiz-Leyba C: Impact of adequate empirical antibiotic therapy on the outcome of patients admitted to the intensive care unit with sepsis. Critical Care Medicine 2003;31:2742–2751. DOI:10.1097/01.CCM.0000098031.24329.10
58. Kumar A, Ellis P, Arabi Y, et al: Initiation of inappropriate antimicrobial therapy results in a fivefold reduction of survival in human septic shock. Chest 2009;136:1237–1248. DOI:10.1378/chest.09-0087
59. Garnacho-Montero J, Gutiérrez-Pizarraya A, Escoresca-Ortega A, Fernández-Delgado E, López-Sánchez JM: Adequate antibiotic therapy prior to ICU admission in patients with severe sepsis and septic shock reduces hospital mortality. Critical care (London, England) 2015;19:302. DOI:10.1186/s13054-015-1000-z
60. Levy MM, Pronovost PJ, Dellinger RP, et al: Sepsis change bundles: Converting guidelines into meaningful change in behavior and clinical outcome. Crit Care Med 2004;32:S595-S597. DOI:10.1097/01.CCM.0000147016.53607.C4
61. Dellinger RP, Levy MM, Rhodes A, et al: Surviving sepsis campaign: international guidelines for management of severe sepsis and septic shock: 2012. Critical Care Medicine 2013;41:580–637. DOI:10.1097/CCM.0b013e31827e83af
62. Levy MM, Evans LE, Rhodes A: The Surviving Sepsis Campaign Bundle: 2018 update. Intensive care medicine 2018;44:925–28. DOI:10.1007/s00134-018-5085-0
63. Marik PE, Farkas JD, Spiegel R, Weingart S: POINT: Should the Surviving Sepsis Campaign Guidelines Be Retired? Yes. Chest 2019;155:12–14. DOI:10.1016/j.chest.2018.10.008
64. Levy MM, Rhodes A, Evans LE: COUNTERPOINT: Should the Surviving Sepsis Campaign Guidelines Be Retired? No. Chest 2019;155:14–17. DOI:10.1016/j.chest.2018.10.012
65. Levy MM, Rhodes A, Evans LE: Rebuttal From Drs Levy, Rhodes, and Evans. Chest 2019;155:19–20. DOI:10.1016/j.chest.2018.10.011
66. Marik PE, Farkas JD, Spiegel R, Weingart S. Rebuttal From Drs Marik, Farkas, Spiegel et al: Chest 2019;155:17–18. DOI:10.1016/j.chest.2018.10.010
67. Levy MM, Dellinger RP, Townsend SR, et al: The Surviving Sepsis Campaign: results of an international guideline-based performance improvement program targeting severe sepsis. Intensive care medicine 2010;36:222–231. DOI:10.1007/s00134-009-1738-3
68. Marshall JC, Maier RV, Jimenez M, Dellinger EP. Source control in the management of severe sepsis and septic shock: An evidence-based review. Crit Care Med 2004;32:S513-S526. DOI:10.1097/01.CCM.0000143119.41916.5D
69. Bloos F, Thomas-Rüddel D, Rüddel H, et al: Impact of compliance with infection management guidelines on outcome in patients with severe sepsis: a prospective observational multi-center study. Crit Care 2014;18:R42
70. Zarychanski R: Association of Hydroxyethyl Starch Administration With Mortality and Acute Kidney Injury in Critically Ill Patients Requiring Volume Resuscitation A Systematic Review and Meta-analysis. JAMA 2013
71. Haase N, Perner A: Hydroxyethyl starch for resuscitation. Curr Opin Crit Care 2013;19:321–325. DOI:10.1097/MCC.0b013e3283632de6
72. Leisman DE, Doerfler ME, Schneider SM, Masick KD, D'Amore JA, D'Angelo JK: Predictors, Prevalence, and Outcomes of Early Crystalloid Responsiveness Among Initially Hypotensive Patients With Sepsis and Septic Shock. Critical Care Medicine 2018;46:189–198. DOI:10.1097/CCM.0000000000002834
73. Monnet X, Marik P, Teboul J: Passive leg raising for predicting fluid responsiveness: a systematic review and meta-analysis. Intensive Care Med 2016;42:1935–1947. DOI:10.1007/s00134-015-4134-1
74. Kelm DJ, Perrin JT, Cartin-Ceba R, Gajic O, Schenck L, Kennedy CC: Fluid overload in patients with severe sepsis and septic shock treated with early goal-directed therapy is associated with increased acute need for fluid-related medical interventions and hospital death. Shock (Augusta, Ga.) 2015;43:68–73. DOI:10.1097/SHK.0000000000000268
75. Marik PE: Iatrogenic salt water drowning and the hazards of a high central venous pressure. Annals of intensive care 2014;4:21. DOI:10.1186/s13613-014-0021-0
76. Monnet X, Rienzo M, Osman D, et al: Passive leg raising predicts fluid responsiveness in the critically ill. Critical Care Medicine 2006;34:1402–1407. DOI:10.1097/01.CCM.0000215453.11735.06
77. Bentzer P, Griesdale DE, Boyd J, MacLean K, Sirounis D, Ayas NT: Will This Hemodynamically Unstable Patient Respond to a Bolus of Intravenous Fluids? JAMA 2016;316:1298. DOI:10.1001/jama.2016.12310
78. Mesquida J, Gruartmoner G, Ferrer R: Passive leg raising for assessment of volume responsiveness: a review. Current Opinion in Critical Care 2017;23:237–243. DOI:10.1097/MCC.0000000000000404
79. Cherpanath TGV, Hirsch A, Geerts BF, et al: Predicting Fluid Responsiveness by Passive Leg Raising: A Systematic Review and Meta-Analysis of 23 Clinical Trials. Critical Care Medicine 2016;44:981–991. DOI:10.1097/CCM.0000000000001556
80. Hamzaoui O, Georger J, Monnet X, et al: Early administration of norepinephrine increases cardiac preload and cardiac output in septic patients with life-threatening hypotension. Critical care (London, England) 2010;14:R142. DOI:10.1186/cc9207

Risiken und Gefahren bei peripheren und neuraxialen Blockaden
Risks related to peripheral and neuraxial blocks

T. Steinfeldt

Zusammenfassung

Das Auftreten von Komplikationen mit der Durchführung von Regionalanästhesieverfahren wird vor dem Hintergrund, dass den Techniken ein geringeres Risikoprofil zugeordnet wird, als besonders unangenehm wahr genommen. Neben sensorischen und motorischen Defiziten, dem postspinalen Kopfschmerz und Blasenfunktionsstörungen, können auch relevante Komplikationen wie Lokalanästhetikaintoxikationen, Querschnittslähmungen und schwere Infektionen die positive Wahrnehmung der Regionalanästhesie beeinträchtigen. So wie bei der Spinalanästhesie die Wahl von dünnen Kanülen einen Einfluss auf das Auftreten von postspinalen Kopfschmerzen hat, ist die Betrachtung der prä-interventionellen Gerinnung bei Epiduralanästhesien von entscheidender Bedeutung. Bei peripheren Nervenblockaden kann neben dem Diameter der Nadel auch der Schliff von Relevanz sein. Zusätzlich sind der angepasste Einsatz der Nervenstimulation sowie die Nutzung des Ultraschalls von elementarer Bedeutung für einen möglichst komplikationsarmen Einsatz der Regionalanästhesietechniken.

Schlüsselwörter: Regionalanästhesie – Komplikationen – Risikofaktoren

Summary

The occurrence of complications following to regional anesthesia procedures is noticed to be troublesome in view of the fact that regional anesthesia is perceived as a safer alternative to general anesthesia. Next to neurological deficits, postspinal headache or urinary retention, mortality-relevant side effect like paraplegia, severe infectious complications or local anesthetic systemic intoxications have to be mentioned as alarming adverse events. As the choice of thin spinal anesthesia needles may reduce the incidence of postspinal headache, the consideration of coagulation parameters is mandatory for safety of epidural anesthesia. For peripheral nerve blocks the bevel shape may be relevant next to the diameter of the inserted needle. Additionally, it may be of impact whether the application of electrical nerve stimulation or ultrasound is adapted to patient related risk factors for nerve injury and the prevention of other complications.

Keywords: Regional anesthesia – Complications – Risk factors

Einleitung

Mindestens jede fünfte anästhesiologische Intervention im klinischen Alltag stellt eine Regionalanästhesie dar [1]. Bei der Aufklärung der Patienten gelten Regionalanästhesien als besonders schonend, als die „sanftere" Alternative zur Allgemeinanästhesie, als die maximale Schmerzentlastung oder womöglich als die einzige Möglichkeit die geplante Operation durchführen zu können. Genau wie bei Intubationen, invasiven Gefäßzugängen oder dem Einsatz aller Medikamente muss mit dem Auftreten von Komplikationen oder unerwünschten Nebenwirkungen gerechnet werden. Spätestens am Ende einer Aufklärung folgt die Erläuterung von möglichen Komplikationen. An diesem Punkt kann ein Gespräch durchaus ins Stocken geraten und die Patienten sind überrascht über das Ausmaß möglicher Komplikationen. Bei näherer Abwägung im Gespräch, scheint die Regionalanästhesie jedoch häufig die bessere Alternative zu sein. Um die Relevanz der geschilderten unerwünschten Ereignisse sowie die therapeutischen Optionen und Prognosen besser einschätzen zu können, sollen die wichtigsten Komplikationen nach peripheren und neuraxialen Regionalanästhesien im Folgenden dargestellt werden. Zu relevanten und schweren Komplikationen nach peripheren Nervenblockaden gehören das Auftreten von Nervenschäden, systemischen Lokalanästhetika-Intoxikationen sowie Infektionen. Nach neuraxialen Verfahren stehen direkte Rückenmarksverletzungen, subdurale und epidurale Blutungen, Kopfschmerzen nach Duraperforation sowie assoziierte Infektionen im Vordergrund.

Periphere Nervenblockaden

Inzidenz

Persistierende oder langandauernde Nervenschäden (>6 Monate) mit all ihren Konsequenzen gehören für Patienten und Anästhesiologen zu den gefürchtetsten Komplikationen nach peripheren Nervenblockaden. Glücklicherweise sind sie relativ selten mit einer Inzidenz zwischen 2–4 auf 10.000 Blockaden [2,3]. Die Schadensschwere rangiert zwischen kleineren sensiblen Ausfällen bis zu sensorisch-motorischen Plexusschäden. Ergebnisse von diversen humanen und tierexperimentellen Untersuchungen beschreiben verschiedene Risiken und potentielle Ursachen zum Auftreten von Nervenschäden. Dazu gehören die Art der Nervenblockade, die Vorerkrankungen des Patienten, die intraneurale Injektion, das mechanisches Nadel-Nerven-Trauma, die Druckverletzung (Injektion, Hämatom, Nadel-Nerv-Kompression), die Lokalanästhetikatoxizität, eine Ischämie am Nerven, die chirurgische Schädigung neben weiteren möglichen Ursachen [4–7]. Im Folgenden sollen einige der genannten Risiken erläutert werden.

Ursachen

Prädisponierende Faktoren

Art der Nervenblockade

Bedingt durch die verschiedenartige faszikuläre Struktur unterschiedlicher Nerven sind einige Blockaden eher mit Schädigungen assoziiert als andere. Auch treten bei einigen Lokalisationen eher transiente Probleme auf als an anderen. Prospektive Untersuchungen weisen darauf hin, dass transiente Störungen von Tagen bis einigen Wochen deutlich häufiger mit einer Inzidenz von 3–15% auftreten [8,9]. Auffällig ist, dass Schäden am axillären Plexus, interscalenär, am N. femoralis und am N. ischiadicus in ihrer Häufigkeit hervorstechen [2]. Drei prospektive Studien weisen darauf hin, dass das Auftreten von Parästhesien die Wahrscheinlichkeit für transiente Symptome erhöhen kann [8,10,11]. Keine Untersuchung konnte bisher demographische Kofaktoren wie Alter, BMI oder Geschlecht ausmachen [12]. Verschiedene retrospektive Studien zeigen, dass einige chirurgische Interventionen ein erhöhtes Risiko für eine Nervenschädigung beinhalten [13,14]. Dazu gehören im Besonderen Interventionen, welche die Dehnung von Nervengewebe, Trauma, Inflammation, Tourniquet oder Ischämie am Nerven nach sich ziehen [15–17].

Vorbestehende Neuropathien

Tierexperimentelle Daten zeigen, dass an Diabetes mellitus erkrankte Ratten eine langsamere Nervenleitgeschwindigkeit aufweisen und Lokalanästhetika bei diesen Tieren eine verlängerte sensorische Blockade erzeugen [18,19]. Einige Studien belegen sogar eine Nervenschädigung durch Lokalanästhetika [18], während dieser Effekt von anderen Untersuchungen nicht belegt wird [19]. Allgemeinhin neigen Anästhesiologen eher dazu, keine peripheren Blockaden bei Patienten mit vorbestehenden Neuropathien durchzuführen, obwohl eine retrospektive Kohortenuntersuchung bei Vorerkrankten keine Verschlechterung von neurologischen Ausfällen nach Blockaden aufwies [20]. Fallserien und Fallbeschreibungen könnten eine höhere Wahrscheinlichkeit für das Auslösen von Schädigungen assoziieren [21–25]. Expertenmeinungen empfehlen bei neurologisch Vorerkrankten zumindest eine gewisse Vorsicht und Sorgfalt im Rahmen der anästhesiologischen Intervention und der Lagerung. In diesem Sinne wird bei allen Empfehlungen auf das so genannte „Double-Crush-Phänomen" hingewiesen, nachdem auch zwei kleinere Traumen oder Auslöser den Effekt eines schweren Traumas auszulösen vermögen [26].

Blockade-bedingte Risikofaktoren

Nervenschäden können mechanisch durch ein direktes Nadeltrauma oder Druck sowie chemisch durch Lokalanästhetika oder Adjuvanzien ausgelöst werden. Aus ethischen Gründen sind solche Effekte bisher nur durch experimentelle Studien am Tier oder an verstorbenen Menschen belegt.

Mechanische Traumata

Nadel-Trauma: Es ist experimentell mehrfach belegt, dass die Punktion von Nerven mit faszikulären Schäden einhergehen kann. Das Ausmaß einer Schädigung ist abhängig vom Nadeldurchmesser, Nadel-Typ und Punktionswinkel. Lang geschliffene Nadeln sollen nach einer älteren experimentellen Studie ein höheres Potential zur Schädigung mitbringen als kurzgeschliffene Nadeln [27]. Eine tangentiale Penetration führte seltener zu Schädigungen als eine pendikuläre Punktion [27–29]. Zwischen Facetten-, Tuohy- oder Sprotte-Nadeln ließ sich kein Unterschied identifizieren [29–31]. Der deutlichste Unterschied im Traumapotential war in der Wahl des Nadeldurchmessers nachzuweisen. Somit seien 22 Gauge-Nadeln deutlich weniger traumatisch im Falle einer Punktion als 17 und 18 Gauge-Nadeln [30]. Gemäß einer klinischen Untersuchung wiesen 4 von 20 Patienten nach Punktion mit einer lang-geschliffenen Nadel neurologische Symptome über 3–12 Monate auf [32]. Gemäß der beschriebenen Datenlage sollten kurze Nadelschliffe (Facettenschliff) und dünnkalibrige Kanülen vorgezogen werden. Bedingt durch den Nadeldiameter, scheint in der klinischen Praxis das größte Trauma-Risiko von den klassischen Katheter-Nadeln auszugehen.

Druck bzw. Kompressionstrauma: Verschiedene experimentelle Studien zeigen, dass intraneurale Injektionen eine Nervenschädigung auslösen können [27,33,34]. Dabei käme es vor allen Dingen darauf an, ob die intraneurale Injektion intrafaszikulär oder extrafaszikulär stattfände [34]. Intrafaszikuläre Injektionen seien dabei eher mit hohen Injektionsdrücken assoziiert als mit Niedrigeren [34]. Auch perineurale Hämatome könnten durch Druck oder eine ausgelöste Inflammation strukturelle Veränderungen auslösen [35]. Inwiefern die Messung von Injektionsdrücken eine erhöhte Patientensicherheit gewährleisten könnte ist bisher unklar und nicht durch klinische Studien belegt.

Neurotoxizität

Tierexperimentelle Studien zur Neurotoxizität beziehen sich auf die Untersuchung von Lokalanästhetika und Adjuvanzien. Einerseits wird das Potential der Medikamente verglichen, andererseits wird geprüft, inwiefern sich die Toxizität durch Injektionsort (intra- oder extraneural, intra- extrafaszikulär) oder Konzentration unterscheidet [19,36–42]. Zusammenfassend lässt sich festhalten, dass Lokalanästhetika über verschiedene Mechanismen neurotoxisch wirken können. Neurotoxizität kann zum einen direkt oder indirekt durch Vasokonstriktion und Veränderung der intraneuralen Nervendurchblutung zum Tragen kommen, zum anderen ist sie konzentrations- und zeitabhängig [36–38,43,44]. Das neurotoxische Potential ist als deutlich erheblicher einzuordnen als das der Adjuvanzien (Dexmedetomidin, Dexamethason, Clonidin, Neostigmin, Opioide) [45]. Auch in der Kombination der Lokalanästhetika mit den genannten Adjuvanzien ließ sich keine erhöhte Toxizität nachweisen. Ketamin und Midazolam könnten in hohen Dosierungen unabhängig von Lokalanästhetika neurotoxisch wirken [46,47]. Andererseits sei in einer Untersuchung eine Reduktion der Neurotoxizität von Bupivacain bei Kombination mit Dexmedetomidin ersichtlich [48]. Klinisch weisen Studien bei Einsatz kontinuierlicher Infusion von Lokalanästhetika nur eine sehr geringe Inzidenz langfristiger neurologischer Symptome auf [49–51]. Einige Studien belegten jedoch längerfristige Nervenschäden (>6 Monate) mit einer Inzidenz von bis zu 2% [8,52–54]. Der Einfluss verschiedener Konzentrationen in der klinischen Anwendung ist bisher nicht ausreichend untersucht. Es empfiehlt sich die Konzentration an Lokalanästhetika der klinischen Notwendigkeit entsprechend anzupassen und unnötig hohe Konzentrationen zu vermeiden. Den Einsatz von durchblutungsmindernden Adjuvantien (Adrenalin) gilt es auszuschließen. Die perineurale Injektion von Adjuvanzien wie Dexamethason, Dexmedetomidin, Neostigmin, Clonidin und Opioiden kann als unkritisch erachtet werden. Es ist jedoch anzumerken, dass die Medikamente dafür nicht zugelassen sind. Hinzu kommt, dass das sehr wirksame Adjuvanz Dexamethason auch nach systemischer Applikation eine vergleichbare Blockadeverlängerung nach sich zieht [55,56].

Intraneurale Injektion

Die intraneurale Injektion vereint drei Trauma-Mechanismen in einer Intervention (Abb. 1): Mechanisches Trauma, Druck-Trauma und Neurotoxizität. Die Ergebnisse klinischer und experimenteller Studien weisen darauf hin, dass intraneurale Injektionen regelmäßig unbeabsichtigt auftreten. In einigen Studien wurde geplant intraneural injiziert und eine neurologische Nachuntersuchung durchgeführt [6,57–61]. Eine Studie wies nach intraneuraler Injektion in 10% der Fälle transiente neurologische Symptome auf [62]. Eine andere Untersuchung zeigte eine deutlich höhere Rate an Parästhesien [63]. Die übrigen Studien wiesen keine neurologischen Defizite nach. Kritisch ist anzumerken, dass bei der Mehrzahl der Studien ein relativ kurzer Zeitraum nach der Punktion zur Evaluation von Komplikationen gewählt wurde. Es ist nicht auszuschließen, dass längerfristige Nachuntersuchungen zu einem anderen Ergebnis gekommen wären. Die bisherige Studienlage untermauert die Empfehlung, von intraneuralen Injektionen abzusehen. Es erscheint offensichtlich, dass intraneurale Injektionen im Gegensatz zu extraneuralen Injektionen mit einem höheren Risiko für neurologische Komplikationen einhergehen. Die denkbaren Vorteile einer intraneuralen Injektion im Sinne einer kürzeren Anschlagzeit und einer etwas höheren Erfolgsrate wiegen das damit verbundene höhere Risiko nicht auf.

Nerven-Lokalisation und Nadelführung

Elektrische Nervenstimulation: Tierexperimentelle Studien weisen darauf hin, dass die Verwendung niedriger Schwellenströme (<0,2 mA) mit Nervenkontakten oder intraneuralen Platzierungen einhergehen können, was wiederum mit histologischen Veränderungen im Sinne einer aseptischen Neuritis einhergehen kann [64,65]. Höhere Schwellenströme (>0,5 mA) erzielen eher eine extraneurale Kanülenplatzierung ohne Nervenkontakt und sollen somit bevorzugt verwendet werden, um histologische Veränderungen auszuschließen [64,66]. Daraus ergab sich die klinische Praxis bei vielen Anwendern, die Nadel bei Reizantworten auf Schwellenströme ≤0,5 mA zurückzuziehen. Des Weiteren zeigten viele klinische Studien, dass die elektrische Nervenstimulation weder mit niedrigen noch mit hohen Schwellenströmen keine hohe Präzision zur sicheren Nadelpositionierung aufweist [64,67–69]. Somit können „Stimulationsversager" auftreten, die trotz intraneuraler Platzierung unter Stimulation mit hohen Stromstärken keine Reizantwort auslösen [66,70]. Das Auftreten dieses Phänomens in nervennaher oder intraneuraler Position wird mit einer Häufigkeit von ca. 20% geschätzt [66,70,71]. Demyelinisierte Nerven im Rahmen von Neuropathien oder Diabetes mellitus können ein verändertes Stimulationsverhalten aufweisen. In einem Neuropathie-Modell ließ sich nachweisen, dass die gleichen Ströme, die bei gesunden Tieren eine extraneurale Nadelposition erzielten, bei Tieren mit erkrankten Nerven zu einer intraneuralen Platzierung führten [72]. Aus der klinischen Praxis [62], den theoretischen Erwägungen und den vorliegenden experimentellen Daten [72] ist der Schluß zu ziehen, dass bei vorerkrankten Nerven (Neuropathien) von der notwendigen Nutzung höherer Stimulationsschwellen (≥1,0 mA) auszugehen ist, ansonsten könnten die unbeabsichtigten Nervenpunktionen stattfinden, ohne dass Parästhesien oder Reizantworten auszulösen sind.

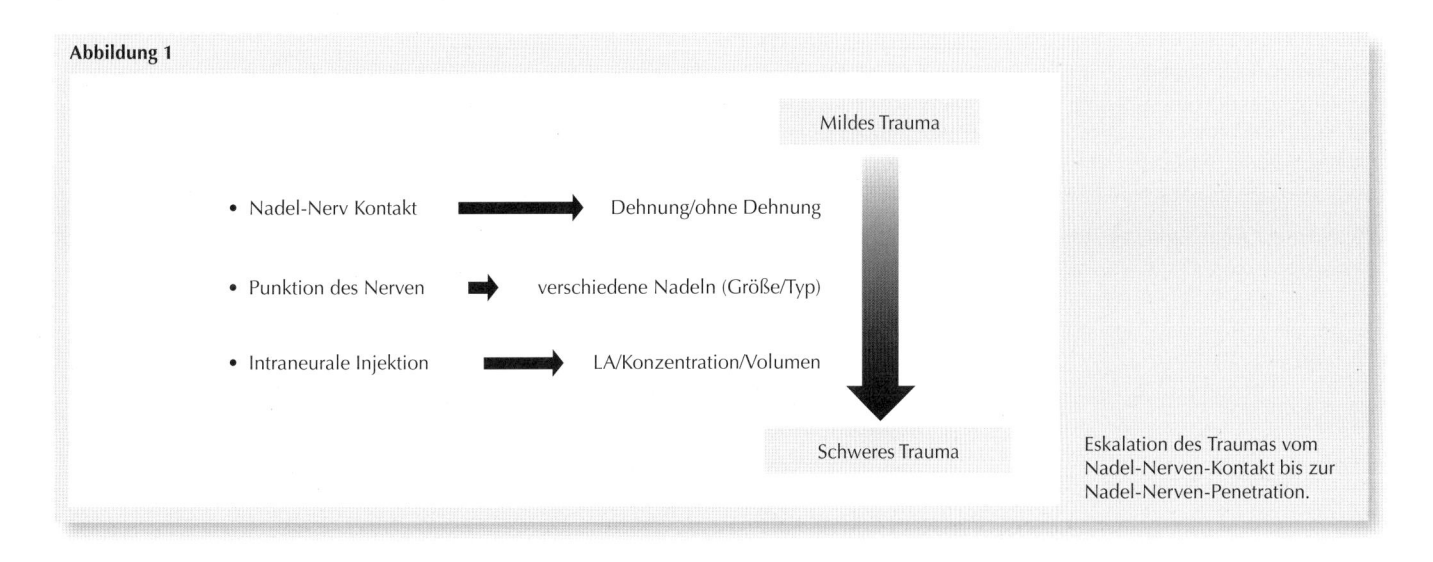

Abbildung 1

- Nadel-Nerv Kontakt → Dehnung/ohne Dehnung
- Punktion des Nerven → verschiedene Nadeln (Größe/Typ)
- Intraneurale Injektion → LA/Konzentration/Volumen

Mildes Trauma → Schweres Trauma

Eskalation des Traumas vom Nadel-Nerven-Kontakt bis zur Nadel-Nerven-Penetration.

Injektionsdruckmessung: Entsprechend der Vorstellung, dass hohe Injektionsdrücke im und am Nerven mit einem Traumatisierungspotential einhergehen (s.o.), erscheint es naheliegend, den Injektionsdruck zu beachten und/oder zu messen. Vorliegende Untersuchungen weisen darauf hin, dass der „gefühlte Druck" häufig nicht dem objektiven Druck entspricht [73–75]. Auch konnten Studien zeigen, dass die Anwender durch zu zügiges Injizieren erhöhte Injektionsdrücke herbeiführen [74,75]. Inwiefern die Vermeidung von Injektionsdrücken >20 psi tatsächlich die Inzidenz von Nervenschäden reduziert, ist durch klinische Daten nicht belegt. Daher wurde eine Empfehlung, dass Blockaden in der täglichen Routine unter Messung des Injektionsdrucks stattfinden sollten, bisher von keiner Fachgesellschaft formuliert.

Ultraschall: Die Sonographie ist sehr hilfreich zur Vermeidung von intraneuralen Injektionen oder Nadel-Nerven-Kontakten. Trotzdem sind dadurch intraneurale Injektionen nicht auszuschließen; denn technisch bedingt können intraneurale Nadel-Positionierungen übersehen werden – unabhängig vom „in-plane" oder „out-of-plane"-Vorgehen. Technologisch tritt die Sonographie an ihre Grenzen, wenn intrafasciculäre von extrafaszikulären intraneuralen Nadelpositionen zu unterscheiden sind, da die Geräte nicht zwischen den verschiedenen Kompartimenten im Nerven unterscheiden können. Experimentelle als auch klinische Studien belegen, dass ungewollte intraneurale Kanülenplatzierungen und Injektionen in der klinischen Praxis stattfinden [6,57,61,76,77]. Einen entscheidenden Vorteil erbringt der Ultraschall in der frühen Injektionsphase, da eine Fehlplatzierung schon mit einer Testdosis von 0,5ml sehr frühzeitig zu identifizieren und abzubrechen ist [78]. Retrospektive Arbeiten können keine verminderte Inzidenz von punktionsbedingten irreversiblen Nervenschäden darstellen [79,80]. Neben dem Aspekt der Vermeidung von Nervenschäden ist allerdings auch das Auftreten von regionalanästhesiebedingten systemischen Lokalanästhetikaintoxikationen zu nennen. Für das Vermeiden dieser vital bedrohlichen Komplikation ist durch Registerdaten belegt, dass die Ultraschalltechnik das Auftreten von systemischen Lokalanästhetikaintoxikationen signifikant reduziert [81]. So zeigten Barrington und Mitarbeiter [81], dass durch Einsatz des Ultraschalls die Inzidenz für systemische Lokalanästhetika-Intoxikationen von 2/1000 ohne Ultraschall auf 0,6/1000 fiel. Diese Reduktion an Komplikationen wird am ehesten dadurch erzielt, dass mit Einsatz der Sonographie das Auftreten von unbeabsichtigten Gefäßpunktionen deutlich zu reduzieren ist [82,83].

Sedierung, Allgemeinanästhesie, Wachzustand: Da in Fallberichten häufig Parästhesien oder Schmerzen bei der Anlage mit neu aufgetretenen neurologischen Defiziten korrelieren [3,84–86], lässt sich die Empfehlung ableiten, Regionalanästhesieverfahren bei Erwachsenen eher im wachen oder nur leicht sedierten Zustand durchzuführen [84,86–89]. Ob tatsächlich ein anästhesierter oder tief sedierter Patient einem höheren Risiko für einen Nervenschaden ausgesetzt ist als ein wacher oder leicht sedierter Patient, kann bisher an Hand der publizierten Daten nicht belegt werden [90].

Bei Patienten, die die Anlage in leichter Sedierung nicht tolerieren oder bei fehlender Kooperationsfähigkeit, kann die Durchführung einer Regionalanästhesie in Narkose oder tiefer Sedierung in Erwägung gezogen werden. Insbesondere bei nicht kooperativen Kindern ist die Durchführung von Regionalanästhesieverfahren in tiefer Sedierung oder Allgemeinanästhesie einem Vorgehen im Wachzustand oder leichter Sedierung vorzuziehen [71,91].

Neuraxiale Verfahren

Spinalanästhesie

Die Spinalanästhesie ist die älteste Form der Regionalanästhesie und das am häufigsten eingesetzte Regionalanästhesieverfahren [92]. Sie überzeugt durch eine verlässliche Erfolgsrate und eine vergleichsweise einfache Durchführbarkeit. Im Vergleich zu peripheren Nervenblockaden erfordert sie kein aufwendiges technisches Gerät wie ein Ultraschallgerät oder einen elektrischen Nervenstimulator. Das Verfahren ist damit schnell und mit wenig Aufwand durchführbar.

Die direkte Schädigung des Rückenmarks oder der Nervenwurzeln im Rahmen der Punktion tritt sehr selten auf und schwankt – gemäß geburtshilflicher Daten- zwischen 0–7,7/100.000 rückenmarksnaher Regionalanästhesien [93–95]. Früh und direkt auftretende Komplikationen sind hohe sympathische Blockaden. Hypotension und Bradykardie bis zur Asystolie kommen besonders beim kardialen Risikopatienten zum Tragen [93]. Während Hypotensionen nach spinaler Injektion des Lokalanästhetikums mit einer Inzidenz von bis zu 30% auftreten [96], beschreibt eine Befragung französischer Anästhesisten eine geringe Häufigkeit für das Auftreten von Asystolien von ca. 0,5% [3]. Später auftretende unerwünschte Nebenwirkungen können Blasenentleerungsstörungen sein, die je nach Lokalanästhetikum (Bupivacain > Prilocain), Barizität, Konzentration und Menge mit einer Häufigkeit von >20% beobachtet wurden [97]. Während die früh auftretenden Nebenwirkungen wie Hypotension oder Asystolie symptomatisch zu therapieren und von kurzer Dauer sind, bleiben Blasenfunktionsstörungen den Patienten etwas häufiger als unangenehm in Erinnerung – im Besonderen, wenn eine Blasen-Katheterisierung notwendig wurde. Deutlich gravierender verhält es sich mit dem Auftreten von postpunktionellem Kopfschmerz, da er erst mit einer Verzögerung von mehreren Tagen klinisch auffällig wird und mehrere Tage anhält. Somit stellt er eine Komplikation dar, die die Patienten massiv beeinträchtigt und sie über Tage nicht am Alltag teilnehmen lässt. Eine Metaanalyse von Zorilla-Vaca und Mitarbeitern [98,99] weist darauf hin, dass die in der Literatur beschriebenen Häufigkeiten erheblich variieren (0–25%). Im Mittel ist eine Inzidenz von ca. 1–5% anzunehmen. Eine zweite Metaanalyse der gleichen Arbeitsgruppe kommt zu dem Ergebnis, dass Pencil-Point-Nadeln nach Dura-Perforation seltener postspinale Kopfschmerzen auslösen als scharf schneidende Nadeln [99]. Des Weiteren scheint der Diameter der Spinalnadeln mit der Inzidenz postspinaler Kopfschmerzen zu korrelieren [98]. Das Dogma „Je dünner umso sicherer" mag nach wie vor gelten. Die Frage stellt sich, ob eine Dura-Perforation grundsätzlich mit dem Auftreten des postpunktionellen Kopfschmerzes einhergeht. Tatsächlich tritt diese Komplikation nach akzidenteller Duraperforation mit einer Tuohy-Nadel mit einer Wahrscheinlichkeit von 75–100% bei geburtshilflichen Patientinnen auf [100,101], während Dura-Perforationen bei älteren Patienten und auf anderem Niveau (thorakal nach Epiduralanästhesie) scheinbar deutlich seltener auftreten. Pathophysiologisch gilt ein Liquorverlust für eine Abnahme des Subarachnoidaldrucks als ursächlich [102,103]. Der daraus resultierende reduzierte intrakranielle Druck führt zu einem Zug an Meningen, Hirnnerven und intrakraniellen Venen. Dieser Zug wird zusätzlich durch das Aufrichten des Oberkörpers verstärkt [103–105]. Schlussendlich gibt es bisher keine erwiesene Erklärung für die Entstehung der postpunktionellen Kopfschmerzen. Erfreulich ist, dass sich diese Komplikation ohne Spätfolgen entweder spontan innerhalb von einer Woche abschwächt oder durch Anlage eines epiduralen „Blood-Patches" nach 48 Stunden terminiert. Auch bei sich verbessernder Klinik kann der Verlauf in Einzelfällen bis zur vollständigen Remission auch mehr als 6 Wochen in Anspruch nehmen. Klinik und diagnostische Kriterien sind in Tabelle 1 dargestellt. Bei einer atypischen Klinik sind unbedingt weitere Differentialdiagnosen als potentielle Ursache der Symptomatik auszuschließen. Bei fehlender Lageabhängigkeit des Kopfschmerzes oder bei persistierenden Schmerzen sollte auch das Vorliegen eines subduralen Hämatoms oder einer Sinusvenenthrombose in Betracht gezogen werden [106–109]. Für beide Differentialdiagnosen wären dringend eine Bildgebung und andere therapeutische Optionen erforderlich. Bezüglich der Therapie des postpunktionellen Kopfschmerzes ist auf die Selbstlimitierung oder die Durchführung eines Blood-Patches zu verweisen. Für positive Effekte durch die Einnahme von Koffein, Theophyllin oder das Einhalten von Bettruhe liegt keine eindeutige Evidenz vor [103]. Zur Symptomkontrolle haben sich Nichtopioid-Analgetika jenseits des „Blood-Patches" als am wirksamsten erwiesen. Sollten sich Therapeut und PatientIn für die Durchführung der epiduralen Injektion zum Verschluss eines Liquorlecks entscheiden, stellte sich noch die Frage, ob Blut oder eine kristalloide Lösung zu injizieren sei. Studien weisen darauf hin, dass injizierte Kristalloide lediglich einen ca. 10 minütigen Effekt erzielten, während der „Blood-Patch" eher zu dauerhaften Remissionen der Symptomatik führe [103, 110–115].

Epiduralanästhesie

Die Epiduralanästhesie stellt weltweit ein sehr etabliertes Verfahren im Rahmen der geburtshilflichen Analgesie dar. Zusätzlich gilt sie in vielen Ländern als der Gold-Standard zur postoperativen Akut-Schmerztherapie nach großer Abdominalchirurgie. Im Gegensatz zur Spinalanästhesie wird sie größtenteils mit der Allgemeinanästhesie kombiniert, während die Spinalanästhesie als alleiniges Anästhesieverfahren zum Einsatz kommt. Technisch ist der Aufwand zur Durchführung der kontinuierlichen Epiduralanästhesie bzw. Epiduralanalgesie größer als die Durchführung einer Spinalanästhesie, da ein Katheter im Epiduralraum platziert wird, der in der postoperativen Phase über einen Zeitraum von Tagen bis Wochen zur kontinuierlichen Applikation von Lokalanästhetika genutzt werden kann. Es stellen sich mehrere potentielle Risiken bedingt durch die eingesetzte Technik dar. Zum einen muss zur Platzierung des Katheters eine deutlich dickere Kanüle verwendet werden (18 Gauge vs. 25 Gauge). Zum anderen wird ein Katheter vorgeschoben, der als Fremdkörper im Patienten verbleibt und somit als Infektionsquelle eine besondere Rolle spielt. Zusätzlich kann der vorgeschobene Katheter traumatische Verletzungen von Nervengewebe und Gefäßen hervorrufen. Allein diese theoretischen Erwägungen beschreiben deutlich, dass das Risikopotential für das Auftreten von Komplikationen nach Epiduralanästhesie signifikant höher ist als nach der Spinalanästhesie. Als besonders gravierende Komplikationen sollen im Folgenden das Auftreten von spinalen Hämatomen/neurologischen Schäden sowie infektionsassoziierten Komplikationen erläutert werden. In Bezug auf das Auftreten katheterassoziierter Infektionen lässt sich Folgendes zusammenfassen: Das Risiko korreliert mit der Dauer der in-situ Platzierung [116]. Registerdaten weisen darauf hin, dass das Infektionsrisiko täglich zunimmt. Allerdings steigt das Risiko deutlich ab dem vierten Tag in-situ [116]. Während am 4. Tag mit einem Risiko von ca. 1% zu rechnen sei, ergibt sich gemäß der Daten von Bomberg und Mitarbeitern ein deutlicher Anstieg am 7. Tag auf ca. 4% und auf 27% am 15. Tag [113]. Des Weiteren ist zu erwähnen, dass Diabetes mellitus das Risiko für eine Infektion um 26% und multiple Hautpunktionen um 43% erhöht während eine Antibiotika-Prophylaxe vor oder direkt nach der

Tabelle 1
Diagnostische Kriterien des postspinalen Kopfschmerzes [125,126].

Diagnostische Kriterien des PDPH
1. Kopfschmerz, der sich innerhalb von weniger als 15 min nach Aufsetzen oder Aufstehen verstärkt und sich innerhalb von 15 min nach Hinlegen bessert, der die Kriterien 3 und 4 erfüllt und von wenigstens einem der folgenden Symptome begleitet wird: • Nackensteifigkeit • Tinnitus • Hypakusis • Photophobie • Übelkeit
2. Zustand nach duraler Punktion
3. Der Kopfschmerz entwickelt sich innerhalb von 5 Tagen nach der duralen Punktion.
4. Der Kopfschmerz verschwindet • entweder spontan innerhalb von 1 Woche • oder innerhalb von 48 h nach erfolgreichem Verschluss des Liquorlecks (üblicherweise durch ein epidurales Blutpflaster).
In 95 % der Fälle trifft dieses zu. Wenn der Kopfschmerz persistiert, ist die Kausalität zweifelhaft.

Punktion das Risiko um ca. 30% reduziert [117,118]. Auch die Tunnelung von Kathetern hat einen infektionsreduzierenden Einfluss [119].

Die genannten Daten erfordern zur Prävention von Infektionen die präzise Umsetzung von Hygienemaßnahmen entsprechend der Hygiene-Leitlinie der DGAI zur Durchführung von Regionalanästhesie-Verfahren [120,121].

Epidurale bzw. spinale Hämatome – ausgelöst durch Epiduralanästhesieverfahren – können zu irreversiblen neurologischen Defiziten führen. In den letzten Jahren wurde deutlich, dass die Inzidenz spinaler Hämatome in älteren Untersuchungen deutlich niedriger angegeben wurde als in aktuelleren Studien. Gemäß Qualitätssicherungsdaten aus den USA, die mehr als 3,7 Millionen Epiduralverfahren beinhalten, muss in Hinblick auf die Inzidenz von Hämatomen oder Abszessen deutlich zwischen geburtshilflichen und nicht-geburtshilflichen PatientInnen unterschieden werden [122]. Während das Risiko für spinale Hämatome bei geburtshilflichen Patientinnen mit 1:165.000 beziffert wird, beläuft sich das Risiko für nicht-geburtshilfliche Patienten auf ca. 1:5500 für das Auftreten von Hämatomen und 1:14.000 für epidurale Abszesse. Die Häufigkeit für dekomprimierende Laminektomien belief sich bei nicht-geburtshilflichen Patienten auf ca. 1:11.000 versus 1:45.000 bei geburtshilflichen Patienten. Es lässt sich entsprechend zusammenfassen, dass das Risiko für Komplikationen deutlich vom Patientenklientel und der operativen Intervention abhängt. Das 5–9-fach höhere Risiko, ein spinales Hämatom nach Epiduralanästhesie im Rahmen einer gefäßchirurgischen Intervention zu erleiden, lässt sich einerseits durch die Komorbidität der PatientInnen, andererseits durch die Einnahme von Antikoagulantien erklären [123]. Pumberger und Kollegen konnten darlegen, dass jeder identifizierte Patient mit spinalem Hämatom nach Epiduralanästhesie mindestens ein gerinnungskompromittierendes Medikament eingenommen hatte [123]. Deutlich wird auch, dass Patienten mit spinalem Hämatom überdurchschnittlich häufig erhöhte Nieren-Retentionsparameter aufweisen – insbesondere mit der kombinierten Einnahme von fraktionierten Heparinen [124].

Die genannten Daten sollten Einfluss auf unsere Indikationsstellung im klinischen Alltag haben. Die Aufklärung einer geburtshilflichen Patientin incl. einer Risiko-Nutzen-Abwägung sollte – gemäß der beschriebenen spezifischen Risiken – anders ausgestaltet sein als die Aufklärung und Indikationsstellung z.B. bei einem gefäßchirurgischen Patienten mit altersbedingten Komorbiditäten unter Antikoagulantientherapie und Niereninsuffizienz.

Literatur

1. Bartusseck E, Fatehi S, Motsch J, Grau T: Survey on practice of regional anaesthesia in Germany, Austria, and Switzerland. Part 1: Quality assurance and training concepts. Anaesthesist 2004;53:836–846
2. Brull R, McCartney CJ, Chan VW, El-Beheiry H: Neurological complications after regional anesthesia: contemporary estimates of risk. Anesth Analg 2007;104:965–974
3. Auroy Y, Benhamou D, Bargues L, Ecoffey C, Falissard B, Mercier FJ, Bouaziz H, Samii K: Major complications of regional anesthesia in France: The SOS Regional Anesthesia Hotline Service. Anesthesiology 2002;97:1274–1280
4. Jeng CL, Torrillo TM, Rosenblatt MA: Complications of peripheral nerve blocks. Br J Anaesth 2010;105 Suppl 1:i97–107
5. Cohen JM, Gray AT: Functional deficits after intraneural injection during interscalene block. Reg Anesth Pain Med 2010;35:397–399
6. Liu SS, YaDeau JT, Shaw PM, Wilfred S, Shetty T, Gordon M: Incidence of unintentional intraneural injection and postoperative neurological complications with ultrasound-guided interscalene and supraclavicular nerve blocks. Anaesthesia 2011;66:168–174
7. Shah S, Hadzic A, Vloka JD, Cafferty MS, Moucha CS, Santos AC: Neurologic complication after anterior sciatic nerve block. Anesth Analg 2005;100:1515–1517
8. Fredrickson MJ, Kilfoyle DH: Neurological complication analysis of 1000 ultrasound guided peripheral nerve blocks for elective orthopaedic surgery: a prospective study. Anaesthesia 2009;64:836–844
9. Liguori GA: Complications of regional anesthesia: nerve injury and peripheral neural blockade. J Neurosurg Anesthesiol 2004;16:84–86
10. Candido KD, Sukhani R, Doty R Jr, Nader A, Kendall MC, Yaghmour E, Kataria TC, McCarthy R: Neurologic sequelae after interscalene brachial plexus block for shoulder/upper arm surgery: the association of patient, anesthetic, and surgical factors to the incidence and clinical course. Anesth Analg 2005;100:1489–1495
11. Selander D, Edshage S, Wolff T: Paresthesiae or no paresthesiae? Nerve lesions after axillary blocks. Acta Anaesthesiol Scand 1979;23:27–33
12. Tohgi H, Tsukagoshi H, Toyokura Y: Quantitative changes with age in normal sural nerves. Acta Neuropathol 1977;38:213–220
13. McFarland EG, Caicedo JC, Guitterez MI, Sherbondy PS, Kim TK: The anatomic relationship of the brachial plexus and axillary artery to the glenoid. Implications for anterior shoulder surgery. Am J Sports Med 2001;29:729–733
14. Pitman MI, Nainzadeh N, Ergas E, Springer S: The use of somatosensory evoked potentials for detection of neuropraxia during shoulder arthroscopy. Arthroscopy 1988;4:250–255
15. Neal JM, Hebl JR, Gerancher JC, Hogan QH: Brachial plexus anesthesia: essentials of our current understanding. Reg Anesth Pain Med 2002;27:402–428
16. Horlocker TT, Hebl JR, Gali B, Jankowski CJ, Burkle CM, Berry DJ, Zepeda FA, Stevens SR, Schroeder DR: Anesthetic, patient, and surgical risk factors for neurologic complications after prolonged total tourniquet time during total knee arthroplasty. Anesth Analg 2006;102:950–955
17. Jacob AK, Mantilla CB, Sviggum HP, Schroeder DR, Pagnano MW, Hebl JR: Perioperative nerve injury after total hip arthroplasty: regional anesthesia risk during a 20-year cohort study. Anesthesiology 2011;115:1172–1178
18. Kalichman MW, Calcutt NA: Local anesthetic-induced conduction block and nerve fiber injury in streptozotocin-diabetic rats. Anesthesiology 1992;77:941–947
19. Kroin JS, Buvanendran A, Williams DK, Wagenaar B, Moric M, Tuman KJ, Kerns JM: Local anesthetic sciatic nerve block and nerve fiber damage in diabetic rats. Reg Anesth Pain Med 2010;35:343–350

20. Hebl JR, Horlocker TT, Sorenson EJ, Schroeder DR: Regional anesthesia does not increase the risk of postoperative neuropathy in patients undergoing ulnar nerve transposition. Anesth Analg 2001;93:1606–1611

21. Barrington MJ, Morrison W, Sutherland T, Tay VS, Watson JC: Case scenario: postoperative brachial plexopathy associated with infraclavicular brachial plexus blockade: localizing postoperative nerve injury. Anesthesiology 2014;121:383–387

22. Blumenthal S, Borgeat A, Maurer K, Beck-Schimmer B, Kliesch U, Marquardt M, Urech J: Preexisting subclinical neuropathy as a risk factor for nerve injury after continuous ropivacaine administration through a femoral nerve catheter. Anesthesiology 2006;105:1053–1056

23. Bonner SM, Pridie AK: Sciatic nerve palsy following uneventful sciatic nerve block. Anaesthesia 1997;52:1205–1207

24. Giabicani M, Compère V, Fourdrinier V, Dureuil B: Is sickle cell disease a possible risk factor for peripheral neuropathy after popliteal sciatic nerve block? Br J Anaesth 2013;111:508–510

25. Koff MD, Cohen JA, McIntyre JJ, Carr CF, Sites BD: Severe brachial plexopathy after an ultrasound-guided single-injection nerve block for total shoulder arthroplasty in a patient with multiple sclerosis. Anesthesiology 2008;108:325–328

26. Osterman AL: The double crush syndrome. Orthop Clin North Am 1988;19:147–155

27. Selander D, Dhunér KG, Lundborg G: Peripheral nerve injury due to injection needles used for regional anesthesia. An experimental study of the acute effects of needle point trauma. Acta Anaesthesiol Scand 1977;21:182–188

28. Hirasawa Y, Katsumi Y, Küsswetter W, Sprotte G: Experimental studies on peripheral nerve injuries caused by injection needles. Reg Anaesth 1990;13:11–15

29. Maruyama M: Long-tapered double needle used to reduce needle stick nerve injury. Reg Anesth 1997;22:157–160

30. Steinfeldt T, Nimphius W, Werner T, Vassiliou T, Kill C, Karakas E, Wulf H, Graf J: Nerve injury by needle nerve perforation in regional anaesthesia: does size matter? Br J Anaesth 2010;104:245–253

31. Steinfeldt T, Werner T, Nimphius W, Wiesmann T, Kill C, Müller HH, Wulf H, Graf J: Histological analysis after peripheral nerve puncture with pencil-point or Tuohy needletip. Anesth Analg 2011;112:465–470

32. Bigeleisen PE: L'influence du biseau d'aiguille sur le risqué de belssure d'un nerf. J d'Echo en Rad 2009;110:1229–1234

33. Belda E, Laredo FG, Gil F, Soler M, Murciano J, Ayala MD, Gómez S, Castells MT, Escobar M, Agut A: Ultrasound-guided administration of lidocaine into the sciatic nerve in a porcine model: correlation between the ultrasonographic evolution of the lesions, locomotor function and histological findings. Vet J 2014;200:170–174

34. Hadzic A, Dilberovic F, Shah S, Kulenovic A, Kapur E, Zaciragic A, Cosovic E, Vuckovic I, Divanovic KA, Mornjakovic Z, Thys DM, Santos AC: Combination of intraneural injection and high injection pressure leads to fascicular injury and neurologic deficits in dogs. Reg Anesth Pain Med 2004;29:417–423

35. Steinfeldt T, Wiesmann T, Nimphius W, Cornelius V, Eismann D, Kratz T, Hadzic A, Wulf H, Werner T: Perineural hematoma may result in nerve inflammation and myelin damage. Reg Anesth Pain Med 2014;39:513–519

36. Farber SJ, Saheb-Al-Zamani M, Zieske L, Laurido-Soto O, Bery A, Hunter D, Johnson P, Mackinnon SE: Peripheral nerve injury after local anesthetic injection. Anesth Analg 2013;117:731–739

37. Gentili F, Hudson AR, Hunter D, Kline DG: Nerve injection injury with local anesthetic agents: a light and electron microscopic, fluorescent microscopic, and horseradish peroxidase study. Neurosurgery 1980;6:263–272

38. Selander D, Brattsand R, Lundborg G, Nordborg C, Olsson Y. Local anesthetics: importance of mode of application, concentration and adrenaline for the appearance of nerve lesions. An experimental study of axonal degeneration and barrier damage after intrafascicular injection or topical application of bupivacaine (Marcain). Acta Anaesthesiol Scand 1979;23:127–136

39. Whitlock EL, Brenner MJ, Fox IK, Moradzadeh A, Hunter DA, Mackinnon SE: Ropivacaine-induced peripheral nerve injection injury in the rodent model. Anesth Analg 2010 ;111:214–220

40. Williams BA, Hough KA, Tsui BY, Ibinson JW, Gold MS, Gebhart GF: Neurotoxicity of adjuvants used in perineural anesthesia and analgesia in comparison with ropivacaine. Reg Anesth Pain Med 2011;36:225–230

41. Iohom G, Lan GB, Diarra DP, Grignon Y, Kinirons BP, Girard F, Merle M, Granier G, Cahn V, Bouaziz H: Long-term evaluation of motor function following intraneural injection of ropivacaine using walking track analysis in rats. Br J Anaesth 2005;94:524–529

42. Lupu CM, Kiehl TR, Chan VW, El-Beheiry H, Madden M, Brull R: Nerve expansion seen on ultrasound predicts histologic but not functional nerve injury after intraneural injection in pigs. Reg Anesth Pain Med 2010;35:132–139

43. Yang S, Abrahams MS, Hurn PD, Grafe MR, Kirsch JR: Local anesthetic Schwann cell toxicity is time and concentration dependent. Reg Anesth Pain Med 2011;36:444–451

44. Sturrock JE, Nunn JF: Cytotoxic effects of procaine, lignocaine and bupivacaine. Br J Anaesth 1979;51:273–281

45. Williams BA, Butt MT, Zeller JR, Coffee S, Pippi MA: Multimodal perineural analgesia with combined bupivacaine-clonidine-buprenorphine-dexamethasone: safe in vivo and chemically compatible in solution. Pain Med 2015;16:186–198

46. Hodgson PS, Neal JM, Pollock JE, Liu SS: The neurotoxicity of drugs given intrathecally (spinal). Anesth Analg 1999;88:797–809

47. Werdehausen R, Braun S, Hermanns H, Kremer D, Küry P, Hollmann MW, Bauer I, Stevens MF: The influence of adjuvants used in regional anesthesia on lidocaine-induced neurotoxicity in vitro. Reg Anesth Pain Med 2011;36:436–443

48. Tüfek A, Kaya S, Tokgöz O, Firat U, Evliyaoğlu O, Çelik F, Karaman H: The protective effect of dexmedetomidine on bupivacaine-induced sciatic nerve inflammation is mediated by mast cells. Clin Invest Med 2013;36:E95–102

49. Sites BD, Taenzer AH, Herrick MD, Gilloon C, Antonakakis J, Richins J, Beach ML: Incidence of local anesthetic systemic toxicity and postoperative neurologic symptoms associated with 12,668 ultrasound-guided nerve blocks: an analysis from a prospective clinical registry. Reg Anesth Pain Med 2012;37:478–482

50. Capdevila X, Pirat P, Bringuier S, Gaertner E, Singelyn F, Bernard N, Choquet O, Bouaziz H, Bonnet F: French Study Group on Continuous Peripheral Nerve Blocks. Continuous peripheral nerve blocks in hospital wards after orthopedic surgery: a multicenter prospective analysis of the quality of postoperative analgesia and complications in 1,416 patients. Anesthesiology 2005;103:1035–1045

51. Cuvillon P, Ripart J, Lalourcey L, Veyrat E, L'Hermite J, Boisson C, Thouabtia E, Eledjam JJ: The continuous femoral nerve block catheter for postoperative analgesia: bacterial colonization, infectious rate and adverse effects. Anesth Analg 2001;93:1045–1049

52. Hajek V, Dussart C, Klack F, Lamy A, Martinez JY, Lainé P, Mazurier L, Guilloton L, Drouet A: Neuropathic complications after 157 procedures of continuous popliteal nerve block for hallux valgus surgery. A retrospective study. Orthop Traumatol Surg Res 2012;98:327–333

53. Neuburger M, Breitbarth J, Reisig F, Lang D, Büttner J: Complications and adverse events in continuous peripheral regional anesthesia Results of investigations on 3,491 catheters. Anaesthesist 2006;55:33–40

54. Nye ZB, Horn JL, Crittenden W, Abrahams MS, Aziz MF: Ambulatory continuous posterior lumbar plexus blocks following hip arthroscopy: a review of 213 cases. J Clin Anesth. 2013;25:268–274

55. Desmet M, Vanneste B, Reynvoet M, Van Cauwelaert J, Verhelst L, Pottel H, Missant C, Van de Velde M: A randomised controlled trial of intravenous dexamethasone combined with interscalene brachial plexus blockade for shoulder surgery. Anaesthesia 2015;70:1180–1185

56. Desmet M, Braems H, Reynvoet M, Plasschaert S, Van Cauwelaert J, Pottel H, Carlier S, Missant C, Van de Velde M: I.V. and perineural dexamethasone are equivalent in increasing the analgesic duration of a single-shot interscalene block with ropivacaine for shoulder surgery: a prospective, randomized, placebo-controlled study. Br J Anaesth 2013;111:445–452

57. Hara K, Sakura S, Yokokawa N, Tadenuma S: Incidence and effects of unintentional intraneural injection during ultrasound-guided subgluteal sciatic nerve block. Reg Anesth Pain Med 2012;37:289–293

58. Morau D, Levy F, Bringuier S, Biboulet P, Choquet O, Kassim M, Bernard N, Capdevila X: Ultrasound-guided evaluation of the local anesthetic spread parameters required for a rapid surgical popliteal sciatic nerve block. Reg Anesth Pain Med 2010;35:559–564

59. Sala Blanch X, López AM, Carazo J, Hadzic A, Carrera A, Pomés J, Valls-Solé J: Intraneural injection during nerve stimulator-guided sciatic nerve block at the popliteal fossa. Br J Anaesth 2009;106:855–861

60. Dufour E, Cymerman A, Nourry G, Balland N, Couturier C, Liu N, Dreyfus JF, Fischler M: An ultrasonographic assessment of nerve stimulation-guided median nerve block at the elbow: a local anesthetic spread, nerve size, and clinical efficacy study. Anesth Analg 2010;111:561–567

61. Ruiz A, Sala-Blanch X, Martinez-Ocón J, Carretero MJ, Sánchez-Etayo G, Hadzic A: Incidence of intraneural needle insertion in ultrasound-guided femoral nerve block: a comparison between the out-of-plane versus the in-plane approaches. Rev Esp Anestesiol Reanim 2014;61:73–77

62. Bigeleisen PE, Moayeri N, Groen GJ: Extraneural versus intraneural stimulation thresholds during ultrasound-guided supraclavicular block. Anesthesiology 2009;110:1235–1243

63. Seidel R, Natge U, Schulz J. Distal sciatic nerve blocks: randomized comparison of nerve stimulation and ultrasound guided intraepineural block. Anaesthesist 2013;62:183–188

64. Voelckel WG, Klima G, Krismer AC, Haslinger C, Stadlbauer KH, Wenzel V, von Goedecke A: Signs of inflammation after sciatic nerve block in pigs. Anesth Analg 2005;101:1844–1846

65. Steinfeldt T, Graf J, Schneider J, Nimphius W, Weihe E, Borgeat A, Wulf H, Wiesmann T: Histological Consequences of Needle-Nerve Contact following Nerve Stimulation in a Pig Model. Anesthesiol Res Pract 2011;2011:591851

66. Vassiliou T, Müller HH, Limberg S, De Andres J, Steinfeldt T, Wiesmann T:Risk evaluation for needle-nerve contact related to electrical nerve stimulation in a porcine model. Acta Anaesthesiol Scand 2016;60:400–406

67. Tsai TP, Vuckovic I, Dilberovic F, Obhodzas M, Kapur E, Divanovic KA, Hadzic A: Intensity of the stimulating current may not be a reliable indicator of intraneural needle placement. Reg Anesth Pain Med 2008;33:207–210

68. Altermatt FR, Cummings TJ, Auten KM, Baldwin MF, Belknap SW, Reynolds JD: Ultrasonographic appearance of intraneural injections in the porcine model. Reg Anesth Pain Med 2010;35:203–206

69. Chan VW, Brull R, McCartney CJ, Xu D, Abbas S, Shannon P: An ultrasonographic and histological study of intraneural injection and electrical stimulation in pigs. Anesth Analg 2007;104:1281–1284

70. Wiesmann T, Bornträger A, Vassiliou T, Hadzic A, Wulf H, Müller HH, Steinfeldt T: Minimal current intensity to elicit an evoked motor response cannot discern between needle-nerve contact and intraneural needle insertion. Anesth Analg 2014;118:681–686

71. Steinfeldt T, Schwemmer U, Volk T, Neuburger M, Wiesmann T, Heller AR, Vicent O, Stanek A, Franz M, Wulf H, Kessler P: German Society of Anaesthesiology and Intensive Care Medicine. Nerve localization for peripheral regional anesthesia. Recommendations of the German Society of Anaesthesiology and Intensive Care Medicine. Anaesthesist 2014;63:597–602

72. Rigaud M, Filip P, Lirk P, Fuchs A, Gemes G, Hogan Q: Guidance of block needle insertion by electrical nerve stimulation: a pilot study of the resulting distribution of injected solution in dogs. Anesthesiology 2008;109:473–478

73. Theron PS, Mackay Z, Gonzalez JG, Donaldson N, Blanco R: An animal model of „syringe feel" during peripheral nerve block. Reg Anesth Pain Med 2009;34:330–332

74. Claudio R, Hadzic A, Shih H, Vloka JD, Castro J, Koscielniak-Nielsen Z, Thys DM, Santos AC: Injection pressures by anesthesiologists during simulated peripheral nerve block. Reg Anesth Pain Med 2004;29:201–205

75. Tsui BC, Knezevich MP, Pillay JJ: Reduced injection pressures using a compressed air injection technique (CAIT): an in vitro study. Reg Anesth Pain Med 2008;33:168–173

76. Orebaugh SL, McFadden K, Skorupan H, Bigeleisen PE. Subepineurial injection in ultrasound-guided interscalene needle tip placement. Reg Anesth Pain Med 2010;35:450–454

77. Bigeleisen PE. Nerve puncture and apparent intraneural injection during ultrasound-guided axillary block does not invariably result in neurologic injury. Anesthesiology 2006;105:779–783

78. Krediet AC, Moayeri N, Bleys RL, Groen GJ: Intraneural or extraneural: diagnostic accuracy of ultrasound assessment for localizing low-volume injection. Reg Anesth Pain Med 2014;39:409–413

79. Orebaugh SL, Kentor ML, Williams BA: Adverse outcomes associated with nerve stimulator-guided and ultrasound-guided peripheral nerve blocks by supervised trainees: update of a single-site database. Reg Anesth Pain Med 2012;37:577–582

80. Orebaugh SL, Williams BA, Vallejo M, Kentor ML: Adverse outcomes associated with stimulator-based peripheral nerve blocks with versus without ultrasound visualization. Reg Anesth Pain Med 2000;34:251–255

81. Barrington MJ, Kluger R: Ultrasound guidance reduces the risk of local anesthetic systemic toxicity following peripheral nerve blockade. Reg Aesth Pain Med 2013;38:289–299

82. Barrington MJ, Watts SA, Gledhill SR, Thomas RD, Said SA, Snyder GL, Tay VS, Jamrozik K: Preliminary results of the Australasian Regional Anaesthesia Collaboration: a prospective audit of more than 7000 peripheral nerve and plexus blocks for neurologic and other complications. Reg Anesth Pain Med 2009;34:534–541
83. Abrahams MS, Aziz MF, Fu RF, Horn JL: Ultrasound guidance compared with electrical neurostimulation for peripheral nerve block: a systematic review and meta-analysis of randomized controlled trials. Br J Anaesth 2009;102:408–417
84. Bashein G, Robertson HT, Kennedy WF Jr: Persistent phrenic nerve paresis following interscalene brachial plexus block. Anesthesiology 1985;63:102–104
85. Barutell C, Vidal F, Raich M, Montero A: A neurological complication following interscalene brachial plexus block. Anaesthesia 1980;35:365–367
86. Kaufman BR, Nystrom E, Nath S, Foucher G, Nystrom A: Debilitating chronic pain syndromes after presumed intraneural injections. Pain 2000;85:283–286
87. Bernards CM, Hadzic A, Suresh S, Neal JM: Regional anesthesia in anesthetized or heavily sedated patients. Reg Anesth Pain Med 2008;33:449–460
88. Neal JM, Barrington MJ, Brull R, Hadzic A, Hebl JR, Horlocker TT, Huntoon MA, Kopp SL, Rathmell JP, Watson JC: The Second ASRA Practice Advisory on Neurologic Complications Associated With Regional Anesthesia and Pain Medicine: Executive Summary 2015. Reg Anesth Pain Med 2015;40:401–430
89. Rathmell JP, Michna E, Fitzgibbon DR, Stephens LS, Posner KL, Domino KB: Injury and liability associated with cervical procedures for chronic pain. Anesthesiology 2011;114:918–926
90. Kubulus C, Schmitt K, Albert N, Raddatz A, Gräber S, Kessler P, Steinfeldt T, Standl T, Gottschalk A, Meissner W, Wirtz SP, Birnbaum J, Stork J, Volk T, Bomberg H: Awake, sedated or anaesthetised for regional anaesthesia block placements?: A retrospective registry analysis of acute complications and patient satisfaction in adults. Eur J Anaesthesiol 2016;33:715–724
91. Mossetti V, Ivani G: Controversial issues in pediatric regional anesthesia. Paediatr Anaesth 2012;22:109–114
92. Bier A: Versuche über die Cocainisierung des Rückenmarks. Deutsche Zeitschrift für Chirurgie 1899; 51: 361–368
93. Crawford JS: Some maternal complications of epidural analgesia for labour. Anaesthesia 1985;40:1219–1225
94. Holdcroft A, Gibberd FB, Hargrove RL, Hawkins DF, Dellaportas CI: Neurological complications associated with pregnancy. Br J Anaesth 1995;75:522–526
95. Ong BY, Cohen MM, Esmail A, Cumming M, Kozody R, Palahniuk RJ: Paresthesias and motor dysfunction after labor and delivery. Anesth Analg 1987;66:18–22
96. Klöhr S, Roth R, Hofmann T, Rossaint R, Heesen M: Definitions of hypotension after spinal anaesthesia for caesarean section: literature search and application to parturients. Acta Anaesthesiol Scand 2010;54:909–921
97. Choi S, Mahon P, Awad IT: Neuraxial anesthesia and bladder dysfunction in the perioperative period: a systematic review. Can J Anaesth 2012;59:681–703
98. Zorrilla-Vaca A, Mathur V, Wu CL, Grant MC: The Impact of Spinal Needle Selection on Postdural Puncture Headache: A Meta-Analysis and Metaregression of Randomized Studies. Reg Anesth Pain Med 2018;43:502–508
99. Zorrilla-Vaca A, Healy R, Zorrilla-Vaca C: Finer gauge of cutting but not pencil-point needles correlate with lower incidence of post-dural puncture headache: a meta-regression analysis. J Anesth 2016;30:855–863
100. Paech M, Banks S, Gurrin L: An audit of accidental dural puncture during epidural insertion of a Tuohy needle in obstetric patients. Int J Obstet Anesth 2001;10:162–167
101. Morley-Forster PK, Singh S, Angle P et al: The effect of epidural needle type on postdural puncture headache: a randomized trial. Can J Anaesth 2006;53:572–578
102. Grant R, Condon B, Hart I, Teasdale GM: Changes in intracranial CSF volume after lumbar puncture and their relationship to post-LP headache. J Neurol Neurosurg Psychiatry 1991;54:440–442
103. Turnbull DK, Shepherd DB: Post-dural puncture headache: pathogenesis, prevention and treatment. Br J Anaesth 2003;91:718–729
104. Schwarz U, Schwan C, Strumpf M, Witscher K, Zenz M: Postdural puncture headache: diagnosis, prevention and therapy. Schmerz 1999;13:332–340
105. Gaiser R: Postdural puncture headache. Curr Opin Anaesthesiol 2006;19:249–253
106. Stocks GM, Wooller DJ, Young JM, Fernando R: Postpartum headache after epidural blood patch: investigation and diagnosis. Br J Anaesth 2000;84:407–410
107. Wilder-Smith E, Kothbauer-Margreiter I, Lammle B: Dural puncture and activated protein C resistance: risk factors for cerebral venous sinus thrombosis. J Neurol Neurosurg Psychiatry 1997;63:351–356
108. Lockhart EM, Baysinger CL: Intracranial venous thrombosis in the parturient. Anesthesiology 2007;107:652–658
109. Borum SE, Naul LG, McLeskey CH: Postpartum dural venous sinus thrombosis after postdural puncture headache and epidural blood patch. Anesthesiology 1997;86:487–490
110. Usubiaga JE, Usubiaga LE, Brea LM, Goyena R: Effect of saline injections on epidural and subarachnoid space pressures and relation to postspinal anesthesia headache. Anesth Analg 1967;46:293–296
111. Bart AJ, Wheeler AS: Comparison of epidural saline placement and epidural blood placement in the treatment of post-lumbar-puncture headache. Anesthesiology 1978;48:221–223
112. Trivedi NS, Eddi D, Shevde K: Headache prevention following accidental dural puncture in obstetric patients. J Clin Anesth 1993;5:42–45
113. Charsley MM, Abram SE: The injection of intrathecal normal saline reduces the severity of postdural puncture headache. Reg Anesth Pain Med 2001;26:301–305
114. Craft JB, Epstein BS, Coakley CS: Prophylaxis of dural-puncture headache with epidural saline. Anesth Analg 1973;52:228–231
115. Brownridge P: The management of headache following accidental dural puncture in obstetric patients. Anaesth Intensive Care 1983;11:4–15
116. Bomberg H, Bayer I, Wagenpfeil S, Kessler P, Wulf H, Standl T, Gottschalk A, Döffert J, Hering W, Birnbaum J, Spies C, Kutter B, Winckelmann J, Liebl-Biereige S, Meissner W, Vicent O, Koch T, Sessler DI, Volk T, Raddatz A: Prolonged Catheter Use and Infection in Regional Anesthesia: A Retrospective Registry Analysis. Anesthesiology 2018;128:764–773
117. Bomberg H, Kubulus C, List F, Albert N, Schmitt K, Gräber S, Kessler P, Steinfeldt T, Standl T, Gottschalk A, Wirtz SP, Burgard G, Geiger P, Spies CD, Volk T: German Network for Regional Anaesthesia Investigators. Diabetes: a risk factor for catheter-associated infections. Reg Anesth Pain Med 2015;40:16–21

118. Bomberg H, Krotten D, Kubulus C, Wagenpfeil S, Kessler P, Steinfeldt T, Standl T, Gottschalk A, Stork J, Meissner W, Birnbaum J, Koch T, Sessler DI, Volk T, Raddatz A: Single-dose Antibiotic Prophylaxis in Regional Anesthesia: A Retrospective Registry Analysis. Anesthesiology 2016;125:505–515

119. Bomberg H, Kubulus C, Herberger S, Wagenpfeil S, Kessler P, Steinfeldt T, Standl T, Gottschalk A, Stork J, Meissner W, Birnbaum J, Koch T, Sessler DI, Volk T, Raddatz A: Tunnelling of thoracic epidural catheters is associated with fewer catheter-related infections: a retrospective registry analysis. Br J Anaesth 2016;116:546–553

120. Reisig F, Neuburger M, Zausig YA, Graf BM, Büttner J: Deutsche Gesellschaft für Anästhesiologie und Intensivmedizin. Successful infection control in regional anesthesia procedures: observational survey after introduction of the DGAI hygiene recommendations. Anaesthesist 2013;62:105–112

121. Kerwat K, Schulz-Stübner S, Steinfeldt T, Kessler P, Volk T, Gastmeier P, Geffers C, Ermert T, Boschin MG, Wiesmann T, Wulf H: S1 Leitlinie Hygieneempfehlungen für die Regionalanästhesie – Überarbeitete Handlungsempfehlung des AK Regionalanästhesie der Deutschen Gesellschaft für Anästhesiologie (DGAI) („Die 10 Gebote"); AWMF-Register Nr. 001/014 Klasse: S1

122. Rosero EB, Joshi GP: Nationwide incidence of serious complications of epidural analgesia in the United States. Acta Anaesthesiol Scand 2016;60:810–820

123. Pumberger M, Memtsoudis SG, Stundner O, Herzog R, Boettner F, Gausden E, Hughes AP: An analysis of the safety of epidural and spinal neuraxial anesthesia in more than 100,000 consecutive major lower extremity joint replacements. Reg Anesth Pain Med 2013;38:515–519

124. Volk T, Wolf A, Van Aken H, Bürkle H, Wiebalck A, Steinfeldt T: Incidence of spinal haematoma after epidural puncture: analysis from the German network for safety in regional anaesthesia. Eur J Anaesthesiol 2012;294:170–176

125. Kleine-Brüggeney M, Kranke P, Stamer UM: Prophylaxis and therapy of postdural puncture headache – a critical evaluation of treatment options. Anasthesiol Intensivmed Notfallmed Schmerzther 2011;46:516–524

126. S1-Leitlinie Diagnostik und Therapie des postpunktionellen und spontanen Liquorunterdruck-Syndroms der Deutschen Gesellschaft für Neurologie (DGN). In: AWMF online (Stand 2012).

Anästhesie bei (neuro-)radiologischen Interventionen
Anaesthesia for interventional (neuro)-radiology

T. Kiss · H. J. Theilen

Zusammenfassung

Die Neuroradiologie hat sich mit der Entwicklung katheterbasierter Techniken in den letzten 20 Jahren von einem anfangs diagnostischen zu einem therapeutisch ausgerichteten hochspezialisierten Fachbereich weiterentwickelt. Grundsätzlich lässt sich die rekanalisierende Therapie bei Gefäßverschlüssen von der embolisierenden Therapie bei Gefäßmissbildungen unterscheiden. Die Prozeduren können in reiner Lokalanästhesie, erweitert um eine Analgosedierung oder als Allgemeinanästhesie mit erweitertem Monitoring durchgeführt werden. Das Patientenspektrum umfasst alle Alters- und Risikogruppen, Elektiv- sowie Notfalleingriffe. Anästhesiologische Besonderheiten ergeben sich aus einer häufig unkalkulierbar langen Interventionsdauer, einer eingeschränkten Kommunikation mit dem Patienten, Vigilanzstörungen, Blutdruckschwankungen, anspruchsvollen Arbeitsbedingungen außerhalb des OP Bereiches und einer zusätzlichen Strahlenbelastung. Ein optimales anästhesiologisches Management bietet dem Neuroradiologen gute Arbeitsbedingungen ohne die Door-to-Needle-Time zu verlängern.

Schlüsselwörter: Anästhesie – Neuroradiologie – Coiling – Embolisation – Thrombektomie – Conscious sedation

Summary

With the development of catheter-based techniques over the past 20 years, neuroradiologic procedures have evolved from an initially diagnostic to a therapeutically oriented, highly specialized field. Two different therapeutic approaches can be distinguished, namely, recanalization therapy for vascular occlusions and embolization therapy for vascular malformations. The procedures can be performed under local anaesthesia alone, extended by analgosedation or as general anaesthesia with extended monitoring. The patient population is not based on predefined age groups and includes elective as well as emergency procedures. Anaesthesiological challenges result from an often incalculable long intervention period, limited communication possibilities with the patient, vigilance disorders, blood pressure fluctuations, demanding working conditions outside the operating theatre and additional radiation exposure. An optimal anaesthesiological management enables the neuroradiologist to have good working conditions without extending the door-to-needle time.

Keywords: Anaesthesia – Neuroradiology – Coiling embolization – Thrombectomy – Conscious sedation

Einleitung

Die Neuroradiologie hat sich mit der Entwicklung katheterbasierter Techniken in den letzten 20 Jahren von einem anfangs überwiegend diagnostischen zu einem nunmehr auch therapeutisch ausgerichteten hochspezialisierten Fachbereich weiterentwickelt. Mit wenigen Ausnahmen – beispielsweise der periradikulären Therapie bei chronischen Rückenschmerzen oder der präoperativen Embolisation eines reich vaskularisierten Tumors – handelt es sich bei den therapeutischen Maßnahmen um endovaskuläre Techniken zur Behandlung einer Gefäßpathologie des zentralen Nervensystems. Verschiedene Vorteile wurden aus diesem Vorgehen im Vergleich zu operativen Verfahren abgeleitet:

1. Besseres funktionelles Outcome des Patienten [1,2]
2. Geringere Invasivität und damit reduzierte Mortalität und Morbidität [2]
3. Geringerer finanzieller Aufwand [2]

Studien aus den Jahren 2015 und 2016 konnten eine deutliche Verbesserung in der Therapie des akuten ischämischen Schlaganfalls aufzeigen. Dies führte sicher zu der gegenwärtig deutlichen Zunahme der Anzahl katheterbasierter neuroradiologischer Interventionen. Zwei grundsätzlich unterschiedliche Therapieansätze können unterschieden werden:

- Die rekanalisierende Therapie bei teilweise oder vollständig verschlossenen arteriellen Gefäßen zur Wiederherstellung einer adäquaten Perfusion des Gehirns bzw. Rückenmarks (z.B. Stent-Retriever-Verfahren bei ischämischem Schlaganfall).
- Die embolisierende Therapie eines pathologischen Gefäßabschnitts (z.B. bei Hirnarterienaneurysma) oder eines pathologischen Gefäßkonvoluts (z.B. bei arteriovenöser Malformation) mit dem Ziel, die Gefahr einer Myelon- oder Hirnparenchymblutung so weit wie möglich zu reduzieren.

Das für neuroradiologische Interventionen anfallende Patientenspektrum umfasst alle Alters- und Risikogruppen. Angefangen vom kardiopulmonal dekompensierten Neonaten infolge einer rupturierten arteriovenösen Malformation [3] über den völlig gesunden jungen Erwachsenen mit einem sonst asymptomatischen, aber mit Größenzunahme eher elektiv interventionspflichtigen Hirnarterienaneurysma, bis zum 90-jährigen polymorbiden Patienten mit akutem Schlaganfall und Notfallindikation kann der betreuende Anästhesist mit allen möglichen Konstellationen konfrontiert werden.

Warum ist die anästhesiologische Beteiligung notwendig?

Die neuroradiologischen Verfahren wurden in erster Linie zur Optimierung radiologischer Untersuchungstechniken für die Nachbardisziplinen Neurologie und Neurochirurgie, aber auch für Fragestellungen aus der Hals-, Nasen-, Ohrenheilkunde, Kieferchirurgie und Ophthalmologie entwickelt. Neuroradiologische Prozeduren mit rein diagnostischer Intention können dabei in weit überwiegendem Maße ohne anästhesiologische Beteiligung erfolgen, da die Anlage der Schleuse in die A. oder V. femoralis unter Lokalanästhesie möglich ist und die in der Regel nachfolgenden angiographischen Verfahren nicht schmerzhaft sind. Davon auszunehmen sind kritisch kranke Patienten, die sich unter Beatmung auf der Intensivstation befinden und deshalb einer periinterventionellen Betreuung bedürfen.

Die neuroradiologischen Interventionen jedoch gehen in vielfacher Hinsicht über die Anforderungen der rein diagnostischen Fragestellungen deutlich hinaus. Nicht selten muss aufgrund der Komplexität des Eingriffs mit einer langen Dauer des Eingriffes gerechnet werden, die in Ausnahmefällen viele Stunden betragen kann (z.B. Coiling eines schwierig zugänglichen und großen Basilariskopfaneurysmas). Auch erfahrene Neuroradiologen sind nicht immer in der Lage, eine genaue zeitliche Abgrenzung der Prozedur vorherzusagen. Die mit der langen Interventionszeit einhergehende Liegedauer auf dem Interventionstisch wird von vielen Patienten als sehr unangenehm beschrieben, zumal als Voraussetzung einer gelungenen Intervention die weitgehende Bewegungslosigkeit vorausgesetzt wird. Unwillkürliche Bewegungen des Patienten während der Katheterisierung zum Coiling eines Hirnarterienaneurysmas oder des Einsatzes eines Stent-Retriever-Systems zur Entfernung eines Hirnarterienthrombus, können mit einer Perforation und damit einer schweren intrakraniellen Blutung einhergehen, welche dann ein deletäres Outcome zur Folge hat. Ein weiteres Argument für die anästhesiologische Betreuung ist die Auslösung starker Schmerzreize durch die Kathetermanipulationen in den zerebralen Gefäßen. Das Aufdehnen von Hirnarterien beispielsweise durch den Einsatz von Stent-Retriever-Kathetern führt zu stärksten, dem akuten Migräneanfall nicht unähnlichen Schmerzempfindungen, die nahezu unweigerlich Abwehrbewegungen des Patienten auslösen. Auch kann die Kathetermanipulation in der A. basilaris bei der Behandlung einer Basilaristhombose akut ausgeprägte Veränderungen der Vigilanz und des kardiopulmonalen Systems mit Atemstillstand oder weiteren lebensbedrohlichen Begleiterscheinungen zur Folge haben.

Ein weiterer Grund für eine anästhesiologische Betreuung des Patienten ist die bei vielen Fällen mitunter stark eingeschränkte Vigilanz bzw. Kooperation des Patienten wegen der durch das Ereignis ausgelösten Hirnschädigung, beispielsweise als Folge einer intrazerebralen Blutung. Die eingeschränkte Kommunikation kann hierbei zu unkontrollierten Abwehrhandlungen des Patienten führen und damit ein neuroradiologisches Vorgehen vereiteln.

Nicht selten sind akute intrakranielle pathologische Ereignisse auch mit einer kardialen oder pulmonalen Problematik vergesellschaftet. So können bei einer akuten Subarachnoidalblutung Symptome eines akuten Myokardinfarktes oder aber eines neurogenen Lungenödems beobachtet werden, die zu einer raschen kardialen oder pulmonalen Dekompensation führen können. Die Beherrschung dieser komplexen Symptomkonstellation obliegt sicherlich dem anästhesiologischen Management, da sich der Neuroradiologe in Gänze der kausalen Therapie zu widmen hat.

Problemstellungen des anästhesiologischen Managements

Der anästhesiologische Arbeitsplatz bei neuroradiologischer Intervention befindet sich in der Regel in einem der Radiologie zugehörigen Gebäudeabschnitt, außerhalb des gewohnten operativen Bereiches. Diese räumliche Trennung führt nachweislich zu einem erhöhten periinterventionellen Narkoserisiko der Patienten [4]. Viele der notfallmäßig zu versorgenden Patienten (z.B. akute Subarachnoidalblutung, ischämischer Schlaganfall) befinden sich in einem kritischen Zustand und erfordern eine schnelle anästhesiologische Versorgung. Es müssen kurzfristig qualifizierte personelle aber auch apparative Ressourcen verfügbar sein um auch bei akut auftretender Dekompensation eine suffiziente Patientenversorgung zu gewährleisten. Dies ist aufgrund der räumlichen Trennung sehr anspruchsvoll und unterscheidet sich deutlich von der täglichen Routine im OP Trakt.

Ein weiteres Problem ist die Einschränkung der räumlichen Verhältnisse und die fehlende Vorbereitung der Patienten. Neuroradiologische Interventionsräume unterscheiden sich vom gewohnten OP in vielerlei Hinsicht. Große, über dem Patienten befindliche Bildschirme schränken die Bewegungsfreiheit und die Übersicht ein. Der bewegliche C-Bogen erfordert, dass Infusionsständer und Beatmungsgerät außerhalb dessen Bewegungsradius platziert werden müssen da sonst Infusionen und Beatmungsschläuche durch den C-Bogen disloziert werden können. Es muss in der Regel mit verlängerten Infusions- und Beatmungsschläuchen gearbeitet werden und auf eine hohe Flussrate bei der Medikamentenzufuhr geachtet werden. Die Intubation auf dem Untersuchungstisch unterscheidet sich von den gewohnten Arbeitsbedingungen in der OP Einleitung. Oft sind die Möglichkeiten eine intubationsfreundliche Schnüffelposition zu schaffen, aufgrund der im Routinebetrieb genutzten Kopfschale schwierig. Der Untersuchungstisch kann meist nur elektrisch bewegt werden, so dass ein schnelles Kippen des Untersuchungstisches in die Trendelenburgposition die Mitarbeit einer in die Bedienung eingewiesenen Person erfordert. Da die Durchleuchtung vor allem im Bereich des Kopfes erfolgt, ist es schwierig während der Intervention einen ausreichenden Zugang zum Patienten zu erhalten (Abb. 1). Dies ist besonders bei wachen und analgosedierten Patienten mit potentiell gefährdetem Atemweg zu beachten.

Abbildung 1

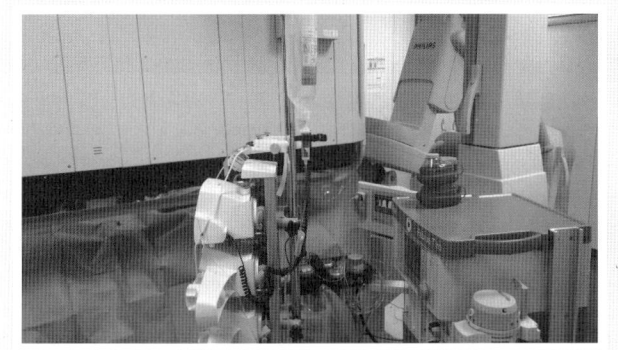

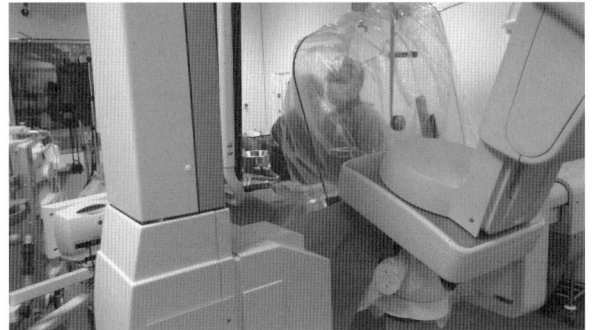

Darstellung der stark eingeschränkten räumlichen Verhältnisse während einer neuroradiologischen Intervention von seitwärts (oben, mit sichtbaren Narkosegerät und Perfusorturm) sowie von kopfwärts (unten) mit dem Kopf des Patienten unmittelbar unter dem Röntgendetektor.

Nicht vergessen werden sollte, dass der Strahlenschutz der beteiligten ärztlichen Mitarbeiter hohe Priorität hat. Laut Strahlenschutzverordnung darf die effektive Dosis von beruflich strahlenexponierten Personen pro Jahr 20 Millisievert nicht überschreiten. Das bedeutet, dass die unmittelbare Nähe des Anästhesisten zum Patienten auf ein zeitliches Mindestmaß begrenzt werden muss, um nicht zu nah zur Strahlenquelle agieren zu müssen. Zudem sind neben der Röntgenschürze ein Halsschutz und ein Augenschutz erforderlich, sofern kein Schutzfenster aus Bleiglas installiert ist.

Überwachungsverfahren während neuroradiologischer Intervention

Welche periinterventionellen Überwachungsverfahren zur optimalen Narkoseführung für den einzelnen Patienten notwendig sind, richtet sich am aktuellen Zustand (Vigilanz, kardiopulmonale Situation, etc.) und dem vom Neuroradiologen geplanten Vorgehen aus. Abgesehen von der unverzichtbaren Standardüberwachung der Herzfrequenz via EKG (ggf. 5-Kanal mit ST-Streckenanalyse) und der Sauerstoffsättigung ist die Anlage einer kontinuierlichen Blutdruckmessung anstatt der nicht-invasiven Messung mittels Blutdruckmanschette zu diskutieren. Größere intravaskuläre Blut- oder Volumenverschiebungen sind durch die endovaskuläre Therapie nicht zu erwarten. Blutdruckschwankungen können durch die Anwendung vasoaktiver Medikamente (beispielsweise die Applikation von Nimodipin durch den Neuroradiologen bei akut auftretendem Hirnarterienspasmus intraarteriell unmittelbar vor Ort), durch allergische/anaphylaktische Reaktionen auf Kontrastmittel oder durch Manipulation des Neuroradiologen in hämodynamisch aktiven Hirnarealen (z.B. endovaskuläre Thrombektomie bei einer Basilaristhrombose) ausgelöst werden. Eine gute Kenntnis der geplanten Prozedur und eine vorherige Absprache zwischen Anästhesisten und Neuroradiologen sind essentiell. Eine rasch auftretende Blutdruckspitze während der Embolisation einer fragilen arteriovenösen Malformation oder während des Aneurysmacoilings kann zu einer Gefäßruptur führen. Grundsätzlich ist daher für solche Eingriffe eine invasive Blutdruckmessung zu indizieren, dies gilt insbesondere für elektive Eingriffe. Bei der Versorgung von Notfallpatienten – beispielsweise der endovaskulären Thrombektomie bei akuter Hirnischämie – muss eine Zeitverzögerung durch diese Maßnahme unbedingt vermieden werden. In solchen Fällen kann nach Anlage der Schleuse in die A. femoralis durch den Neuroradiologen der Seitzugang der in der Regel für den Katheterzugang genutzten 6F-Schleuse zum Blutdruckmonitoring verwendet werden. Die Anlage eines zentralvenösen Katheters entscheidet sich ebenso unter strenger Risiko-Nutzen-Abwägung mit dem präinterventionellen klinischen Zustand des Patienten und dem geplanten neuroradiologischen Vorgehen. Da in weit überwiegendem Maße die totale intravenöse Anästhesie (TIVA) mit Propofol sowohl aufgrund der lokalen Gegebenheiten (z.B. installierte Narkosegasabsaugung) als auch der möglicherweise besseren hirnprotektiven Eigenschaften (siehe unten) durchgeführt wird, ist ein sicherer intravenöser Zugang unverzichtbar. Bei guten peripheren Venenverhältnissen kann eine TIVA unter entsprechender Vigilanz des begleitenden Anästhesisten sicherlich auch über eine periphere Venenverweilkanüle erfolgen. Natürlich ist bei einem zu erwartenden erhöhten Katecholaminbedarf während der Intervention die Indikation für einen ZVK großzügiger zu stellen.

Die Wahl des anästhesiologischen Vorgehens richtet sich ebenso am neuroradiologischen Procedere aus. Ob eine Vollnarkose oder lediglich eine Sedierung erforderlich ist, ist abhängig vom aktuellen klinischen Zustand des Patienten (Vigilanz, Schutzreflexe) und der geplanten Intervention. Die genauere Erläuterung der Notwendigkeiten erfolgt im weiteren Verlaufe des Textes.

Spezielles anästhesiologisches Management bei rekanalisierender Therapie (endovaskuläre mechanische Thrombektomie (EVT))

Die rekanalisierende neuroradiologische Intervention wird in weit überwiegendem Maße zur Wiedereröffnung thrombotisch verschlossener Hirnarterien in den proximalen Gefäßabschnitten des Circulus Willisii eingesetzt. Sie wird als endovaskuläre (mechanische) Thrombektomie bezeichnet (EVT). Eine weitere, weniger häufig zu treffende Indikation wäre die endovaskuläre Implantation eines Stents in die extra- oder intrakranielle A. carotis interna bei symptomatischer Stenose.

Das begleitende anästhesiologische Procedere bei der neuroradiologischen Intervention infolge eines ischämischen Schlaganfalls ist darauf auszurichten, den Zeitaufwand bis zur Mobilisation des Thrombus so gering wie möglich zu halten. An dieser Maßgabe orientieren sich alle weiteren Handlungsweisen, jede Verzögerung der Intervention reduziert die Wahrscheinlichkeit, den Schlaganfall mit einer ausreichenden Lebensqualität zu überstehen.

Seit Beginn der EVT wird die Form des anästhesiologischen Vorgehens während der Katheterintervention kontrovers diskutiert. Wird der Patient bereits intubiert vom erstversorgenden Arzt in die Klinik transportiert, wurde die Entscheidung zur Vollnarkose bereits im Vorfeld getroffen. Die wenigsten der Patienten mit AIS (acute ischemic stroke, akuter Schlaganfall) sind jedoch bereits prähospital intubationspflichtig [6], so dass sich die Frage des anästhesiologischen Procedere meist bei der Indikationsstellung zur EVT stellt.

Grundsätzlich sind drei Formen der Betreuung des Patienten möglich:

1. Intervention unter Lokalanästhesie (LA)
2. Intervention unter Lokalanästhesie und Sedierung, meist als "Conscious sedation" (CS) bezeichnet
3. Intervention unter Vollnarkose (GA, d.h. „general anesthesia")

Welche anästhesiologische Vorgehensweise zur Anwendung kommt, unterliegt den unterschiedlichsten Kriterien. Lediglich bei der endovaskulären Therapie der Basilaristhrombose ist meist wegen der drohenden Vigilanzverschlechterung bei Reduktion der Durchblutung des Hirnstammes infolge der Kathetermanipulation eine GA erforderlich. Bei der Versorgung des AIS im vorderen Hirnstromgebiet gibt es erheblich differierende Meinungen.

Die Anwendung einer GA wurde in der MR-CLEAN Studie mit einem deutlich schlechteren neurologischen Ergebnis 90 Tage nach EVT assoziiert [7]. Es wurde diskutiert, das der positive Effekt der EVT unter LA oder CS durch die Induktion einer GA sogar fast vollständig verloren ging. Eine Subgruppenanalyse aus den Daten der MR-CLEAN Studie zeigt, dass in der Gruppe der Patienten mit GA zudem die Anzahl der erfolgreichen Rekanalisationen signifikant niedriger war und die Infarktgröße zunahm.

Vielfältige Ursachen wurden diskutiert. Unter Berücksichtigung der möglichst schnellen Wiedereröffnung der Hirnarterien war ein wesentliches Problem, dass durch die Einleitung der Narkose im Vergleich zur Betreuung des Patienten unter CS oder LA ein erheblicher Zeitverlust (32 Minuten längere Door-to-Needle Time) bis zum Beginn der EVT zu verzeichnen war. Ein weiterer negativer Effekt ist der durch die Hypnotika regelhaft auftretende Blutdruckabfall. Auch ist bei der Induktion der GA bei meist nicht nüchternen Patienten die Aspirationsgefahr ein weiterer kritischer Aspekt.

Die GA bietet im Vergleich zur Sedierung aber auch einige wesentliche Vorteile. Bei der CS ist die Möglichkeit von Übelkeit und Erbrechen während der EVT durchaus gegeben, was bei reduzierter Vigilanz oder verschlechterten Schutzreflexen eine Aspiration begünstigen kann. Weiterhin ist durch die Sedativa aber auch durch die Kathetermanipulation im Verlauf der EVT ein Atemstillstand möglich. Der Patient unter GA unterliegt im Gegensatz zur CS einer suffizienten Atemwegssicherung, beide kritische Nebenwirkungen können unter GA problemlos beherrscht werden, nicht jedoch unter CS. Ein wesentlicher Vorteil ist die dauerhafte Immobilisation des Patienten unter GA vor allem bei zeitlich ausgedehnten Interventionen. Des Weiteren verursacht die Anwendung des Stents im Moment der Aufdehnung des Drahtgeflechts im Hirngefäß oft erhebliche Schmerzen, die der Patient mit CS oder LA nicht selten mit unwillkürlichen Bewegungen beantwortet. Dies kann zu einer Katheter-assoziierten Gefäßperforation mit nachfolgender Entstehung einer intrazerebralen Blutung führen [7]. Da in derselben Studie die Zeitspanne zwischen Beginn der EVT und abgeschlossener Rekanalisation beim Vergleich GA vs. CS jedoch nicht unterschiedlich war, ist nicht von einer grundsätzlich prozedural erschwerten EVT bei Patienten unter CS auszugehen [7]. Zudem war die Anzahl erfolgreicher Rekanalisationen bei dieser Studie unter GA im Vergleich zu LA oder CS geringer, was aber auch in der prolongierten Door-to-Needle-Time begründet sein könnte.

Einen weiteren Vorteil der GA wäre durch die Hypnotika-assoziierte Reduktion des Sauerstoffverbrauchs im Hirngewebe denkbar [8], jedoch könnte dieser Vorteil durch die den Hypnotika auch zugeschriebene Neurotoxizität verloren gehen [9]. Eindeutig neuroprotektive bzw. neurotoxische Effekte durch Hypnotika bei AIS sind bis jetzt aber noch nicht nachgewiesen worden.

Während nahezu alle retrospektiven Analysen der GA im Vergleich zur CS oder LA einen negativen Einfluss zuordneten, konnte dieser negative Effekt in mehreren prospektiv und randomisiert konzipierten Untersuchungen nicht mehr nachgewiesen werden [10,11.]. Simonsen et al. erkannten demgemäß ein besseres Outcome bei Patienten, die eine EVT unter GA erhielten [12].

Folgende Situationen sollten bei der Durchführung einer GA vermieden werden:
- eine Verlängerung der Dauer bis zur Rekanalisation [5]
- ein durch die Hypnotika induzierter Blutdruckabfall [13]
- eine iatrogene $paCO_2$-Reduktion mit Vasokonstruktion durch Hyperventilation mit konsekutiver Verminderung der Hirndurchblutung [14]

Verbindliche Organisationsstrukturen (Telefonkette; uneingeschränkte Erreichbarkeit und Verfügbarkeit des anästhesiologischen Notfallteams Neuroradiologie etc.) sowie standardisierte anästhesiologische Operationalisierungen sind notwendig. Im Vordergrund steht dabei immer die zeitnahe Patientenbehandlung. Das Ausmaß der Blutversorgung nach AIS im postthrombotischen Hirngewebe ist neben der Lokalisation des Thrombus auch abhängig von vorhandenen Kollateralgefäßen, die noch eine, wenn auch eingeschränkte Sauerstoffversorgung über einen eingegrenzten Zeitraum ermöglichen können. Je besser die Kollateraldurchblutung, desto besser ist der Effekt der EVT auf das Outcome [15]. Eine Reduktion der Blutzufuhr über die Kollateralgefäße durch pathologische, aber auch vor allem durch iatrogene Einflüsse würde folglich zu einer weiteren Verschlechterung des neurologischen Zustandes beitragen. Ein stärkerer Blutdruckabfall, der während der Narkoseeinleitung bzw. – Aufrechterhaltung auftritt, oder eine Hyperventilation mit nachfolgender Vasokonstriktion sind zu vermeiden [13,16]. Während die Hyperventilation durch eine streng adaptierte Beatmungseinstellung gut kontrollierbar ist, ist der Blutdruckabfall schwerer beeinflussbar. Die Anwendung von Vasopressoren und Katecholaminen zur Korrektur per se ist möglich, jedoch ist das während der Intervention anzustrebende Blutdruckniveau nicht klar definiert. Die neuen AHA/ASA-Leitlinien machen aufgrund der uneinheitlichen Studienlage aktuell keine konkreten Angaben [17]. Es wird lediglich empfohlen, eine Hypotension und eine Hypovolämie zu vermeiden. Aktuelle Daten geben jedoch Hinweise, dass die Aufrechterhaltung eines systolischen Blutdruckes um 150 mmHg mit einem diastolischen Blutdruck um 100 mmHg eine positive Auswirkung auf den neurologischen Status des Patienten nach AIS und EVT hat [18,19]. Berkhemer et al. beschrieben in einer Subanalyse der MR-CLEAN Studie positive Effekte für das Behandlungsergebnis, wenn bis zur erfolgreichen Rekanalisation ein systolischer Blutdruck um 150 mmHg aufrechterhalten wurde [15]. Nach Wiedereröffnung der verschlossenen Arterie wird ein Blutdruck von maximal 140/90 mmHg empfohlen [17]. Eine medikamentöse Anhebung des arteriellen Blutdruckes ist nicht ohne Risiko, wie in Bezug auf die Behandlung des Patienten mit Schädel-Hirn-Trauma durch die Studie von Contant [20] gezeigt werden konnte. Hier trat durch die Erhöhung des zerebralen Perfusionsdrucks vermehrt ein akutes Lungenversagen (ARDS) auf.

Die Wahl des optimalen Hypnotikums bei EVT unter GA kann zurzeit nicht anhand der Studienlage beantwortet werden. Propofol erhält die Koppelung zwischen zerebralem Sauerstoffverbrauch und Durchblutung eher als Sevofluran [8]. Ferner senkt Sevofluran die Krampfschwelle. Bei vorbestehender Krampfprädisposition könnte das Behandlungsergebnis negativ beeinflusst werden [21].

Für die CS bieten sich als Sedativa verschiedene Möglichkeiten an. Die Wahl hängt von der Steuerbarkeit sowie dem aktuellen Patientenzustand ab. Propofol kontinuierlich intravenös dürfte aktuell das meist angewandte Sedativum sein, aber auch die Monotherapie mit Remifentanil oder auch eine Kombination beider Medikationen sind möglich. Als weitere Möglichkeit kann die Gabe von Dexmedetomidin gelten, welches in Deutschland – im Gegensatz zu den USA – jedoch in dieser Anwendung noch keine Zulassung besitzt. Eine aktuelle Studie konnte hinsichtlich Outcome und Letalität keinen Unterschied zwischen Propofol und Dexmedetomidin erkennen. Die hämodynamische Stabilität war jedoch unter Propofol besser [22].

Spezielles anästhesiologisches Management bei embolisierenden Therapien (Coiling, Embolisation zum Verschluss einer AVM bzw. duralen Fistel)

Der Verschluss einer intrakraniellen Gefäßanomalie bei einer pathologischen Veränderung der arteriellen Gefäßwand (Hirnarterienaneurysma) oder einer größer angelegten Veränderung der Gefäßarchitektur (arteriovenöse Malformation [AVM] oder durale Fistel) ist zur Vermeidung einer möglichen intrakraniellen Blutung indiziert. Klinische Zeichen, die auf die Existenz dieser Pathologien hinweisen, sind Kopfschmerzen, akut auftretende intermittierende oder dann persistierende neurologische Defizite, Krampfanfälle oder bereits auftretende intrakranielle Blutungen mit ihren vielfältigen klinischen Symptomen [5]. Wie bereits erwähnt ist insbesondere bei vorbestehender Epilepsie Propofol zur notwendigen Narkoseführung im Vergleich zu Sevofluran vorteilhaft, da Sevofluran, wie bereits angesprochen, die Krampfschwelle senkt [21].

Wenn bereits präinterventionell eine intrakranielle Blutung aufgetreten ist, sollte der Patient aufgrund der bestehenden Begleitsymptome mit eingeschränkter Vigilanz und reduzierten Schutzreflexen, oder sogar erhöhtem intrakraniellem Druck, tief analgosediert zur Intervention gelangen. Eine elektiv endovaskuläre Manipulation im Bereich sehr fragiler arterieller Gefäße macht eine vollständige Immobilisation in Vollnarkose notwendig. Eine vollständige Relaxation mit Monitoring der neuromuskuläre Blockade (z.B. Acceleromyographie) während der Manipulation kann zur Steigerung der Patientensicherheit beitragen.

Vor allem bei der Embolisation großer duraler Fisteln oder AVM mit hohem Blutdurchfluss besteht das Risiko einer Abschwemmung des Embolisationsmaterials aus dem Zielgefäß. Bei der Injektion des Embolisates (Flüssigkleber oder Alkohol Suspension) in das Fistelgefäß muss daher der Perfusionsdruck für mehrere Minuten reduziert werden (z.B. Blutdrucksenkung mittels Uradipil), bis sich das Embolisationsmaterial mit dem Gewebe verbunden hat. Mittels Kontrastmittel kann der Fluss in dem Gefäß, der Therapieerfolg und das Ende der kontrollierten Hypotension bestimmt werden.

Ist ein Gefäß mittels Katheterintervention primär nicht zugänglich, kann ein interdisziplinäres Vorgehen von Neurochirurg und Neuroradiologe erfolgreich sein. Hierzu wird durch den Neurochirurgen mittels Kraniektomie der Zugang zu dem Gefäß vorbereitet. Der Patient wird dann aus dem Operationssaal in die neuroradiologische Einheit transportiert, wo der Katheter über den vorbereiteten kranialen Gefäßzugang eingeführt wird. Um die Abschwemmproblematik des Embolisationsmaterials zu umgehen, kann der Neurochirurg bei der Injektion des Embolisates einen temporären Clip hinter der Fistel setzen um den Blutfluss kurzzeitig zu vermindern. Dieses Vorgehen stellt eine besondere Herausforderung für den Neurochirurgen als auch den Anästhesisten dar.

Nach erfolgtem Coiling eines Hirnarterienaneurysmas wird seitens der Neuroradiologen eine Thrombozytenaggregationshemmung indiziert. Diese wird bei eventuell noch liegender externer Ventrikeldrainage wegen einer vorangegangenen Subarachnoidalblutung zwischen Neurochirurgen und Neuroradiologen nicht selten kontrovers diskutiert und erfordert einen individuellen Konsens zwischen den beteiligten behandelnden Disziplinen.

Eine Besonderheit der embolisierenden neuroradiologischen Therapie ist die präoperative Embolisation von Gefäßen eines reich vaskularisierten Tumors zur Vermeidung eines ausgeprägten intraoperativen Blutverlustes (z.B. spinale Metastase eines Hypernephroms, Glomustumor im Hals-Rachen-Bereich).

Fazit

Die optimale Betreuung des Patienten zur neuroradiologischen Intervention macht eine genaue Absprache des geplanten Procedere zwischen Neuroradiologie und Anästhesiologie erforderlich, um das höchstmögliche Maß an Sicherheit für den Patienten zu erreichen. Der Umfang der Begleitmaßnahmen (Anlage eines arteriellen Katheters, Anlage eines ZVK) bzw. das anästhesiologische Vorgehen (Vollnarkose, Conscious sedation) orientiert sich sowohl am Zustand des Patienten, als auch am beabsichtigten Vorgehen des Neuroradiologen. Der Anästhesist muss bei intrakranieller Katheterisierung mit Manipulation an pathologisch veränderten Gefäßen stets mit einer auftretenden intrakraniellen Blutung und konsekutiv mit einem Notfalltransfer des Patienten in den Operationssaal zur Kraniektomie rechnen.

Literatur

1. Ayling OG, Ibrahim GM, Drake B, Torner JC, Macdonald RL: Operative complications and differences in outcome after clipping and coiling of ruptured intracranial aneurysms. J Neurosurg 2015;123:621–628
2. Silva NA, Shao B, Sylvester MJ, Eloy JA, Gandhi CD: Unruptured aneurysms in the elderly: perioperative outcomes and cost analysis of endovascular coiling and surgical clipping. Neurosurg Focus 2018;44:E4
3. Hassan T, Nassar M, Elghandour M. Vein of Galen aneurysms: presentation and endovascular management. Pediatr Neurosurg 2010;46(6):427–434
4. Metzner J, Posner KL, Domino KB: The risk and safety of anesthesia at remote locations: the US closed claims analysis. Curr Opin Anaesthesiol 2009;22:502–508
5. Gregory T, Appleby I: Anaesthesia for interventional neuroradiology. Anaesth Care Med 2010;11:366–368
6. Petchy MF, Bounes V, Dehours E, et al: Characteristics of patients with acute ischemic stroke intubated before imaging. Eur J Emerg Med 2014;21:145–147
7. Berkhemer OA, van den Berg LA, Fransen PSS, et al: The effect of anesthetic management during intra-arterial therapy for acute stroke in MR CLEAN. Neurology 2016;87:656–664
8. Kaisti KK, Langsjö JW. Aalto S, et al: Effects of sevofluran, propofol and adjunct nitrous oxide on regional cerebral blood flow, oxygen consumption, and blood volume in humans. Anesthesiology 2003;99:603–613
9. Rappaport BA, Suresh S, Hertz S, Evers AS, Orser BA: Anesthetic neurotoxicity: clinical implications of animal models. N Engl J Med 2015;372:796–797
10. Peng Y, Wu Y, Huo X, et al: Outcomes of anesthesia selection in endovascular treatment of acute ischemic stroke. J Neurosurg Anesthesiol 2019;31(1):43–49
11. Schönenberger S, Uhlmann L, Hacke W, et al: Effect of conscious sedations vs general anesthesia on early neurological improvement among patients with ischemic stroke undergoing endovascular thrombectomy. JAMA 2016;316(19):1986–1996
12. Simonsen CZ, Yoo AJ, Sorensen LH, et al: Effect of General Anesthesia and Conscious Sedation During Endovascular Therapy on Infarct Growth and Clinical Outcomes in Acute Ischemic Stroke. A Randomized Clinical Trial. JAMA Neurol 2018;75:470–477
13. Löwhagen Hendén P, Rentzos A, et al: Hypotension during endovascular treatment of ischemic stroke is a risk factor for poor neurological outcome. Stroke 2015;46:2678–2680
14. Takahashi CE, Brambrink AM, Aziz MF, et al: Association of intraprocedural blood pressure and end-tidal carbo dioxide with outcome after acute stroke intervention. Neurocrit Care 2014;20:202–208
15. Berkhemer OA, Jansen IG, Beumer D, et al: Collateral status on baseline computed tomographic angiography and intra-arterial treatment effect in patients with proximal anterior circulation stroke. Stroke 2016;47:768–767
16. Takahashi CE, Brambrink AM, Aziz MF, et al: Association of intraprocedural blood pressure and end-tidal carbo dioxide with outcome after acute stroke intervention. Neurocrit Care 2014;20: 202–208
17. Powers WJ, Rabinstein AA, Ackerson T, et al: Guidelines for the Early Management of Patients with Acute Ischemic Stroke. Stroke 2018;49:e46–e99
18. Goyal M, Demchuk AM, Menon BK, et al: ESCAPE Trial Investigators. Randomized assessment of rapid endovasculartreatment of ischemic stroke. N Engl J Med 2015;372:1019–1030
19. He M, Wang J, Liu N, et al: Effects of blood pressure in the early phase of ischemic stroke and stroke subtype in poststroke cognitive impairment. Stroke 2018;49:1610–1617
20. Contant CF, Valadka AB, Gopinath SP, Hannay HJ, Robertson CS: Adult respiratory distress syndrome: a complication of induced hypertension after severe head injury. J Neurosurg 2001;95:560–568
21. Jääskelainen SK, Kaisti KK, Suni L, et al: Sevofluran is epileptogenic in healthy subjects at surgical levels of anesthesia. Neurology 2003;61:1073–1078
22. John S, Somal J, Thebo U, et al: Safety and hemodynamic profile of propofol and dexmedetomidine during intra-artrial acute stroke therapy. J Stroke Cerebrovasc Dis 2015;24:2397–2403.

Pharmakologie für Anästhesisten
Pharmacology for the anaesthetist

P. H. Tonner

Zusammenfassung
Die vorliegende Arbeit soll eine aktuelle Übersicht über allgemeine pharmakologische Grundprinzipien bieten, die die Grundlage für das Verständnis der Wirkung von in der Anästhesie und Intensivmedizin gebräuchlichen Medikamenten darstellen. Grundlagen der Pharmakokinetik werden ebenso dargestellt wie die Effekte von Medikamenten auf Rezeptorebene und auch deren Beeinflussung durch genetische Faktoren.

Schlüsselwörter: Pharmakologie – Pharmakodynamik – Pharmakokinetik – Pharmakogenetik – Anästhetika

Summary
This review provides a current overview of basic principles of pharmacology, which are necessary to understand the effects of agents used in anesthesiology and critical care medicine. Furthermore, pharmacokinetic and pharmacodynamics principles as well as pharmacogenetic aspects are discussed.

Keywords: Pharmacology – Pharmacodynamics – Pharmacokinetics – Pharmacogenetics – Anaesthetic agents

Lernziele
- Grundprinzipien der Pharmakokinetik und Pharmakodynamik von Anästhetika
- Mechanismen der Wirkung von Anästhetika
- pharmakogenetische Grundlagen und interindividuelle Variabilität der Anästhetikawirkungen

Einleitung
In den letzten Jahren hat sich unser Verständnis der Anästhesie und wie sie durch Medikamente hervorgerufen wird, auf molekularer Ebene deutlich erweitert. Daneben haben sich auch in anderen Fachgebieten viele neue Entwicklungen ergeben, die die tägliche anästhesiologische Praxis zunehmend komplexer und herausfordernder werden lassen. Die daraus entstehende Lücke zwischen der klinischen Praxis und dem grundlagenbasierten Hintergrund soll mit diesem Kapitel geschlossen oder zumindest überbrückt werden. Angesichts der Fülle von vorliegenden Studien und klinischen Daten kann in dem zur Verfügung stehenden Raum allerdings nur eine grobe Übersicht gegeben werden, für den interessierten Leser können die Verweise des Literaturverzeichnisses aber einen weiteren Einstieg bieten.

Für ein besseres Verständnis der medikamentösen Wirkung von Anästhetika ist zunächst eine genaue Betrachtung ihrer Effekte notwendig.

Wie wird die Wirkung von Anästhetika definiert?
Auf diese unter klinischen Gesichtspunkten zunächst einfach erscheinende Frage gibt es leider keine einfache Antwort. Von Eger et al. wurde eine zunächst radikal anmutende Definition gegeben [1]. Anästhetika können zwar eine Analgesie und auch Änderungen des Bewusstseinszustandes hervorrufen, dies sind jedoch Wirkungen, die wie die Analgesie auch an wachen Menschen beobachtet werden können bzw. kann ein Bewusstseinsverlust weder introspektiv noch apparativ sicher nachgewiesen werden. Allein die Immobilität und die gleichzeitig auftretende Amnesie sind allen Anästhetika gemeinsam, treten regelhaft nach Verabreichung von Hypnotika auf und können daher den Zustand der Anästhesie definieren. Eine Muskelrelaxierung, die häufig als Teil einer Anästhesie angesehen wird, kann zum Beispiel durch peripher wirkende Muskelrelaxantien hervorgerufen werden, auch ohne dass ein Patient eine Anästhesie verabreicht bekommt. Daher ist die Muskelrelaxierung kein notwendiger Teil der Anästhesie und kann unter strengen Kriterien nicht zu ihrer Definition beitragen. Ein weiteres Beispiel einer Wirkung von Anästhetika, die nicht zu der Definition der Anästhesie beiträgt, ist die Atemdepression. So können Opioide auch bei Patienten eine Atemdepression hervorrufen, die keine Anästhesie haben, wie jeder, der postoperative Patienten betreut, aus eigener Erfahrung berichten kann [2].

Anästhetika
Die wesentlichen Medikamente, mit denen eine klinische Anästhesie induziert wird, sind Hypnotika (das Wort Anästhetika wird synonym verwendet), Analgetika und Muskelrelaxantien, die gegeben werden, um einen Bewusstseinsverlust, eine Analgesie und eine Unterdrückung hämodynamischer und motorischer Reflexe hervorzurufen. Dazu werden je nach zu erzielendem Effekt Medikamente in einer individuellen, auf den jeweiligen Patienten und den klinischen Bedarf angepassten Dosis verabreicht. Die Wirkung der Medikamente sollte einen schnellen Bewusstseinsverlust bei der Anästhesieeinleitung erzielen, die Analgesie sollte dem operativen Geschehen angepasst sein und die muskuläre Erschlaffung ein zügiges

operatives Arbeiten ermöglichen. Diese Wirkungen sind aber so zu erzielen, dass sie am Ende einer Operation schnell abklingen, dass Patienten schnell erwachen, schmerzfrei und nicht restlaxiert sind. Die intraoperativ erwünschten oder tolerierten Effekte wie zum Beispiel eine Atemdepression verwandeln sich somit postoperativ in unerwünschte Nebenwirkungen. Eine wesentliche Kunst der Anästhesie besteht also darin, die Dauer einer Operation abzuschätzen und die Wirkungen der verabreichten Medikamente an die operativen Bedürfnisse und die Dauer anzupassen.

Unter pharmakologischen Gesichtspunkten ist es die Aufgabe der Anästhesie, den zeitlichen Ablauf von Medikamenten zu kontrollieren. Wesentliche Einflussgrößen sind dabei die Art und Geschwindigkeit der Verabreichung, die Verteilung im Körper, die Elimination sowie die Sensitivität von Patienten zum jeweiligen Medikament. Die vielartigen anatomischen, physiologischen und biochemischen Faktoren, die dabei eine Rolle spielen, sind im Einzelnen nur sehr schwer zu überblicken. Zur Vereinfachung dieser Situation werden pharmakokinetische Modelle herangezogen, die unter mathematischen Gesichtspunkten beschreiben, wie die Konzentrationen von Medikamenten über die Zeit verlaufen. Die Pharmakodynamik beschreibt die Effekte, die durch die Konzentration eines Medikaments ausgeübt werden.

Wie verteilt sich ein Medikament im Körper?

Einer der wesentlichen Parameter beschreibt die Verteilung eines Medikaments im Körper, das sogenannte *Verteilungsvolumen*. Im einfachsten Fall kann das Verteilungsvolumen als Funktion der Konzentration im Plasma aufgefasst werden. Das Verteilungsvolumen berechnet sich dann als:

Verteilungsvolumen = Menge/Konzentration.

Dies gilt jedoch nur dann, wenn die Substanz im Plasma nicht an Proteine gebunden wird und nicht in andere Gewebe umverteilt wird und ist daher eine starke Vereinfachung. Da die meisten Medikamente sich an andere Gewebe binden, kann die Konzentration im Plasma im Gleichgewicht sehr gering sein und dennoch das Verteilungsvolumen sehr groß. Dabei ist wichtig, dass das Verteilungsvolumen keine anatomisch nachvollziehbare Größe darstellt. So kann das Verteilungsvolumen von Substanzen, die sehr stark fettlöslich sind, sehr groß sein und das tatsächliche Volumen des Körpers um ein Vielfaches überschreiten. Zum Beispiel beträgt das Volumen eines 70 kg schweren Menschen ca. 74 l, das Verteilungsvolumen von Propofol wird aber mit 387–1587 l berechnet [3].

Die zweite wichtige Größe, die die Konzentration eines Medikaments im Körper beeinflusst, ist die *Clearance*. Die Clearance ist definiert als das Plasmavolumen, das innerhalb einer bestimmten Zeit vollständig von einem Medikament gereinigt wird, die Einheit entspricht damit Volumen/Zeit, also einem Fluss. Der Anteil des Volumens, das gereinigt wird, ist proportional abhängig von der Konzentration des Medikaments. Die *Eliminationsrate* wird dementsprechend beschrieben als

Eliminationsrate = Clearance * Konzentration.

Die Menge des Medikaments, die in einer bestimmten Zeit aus dem Plasma entfernt wird, ist damit:

Menge = Eliminationsrate * Zeit, also Menge = Clearance * Konzentration * Zeit.

Das Produkt aus Konzentration * Zeit entspricht der Fläche unterhalb der Konzentrationskurve im Intervall auch AUC (area under the curve) genannt. Summiert man alle Flächen von der Zeit 0 bis zur Unendlichkeit auf, bildet also das Summenintegral der Kurve, erhält man die gesamte Menge des verabreichten Medikaments, also die Dosis. Die Dosis kann daher auch beschrieben werden als:

Dosis = Clearance * AUC

Entsprechend kann die Clearance berechnet werden als:

Clearance = Dosis / AUC

Diese Berechnungen setzen voraus, dass sich ein Medikament ausschließlich im Plasma verteilt. Leider entspricht die Realität nicht diesem idealen Bild. Für eine realitätsnähere Betrachtung ist es notwendig, weitere Einflussgrößen wie die *Kompartimente* zu betrachten. Zur Veranschaulichung der Funktion von Kompartimenten wird gern ein Modell von großen flüssigkeitsgefüllten Gefäßen, die über Röhren miteinander kommunizieren, herangezogen, ein sogenanntes hydraulisches Modell [4]. Dabei entspricht dem Volumen eines Gefäßes das Verteilungsvolumen, die Höhe des Wasserstands der Konzentration eines Medikaments und die Menge des eingefüllten Wassers der Menge des verabreichten Medikaments also der Dosis.

Ist das Gefäß sehr groß oder die Menge des Wassers klein, ist der Wasserstand niedrig, also die Konzentration niedrig. Umgekehrt gilt, dass bei einem kleinen Gefäß oder einer großen Menge Wassers hohe Konzentrationen erreicht werden. Hat das Gefäß ein Loch, wird darüber eine Menge an Wasser abfließen, die der Höhe des Wasserstands entspricht, das heißt die Konzentration fällt über die Zeit exponentiell ab (Abb. 1, Kurve A). Üblicherweise verteilen sich Medikamente verschieden schnell in mehreren Kompartimenten, im Modell entspricht dies neben einem zentralen Gefäß mehreren anderen Gefäßen, die über verschieden dicke Röhren mit dem zentralen Gefäß verbunden sind (auch als Säugetiermodell bezeichnet, unter der Voraussetzung, dass die peripheren Gefäße kein Loch aufweisen und jedes periphere Gefäß ausschließlich mit dem zentralen Gefäß kommuniziert). Wird jetzt Wasser in das zentrale Gefäß gefüllt (ein Medikament ins Plasma verabreicht) läuft es über den Abfluss ab (Elimination) und verteilt sich gleichzeitig über die Röhren in die anderen Kompartimente (Verteilung). Da der Durchmesser der Röhren typischerweise größer ist als das Abflussloch (das heißt, die Verteilung schneller ist als die Elimination, eine typische Konstellation bei der Verabreichung von Anästhetika), kommt es nach dem Befüllen des zentralen Gefäßes (einer Injektion eines Medikaments in das Plasma) zunächst zu einer schnelleren Umverteilung in die Behälter als zu dem Abfluss über das Loch. Man unterscheidet daher auch zwischen einer *Verteilungsphase* und einer *Eliminationsphase* obwohl beide Prozesse simultan ablaufen. Es ist klar, dass sich die Eliminationsphase durch die Anwesenheit peripherer Gefäße (Kompartimente) verzögert, da das Wasser zunächst wieder in das zentrale Gefäß zurückkehren muss, bevor es endgültig abfließt.

Der Anteil, den die peripheren Behälter an der Verteilung des Wassers haben, wird mit einer Konstante k beschrieben. Diese Konstante kann, je nach Richtung, in die das Wasser fließt, unterschiedlich sein, daher wird die Richtung von Gefäß 1 nach 2 oder von Gefäß 2 nach 1 durch Tiefstellungen beschrieben: k_{12}, k_{21}. Typische *Kompartimentmodelle* besitzen ein, zwei oder drei Kompartimente. Entsprechend weist zum Beispiel ein Drei-Kompartiment-Modell eine Plasmakonzentrationskurve auf, die über die Zeit mit drei verschiedenen Steigungen abfällt und auch mit einer polyexponentiellen Gleichung beschrieben werden kann (Abb. 1. Kurven B und C).

Vergleicht man ein Ein-Kompartiment Modell mit einem Zwei-Kompartiment Modell sieht man, dass in dem Ein-Kompartiment Modell das initiale Verteilungsvolumen dem endgültigen Verteilungsvolumen entspricht, wogegen sich das Verteilungsvolumen im Zwei-Kompartiment Modell aus den beiden Volumina V_1 und V_2 zusammensetzt und die entsprechende Konzentrationskurve zweiphasig verläuft. Daraus folgt, dass Medikamente mit einem identischen Verteilungsvolumen im Steady-State bei gleicher Dosierung vollkommen unterschiedliche Konzentrationen nach gleichen Zeitintervallen aufweisen können. Bei weiteren Kompartimenten ist die Situation noch komplizierter, so dass auch näherungsweises Abschätzungen des Konzentrationsverlaufs ohne Berechnung durch einen Computer nicht möglich erscheint [5].

Die Bestimmung der *Konzentrationshalbwertszeit* ist ebenfalls nur bei einem einzelnen Kompartiment trivial. Da der Abfall der Konzentration ausschließlich der Elimination unterliegt, wird diese Zeit auch als *Eliminationshalbwertszeit* bezeichnet, da sie tatsächlich die Elimination einer Substanz aus dem Körper beschreibt. Je mehr Kompartimente aber hinzukommen, desto komplizierter wird es. Für die Konzentrationskurve ergibt sich dann eine Kombination aus mehreren exponentiellen Funktionen mit mehreren Exponenten (λ), die auch als α, β, γ usw. Halbwertszeiten bezeichnet werden. Insbesondere wenn keine Bolusdosierung, sondern eine längere Verabreichungsdauer gewählt wird, kann die Eliminationshalbwertszeit nicht mehr als verlässlicher Parameter zur Abschätzung der Dauer eines Effekts einer Substanz herangezogen werden. Neuere Konzepte wie die *Kontext-sensitive Halbwertszeit* (siehe unten) oder die relative *Abfallzeit* (Englisch: decrement time) sind besser geeignet, die Wirkdauer einer Substanz auch unter klinischen Bedingungen abzuschätzen.

Beim Menschen wie bei Säugetieren lassen sich die Konzentrationsverläufe der meisten Medikamente mittels eines Drei-Kompartiment Modells beschreiben. Unter vereinfachenden Gesichtspunkten wird angenommen, dass das erste Kompartiment dem Plasma entspricht, das zweite Kompartiment ein schnell equilibrierendes Kompartiment aus gut perfundierten

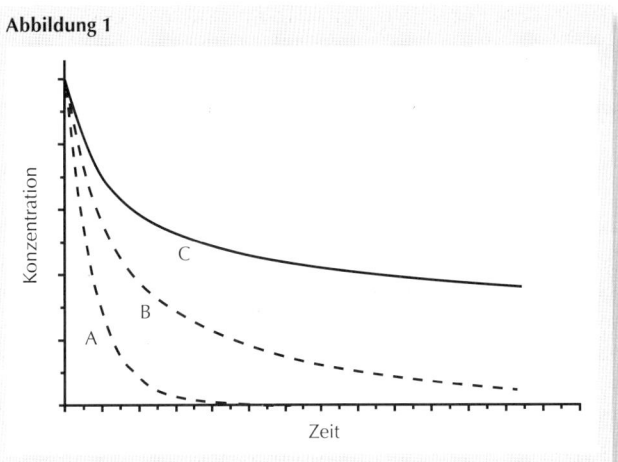

Abbildung 1

Schematisierter Konzentrationsverlauf einer Substanz in einem Ein-Kompartimentmodell (A), Zwei-Kompartimentmodell (B) oder Drei-Kompartimentmodell (C), mit einem ein-, zwei- oder dreiphasigen Konzentrationsabfall.

Geweben darstellt, wie zum Beispiel Muskeln, und das dritte Kompartiment ein langsam equilibrierendes Kompartiment ist, dass im Wesentlichen aus schlecht perfundierten Geweben wie Fettgewebe besteht. Werden die pharmakokinetischen Eckdaten eines Medikaments bestimmt, werden aber ausschließlich Konzentrationen im Plasma gemessen, Konzentrationsverläufe im Muskelgewebe oder im Fettgewebe werden nicht gemessen, es handelt sich um eine einfache Modellbildung.

Einschränkungen der pharmakokinetischen Modelle

Die Annahme, dass die Elimination eines Medikaments wie oben beschrieben proportional zu seiner Konzentration ist, ist aber nicht für alle Medikamente zutreffend. So werden einige Medikamente über Enzyme abgebaut, die eine maximale Reaktionskapazität aufweisen. Wird ein solches Enzymsystem gesättigt, ist die Elimination nicht mehr abhängig von der Konzentration des Medikaments, sondern nur noch von der Kapazität des Enzyms, aus einer exponentiell verlaufenden Konzentrationskurve wird in einem solchen Fall eine Gerade, das heißt eine die Substanz unterliegt einer linearen Kinetik. Ein gut bekanntes Beispiel ist die Elimination von Ethylalkohol, aber auch Alfentanil unterliegt einer solchen Sättigungskinetik.

Alle beschriebenen Modelle gelten nur bei direkter Injektion eines Medikaments in das Gefäßsystem, also bei einer Bioverfügbarkeit von 100% (zum Beispiel bei der intravenösen Verabreichung). Bei anderen Applikationsformen wie zum Beispiel oral, subkutan oder transdermal sind die zu berücksichtigenden Einflussgrößen auf die Kinetik nochmals deutlich komplizierter.

Eine weitere Vereinfachung, die bei der Betrachtung pharmakokinetischer Modelle häufig vorgenommen wird, ist die Annahme, dass die Konzentration eines Medikaments im Plasma immer auch der Konzentration am Wirkort (*Biophase*) entspricht. In der Realität ist dies jedoch nicht der Fall, das heißt, dass auch bei der Konzentration am Wirkort eine Equilibrationskonstante angenommen werden muss, die zu einer Verzögerung der Anflutung einer Substanz sowie deren Abklingen beiträgt (Abb. 2). So weiß jeder Anästhesist, dass er nicht unmittelbar nach der Injektion von Propofol intubieren kann, sondern, dass der Effekt auf das Gehirn eines Patienten zunächst abgewartet werden muss (Abb. 3). Das Zeitintervall zwischen der Spitzenkonzentration im Plasma und der Spitzenkonzentration in der Biophase wird als Hysterese bezeichnet. Die *Hysterese* ist die klinische Manifestation des Umstands, dass das Plasma nicht den Wirkort eines Anästhetikums darstellt, sondern das Transportmedium. Die Biophase befindet sich bei Anästhetika im Gehirn und beinhaltet Zellmembranen, Rezeptoren und Enzyme.

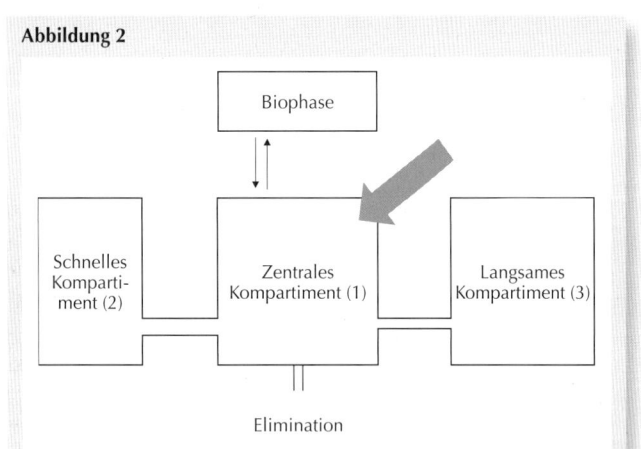

Abbildung 2

Hydraulisches Modell der Pharmakokinetik einer Substanz, bei dem verschieden große Gefäße die Kompartimente repräsentieren, die miteinander über verschieden dicke Röhren kommunizieren.

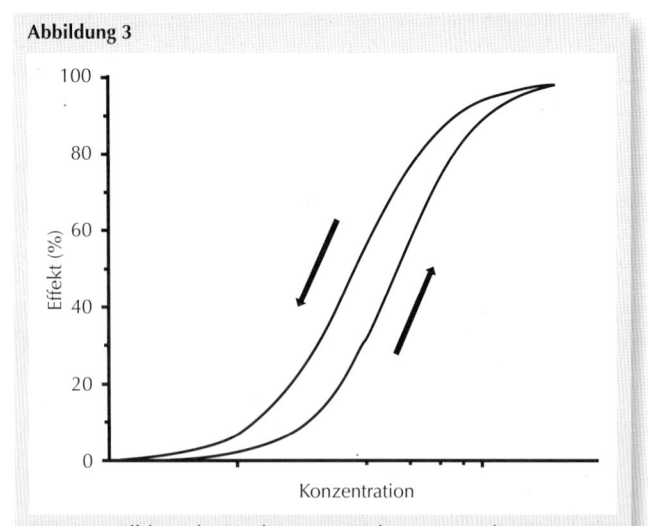

Abbildung 3

Um einen Effekt in der Biophase zu erreichen, müssen die Konzentrationen einer Substanz höher liegen (Kurve nach rechts verschoben). Dagegen sind sie für den Verlust des Effekts reduziert (linksverschoben). Dieses Phänomen wird auch als Hysterese bezeichnet.

Die Konzentrationen einer Substanz in der Biophase können nicht gemessen werden. Zum einen ist die Biophase zumindest beim Menschen nicht zugänglich. Außerdem verteilen sich Medikamente in der Biophase nicht gleichmäßig, das heißt, die Konzentrationen einer Substanz können in Zellmembranen oder Rezeptoren von der Gesamtkonzentration zum Beispiel von zerkleinertem Hirngewebe abweichen. Diesem Umstand kann man nur Rechnung tragen, indem ein pharmakodynamisches Maß des Effekts erfasst wird, wie zum Beispiel eine Wirkung auf das Enzephalogramm, mittels dessen der Ausgleich der Konzentration zwischen Plasma und Biophase abgeschätzt werden kann.

Pharmakodynamik

Die Pharmakodynamik beschreibt den Effekt eines Medikaments in Abhängigkeit von seiner Konzentration. Für die Anwendung eines pharmakodynamischen Modells muss der jeweilige erwünschte Effekt quantitativ erfasst werden können. Leider ist es nicht immer einfach, die Wirkung eines Medikaments exakt zu erfassen. Während die Messung eines Train of Four relativ leicht zu bewerkstelligen ist, kann die Wirkung von Hypnotika nur über Surrogatparameter erfasst werden, zum Beispiel mittels einer Elektroenzephalographie. Wieder andere Effekte können nur als ja/nein-Antwort erfasst werden, wie zum Beispiel bei der Messung des MAC-Wertes eines Inhalationsanästhetikums, bei der die Reaktion auf einen Schmerzreiz erfasst wird. Nur bei genauer Betrachtung der Messmethode und deren Auswertung sind verlässliche Beurteilungen der Wirkung von Medikamenten möglich.

Die wichtigsten Parameter zur Beurteilung der Pharmakodynamik einer Substanz sind die Wirkstärke (Englisch: efficacy) und die Potenz (Englisch: potency). Die Wirkstärke beschreibt, welchen Effekt man mit einem Medikament maximal erreichen kann, also zum Beispiel die Wirkstärke eines Analgetikums (Acetylsalicylsäure schwach, Sufentanil stark). So kann eine Substanz ein partieller Agonist sein, bei dem aufgrund der widerstrebenden Wirkungen nur ein geringerer Maximaleffekt erreicht wird, während ein voller Agonist eine deutlich stärkere Wirkung aufweist (zum Beispiel Clonidin (partiell) vs. Dexmedetomidin (voll)) [6]. Die Potenz einer Substanz beschreibt dagegen, welche Menge (oder wie viele Moleküle) einer Substanz benötigt werden, um einen bestimmten Punkt auf der Konzentrations-Wirkungskurve zu erreichen. Im Gegensatz zur Wirkstärke einer Substanz ist die Potenz unter klinischen Gesichtspunkten meist nur von untergeordneter Bedeutung, da im Allgemeinen eine ausreichende Menge einer Substanz bis zur Erreichung der gewünschten Wirkung gegeben werden kann. Für einige Substanzen werden nur Mengen im Mikrogrammbereich benötigt, für andere Mengen im Grammbereich, solange der erwünschte Effekt erreicht wird, ist die absolute Menge klinisch meist nicht von Bedeutung.

Wie bereits im Abschnitt Pharmakokinetik dargestellt, unterliegen viele Medikamente dem Effekt der Hysterese. Ist die

Hysterese nicht gegen den Uhrzeigersinn gerichtet, sondern mit dem Uhrzeigersinn, bedeutet dies, dass mehr Substanz benötigt wird, wenn eine Substanz über einen längeren Zeitraum verabreicht wird. Das heißt, dass die Substanz mit der Zeit ihre Wirkstärke verliert, also eine Toleranz entwickelt wird. Die Entwicklung einer akuten Toleranz ist vor allem von Opioiden bekannt, bei denen nach längerer Verabreichung die verabreichte Menge deutlich gesteigert werden muss, um den gleichen Effekt zu erzielen [7].

Kumulation

Wird ein Medikament in regelmäßigen Intervallen gegeben, ist immer noch eine Restmenge im Körper, wenn eine neue Dosis appliziert wird. Unter theoretischen Gesichtspunkten wird sich auch bei einer Bolusgabe nach sehr langer Zeit immer eine Restmenge einer Substanz im Körper befinden, da sich die Exponentialkurve in einem Ein-Kompartiment Modell erst nach unendlicher Zeitdauer der x-Achse und damit dem Wert von 0 annähert. Bei mehrfachen schnell aufeinander folgenden Gaben einer Substanz wird sich die Konzentration langsam einem Steady-State annähern, also akkumulieren. Alle Medikamente unterliegen in unterschiedlicher Ausprägung diesem Effekt. Wie stark der Kumulationseffekt einer Substanz ist, lässt sich nur in einem Ein-Kompartiment Modell anhand des Verhältnisses von dem Intervall zwischen zwei Dosen und der Eliminationshalbwertszeit abschätzen. So werden bei Intervallen, die kürzer als die Eliminationshalbwertszeit sind, Steady-State Konzentrationen erreicht, die höher sind als die Konzentration nach einer Bolusgabe, sind sie dagegen länger, wird nach und nach die Konzentration nach Bolusgabe erreicht.

Interindividuelle Variabilität

Die individuell richtige Dosierung für einen Patienten zu finden, ist nicht immer einfach, da zwischen einzelnen Patienten eine zum Teil erhebliche Variabilität bestehen kann. Insbesondere bei intravenösen Substanzen können Dosisunterschiede von mehr als dem Fünffachen beobachtet werden, um einen vergleichbaren Effekt zu erzielen [8]. Bei Patienten, die eine Toleranz entwickelt haben, können sogar weitaus größere Unterschiede bestehen. Sofern Substanzen auch bei höherer Dosierung keine wesentlichen Nebenwirkungen entwickeln, wie zum Beispiel Muskelrelaxantien, kann durch eine einheitliche Dosierung, die bei einer zwei – dreifachen ED_{95} liegt, bei allen Patienten eine ausreichende Wirkung erzielt werden. Es ergeben sich dann aber deutliche Unterschiede in der Dauer der Wirkung oder dem Bedarf an repetitiven Dosen.

Wenn ein Medikament nach Effekt dosiert wird, ist es sehr wichtig, dass die Geschwindigkeit der Applikation angepasst wird. Zum Beispiel kann durch eine langsame Gabe von Propofol bis zum Verlust des Bewusstseins (oder anderer Endpunkte wie dem Lidreflex) eine relativ niedrige, aber individuell angepasste Dosis erreicht werden, während bei einer schnellen Gabe eine relative Überdosierung stattfindet, da ein Equilibrium zwischen Plasmakonzentration und Konzentration in der Biophase noch nicht stattgefunden hat (siehe auch *Hysterese*).

In der täglichen Praxis wird häufig nach Körpergewicht dosiert. Eine solche Dosierung erfolgt unter der Annahme, dass Parameter wie Verteilungsvolumen und Clearance proportional vom Gewicht abhängig sind. Für die meisten Medikamente ist diese Annahme nicht korrekt, auch wenn es auf den ersten Blick plausibel erscheint, dass ein 60 kg schwerer Patient geringer dosiert werden sollte, als ein 100 kg schwerer Patient. Es ist aber unwahrscheinlich, dass die Funktion von Leber, Nieren sowie das Volumen von Blut, Muskeln und Fettgewebe direkt abhängig vom Körpergewicht sind. Darüber hinaus ist zu beachten, dass bei jüngeren Menschen und Kindern der Metabolismus sehr aktiv sein kann, ist dies bei Älteren mit zum Teil vergleichbarem Gewicht aber nicht der Fall. Eine Dosierung nach Körpergewicht ist daher im Einzelfall nicht korrekt und sollte je nach klinischer Einschätzung oder mit Hilfe von direkten Messparametern (zum Beispiel Narkosetiefenmessung, Train of Four) angepasst werden.

Aufwachzeiten

Wesentliche Determinanten der Aufwachzeit nach einer Anästhesie werden nach Beendigung der Verabreichung durch die Umverteilung eines Anästhetikums aus dem Wirkkompartiment in das zentrale Kompartiment, die Umverteilung aus den peripheren Kompartimenten, der Elimination sowie der Pharmakodynamik bestimmt. Wie oben bereits angemerkt, gibt die Eliminationshalbwertszeit nur einen sehr groben Anhalt über die tatsächliche Wirkdauer, beschreibt prinzipiell nur den Konzentrationsabfall in einem Ein-Kompartiment-Modell und erlaubt daher keine Aussagen über Substanzen, die sich in mehrere Kompartimente verteilen und bei mehrfachen oder kontinuierlichen Gaben kumulieren. Um diesem Umstand Rechnung zu tragen, wurden neue Konzepte zur Berechnung der Wirkdauer entwickelt [9]. Der Begriff der *Kontext-sensitiven Halbwertszeit* wurde erstmals von Hughes eingeführt [10]. Diese Halbwertszeit beschreibt, anders als die statische Eliminationshalbwertszeit den dynamischen Konzentrationsabfall einer Substanz auf die Hälfte der Ausgangskonzentration nach Beendigung der kontinuierlichen Verabreichung in Abhängigkeit von der Dauer der Verabreichung, dem sogenannten Kontext. Damit stellt die Kontext-sensitive Halbwertszeit einen speziellen Fall einer *Konzentrationsabfallzeit* dar (*decrement time*), da prinzipiell Abfallzeiten auf jeden beliebigen Prozentsatz der Ausgangskonzentration berechnet werden können. Bei näherer Betrachtung der Kontext-sensitiven Halbwertszeiten unterschiedlicher Substanzen zeigt sich, dass auch vermeintlich kurz wirksame Anästhetika wie zum Beispiel das Thiopental mit zunehmender Dauer der Verabreichung sehr lange Kontext-sensitive Halbwertszeiten aufweisen und sich daher nicht für eine kontinuierliche Gabe eignen [10]. Verlässliche Pumpensysteme für die *Target-Controlled Infusion* sind ohne Modelle, die auf Kontext-sensitiven Abfallzeiten beruhen nicht denkbar.

Pharmakodynamische Aspekte sowie Aspekte der Interaktion mit anderen Substanzen bleiben in einem solchen pharmakokinetischen Modell jedoch notwendigerweise unberücksichtigt, daher kann auch die Kontext-sensitive Halbwertszeit nur Anhaltswerte für die Aufwachzeit nach einer Anästhesie geben.

Target-Controlled Infusion

Im Gegensatz zu den volatilen Anästhetika, deren Konzentration im Plasma und am Wirkort über die endexpiratorische Konzentration abgeschätzt werden kann, ist dies bei den intravenösen Anästhetika zurzeit noch nicht möglich. Aus diesem Grund wurden Infusionspumpen entwickelt, die anhand von Computersimulationen die Konzentrationen eines Anästhetikums am Wirkort (target, daher Target-Controlled Infusion) berechnen. Dabei wird zur Dosierung an der Pumpe die erwünschte Konzentration gewählt (vergleichbar dem Wählen der Konzentration am Vapor) und die Pumpe steuert die verabreichte Menge anhand der Berechnungen im zugrundeliegenden Modell. Es sind verschiedene pharmakokinetische Modelle für eine individuell angepasste möglichst optimale Dosierung entwickelt worden, von denen keines bislang allgemeine Akzeptanz gefunden hat. Anhand von Konzentrationsmessungen im Blut wurde gezeigt, dass zwischen berechneter Konzentration und gemessener Konzentration Abweichungen von +/- 20% auftreten können [11].

Biotransformation

Viele Medikamente und insbesondere Anästhetika/Hypnotika sind relativ lipophil. In vielen Fällen werden sie daher im Körper durch Biotransformation zu mehr polaren, hydrophilen Substanzen umgewandelt, die dann leichter über die Nieren oder seltener über den Gastrointestinaltrakt eliminiert werden können. Biochemische Reaktionen, die im Rahmen einer Biotransformation auftreten, werden im Allgemeinen in zwei Typen eingeteilt, *Phase I -und Phase II – Reaktionen*.

Phase I-Reaktionen sind sogenannte *Umwandlungsreaktionen*, bei denen funktionelle Gruppen zugänglich oder eingefügt werden, wie zum Beispiel eine Hydroxyl-, Säure- oder Aminogruppe. Diese Reaktionen erleichtern dann den zweiten Schritt, der in einer Konjugationsreaktion besteht. Durch die Konjugation wird eine stark hydrophile Gruppe in das zu eliminierende Molekül eingefügt. Beide Typen von Reaktionen können sequentiell aber auch einzeln ablaufen. In der Anästhesie verwendete Medikamente, die stark einer Biotransformation unterliegen, sind Opioide, Benzodiazepine, Lokalanästhetika, Muskelrelaxantien, Barbiturate, Propofol aber auch Inhalationsanästhetika. Schon vor der endgültigen Elimination einer Substanz aus dem Körper werden viele Substanzen durch die Biotransformation funktionell eliminiert. Bekannt ist dies zum Beispiel vom Remifentanil, dessen Hauptprodukt der Biotransformation, die Remifentanilsäure, nur noch 5000-mal schwächer wirksam ist, als Remifentanil selbst [12].

Wesentliches Enzymsystem der Phase I-Reaktionen ist das Cytochrom P450 (CYP) System, eine Superfamilie von membrangebundenen Enzymen, die sowohl endogene wie exogene Substanzen metabolisieren. Sie werden auch als Monooxygenasen bezeichnet, da sie ein einzelnes Sauerstoffatom in ein Molekül einfügen. CYP katalysiert Hydroxylierungen, N-Desalkylierungen und O-Desalkylierungen. Beim Menschen sind mehr als 50 CYPs beschrieben worden, die entsprechend ihrer Sequenzhomologie klassifiziert werden. Neben dem CYP System werden Phase I-Reaktionen auch durch weitere Enzyme katalysiert, wie Alkohol-Dehydrogenasen, Aldehyd-Dehydrogenasen, Monoaminooxidasen und Xanthin-Oxidase.

Zu den Phase II-Enzymen gehören Glucuronyltransferase, Glutathion-S-Transferase, N-Acetyltransferase und Sulfotransferase. Wie der Name der einzelnen Enzyme besagt, werden verschiedene Glukoronide, Schwefelsäure, Essigsäure, Methylgruppen oder Glutathion in das zu eliminierende Molekül eingefügt. Der Transport der entstandenen Produkte wird auch als Phase III der Biotransformation bezeichnet, spielt für die meisten Substanzen jedoch nur eine untergeordnete Rolle.

Interaktionen

Bei der Durchführung einer Anästhesie werden immer mehrere Medikamente innerhalb kurzer Zeit gegeben. Viele Patienten, insbesondere ältere Menschen, nehmen daneben regelmäßig aufgrund von Begleiterkrankungen noch weitere Medikamente ein, wie Antihypertensiva, Antazida, Schilddrüsenhormone etc. Ein 65-jähriger Patient nimmt durchschnittlich fünf Medikamente regelmäßig ein, die Anzahl nimmt mit ansteigendem Lebensalter weiter zu [13]. Die Wahrscheinlichkeit, dass es zu Arzneimittelinteraktionen kommt, ist daher gerade bei älteren Menschen, die sich einer Operation unterziehen und insbesondere, wenn sie intensivmedizinisch behandelt werden müssen, besonders hoch. Arzneimittelinteraktionen können auf pharmakodynamischer oder auf pharmakokinetischer Ebene auftreten.

Pharmakodynamische Interaktionen liegen vor, wenn sich Substanzen unmittelbar in ihrer Wirkung beeinflussen. Ein typisches Beispiel ist die potenzierende Wirkung von Sedativa und Alkohol. Pharmakodynamische Interaktionen können aber auch genutzt werden. Von den α_2-Adrenozeptoragonisten Clonidin und Dexmedetomidin ist bekannt, dass sie den Bedarf an anderen Sedativa/Hypnotika um bis zu 40% bzw. 90% senken und damit Nebenwirkungen reduziert werden können [6]. Unerwünscht ist dagegen die Wirkverstärkung von ACE Inhibitoren und Kalium-sparenden Diuretika. Bei der gleichzeitigen Applikation kann es zu lebensbedrohenden Hyperkaliämien kommen [14]. Auch die gleichzeitige Gabe von Ibuprofen und ASS kann zu unerwünschten Interaktionen führen. Bei Patienten, die ASS zum Beispiel aufgrund einer koronaren Herzerkrankung oder einer Stentimplantation erhalten, kann Ibuprofen die durch ASS inhibierte Thromboxan-A2-Synthese durch eine Bindung an COX-1 verhindern und somit eine Thromboseneigung unterstützen

Häufiger als direkte pharmakodynamische Interaktionen sind pharmakokinetische Interaktionen, insbesondere am oben bereits beschriebenen CYP System. Daneben spielen Interaktionen bei der Aufnahme, der Verteilung und der Elimination eine Rolle. Allen Interaktionen ist gemeinsam, dass das Ausmaß nur schwer abzuschätzen ist und allgemeine Regeln zur Dosierung bislang nicht verfügbar sind.

Auf der Ebene der Resorption sind vor allem Membrantransportproteine interessant. Solche Multidrug-Effluxtransporter wie das P-Glykoprotein sind für den Transport von Substanzen aus der Zelle zuständig. Eine bekannte Interaktion ist die deutliche erhöhte Bioverfügbarkeit von Digoxin bei gleichzeitiger Verabreichung von Verapamil [15].

Interaktionen beim Metabolismus sind häufige Ursachen von Medikamenteninteraktionen. Das CYP System ist beim Menschen für Phase I Reaktionen von mehr als der Hälfte aller Medikamente zuständig. CYP Enzyme, die ein besonders hohes Spektrum an Substraten aufweisen, sind häufig Ziele von Interaktionen. Dies gilt vor allem für CYP3A4, so dass bei Medikamenten, die über diese CYP metabolisiert werden, besondere Vorsicht gelten sollte [15]. Dazu gehören zum Beispiel das Verapamil und das Ketoconazol, das aufgrund seiner ausgeprägten Hemmung der CYP3A4 in der klinischen Prüfung von Arzneistoffen eingesetzt wird. Auch Nahrungsmittel können zu einer Beeinflussung der Metabolisierung von Medikamenten führen. So enthalten Zitrusfrüchte wie Grapefruit Naringin, das die CYP3A4 potent hemmen kann. Bei Freiwilligen, die ein Glas Grapefruitsaft getrunken hatten, kehrte die Bioverfügbarkeit von Midazolam erst nach drei Tagen auf Normalwerte zurück [16]. Eine weitere wichtige Interaktion betrifft Protonenpumpenhemmer wie Omeprazol und den Thrombozytenaggregationshemmer Clopidogrel. Clopidogrel wird als Prodrug durch CYP2C19 zu seinem aktiven Metaboliten verstoffwechselt. Ist CYP2C19 jedoch zum Beispiel durch Omeprazol inhibiert, kann Clopidogrel keine Wirksamkeit entfalten und es können thrombotische Verschlüsse von Stentimplantaten auftreten. Statt Omeprazol sollte Patienten, die Clopidogrel erhalten, daher besser Pantoprazol verabreicht werden.

Die Anzahl an Medikamenten und deren vielfältige Wirkungen auf die unterschiedlichen Enzymsysteme macht einen Überblick sehr schwer. Daher ist es im Einzelfall nur nach intensiven Recherchen möglich, Interaktionen von Medikamenten zu vermeiden. Abhilfe kann hier nur durch Datenbanken geschaffen werden, mit denen mögliche Interaktionen möglichst schon bei der Verordnung von Medikamenten spätestens aber im perioperativen oder intensivmedizinischen Umfeld erkannt werden.

Mechanismen der Wirkung von Anästhetika

Die funktionelle Koordination von Zellfunktionen erfordert eine Kommunikation zwischen individuellen Zellen in verschiedenen Geweben und Organen. Dabei kommen unterschiedlichste Kommunikationswege in Betracht. Aneinander angrenzende Zellen sind zum Beispiel über spezielle direkte Verbindungen, sogenannte Gap Junctions, miteinander verbunden. Weit voneinander entfernte Zellen kommunizieren mittels *extrazellulärer Signalmoleküle* wie Hormonen oder Neurotransmittern. Effekte in der Zielzelle werden durch Bindung von *Transmittern* an Rezeptoren hervorgerufen, die wiederum direkt oder indirekt über *Second-messenger Systeme* eine intrazelluläre Signalkaskade hervorrufen. Anästhetika und viele in der Anästhesie verwendete Substanzen greifen in die zelluläre Kommunikation ein und verändern sie. Für das Verständnis der Wirkung von Anästhetika sind Kenntnisse der zellulären Signaltransmission und -transduktion unerlässlich.

Generell wird zwischen drei extrazellulären Signaltypen unterschieden, dem *autokrinen Signalweg*, bei dem eine Zelle mit sich selbst kommuniziert (z.B. Wachstumshormon), dem *parakrinen Signalweg*, bei dem Zellen mit anderen Zellen in der näheren Umgebung kommunizieren, wie zum Beispiel mittels Neurotransmittern in der synaptischen Transmission, oder dem *endokrinen Signalweg*, bei dem Transmitter synthetisiert werden, die im Allgemeinen über das Kreislaufsystem in weiter entfernte Bereiche des Körpers transportiert werden.

Signaltransduktion

Die Reizantwort auf ein extrazelluläres Signal wird über spezifische Rezeptoren determiniert, die wiederum weitere Signalkaskaden induzieren. Ob und wie eine Zelle auf extrazelluläre Signalsubstanzen reagiert, wird daher ausschließlich über das jeweilige Vorhandensein von spezifischen Rezeptoren determiniert. Rezeptoren können sowohl an der Zelloberfläche (zum Beispiel Katecholamine, Aminosäuren), als auch intrazellulär (zum Beispiel Steroidhormone) vorhanden sein.

Bindet sich ein Ligand an einen Rezeptor der Zelloberfläche, wird das Signal über die Zellmembran in das Zellinnere weitergeleitet. Durch die Bindung des Liganden wird im Rezeptormolekül eine Konformationsänderung hervorgerufen, die zum Beispiel zur Öffnung eines Ionenkanals (zum Beispiel nikotinerge Acetylcholinrezeptoren), zur Bindung von intrazellulären Enzymen am Rezeptor (zum Beispiel Proteinkinasen) oder zur Bindung von weiteren speziellen Proteinen (zum Beispiel G-Protein gekoppelte Rezeptoren) führt. Nicht selten haben gleiche Neurotransmitter unterschiedliche Wirkungen in unterschiedlichen Geweben, je nach Rezeptortyp, an den sie binden. So führt Acetylcholin in der Muskelzelle von Skelettmuskeln zu einer Kontraktion, aber zu einer Relaxierung von glatter Muskulatur.

Drei Typen von Rezeptoren an der Zellmembran werden unterschieden: Ligand-gesteuerte Ionenkanäle, G-Protein gekoppelte Rezeptoren und Rezeptor-gekoppelte Enzymsysteme.

Ligand-gesteuerte Ionenkanäle sind im Wesentlichen für die schnelle Signaltransduktion verantwortlich. Durch die Bindung eines Transmitters kommt es zur Öffnung oder Schließung eines Rezeptor-integralen Ionenkanals, damit zu einer Potentialänderung der Zellmembran und damit zu einer Fortleitung des Signals. Klassisches Beispiel für einen Ligand-gesteuerten

Ionenkanal ist der nikotinerge Acetylcholinrezeptor. G-Protein gekoppelte Rezeptoren gehören zu der größten Familie von Rezeptoren, die eine Vielzahl von verschiedenen Transmittern binden können, wie zum Beispiel Hormone, Neurotransmitter und lokale Mediatoren. Beispiele sind Katecholaminrezeptoren oder Opiatrezeptoren. Die Gruppe der Rezeptor-gekoppelten Enzymsysteme ist eine sehr heterogene Gruppe von Rezeptoren, die bei Bindung eines Transmitters zu einer Änderung der Aktivität von verschiedenen intrazellulären Enzymen führen. Beispiele sind Phophatasen oder Tyrosinkinasen.

Durch die Aktivierung von vielen Rezeptoren kommt es zu einer Änderung von intrazellulären Second-messenger-Systemen, Substanzen, deren intrazelluläre Konzentration engmaschiggeregelt ist und die über kurzfristige Konzentrationsänderung verschiedene intrazelluläre Funktionen regeln. Bekannte Second-messenger sind cAMP, cGMP, Inositolphosphate aber auch Calcium.

Sowohl von intravenösen, als auch von volatilen Anästhetika ist mittlerweile bekannt, dass sie die zelluläre Signaltransduktion auf der Ebene von Rezeptoren an der Zelloberfläche, aber auch durch Bindung an Rezeptoren und Enzymsysteme im Zellinneren potent beeinflussen können [17,18].

Sensitivität auf Anästhetika

Während die Dosis eines Anästhetikums, nicht zuletzt aufgrund sehr variabler Faktoren im Bereich der Pharmakokinetik, sehr stark variieren kann, ist die Variabilität der Konzentration von Anästhetika im Plasma oder noch besser direkt in der Biophase nicht nur durch eine geringe interindividuelle Schwankungsbreite gekennzeichnet, sondern darüber hinaus findet sich eine ebenfalls sehr geringe Variabilität innerhalb verschiedener Spezies. Dies wurde schon sehr frühzeitig erkannt und war wegweisend bei der Formulierung der sogenannten Meyer-Overton-Regel, die besagt, dass die Wirkstärke eines Anästhetikums anhand seiner Löslichkeit in einer Fettemulsion beschrieben werden kann. Die geringe Variation der Wirkstärke von Anästhetika auch bei verschiedenen Spezies wurde als Hinweis auf einen evolutionär schon sehr früh entstandenen und im Verlauf stark konservierten Wirkort von Anästhetika interpretiert. Verschiedenste Theorien wurden entwickelt, wo ein solcher Wirkort zu finden sei [17]. Neuere Befunde deuten darauf hin, dass Rezeptoren wie Acetylcholinrezeptoren, NMDA-Rezeptoren oder GABA-Rezeptoren bevorzugte Ziele von Anästhetika sind. Mittels molekularbiologischer Methoden konnten Bindungsstellen von Anästhetika an den verhältnismäßig großen Molekülstrukturen von Rezeptoren beschrieben werden. Ein Durchbruch gelang Anfang der 2000er Jahre, als gezeigt wurde, dass durch gezielte Mutationen im Bereich der vermuteten Bindungsstelle von Benzodiazepinen oder Etomidat eine relative Unempfindlichkeit erzeugt werden konnte. Mäuse, denen mittels knock-in die Mutation vermittelt wurde, waren in Gegenwart von Konzentrationen von Diazepam oder Etomidat, bei denen Kontrolltiere bereits anästhesiert waren, wach und reagierten adäquat. Mit diesen Ergebnissen wurde erstmals demonstriert, dass sich Anästhetika nicht nur an einer bestimmten Stelle eines Rezeptorproteins binden, sondern darüber hinaus, dass eine Manipulation dieser Bindungsstelle nicht nur zu einer geringeren Affinität, sondern auch zu einem Wirkverlust führt und die so beschriebene Bindungsstelle ein relevanter Wirkort für Anästhetika ist. Einschränkend ist allerdings zu bemerken, dass es trotz einiger Hinweise noch unklar ist, ob diese für intravenöse Anästhetika gezeigten Ergebnisse auch auf die anscheinend deutlich unspezifischer wirkenden Inhalationsanästhetika übertragbar sind.

Signaltransmission

Aus zahlreichen Untersuchungen, die die Wirkung von Allgemeinanästhetika auf die Fortleitung von Aktionspotentialen an Axonen oder Dendriten bzw. an den daran beteiligten Ionenkanälen studierten, ist bekannt, dass Allgemeinanästhetika in klinischen Dosierungen, im Gegensatz zu den Lokalanästhetika, auf deren Wirkmechanismen hier nicht eingegangen werden soll, nur geringe Effekte ausüben. Anhand der derzeit verfügbaren Daten erscheint es daher unwahrscheinlich, dass Natrium- oder Kaliumkanäle primäre Wirkorte von Allgemeinanästhetika darstellen. Ähnlich wie Natrium- und Kaliumkanäle werden Calciumkanäle durch klinische Konzentrationen von Anästhetika nicht wesentlich beeinflusst.

Pharmakogenetik

Über lange Zeit wurden Medikamente und nicht zuletzt auch Anästhetika aufgrund von empirischem Wissen nach einfachen Kriterien wie Alter, Gewicht, Allgemeinzustand und Begleiterkrankungen verabreicht und dosiert. Dass auch genetische Faktoren einen Einfluss auf die Wirksamkeit und Toxizität haben können, wurde erstmals an Geschlechtsunterschieden und Ethnizität erkannt. In der täglichen anästhesiologischen Routine spielen genetische Aspekte bis zum heutigen Tag aber noch eine sehr geringe Rolle.

In der Anästhesiologie war einer der ersten Hinweise auf genetische Ursachen von Nebenwirkungen die verlängerte Wirksamkeit von Succinylcholin bei Patienten, die unter einer autosomal rezessiv vererblichen Minderaktivität von Plasmacholinesterase litten [19]. Diese und andere Erkenntnisse waren der Grundstein für die Erkenntnis, dass angeborene genetische Veränderungen zu einer geänderten Wirksamkeit und einem geänderten Nebenwirkungsspektrum von Medikamenten führen können. Der Begriff der Pharmakogenetik wurde Ende der 1950er Jahre erstmals verwendet [20]. Etwa zur selben Zeit wurde auch erkannt, dass die Maligne Hyperthermie eine genetische Ursache hat, die sich autosomal dominant vererbt. Schon frühzeitig wurde postuliert, dass ca. 50% der Sterblichkeit durch Nebenwirkungen von Medikamenten durch ein genetisches Screening auf entsprechende Prädispositionen verhindert werden könnte [21].

Auch wenn der Begriff der Pharmakogenetik heute mehr für den Einfluss der traditionellen Vererbungslehre auf die Wirkung von Medikamenten gebraucht wird und Pharmakogenomik häufiger im Kontext des Einflusses des gesamten Genoms auf die spezifischen Effekte von Medikamenten, sagen die beiden Begriffe im Wesentlichen das Gleiche aus und sind austauschbar.

Aus dem *Human Genome Project* haben wir gelernt, dass Menschen ca. 30–35000 Gene besitzen, von denen jedes durchschnittlich 3–5 Proteine kodiert. Bei drei Milliarden Basenpaaren pro Genom erscheinen die Möglichkeiten für genetische Variationen daher nahezu unbegrenzt. Polymorphismen können ein oder mehrere Basenpaare betreffen, von Duplikaten bis zu Deletionen. Die häufigsten Polymorphismen sind Einzelnukleotid-Polymorphismen (single nucleotide polymorphisms, SNP). Die Korrelation von bestimmten Merkmalen eines Phänotyps mit dem jeweiligen Genotyp wird mit Methoden der Bioinformatik vorgenommen. Bei Polymorphismen, die die Wirkung von Medikamenten betreffen, wird eine Prädisposition eines sonst gesunden Patienten häufig erst nach der Verabreichung des Medikaments erkannt. Die Ursachen für eine veränderte Medikamentenwirkung können ebenfalls vielfach sein, von Veränderungen der Pharmakodynamik bis hin zu den vielfältigen Einflussmöglichkeiten im Bereich der Pharmakokinetik, von denen Veränderungen im Metabolismus von Medikamenten mit Abstand die häufigste Ursache darstellen. Die zunehmenden Kenntnisse der genetischen Ursachen von Medikamentenunverträglichkeiten oder Medikamenteninteraktionen werden letztlich dazu führen, dass auch im anästhesiologischen Alltag zunehmend mehr Informationen vorliegen, die für eine erfolgreiche, nebenwirkungsarme Prozedur erforderlich sind.

Genetische Varianten, die für Anästhesisten interessant sein können, betreffen im Wesentlichen den Metabolismus von Medikamenten. Obwohl eine Vielzahl von genetischen Varianten von CYP2D6 bekannt sind, sind nur vier davon für ca. 97% aller Mutationen bei Weißen zuständig. Dazu gehört unter anderem die Dealkylierung von Codein und Morphin, so dass ca. 10% aller weißen Menschen keine Analgesie nach Gabe dieser Opioide verspüren. Bei Menschen asiatischen oder afrikanischen Ursprungs ist dies nur in ca. 2% der Fall.

Ethnische Unterschiede können anhand der Verbreitung bestimmter Polymorphismen innerhalb von Subpopulationen erklärt werden. Mit der zunehmenden Globalisierung, Fernreisen, aber auch der zunehmenden Vermischung von ursprünglich weit entfernten Bevölkerungsgruppen wird die Verbreitung unterschiedlicher Polymorphismen, die zunächst nur auf bestimmte Populationen begrenzt waren, immer häufiger. Es ist davon auszugehen, dass wir mit zunehmenden Kenntnissen auch im perioperativen Bereich immer mehr mit pharmakogenetischen Problemstellungen konfrontiert werden. Dazu gehört auch, dass es immer bedeutsamer wird, genaue Datenerhebungen zu Komplikationen und Nebenwirkungen von Medikamenten vorzunehmen und diese bestimmten gefährdeten Patientengruppen zuzuordnen.

Literatur

1. Eger EI, 2nd, Koblin DD, Harris RA et al: Hypothesis: inhaled anesthetics produce immobility and amnesia by different mechanisms at different sites. Anesth Analg 1997;84:915–918
2. Prys-Roberts C: Anaesthesia: a practical or impractical construct? Br J Anaesth 1987;59:1341–1345
3. Motsch J, Roggenbach J: [Propofol infusion syndrome]. Anaesthesist 2004;53:1009–1022
4. Mapleson WW: Pharmacokinetics of inhaled anesthetics. In: Prys-Roberts C, Hugg CC, Hrsg. Pharmacokinetics of Anaesthesia. Malden, Mass.: Blackwell Scientific; 1984
5. Shafer SL, Stanski DR: Improving the clinical utility of anesthetic drug pharmacokinetics. Anesthesiology 1992;76: 327–330
6. Tonner PH, Paris A. [alpha2-Agonists in anesthesia and intensive care]. Pharm Unserer Zeit 2011;40:474–479
7. Vinik HR, Kissin I: Rapid development of tolerance to analgesia during remifentanil infusion in humans. Anesth Analg 1998;86: 1307–1311
8. Schnider TW, Minto CF: Pharmacokinetic and pharmacodynamic principles of drug action. In: Evers AS, Maze M, Hrsg. Anesthetic Pharmacology. Philadelphia: Churchill Livingstone; 2004
9. Schwilden H, Tonner PH, Ropcke H: [The predictability of inspiratory and endexpiratory concentrations of isoflurane and enflurane using pharmacokinetic models and interindividual variability]. Anasth Intensivther Notfallmed 1990;25:317–321
10. Hughes MA, Glass PS, Jacobs JR: Context-sensitive half-time in multicompartment pharmacokinetic models for intravenous anesthetic drugs. Anesthesiology 1992;76: 334–341
11. Swinhoe CF, Peacock JE, Glen JB et al: Evaluation of the predictive performance of a ‚Diprifusor' TCI system. Anaesthesia 1998;53 Suppl 1:61–67
12. Scholz J, Steinfath M: [Is remifentanil an ideal opioid for anesthesiologic management in the 21st century?]. Anasthesiol Intensivmed Notfallmed Schmerzther 1996;31:592–607
13. Gallagher PF, Barry PJ, Ryan C et al: Inappropriate prescribing in an acutely ill population of elderly patients as determined by Beers' Criteria. Age Ageing 2008;37:96–101
14. Juurlink DN, Mamdani MM, Lee DS et al: Rates of hyperkalemia after publication of the Randomized Aldactone Evaluation Study. N Engl J Med 2004;351:543–551
15. Cascorbi I: Drug interactions - Principals, examples and clinical consequences. Dt Ärztebl 2012;109:546–556
16. Greenblatt DJ, von Moltke LL, Harmatz JS et al: Time course of recovery of cytochrome p450 3A function after single doses of grapefruit juice. Clin Pharmacol Ther 2003;74:121–129
17. Tonner PH: Wirkmechanismen von Anästhetika. Anaesthesiol Intensivmed 2006;47:265–282
18. Roth SH, Miller KW, Orser BA et al: Unlocking the Mechanisms of Anesthesia. Anesth Analg 2016;123:1070–1071
19. Kalow W: Familial incidence of low pseudocholinesterase. Lancet 1956;2:576
20. Vogel F: Moderne Probleme in der Humangenetik. Ergeb Inn Med Kinderheilk 1959;12:65
21. Phillips KA, Veenstra DL, Oren E et al: Potential role of pharmacogenomics in reducing adverse drug reactions: a systematic review. JAMA 2001;286:2270–2279

Physiologie für die Ärztin/den Arzt in der Anästhesiologie
Basic Physiology for Anaesthesiologists

C. Wunder

Zusammenfassung
Die Anästhesiologie als medizinisches Fachgebiet mit seinen vier Säulen Anästhesie, Intensivmedizin, Notfallmedizin und Schmerztherapie verlangt von den ärztlich Tätigen ein profundes Wissen über die Physiologie des Menschen. Nur mit einem guten Wissen über die natürlichen Vorgänge und Gesetzmäßigkeiten in den einzelnen Organsystemen können in der Folge pathologische Geschehen schnell erkannt und adäquat behandelt werden. Diese Übersicht kann und soll kein Lehrbuch über die Physiologie des Menschen ersetzen, daher wurden bestimmte Themen wie das Muskel- und Nervensystem, die Blutgerinnung, der Salz- und Wasserhaushalt sowie das endokrine System in dieser Übersicht aufgrund von Platzmangel nicht behandelt. Nach der Erklärung der wichtigsten physikalischen Grundbegriffe werden die Themenfelder Wärmehomöostase, Prinzipien der Herz-Zeitvolumen-Messungen und Pulsoxymetrie mit klar verständlichen Merksätzen erläutert. Unter der Überschrift Atmung und nachfolgend Herz-Kreislauf finden sich die physiologischen Grundprinzipien der Lungenfunktion, des Sauerstoff- und Gastransportes, des Herzzyklus und die Berechnungen der wichtigsten Kreislaufparameter. Die Kenntnis der hier behandelten physiologischen Zusammenhänge verbessert sicherlich nicht nur die Behandlungsqualität in der Anästhesiologie, sondern erlaubt auch das Bestehen der Prüfungen bei den Landesärztekammern und auch der europäischen Examina unseres Fachgebietes.

Schlüsselwörter: Physiologie – Herz-Kreislauffunktion – Atmung

Summary
Anaesthesiology, as a medical specialty with its four columns anaesthesia, intensive care medicine, emergency medicine and pain medicine, asks the practising anaesthesiologist for a profound knowledge about human physiology. Only an excellent understanding of the natural processes and principles of the apparatus allows the fast and efficient detection and therapy of pathological proceedings. This synopsis can't replace a textbook of physiology, therefore some themes like muscle and nervous-system, blood clotting, salt and water homeostasis of the kidney, as well as the endocrine system have been skipped due to shortage of space. After the explanation of the most important physical fundamental terms, the topics heat homeostasis, measurement of cardiac output and pulse oxymetry are explained in simple terms. Under the headline of breathing and followed by circulation, the physiological principles of the lung function, the oxygen and gas transport, the heart cycle and the calculation of the most important circulation parameters can be found. The knowledge of the dealt with physiological principles does not only significantly increase the quality of our clinical treatment, it allows to pass the anaesthesiology exam at the local Landesärztekammer and additionally the pass of the diverse European exams and diploma.

Keywords: Physiology – Cardiocirculatory system – Respiratory system

Lernziele

- Grundprinzipien und -begriffe der Physiologie
- Physiologie des Herz-Kreislauf-Systems
- Physiologie des respiratorischen Systems

Physikalische Grundbegriffe

Druck
Druck ist die Kraft auf eine definierte Fläche.
$$P=F/A$$
P: Druck (Einheit Pascal)
F: Kraft
A: Fläche

Pascal: Ein Pascal entspricht der Kraft von einem Newton (1N) auf die Fläche von einem Quadratmeter (m_2). Ein Pascal ist also eine sehr kleine Einheit, daher wird meist mit Kilopascal (kPa) gearbeitet.

Gesetz von Boyle
Bei einer konstanten Temperatur ist bei einer fixen Menge eines idealen Gases dessen Volumen umgekehrt proportional zum Druck. Also hohes Volumen, Druck niedrig bzw. kleines Volumen, Druck hoch.

Gesetz von Charles
Bei einem konstanten Druck ist bei einer fixen Menge eines idealen Gases dessen Volumen proportional zur Temperatur. Je höher die Temperatur, desto höher das Volumen des Gases.

Gesetz von Gay Lussac

Bei einem konstanten Volumen einer fixen Menge eines idealen Gases verändert sich der Druck proportional zur Temperatur des Gases. Je höher die Temperatur, desto höher der Druck.

Die in der Anästhesie verwendeten Gase sind keine idealen Gase (Gasmoleküle sind so klein, dass sie kein Volumen einnehmen und keine gegenseitigen Kräfte ausüben), jedoch haben die drei Gasgesetze ihre Gültigkeit.

Den verfügbaren Inhalt einer Sauerstoffflasche können wir errechnen, da beim Sauerstoff die Gasgesetze Gültigkeit haben. Lachgas liegt in flüssiger und gasförmiger Form in der Flasche vor, daher gelten hier die Gasgesetze nicht:

$$V_2 = (P_1 \times V_1)$$

V_2: Verfügbares Gasvolumen
P_1: Druck in der Gasflasche
V_1: Volumen (Größe) der Gasflasche

> **Beispiel:** An einer 5l Sauerstoffflasche zeigt der Manometer 137 bar. Es stehen also rund 680 L Sauerstoff zur Verfügung.

Gesetz von Hagen-Pouseuille

Gotthilf Hagen und Jean Marie Pouseuille haben mit ihrem Gesetz den Volumenstrom (m³/sec), das heißt das geflossene Volumen (V) pro Zeiteinheit (t), beschrieben. Das Gesetz gilt ursprünglich nur für Newtonsche Flüssigkeiten (also Flüssigkeiten wie Wasser, bei denen die Scherrate die Viskosität nicht beeinflusst). Blut aber ist eine Suspension aus Plasma und zellulären Bestandteilen. Daher ist hier die Viskosität von der Höhe der Strömungsgeschwindigkeit (gleich Scherrate) abhängig. Trotzdem hat das Gesetz von Hagen-Pouseuille für die Fliesseigenschaften des Blutes im menschlichen Organismus Gültigkeit.

$$\dot{V} = \frac{dV}{dt} = \frac{\pi \cdot r^4}{8 \cdot \eta} \frac{\Delta p}{l}$$

ϖ: Zahl Pi
r: Innenradius des Gefässes
Δp: Druckdifferenz Anfang-Ende Gefäß
η: Viskosität der Flüssigkeit
l: Länge des Gefässes

> **Merke:**
> - Der Volumenstrom in einem Gefäß ist in der 4. Potenz von dem Radius des Gefäßes abhängig. Oder anders gesagt, eine Verdopplung des Gefäßradius hat eine 16 fache Erhöhung des Volumenstromes zur Folge.
> - Die Viskosität des Blutes beeinflusst den Volumenstrom im Gefäßsystem.

Bernoulli-Effekt

Die Zunahme der Fließgeschwindigkeit einer idealen Flüssigkeit führt zu einer gleichzeitigen Reduktion des Druckes. Strömt Luft schnell durch zwei parallel nach unten hängenden Papierseiten, werden diese je schneller die Luft strömt näher zum Luftstrom „angezogen".

Die Stimmlippen des Menschen werden beispielsweise aufgrund des beschriebenen Effektes zum Schwingen angeregt.

Ventouri-Effekt

Der Ventouri-Effekt ist eine Erweiterung des Bernoulli-Effektes. Wird der Fluss einer Flüssigkeit in einer Röhre behindert (z.B. durch Einengung) erhöht sich die Fließgeschwindigkeit und gleichzeitig fällt der Druck in der Röhre. Die Ursache dafür ist das Prinzip der Energieerhaltung (auch erstes Gesetz der Thermodynamik: Energie kann nicht erzeugt oder vernichtet werden, sondern wechselt nur von einer Form in eine andere).

Eine Anwendung des Ventouri-Effektes ist die Ventouri-Maske, wo ein Vakuum durch einen beschleunigten Gasstrahl (Sauerstoff) erzeugt wird und dabei zur Verneblung (Mitreissen von Molekülen) von flüssigen Arzneistoffen führt.

Laplace-Gesetz

Pierre Simon Laplace hat 1805 eine Gesetzmäßigkeit hergeleitet, die eine Beziehung zwischen der Wandspannung, der Dicke der Wand und dem auf sie einwirkenden Druck in Hohlorganen beschreibt.

$$K = P \times r / (2 \times d) \text{ für kugelförmige Organe}$$

$$K = P \times r / d \text{ für zylindrische Organe}$$

K = Wandspannung
P = transmuraler Druck
r = Gefäßradius
d = Wanddicke

Bei einer gleichen Wandspannung (K) einer Kugel wird bei einer Kugel mit einem kleinen Durchmesser (d) der transmurale Druck (P) vile größer sein als bei einer Kugel mit einem großen Durchmesser. So lässt sich leicht erklären warum am Beginn des Luftballonaufblasens ein hoher Inflationsdruck zum Aufblasen notwendig ist, jedoch beim weiteren Aufblasen des Luftballons weniger Druck notwendig ist um den Ballon weiter aufzublasen. Der Surfactant in den Lungenalveolen setzt die Oberflächenspannung herab und versucht dadurch, das Widereröffnen von kollabierten Alveolen durch normalen Inspirationsdruck zu ermöglichen.

Eine erhöhte Wandspannung, die durch einen erhöhten transmuralen Druck erzeugt wird (zum Beispiel im Rahmen einer Aortenstenose), kann wieder gesenkt werden, indem das Kammermyokard entsprechend hypertrophiert (d wird also vergrößert).

Oberflächenspannung

Oberflächenspannung ist die Kraft zwischen den Molekülen einer Flüssigkeit, die externen Kräften auf die Oberfläche entgegen wirken.

Es gibt einen Unterschied zwischen den Kräften, die auf Moleküle im Inneren einer Flüssigkeit wirken und den Kräften die auf Moleküle an der Oberfläche einer Flüssigkeit wirken (Abb. 1). In der Flüssigkeit, heben sich die Kraftvektoren auf die Moleküle gegenseitig auf. Auf der Oberfläche haben die Moleküle keine anderen Moleküle, die auf sie „einwirken", daher entstehen hier Netto-Kraftvektoren in das Innere der Flüssigkeit.

Resonanz und Dämpfung

Resonanz beschreibt den Zustand eines Systems, welches unter dem Einfluss einer schwingenden (oszillierenden) Kraft steht, die mit einer Frequenz wirkt, die nahe an der natürlichen Eigenfrequenz des Systems liegt.

Die natürliche Eigenfrequenz eines Systems, ist die (Schwingungs-) Frequenz, die das System bekommt wenn man es benutzt oder ihm Energie zugeführt wird. Die Messeinheit dazu ist Hertz (Hz).

Fährt ein Fahrzeug an einer Fensterscheibe vorbei führen die Schallwellen des Autos ab einer bestimmten Frequenz zum Schwingen der Fensterscheibe („Scheppern"). Die Amplituden der Schwingungen der Fensterscheibe erreichen maximal die natürliche Eigenfrequenz der Glasscheibe.

Dämpfung ist die Abnahme der Amplitude einer Schwingung in einem System, bedingt durch einen Energieverlust durch die Schwingung behindernde Kräfte. In Messsystemen ist Dämpfung für eine akkurate Messung notwendig, jedoch zuviel Dämpfung ist problematisch.

Der Dämpfungskoeffizient beschreibt das Ausmaß der Dämpfung in einem System zwischen null (keine Dämpfung) und eins (maximal kritische Dämpfung). Ein Dämpfungskoeffizient von null ist nur theoretisch möglich, da hier die Schwingungsamplitude des Eingangssignals über die Zeit ohne Energieverlust fortgeleitet werden würde.

Eine Unterdämpfung liegt vor, wenn das System es nicht schafft nach einem Eingangssignal eine Oszillation (Schwingung) um die Nulllinie über die Zeit zu verhindern (Abb. 2).

Eine Überdämpfung führt nach einem Eingangssignal zu einer sehr langsamen Abnahme des Messwertes Richtung Nullpunkt. Das System reagiert also zu langsam (Dämpfungskoeffizient >1).

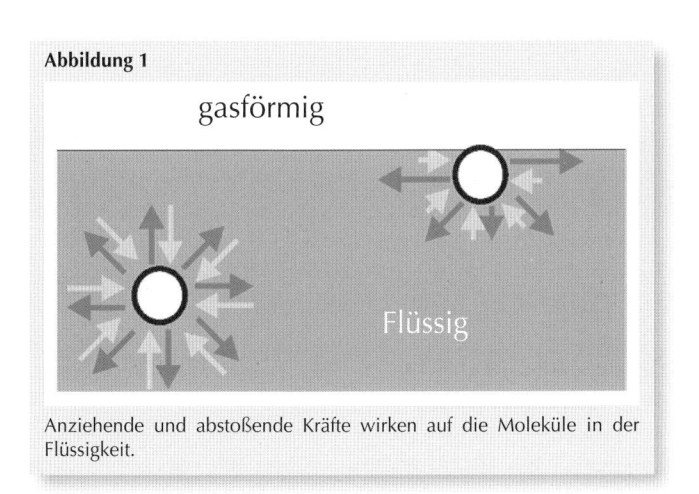

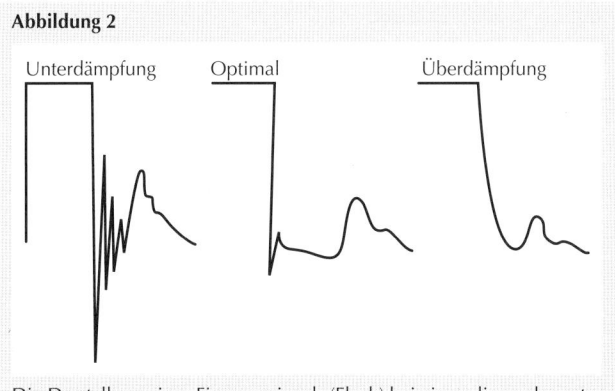

Abbildung 1

gasförmig

Flüssig

Anziehende und abstoßende Kräfte wirken auf die Moleküle in der Flüssigkeit.

Abbildung 2

Unterdämpfung   Optimal   Überdämpfung

Die Darstellung eines Eingangssignals (Flush) bei einem liegenden arteriellen Druckkatheter. Eine optimale Dämpfung führt zu einem schnellen oszillationsfreien Erreichen des Nullpunktes und einer zeitnahen korrekten Anzeige von Druckänderungen.

Wärmehomöostase

Wärmeverlust beim Patienten findet auf 5 verschiedene Arten statt:

Strahlung: Verlust von Wärme des Körpers in ein zweites System mit niedrigerer Temperatur durch die Abgabe von infraroter Strahlung ohne direkten Kontakt. Der Verlust der Wärmeenergie entspricht der vierfachen Potenz der Temperaturdifferenz zwischen dem Körper und der Umgebung. Strahlung macht 40–60% des Wärmeverlustes des Patienten aus.

Konvektion: Wärmeenergieverlust über Austausch von Luft über der Körperoberfläche, welche kälter als die Körpertemperatur ist. Der Effekt ist proportional der Körperoberfläche und dem Ausmaß der Luftbewegung. Konvektion macht 30% des Wärmeverlustes des Patienten aus.

Konduktion: Wärmeenergieverlust des Körpers über eine Energieabgabe durch direkten Kontakt mit einem Medium, welches kälter als die Körpertemperatur ist. Konduktion macht nur 5% des Wärmeverlustes des Patienten aus.

Verdunstung: Flüssigkeiten, die im Kontakt mit dem Körper verdampfen (also in die gasförmige Phase übergehen, z.B. Schweiss) entziehen bei diesem Vorgang dem Körper Wärmeenergie. Verdunstung kann bis zu 50% des Wärmeverlustes des Patienten ausmachen.

Atmung: Der Verlust von Wärmeenergie durch die Befeuchtung und das Anwärmen der eingeatmeten Luft. Dieser Verlust macht nur 5% des gesamten Wärmeverlustes des Patienten aus.

Herz-Zeitvolumen-Messungen

Die Möglichkeiten dynamisch das Herz-Zeitvolumen (HZV) des Patienten im OP und auf der Intensivstation zu messen nehmen zu, daher ist es notwendig die Prinzipien dieser Messungen zu verstehen.

Das Fick'sche Prinzip

Die totale Aufnahme oder Abgabe einer Substanz durch ein Organ ist gleich dem Produkt aus dem Blutfluss durch das Organ und der arterio-venösen Konzentrationsdifferenz der Substanz in dem Organ.

Diese Feststellung ist die Basis für die Berechnung des HZV mit Hilfe einer geeigneten Substanz wie Sauerstoff, Wärme oder eines Farbstoffes anhand folgender Formel:

$$VO_2 = CO \times (caO_2 - cvO_2)$$

umgeformt nach dem HZV ergibt sich

$$CO = VO_2 / (caO_2 - cvO_2)$$

- VO_2: Sauerstoffaufnahme,
- CO: Herz-Zeitvolumen (HZV)
- caO_2: Sauerstoffgehalt (content) im arteriellen Blut
- cvO_2: Sauerstoffgehalt (content) im gemischt-venösen (pulmonal-arteriellen) Blut

Thermomdilutions- und Farbstoffverdünnungs-Methode

Eine Markersubstanz (kalte Flüssigkeit oder ein Farbstoff) werden in eine zentrale Vene injiziert. An einem peripheren arteriellen Katheter wird die Menge der injizierten Substanz gemessen. Es entsteht eine Konzentrationskurve über die Zeit und Algorithmen auf der Basis der Stewart-Hamilton-Gleichung erlauben der Berechnung des HZV (Abb. 3).

Stewart-Hamilton-Gleichung: Bei bekannter Masse (M) einer Substanz kann über die gemessene Konzentration (C) in einer Lösung das Volumen (V) der Lösung wie folgt bestimmt werden:

$$V = M / C$$

Wird nun die Konzentration nicht einmalig, sondern als Konzentrationsänderung über die Zeit (C.Δt) erfasst so kann das HZV wie folgt bestimmt werden:

$$HZV = M / (C.\Delta t)$$

In der Anwendung dieser Formel für die Thermodilution ergibt sich folgende Berechnung:

$$HZV = V \times (Tb - Ti) \times k / (Tb.\Delta t)$$

- V: injiziertes Volumen
- Tb: Temperatur des Blutes
- Ti: Temperatur des injizierten Volumens
- K: Berechnungskonstante
- (Tb.Δt): Änderung der Bluttemperatur über die Zeit

Schlagvolumen

Das Schlagvolumen des Herzens in der Systole (SV, Einheit ml) lässt sich aus dem HZV (cardiac output, CO) und der Herzfrequenz berechnen:

$$SV = CO / HR$$

Pulsoxymetrie

Die Gleichungen und Prinzipien, die eine pulsoxymetrische Messung erlauben sind wichtig und müssen verstanden werden um die Werte interpretieren zu können. Grundsätzlich verändert eine Substanz die Intensität des Lichtes, welches sie durchdringt. Dabei kann zum einen betrachtet werden, wie viel Licht die Substanz durchdringen kann, oder wie viel Licht durch die Substanz absorbiert wird.

Beersche-Gesetz

Die Absorption (A) von Licht durch eine Substanz ist proportional zur Konzentration (C) der Substanz und dem molaren Extinktionskoeffizient (ε). ε beschreibt die Steigung der Geraden.

Lambert-Gesetz

Die Absorption (A) von Licht durch eine Substanz ist proportional zur Durchdringungstiefe (L, Schichtdicke).

Beide Gesetzmäßigkeiten ergeben das **Lambert-Beer'sche Gesetz:**

$$A = \varepsilon \times L \times C$$

- A: Absorption
- ε: molarer Extinktionskoeffizient
- L: Schichtdicke

In der Pulsoxymetrie sind die Konzentration und der molarer Extinktionskoeffizient konstant und verändern sich nicht. Jedoch ändert sich die Schichtdicke, da mit jeder Pulswelle die Kapillaren ausgedehnt werden und so die pulsoxymetrische Welle entsteht.

Die Pulsoxymetrie misst die prozentuale Sättigung von Hämoglobin (Hb) mit Sauerstoff (SpO_2). Grundlage dieser Messung ist, dass infrarotes Licht unterschiedlich durch mit Sauerstoff beladenem (oxy-) Hb und nicht mit Sauerstoff beladenem (deoxy-) Hb absorbiert wird (Abb. 4). Zwei unterschiedliche Wellenlängen von Licht (660 nm gleich rot, und 940 nm gleich infrarot) werden abwechselnd intermittierend zur Durchleuchtung des Fingers benutzt. Die Kapillaren im Finger dehnen sich

Abbildung 3

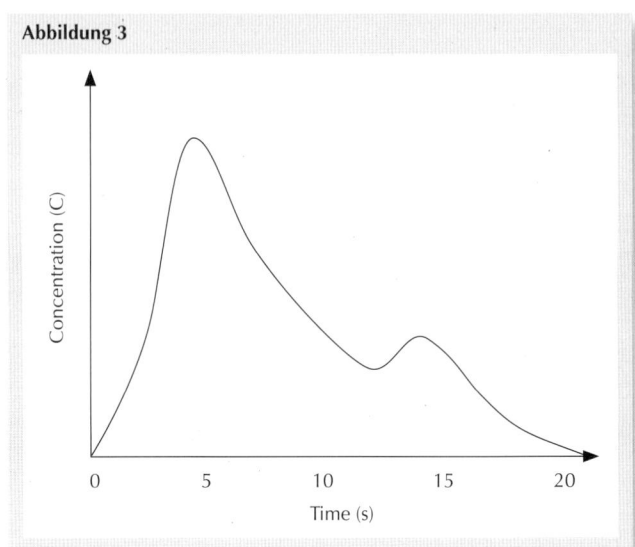

Farbstoffverdünnungskurve über die Zeit. Nach Injektion Anstieg der Konzentration (bis 5 s) mit konsekutivem Abfall. Der zweite Konzentrationsgipfel (bei 15 s) entsteht durch Rezirkulation des Farbstoffes.

Abbildung 4

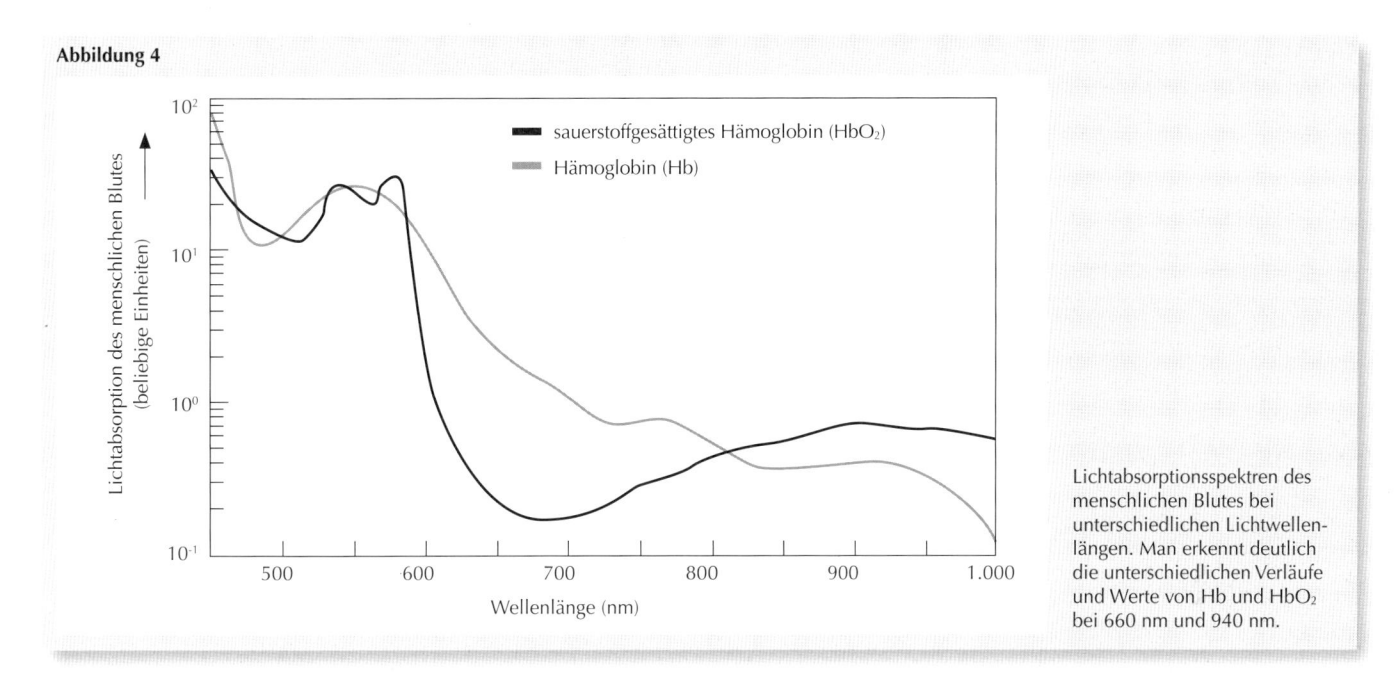

Lichtabsorptionsspektren des menschlichen Blutes bei unterschiedlichen Lichtwellenlängen. Man erkennt deutlich die unterschiedlichen Verläufe und Werte von Hb und HbO$_2$ bei 660 nm und 940 nm.

pulssynchron im Finger und sorgen so für eine Änderung der Lichtabsorption wie im Lambert-Beerschen Gesetz beschrieben. Die pulsatilen Gefäße im Finger erzeugen also zwei Wellenformen am Sensor des Pulsoxymeters.

Liegt ein Überschuss an deoxy-Hb vor wird mehr rotes Licht absorbiert und die Wellenform des roten Lichtes wird kleiner. Liegt ein Überschuss von oxy-Hb vor ist die Wellenform des infraroten Lichtes kleiner. Das Verhältnis der beiden Lichtwellenamplituden zueinander erlaubt einem Rechenalgorhytmus die Bestimmung der vorliegenden Sauerstoffsättigung anhand von Werten aus der Datenbank.

Atmung

Lungenvolumina und -kapazitäten

Tidal- bzw. Atemzugvolumen (TV): Gasvolumen welches bei normaler Atmung in Ruhe ein oder ausgeatmet wird (Einheit: ml).

Residualvolumen (RV): Gasvolumen, welches in der Lunge verbleibt nach maximaler Ausatmung (Einheit: ml).

Inspiratorisches Reservevolumen (IRV): Gasvolumen, welches nach normaler Einatmung in Ruhe zusätzlich eingeatmet werden kann (Einheit: ml).

Exspiratorisches Reservevolumen (ERV): Gasvolumen, welches nach normaler Ausatmung in Ruhe zusätzlich ausgeatmet werden kann (Einheit: ml).

Kapazität: Die Summation von Lungenvolumina (Abb. 5).

Vitalkapazität (VC): Eingeatmetes Gasvolumen nach einer maximalen Exspiration, gefolgt von einer maximalen Inspiration; Summe aus ERV, IRV und TV (Einheit: ml).

Funktionelle Residualkapazität (FRC): In der Lunge verbleibendes Gasvolumen nach einer normalen Exspiration; Summe aus ERV und RV (Einheit: ml).

Totale Lungenkapazität (TLC): Summation aller Lungenvolumina (Einheit: ml).

Einsekundenkapazität (FEV$_1$): größtmögliche Menge an Luft, die nach maximaler Inspiration innerhalb einer Sekunde ausgeatmet werden kann (Einheit: Liter/Sekunde; Abb. 6).

Compliance und Resistance

Dehnbarkeit (Compliance): Änderung des Volumens pro Änderung des Druckes (Einheit: ml/cmH$_2$O).

Lungendehnbarkeit (Lungencompliance): Die Dehnbarkeit der gesamten Lunge setzt sich aus der Addition der reziproken Werte der Dehnbarkeit des Brustkorbes (150–200 ml/cmH$_2$O) und der Dehnbarkeit des Lungengewebes (150–200 ml/cmH$_2$O) zusammen und ergibt 75–100 ml/cm H$_2$O.

Abbildung 5

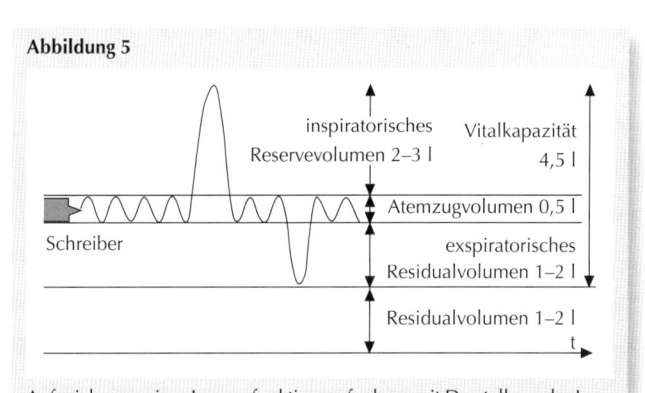

Aufzeichnung einer Lungenfunktionsaufnahme mit Darstellung der Lungenvolumina. Die Spirometrie erlaubt nach maximaler Inspiration und anschließender max. Exspiration die Interpretation des Gasflusses.

Abbildung 6

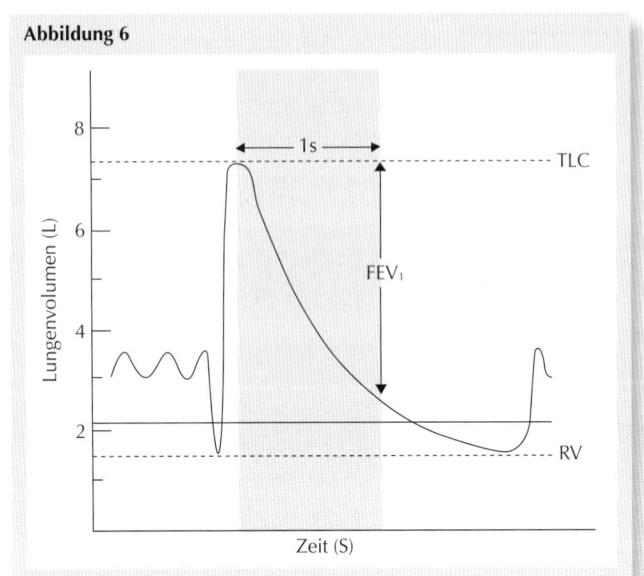

Darstellung der Einsekundenkapazität (FEV$_1$) in der Spirometrie. Normalerweise können 75% der Vitalkapazität in einer Sekunde ausgeatmet werden (FEV$_1$/VC=0,75).

Abbildung 7

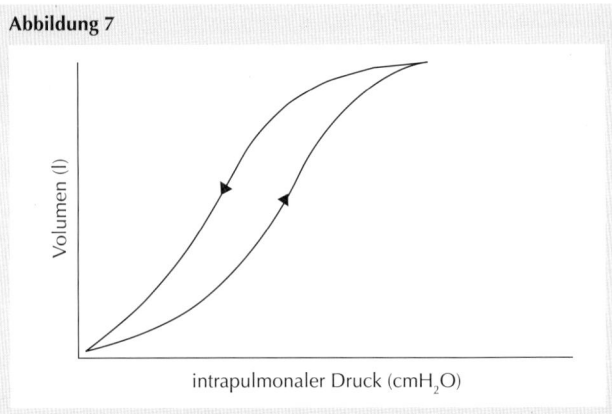

Druck-Volumen-Kurve der Lunge. Eine Erhöhung des intrapulmonalen Druckes hat eine Änderung des Lungenvolumens zur Folge. In der Expiration nimmt die Kurve bei Druckabnahme aufgrund der Wirkung des Surfactant einen anderen Verlauf (sog. Hysterese).

Atemwegswiderstand (Resistance): Änderung des Druckes pro Änderung des Flusses (cmH$_2$O/Liter sec.).
Abbildung 7 zeigt die charakteristische Beziehung zwischen dem Druck und dem Volumen in der gesunden Lunge.

Die Shunt-Gleichung

Mit Hilfe der Shunt-Gleichung lässt sich das Verhältnis des Shuntblutflusses zum Gesamtblutfluss durch die Lunge berechnen. Der Normalwert beträgt 0,3. Unter pathologischen Bedingungen erhöht sich dieses Verhältnis und der Sauerstoffpartialdruck im arteriellen Blut (PaO$_2$) erniedrigt sich.

$$Q_S / Q_T = (CcO_2 - CaO_2)/(CcO_2 - CvO_2)$$

Q$_S$: Pulmonaler Shunt (ml/min.)
Q$_T$: Herz-Zeitvolumen (HZV, ml/min.)
CcO$_2$: End pulmonal-kapillärer Sauerstoffgehalt
CaO$_2$: arterieller Sauerstoffgehalt
CvO$_2$: gemischt-venöser Sauerstoffgehalt

Der arterielle Sauerstoffgehalt und der gemischt-venöse Sauerstoffgehalt (content) lässt sich aus den entsprechenden Blutproben (Arterie und Pulmonalarterie) und der Summation des an Hämoglobin gebundenen und im Plasma gelösten Sauerstoff berechnen (siehe unten). Der end pulmonal-kapillärer Sauerstoffgehalt kann genau nur durch eine pulmonalvenöse Blutabnahme bestimmt werden, daher wird näherungsweise der alveoläre Sauerstoffpartialdruck (PAO$_2$) verwendet.

Pasteur-Effekt

Louis Pasteur hat 1861 erstmals bei Hefepilzen entdeckt, dass die oxydative Phosphorylierung (das heißt ein aerober Stoffwechsel) in den Mitochondrien ab einer bestimmten Sauerstoffkonzentration nicht mehr möglich ist. Diese Konzentration liegt bei 1 mmHg (0,13 kPa).

Sauerstoffangebot und -verbrauch

Das Sauerstoffangebot (DO$_2$) an jeder Stelle im Organismus lässt sich wie folgt berechnen:

$$DO_2 = CaO_2 \times CO$$

DO$_2$: Sauerstoffangebot
CaO$_2$: arterieller Sauerstoffgehalt
CO: Herz-Zeitvolumen

Das normale Sauerstoffangebot (DO$_2$) beträgt beim Gesunden 1000 ml/min. Der Sauerstoffverbrauch (VO$_2$) beträgt in Ruhe 250–500 ml/min.

Sauerstoffextraktionsrate (O$_2$ER):

$$O_2ER = VO_2 / DO_2$$

Die O$_2$ER beträgt normal 0,2 bis 0,3. Das heißt, nur 30% des angebotenen Sauerstoffes werden verbraucht und der Körper hat entsprechende Reserven bevor der aerobe Stoffwechsel gefährdet wird.

Arterieller Sauerstoffgehalt (CaO$_2$):

$$CaO_2 = (1{,}34 \times Hb \times Sat) + (0{,}003 \times PaO_2)$$

1,34 ist die Hüfner-Zahl, welche definiert, wieviel Sauerstoff (ml) ein Gramm Hämoglobin binden kann.

Hb: Hämoglobin im Blut (g/dl)
Sat: Gemessene Sauerstoffsättigung (%)
0,003: Physikalische Konstante zur Löslichkeit von Sauerstoff im Plasma
PaO$_2$: Sauerstoffpartialdruck im arteriellen Blut (mmHg)

Analog dazu kann der Sauerstoffgehalt im zentralvenösen bzw. gemischt-venösen Blut bestimmt werden. Dazu ist jeweils eine Blutentnahme aus dem ZVK oder aus dem Pulmonal-Arterienkatheter (PAK) notwendig. Die Formel CaO$_2$–CvO$_2$ ergibt einen Anhalt für die Sauerstoffausschöpfung des Organismus.

Hypoxie

Hypoxie ist ein Zustand von Geweben und Zellen, wo aufgrund eines Sauerstoffmangels eine normale Zellfunktion nicht mehr möglich ist. Vier Zustände können ursächlich für eine Hypoxie beschrieben werden:

Hypoxämische Hypoxie: Eine Reduktion des Sauerstoffpartialdruckes im arteriellen Blut ist die Ursache des Sauerstoffmangels im Gewebe.

Anämische Hypoxie: Die Reduktion von Sauerstoffträgern (Hämoglobin) ist die Ursache.

Ischämische Hypoxie: Die Durchblutung (Perfusion) des Gewebes ist gestört.

Histotoxische Hypoxie: Sauerstoff steht dem Gewebe in ausreichender Menge zur Verfügung, kann jedoch nicht „verwendet" werden (Störung der oxydativen Phosphorylierung, z.B. durch Zyanid).

Sauerstoff-Hämoglobin-Bindungskurve

P_{50} ist der Partialdruck vom Sauerstoff (27 mmHg), bei welchem 50% des Hämoglobins mit Sauerstoff gesättigt ist.

Die Kurve hat eine sigmoide Form (Abb. 8), da am komplett deoxygenierten Hämoglobin der Sauerstoff initial schwierig binden kann, jedoch bei zunehmender Sauerstoffbindung die Konfirmation des Hämoglobins sich ändert und die weitere Anbindung von Sauerstoff leichter stattfindet.

Der P_{50} bzw. der Verlauf der Sauerstoff-Dissoziationskurve kann durch Faktoren nach rechts bzw. nach links verschoben werden. Eine Links-Verschiebung (also eine erhöhte Affinität des Hb für Sauerstoff) verursacht niedriges $PaCO_2$, Alkalose, niedrige Temperatur, wenig DPG (2,3-diphosphoglycerat), fetales Hämoglobin und Kohlenmonoxid. Eine Rechts-Verschiebung (also eine erniedrigte Affinität des Hb für Sauerstoff) verursacht ein hohes $PaCO_2$, Azidose, erhöhte Temperatur, erhöhtes DPG (2,3-Diphosphoglycerat), Schwangerschaft.

Bohr-Effekt

Die Affinität des Hämoglobins für Sauerstoff ist reduziert bei einem niedrigen pH und erhöht bei einem hohen pH. Daher wird der Sauerstoff im Gewebe im sauren Milieu leicht abgegeben und umgekehrt in der Lunge nach Abatmung von CO_2 im basischen Milieu leicht an Hämoglobin gebunden.

Abbildung 8

Die Sauerstoff-Dissoziationskurve am Hämoglobin

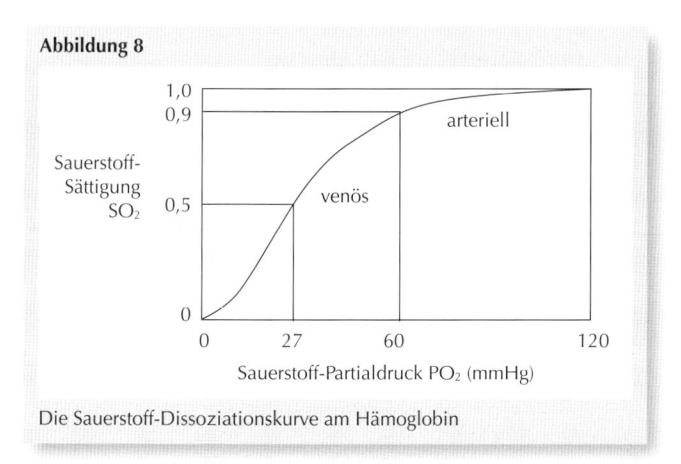

Transport von Kohlendioxid (CO_2)

Kohlendioxid ist zwanzigmal löslicher Blut als Sauerstoff und wird auf 3 Arten im Blut transportiert: Physikalisch gelöst im Plasma, gebunden an Bikarbonat und gebunden an Hämoglobin (sog. Carbamino-Bindung).

Die folgende Reaktion läuft im Erythrozythen im Gewebe ab, während die umgekehrte Reaktion in den Lungenkapillaren bei der Abatmung des CO_2 stattfindet.

$$CO_2 + H_2O \leftrightarrow H_2CO_3 \leftrightarrow H^+ + HCO_3^-$$

Haldane-Effekt

Deoxygeniertes Hämoglobin kann mehr CO_2 aufnehmen als oxygeniertes. Das liegt daran, dass deoxy-Hb besser Protonen (H^+) puffern kann und somit eher HCO_3^- entstehen kann.

Herz-Kreislauf-System

Herzzyklus

Vom Schluss der Mitralklappe bis zur Öffnung der Aortenklappe dauert die isovolumetrische Anspannungsphase (Abb. 9). Es entsteht der erste systolische Herzton. Die Trikuspidalklappe wölbt sich in den rechten Vorhof und entsteht die c-Welle des Vorhofdruckes. Die Aortenklappe öffnet sich und die Austreibungsphase beginnt und endet mit dem erneuten Schluss der Aortenklappe.

Die Kammervolumenkurve zeigt zum Zeitpunkt der P-Welle im EKG einen weiteren Anstieg im Volumen, verursacht durch die koordinierte Kammerfüllung durch den Vorhof. Bei einem Vorhofflimmern unterbleibt diese Füllung und das ventrikuläre enddiastolische Schlagvolumen des Ventrikels ist entsprechend reduziert.

Mittlerer arterieller Druck (MAP; Einheit: mmHg)

$$MAP = SBP + (2 \times DBP) / 3$$

MAP: Mittlerer arterieller Blutdruck
SBP: Systolischer Blutdruck
DBP: Diastolischer Blutdruck

Koronarer Perfusionsdruck (Einheit: mmHg)

$$CPP = ADP - LVEDP$$

CPP: Koronarer Perfusionsdruck
ADP: Aortaler diastolischer Druck
LVEDP: Linksventrikulärer end-diastolischer Druck

Koronarer Blutfluss (Einheit: ml/Minute)

$$CBF = CPP / CVR$$

CBF: Koronarer Blutfluss
CPP: Koronarer Perfusionsdruck
CVR: Koronarer Gefäßwiderstand

Abbildung 10 stellt den Blutfluss in der Koronararterie im Bezug auf den Druck in der Aorta dar. Ein kompetenter Schluss der Aortenklappe sichert zusammen mit der Windkesselfunktion der Aorta die Durchblutung der Koronarien in der Diastole.

Abbildung 9

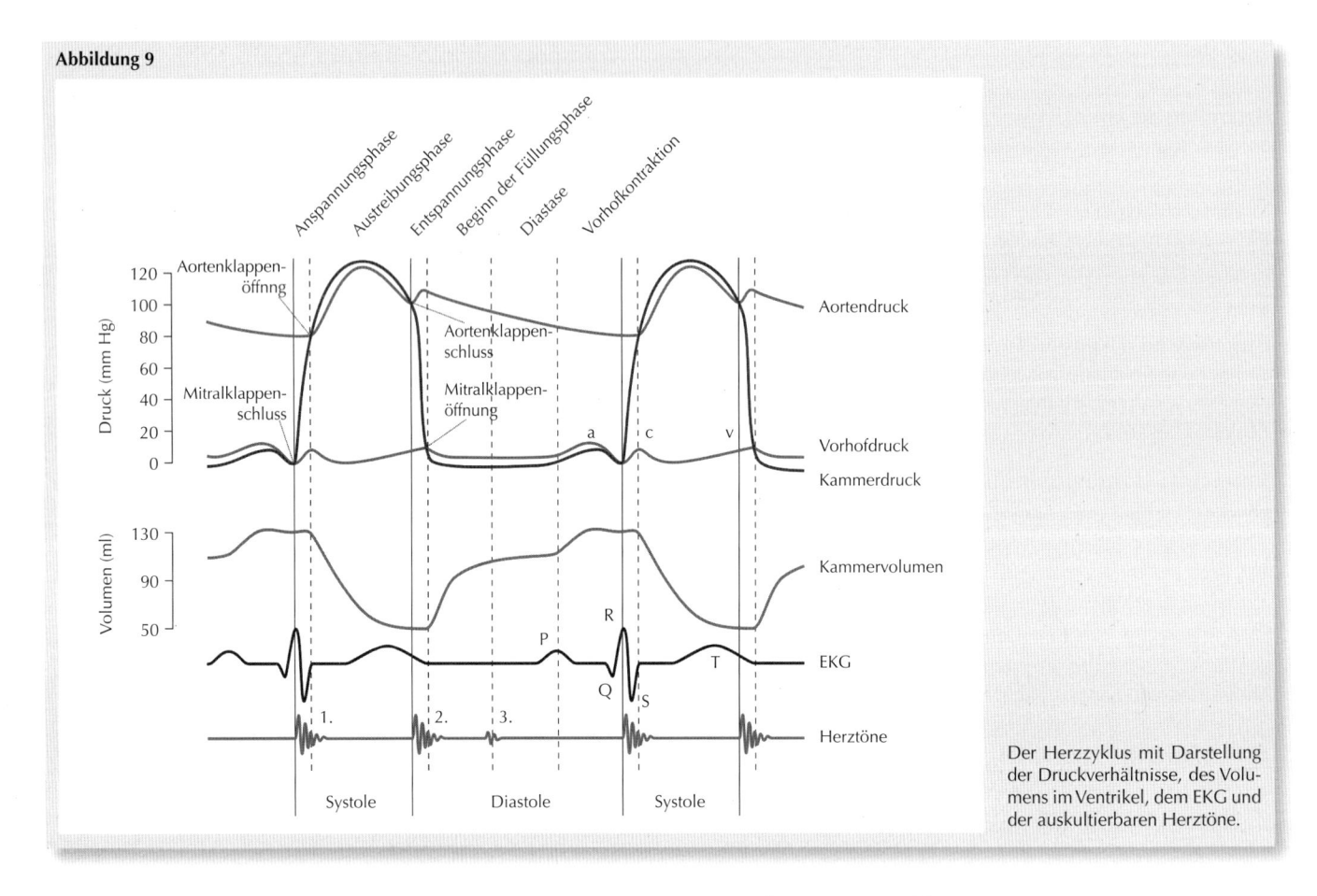

Der Herzzyklus mit Darstellung der Druckverhältnisse, des Volumens im Ventrikel, dem EKG und der auskultierbaren Herztöne.

Abbildung 10

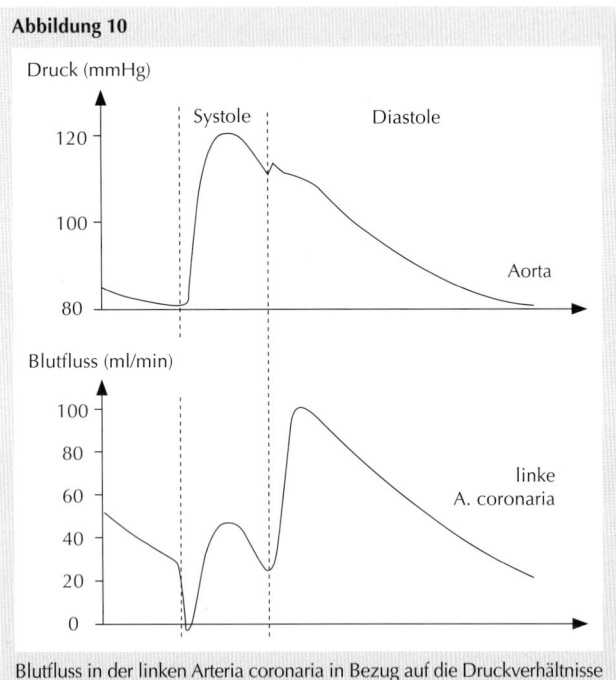

Blutfluss in der linken Arteria coronaria in Bezug auf die Druckverhältnisse in der Aorta. Nach dem Ende der Systole und dem Schluss der Aortenklappe nimmt die koronare Durchblutung schlagartig zu (100 ml/min.). Die koronare Durchblutung ist in der Diastole am meisten ausgeprägt.

Zentralvenöse Druckkurve

a: Vorhofkontraktion
c: Vorwölbung der Trikuspidalklappe im Rahmen der isometrischen Ventrikelkontraktion
x: Verschiebung der Klappenebene in der Systole und der Relaxation der Vorhöfe
v: Vorhoffüllung gegen eine geschlossene Trikuspidalklappe
y: Passive Ventrikelfüllung nach dem Öffnen der Trikuspidalklappe

Darstellung der zentralvenösen Druckkurve in Abbildung 11.

Pulmonal-arterielle Druckkurve

Der pulmonal-kapilläre Wedge Druck (PCWP) ist eine indirekte Messung des linken Vorhofdruckes. Idealerweise kommt die Spitze des aufgeblasenen PAK-Ballons (ungefähr bei einer PAK-Länge von 45 cm) in der Zone 3 (nach West) in der Lunge zu liegen und „verschließt" eine kleine Pulmonalarterie, so dass keine Druckkurve mehr von retrograd (vom rechten Ventrikel) ableitbar ist, jedoch eine Druckmessung von antegrad (vom linken Vorhof).

Abbildung 12 zeigt die abgeleitete Druckkurve, wenn ein Pulmonaliskatheter über den rechten Vorhof in den rechten Ventrikel, und von dort in das pulmonal-arterielle Stromgebiet eingeschwemmt wird.

Abbildung 11

ZVD-Druckkurve mit der entsprechenden Bezeichnung.

Abbildung 12

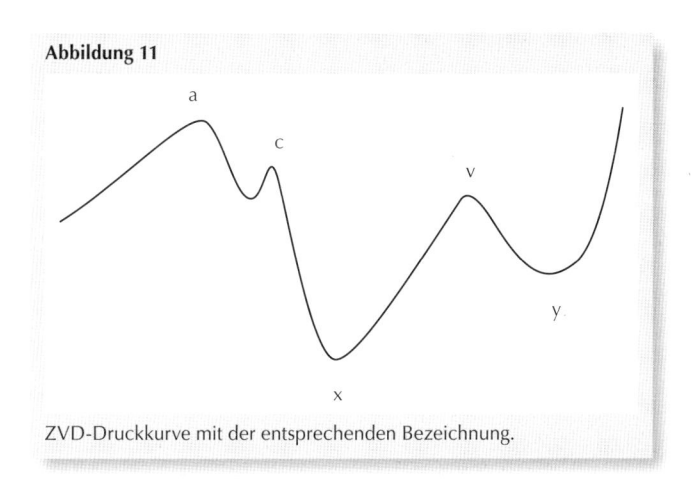

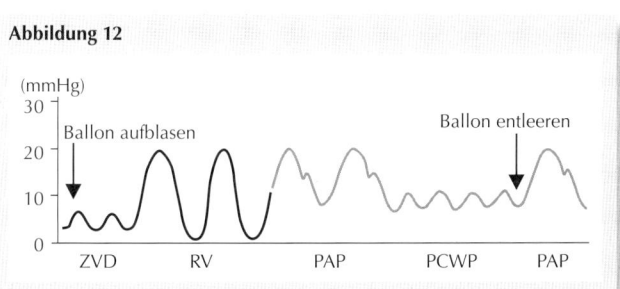

Druckverlauf beim Einschwemmen eines Pulmonal-arteriellen Druckkatheters. In der ZVD-Druckkurvenposition wird der Ballon aufgeblasen und anhand der Druckkurve die Wedge-Position (PCWP) aufgesucht. Dann erfolgt die Entleerung des Ballons.

$$PVR = (MPAP - LAP) \times 80 / CO$$

PVR: Pulmonal-vaskulärer Widerstand
MPAP: Mittlerer pulmonal-arterieller Druck
LAP: Linker Vorhofdruck (mittlerer), verwendet wird der PCWP (siehe oben)
CO: HZV

Literatur

1. Robert F. Schmidt, Florian Lang, Thews (Hrsg): Physiologie des Menschen mit Pathophysiologie. Berlin Heidelberg: Springer Verlag 2005;29. Auflage
2. Matthew Cross, Emma Plunkett: Physics, Pharmacology and Physiology for Anaesthetists: Key Concepts for the FRCA. Cambridge: University Press 2014;2. Auflage
3. Peter Vaupel, Hans-Georg Schaible, Ernst Mutschler (Hrsg): Anatomie, Physiologie, Pathophysiologie des Menschen. Stuttgart: Wissenschaftliche Verlagsgesellschaft 2015;7. Auflage.

Ejektions-Fraktion

$$EF = ((EDV - ESV) / EDV) \times 100$$

EF: Ejektionsfraktion (Einheit: %)
EDV: End-diastolisches Volumen
ESV: End-systolisches Volumen
SV: Schlagvolumen = EDV − ESV

System-vaskulärer Widerstand (SVR)

Der Flusswiderstand im Kreislaufsystem gegen den der linke Ventrikel auswerfen muss (Einheit: dyn x cm/sec^{-5}). Der Normalwert beträgt 1.000–1.500 dyn x cm/sec^{-5}. 1 dyn entspricht der Kraft die notwendig ist, um eine Masse von 1 g um 1 cm/sec^2 zu beschleunigen. Anschaulich ist 1 dyn 1/100.000 eines Newton, daher eine sehr kleine Kraft.

$$SVR = (MAP - RAP) \times 80 / CO$$

SVR: System-vaskulärer Widerstand
MAP: Mittlerer arterieller Druck
RAP: Rechter Vorhofdruck (mittlerer)
CO: HZV

Pulmonal-vaskulärer Widerstand (PVR)

Der Flusswiderstand im pulmonalen Stromgebiet gegen den der rechte Ventrikel auswerfen muss (Einheit: dyn x cm/sec^{-5}). Der Normalwert beträgt 50–150 dyn x cm/sec^{-5}.

Primärversorgung des polytraumatisierten Patienten
Emergency Care for the Patient with Multiple Trauma

T. Wurmb · M. Bernhard

Zusammenfassung

Die Primärversorgung eines oder mehrerer polytraumatisierter Patienten ist komplex und zeitkritisch. Das Zusammenspiel der verschiedenen Einsatzkräfte erfordert eine klare Führung, Abstimmung und Kommunikation. Eigenschutz und die Rettung des verletzten Patienten sind wichtige Elemente, die prioritär zu beachten und zu realisieren sind. Bei der medizinischen Versorgung steht die Behandlung vital bedrohlicher Verletzungsfolgen an erster Stelle. Hierbei wird nach dem ABCDE-Schema vorgegangen. Dies stellt eine nach Prioritäten gestaffelte strukturierte Vorgehensweise sicher. Bei vital bedrohlichen Blutungen, die schnell und mit einfachen Mitteln zu stoppen sind, kann das Schema zu Gunsten des <c>-ABCDE-Schemas verlassen werden. Nach initialer Stabilisierung und Sicherung der Vitalfunktionen erfolgt die orientierende Ganzkörperuntersuchung und die Stellung einer Arbeitsdiagnose mit dem möglichst vollständigen Verletzungsmuster. Anschließend erfolgt die Auswahl der geeigneten Zielklinik und die Festlegung des geeigneten Transportmittels, wobei dem luftgebundenen Transport in der Regel der Vorzug zu geben ist.

Schlüsselwörter: Polytrauma – Management – Notfall – Blutung – Unfall

Summary

Initial assessment and management of a patient with multiple trauma is complex and time dependent. The interaction between the different rescue forces in the field needs a clear leadership, communication and distinctive arrangement. The safety of the rescue team and the salvage of the casualties has a high initial priority. The treatment priorities of the multiple trauma patient are selected along the sequence of the ABCDEs of trauma. This process identifies life-threatening conditions and initiates treatment according to the principle: treat first, what kills first. If there is life-threatening bleeding which can be stopped by basic therapeutic measures, the C becomes a higher priority and the ABCDEs of trauma are modified to <c>ABCDEs. After initial resuscitation and securing of the vital functions, a secondary survey is performed in order to define the entire pattern of injuries. Selection of the adequate receiving hospital and the choice of the transport unit are important further steps.

Keywords: Multiple trauma – Resuscitation – Emergency – Bleeding – Accident

Hintergrund

Weltweit sterben etwa 1,25 Millionen Menschen jährlich als Folge eines Verkehrsunfalls. Es ist davon auszugehen, dass es im Jahr 2020 über 5 Millionen Traumatote weltweit pro Jahr geben wird. Bei Kindern und Jugendlichen stellt das Trauma die häufigste Todesursache in den Industrienationen dar [1]. In Deutschland gab es im Jahr 2015 3.459 Verkehrstote (davon 84 Kinder), 393.432 Personen (davon 28.235 Kinder) wurden bei Verkehrsunfällen verletzt, davon wurden 67.706 als schwer verletzt eingestuft [2].

Aus den Daten des TraumaRegisters® der Deutschen Gesellschaft für Unfallchirurgie wissen wir, dass im Jahr 2016 40.836 verletzte Patienten an 645 teilnehmenden Kliniken behandelt wurden. 5.089 Patienten davon wurden als Polytrauma eingestuft. Der überwiegende Teil der Verletzungen (96%) wurde dabei durch ein stumpfes Trauma verursacht. Mit 21% war ein Autounfall mit die häufigste Traumaursache. Der Altersdurschnitt lag bei 51 Jahren. Männer waren mit 70% häufiger betroffen als Frauen. Die Letalität im Krankenhaus betrug 11,3%.

Die Versorgung von schwerverletzten Patienten ist eine anspruchsvolle und äußerst komplexe Aufgabe. Dies erklärt sich zum einen durch die Umstände des Unfalls an sich und zum anderen durch die diversen Folgen der Kraft- und Gewalteinwirkung auf den Organismus. Das Management vor Ort hat die Rettung der verletzten Person oder Personen, lebensrettende und stabilisierende Maßnahmen sowie die Abwendung von weiterem Schaden zum primären Ziel. Hierbei wirken Einsatzkräfte der nicht-polizeilichen und der polizeilichen Gefahrenabwehr mit. Diese Tatsache erhöht die Anforderung an das Management vor Ort und beeinflusst den Ablauf und die Planung der notfallmedizinischen Versorgung.

Polytrauma – Definition

Der Begriff Polytrauma beschreibt die gleichzeitige Verletzung mehrerer Körperregionen und Organsysteme, wobei eine einzelne dieser Verletzungen oder die Kombination der Verletzungen für den Patienten lebensbedrohlich ist. Dies war lange Jahre die gängige Definition des Polytraumas.

Eine andere Definition verwendet die Verletzungsschwere nach Injury Severity Score (ISS). Hierbei wird eine nach ISS definierte Verletzungsschwere von ≥16 als Polytrauma bezeichnet. Die Bestimmung des ISS hat den Nachteil, dass diese eine genaue Kenntnis des Verletzungsmusters voraussetzt. Daher kann die Bestimmung also erst nach Abschluss der Diagnostik vorgenommen werden. Ein ISS von 75 beschreibt ein Verletzungsmuster, das mit dem Leben nicht vereinbar ist.

Im Jahr 2014 wurde nach einem Konsensusprozess die sog. Berlin Definition des Polytraumas festgelegt. Relevante Verletzungen von mindestens 2 Körperregionen mit einem AIS (Abbreviated Injury Scale) – Wert von ≥3 und zusätzlich einem der folgenden Parameter: Alter >70, Azidose, Hypotension, Koagulopathie und Bewusstlosigkeit [3]. In dieser Definition wird also auch schon Auswirkung des Traumas auf den Organismus mitberücksichtigt, außerdem wird das Alter hinzugenommen, als ein Parameter, von dem bekannt ist, dass sich ab einer bestimmten Grenze das Outcome verschlechtert [3].

Einsatztaktische Überlegungen

Neben den medizinischen Prioritäten sind auch die Umgebungs- und Einsatzbedingungen von großer Relevanz für das einsatztaktische und therapeutische Vorgehen. Wenn keine außergewöhnlichen Gefahrenlagen vorliegen (z.B. Terroranschlag, Amoklauf) bestimmt der Zustand des Patienten das Ausmaß und die Reihenfolge der medizinischen Maßnahmen. So muss beispielsweise entschieden werden, ob der Zustand eines im Fahrzeug eingeklemmten Patienten eine schonende technische Rettung zulässt, oder ob aufgrund einer vitalen Gefährdung eine sog. „Crash-Rettung" erfolgen muss. Unter diesen Umständen muss auch festgelegt werden, welche medizinischen Maßnahmen noch vor der Rettung im Unfallfahrzeug erfolgen sollen, oder erst nach Befreiung und Verbringung in den Rettungswagen durchgeführt werden. Weiter muss entschieden werden, ob der Patient vor der Befreiung aus dem Fahrzeug eine Schmerztherapie oder eine Analgosedierung benötigt. Auf die gleiche Weise müssen sämtliche Einsatzsituationen erfasst und bewertet werden.

Die Auswirkung des Traumas auf den Organismus

Die Manifestation und das Muster des Traumas hängt von der Art, Schwere und Ausbreitung der Gewalteinwirkung auf den menschlichen Körper ab. So weist der Sturz aus großer Höhe ein anderes Verletzungsmuster auf, als ein Hochrasanz-Trauma mit einem PKW. Das schwere Schädelhirn-Trauma hat eine andere Pathogenese als die Fraktur des Femur oder eine Leberruptur. Was hingegen bei allen Traumata ähnlich verläuft, ist die systemische Reaktion des Körpers.

Bei einem Trauma kommt es zu einer massiven Zerstörung von Gewerbe und anatomischen Strukturen. Durch diese Schädigung und der damit verbundenen Ischämie, Hypoxie und Hämorrhagie werden Zytokine in bestimmten Mustern freigesetzt, die zu einer Aktivierung des Immunsystems und einer Immunreaktion führen. Diese Immunreaktion kann als Systemisches Entzündungssyndrom (SIRS) in Erscheinung treten und an der Entstehung eines Multiorganversagens (MOV) wesentlich beteiligt sein. Auswirkung von schweren Verletzungskombinationen auf das Behandlungsergebnis sind die Störungen des Säure-Basenhaushalts, der Gerinnung und des Wärmehaushaltes. Der sogenannten letalen Trias [4] aus Azidose, Hypothermie und Gerinnungsstörung gilt es von Beginn an therapeutisch gegenzusteuern. Vor allem die Traumainduzierte Koagulopathie (TIK) hat eine große Bedeutung [5]. Hierbei kommt es zu einer schweren Störung der Blutgerinnung, was zu entsprechender Aggravierung des Blutverlustes führt und eine relevante Komplikation mit Verschlechterung des Behandlungsergebnis darstellt [4,6,7]. Für die Entwicklung einer TIK scheint die Kombination aus Gewebeschaden und schockbedingter Hypoperfusion entscheidend zu sein [8].

Leitsymptome

Die Symptomatik des Polytraumas hängt entscheidend von der Art des Traumas und der Kombination der einzelnen Verletzungsfolgen ab.

Bei einem Schädel-Hirntrauma ist das Leitsymptom die Bewusstseinsstörung. Äußere Verletzungsfolgen, wie Blutung oder Weichteilschaden sind ebenfalls typische Symptome eines Schädel-Hirn-Traumas. Eine schwere Hirnschädigung mit beginnender Einklemmung wird häufig durch eine Pupillendifferenz erkennbar.

Leitsymptome für die Verletzung des knöchernen Thorax oder der Lunge sind Schmerzen und Atemnot. Verletzungen des Mediastinums und seiner enthaltenen Strukturen zeigen eher unspezifische Symptome. Hämodynamische Instabilität ist ein Leitsymptom für die Blutung aus einem der großen mediastinalen Gefäße. Luftnot und Weichteilemphysem sind Hinweise auf einen Ab- oder Einriss eines großen Bronchus oder der Trachea. Herzrhythmusstörungen können ein Hinweis auf eine Contusio cordis sein. Eine obere Einflussstauung bei gleichzeitiger hämodynamischer Instabilität sind Symptome einer Herzbeuteltamponade oder eines Spannungspneumothorax. Ein dezentes Weichteilemphysem und eine mehrere Tage nach Trauma auftretende Mediastinitis können Symptome einer Ösophagusperforation sein.

Leitsymptome einer abdominellen Traumfolge sind abdominelle Schmerzen, eine pralle Spannung des Abdomens und hämodynamische Instabilität. Im Vordergrund stehen die Verletzung der parenchymatösen Bauchorgane oder der großen intraabdominellen Gefäße. Darmverletzungen, Einrisse des Meso oder die Verletzung der Pankreas werden selten in der Frühphase symptomatisch und müssen im weiteren (intensivmedizinischen) Verlauf mit bedacht werden, insbesondere dann wenn sich ein akutes Abdomen oder eine respiratorische Insuffizienz entwickelt.

Leitsymptome der Wirbelsäulenverletzung sind Schmerzen und neurologische Ausfälle. Diese Symptome sind insbesondere bei bewusstlosen oder bewusstseinsgetrübten Patienten schwer oder gar nicht erkennbar. Daher muss bei einem entsprechenden Traumamechanismus immer mit einer Wirbelsäulenverletzung gerechnet werden.

Symptome einer Beckenfraktur sind je nach Schweregrad Schmerzen und ein instabiler Beckenring. Eine hämodynamische Instabilität durch den Blutverlust ist ein wichtiges Zeichen einer komplexen Beckenfraktur.

Verletzungen der Extremitäten zeigen sich durch Schwellung, Blutung, Zerstörung von Weichteilgewebe, Instabilität, abnorme Beweglichkeit und Fehlstellung.

Medizinische Versorgungsstrategie – Anamnese, Diagnostik und Therapie

Die Versorgung des polytraumatisierten Patienten ist zeitkritisch; Anamnese, Diagnostik und Therapie laufen Hand in Hand, um kostbare Zeit zu gewinnen. Die kurze Erhebung der Anamnese beinhaltet den Unfallzeitpunkt, den Unfallhergang und die Rolle des Verletzten bei dem Unfall. Von Wichtigkeit sind die Auffindesituation des Verletzten und die Beteiligung anderer Personen. Allein durch die Kenntnis des Unfallhergangs können schon wichtige Hinweise auf die Art und Intensität der Krafteinwirkung und die Kinetik gewonnen werden, was wiederum Rückschlüsse auf die Risiken für gravierende Traumafolgen erlaubt. In der patientenbezogenen Anamnese müssen Vorerkrankungen, Medikamenteneinnahme, Allergien, Komplikationen bei früheren Operationen und der Zeitpunkt der letzten eingenommenen Mahlzeit erfragt werden.

Das diagnostische und therapeutische Vorgehen richtet sich nach einem prioritätenorientierten Algorithmus:

An oberster Stelle steht das Ziel, diejenigen Verletzungen und Verletzungsfolgen als erstes zu entdecken und zu behandeln, die am schnellsten zum Versterben des Patienten führen. Hierbei hat sich das ABCDE-Schema seit vielen Jahren bewährt, welches ursprünglich aus dem ATLS™ (Advanced Trauma Life Support) -Kursformat stammt [9,10]. Bei der Anwendung dieses Schemas sucht man zuerst nach einer Schädigung/Störung im Bereich der Atemwege, danach wird nach Problemen im Bereich der Atmung/Beatmung (B=Breathing) gefahndet. Unter dem Buchstaben „C" gilt es ein Kreislaufproblem zu verifizieren oder auszuschließen. Unter „D" (D=Disability) werden Störungen aus dem neurologischen Bereich zusammengefasst. Hierzu gehört die Bestimmung der Glasgow Coma Scale (GCS). Unter „E" (E=Environment) wird nach der Entkleidung des Patienten eine orientierende Ganzkörperuntersuchung durchgeführt. Der Wärmeerhalt ist besonders wichtig, auf den unter „E" explizit hingewiesen wird [10].

Die Verletzung, die am schnellsten zu einem Versterben des Patienten führt, wird zuerst behandelt. Dieses Credo gilt! Steht eine präklinisch prinzipiell stoppbare und lebensbedrohliche Blutung im Vordergrund kann das ABCDE-Schema zugunsten des sog. „kritischen C" modifiziert werden. Es wird dann nach dem <c>AB[C]DE-Schema vorgegangen. Das heißt, die kritische Blutung wird noch vor einer potentiellen Störung des Atemwegs behandelt [11].

Man kann das therapeutische Prinzip der präklinischen Polytraumaversorgung kurz und prägnant zusammenfassen:
- Atemweg beherrschen, Halswirbelsäule immobilisieren
- Notfallnarkose durchführen
- thorakale Spannungssituationen beseitigen
- Blutungen stoppen
- Schocktherapie
- Schädel-Hirntrauma behandeln
- Analgesie durchführen
- Schonende Lagerung, ggf. Immobilisation und Wärmeerhalt
- Auswahl und Transport in das geeignete Krankenhaus

Atemweg („A-Problem")

Die Untersuchung des Atemweges beginnt mit der Inspektion. Hierbei ist auf Verlegung des Atemweges durch Blut, Zähne oder Fremdkörper zu achten. Eine Verlegung des Atemwegs durch einen Tonusverlust des Mundbodens bei Bewusstlosigkeit wird sowohl durch die Inspektion als auch die Palpation festgestellt. Zur Palpation gehört außerdem die Untersuchung des Luftstromes, die Abtastung der Kieferknochen und beim bewusstlosen Patienten die vorsichtige Inspektion des Rachenraumes.

Die Beherrschung des Atemweges ist eine wesentliche Komponente bei der präklinischen Behandlung des Polytraumas. Die dazu erforderlichen Maßnahmen sind an die Durchführung einer Notfallnarkose geknüpft. Einzige Ausnahme ist der Patient mit Herz-Kreislauf-Stillstand. Nach der S3-Leitlinie Polytrauma/Schwerverletztenbehandlung ist bei folgenden Voraussetzungen die Indikation zur endotrachealen Intubation gegeben [12]:
- Apnoe und Schnappatmung
- Hypoxie (SpO_2 <90%) trotz Sauerstoffgabe und nach Ausschluss eines Spannungspneumothorax
- Schweres Schädel-Hirntrauma mit GCS<9
- Traumaassoziierte persistierende hämodynamische Instabilität (RRsys <90 mmHg)
- Schwereres Thoraxtrauma mit respiratorischer Insuffizienz (Atemfrequenz >29/min)

Durchführung der Notfallnarkose beim polytraumatisierten Patienten:

Die Durchführung einer Notfallnarkose und sämtliche Rahmenbedingungen sind in den Handlungsempfehlungen zur prähospitalen Nofallnarkose der Deutschen Gesellschaft für Anästhesiologie und Intensivmedizin (DGAI) [13,14] ausführlich beschrieben. In diesem Beitrag werden nur die Besonderheiten bei der Behandlung eines Patienten mit Polytrauma dargestellt. Die Indikationsstellung zur Intubation und zur Durchführung einer Notfallnarkose erfolgt kritisch. Es müssen hierbei der Zustand des Patienten, die eigenen Fertigkeiten, die Nähe zum Krankenhaus und die Situation an der Einsatzstelle berücksichtigt werden. Bei einer gegebenen Indikation muss die geplante Maßnahme an das gesamte Rettungsteam kommuniziert werden. Die Durchführung einer Notfallnarkose erfordert eine sorgfältige Vorbereitung. Bei der Durchführung

einer Narkose bei einem polytraumatisierten Patienten müssen einige Besonderheiten beachtet werden [14]:
- Ungünstige Umgebungsbedingungen
- Schwieriger Atemweg u.a. durch Verletzungsfolgen
- Erhöhte Aspirationsgefahr durch fehlende Nüchternheit
- Volumenmangel
- Hämorrhagischer Schock und Mangel an Sauerstoffträgern
- Potentiell verletzte Halswirbelsäule

Nach Anlage und sicherer Fixierung von möglichst 2 großlumigen intravenösen Kanülen und nach Anschluss des Basismonitorings (EKG, Pulsoxymetrie, Nichtinvasive Blutdruckmessung) wird der Patient gelagert. Im Idealfall gelingt eine Oberkörperhochlagerung. Hier ist eine kritische Risiko-Nutzen-Abwägung in Bezug auf die Kreislaufsituation und Wirbelsäulenverletzungen vorzunehmen. Nach der Lagerung erfolgt die Präoxygenierung des Patienten über eine dicht sitzende Maske und einen Beatmungsbeutel mit Sauerstoffreservoir. Nach 3–4 Minuten erfolgt die Gabe der Medikamente zur Narkoseeinleitung. Die Dosierung ist an die Kreislaufsituation des Patienten anzupassen. Die Narkoseeinleitung erfolgt als „Rapid Sequence Induction" ohne Zwischenbeatmung. Eine mögliche Medikamentenkombination zur intravenösen Gabe ist hier gezeigt [13]:

- Thiopental (3–4 mg/kgKG) oder Propofol (1,5–2 mg/kgKG) +
- Esketamin (0,5–1 mg/kgKG) oder Fentanyl (3–5µg/kgKG) oder Sufentanil (0,3–0,5 µg/kgKG) +
- Rocuronium (1mg/kgKG) oder Succinylcholin (1,5 mg/kgKG)

Bei Vorliegen einer ausreichenden Narkosetiefe wird der Patient laryngoskopiert. Bei Vorhandensein und entsprechender Ausbildung soll ein Videolaryngoskop verwendet werden. Es erfolgt die endotracheale Intubation und das Blocken des Cuffs. Während der Laryngoskopie wird die Halswirbelsäule durch einen Helfer manuell „inline" stabilisiert. Eine steife Halskrawatte wird geöffnet. Nach erfolgreicher Intubation wird diese wieder sicher angelegt. Sollte keine Intubation möglich sein, muss spätestens nach dem zweiten Versuch eine ausreichende Oxygenierung und Ventilation gesichert werden. Dies kann zunächst durch eine Beutel-Maskenbeatmung erfolgen. In einer solchen Situation ist zwingend an den Einsatz von alternativen Atemwegen zu denken. Hierzu zählen die supraglottischen Atemwege (z.B. Larynxmaske, Larynxtubus). Sollte auch mit diesen Hilfen keine suffiziente Oxygenierung möglich sein, ist an die Durchführung einer Notkoniotomie zu denken. Weiterführende Literatur zum Thema Management des schwierigen Atemweges ist die DGAI-Handlungsempfehlung zum prähospitalen Atemwegsmanagement [13].

Das Monitoring wird durch die Kapnometrie ergänzt, diese dient zunächst dazu, die endotracheale Lage des Tubus zu überprüfen. Im weiteren Verlauf ist die Kapnometrie unverzichtbares Werkzeug zu Steuerung der Beatmungstherapie mit dem Ziel der Normoventilation [12,13]. Die Narkose kann mit Midazolam, Esketamin, Fentanyl/Sufentanil und Rocuronium aufrechterhalten werden.

Atmung/Beatmung – („B-Problem")

Die klinische Evaluation des Thorax besteht aus der Auszählung der Atemfrequenz, die Überprüfung auf das Vorliegen einer Dyspnoe und die Auskultation. Ein einseitig abgeschwächtes Atemgeräusch zum Beispiel ist ein wichtiger Hinweis auf das Vorliegen eines Pneumothorax [12]. Außerdem ist es wichtig auf Schmerzen, sowohl spontan, als auch durch Palpation provozierte Schmerzen zu achten. Bei der manuellen Untersuchung muss außerdem nach Krepitationen gesucht werden, die Rippenfrakturen anzeigen. Auf das Vorhandensein eines Hautemphysems ist ebenso zu achten, wie auf Instabilitäten des Thorax. Zur apparativen Diagnostik wird die Messung der pulsoxymetrischen Sauerstoffsättigung und bei beatmeten Patienten zusätzlich die Kapnometrie/-graphie verwendet.

Bei der Behandlung von „B-Problemen" stehen die Folgen des Thoraxtraumas im Vordergrund. Häufig findet sich ein schweres stumpfes Thoraxtrauma, das bei entsprechender Symptomatik und Oxygenierungsstörung eine Indikation zur Durchführung einer Notfallnarkose mit Beatmung darstellt. Weitere präklinische Therapieoptionen sind die Entlastung eines Pneumo-/Hämatothorax respektive eines Spannungspneumo-/Hämatothorax und die Entlastung einer Perikardtamponade [12].

Die Verdachtsdiagnose Spannungspneumothorax sollte bei einem einseitig abgeschwächten oder fehlenden Atemgeräusch (Cave: korrekte Tubuslage bei intubierten Patienten) und dem gleichzeitigen Auftreten einer schweren respiratorischen Insuffizienz sowie einer hämodynamischen Instabilität gestellt werden. Der Spannungspneumothorax gehört zu den präklinisch häufig übersehenen Verletzungen [15]. Die leitliniengerechte Therapie besteht schon bei Verdacht in der Dekompression [12]. Ein einfacher Pneumothorax ohne Spannungskomponente sollte bei beatmeten Patienten entlastet werden, während bei spontan atmenden Patienten die Situation unter engmaschiger Kontrolle beobachtet werden kann.

Die Therapie des Spannungspneumothorax besteht in der sofortigen Entlastung. Dies kann entweder temporär durch eine Nadeldekompression oder permanent durch die Anlage einer Thoraxdrainage erfolgen. Je nach Situation und Erfahrung des Anwenders ist es sinnvoll die Nadeldekompression zu unterlassen und sofort eine Minithorakotomie auf der betroffenen Seite mit einer manuellen Eröffnung der Pleura vorzunehmen. Aus Sicht des Autors ist für den Notfalleingriff die Bülau-Position zu bevorzugen. Mit Eröffnung der Pleura und dem Entweichen von Luft und/oder Blut ist zunächst einmal die Dekompression gelungen und und es kommt zur kardiozirkulatorischen Rekompensation. Es erfolgt dann die manuell geführte Einlage der Thoraxdrainage. Die Nadeldekompression ist die etwas schnellere Variante und kann evtl. bei schwer zugänglichen Patienten und ungünstigen Umgebungsbedingungen angewendet werden [12]. Die S3-Leitlinie Polytrauma empfiehlt die primäre Entlastung mittels Nadeldekompression und die anschließende Anlage einer Thoraxdrainage [12].

Die Therapie einer Perikardtamponade besteht in einer Entlastungspunktion, die subxiphoidal durchgeführt wird. Aufgrund der Seltenheit dieser Verletzung wird der einzelne Notarzt mit dieser Technik weniger vertraut sein. Kritisch ist außerdem die Ausführung der Punktion ohne sonographische Kontrolle, die in den meisten Fällen präklinisch nicht möglich ist. Unwirksam ist eine einmalige Punktion außerdem bei Vorliegen von Blutkoageln im Perikard. Eine andere Methode zur Entlastung einer Perikardtamponade ist die Clamshell-Thorakotomie. Diese kann bei penetrierendem Trauma zur Anwendung kommen [16,17]. Hierbei handelt es sich um eine chirurgische Maßnahme, die prinzipiell bei traumatischem Herz-Kreislauf-Stillstand nach penetrierendem Trauma zu Anwendung kommen könnte. In der Breite der notfallmedizinischen Versorgung hat diese Methode derzeit jedoch keinen Platz und ist eventuell einer kleinen Gruppe von entsprechend trainierten Medizinern vorbehalten [18].

Bei traumabedingtem Herz-Kreislauf-Stillstand muss beidseitig eine Entlastung des Thorax durch Minithorakotomie und Drainageneinlage erfolgen. Die hierzu notwendige Unterbrechung der Herz-Druck-Massage muss in Kauf genommen werden, da der Spannungspneumothorax eine gut therapierbare und reversible Ursache des traumabedingten Herz-Kreislauf-Stillstandes darstellt [12,19]. Mittlerweile gibt es auch Berichte, die eine erfolgreiche präklinische Thorakotomie bei Herz-Kreislaufstillstand nach stumpfem Trauma beschreiben [18].

Bei einem traumabedingten Herz-Kreislauf-Stillstand sollen darüber hinaus leitliniengerecht traumaspezifische reversible Ursachen diagnostiziert und behoben werden. Hierzu zählen neben dem Spannungspneumothorax u.a. die Atemwegsverlegung und die Hypvolämie [12].

Kreislauf („C-Problem")

Bei der körperlichen Untersuchung des polytraumatisierten Patienten muss auf das Vorliegen großer Blutungen geachtet werden. Offensichtliche Blutungen nach extern sind dabei leichter zu diagnostizieren, als Blutungen in die großen Körperhöhlen. Die Untersuchung des Torsos gibt aber entsprechende Hinweise. Prellmarken an Thorax und Abdomen, Rippenfrakturen oder ein gespanntes Abdomen können Hinweise auf eine mögliche innere Blutungsquelle geben. Die Untersuchung des Kreislaufes und die Suche nach einem C-Problem beinhaltet die klinische Untersuchung des Pulses; die Beurteilung des Radialispuls hat hierbei eine herausgehobene Bedeutung. Sowohl die Frequenz, als auch die Pulsqualität müssen beurteilt werden. Weitere Hinweise auf ein C-Problem ergeben sich aus der Beurteilung der Rekapillarisierungszeit und eine Inspektion der Konjunktiven. Als apparative Diagnostik kommen EKG, Blutdruckmessung und die Pulsoxymetrie zum Einsatz.

Die Therapie der hämodynamischen Instabilität beim polytraumatisierten Patienten richtet sich möglichst nach der Ursache. Liegt eine thorakale Spannungssituation vor, muss diese sofort behoben werden [12]. Gleiches gilt für die Perikardtamponade (s.o). Die häufigste Ursache einer hämodynamischen Instabilität beim Polytrauma ist jedoch die Blutung, und der daraus resultierende hämorrhagische Schock. Mit der „STOP the bleeding Campaign" wurde der Therapie von Blutungen eine hohe Priorität eingeräumt [4,20]. Hierbei steht das Akronym STOP für:

- **S**earch for patients at risk for coagulopathy
- **T**reat bleeding and coagulopathy as soon as they develop
- **O**bserve the response to interventions
- **P**revent secondary bleeding and coagulopathy

An erster Stelle steht in der präklinischen Therapie die Frage, ob die Blutung in der präklinischen Versorgung gestoppt werden kann. Blutungen an den Extremitäten oder infolge eines Beckentraumas können mit verhältnismäßig einfachen Maßnahmen präklinisch kontrolliert werden. Hierzu zählen die Anlage eines Tourniquets und/oder einer Beckenschlinge [21]. Blutungen in den großen Körperhöhlen können in der präklinischen Versorgung nicht adäquat behandelt werden; diese Blutungen können nur durch eine schnellstmögliche chirurgische Therapie in der Klinik gestoppt werden. Bei der Kreislauftherapie müssen die Therapieziele und die daran gebundenen Maßnahmen an die verschiedenen Konstellationen angepasst werden. Ein „one fits all"-Therapie gibt es hier leider nicht. Bei unkontrollierten Blutungen ohne ein Schädel-Hirntrauma sollten sich die Ziele der Kreislauftherapie auf ein stabiles Niveau mit niedrigen Blutdruckwerten beschränken. Dieses Vorgehen wird auch als permissive Hypotonie beschrieben. Hintergrund dieser Maßnahme ist es die Blutungen durch höhere Blutdruckwerte nicht noch weiter zu verstärken. Die Festlegung eines Zielwertes ist durch Studien nicht gut abgesichert. Aus den vorhanden Daten lässt sich ein systolischer Blutdruck zwischen 70 und 90 mmHg bzw. ein mittlerer arterieller Druck von 50 mmHg als Zielwert nennen [12].

Bei unkontrollierten Blutungen mit Vorliegen eines Schädel-Hirntrauma ist die ausreichende Perfusion des Gehirns ein wichtiges Therapieziel. Um einen adäquaten zerebralen Perfusionsdruckes zu erreichen sollte möglichst eine Normotension erreicht werden [12]. Der systolische Blutdruck sollte dabei nicht unter 90 mmHg abfallen. Es ist bekannt, dass das Outcome nach SHT sich mit wiederkehrenden Hypotoniephasen verschlechtert [22]. In dieser Konstellation muss man also mit zwei sich widersprechenden Therapieprinzipien arbeiten. Zum einen die Aufrechterhaltung einer adäquaten zerebralen Perfusion, zum anderen das Ziel durch niedrige Blutdrücke vorhandene Blutungen nicht weiter zu aggravieren [12].

Bei präklinisch kontrollierten Blutungen wird bei Hinweisen auf Volumenmangel und hämorrhagischen Schock eine Volumentherapie durchgeführt. Bei fehlenden klinischen Anzeichen kann auf eine Volumentherapie verzichtet werden. Bei Patienten mit Schädel-Hirn-Trauma sollte der systolische Blutdruck nicht unter 90 mmHg abfallen.

Die Volumentherapie bei polytraumatisierten Patienten wird weitestgehend mit kristalloiden Lösungen durchgeführt. Hierbei sollten balancierte kristalloide, isotone Vollelektrolytlösungen verwendet werden. Präparate, die Hydroxyethylstärke (HES) enthalten, sind in den letzten Jahren immer wieder intensiv und kritisch diskutiert worden. Letztlich wurde die Indikation seitens des Bundesinstitutes für Arzneimittel und Medizinprodukte deutlich eingeschränkt. In der Stellungnahme heißt es: „HES-haltige Infusionen sollen nur noch für die Behandlung einer Hypovolämie aufgrund eines akuten Blutverlustes verwendet werden, wenn die Gabe von Kristalloiden nicht als ausreichend betrachtet wird." [23]. Die Autoren des entsprechenden Kapitels der S3-Leitlinie Polytrauma raten aber ausdrücklich von der Verwendung von HES ab, wenn eine trauma-induzierte Koagulopathie (TIK) vermutet wird. Andere kolloidale Infusionen wie Gelatine oder Albumin sind durch die Anwendungsbeschränkung von HES-haltigen Lösungen wieder in den Vordergrund gerückt. Von der präklinischen Verwendung von Albumin wird aber dezidiert abgeraten [12].

Bei schwerem Trauma mit großem Blutverlust stellt die TIK ein eigenes Krankheitsbild dar. Als Ursache wird eine kritische Minderperfusion im Rahmen eines hämorrhagischen Schocks und dem Auftreten von massiver Gewebezerstörung gesehen [8]. Die Folge sind Hypokoagulation und Hyperfibrinolyse. In der präklinischen Therapie gelten grundsätzlich die Prinzipien, wie sie in der „STOP the bleeding Campaign" hervorgehoben wurden [20]. Die Möglichkeiten zur Erreichung der Ziele ist aufgrund der fehlenden Diagnostik und spezifischen Therapeutika jedoch deutlich eingeschränkt. Vor allem die Therapieziele „Wärmeerhalt" und „Verhindern einer Azidose" können in der präklinischen Versorgung jedoch konsequent verfolgt werden. Spätestens seit der CRASH-2 Studie [24] wurde die präklinische Gabe von Tranexamsäure bei hämorrhagischem Schock und vermuteter Hyperfibrinolyse zum Standard in der Versorgung polytraumatisierter Patienten.

Präklinische Anwendung von Plasmapräparaten.

Ganz aktuell wurden hierzu zwei beachtenswerte Studien publiziert. Moore et al. [25] berichten über eine randomisierte Studie, die den Nutzen einer präklinischen Therapie mit Plasmapräparaten untersuchte; der so genannte „COMBAT"-Trial. In dieser Untersuchung konnten keine Vorteile für die präklinische Therapie mit Plasmapräparten gefunden werden. Es handelte sich um Patienten, die bodengebunden mit sehr kurzen Transportzeiten in Level-1 Traumazentren der Stadt Denver eingeliefert wurden. Die Menge an verabreichtem Plasma war sehr niedrig, ein Einfluss auf die 28-Tage Mortalität (primärer Endpunkt) konnte nicht nachgewiesen werden. Eine zweite Untersuchung veröffentlichten Sperry et al. den „PAMPer"-Trial [26]. Bei dieser Untersuchung handelte es sich um eine cluster-randomisierte Multicenter-Studie an 27 Luftrettungsstationen in den USA. In dieser Studie zeigte sich in der Gruppe, die präklinisch Plasma erhalten hatte eine geringere 30-Tagemortalität im Vergleich zur Kontrollgruppe. Im Vergleich zum COMBAT-Trial gibt es einige augenscheinliche Unterschiede. Besonders auffällig ist der höhere Anteil an Patienten mit Schädel-Hirntrauma und die deutlich längeren Transportzeiten. Man kann schlussfolgern, dass polytraumatisierte Patienten, die einen langen Transportweg haben unter bestimmten Umständen von einer präklinischen Therapie mit Plasma profitieren können [25,26].

Neurologie – („D-Problem")

Die neurologische Untersuchung beginnt mit der Überprüfung des Bewusstseinszustandes des Patienten. Zur standardisierten Vorgehensweise hat sich die Erhebung der Glasgow Coma Scale (GCS) etabliert (Tab. 1). Hier werden die Funktionen „Augen öffnen", „verbale Reaktion" und „Motorik" abgeprüft. Die Erhebung und Dokumentation des GCS-Wertes sollte wiederholt erfolgen und immer auch mit einer entsprechenden Uhrzeit versehen werden. Die Pupillen müssen auf Größe, Seitendifferenz und Lichtreaktion überprüft werden. Neben der Untersuchung des Bewusstseins muss eine neurologisch orientierende Untersuchung durchgeführt werden. Hierbei ist auf Lähmungen, Seitenunterschiede und Unterschiede zwischen oberer und unterer Körperhälfte zu achten. Es müssen abnorme motorische Reaktionsmuster beachtet werden.

Tabelle 1
Glasgow Coma Scale.

Untersuchung/ Prüfung	Reaktion	Punkte
Augen Öffnen	Spontan	4
	Nach Aufforderung	3
	Auf Schmerzreiz	2
	Nicht	1
Beste verbale Reaktion	Orientiert	5
	Desorientiert	4
	Inadäquate Äußerungen	3
	Unverständliche Laute	2
	Keine	1
Beste motorische Reaktion	Folgt Aufforderungen	6
	Gezielte Abwehr	5
	Ungezielte Abwehr	4
	Beugesynergismen	3
	Strecksynergismen	2
	Keine	1

Akuttherapie des Schädel-Hirn-Trauma (SHT)

Das wichtigste therapeutische Ziel bei der Therapie des SHT ist die Vermeidung von Sekundärschäden. Wichtig hierbei ist die Aufrechterhaltung einer adäquaten zerebralen Perfusion und eine für den Gehirnstoffwechsel ausreichende Versorgung mit Sauerstoff [27]. Dies wird durch Sicherstellung der Durchblutung des Gehirns mit sauerstoffgesättigtem Hämoglobin erreicht. Viele Faktoren aus der Pathophysiologie des SHT im Rahmen eines Polytraumas wirken diesem Ziel entgegen. Ein erhöhter intrazerebraler Druck verschlechtert die Hirnperfusion, ein verlegter Atemweg bewirkt Hypoxie und Hypoventilation. Hypoventilation wiederum bewirkt eine Hyperkapnie, was eine Erhöhung des intrakraniellen Blutvolumens und damit intrakranielle Druckerhöhung bewirkt. Ein hämorrhagischer Schock bedeutet eine Senkung des Sauerstoffangebotes durch eine Verschlechterung des Herz-Zeit-Volumens (HZV) und durch die Blutungsanämie. Hieraus ergeben sich automatisch die notwendigen Therapiemaßnahmen.

Hirndrucksenkung: Bei Verdacht auf einen erhöhten intrakraniellen Druck können nach der S3-Leitlinie Polytrauma und gemäß der S2e-Litlinie Schädel-Hirn-Trauma im Erwachsenenalter folgende Maßnahmen angewandt werden [12,27].
- (milde) Hyperventilation
- Gabe von hypertoner Kochsalzlösung
- Mannitol

Der Verdacht auf eine akute Erhöhung des intrakraniellen Druckes mit drohender Einklemmung besteht insbesondere bei Vorliegen einer Pupillenerweiterung (seitengleich oder seitendifferent), Streck- und/oder Beugesynergismen und progredienter Bewusstseinstrübung. In solchen Fällen ist die Durchführung einer Hyperventilation gerechtfertigt. Durch die dadurch induzierte Hypokapnie kommt es zu einer zerebralen Vasokonstriktion und damit zu einer Verringerung des intrazerebralen Blutvolumens, was eine Hirndrucksenkung bewirkt. Wichtig zu wissen ist, dass die Hyperventilation neben dem gewünschten Effekt auch die zerebrale Perfusion verringert. Neben diesen genannten Maßnahmen ist die Lagerung mit 30° Oberkörperhochlagerung sowie die Neutralstellung des Kopfes zur Sicherstellung des venösen Abflusses aus dem Gehirn von großer Bedeutung [12,27].

Sicherung des Atemweges und Beatmung: Auf die Sicherung des Atemweges und die entsprechenden Indikationen wurde weiter oben bereits eingegangen. Neue Daten belegen klar den Vorteil für das Behandlungsergebnis bei Patienten, die bei einer GCS <9 eine Narkose, eine Intubation und eine kontrollierte Beatmung erhalten haben [28]. Daher wird diese Maßnahme in den einschlägigen Leitlinien bei einer GCS <9 empfohlen [12,27]. Durch die Sicherung des Atemweges und kontrollierte Beatmung wird zum einen die Oxygenierung sichergestellt, zum anderen kann die Kohlendioxid-Elimination gesteuert werden, wobei primär eine Normoventilation angestrebt werden soll. Eine Hyperventilation sollte, wie oben erwähnt bei Verdacht auf eine akute intrazerebrale Druckerhöhung angewandt werden. Die Steuerung der Ventilation erfolgt über den Einsatz der Kapnometrie.

Exposure (E-Problem)

Nach Prioritäten-orientierten Untersuchungsgang gemäß ABCDE-Schema erfolgt nun eine weitgehend vollständige Entkleidung und eine orientierende Ganzkörperuntersuchung des Verletzten von Kopf bis Fuß an. Hierbei ist auf Verletzungen des Abdomens, des Beckens und der Extremitäten zu achten. Auch indirekte Hinweise einer Gewalteinwirkung wie Prellmarken oder auch Gurtmarken sind in diesem Untersuchungsgang zu beachten. Die Untersuchung des Beckens erfolgt durch Inspektion und Palpation. Spätestens in der Klinik müssen auch die Körperöffnungen (vaginal/rektal) des Beckens untersucht werden. Die Untersuchung der Extremitäten erfolgt ebenfalls durch Inspektion und Palpation. Es ist auf Blutungen, Frakturzeichen, Weichteilschäden, Durchblutung, Motorik und Sensibilität zu achten. Der Befund muss dokumentiert werden. Nach dieser orientierenden körperlichen Untersuchung des entkleideten Patienten muss schnellstmöglich wieder mit wärmenden Maßnahmen begonnen werden. Hierzu zählt als basale Maßnahme das Zudecken des Patienten.

Verletzungen des Beckens

Die klinische Untersuchung des Beckens und der Extremitäten gibt Aufschluss über das Ausmaß der Verletzungen. Schwere instabile Beckenfrakturen verursachen einen erheblichen Blutverlust. Pelvine Massenblutungen stellen eine akut lebensbedrohliche Situation dar. Wichtigstes Ziel der präklinischen Therapie ist die Stabilisierung und Kompression des Beckens und der intrapelvinen Gefäßstrukturen. Die Stabilisierung des Beckens erfolgt präklinisch am besten durch die Anlage einer Beckenschlinge [12]. Die weitere Therapie im Schockraum richtet sich nach dem genauen Befund und reicht von der operativen Behandlung bis hin zur radiologisch-interventionellen Therapie. Bei einer unkontrollierbaren Blutung aus pelvinen Gefäßen kann innerklinisch das REBOA-Verfahren eingesetzt werden. Das Akronym steht für Resuscitative Endovascular Occlusion of the Aorta. Hierbei wird ein Katheter über eine Femoralarterie in die Aorta abdominalis eigeführt und diese dann mittels Inflation eines Ballons verschlossen [29,30]. Über die präklinische Anwendung gibt es zwar Berichte [30], eine flächendeckende Anwendung in der prähospitalen Notfallmedizin ist in Deutschland aber sicher noch nicht realistisch.

Auch blutende Extremitätenverletzungen können akut vital bedrohlich sein. Liegt eine solche Verletzung vor, dann kann die Versorgung der Blutung in der Reihenfolge der Prioritäten an die erste Stelle gesetzt werden. Stark blutende Extremitätenverletzungen sollen leitliniengerecht in einem Stufenschema durch
- Manuelle Kompression
- Kompressionsverband
- Anlage eines Tourniquets

versorgt werden [12].

Führen diese Maßnahmen nicht zum Erfolg, dann können hämostyptische Verbände oder Substanzen ergänzend angewendet werden.

Verletzung der Wirbelsäule und Ruhigstellung

Wirbelsäulenverletzungen mit einem Schweregrad von ≥2 auf der Abbreviated Injury Scale finden sich laut Trauma-Register® der Deutschen Gesellschaft für Unfallchirurgie in 28% der registrierten Traumapatienten. Es finden sich andere Quellen, die niedrigere Inzidenzen angeben. Eine Verletzung der Halswirbelsäule findet sich zwischen 5 und 10% im Rahmen eines Polytraumas [31,32]. Besonders bei Patienten mit einem schweren SHT findet sich eine hohe Koinzidenz mit einer Verletzung der Halswirbelsäule [33]. Damit spielt die Wirbelsäulenverletzung im Rahmen der initialen Versorgung von polytraumatisierten Patienten eine gewichtige Rolle. Zur Einschätzung, ob eine Wirbelsäulenverletzung vorliegt gehört die Berücksichtigung des Traumamechanismus, das Alter des Patienten (>65 Jahre) und die klinische Untersuchung. Diese konzentriert sich auf die Detektion eines motorischen und/oder sensiblen Defizits. Schmerzen im Bereich der Wirbelsäule müssen dabei als klinisches Zeichen einer Wirbelsäulenverletzung gewertet werden [34].

Nach den NEXUS-Kriterien [35] ist die Verletzung einer HWS-Verletzung wahrscheinlich:
- Bewusstseinsstörung
- Neurologisches Defizit
- Wirbelsäulenschmerzen oder Muskelhartspann
- Intoxikation
- Extremitätentrauma

Bei einem bewusstseinsklaren Patienten kann durch Anwendung der Canadian Cervical Spine Rule der Verdacht auf das Vorliegen einer Verletzung der Halswirkbelsäule weiter erhärtet werden [36].

Intensiv wurde in den letzten Jahren über die Notwendigkeit zur Immobilisation der Wirbelsäule diskutiert [37]. Vorteile und Nachteile der Immobilisation scheinen sich die Waage zu halten, wobei es weder für das eine noch das andere Vorgehen eine klare Evidenz gibt. [37]. Nach einen Konsensus-Statement des American College of Surgeons Committee on Trauma (ACS-COT), des American College of Emergency Physicians und der National Association of EMS Physicians werden folgende Indikationen zur Ruhigstellung der Wirbelsäule genannt [38]:
- Bewusstseinstrübung
- Nacken oder Rückenschmerzen über der Wirbelsäule
- Neurologisches Defizit
- Anatomische Deformierung der Wirbelsäule
- Begleitverletzungen oder besondere Begleitumstände, die eine fokussierte und valide Untersuchung unmöglich machen

Im Rahmen eines Polytraumas ist demnach, v.a. wenn eine Bewusstseinsstörung vorliegt, immer von einer Wirbelsäulenverletzung auszugehen [12]. Damit ist auch eine bestmögliche Ruhigstellung der Wirbelsäule indiziert. Laut S3-Leitline Polytrauma soll die HWS bei der schnellen und schonenden Rettung noch vor der eigentlichen technischen Rettung ruhiggestellt werden. Die Sofortrettung stellt hier eine Ausnahme dar [12]. Für die Ruhigstellung der gesamten Wirbelsäule steht die Vakuummatratze zur Verfügung. Modelle, die eine gesonderte Anmodellierung des Kopfteiles ermöglichen, bieten für die Ruhigstellung der HWS zusätzliche Vorteile. Für die Rettung aus unwägbarem Gelände sind das Spineboard und die Schaufeltrage nützliche Hilfsmittel [12]. Eine spezifische präklinische Therapie existiert nicht. Die früher empfohlene Gabe von hochdosiertem Methylprednisolon wird nicht mehr empfohlen [12]. Bei klinischen Hinweisen auf das Vorliegen einer schweren Rückenmarksverletzung sind ein ausreichendes Sauerstoffangebot und damit die Schockbehandlung wichtige Ziele zur Vermeidung von Sekundärschäden.

Der Transport eines Patienten mit gesicherter Wirbelsäulenverletzung soll möglichst schonend und schmerzfrei erfolgen. Ein luftgebundener Transport mit Rettungstransporthubschrauber sollte daher frühzeitig in Erwägung gezogen werden [12].

Verletzung der Extremitäten

Verletzungen der Extremitäten treten im Rahmen der Polytraumaversorgung vor allem dann in den Vordergrund, wenn sie mit starken, lebensbedrohlichen Blutungen einhergehen. In diesem Falle müssen evtl. einfache blutstillende Maßnahmen oberste Priorität im Ablauf der Behandlung erhalten [11]. Zur Anwendung kommt die Lagerung, die Kompression durch Verbände oder die Anlage eines Tourniquets [12,21]. Die Anlage eines Tourniquets ist neben den lebensbedrohlichen Blutungen vor allem dann indiziert, wenn die eigentliche Verletzung nicht zugänglich ist, schweren Blutungen bei gleichzeitig vorliegenden A-, B- und C-Problemen [12]. Aber auch ohne starken Blutverlust spielen Frakturen der Extremitäten für die weitere Versorgung und das funktionelle Behandlungsergebnis der Patienten eine gewichtige Rolle. In der prähospitalen Versorgung ist vor allem die Reposition grober Fehlstellungen, v.a. bei einer drohenden oder schon manifesten Ischämie durchzuführen [12]. Vor Transportbeginn sollen bei Verdacht auf das Vorliegen einer Extremitätenverletzung die betroffenen Extremitäten möglichst ruhiggestellt werden. Hierbei ist zu beachten, dass die jeweils angrenzenden Gelenke in die Immobilisation mit eingeschlossen werden. Die betroffene Extremität soll flach gelagert werden. Offene Frakturen sollen von groben Verschmutzungen befreit und steril verbunden werden [12].

Transportorganisation und Auswahl der Zielklinik

Je nach geographischer Lage des Unfallortes, Entfernung zum nächstgelegenen geeigneten Traumazentrum, Tageszeit und Wetterbedingungen ist die Luftrettung als primäres Transportmittel in Erwägung zu ziehen. Im Idealfall wird bereits primär ein Luftrettungsmittel angefordert. Sollte dies nicht erfolgt sein, so ist es für das versorgende Behandlungsteam eine wichtige Aufgabe, frühzeitig eine Nachforderung in Erwägung zu ziehen. Nach S3-Leitlinie Polytrauma sollte zur präklinischen

Versorgung schwerverletzter Patienten die Luftrettung eingesetzt werden. Hierbei sind einsatztaktische Gesichtspunkte zu berücksichtigen [12].

Der Transport sollte in ein geeignetes Traumazentrum erfolgen. Das Weißbuch der Deutschen Gesellschaft für Orthopädie und Unfallchirurgie [39] führt zu diesem Thema aus, dass bei einer gegebenen Schockraumindikation (Kriterien nach S3-Leitline Polytrauma) der Transport eines schwer verletzten Patienten in ein regionales oder überregionales Traumazentrum erfolgen soll, wenn dieses binnen 30 Minuten erreichbar ist. Ist dies nicht der Fall, so muss der Transport in ein lokales Traumazentrum in Erwägung gezogen werden. Hier muss dann nach initialer Stabilisierung zeitnah über eine Weitererlegung in ein Zentrum mit höherem Level entschieden werden. Eine Besonderheit stellen Patienten mit einem schweren SHT dar. Die Einlieferung in ein Zentrum mit neurotraumatologischer Erfahrung und neurochirurgischer Expertise ist bei der Diagnose Schädel-Hirntrauma relevant für das Behandlungsergebnis [12,27].

Fazit

Die Primärversorgung des polytraumatisierten Patienten stellt das behandelnde Team vor große Herausforderungen. Eigenschutz, eine koordinierte Rettung und die schnelle Versorgung vital bedrohlicher Verletzungsfolgen stehen an erster Stelle der Prioritäten. Das Abarbeiten und Lösen der ABCDE-Probleme ist ein wichtiger Faktor zur prioritäten-orientierten Strukturierung des medizinischen Einsatzes. Entscheidend ist außerdem ein schonender und schneller Transport in das geeignete Traumazentrum.

Literatur

1. Lecky E, Bouamra O, Woodford M, Alexandrescu R: O`Brian Sarah Jane. Epidemiology of Polytrauma. In: Pape HC, Peitzman AB, Schwab CW, Giannoudis PV, Hrsg. Damage Control Management in Polytrauma Patient. Springer Science+Buisiness Media LLC 2010
2. Statistisches Bundesamt: https://www.destatis.de/DE/PresseService/Presse/Pressekonferenzen/2016/Unfallentwicklung_2015/Pressebroschuere_unfallentwicklung.pdf?__blob=publicationFile
3. Pape HC, Lefering R, Butcher N, Peitzmann A, Leenen L, Marzi I et al: The definition of Polytrauma revisited: An International Consensus Process and Proposal of the new Berlin Definition. J Trauma Acute Care Surg. 2014;77:780–786
4. Rossaint R, Boullion B, Cerny V, Coats TJ, Duranteau J, Fernández-Mondéjar E, et al: European guideline on management of major bleeding and coagulopathy following trauma: fourth edition. Crit Care 2016;20;1–55
5. Cap A, Hunt BJ: The pathogenesis of traumatic coagulopathy. Anaesthesia 2015;70 Suppl:96–101
6. Brohi K, Singh J, Heron M, Coats T: Acute Traumatic Coagulopathy. J Trauma 2003;54:1127–1130
7. MacLeod JB, Lynn M, McKenney, et al: Early coagulopathy predicts mortality in trauma. J Trauma 2003;55:39–44
8. Frith D, Goslings JC, Gaarder C, Maegele M, Cohen MJ, Allard S, et al: Definition and drivers of acute traumatic coagulopathy: clinical and experimental investigations. J Thromb Haemost 2010;8:1919–1925
9. Collicot PE: Advanced Trauma Live Support Course, an improvement in rural trauma care. Nebr Med J;64:279–280
10. Collicot PE: Advanced Trauma Live Support (ATLS): past, present and future. 16th stone lecture, American Trauma Society. J Trauma 35:749–753
11. Hodgetts TJ: ABC to C-ABC: redefining the military trauma paradigm. Emerg Med J 2006;23:745–746
12. S3-Leitlinie Polytrauma/Schwerverletzten- Behandlung (AWMF Register-Nr. 012/019, Herausgeber: Deutsche Gesellschaft für Unfallchirurgie: http://www.awmf.org/uploads/tx_szleitlinien/012-019l_S3_Polytrauma_Schwerverletzten-Behandlung_2017-03.pdf
13. Handlungsempfehlung zur prähospitalen Notfallnarkose beim Erwachsenen (AWMF Register-Nr. 001/030/Klasse S1) Arbeitsgruppe „Prähospitale Notfallnarkose des Wissenschaftlichen Arbeitskreises Notfallmedizin der Deutschen Gesellschaft für Anästhesiologie und Intensivmedizin. http://www.awmf.org/uploads/tx_szleitlinien/001030l_S1_Praehospitale_Notfallnarkose_Erwachsene_2015-03.pdf
14. Timmermann A, Byhahn C, Wenzel V, Eich C, Piepho T, Bernhard M, et al: Handlungsempfehlung für das präklinische Atemwegsmanagement. Anästh Intensivmed 2012;53:294–308
15. Kleber C, Giesecke MT, Tsokos M, Haas NP, Buschmann CT: Trauma-related preventable deaths in Berlin 2010: need to change prehospital management strategies and trauma management education. Word J Surg 2013;37:1154–1161
16. Davis GE, Lockey DJ: Thirteen survivors of prehospital thoracotomy for penetrating trauma: a prehospital physician-performed resuscitation procedure that can yield good results. J Trauma 2011;70:E75–78
17. Voiglio EJ, Simms ER, Flaris AN, Franchino X, Thomas MS, Thomas MS et al: Bilateral anterior thoracotomy (clamshell incision) is the ideal ermergency thoracotomy incision. An anatomical study. World J Surg 2014;38: 1003–1005
18. Schober P, deLeeuw MA, Terrra M, Loer SA, Schwarte LA: Emergency clamshell thoracotomy in blunt resuscitation: Shelling the paradigm – 2 cases and review of the literature. Clin Case Reports 2018; 6: 1521–1524
19. Buschmann C, Kleber C: No more tension pneumothorax in unsuccesfully resucitated patients with penetrating chest trauma at autopsy! Injury 2013; 44:1659 60
20. Rossaint R, Bouillon B, Cerny V, Coats TJ, Duranteau J, Fernández-Mondéjar E, et al:. The STOP the bleeding Campaign. Crit Care 2013;17_136–137
21. Hossfeld B, Josse F, Bernhard M, Fischer M, Böttiger BW, Gräsner JT, et al: Prähospitale Anwendung von Tourniquets, Anästhesiol Intensivmed 2016; 57:698–704
22. Brenner M, Stein DM, Hu PF, Arabi B, Sheth K, Scalea TM: Traditional systolic blood pressure targets underetimate hypotension-induced secondary brain injury. J Trauma Acute Care Surg 2012; 72:1135–1139
23. Bundesinstitut für Arzneimittel und Medizinprodukte, Rote-Hand-Brief zu HES-haltigen Infusionslösungen: Neue Kontraindikationen und Anwendungsbeschränkungen, in Rote Hand-Brief 2013, Bundesinstitut für Arzneimittel und Medizinprodukte
24. The CRASH-2 collaborators. Effects of tranexamic acid on death, vascular occlusive events and blood transfusion in trauma patients with significant hemorrage (CRASH-2): a randomized placebo controlled trial. Lancet 2010;376:23–32

25. Moore HB, Moore EF, Chapman MP, McVaney K, Bryskiewecz G, Blechar R et al: Plasma-first resuscitation to treat hemorrhagic shock during emergency ground transportation in an urban area: a randomized trial. Lancet 2018;392:283–291
26. Sperry JL, Guyette FX, Brown JB, Yazer MH, Triulzi DJ, Early-Young BJ et al: Prehospital Plasma during air medical transport in trauma patients at risk for hemorrhagic shock. N Engl J Med. 2018;397:315–326
27. S2e-Leitlinie Schädel-Hirn-Trauma im Erwachsenenalter. (AWMF-Register Nr. 008/001) https://www.awmf.org/leitlinien/detail/ll/008-001.html
28. Hoffmann M, Czorlich P, Lehmann W, Spiro AS, Rueger JM Lefering: The impact of prehospital intubation with and without sedation on outcome in trauma patients with a GCS of 8 or less. J Neurosurg Anaesthesiol 2017;29:161–167
29. Horer TM, Skoog P. Pirouzram A, Nilsson KF, Larzon TA: A small case series of aortic ballon occlusion in trauma: lessons learned from its use in ruptured abdominal aneurysms and a brief review. Eur J Trauma Emerg Surg 2016;42:585–592
30. Sadek S, Lockey DJ, Lendrum RA, perkis Z, Price J, Davies GE: Resuscitative endovascular balloon occlusion of the aorta (REBOA) in the pre-hospital setting: An additional resuscitation option for uncontrolled catastrophic haemorrhage. Resuscitation 2016;107:135–138
31. Chiu WC, Haan JH, Cushing BM, Kramer ME, Scalea TM: Ligamentous Injuries of the cervical Spine in unreliable blunt trauma patients. Incidence, evaluation and outcome. Journal of Trauma 2001;50:457–436
32. Grossmann MD, Reilly PM, Gillet T, Gillet D: National Survey of the incidence of cervical spine injury and approach to cervical spine clearance in US-Trauma Centers. Journal of Trauma 200;48:684–690
33. Demetriades D, Charalambides K, Chahwan S, Hanpeter D, Alo K, Velmahos G et al: Nonskeletal cervical spine injuries: epidemiology and diagnostic pitfalls. Journal of Trauma 2000;48:724–727.
34. Stiell IG, Wells GA, Vandemheen K,L, Clement CM, Iesiuk H, De Maio VJ et al: The Can C-Spine Rule for Radiography in alert and stable patients. JAMA 2001;286:1841–1848
35. Domeier RM, Swor RA, Evans RW, Hancock JB, Fales W, Krohmer J, et al: Multicenter Prospective Validation of prehospital spinal clearance criteria J Trauma 2002;53:744–755
36. Bandiera G, Stiell IG, Wells GA, Clement CM, De Maio VJ, Vandemheen, et al: The Canadian C-Spine Rule performs better than unstructured physician judgement. Ann Emerg Med 2003;42:395–402
37). J.G. ten Brinke, Groen SR, Dehnad M, Saltzherr TP Hogervorst M, Goslings JC: Prehospital care of sipnal infuries: a historical quest for reasoning and evidence. Eur Spine J 2018; doi: 10.1007/s00586-018-5762-2
38. Fischer PE, Perina DG, Delbridge TR, Fallat ME,Salmone JP, Dodd J et al: Spinal Motion Restriction in the Trauma Patient – A Joint Position Statement. Prehosp Ermerg Care 2018;22:659–661
39. Siebert H: Weißbuch Schwerverletzten-Versorgung der DGU. Empfehlungen zur Struktur, Organisation und Ausstattung stationärer Einrichtungen zur Schwerverletzten-Versorgung in der Bundesrepublik Deutschland. Unfallchirurg 2006;109:815–820.